纪念小儿射频消融30周年

（1994—2024）

PEDIATRIC ARRHYTHMOLOGY

小儿心律失常学

第 2 版

李小梅　主编

清華大學出版社
北　京

图书在版编目（CIP）数据
小儿心律失常学 / 李小梅主编. -- 2版. -- 北京 : 清华大学出版社, 2024. 10.
ISBN 978-7-302-67496-2
Ⅰ. R725.4
中国国家版本馆CIP数据核字第2024P4R942号

责任编辑：孙　宇
封面设计：钟　达
责任校对：李建庄
责任印制：宋　林

出版发行：清华大学出版社
网　　址：https://www.tup.com.cn，https://www.wqxuetang.com
地　　址：北京清华大学学研大厦 A 座　　邮　　编：100084
社 总 机：010-83470000　　邮　　购：010-62786544
投稿与读者服务：010-62776969，c-service@tup.tsinghua.edu.cn
质量反馈：010-62772015，zhiliang@tup.tsinghua.edu.cn
印 装 者：三河市铭诚印务有限公司
经　　销：全国新华书店
开　　本：210mm × 285mm　　印　　张：43.5　　字　　数：1120 千字
版　　次：2024 年 11 月第 1 版　　印　　次：2024 年 11 月第 1 次印刷
定　　价：398.00 元

产品编号：092606-01

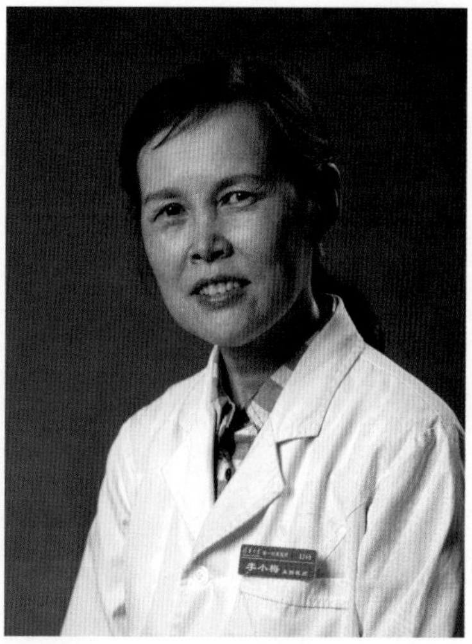

李小梅

清华大学第一附属医院心脏小儿科主任

德国 Essen 大学医学博士，清华大学二级教授，博士研究生导师，全国心血管介入诊疗技术培训基地导师。

从事儿科临床工作 50 余年，小儿心脏内科临床工作 40 年，小儿心律失常介入治疗 30 年。自 1994 年起，在国内最早开展射频消融治疗小儿心律失常，是国内开展小儿射频消融手术例数最多的团队领军人，建成国内首屈一指的儿童心律失常诊疗中心，至今仍工作于临床一线，积累了丰富的儿童心律失常诊治经验，累计完成儿童心律失常介入治疗 5000 余例，最小手术年龄为出生后 24 小时，手术成功率 96%，死亡率为零。为挽救患儿生命，挑战低龄低体重患儿手术风险，为出生 2 个月生命垂危的小婴儿成功实施射频消融手术，创国内射频消融最小年龄纪录；率先开展出生后即刻经脐静脉置入临时起搏治疗新生儿先天性房室传导阻滞，降低新生儿死亡率；国内率先开展冷冻消融治疗儿童希氏束旁旁路；植入心脏起搏器及 ICD 国内年龄最小；于国际上首先提出并应用植入左房左室心外膜双腔起搏器达到改善心脏同步性的目的，解决了儿童心脏再同步化治疗这一国际性难题；等等。

主持撰写并颁布了我国儿童心律失常领域两部首部专家共识：《中国儿童心律失常导管消融专家共识》（中华心律失常学杂志，2017）及《中国儿童心血管植入性电子器械专家共识》（中国心脏起搏与心电生理杂志，2023）。主编《小儿心律失常学》，副主编《小儿心脏病学进展》，以第一作者或通讯作者发表专业论文 130 余篇，培养了儿童心律学专业博士生 / 硕士生及博士后十余名。

兼任中华医学会心电生理和起搏分会小儿心律学工作委员会首任主任委员、名誉主任委员，中国生物医学工程学会 – 儿童心律失常工作委员会副主任委员等。《中华心脏与心律电子杂志》编委，《中华实用儿科临床杂志》学术指导委员会委员，《中华儿科杂志》《中国实用儿科杂志》《中华心律失常学杂志》《Pacing and Clin Electrophysiol》审稿专家，清华大学学位评定分委员会委员，等等。

荣获北京市科学技术奖三等奖、2020 年北京市先进工作者、第四届首都健康卫士、亚洲女性电生理医师终身成就奖、起搏疗法新技术应用突出贡献奖、2023 年临床医学奖—医疗技术创新奖、清华大学 2017 亮点成果、第十六届清华大学良师益友奖等。

编委会

主　编　李小梅

编　委（按姓氏拼音排序）

戴辰程　首都医科大学附属北京安贞医院

杜军保　北京大学第一医院

郭保静　首都医科大学附属北京安贞医院

韩　波　山东第一医科大学附属省立医院

胡　丹　武汉大学人民医院

华益民　四川大学华西第二医院

江　河　首都儿科研究所附属儿童医院

李　奋　上海交通大学医学院附属上海儿童医学中心

李小梅　清华大学第一附属医院

刘　麟　深圳市儿童医院

龙德勇　首都医科大学附属北京安贞医院

吕铁伟　重庆医科大学附属儿童医院

石　琳　首都儿科研究所附属儿童医院

吴　林　北京大学第一医院

吴　琳　上海和睦家医院

吴近近　上海交通大学医学院附属上海儿童医学中心

曾少颖　广东省人民医院

张　萍　清华大学附属北京清华长庚医院

张艳敏　西安交通大学附属儿童医院

赵鹏军　上海交通大学医学院附属新华医院

编　者（按姓氏拼音排序）

产文秀　上海交通大学医学院附属上海儿童医学中心
陈　英　北京大学第一医院
关　圆　清华大学第一附属医院
何奥林　技术顾问
江　洪　武汉大学人民医院
冷　雪　技术顾问
李槟汎　北京大学第一医院
李璟昊　中国医科大学附属盛京医院
李梅婷　清华大学第一附属医院
李思源　清华大学附属北京清华长庚医院
梁东坡　广东省人民医院
林燕芸　北京大学第一医院
刘　甜　广东省人民医院
罗江滢　清华大学附属北京清华长庚医院
王　川　四川大学华西第二医院
王廉一　清华大学第一附属医院
徐鸿轩　北京大学第一医院
徐文瑞　北京大学第一医院
杨　杰　首都医科大学附属北京安贞医院
杨　靖　清华大学附属北京清华长庚医院
殷　杰　南京医科大学附属儿童医院
张　安　北京大学第一医院
张　仪　清华大学第一附属医院
周开宇　四川大学华西第二医院

学术秘书　李梅婷

前 言

小儿心律失常是儿科临床常见但复杂的一组疾病，目前关于小儿心律失常学的专著国内仅有笔者 2004 年主编的《小儿心律失常学》，自该书出版并全国发行后，广受同道的好评及推崇，沿用至今。但近 20 年来依托各位心血管同道在儿童心律失常领域矢志不渝的共同努力，对儿童心律失常的认识逐步加深以及治疗手段不断更新，该版内容已远不能全面地反映当代儿童心律失常领域的新进展，因此笔者对其进行了修订。

春来暑往，秋收冬藏，万象更新。笔者深耕于小儿心律失常专业数十载，致力于该领域的研究及推广，亲历了该领域从荒芜到生机盎然的过程，其中的艰辛难以言表。期间主持并执笔的《中国儿童心律失常导管消融专家共识》及《中国儿童心血管植入性电子器械专家共识》，填补了国内儿童心律失常领域的空白。细数下来，心脏电生理学的飞速发展，从初期的二维阶段到已广泛应用的三维时代及心腔内超声的应用等，不仅实现了导管消融极低辐射的绿色电生理，更提高了疑难复杂病例的治愈率和安全性；左束支区域起搏实现了更加生理的同步化治疗；ICM 的植入大大提高了对不明原因晕厥患儿的精准诊断；对遗传性心律失常诊治认识的不断提高及植入 ICD 在儿科领域的开展，极大程度减少了儿童心源性晕厥、猝死的发生率。但对于儿童，尤其是婴幼儿，因其体重小、血管细、心腔小等诸多因素，这些技术的开展都面临着巨大的困难及挑战，每一名患儿的救治成功都堪称“心尖上的舞蹈”，如临深渊，如履薄冰，险中求生，拥抱新生。

本书依然本着立足于学术，服务于临床的宗旨，继续延续科学、实用、突出儿科特点、贴近临床的原则，邀请国内该领域理论造诣深厚、临床经验丰富的专家团队编写相关章节，并且由笔者进行数次审改，书中内容翔实、插图清晰精美，力求全面反映儿童心律失常相关知识，并纳入诊治的新知识、新技术、新方法及分享精彩案例，力争使儿科医师做到诊断正确，治疗及时、得当，惠及并造福于更多患儿！每个患儿恢复正常的心脏节律，恰恰是每个医师追求的最美音乐——“律动心弦”。

儿科同道期待着本书的修订和如期出版，同时，本书得到了全体编者及清华大学出版社的大力支持，倾注了全体编者的热情、心血及辛勤付出，在此表示诚挚的谢意！希望本书能够使广大医务工作者有所获益！

清华大学第一附属医院

2024 年 10 月

目 录

CONTENTS

第一章 心脏传导系统解剖和电生理基础……1

第 1 节 心脏解剖结构……1

第 2 节 心脏传导系统的形态学特征……11

第 3 节 心肌细胞的电生理基础……22

第二章 心律失常心电学诊断……38

第 1 节 儿童心电图基础……38

第 2 节 儿童心律失常的心电图诊断……54

第 3 节 心电图对心室预激、房性心律失常及室性心律失常的定位诊断……72

第 4 节 动态心电图……112

第 5 节 运动负荷试验……130

第 6 节 直立倾斜试验……143

第三章 传导系统疾病……150

第 1 节 窦房结功能障碍……150

第 2 节 房室传导阻滞……158

第 3 节 完全性左束支传导阻滞……163

第四章 期前收缩……175

第 1 节 概述……175

第 2 节 房性期前收缩……176

第 3 节 交界性期前收缩……180

第 4 节 室性期前收缩……182

第五章 室上性心动过速……199

第 1 节 不适当的窦性心动过速……199

第 2 节 房性心动过速……204

第 3 节 房室结折返性心动过速……222

第 4 节 交界性心动过速……230

第 5 节 预激综合征……234

第 6 节 心室预激性心肌病……247

第 7 节 心房扑动……255

第六章 室性心律失常……262

第七章　胎儿心律失常……285
第 1 节　胎儿心电图对心律失常的诊断……285
第 2 节　胎儿超声心动图对心律失常的诊断……291
第 3 节　胎儿期心律失常概述……297
第 4 节　胎儿期快速性心律失常治疗……305
第 5 节　胎儿期缓慢性心律失常治疗……308
第 6 节　先天性完全性房室传导阻滞的治疗时机……314

第八章　遗传性心律失常……319
第 1 节　概述……319
第 2 节　心律失常的遗传学基本概念……321
第 3 节　先天性长 QT 间期综合征……330
第 4 节　儿茶酚胺敏感性室性心动过速……341
第 5 节　Brugada 综合征……346
第 6 节　早复极综合征……356
第 7 节　进行性心脏传导疾病……363
第 8 节　遗传学检测及基因检测报告解读……367
第 9 节　遗传性心律失常的管理……383

第九章　抗心律失常药物治疗……392
第 1 节　抗心律失常药物的分类……392
第 2 节　儿童常用抗心律失常药物用法用量……398

第十章　快速性心律失常的导管消融……405
第 1 节　心内电生理检查技术……405
第 2 节　三维电解剖标测技术……441
第 3 节　房室折返性心动过速……447
第 4 节　希氏束旁旁道的冷冻消融……465
第 5 节　房室结折返性心动过速……468
第 6 节　局灶性房性心动过速……473
第 7 节　起源于心耳房性心动过速的特殊性……478
第 8 节　心房扑动及切口折返性房性心动过速……482
第 9 节　特发性室性心律失常……490
第 10 节　三维心腔内超声在室性心律失常导管消融中的应用……508
第 11 节　婴幼儿导管消融……521
第 12 节　麻醉管理……524

第十一章　先天性心脏病与心律失常……530
第 1 节　先天性心脏病传导系统的特殊性……530

第 2 节　先天性心脏病术前心律失常……534
第 3 节　先天性心脏病术后窦房结功能障碍……541
第 4 节　先天性心脏病术后快速性心律失常……548

第十二章　心血管植入性电子器械植入技术与应用……557
第 1 节　临时心脏起搏技术……557
第 2 节　儿童永久心脏起搏治疗……559
第 3 节　儿童左束支区域起搏特殊性……576
第 4 节　埋藏式心脏复律除颤器的临床应用……579
第 5 节　植入式心脏节律记录器的临床应用……584

第十三章　其他……590
第 1 节　心源性晕厥与猝死……590
第 2 节　遗传性心肌病伴发的恶性心律失常……602
第 3 节　血管迷走性晕厥……618
第 4 节　儿童体外电复律及心肺复苏技术……624

第十四章　典型病例个案报道……629
案例 1　射频消融成功治疗 2 月龄婴儿预激性心肌病 1 例……629
案例 2　心耳切除术治疗儿童巨大右心耳瘤并紊乱性房性快速心律失常 1 例……632
案例 3　经脐静脉临时起搏及心外膜永久起搏器治疗新生儿先天性完全性房室传导阻滞 1 例……635
案例 4　新生儿期起搏治疗免疫性先天性完全性房室传导阻滞 3 例……638
案例 5　婴儿左束支区域起搏 1 例……641
案例 6　儿童经胸植入左室心外膜起搏器逆转右室起搏器综合征病例分析……645
案例 7　左心房左心室心外膜起搏成功治疗完全性左束支传导阻滞所致心律失常性心肌病 1 例……649
案例 8　不适当的心室起搏频率致儿童起搏器术后心功能受损 2 例……654
案例 9　植入式心电事件监测器与埋藏式心脏复律除颤器联合诊治低龄儿童先天性长 QT 间期综合征 1 例……658
案例 10　限制型心肌病伴冠状动脉肌桥低龄儿童植入双腔埋藏式心脏复律除颤器 1 例……662
案例 11　*SCN5A* 基因突变致进行性心脏传导障碍和 Brugada 综合征 1 家系 2 种表型报道……667
案例 12　*KCND3* 突变致儿童心脑离子通道病 1 例……669
案例 13　普萘洛尔触发婴儿先天性长 QT 综合征 2 型室速电风暴 1 例……673
案例 14　CRT-D 治疗儿童完全性左束支传导阻滞并恶性室性心律失常 1 例……678

Chapter 1

第一章

心脏传导系统解剖和电生理基础

第 1 节　心脏解剖结构

导管消融术治疗快速性心律失常的广泛应用使医务人员重新聚焦于对心脏解剖结构的理解。新近的研究主要集中在以下两个方面[1]：一是关于作为快速性心律失常的心脏基本结构的解剖特征、组织学特点；二是从 X 线透视角度建立一套易于理解的命名法，从而能描述电生理检查和导管消融过程中的心脏 X 线解剖定位。

一、心脏实际解剖位置及命名

对于快速性心律失常的导管消融手术来说，心脏电生理医生应掌握和理解胸腔内心脏的实际解剖结构和空间位置关系。以往采用 Valentine 体位来观察并描述人体心脏结构，此时心脏的解剖体位是心脏向右转位，心尖向下（这是猪心脏在体的实际空间位置），这并不是人类心脏在体的实际位置（图 1-1-1）。因此传统的一些命名学并不正确。比如采用 Valentine 体位来描述前后位的心脏时，右房右室在右侧；左房左室在左侧。实际上，前后位时右心房、右心室在所谓的“左”心房和“左”心室的前方，而非右侧；左心房、左心室相应地居于心脏的后方，而非左侧。此时左心房、左心室大部分被右心遮挡住了，左心房唯一显露的部分是左心耳尖部，而左心室仅是左心缘的薄薄一条[2]。

描述身体任何部位都应采用标准解剖体位做参照，即被观察者面向观察者，保持直立；解剖的右侧在观察者的左边。最靠近观察者的部分被称为“前位”（anterior）；远离的部分被称为“后位”（posterior）；靠近头的被称为“上位”（superior）；靠近脚的被称为“下位”（inferior）。这种标准解剖体位也是准确描述心脏解剖结构和空间位置关系的基础。对于心脏电生理医生来说，这也是理解心电图演变和导管在心腔内准确定位的必备基础知识。

心脏通常居于纵隔之内，其中 2/3 位于人体中线的左侧，1/3 位于人体中线的右侧（图 1-1-2）。心脏的长轴几乎总是从右肩指向左季肋区。心尖通常位于左锁骨中线第五肋间隙的交点[3]。从前后位观察心脏轮廓时：心影的右侧边缘主要由右心房构成；上下腔静脉分别汇入心脏的头尾端边界；心影的左侧边缘一直延伸至心尖部，仅只有一小部分是由左心室前壁构成；前室间沟内走行的冠状动脉前降支构成前侧线，几乎与左侧心缘重合。心室的前壁实际大部分被右心室占据，它恰好位于所谓“左”心室的正前方。动脉干从心影上部发出，肺动脉干在主动脉干的左侧，肺动脉瓣高于其他瓣膜。左心房在 4 个心腔中最靠后部，在心影轮廓内实际只能看见其位于肺动脉干左侧的左心耳尖部。

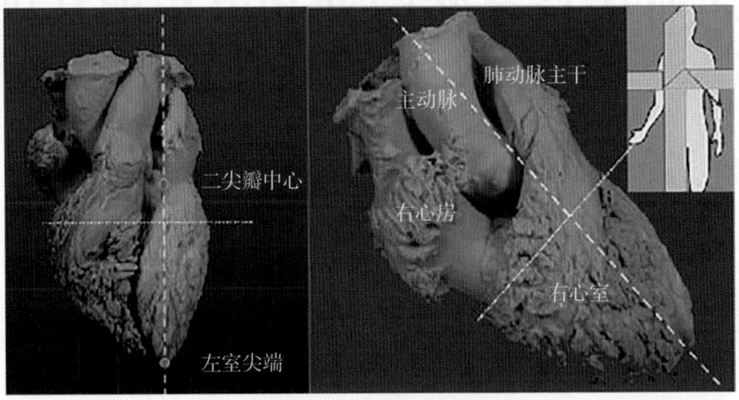

图 1-1-1　心脏的体位

左侧为 Valentine 体位的心脏；右侧为心脏的实际解剖体位

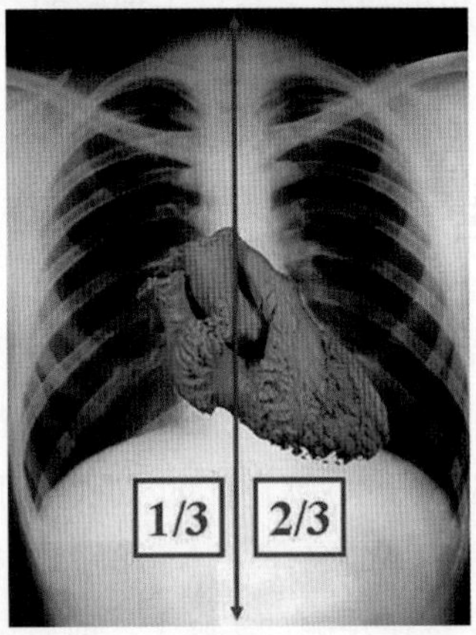

图 1-1-2　X 线投照下心脏的体位

心脏 2/3 位于人体中线的左侧，1/3 位于人体中线的右侧。蓝色为右心腔及相连的大血管；红色为左心腔及相连的大血管

（图 1-1-1 和图 1-1-2 引自：Cosio F G, Anderson R H, Kuck K H, et al. Living anatomy of the atrioventricular junctions. A guide to electrophysiologic mapping. A Consensus Statement from the Cardiac Nomenclature Study Group, Working Group of Arrhythmias, European Society of Cardiology and the Task Force on Cardiac Nomenclature from NASPE[J]. Circulation, 1999, 100: 31-37. ）

从心脏实际的解剖结构和空间位置来看，心房、心室不分“左”和“右”，比如左室乳头肌，传统的命名学称为“前”及“后”乳头肌，实际上“前”乳头肌靠近间隔的下侧，在所谓“后”乳头肌的前方。因此，通过实际的视角观察，它们分别应该在下间隔和上侧壁，而不是心室“前”“后”。同样地描述左室壁，后壁实际应该是下壁，也就是膈面。左室的前壁实际是室间隔。尽管传统上的命名学存在解剖误区，但传统的命名学已约定俗成，医生必须理解心脏结构的实际解剖位置，避免望文生义，给心脏的手术操作带来麻烦[3]。

二、导管消融术的心脏 X 线解剖定位

尽管先进的三维标测技术可以不使用 X 线透视，然而，简单易行的 X 线透视仍是进行导管消融手术操作的重要手段。因此掌握 X 线的心脏影像学解剖至关重要。

常用 X 线投照方法和体位命名

导管消融术通常只需后前位和斜位等几个常规体位进行 X 线透视即可。虽然不同的术者会根据经验或心脏转位的情况选择斜位透视的角度，但常采用 30° ~ 55°[4]。通过单一透视体位来判断导管的解剖位置比较困难。而通过结合正交的两个体位透视影像，则能较准确反映导管的立体定位。一般采用右前斜位 30°（A 30-degree right anterior oblique，RAO30°）和左前斜位 45°（A 45-degree left anterior oblique，LAO45°），从其中一个斜位的透视影像来看，右前斜位（RAO）可展示平行于影像增强器平面的影像，反映心脏结构的“前位”“后位”“上位”“下位”，比如 Koch 三角、肌部室间隔等平面的方位。左前斜位（LAO）则提供左右房室沟（房室瓣环）的上、下、前、后方位，此时房室沟（房室瓣环）所在平面几乎与影像增强器平面平行；同时左前斜位不仅能显示间隔的方位及区分心脏的左右双侧，还能指导冠状窦电极导管的放置及其沿心外膜的走行（图 1-1-3）。

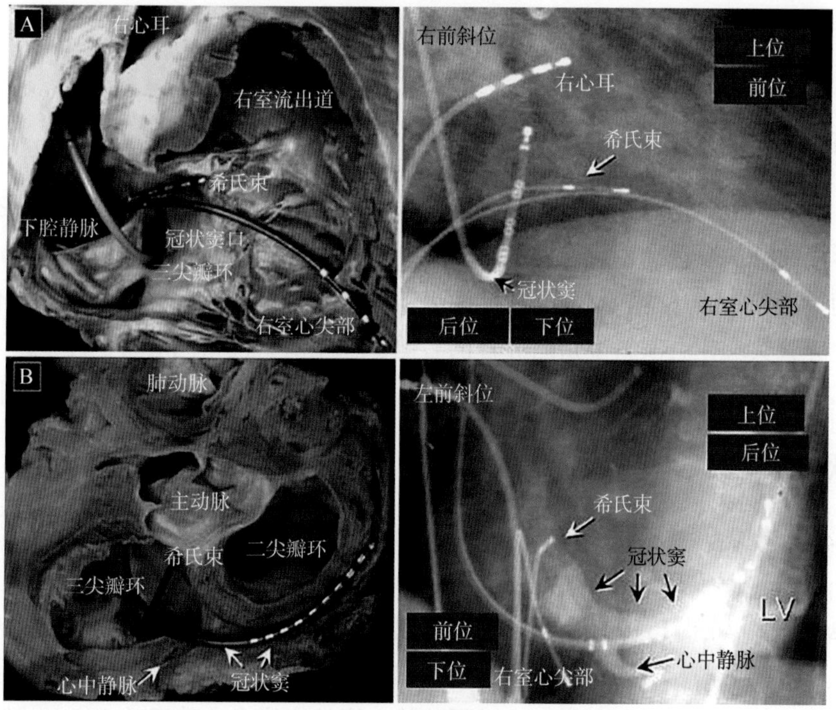

图 1-1-3　标测电极的实际位置与 X 线影像学投影

A. 左侧显示右前斜位时实际心脏解剖结构及标测电极的位置，右侧显示右前斜位时和左侧对应心脏解剖结构及标测电极的 X 线影像；B. 左侧显示左前斜位时实际心脏解剖结构及标测电极的位置，右侧显示左前斜位时和左侧对应心脏解剖结构及标测电极的 X 线影像

（Cabrera J A, Sanchez-Quintana D. Cardiac anatomy: what the electrophysiologist needs to know[J]. Heart, 2013, 99: 417-431.）

三、右心房

（一）界嵴和右心房平滑部

右心房后部是平滑内壁，上、下腔静脉开口于此。前外侧是由梳状肌构成的心耳部，两者由界嵴分开。界嵴在上腔静脉入口外下方走行，形成“C”状结构，分叉为梳状肌，向前呈方扇形铺展开，插入平滑的三尖瓣前庭区。在右前斜位，界嵴几乎垂直于影像增强器平面。在左前斜位，界嵴几乎平行于影像增强器平面。界嵴和右心房平滑部是一些心律失常的重要解剖基础。在三尖瓣峡部依赖的顺钟向或逆钟向心房扑动中，界嵴是一个天然的传导阻滞屏障。界嵴也是局灶性房性心动过速的好发部位。对于不适当窦性心动过速患者，有时在高位界嵴射频消融可获得成功。

（二）窦房结区域

人类的窦房结位于上腔静脉与界沟交界处的心外膜下。在导管消融术中，窦房结较少受到损伤，主要与以下原因有关：①窦房结更贴近心外膜，而不是靠近心内膜；②窦房结中央的窦房结动脉，可很快消散射频电流产生的组织热；③窦房结体部被界嵴最厚处覆盖，位置较深；④窦房结较狭长，组织结构分散广泛，其激动在右心房的出口存在差异，而在同一个体上又因时而异。窦房结的这种结构特点，也能解释为什么导管消融治疗不适当窦性心动过速的效果不如右房其他部位的房性心动过速[5]。

（三）右心耳

右心耳外形呈三角形，内部是界嵴前方延伸过来的梳状肌，内壁不光滑。为了把导管置入右心耳的三角形顶端，一般选择后前位透视。在这一透视体位下，当导管头端位于右心耳尖部时会左右来回摆动，出现类似“雨刷器”的特征性运动，可用于导管定位。右心耳尖部位于房室沟的前上方，因此导管头端在右前斜位指向屏幕的右侧，在左前斜位指向屏幕的左侧。右心耳内可存在连接右心耳与右心室的房室旁路，同时右心耳也是儿童房性心动过速常见的起源部位[6]。

（四）欧氏瓣、欧氏嵴、Todaro 腱

胚胎期人类的心脏，下腔静脉口有一个瓣膜引导下腔静脉血液回流至卵圆窝，出生后瓣膜蜕化为欧氏瓣。欧氏嵴是欧氏瓣在卵圆窝和冠状窦之间的肌性延续，其游离缘远端直接延续为纤维组织的 Todaro 腱。如果 Todaro 腱发育良好，它通常沿欧氏嵴向上方走行，指向中心纤维体。Todaro 腱终止于房室结与希氏束的交界处，或直接止于希氏束上方。造影难以显示这些结构，可用冠状窦的上缘或欧氏瓣的最高点与三尖瓣隔叶前上缘的连线来大致反映 Todaro 腱的走行。欧氏瓣前下方，也就是冠状窦口的 Thebesian 瓣下方，有一个囊袋状结构或隐窝，向前与光滑的三尖瓣前庭相延续，隐窝的发达程度及其与三尖瓣前庭的边界因人而异。

（五）三尖瓣峡部

三尖瓣峡部是三尖瓣环依赖的顺钟向或逆钟向心房扑动的大折返环的缓慢传导区，可分为间隔峡部、下位峡部及游离壁峡部。下位峡部前方始于三尖瓣隔叶附着点，后方止于欧氏瓣（图 1-1-4），由于其距离短，因此通常用于心房扑动线性阻滞消融的最佳径线，峡部内壁并非光滑，有时会存在隐窝结构（其后方为膜状结构，前方为肌小梁）。三尖部峡部向前与三尖瓣前庭延续。光滑的三尖瓣前庭则由一薄层心肌构成。左前斜位为 X 线下导管探查峡部的最佳体位（间隔峡部旁 5：00，下位峡部 6：00，游离壁峡部 7：00）。如果心房扑动线性阻滞消融不成功，可在间隔或游离壁峡部试消融，有时也能取得成功[7]。

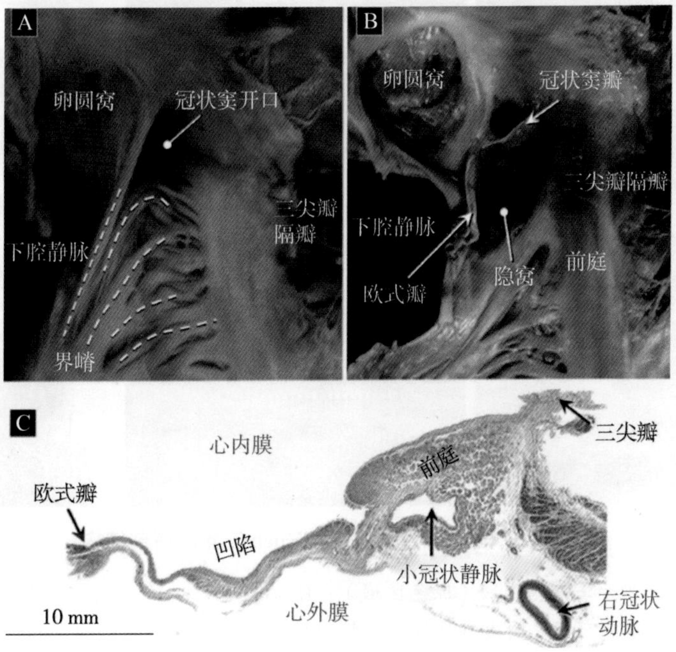

图 1-1-4　三尖瓣峡部结构

A 和 B 所示的三尖瓣峡部是个约为四方形的区域，两侧分别是右房间隔和游离壁，前方是三尖瓣隔瓣，后侧是下腔静脉口和欧氏瓣，内膜为光滑的三尖瓣环前庭和界嵴发出的比较厚的梳状肌，肌束之间可见凹陷；C 为经过三尖瓣下位峡部的矢状位切片，可以显示三尖瓣峡部的组织结构，从较厚的前庭肌束过渡到较薄的纤维组织，前庭肌束下方走行心小静脉的近端及右冠状动脉

（江河，李小梅，李梅婷，等．儿童局灶性房性心动过速 125 例临床特征及射频消融效果分析 [J]. 中华儿科杂志，2020, 58(11): 5.）

（六）Koch 三角

Koch 三角位于右心房间隔前下方，包含房室结、房室结向下延伸等结构[8]。Koch 三角的后缘是欧氏嵴及 Todaro 腱，前缘是三尖瓣隔叶附着缘，底边是冠状窦口及部分三尖瓣前庭区，Koch 三角尖端指向房室结中央纤维体，其内有希氏束穿越（图 1-1-5）。Koch 三角的大小、方向有个体差异。由于膜部间隔的伸展情况不同，记录到最大希氏束电位的位置并不总与 Koch 三角顶点一致。

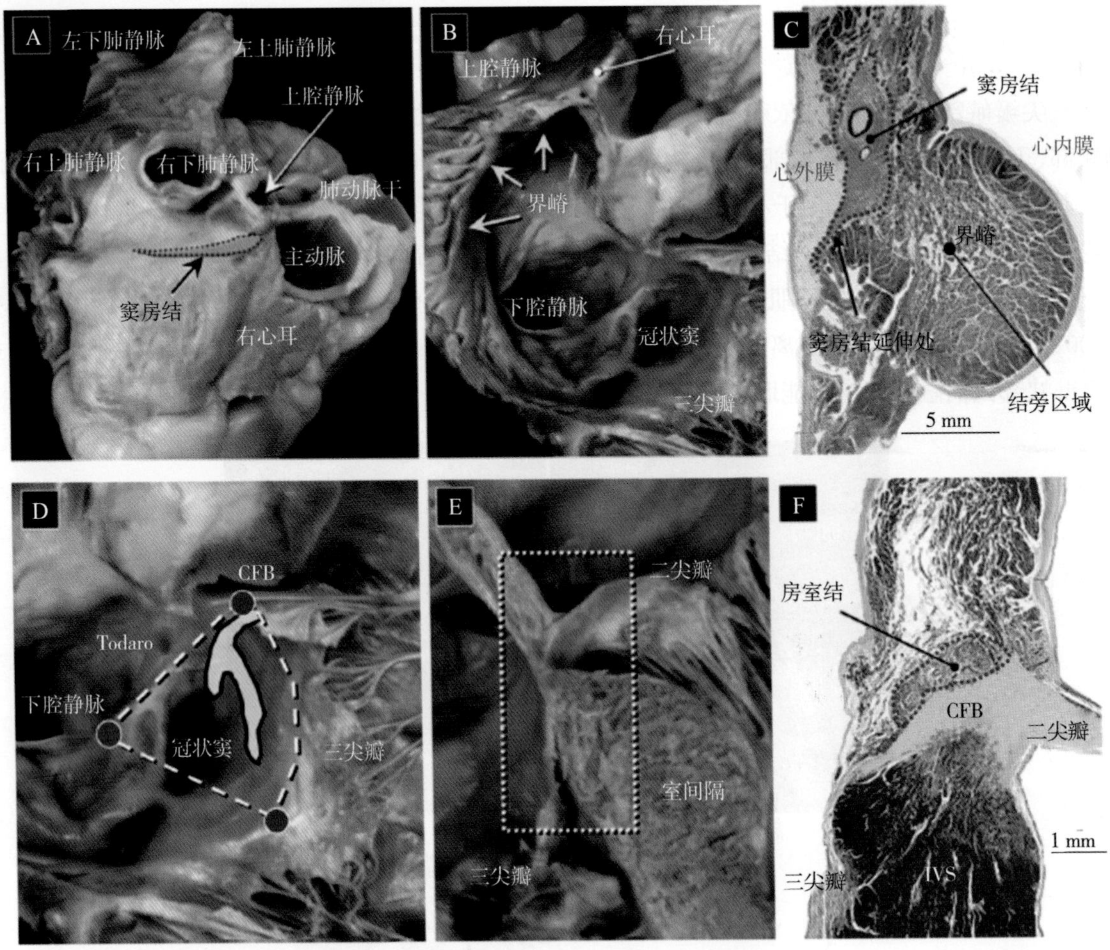

图 1-1-5　窦房结、房室结、Koch 三角的解剖结构

A. 右侧位观察右心房显示窦房结区域（绿色区域）；B. 右前斜位观察右心房：界嵴呈弓形在上腔静脉开口前方走行，窦房结在它们之间走行延伸至下腔静脉；C. 窦房结的组织学切片，可见其周围被致密的纤维连接组织包绕，箭头显示窦房结尾部的延伸；D. 从右心房内观察 Koch 三角的构成，顶角为房室结（黄色区域）的中央纤维体（CFB），内侧为 Todaro 腱，外侧为三尖瓣隔瓣，底边为冠状窦开口；E. 四腔心切面显示三尖瓣和二尖瓣的附着部位，该部位有房室结通过；F. 房室结的组织学切片，可见半椭圆形的房室结致密部在中央纤维体之上

右前斜位造影不仅可显示 Koch 三角的边界和各种伸展变异，也可显示导管的准确位置。当然为确定导管是否位于 Koch 三角区域内，必须结合两个斜位透视。在右前斜位 45°（RAO 45°），Koch 三角平面平行于影像增强器；左前斜位则可以区分导管是位于间隔旁，还是三尖瓣前庭的下位。这一透视方法可用于房室结折返性心动过速患者的导管消融，也可用于间隔旁路和各种起源于 Koch 三角的房性心动过速患者的消融。

（七）卵圆窝和房间隔

卵圆窝是“房间隔区域”右心房面的一个凹陷。在左心房面，有一个纤维膜覆盖相对应区域，当它完全封闭时可阻断左右心房的血流通路。除了卵圆窝外，其余大部分“房间隔”是由左右心房肌对合而成，两者之间由纤维脂肪填充。进行房间隔穿刺时，建议采用正交的左前斜位和右前

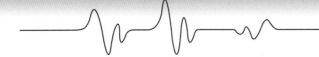

斜位，并根据个体差异做调整：右前斜位应使冠状窦近端垂直于影像增强器平面，此时右前斜位一般在 30° ~ 70°（平均 50° ± 7°）；左前斜位应使记录到最大希氏束电位的希氏束电极导管头端垂直于影像增强器平面，此时左前斜位角度在 30° ~ 86°（平均 51° ± 11°），卵圆窝穿刺点位于希氏束电极导管的左边。房间隔穿刺必须保证穿刺针鞘通过卵圆窝。对高度抗凝化患者进行肌性房间隔穿刺有时会导致心包血肿，是因为夹于左右心房肌间的纤维脂肪组织会被血流分开。

四、右心室

心脏电生理检查及导管消融术中常规在右心室放置标测导管。在一些程序刺激中，导管需同时或先后放入右室心尖部和右室流出道。为把导管放入右室心尖部，通常只需后前位透视即可。右室流出道置管也是如此。但是为安全起见，应结合使用左前斜位，可避免导管误入及损伤冠状窦。心电监测同样可以避免发生这一失误，误入冠状窦后导管可同时记录到心房和心室的电位，但有时在低位室上嵴也可以记录到同样的图形，要结合影像鉴别。

右室流出道相对室上嵴和希氏束而言位于其前上方。起源于右室流出道的室性心律失常、一些致心律失常性右室心肌病及法洛四联症矫正术后与瘢痕有关的室性心动过速，有时需要在右室流出道内标测消融。

右室流出道与流入道的分界点在室上嵴。与室上嵴有关的心律失常主要是前间隔旁路，如果旁路的心室插入点位于室上嵴，左前斜位可以看到此时导管位置与位于膜部间隔的希氏束导管位置是不一样的。虽然在室上嵴进行射频消融是安全的，但轻微导管移位就会损伤邻近的房室传导系统。

五、左心房和肺静脉

除左心耳内梳状肌外，左心房内壁较光滑。左心耳位于左上肺静脉口的前上方。旁路可在此连接左心耳和左心室。左心房通过卵圆窝与右心房分开。约 25% 的人存在卵圆孔未闭，此时可直接由右心房把导管送入左心房。一个常见的误区就是后前位透视时当导管位于心影之外才认为导管位于肺静脉内，实际上在后前位时导管不需要超出心影就可以进入任何一支肺静脉。对右侧肺静脉而言，右前斜位是最好的透视体位，而左前斜位是左侧肺静脉的透视体位。

六、左心室

左心室与右心室有很多方面的不同（图 1-1-6）。首先，左心室壁远比右心室壁要厚。其次，左心室的流入道和流出道之间没有类似室上嵴一样的肌性分隔。左心室在形态学上具有动脉 - 房室连续的特点。最后，二尖瓣环位置高于三尖瓣环。右前斜位时左右房室瓣环形成一斜角，在前上方重叠，而在后下方分离。这可以解释为什么 Koch 三角包含三尖瓣上方右心房肌与二尖瓣下方左心室肌的折叠区。

左心室置管通常用于左侧旁路心室插入端和室性心动过速的射频消融。通常采用主动脉逆行法进入左心室，也可采用穿房间隔途径。左心室间隔部最好用左前斜位透视，而最终确定左心室内的消融靶点的具体位置还需联合应用右前斜位（RAO）。消融左侧旁路时常采用冠状窦电极导管来指导左侧旁路的定位。连接左心耳和心室的旁路必须经穿房间隔途径进行射频消融。此时从主动脉逆行途径常不能成功，因为多数情况下左房插入端正位于左心耳口部或其下方，而心室插入端靠近心外膜。因此经穿房间隔途径更容易。

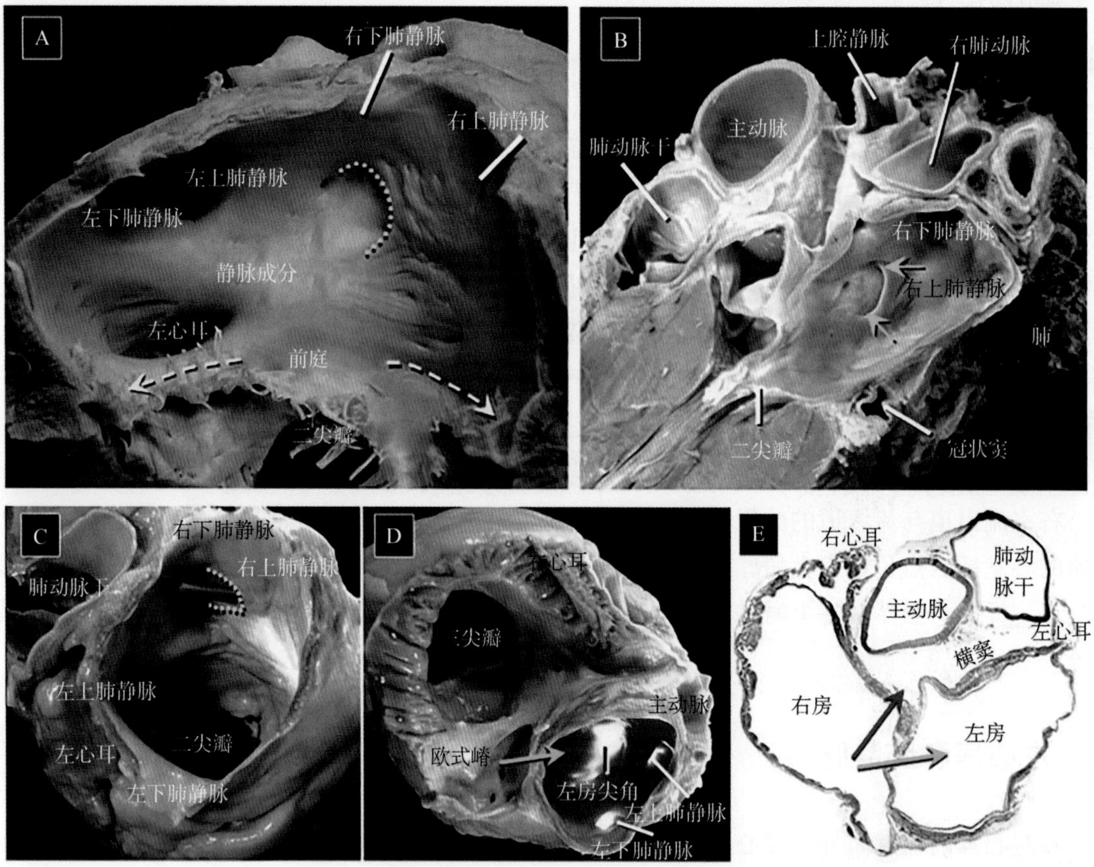

图 1-1-6　心房及心室的解剖结构

A. 左心房后壁靠近房室沟的解剖：左房后壁光滑，可见肺静脉及心耳开口，左心房间隔的绿色虚线提示卵圆窝的边缘，右上肺静脉和下肺静脉的开口与左心房间隔面相邻；B. 显示右肺静脉开口的纵剖面图，注意上腔静脉与右上肺静脉和右肺动脉的关系；C. 左心房顶部被移除后，通过卵圆窝透照可以看到隔膜的左心房侧，在卵圆孔未闭时血流可以通过缝隙（绿色虚线）从右心房进入左心房；D. 穿过房间隔的短轴（绿色箭头），通过透照可以注意到所谓的左心房嵴，它是左心耳和左肺静脉之间的左心房壁上的一个褶皱；E. 通过心脏短轴进行 Masson 染色的组织学切片显示卵圆窝的肌肉边缘，同时可以看到左心房壁厚度不均匀，右心房前壁与横窦和主动脉的关系密切

七、流出道的解剖结构及位置关系

流出道是室性心律失常的好发部位或某些心律失常重要的消融途径[9]。因此有必要对其解剖进行了解。

右室流出道跨越主动脉根部前方到其左侧并行。右室流出道为肌性管道，位于整个右心室偏上的基底部，该部位也称为漏斗部，起自室上嵴游离缘，止于上方肺动脉瓣，外形近似一个垂直于右心室的短管，其内壁平滑无肌小梁，向上延续为肺动脉出口。室上嵴实际是心室和漏斗部的肌性折叠，它穿插于隔缘肉柱的前支和后支之间，将右室流出道和流入道分开。这些肌束继续向心尖部穿行，与调节束（其内走行右束支）和前乳头肌相连，并发散出若干肌小梁稳固右室壁。肺动脉瓣比主动脉瓣略高，与向右倾斜的主动脉瓣大约成 90°。经过三尖瓣环从右心房向右心室看，右室流出道在上、前、左方向。二尖瓣环在主动脉根部的下、后、左方向。

主动脉根部是左室和升主动脉连接的部位，参与构成左室流出道，位于肺动脉圆锥的后方和右方。主动脉根部的下界是主动脉瓣环基底部，上界则为主动脉嵴，即主动脉壁的起始缘。在心室舒张时，由于血液形成的逆向性涡流，使主动脉根部向外呈壶腹样膨出，形成 3 个球状的主动脉窦。当主动脉瓣关闭时，主动脉窦的这种结构特点有利于减轻血液对主动脉瓣的压力。主动脉根部向右倾斜，倾斜程度由左心室长轴决定，因此右冠窦和无冠窦比左冠窦位置更低。横断面看主动根部位于中央，其前为肺动脉圆锥，其后方夹在三尖瓣环和二尖瓣环之间。主动脉根部也是左室由心肌组织向主动脉血管壁纤维组织过渡的区域，左右冠窦基底部新月形的心肌组织会向上延伸至主动脉壁；而无冠窦处于主动脉瓣和二尖瓣联合部的延续，所以其基底部是纤维组织，缺乏真正的心肌（图 1-1-7）。

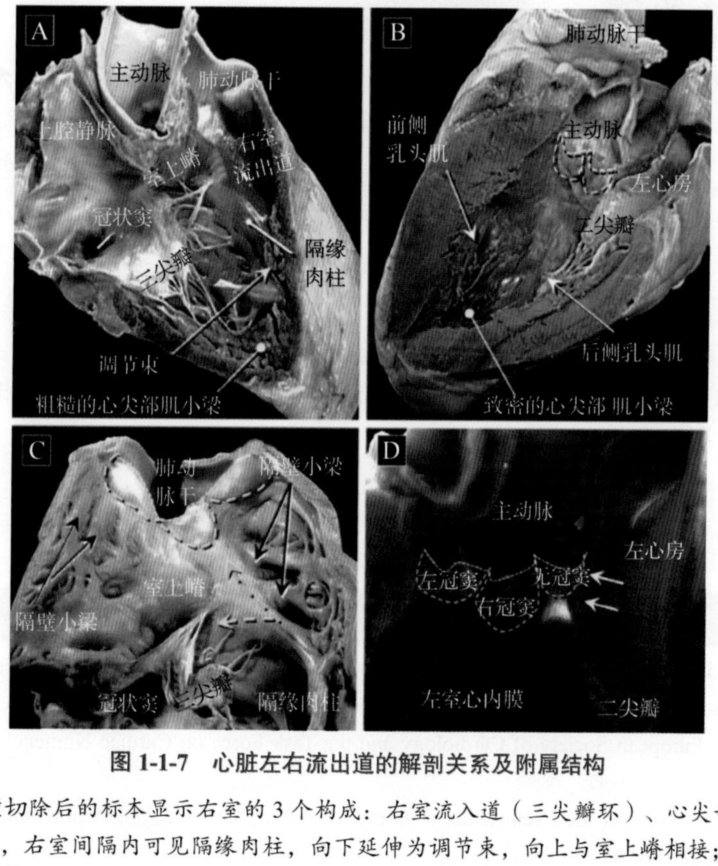

图 1-1-7　心脏左右流出道的解剖关系及附属结构

A. 右心室游离壁切除后的标本显示右室的 3 个构成：右室流入道（三尖瓣环）、心尖部肌小梁及前上方的右室流出道，右室间隔内可见隔缘肉柱，向下延伸为调节束，向上与室上嵴相接；B. 左心室游离壁切除后的标本显示左室流出道的结构，可见前侧乳头肌和后侧乳头肌；C. 沿右室流出道剪开，可见肺动脉瓣由右室流出道包裹支撑，隔缘肉柱的体部向上延伸为前后 2 支，前支（蓝色）进入右室流出道内，后支（黄色）插入三尖瓣环下；D. 左心室心内膜观察主动脉窦、膜部间隔和主动脉瓣和二尖瓣前叶的联合体右冠窦在右室流出道的正后方，仅隔一薄层心肌组织，因此右室流出道真正间隔实际在其后方而不是左侧，左室流出道间隔位于前方，位于右室流出道之后。无冠窦向前延续是心室膜部间隔，向后延续是中央纤维体；无冠窦被心房包绕，因此，可以记录到左右房及房间隔心肌的电位；而无冠窦和右冠窦联合部通常能记录到心房及希氏束电位。右冠窦紧贴其前方的右室流出道，故在右冠窦能记录到一个很大的心室电位，实际主要是来源于右室心肌及部分主动脉瓣上的左室心肌电位。左冠窦的后半部延续为左纤维三角，与二尖瓣前叶侧边相连，在左冠窦内可记录到主动脉瓣上左室心肌电位和部分肺动脉瓣附近后侧的右室心肌电位及二尖瓣环处左室心肌电位。整个右冠窦和左冠窦的前半部与左室肌性开口相接。因此，主动脉根部的室性心律失常可来源于右冠窦和（或）左冠窦的前半部分，而起源于无冠窦的室性心律失常很少见，但主动脉瓣上左室起源的室性心律失常有时可在无冠窦深处消融成功（图 1-1-8）。

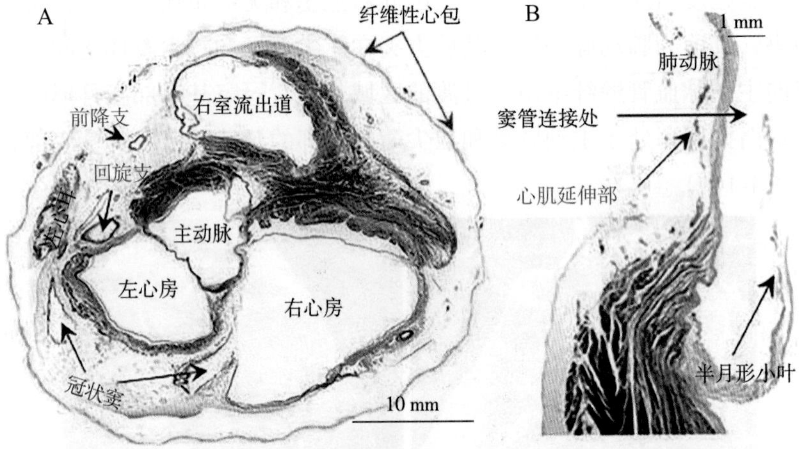

图 1-1-8 左右室流出道的组织学切片

A. 通过左右心房横断面做的组织学切片，可见右室流出道和左室流出道之间的前后比邻关系；B. 肺动脉瓣的组织学切片，可见心肌组织延伸至肺动脉外膜

（图 1-1-5 ~ 图 1-1-8 引自：Cabrera J A, Sanchez-Quintana D. Cardiac anatomy: what the electrophysiologist needs to know[J]. Heart, 2013, 99: 417-431.）

（江 河）

参考文献

[1] Cosio FG, Anderson RH, Kuck KH, et al. Living anatomy of the atrioventricular junctions. A guide to electrophysiologic mapping. A Consensus Statement from the Cardiac Nomenclature Study Group, Working Group of Arrhythmias, European Society of Cardiology and the Task Force on Cardiac Nomenclature from NASPE[J]. Circulation, 1999, 100: 31-37.

[2] Partridge JB, Anderson RH. Left ventricular anatomy: its nomenclature, segmentation, and planes of imaging[J]. Clin Anat, 2009, 22: 77-84.

[3] Anderson RH, Loukas M. The importance of attitudinally appropriate description of cardiac anatomy[J]. Clin Anat, 2009, 22: 47-51.

[4] Cabrera JA, Sanchez-Quintana D. Cardiac anatomy: what the electrophysiologist needs to know[J]. Heart, 2013, 99: 417-431.

[5] Man KC, Knight B, Tse HF, et al. Radiofrequency catheter ablation of inappropriate sinus tachycardia guided by activation mapping[J]. J Am Coll Cardiol, 2000, 35: 451-457.
[6] 江河，李小梅，李梅婷，等．儿童局灶性房性心动过速 125 例临床特征及射频消融效果分析 [J]. 中华儿科杂志，2020, 58(11): 5.
[7] Cabrera JA, Sanchez-Quintana D, Ho SY, et al. Angiographic anatomy of the inferior right atrial isthmus in patients with and without history of common atrial flutter[J]. Circulation, 1999, 99: 3017-3023.
[8] Ho SY, Anderson RH. How constant anatomically is the tendon of Todaro as a marker for the triangle of Koch?[J]. J Cardiovasc Electrophysiol, 2000, 11: 83-89.
[9] Ouyang F, Ma J, Ho SY, et al. Focal atrial tachycardia originating from the non-coronary aortic sinus: electrophysiological characteristics and catheter ablation[J]. J Am Coll Cardiol, 2006, 48: 122-131.

第 2 节 心脏传导系统的形态学特征

为了消融异常传导系统或避免在术中损伤正常传导系统，了解心脏传导系统解剖学特征是非常必要的。下面我们对正常和异常传导组织进行详细的阐述，并对一些儿科心律失常的病理基础进行介绍。

一、正常传导系统

（一）窦房结

正常心脏窦房结[1]通常位于界沟的心外膜下（界沟位于上腔静脉与右房相连的外侧壁），呈新月形，平均长度约为 13.5 mm（8～21.5 mm），长轴平行于界沟，分为头部、体部及尾部，其中头部和尾部偏向于心内膜面。头部和体部一般由纤维脂肪组织较为紧密地包绕，而尾部呈条簇状放射状分散于纤维脂肪组织及普通心肌之间。在大约 1/10 的人群中，窦房结呈马蹄状，延伸于右心耳的嵴上。窦房结尾部向后下穿行达到界嵴内不同的深度。窦房结分散的尾部及一些跨越延伸的部分成为不适当窦性心动过速的潜在病灶。

青少年及成人的窦房结大小约为婴儿的 4.2 倍，主要是因为窦房结细胞之间的连接基质增多，而窦房结细胞数目相对恒定。一旦成年，窦房结的大小与心脏大小无关，随着年龄的增长，窦房结尺寸会减小。

窦房结细胞比普通心房肌（工作）细胞小，细胞核位于细胞中央，排列为星簇状，镶嵌于纤维组织中，有 1 条明显的动脉或分支（称为窦房结的动脉）穿过其体部，其起源和走行变异很大（图 1-2-1）。大部分窦房结动脉穿行于窦房结体部，一般沿长轴位于其中心位置，少数位于偏心位置。而在窦房结头部和尾部，动脉一般位于偏心性位置，不贯穿于尾部，而是通过尾部和心内膜之间。窦房结周围还存在一些移行细胞，两者过渡不明显，窦房结细胞及移行细胞与工作细胞相互交错（图 1-2-2）。因此窦房结与心房肌之间的交通是通过 0.2 mm～2 mm 大小的节点而不是与周围组织明显隔绝的集束，这些节点向心房肌辐射，可至上腔静脉、心外膜下、界嵴等部位。

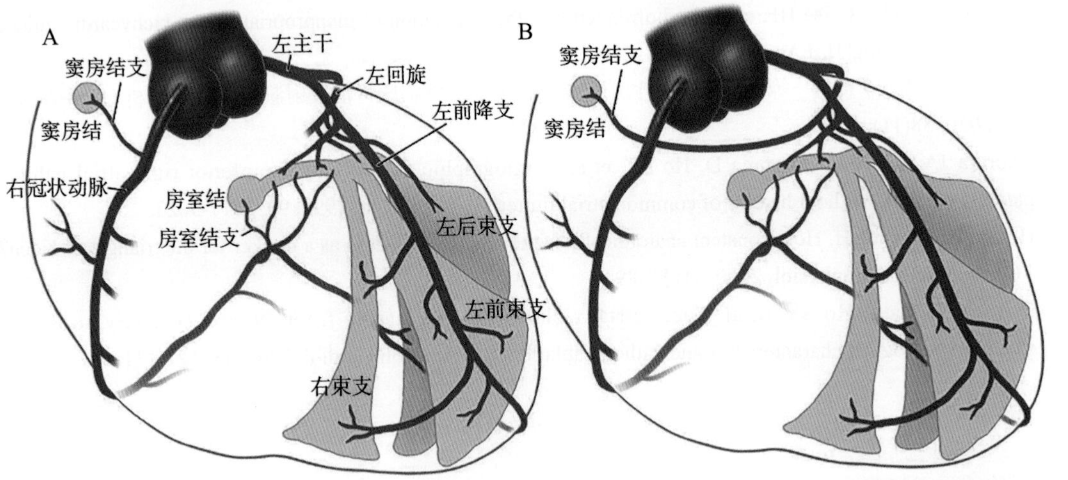

图 1-2-1　窦房结及房室结血供

（Karki R, Raina A, Ezzeddine FM, et al. Anatomy and pathology of the cardiac conduction system[J]. Cardiol Clin, 2023(3): 277-292.）

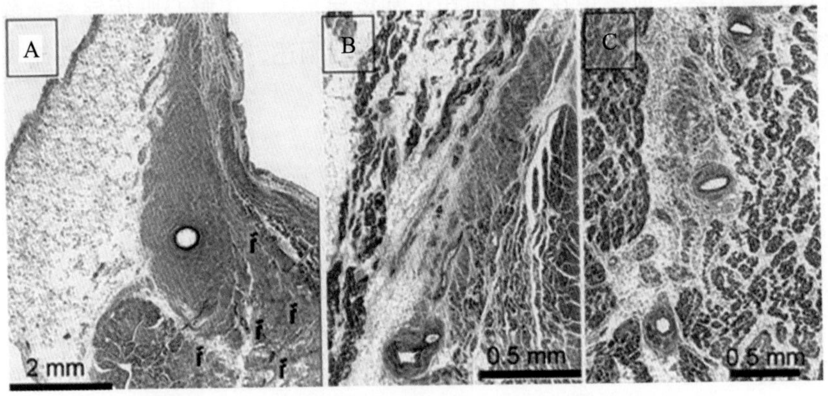

图 1-2-2　窦房结细胞及移行细胞与工作细胞相互交错

（Sánchez-Quintana D, Cabrera JA, Farré J, et al. Sinus node revisited in the era of electroanatomical mapping and catheter ablation[J]. Heart, 2005, 91(2): 189-194.）

（二）房间束

窦房结与其周围心肌之间有一条不清晰、不规则的边界，称为过渡区。过渡区细胞排列松散，其组织学和电生理学特征介于窦房结细胞和心房肌细胞之间[2]。相反，节间传导是通过去极化心房心肌束发生的，心房心肌束是由方向相似的心肌细胞形成的连续纵向纤维。电解剖研究显示可重复的由头向尾的右心房激动：激动从窦房结开始，同时沿房间隔和右心房侧壁传导，两个波峰在右心房下部位于冠状窦的前部融合[3]。

左右心房的同步收缩依赖于双房间的三条肌束（图 1-2-3），其中最重要的为 Bachmann's bundle，它穿过心房之间的间隔，分叉的分支环绕各自部分心房。septopulmonary bundle 从心房沟处的 Bachmann's bundle 下方发出，向上方越过穹隆到达左心房后壁，然后环绕左右肺静脉。Septoatrial bundle 是最深的一层（心内膜下），其纤维从房间隔前上升，分为 3 个分束，其中 2 个分束继续穿过穹隆，与纵隔肺束汇合，并插入两侧肺静脉周围；第 3 束是环状的，向左穿过左心房内膜口，然后在下壁与心外膜下环状纤维结合。这些房间束，主要是 Bachmann's bundle 和 Septoatrial bundle，促使左心耳较左心房提前收缩，从而促进左心房排空完全[5]。此外，几条较小的房间肌纤维与这些肌束并行，在房间传导中起辅助作用。

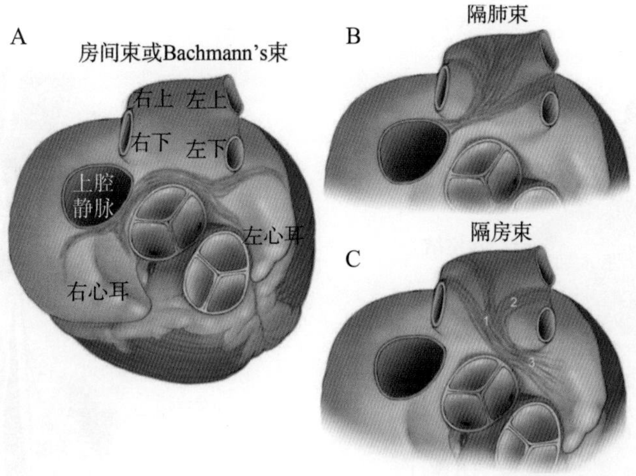

图 1-2-3　左右心房的同步收缩依赖于双房间的 3 条肌束

（三）房室结传导系统

正常心脏除了房室传导系统外，心房与心室电信号传导在各个部位都是完全绝缘的。这种绝缘发生在房室连接处，即围绕房室瓣环的心房和心室的连接处。正常的房室传导系统，包括房室结、希氏束及左右束支[5]。

房室结接收心房冲动并充当守门员，减少快速心房节律向心室的传导。心房节律传递到心室时，它还提供延迟传导，以达到最佳血流动力学效果。房室结的起搏细胞能以低于窦房结起搏的频率起搏，在窦房结功能障碍时提供后备节律。

19 世纪 60 年代，Tawara 第一次描述了与希氏束相连的紧密纺锤样结构的房室结。房室结通常位于 Koch 三角的顶角（图 1-2-4）。因冠状窦口的大小，会影响 Koch 三角大小，因此较大冠状窦口将缩短其与房室结的距离。房室结有右后延伸及左后延伸，这些延伸构成房室结双径路及房室结折返性心动过速的慢径路。从组织学区分，右后延伸的组织细胞连接蛋白 -43 阳性，而左后延伸的组织细胞连接蛋白 -43 呈阴性[6]。与慢径路相比，快径路解剖基质并不明确，通常被认为是由移行细胞组成，位于房间隔前部，朝向上方的 Todaro 腱和卵圆孔。

房室结血供由房室结动脉提供，该动脉位于房室结的两个后延伸部之间。房室结动脉最常见（80%～90%），来自右冠状动脉（图 1-2-1）。房室结有丰富的交感神经和副交感神经支配[7]。与右侧交感神经和迷走神经相比，左侧交感神经和迷走神经对房室结的影响更大。除迷走神经支配外，房室结接收位于右下肺静脉和左心房交界处的心外膜脂肪垫内的副交感神经支配。

希氏束是一条长 20 mm、直径约 4 mm 的条索状结构，从房室结延伸穿透室间隔膜部[8]。室间隔膜部中的胶原组织形成中央纤维体，将希氏束包裹起来，起电绝缘作用。中央纤维体向左偏移，免受来自右房消融的损伤，在肌部室间隔处希氏束分成左右束支（图 1-2-5）。右束支呈钝角沿室间隔内下行，在室间隔肌小梁的远端 1/3 处贴近心内膜，插入右室调节束，最终走行于右室游离壁的前乳头肌内。左束支从无冠窦和右冠窦之间的叶间三角穿出，为希氏束的直接延续，包含其大部分纤维，最初走行于室间隔心内膜下浅表部位，然后逐渐深入心内膜下心肌，希氏束及左束支由房室结动脉和左前降支间隔支双重供血，而右束支仅由室间隔深穿支供血。

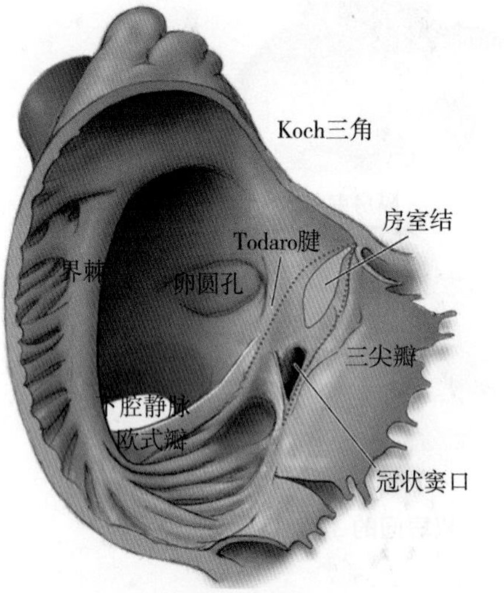

图 1-2-4　Koch 三角和房室结

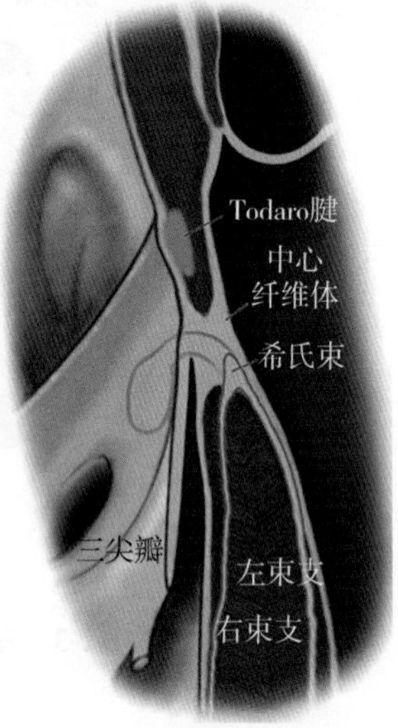

图 1-2-5　希氏束及左右束支

左束支分为左前分支和左后分支，分别走向乳头肌的前部和后部。与左前分支相比，左后分支更粗更短，并且可以延伸出间隔支或中间支。束支间可通过假腱索在心腔内连接。左束支远端呈扇形分布，并形成非绝缘的浦肯野纤维网络（图 1-2-6）。与心室基底部相比，浦肯野纤维分布不均匀，偏向于乳头肌和心室中部。

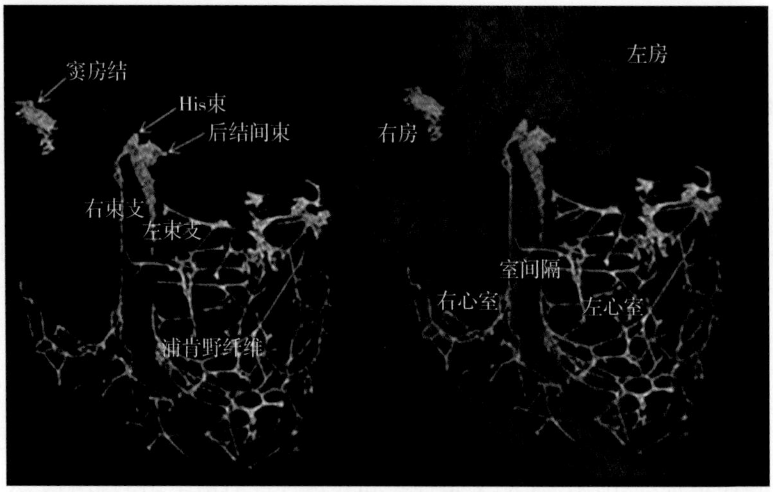

图 1-2-6　左右束支及浦肯野纤维网络

（图 1-2-3 ~ 图 1-2-5 引自：Karki R, Raina A, Ezzeddine FM, et al. Anatomy and pathology of the cardiac conduction system[J]. Cardiol Clin, 2023 (3): 277-292.）

二、先天性心脏畸形的传导系统[9, 10]

先天性心脏病患者窦房结和房室结位置可以异常，以下将其分开描述。

（一）窦房结

绝大多数畸形心脏的心房位置是正常的（所谓的心房正位），这种结构通常伴随正常位置的窦房结。窦房结的位置异常通常见于心耳并列及心房异常排列的心脏。心耳并列是指两侧心耳位于动脉根部同一侧，而不是通常的两侧。右侧心耳并置是指左心耳与右心耳并列，位于主动脉根部的右侧，这一畸形并不多见，这一畸形似乎并不影响窦房结的位置。相反，左侧心耳并置较常见，界嵴会扭曲变形，在这种情况下，窦房结也会发生移位（图 1-2-7）。

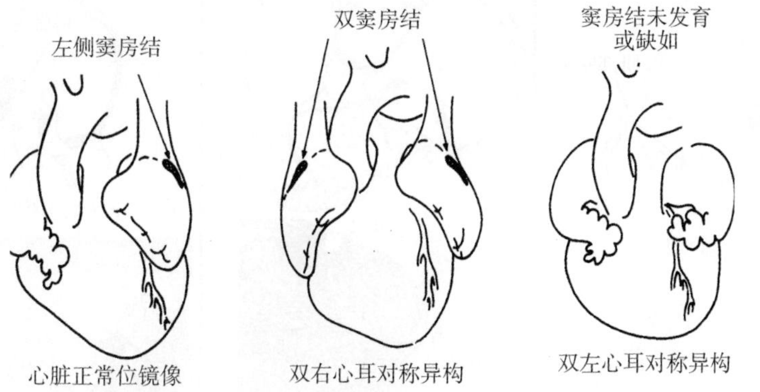

图 1-2-7　心房位置不同时窦房结的位置

心房位置的变异会影响窦房结的位置。当心房的位置镜像排列（心房反位）时，解剖右房及窦房结位于患者的左侧（图 1-2-8），在右侧心耳对称的心脏（无脾综合征），存在双侧的界嵴及双侧的窦房结。在左侧心耳对称的心脏（多脾综合征），可能缺乏界嵴，在大多数的心脏，缺乏形态学可以辨认的窦房结。即使有，一般也发育不良，通常位于后下方，远离上静脉入口。

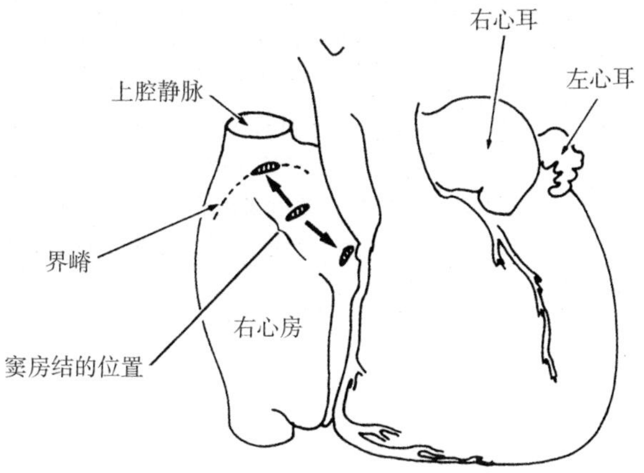

图 1-2-8　心耳并置时窦房结的变异

（二）房室传导系统

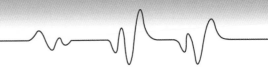

大多数的心脏畸形为简单的间隔缺损、瓣膜狭窄及大动脉起源心室的异常。这些畸形中，当心室腔排列正常，而房间隔与室间隔存在错位时，传导系统的连接遵循正常的模式。当心房位置镜像并伴有房室一致的连接，传导系统的连接通常也是镜像方式（图 1-2-9、图 1-2-10）。

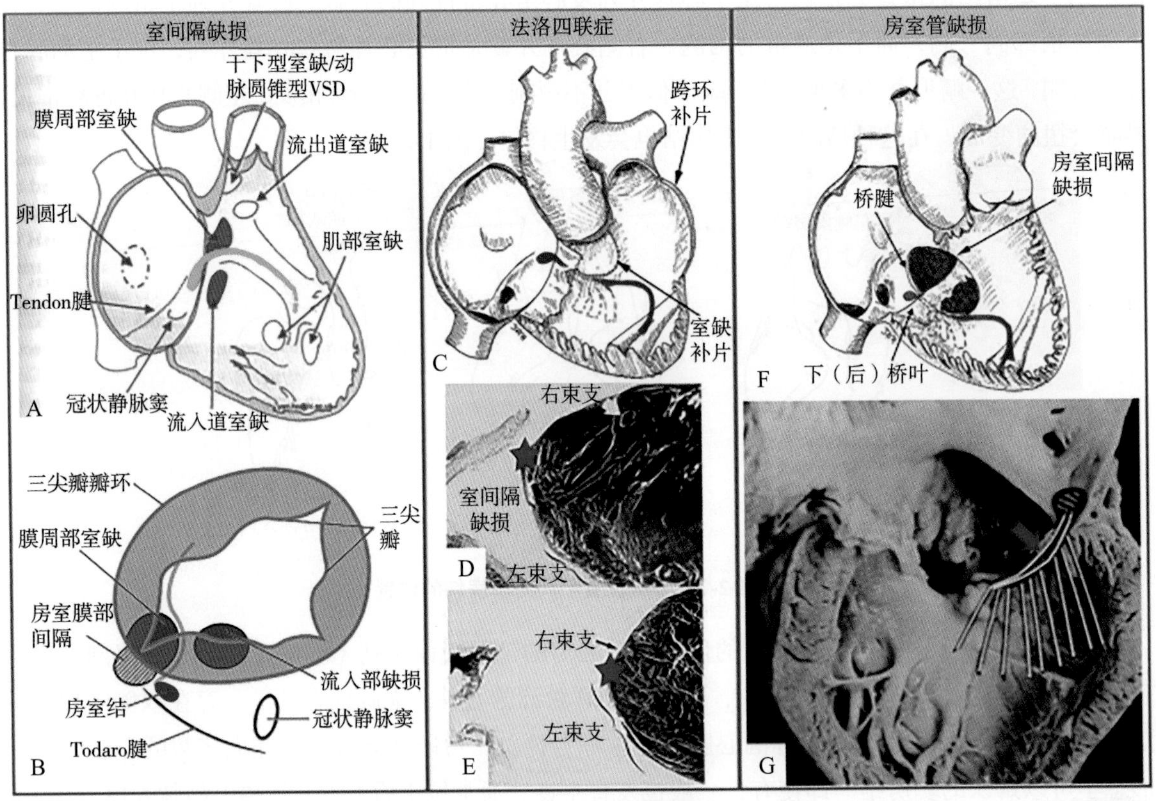

图 1-2-9　常见先天性心脏缺损的传导解剖

A 和 B 显示孤立的 VSD；A. 从右心室观察不同 VSD 亚型（膜周和肌入口 VSD 以红色标出）的传导（绿色）；B. 外科医生在修复过程中通过三尖瓣观察到与膜周和肌性入口 VSD（红色）有关的传导（绿色）；C～E. TOF；C. 修复后的 TOF，传导（红色）沿着室间隔 VSD 的后方；D. TOF 患者的显微照片，VSD 后缘有肌肉，左束支和右束支远离 VSD 峰（红星）；E. TOF 患者的显微照片，其 VSD 左束支和右束支在 VSD 峰周围延伸（红星），有损伤风险；F. 从右心室观察，沿着 VSD 后方嵴传导的房室传导阻滞（红色）；G. 从左心室观察，根据连续组织学切片重建的房室传导系统和叠加示意图（红色箭头），传导沿着左心室侧 VSD 后方嵴运行

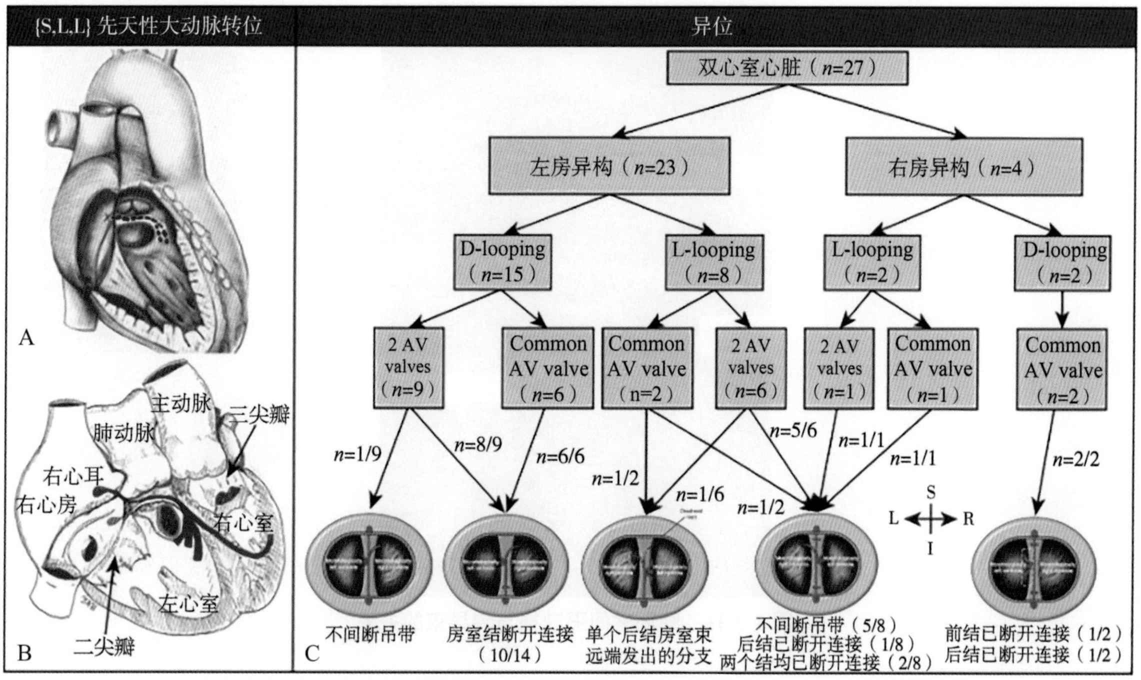

图 1-2-10　复杂先天性心脏缺损的传导解剖

A 和 B: {S，L，L} ccTGA；A. 在 L 形心室的情况下，沿着 VSD 上缘（绿色）和肺动脉瓣环（蓝色）的 His 束（红色）；B. {S，L，L} ccTGA 显示 VSD 上部（绿色）的前结（红色），为主要传导通路（红色），在 Koch 三角区的顶点还存在一个发育不良的后结（紫色），通常与房室束没有真正的连接（紫色线的不连续性），但如果存在，则可在前结和后结之间形成传导吊带；C. 异位综合征：心室拓扑 / 回旋和房室连接影响传导途径，心脏图代表从心房向下观察心室的视图，传导（绿色）显示房室结和传导束

（Feins EN, Del Nido PJ. Conduction in congenital heart surgery[J]. Thorac Cardiovasc Surg. 2023, 166(4): 1182-1188.）

1. 间隔排列正常的心脏缺损

在这组，比较贴切的心脏畸形包括孤立的室间隔缺损，房室间隔缺损及法洛四联症。除了房室间隔缺损外，Koch 三角仍然是窦房结一个较好的解剖标志。就房室传导轴的分布而言，法洛四联症的心脏可直接与单纯的室间隔缺损相比，因为，室间隔缺损为法洛四联症的一个心内特征。大多数室间隔缺损，不论是单纯的还是其他的，都位于膜周，被称为膜周室间隔缺损，其周围都有纤维组织（图 1-2-11）。

其纤维部分通常被认为是膜部室间隔的残留，膜部间隔位于房室瓣与主动脉瓣纤维连接区。不分支的房室束通常比正常的要长，正常传导轴向左室流出道弯曲，使传导束直接位于缺损的纤维组织下，这一区域为避免损伤传导系统的关键所在。分支束支的异常在单纯室间隔缺损及伴随法洛四联症的室缺有轻微的变异，当缺损单独存在时，束支往往骑跨在室间隔之上；当同时存在法洛四联症时，束支比较靠近室间隔嵴的左侧。完全由肌肉组织包绕的室间隔缺损称之为肌部室缺，依据室缺不同的部位，其与传导束之间有不同的关系（图 1-2-12）。

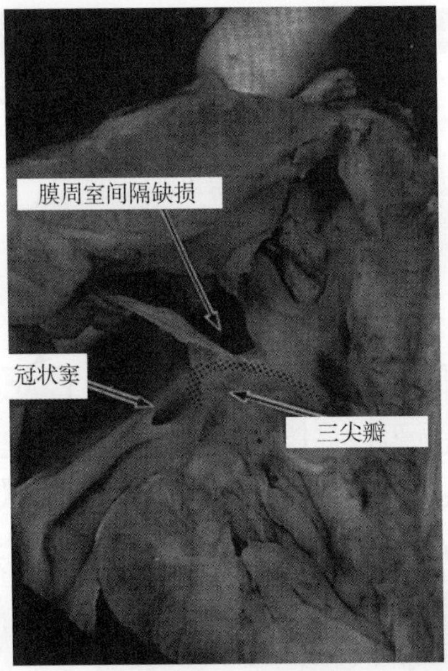

图 1-2-11　膜周室间隔缺损与传导束的关系

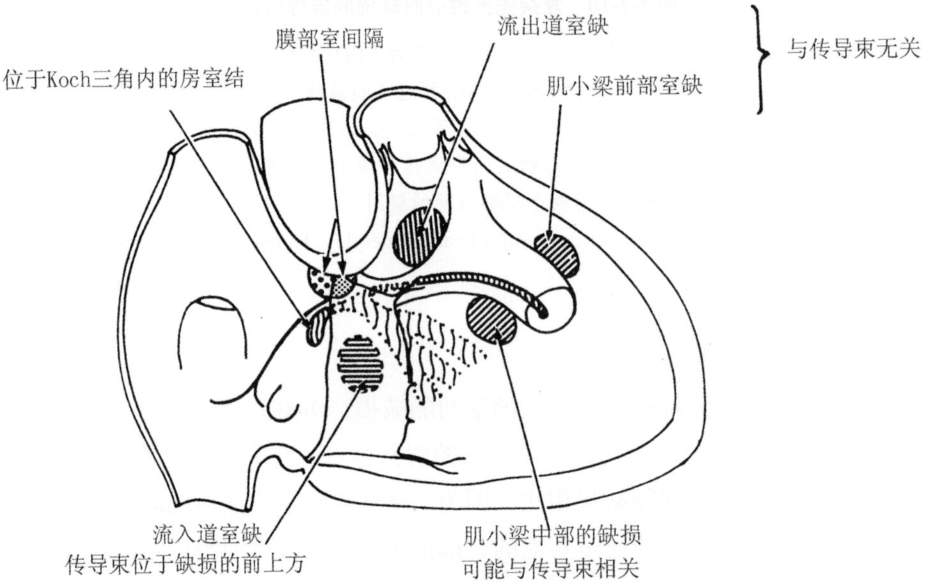

图 1-2-12　传导束与四周被肌肉组织包绕的室间隔缺损的关系

那些位于流出道的缺损，远离传导系统；而位于心尖小梁部的缺损，被分层束支所包绕。向右室流入道开口的缺损需要与后下边缘有广泛传导系统分布的膜周缺损区分。传导束走行于流入道肌部室缺前上边缘 1 /4，这与膜周流入道缺损的传导束位于后下方形成鲜明的对比。当两种缺损同时存在时，传导束穿越分隔两种室缺的肌性的桥（图 1-2-13）。

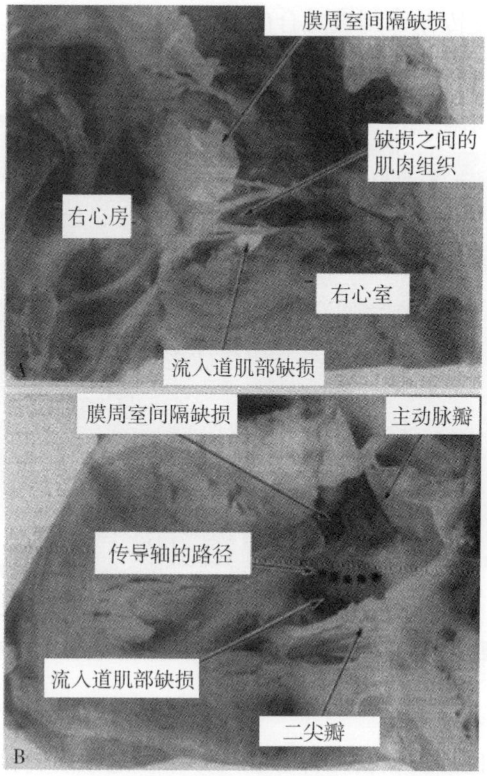

图 1-2-13　合并肌部与膜部流入道室间隔缺损与传导束的关系

当缺损为双动脉下时（干下型），它与传导束的关系依据其后下边缘是肌性还是膜性组织而不同，传导束被保护在后下的肌性边缘内，但在膜周室缺，它位于主动脉瓣与房室瓣纤维连接的区域内（图 1-2-14）。

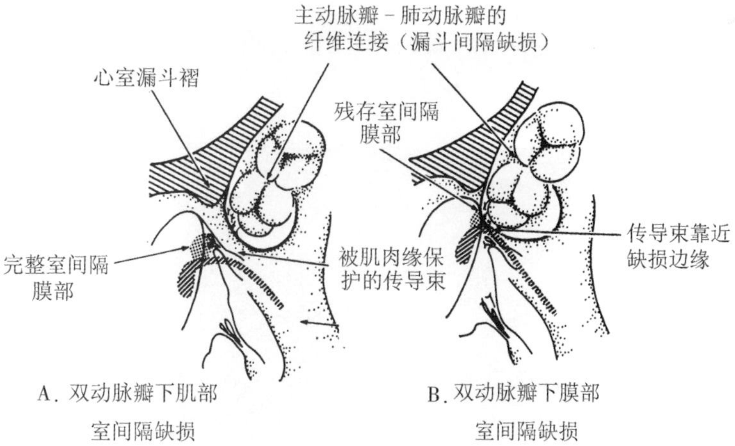

图 1-2-14　双动脉瓣下室间隔缺损与传导束的关系

存在房室通道型室间隔缺损的心脏，心房和心室间隔结构距离较远。因此，Koch 三角的解剖标志不能描述连接房室结的部位（图 1-2-15）。

连接房室结的位置在房室连接处的心房向后下移。传导束在十字交叉的瓣膜附着处于相邻的瓣膜间穿过。不分支的传导束较长，走行于室间隔嵴上。如果有分开的房室瓣环（原发孔缺损）、不分支传导束及其延续，分支传导束则被融合的房室瓣组织所覆盖。相反，分支传导束在共同的房室瓣时则裸露于室间隔嵴上。

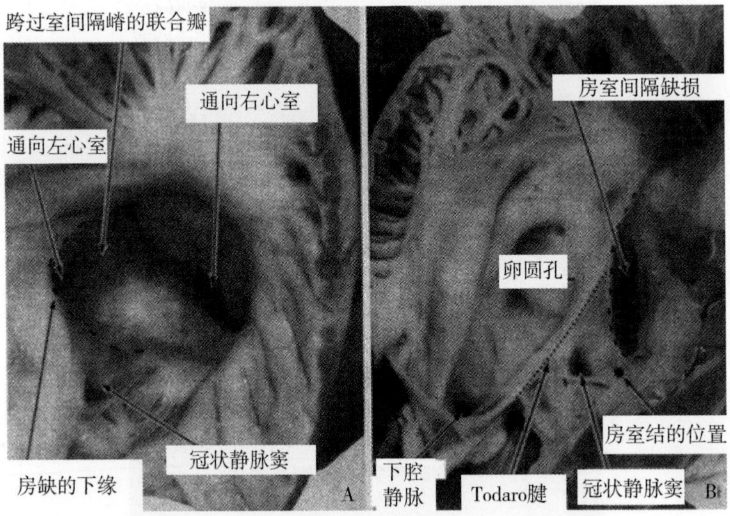

图 1-2-15　房室通道型室间隔缺损与传导束的关系

2. 间隔对位不良的心脏缺损

房间隔和室间隔对位不良常发生在几种心脏畸形中。这里所讨论的畸形包括三尖瓣骑跨，当心房分化正常且房室连接不一致，心房对称位伴有心室左襻及单一房室连接的心脏。最简单的心脏畸形为三尖瓣骑跨，其后部室间隔在十字交叉处向右侧偏移。此时的房室结移向房室交界处室间隔与三尖瓣环相连的右房壁上（图 1-2-16）。在此区域，穿透房室束跨过三尖瓣附着缘继续延伸较长的一段距离，然后分成左右束支。

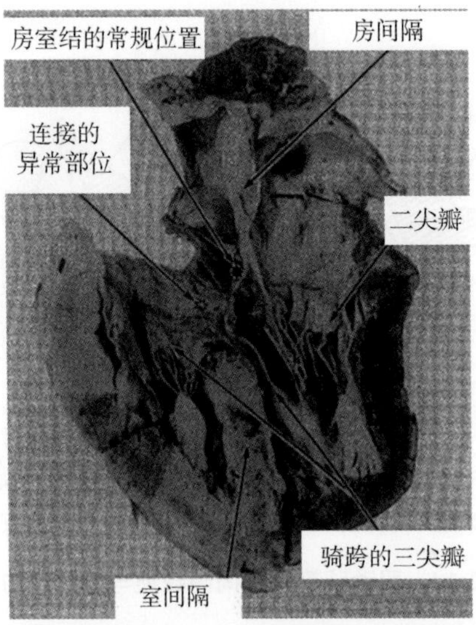

图 1-2-16　四腔显示三尖瓣骑跨与传导束的关系

心房正位伴房室连接不一致的心脏与心房心耳对称位伴有心室左襻的心脏的心室结构是一致的，传导系统的分布也是一致的。这些心脏，位于前上的及其右侧的心腔为解剖左室。连接的房室结位于二尖瓣前内侧 1/4 的房壁内。传导束在二尖瓣与主动脉瓣后瓣的纤维连接处穿过。一长未分支的传导束向前穿入后部大动脉的流出道，然后向室间隔的前上边缘上升（图 1-2-17）。分支传导束分出左束支，沿室间隔的右侧面下降，而右束支则穿过室间隔，从左侧穿出。偶尔会出现第二房室结，这通常是 Koch 三角内的房室结，当通常的房室结与房室传导束形成连接时，会形成传导组织分支。在极少的情况下，只有通常位置的房室结才能形成与心室的连接。

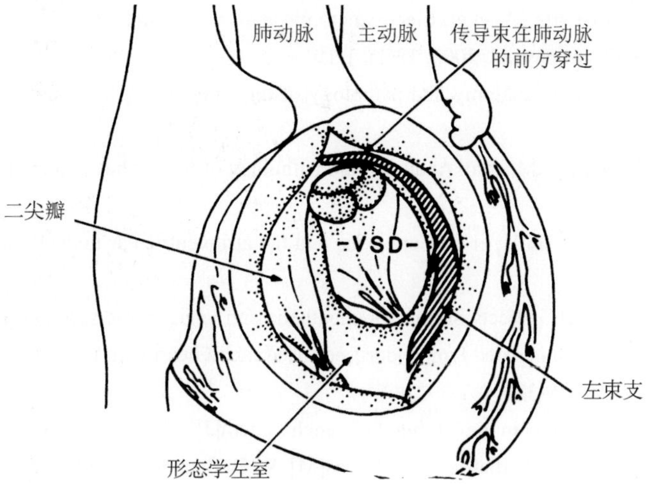

图 1-2-17 矫正性大动脉转位的传导束的走行

单一房室瓣连接包括心室双入道及左侧或右侧房室瓣闭锁的房室连接。这一组畸形传导束轴异常最明显的心房连接于主腔为左心室或不定型心室。基本上，主腔为左心室的残存位于前部室间隔。心室双入道心脏的连接，房室结位于右侧房室瓣的锐利缘。传导束从这里穿过房室瓣环的附着处进入室间隔。下降的传导束向室间隔缺损靠近锐利缘的边界延伸，不论残存右心腔的位置如何（图 1-2-18）。当右侧房室瓣缺如时，心室主腔为左心室，房室结位于肌性右房的底部。传导束的心室走行与心室双入道相似。主腔为不定型心室的心脏的房室结位于右房前方或前内。传导束或直接穿入室间隔或向下沿游离的肌小梁向心尖走行，也没有发现传导束分支。

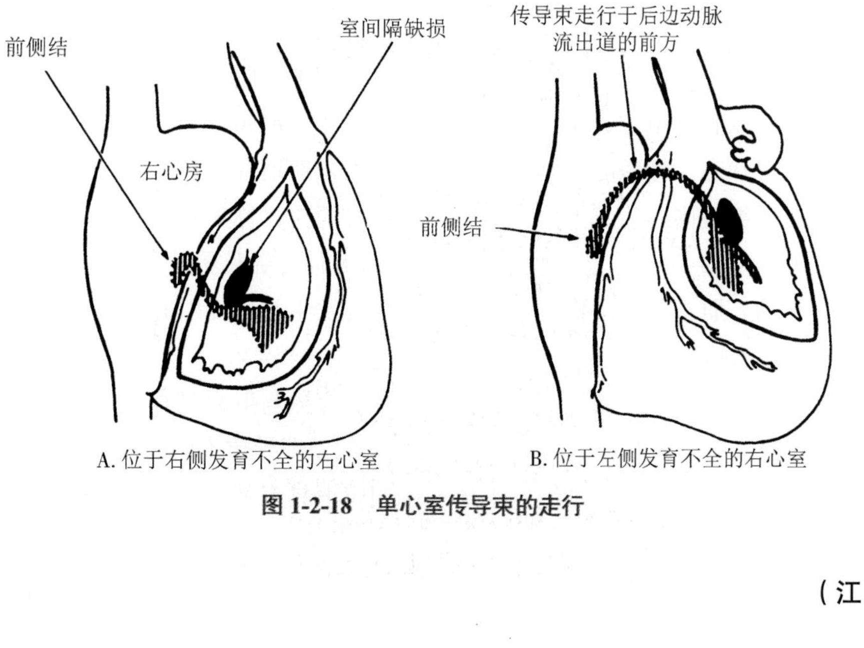

A. 位于右侧发育不全的右心室　　B. 位于左侧发育不全的右心室

图 1-2-18 单心室传导束的走行

（江 河）

参考文献

[1] Sánchez-Quintana D, Cabrera JA, Farré J, et al. Sinus node revisited in the era of electroanatomical mapping and catheter ablation[J]. Heart, 2005, 91(2): 189-194.
[2] Ho SY, Anderson RH, Sa' nchez-Quintana D. Atrial structure and fibres: morphologic bases of atrial conduction[J]. Cardiovasc Res, 2002, 54(2): 325-336.
[3] De PR, Ho SY, Salerno-Uriarte JA, et al. Electroanatomic analysis of sinus impulse propagation in normal human atria[J]. J Cardiovasc Electrophysiol, 2002, 13(1): 1-10.
[4] Ho SY, Sánchez-Quintana D. Anatomy and pathology of the sinus node[J]. J Interv Card Electrophysiol, 2016, 46(1): 3-8.
[5] Karki R, Raina A, Ezzeddine FM, et al. Anatomy and pathology of the cardiac conduction system[J]. Cardiol Clin, 2023, (3): 277-292.
[6] Temple IP, Inada S, Dobrzynski H, et al. Connexins and the atrioventricular node[J]. Heart Rhythm, 2013, 10(2): 297-304.
[7] Ng GA, Brack KE, Coote JH. Effects of direct sympathetic and vagus nerve stimulation on the physiology of the whole heart-a novel model of isolated Langendorff perfused rabbit heart with intact dual autonomic innervation[J]. Exp Physiol, 2001, 86(3): 319-329.
[8] Elizari MV. The normal variants in the left bundle branch system[J]. J Electrocardiol, 2017, 50(4): 389-399.
[9] Gillette PC, Garson A. Clinical Pediatric Arrhythmias[M]. W. B. Saunders Co Philadelphia, 1999: 1-22.
[10] 李小梅 . 小儿心律失常学 [M]. 北京 : 科学出版社 , 2004.
[11] Feins EN, Del Nido PJ. Conduction in congenital heart surgery[J]. J Thorac Cardiovasc Surg, 2023, 166(4): 1182-1188.

第 3 节　心肌细胞的电生理基础

心肌细胞具有产生并传导动作电位的特性，与神经和肌肉的电传导特性类似。由于带电离子在心肌细胞内外的分布不平衡，细胞外钠离子浓度比细胞内高 30 ~ 40 倍，而细胞内钾离子则比细胞外高，这样由于膜内外钠等离子的浓度差，可维持细胞内外一定的电位差，称为膜电位。细胞处于非兴奋状态时，膜电位表现为细胞膜内的负电位和细胞膜外的正电位，称为静息膜电位。在正常心肌细胞，若以膜外电位为零电位，则膜内电位为 –90 mV ~ –70 mV，这种膜电位呈内负外正的状态称为极化状态。细胞的兴奋表现为细胞膜离子通道开放，大量钠离子随细胞内外电化学浓度梯度快速进入细胞内，造成内负外正的电位梯度消失，称为膜电位的去极化。细胞膜去极化的持续时间很短，为 2 ~ 3 ms，其后膜电位发生复极化而逐渐恢复到静息电位水平，这样一个电位变化的全过程称为心肌细胞的动作电位。动作电位的发生与传导引起心肌细胞的一系列电活动改变，并引起心肌细胞的机械收缩。

心脏相较其他器官在功能方面有其独特性。心脏的充盈与射血过程、瓣膜的启闭、左右心腔的舒张与收缩必须是高度有序的过程，这样有序过程的偏差即导致不同的疾病状态甚至心律失常。正是由于这些功能上的特点，心肌细胞的电生理也相应地具有其不同于其他可兴奋组织的独特之处，也是心脏机械功能产生的基础。认识心肌细胞在生理及病理情况下的电生理特性是至关重要的。本章内容将概括介绍心肌细胞的电生理特性，重点是各种离子通道及其电流的结构特点，以及其对心肌细胞动作电位的形成和传导的影响。

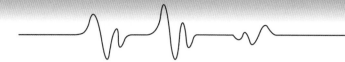

心肌电生理方面的基本概念对医学生而言是必备的常识，对临床医生理解正常心律及心律失常的产生和现代治疗措施而言有其重要性。

一、心肌细胞的动作电位

以心室肌细胞为例，心肌细胞动作电位被人为地分为 5 个时相或期（phase）。“0”期以快速的去极化为特点；“1”期是相对较快的复极化过程；“2”期是一个缓慢的复极化过程，持续时间最长，也称为平台期；平台期之后进入快速复极化的“3”期；然后心肌细胞膜电位进入“4”期。复极化过程决定心脏的机械收缩间期，心房和心室肌细胞的“4”期膜电位即静息电位，在此期间心脏充分获得回流的血液，为下一个心动周期的射血做准备。

心肌细胞动作电位从“0”期开始到“4”期开始的持续时间称为动作电位的时程（action potential duration，APD），APD 的长短存在跨心肌壁的差异，APD 在中层心肌细胞最长，内膜下心肌次之，外膜下心肌最短。这种跨心肌壁的 APD 离散度，又称跨室壁复极离散度。其增大见于 QT 间期延长和多种获得性心律失常的情况下，在复极异常相关的心律失常发生中起重要作用。

体表心电图代表整个心脏的电活动，与心肌细胞动作电位间存在直接的相关关系（图 1-3-1）。

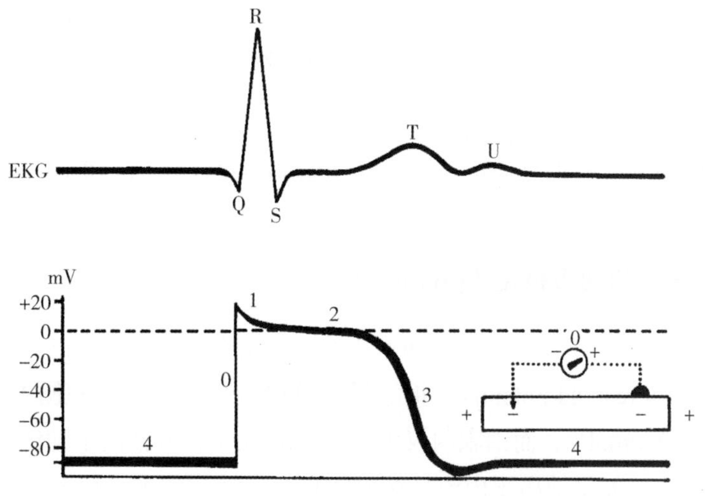

图 1-3-1　心电图及心肌细胞膜动作电位

心肌细胞所有的膜电位变化都是跨膜的带电离子流动所引起的。在不同的时相，不同的离子流占主导地位。这里先概要介绍各个时相的离子电流、编码离子通道蛋白的基因及其在动作电位时程中出现的时间（图 1-3-2）。

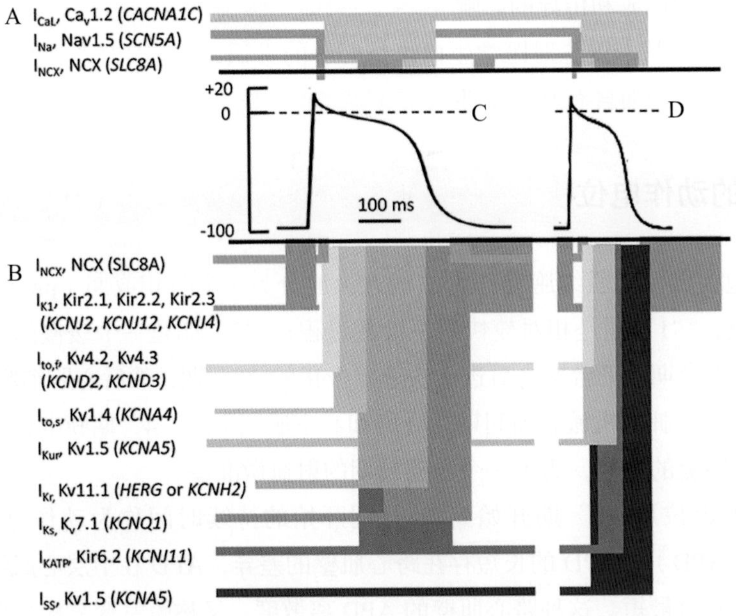

图 1-3-2　参与心肌细胞电兴奋和激动的电流

（A～D）离子电流类型、离子通道蛋白类型和编码基因的激活和失活及其对（A）内向去极化和（B）外向复极化电流的作用引起心肌细胞的动作电位（AP）；心室肌（C）和心房肌的 AP（D）包括快速去极化（0 相），早期复极化（1 相），持续时间较短（心房）或较长（心室）的 2 相平台期（2 相），3 相复极化和 4 相电舒张期；内向的 Na^+ 内流出现在 0 相去极化期，Ca^{2+} 电流维持 2 相的平台期（A），多种外向 K^+ 电流（B）参与 1 相和 3 相复极化，每种离子电流在动作电位出现的时间有所不同；4 相静息电位随 Na^+ 通道功能的恢复而形成不应期

（Lei M, Wu L, Terrar DA, et al. Modernized classification of cardiac antiarrhythmic drugs[J]. Circulation, 2018, 138: 1879-1896.）

（一）“0”期——快速去极化（phase 0）

“0”期快速去极化是由于钠通道开放而形成的。在正常静息状态，钠通道并不开放，但当膜电位去极化到阈电位（threshold potential）时，钠通道快速开放。由于细胞内外的钠离子浓度差达 30 多倍（细胞外约 140 mmol/L，而细胞内仅为约 4 mmol/L），故钠离子随浓度梯度快速内流形成一个瞬间的去极化电流。如果钠离子内流持续时间长，足以达到钠平衡电位，则细胞内电位可以达到近 +40 mV，但实际上钠通道的开放只持续数毫秒，钠通道在达到钠平衡电位前已进入一个不开放状态或称作失活状态（inactivated state），所以通常动作电位的“超射”（overstroke）只可达到约 +20 mV。

（二）“1”期——快速复极化（phase 1）

实际上，在钠通道开放形成动作电位“超射”部分的同时细胞膜上的钾通道即已开放，形成一种外向钾电流，称为瞬时外向电流（transient outward current，I_{to}），这种类型的钾电流是形成快速复极化“1”期的主要成分。因为这种钾电流的一过性特点，在复极化的后期，它基本上不起什么作用。

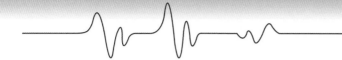

（三）“2”期——平台期（phase 2）

在细胞膜去极化的过程中，电压依赖性钙通道也因细胞膜电位的去极化而开放，产生的钙电流幅度小且速度慢，故钙电流在动作电位的快速去极化过程中的作用不大。但当钠通道失活、细胞膜电位进入复极化过程后，钙电流对复极化产生影响。由于钙离子在细胞外浓度显著高于细胞内浓度，钙电流是一种内向电流。与钙电流同时存在的还有另外一种外向离子电流——钾电流。钙电流与钾电流方向相反，相互抵消，其结果是膜电位基本不变，从而形成动作电位的2相平台期。在此时相的钾电流与“1”期的钾电流是不同的，称为延迟性整流外向钾电流（delayed rectifier potassium current，I_K），关于这种钾电流的特点在本章的后面部分还有论述。不同类型的细胞其平台期的长短及其平台的坡度并不相同，取决于此期内钙电流和钾电流的大小和彼此消长的速度。平台期细胞外钙内流造成细胞内钙离子浓度增高，激活肌浆网雷诺丁受体介导的钙释放通道开放，引起细胞内钙浓度快速增高，激发电机械收缩偶联的发生，引起心肌细胞的机械收缩。

（四）“3”期——复极化后期（phase 3）

在平台期的后期，钙通道失活，此时钾电流（I_K）幅度较大，其结果是膜电位以较快的速度复极化，恢复到静息电位或接近于静息电位的水平。

（五）“4”期——舒张期电位（phase 4）

在心房和心室的工作肌细胞，即可产生机械收缩的心肌细胞，其膜电位在整个舒张期（“4”期）维持在静息电位水平，稳定不变，在此期决定膜电位的离子基础是另一种钾通道，通过这种钾通道的电流称为内向整流钾电流（inward rectifier current，I_{K1}），后面将对此电流加以详述。

在具有自律性的细胞如窦房结细胞，膜电位复极结束并不能产生真正的静息电位，“4”期实际上是一个缓慢自动去极化的过程——这就是自律性产生的机制。这些自律细胞，当复极化达到最高峰时的膜电位称为最大舒张电位（maximum diastolic potential）。

二、特殊心肌细胞的动作电位

动作电位的形态在不同的心肌细胞类型中是不相同的，尤其在一些特殊的心肌细胞如窦房结细胞，这些特殊心肌细胞动作电位的电生理特性是心脏自律性产生的基础。在某些病理情况下，这些电生理特性的异常是心律失常产生的电生理基础。

（一）窦房结（sinoatrial node）细胞的动作电位

“窦房结”——在正常情况下，心脏的兴奋始自窦房结，也就是说窦房结是心脏正常节律的起搏点。其自律性最高，控制整个心脏的基本节律，所以窦房结细胞又称为起搏细胞（pacemaker cells）。窦房结细胞最显著的电生理特性是：①产生舒张期自动去极化；②最大舒张电位（“4”期）比心室肌细胞小；③动作电位去极化的离子基础以钙内流为主，而不是钠电流为主。

如前所述，心房和心室肌细胞的膜电位在“4”期基本不变，但窦房结细胞在“4”期膜电位达到最大舒张电位后，膜电位即开始向自动去极化方向发展，当此去极化达到阈电位时下一个兴奋周期就开始了。那么，这种自动去极化的离子基础是什么呢?

首先，一个值得注意的特点是窦房结细胞的动作电位去极相的主要离子基础是钙而不是钠。当膜电位自动去极化达到阈电位时钙离子通道开放，从而引起动作电位的快速去极化，产生一个新的动作电位。尽管如此，窦房结细胞的去极化速度明显比心室肌细胞慢且幅度小，这是因为钙通道的电导（conductance，即电阻的倒数）较小。

关于窦房结细胞自动去极化的形成有不同的学说，目前主要观点是由于舒张期起搏电流（funny current，I_f）形成的。I_f是一种缓慢的电压依赖性内向阳离子电流，当膜电位复极化< –60 mV时，I_f通道开放。I_f通道开放导致膜电位逐渐除极化而致阈电位触发钙通道开放，从而引起动作电位。此时由于膜电位的进一步去极化导致I_f通道失活并关闭。当下一次复极化膜电位降低到一定程度时，I_f又重新激活而开放，导致下一个动作电位周期（图1-3-3）。

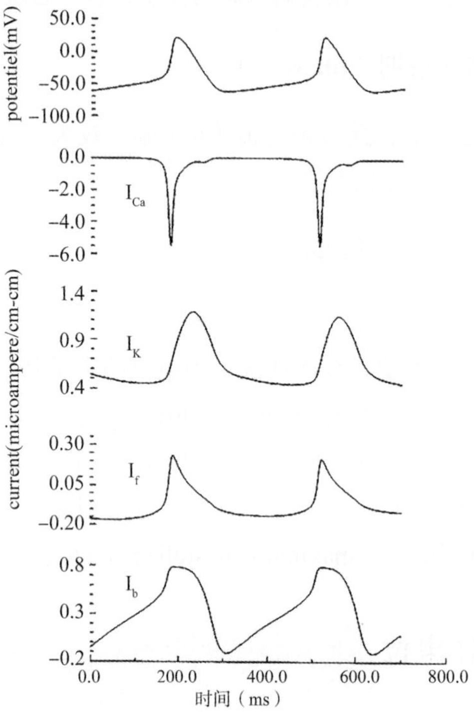

图1-3-3 窦房结动作电位的离子基础

A. 模拟的窦房结细胞动作电位；B. 动作电位过程中的I_{Ca}；C. 动作电位过程中的I_K；D. 动作电位过程中的I_f；E. 动作电位过程中的Ib。Ib：背景电流。注意：与心房、心室肌细胞不同，窦房结细胞的动作电位上升过程中，钠电流基本上不起作用

I_f电流的存在已被大量研究所证实，伊伐布雷定可通过抑制I_f而降低“4”期自动去极化速率而减慢窦性心律，临床用于治疗不适当窦性心动过速。但也有学者认为，窦房结细胞的自动去极化是钾离子通道关闭和钙通道开放共同平衡作用的结果，窦房结细胞膜可产生一种去极化的背景电流。在动作电位复极化的早期，因为幅度较大的外向钾电流掩盖了背景电流，随着复极化过程的进展钾电流减小，而这种除极化的背景电流占优势，使膜电位向去极化方向发展，当达到阈电位时触发下一个兴奋周期。

（二）房室结（atrioventricular node）细胞的动作电位

房室结本身又可以分为 3 个不同区域，这些区域之间在动作电位的特征上也有许多差异。结区（N 区）细胞的动作电位类似于前面讲过的窦房结细胞，其最大舒张电位较偏向去极化方向，也就是说极化程度较低，动作电位的去极相也主要由钙电流（I_{Ca}）形成。但是一个显著的特点就是其自动去极化的速度低于窦房结细胞，这就是在正常情况下心脏的节律取决于窦房结而非房室结节律的原因。但是在窦房结节律失去作用的情况下房室结则可以取代窦房结而成为整个心脏的起搏位点（pacemaker）（图 1-3-4）。在房室结的房结区（atrium-node，AN 区），其动作电位特征介于心房细胞和结区细胞之间，有点类似于心房细胞的动作电位，而结希区（node-His，NH 区）动作电位则介于结区和希氏束之间，有点类似希氏束细胞的动作电位。

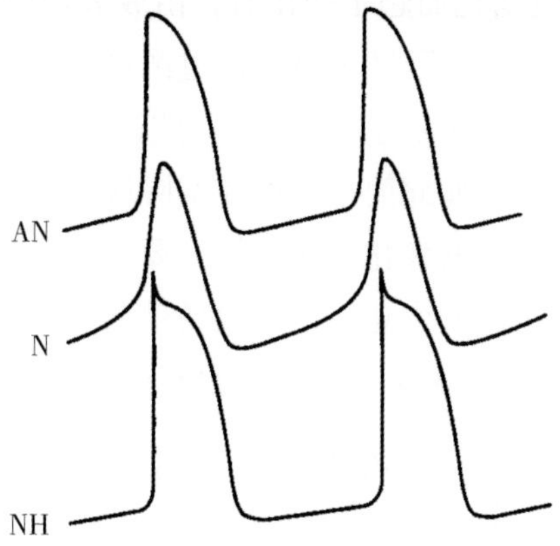

图 1-3-4　窦房结细胞的动作电位

房室结从电生理上至少可以分为 3 个区，即房结区（AN）、结区（N）和结希区（NH）。房结区细胞的动作电位类似于心房肌细胞。结希区细胞动作电位与心室肌细胞相似，而结区细胞的动作电位则与窦房结相近

（三）蒲肯野细胞（Purkinje cells）的动作电位

位于希氏束和蒲肯野纤维网的细胞也具有自动去极化而产生动作电位的能力，在室上性缓慢心律失常的情况下，蒲肯野细胞产生的节律可以控制整个心室的节律。与窦房结细胞相比，蒲肯野细胞的动作电位有如下特点：①最大舒张电位极化状态高，也就是说在极化达到高峰时膜电位更负（超极化）；②动作电位的快速去极化的离子基础是钠电流而非钙电流，因而其去极化速率和动作电位传导速度较快。

三、电压钳（voltage clamp）技术

本章的以上内容简略地介绍了各种细胞的动作电位，特别是构成动作电位的各种离子电流。跨过细胞膜上各种离子通道的电流幅度都很小，以 pA 计，而且具有高度的特异性，也就是说每种离子通道具有离子选择性，只能允许同种离子通过，有关离子电流的研究需要膜片钳技术，其中电压钳技术是研究细胞生物电尤其心脏电生理的核心技术，因此有必要在这里介绍一下电压钳

技术的原理。

从概念上讲，电压钳技术很简单，实际上就是不论跨膜电流是怎样的一种方向和大小，都用一种电子电路的方法把膜电位固定在一种设定的水平上，如在 –70 mV，这样就好像是把膜电位给钳制住，这就是此技术名称的由来。由于不断有离子电流跨过细胞膜，膜电位因此也趋于不断地变化。如何才能使膜电位固定在一个水平上不变呢？基本的原理就是给细胞注入一个电流，其大小与跨膜离子电流相等但方向相反。因此抵消跨膜离子流对膜电位的影响，从而保持膜电流的稳定。由电子设备（确切地说就是放大器）注入的电流正好是跨膜离子流的“镜相电流”（mirror current），由此读出的电流大小正是跨膜离子流的大小，只是方向相反而已，图 1-3-5 是电压钳技术的示意图。将一个细微玻璃电极插入细胞膜来测量跨膜电位（V_m），然后将 V_m 与放大器所设置的理想膜电位比较，该理想电位称作“命令电位”——（command current，V_c），理想的状态是 $V_m=V_c$。当 V_m 因为跨膜离子流变化而趋于变化时，由放大器向细胞内注入一个电流（I）来抵消膜电位的变化，所以实际上这是一个反馈电路。通过测量注入电流的大小和方向可了解瞬间跨膜离子流的动态变化，通过设定不同的命令电位 V_c，可以了解在不同的膜电位情况下各种离子通道的开放与关闭等动态变化。原理是如此简单，但在实际应用中却有许多复杂的技术难度，如微电极的电阻都非常大，而跨膜离子流的变化都非常快，要以毫秒计。在这种情况下要想使注入细胞内的电流能准确地反映跨膜离子流的变化，电子设备就要有很好的时间跟随性能，即有很短的时间常数（τ）。相关的技术问题还有很多，在此不做更详细的陈述。

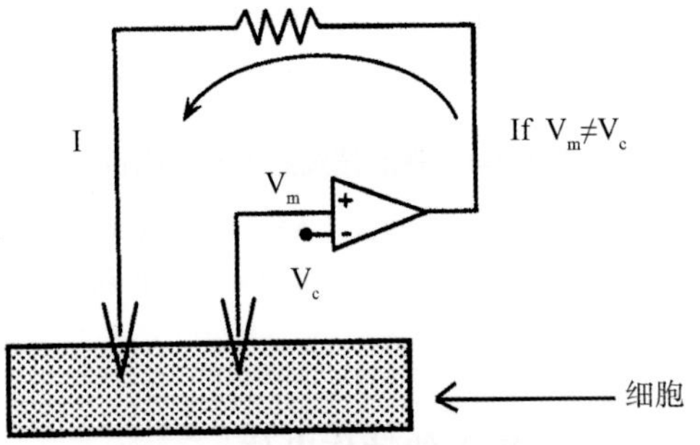

图 1-3-5　电压钳技术示意图

玻璃微电极插入一个细胞内，用于记录膜电位（V_m）并向细胞内输入电流（I）。将记录到的膜电位与命令电位（V_c）比较，如果膜电位与命令电位不同，则向细胞内注入电流。注入的电流与跨膜离子电流的大小相同，但方向相反

四、心肌细胞的离子电流

（一）钠电流（sodium current，I_{Na}）

钠电流由 *SCN5A* 基因编码的 $Na_V1.5$ 通道所介导。钠电流是一种内向电流，其特点是速度快、电流幅度大。在心房、心室工作细胞及蒲肯野细胞动作电位的快速去极化“0”期，钠电流起主导作用。钠通道是一种电压依赖性通道，当细胞膜电位去极化到阈电位时钠通道开放，大量钠离子在电化学梯度（electrochemical gradient）的驱动下快速流向细胞内，形成内向钠电流，称为峰

钠电流。峰钠电流的速度很快，可达 500 mV/s 左右，幅度也较大，在一个动作电位的时程中流入细胞内的钠离子数目相当大，估计可使细胞内钠离子浓度升高至约 0.3 mmol/L。钠通道的失活（inactivation）也很快，同时也是电压依赖性的，当膜电位去极化到一定水平时，钠通道很快进入失活状态（inactivated state），通道关闭导致钠电流终止。钠通道激活、失活和从失活中恢复发生在几毫秒的时间内（图 1-3-6）。在动作电位 1 相结束时，＞99% 的钠通道从开放（激活）状态过渡到失活状态。在动作电位复极过程中，心肌细胞膜的钠 - 钾泵（Na+-K+ATP 酶）将进入细胞内的钠离子泵出到细胞膜外，以此重建细胞膜内外的钠离子浓度梯度。

在动作电位的复极期，少部分钠通道不能完全失活，或失活后的钠通道在复极过程中重新被激活，造成钠通道的反复开放，因此在动作电位的 2 相和 3 相形成持续时间长达数百毫秒的晚钠电流（late sodium current，I_{NaL}）[2]。在正常心脏，晚钠电流的幅度小，只有峰钠电流的 1/1000，且持续时间短，称为内源性晚钠电流，在心脏动作电位时程中作用很小[3]。但在病理情况下，如长 QT 间期综合征 3 型或器质性心脏病等，晚钠电流幅度增大，可引起 QT 间期延长，复极离散度增大，甚至诱发尖端扭转型室性心动过速。

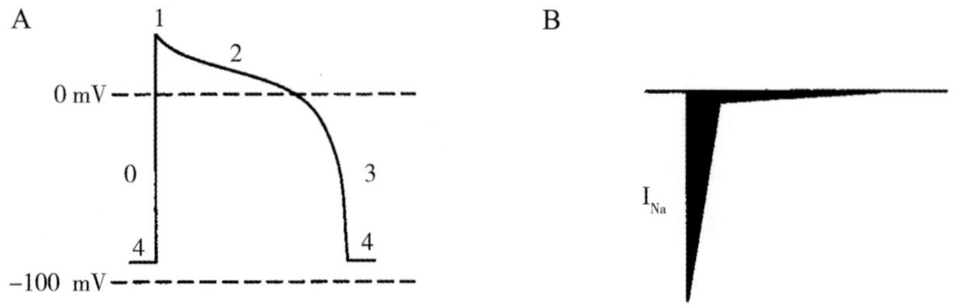

图 1-3-6　钠电流的特点及其在动作电位过程中的作用

A. 心室肌细胞动作电位全过程示意图；B. 钠通道的开放及内向钠电流的时程，很明显，钠通道的开放时间很短，很快进入失活状态

具有钠通道阻滞作用的药物、神经传导递质、其他离子及某些毒素可影响钠通道而改变钠电流。肾上腺素激动通过兴奋 β 受体而使钠通道提前失活，即使钠通道开放时间变短，从而减少钠电流，这种抑制作用是通过 β 受体激活腺苷酸环化酶（adenylate cyclase，AC）实现的，由此产生的 cAMP 激活 cAMP 依赖性的蛋白质激酶 A（cAMP-dependent protein kinase A，PKA），PKA 磷酸化钠通道蛋白质而使钠通道失活。实际上不仅 PKA，蛋白激酶 C（PKC）也可通过磷酸化而抑制钠电流（图 1-3-7）。

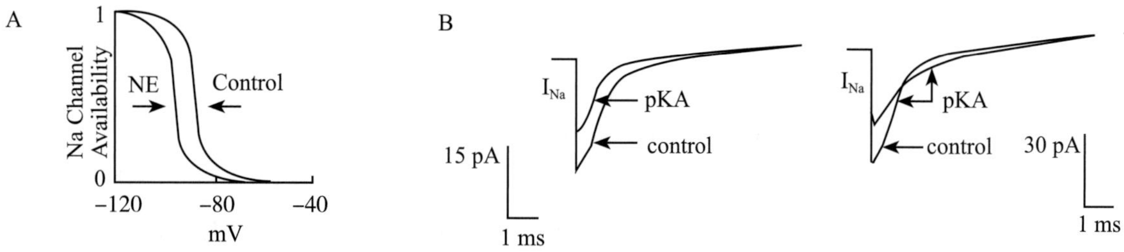

图 1-3-7　心肌细胞钠电流的调节

A. 肾上腺素能激动剂对钠通道失活的影响，去甲肾上腺素（NE）使钠通道失活的曲线向更负的膜电位方向偏移，即使钠通道更早失活；B. 蛋白激酶 A（PKA）和蛋白激酶 C（PKC）对钠电流的抑制性影响

有些二价阳离子如镉（cadmium）和锌（zinc）都可阻断钠通道。在电生理研究中常用镉阻断或抑制钠电流，一些神经毒素如河豚毒素TTX也是钠通道阻滞剂，故常用作实验工具药。

（二）钙电流（calcium current，I_{Ca}）

钙电流也是一种内向电流，可分为两类。一类是瞬时性的T型钙通道电流（$I_{Ca\text{-}T}$），另一类是持续性的L型钙通道电流（$I_{Ca\text{-}L}$），分别由两种钙通道亚型介导，即T型钙通道（分别由*CACNA1G*、*CACNA1H*、*CACAN1I* 3种基因，编码Cav3.1、Cav3.2和Cav3.3 3种T型钙通道亚型）和L型钙通道（为由*CACNA1C*编码的Cav1.2）。T型钙通道阈电位较低（–60 mV），故而在去极化过程中开放早，而L型钙通道阈电位较高（–30 mV），所以开放较晚。$I_{Ca\text{-}T}$失活较快，开放时间为5～20 ms，而$I_{Ca\text{-}L}$开放时间可达30～300 ms。钙电流在心肌细胞动作电位过程中的作用可归纳为两种：第一是在动作电位的平台期与钾电流相互作用共同形成平台期；第二是在起搏细胞如窦房结细胞形成动作电位的除极相。

钙电流也可被许多递质及药物调节。其中β肾上腺素受体主要调节$I_{Ca\text{-}L}$，β受体通过增加钙电流而增加心肌收缩力。β受体激活可以增加钙通道开放的概率，但通过单个钙通道的电流并不受其影响。

在心肌细胞动作电位的2相平台期，$I_{Ca\text{-}L}$持续开放，细胞外Ca^{2+}进入细胞引起［Ca^{2+}］$_i$升高，激活肌浆网（SR）的RyR2钙释放通道开放，从SR释放大量Ca^{2+}进入细胞质，这一过程称为钙触发钙释放（CICR）。从SR中释放出的Ca^{2+}与经$I_{Ca\text{-}L}$进入的［Ca^{2+}］$_i$一起结合肌钙蛋白，引起机械收缩；在心脏舒张期，［Ca^{2+}］$_i$大部分（约70%）经SR上肌浆网钙离子ATP酶（SERCA）回收入SR，少部分（约30%）经过细胞膜上NCX和膜Ca^{2+}-ATP酶（PMCA）排出细胞外。NCX每排出1个Ca^{2+}到细胞外，会将3个Na^+泵入细胞内，产生瞬时内向电流（I_{ti}）。如果舒张期细胞内钙浓度增高，造成I_{ti}幅度增大，可引起迟后除极（DAD）及其触发的心律失常[4]。

（三）钾电流（potassium currents，I_K）

钾通道种类最多，也最复杂，开放产生钾电流，临床应用的Ⅲ类抗心律失常药主要是以阻滞钾通道起作用。心肌细胞的钾通道可分为电压门控通道（Kv）和配体门控钾通道。在电压门控通道，钾通道孔的开放与膜电压传感器的活动相偶联，包括快速激活和失活的瞬时外向钾电流（I_{to}）、快速和缓慢激活的延迟整流钾电流（I_{Kr}和I_{Ks}）和内向整流钾电流（I_{K1}）。相比之下，配体门控钾通道中孔的开放是通道与有机分子结合之后激活的，有机分子包括由细胞内三磷酸腺苷（ATP）浓度降低或乙酰胆碱（ACh）激活的钾通道（产生I_{KATP}和I_{KACh}）。其他类型的钾通道可对不同性质的刺激发生反应，包括细胞内Ca^{2+}浓度和G蛋白浓度的变化。

1. 瞬时外向钾电流（transient outward potassium current，I_{to}）

I_{to}是一种较大的复极电流，产生动作电位的1期。I_{to}表现出两种表型，分别有不同的恢复动力学特征：一种是快速恢复的I_{to}（$I_{to,\ fast}$或$I_{to,\ f}$）表型，另一种是较慢恢复的I_{to}（$I_{to,\ slow}$或$I_{to,\ s}$）表型，两者分别由*KCND2/KCND3*编码的Kv4.2/Kv4.3通道和*KCNA4*编码的Kv1.4通道所介导。产生I_{to}的钾通道是一种电压依赖性通道[5]。在动作电位除极化后期，I_{to}通道开放形成一过性的外向钾电流，此电流是动作电位快速复极化（“1”期）的主要电流。I_{to}失活以后，重新回到可激活状态需要较长的时间，因此部分 I_{to} 通道尚处于失活状态无法开放，所以心率增快时，I_{to} 幅度变小。在人类心室肌，I_{to} 幅度在心外膜和心肌膜远大于心内膜，导致心外膜和心肌膜与心内膜动作电位相比，持续时间较短，第 1 相的切迹明显，形态学呈"尖峰 - 圆顶"状。在 J 波综合征发生机制中，心室心外膜而与心内膜及心肌膜相比存在一个显著的由 I_{to} 介导的动作电位切迹，从而产生一个跨室壁电压梯度，在心电图上显示为 J 波或 J 点抬高。

2. 延迟整流钾电流（delayed rectifier potassium current，I_k）

作为一种外向电流，I_k 在工作心肌细胞动作电位的复极化过程中起关键作用。当动作电位去极到 –40 mV 时 I_k 通道被激活，因而在除极化的后期 I_k 抵消部分除极化电流而阻止动作电位的过度超射（overstroke）。当除极过程结束后，I_k 与 I_{Ca} 共同作用而形成动作电位的平台期。随着钙电流的减弱，平台期结束，钾电流则继续促使膜电位的复极化过程。实际上 I_k 并非由单一成分构成，而是有 3 个组成部分：①超快速激活延迟外向整流钾电流（I_{Kur}），由 *KCNA5* 编码的 Kv1.5 通道所介导；②快速激活的延迟整流钾电流（I_{Kr}），由 *KCNH2*（又称"hERG"）编码的 Kv11.1 通道所介导；③缓慢激活的延迟整流钾电流（I_{Ks}），由 *KCNQ1* 编码的 Kv7.1 通道所介导。I_{Kur} 仅能在人心房检测到，心室肌中检测不到，因此是导致人心房复极的主要延迟整流钾电流，是心房动作电位时程较短的主要原因。I_{Kr} 是平台期末期主要的复极电流，在控制心脏动作电位的时程和复极稳定性方面起重要作用。I_{Kr} 有显著的整流特性。内向整流的通道更易将电流（正电荷）传递到细胞中，这一特性对于限制心肌动作电位平台期的外向 K^+ 传导至关重要。而此特征在 I_{Ks} 并不明显。此外，I_{Kr} 内向整流的机制是一种非常快速的失活，其产生的负电位（–85 mV）远大于通道的激活（–20 mV）电位。I_{Ks} 是一种 K^+ 选择性电流，当膜电位的去极化＞ –30 mV 时，它会非常缓慢地激活，并在接近 +20 mV 时达到半最大激活。I_{Ks} 具有线性的电流 - 电压关系，其激活的时间进程非常慢，比任何已知的钾电流都慢，只有极长的膜去极化才能实现振幅的稳态化。因此，在心脏动作电位平台期的后期，I_{Ks} 对复极化电流的影响最大。I_{Ks} 在频率依赖性的心肌动作电位时程和 QT 间期缩短改变中起重要作用。随着心率的增快，I_{Ks} 也增大，使 I_{Ks} 通道在快心率期间，通道开放状态的幅度累积性增大，引起复极速率进一步加快，动作电位时程及 QT 间期缩短。重要的是，当其他复极化电流（如 I_{Kr}）减小时，I_{Ks} 的功能上调，这种机制可能是为防止复极化功能缺失的一种保护性措施。因此，在一些有助于增大复极储备的因素中，I_{Ks} 起重要作用[6]。

3. 内向整流钾电流（inward rectifier potassium current，I_{k1}）

I_{K1} 由内向整流钾离子通道（Kir）所介导，人心肌细胞可表达 3 种：Kir2.1、Kir2.2 和 Kir2.3，分别由 *KCNJ2*、*KCNJ12* 和 *KCNJ4* 基因所编码。内向整流钾电流的生理意义主要在于决定心肌细胞静息电位水平。此种钾通道主要分布于心房、心室肌细胞和蒲肯野纤维，在结细胞则基本缺如，这就是心房、心室肌细胞及蒲肯野纤维静息电位极化水平较高而结细胞静息电位极化水平较低的原因。也正因为如此，结细胞（包括窦房结、房室结细胞）易于自动除极化到阈电位。通过内向整流降低膜的总电导和减小 K^+ 在动作电位结束期中的外流是一个重要的节能机制，因为静止膜电位的恢复需要 Na^+-K^+ 泵的泵入动作使电位复极期流出细胞内的 K^+，同时需要 ATP 水解来提供能量[7]。此外，I_{K1} 的一个独特特性是对细胞外 K^+ 浓度具有依赖性。

4. ATP 敏感性钾电流（ATP-sensitive potassium current，I_{KATP}）

I_{KATP} 也具有内向整流特性，因其对细胞内 ATP 水平敏感而得名。心脏上 ATP 敏感性钾通道

（KATP）［又称二磷酸腺苷（ADP）激活的钾通道］是由两种蛋白质特异结合而成的：4 个带孔的 α 亚基（*Kir6*）和 4 个调节 ABC 蛋白（*SUR* 亚基）。2 个 *Kir6* 基因［KCNJ8（编码 Kir6.1）和 *KCNJ11*（编码 Kir6.2）］和 2 个 *SUR* 基因［*ABCC8*（编码 SUR1）和 *ABCC9*（编码 SUR2）］共同编码生成哺乳动物 KATP 亚基。KATP 是受体激活的弱的内向整流钾通道，受细胞内 ATP 和 ADP 浓度的调节，ATP/ADP 增高时该通道关闭，降低时开放。在正常细胞的 ATP 水平下，该通道基本不开放，故 I_{KATP} 基本上无意义。但当细胞内 ATP 水平降低，如 < 0.5 mmol/L 时，KATP 开放而形成外向钾电流，导致细胞膜超极化。当心肌细胞供血不足形成缺氧状态时，细胞代谢出现障碍，ATP 产生减少，在此情况下 I_{KATP} 激活，导致动作电位时程缩短、L 型钙电流减少。通过减少 Ca^{2+} 内流，I_{KATP} 抑制肌肉收缩，从而减少能量消耗，并防止细胞内 Ca^{2+} 超负荷的破坏作用，因此 I_{KATP} 对缺氧状态下心肌细胞的病理生理改变具有重要意义[8]。

5. 乙酰胆碱敏感性钾电流（ACh-sensitive potassium current，I_{KACh}）

介导 I_{KACh} 的通道是由 2 个 Kir3.1（GIRK1，由 *KCNJ3* 编码）和 2 个 Kir3.4（GIRK4，由 *KCNJ5* 编码）α 亚基构成的异源四聚体复合物参与形成的。I_{KACh} 的内向整流特性类似于 I_{K1}，此钾通道对支配心脏的迷走神经递质 ACh 敏感。ACh 与心肌细胞膜的 M 受体结合，通过激活 G 蛋白（G protein）而开放 I_{KACh} 通道。钾离子外流形成膜电位超极化，从而对心脏产生抑制作用。钾通道的开放加速了动作电位的复极化过程，从而使钙离子内流减少，故而也减弱了心肌细胞的收缩力，这就是心脏迷走抑制的离子基础[9]。

除以上几种钾电流外，还有一种钾通道电流即钙离子依赖性钾电流（calcium-dependent potassium current，I_{KCa}）。该离子电流通道因为细胞内钙离子浓度升高而开放。从生理意义上讲，这是一种负反馈保护机制，因为细胞内钙离子浓度的过度增加导致细胞伤害。由于钙离子浓度增加的同时激活 I_{KCa}，外向钾电流加速复极化，因而缩短了动作电位时程，从而阻止进一步的钙电流，因此而成一种细胞保护机制。

五、心肌细胞离子通道的分子克隆及蛋白质结构 – 功能分析

分子克隆（molecular cloning）技术的发展促进了对心肌细胞离子通道的结构及其功能多样性的认识，从而为临床应用药物的设计和开发提供更为确切的理论基础。但必须指出，目前已克隆出的离子通道蛋白质数目远多于电生理技术可分离出的离子电流的数目。

（一）钠通道（sodium channels）

钠通道的分子克隆完成最早，这是因为最先发现鳗鱼的电器官具有很高浓度的钠通道。克隆出的钠通道蛋白质结构显示，钠通道由 1 个 α 亚单位及 0 ~ 2 个 β 亚单位组成。α 亚单位的分子量为 260 ~ 280 kD，β_1 亚单位为 36 kD，β_2 亚单位为 33 kD。α 和 β 亚单位均可以被糖苷化，还带有水杨酸侧链，侧链的存在显著增加了通道蛋白质的分子量并有助于通道蛋白质的分子稳定性。

α 亚单位是钠通道的基本功能单位，实际上光有 α 亚单位即可以有钠离子通透功能。β 亚单位的存在可以调节通道的功能，如改变“门控”（gating）行为、加快通道的激活和失活过程等。α 亚单位有 4 个同源功能区（称为 domain），4 个功能区之间以共价键相连，分别命名为Ⅰ、Ⅱ、Ⅲ、

Ⅳ功能区（图 1-3-8）。4 个功能区在细胞膜上形成一个“孔”——钠离子通过的道路，每个功能区都具有 6 个 α 螺旋结构，分别命名为 $S_1 \sim S_6$。S_5 与 S_6 之间结构称为 P 区，来自 4 个功能区 P 区结构才是真正离子通道的关键部分。S_4 节段最具特异性——它由许多带有正电荷和疏水的肽键节段反复折叠而形成，所带的正电荷与 S_1、S_2 和 S_3 节段所带的负电荷配对，形成一种局部结构，这种结构很可能就是“电压感受器”。它可以感受膜电位的改变，从而相应改变通道的开放和关闭状态，所以是钠通道电压依赖性的蛋白质结构基础。α 亚单位也含有 TTX 结合位点，同时也可以在蛋白激酶如 PKA 的作用下发生磷酸化而改变通道的功能状态。在近年来的研究中，有人克隆出一个钠通道的基因，命名为 *SCN5A*，该基因位于第 3 号染色体。*SCN5A* 的突变与多种遗传性心律失常相关，典型的包括功能获得性突变导致的长 QT 间期综合征和功能缺失性突变导致的 Brugada 综合征、病态窦房结综合征和进行性心脏传导阻滞等。前者是由于基因突变造成钠通道失活异常，晚钠电流增大，心肌细胞复极时间延长，心电图上表现为 QT 间期延长和 T 波异常，可发生尖端扭转型室性心动过速和心室纤颤，从而导致患者猝死；Brugada 综合征是由于突变导致钠通道功能丧失，峰 I_{Na} 减小，从而影响动作电位的早期去极化阶段（导致心肌兴奋性降低及传导速度减慢），在 I_{to} 相对较大的右室流出道心外膜面心肌细胞更为突出，从而在心电图上常表现为右胸导联（$V_1 \sim V_3$）出现 J 点和 ST 段抬高或多个下壁和侧壁导联出现 J 波（又称早复极综合征）。这些疾病均可造成室性心动过速、心室纤颤等恶性心律失常，导致晕厥或猝死[10]。

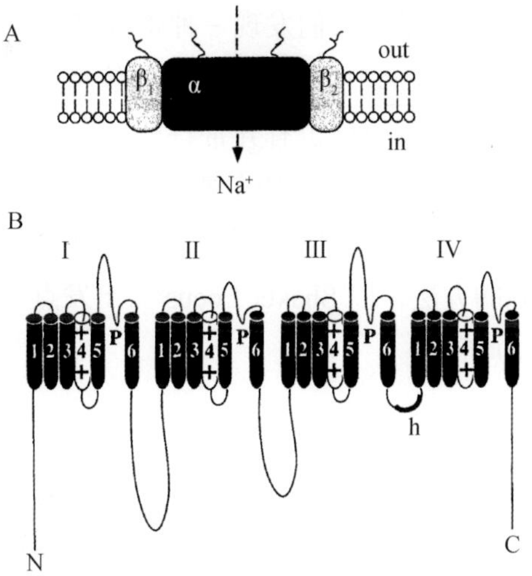

图 1-3-8　电压依赖性钠通道的分子结构

A. 构成钠通道的 α 亚单位和 β 亚单位，α 亚单位构成通道本身，而 β 亚单位则与通道功能的调节及结构稳定性有关，调节通道的门控特性及细胞间的相互作用；B. α 亚单位有 4 个同源功能区（Ⅰ、Ⅱ、Ⅲ和Ⅳ），彼此之间以共价键相连，每个功能区都有 6 个跨膜螺旋结构（$S_1 \sim S_6$），行使钠离子的选择性、电压感受功能和通道失活功能

（二）钙通道（calcium channels）

钙通道蛋白质最先从骨骼肌克隆出来，这是因为骨骼肌的肌浆横管膜上钙通道非常丰富而易于纯化，从纯化的蛋白质入手，比较容易克隆出相应的基因。克隆出的钙通道蛋白有 2 个 α 亚单位（α_1，α_2），1 个 β 亚单位，1 个 γ 亚单位和 1 个 δ 亚单位（图 1-3-9）。α_1 和 α_2 亚单位的分子

量分别为 212 kD 和 214 kD。与钠通道相似，钙通道的 α_1 亚单位构成离子通道的“孔”，并可为 PKA 磷酸化因改变其通透功能状态。其他几个亚单位的功能尚不十分清楚，但可以肯定与通道的功能调节有关。

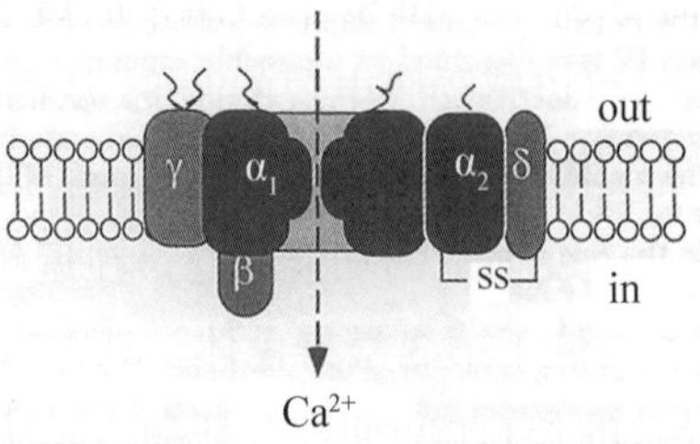

图 1-3-9　钙通道由 2 个 α 亚单位，1 个 β、1 个 γ 和 1 个 δ 亚单位组成

α 亚单位、γ 亚单位和 δ 亚单位是疏水性的。δ 亚单位通过二硫键与 α_2 亚单位相连。α_1 亚单位本身构成离子的通路。β 亚单位则位于细胞膜的内侧

（三）钾通道（potassium channels）

从通道蛋白质的结构与功能关系这个意义上讲，克隆的钾通道大体上可分为两类。一类是延迟整流钾电流通道，另一类是瞬时外向钾电流及内向整流钾电流通道。许多年来，钾通道蛋白质的结构都无法搞清楚，原因是无法像钠、钙通道那样找到具有高密度通道的器官或组织，所以通道的提纯和克隆存在困难。幸运的是，人们发现一种带有突变基因的果蝇，这种果蝇的腿在接触到乙醚时会摇摆，所以被称为 Shaker，而其突变基因的位点也被称为 Shaker Locus。这种果蝇的神经肌肉接头处递质释放异常，动作电位也有异常特征，显示钾通道基因的变异。由此入手克隆 Shaker Locus 的蛋白质产品与钠钙离子通道的主要功能亚单位（α）非常相似，克隆的 Shaker Locus cRNA 在表达系统表达的蛋白质具有钾离子选择性，由此推断真正的钾通道基因应与 Shaker Locus 的基因同源。用基因同源的方法，以 Shaker Locus 为出发点，现在已克隆出数种前面所述的钾离子通道，其结构如图 1-3-10 所示。

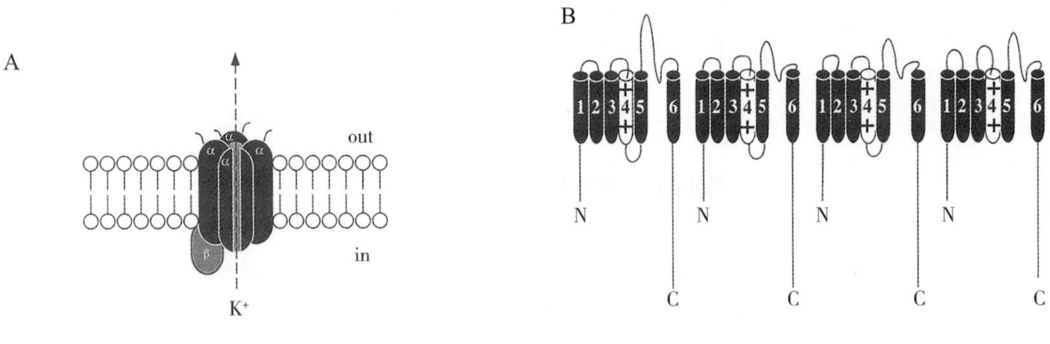

图 1-3-10　钾通道的分子构成及形态

A. 构成钾通道的主要亚单位（α）和辅助亚单位（β）；B. 在 Shaker 型（见正文）钾通道，离子通道本身由 4 个非共价键相连的亚单位组成

一般认为钾通道属于阳离子通道家族，该家族也包括钠和钙通道。共同特征是都有 1 个 α 亚单位构成基本离子通过的“孔”，但它们之间还存在明显的区别。在钠和钙通道蛋白质分子中，4 个同源功能区（domain）是由共价键结合在一起的，而钾通道虽然也有 4 个类似的功能区，但这

4个功能区既可以是同源的也可以是异源的，彼此的结合也非共价键而是一种立体特异的非共价键连接。大概也正源于此，钾通道才会有更明显的多样性。

六、离子通道的功能调节

心脏的活动处于神经和全身及局部体液因素的调节之下，神经递质或体液因子作用于细胞膜表面的受体，通过一系列复杂的中间环节进而影响细胞的功能，当然也包括各种离子通道的功能。一般而言，这种调节过程涉及如下的一个基本过程（图1-3-11）。详细说明此图所示的调节过程远超过本章内容，故此略去。下面仅就与离子通道有关的内容进行介绍。

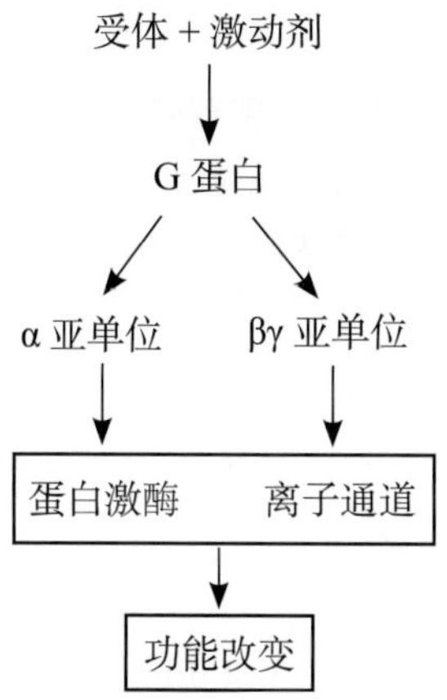

图1-3-11　许多细胞表面受体的激动剂结合可激活G蛋白

激活的G蛋白α亚单位与βγ亚单位分离。分离后的α亚单位可通过蛋白激酶系统而影响细胞功能，包括离子通道的功能。而βγ亚单位则可能直接改变离子通道的功能状态

前面曾提到钠、钙、钾离子通道皆可因为磷酸化而导致其功能改变。磷酸化反应是由蛋白激酶（如PKA、PKC）催化，从ATP转移一个磷酸基团到蛋白质分子上，一般是发生在少数几种氨基酸的残基上，常见的是丝氨酸、酪氨酸、苏氨酸等。增加一个磷酸基团的结果是引起蛋白质分子结构的改变，从而引起功能变化，如离子通道的通透性改变。那么这些蛋白激酶又是如何被激活的呢？目前所知的有两大主要的酶促反应系统分别激活PKA和PKC。在这两条通路中，细胞膜上的GTP结合蛋白（G-protein，GTPase）居于一个关键性的中间地位。除激活蛋白激酶外，G蛋白激活后也可直接作用于离子通道而调节其功能。

（一）腺苷酸环化酶（AC）——PKA系统

许多种受体与递质相结合，通过影响腺苷酸环化酶（AC）改变细胞内cAMP水平。如去甲肾上腺素与β受体结合激活心肌细胞的AC从而提高细胞内cAMP水平。cAMP是目前研究认识最清楚的第二信使（second messenger），可改变许多细胞功能，而这种改变大部分通过依赖cAMP的蛋白激酶A（PKA）来实现。图1-3-12说明由β受体激活AC引起的细胞内信息传导过程，在此过程中G蛋白是介于受体和AC之间的重要环节。G蛋白由α、β、γ 3个亚单位组成，α亚单位可与β、γ亚单位分离，但β、γ亚单位总是结合在一起。G蛋白有2个功能状态，GDP结合状态是静止状态，GTP结合状态是激活状态。受体的激活导致G蛋白与GTP结合，进而激活α亚单

位所具备的 GTP 酶（GTPase）活性，随着 GTP 的水解，α 亚单位与 β、γ 亚单位分离，分离后的 α 亚单位则可调节 AC 的功能。这种调节可以是刺激性的，也可以是抑制性的。基于此，G 蛋白被分为刺激性（G_s）和抑制性（G_I），当然还有一些别的分类，不在此陈述。

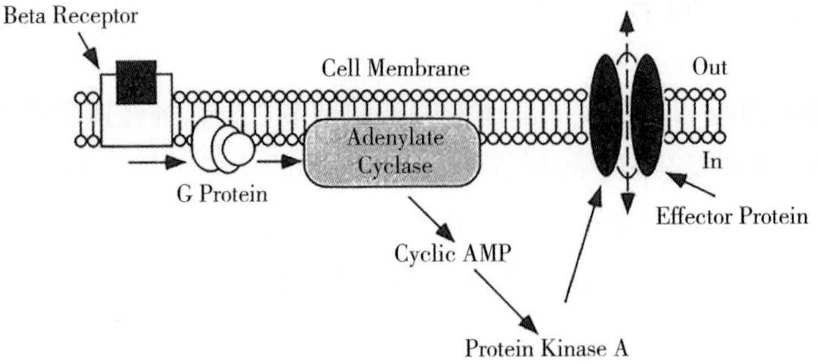

图 1-3-12　腺苷酸环化酶系统

这个系统由受体与递质的结合而启动（如去甲肾上腺素与受体的结合），进而激活兴奋性G蛋白，从而激活腺苷酸环化酶，ATP 分解产生 cAMP，后者激活蛋白激酶 A（PKA）。PKA 通过磷酸化调节许多细胞蛋白质包括离子通道的功能

激活后的 AC 促使 ATP 水解而产生 cAMP，后者是 PKA 的激动剂，激活的 PKA 可调节一系列细胞功能，如图 1-3-13 所示。被 PKA 调节的也可以是各种离子通道如钠、钾、钙通道，因而可改变通道的离子通透性或其他电生理特性。

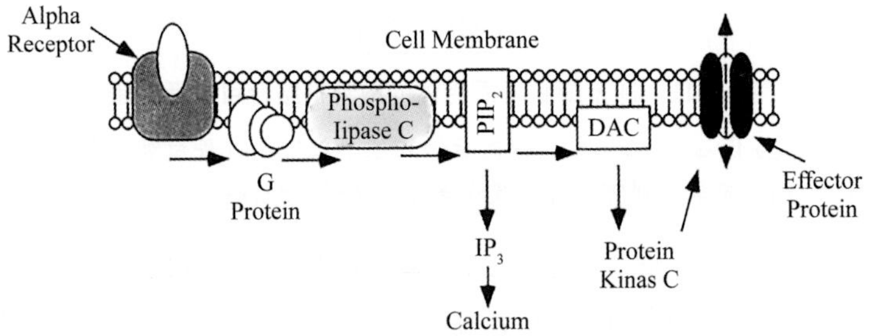

图 1-3-13　磷脂酶 C（PLC）信息传导系统

PLC 也由受体与递质的结合而启动离子通道的激活，但涉及的受体与 AC 系统不同。以去甲肾上腺素受体为例，α 受体而非 β 受体激活 PLC。其中间环节也同样由 G 蛋白介导。PLC 分解 PIP_2 而产生两种第二信使即 DAG 和 IP_3。DAG 激活 PKC，而 IP_3 则释放细胞内储存的钙离子。PKC 和钙离子均可引起细胞功能的改变

（二）磷脂酶 C——PKC 系统

磷脂酶 C（phospholipase C，PLC）是另一个重要的酶系统。许多受体可通过另一类 G 蛋白来激活 PLC，其中研究较多的是 α 肾上腺能受体，如图 1-3-13 所示。α 受体与激动剂结合引起 G 蛋白的 α 亚单位与 β、γ 亚单位分离，分离后的 α 亚单位进而激活 PLC。需指出的是，此处涉及的 G 蛋白可能不同于前面介绍的激活或抑制 AC 的 G 蛋白，主要区别在于 α 亚单位。PLC 的作用底物是一种磷脂酰肌醇 PIP_2（phosphatidyl-inositol 4，5 bisphosphate），在 PLC 的作用下 PIP_2 水解成两种主要的产物，一种是甘油二酯（diacylglycerol，DAG），另一种是 1，4，5- 三磷酸肌醇（inositol 1，4，5-triphosphate，IP_3）。IP_3 可直接从细胞内的肌浆网中释放钙离子，而 DAG 则可激活蛋白激酶 C（PKC），如图 1-3-13 所示。PKC 反过来可通过磷酸化反应改变各种离子通道的功能状态。

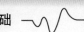

（三）G 蛋白对离子通道的直接调节作用

G 蛋白除通过 AC-PKA 和 PLC-PKC 系统调节各种离子通道的功能外，也可直接对离子通道的功能状态进行调节，在这方面可能主要起作用的是 β 亚单位和 γ 亚单位的复合体。这种调节既可能是 G 蛋白与离子通道蛋白的直接相互作用，又可能是通过某种尚未明确的中间环节、离子通道蛋白质的磷酸化等，但这些作用机制尚有争议。这种 G 蛋白相关的调节机制发生在细胞膜上，不涉及细胞内的第二信使系统。

G 蛋白对钾通道及其功能的调节认识较多，早在 1980 年，一些研究人员从脱离细胞体的细胞膜片上记录钾通道的电流，发现将激活的 G 蛋白直接应用到细胞膜的内表面可激活钾电流。因为这种记录是在细胞膜脱离细胞体的情况下记录，这些结果是 G 蛋白直接调节钾通道功能的直接证据。此外，应用不易水解的 GTP 类似物也可持续性增大钾电流。目前 G 蛋白对钠、钙通道功能的直接调节机制尚需进一步研究。

最后应指出的是，以上所述的各种调节机制是相互联系的，存在相互作用。在生理情况下，各种调节机制可能同时存在，一种受体激活后可通过不同的通路激活不同的细胞内信息传导途径，各种调节机制之间的相互影响可能比人们所知道的要复杂得多，需要更多的实验研究证明这些相互作用及其对心脏电生理特性产生的影响。

（吴　林）

参考文献

[1] Lei M, Wu L, Terrar DA, et al. Modernized classification of cardiac antiarrhythmic drugs[J]. Circulation, 2018, 138: 1879-1896.

[2] Belardinelli L, Giles WR, Rajamani S, et al. Cardiac late Na^+ current: proarrhythmic effects, roles in long QT syndromes, and pathological relationship to CaMKII and oxidative stress[J]. Heart rhythm, 2015, 12: 440-448.

[3] Amin AS, Asghari-Roodsari A, Tan HL. Cardiac sodium channelopathies[J]. Pflugers Archiv, 2010, 460(2): 223-237.

[4] Landstrom AP, Dobrev D, Wehrens XHT. Calcium signaling and cardiac arrhythmias[J]. Circ res, 2017, 120: 1969-1993.

[5] Nerbonne JM. Molecular basis of functional myocardial potassium channel diversity[J]. Card Electrophysiol Clin, 2016, 8: 257-273.

[6] Wu W, Sanguinetti MC. Molecular basis of cardiac delayed rectifier potassium channel function and pharmacology[J]. Card Electrophysiol Clin, 2016, 8: 275-284.

[7] Dhamoon AS, Jalife J. The inward rectifier current (IK1) controls cardiac excitability and is involved in arrhythmogenesis[J]. Heart rhythm, 2005, 2: 316-324.

[8] Foster MN, Coetzee WA. KATP channels in the cardiovascular system[J]. Physiol Rev, 2016, 96(1): 177-252.

[9] Nichols CG. Adenosine triphosphate-sensitive potassium currents in heart disease and cardioprotection[J]. Card Electrophysiol Clin, 2016, 8: 323-335.

[10] Remme CA. SCN5A channelopathy: arrhythmia, cardiomyopathy, epilepsy and beyond[J]. Philos Trans R Soc Lond B Biol Sci, 2023, 378(1879): 20220164.

第二章 Chapter 2

心律失常心电学诊断

第 1 节　儿童心电图基础

1903 年，爱索芬（Einthoven）应用直流电流计从身体表面记录到心脏电活动，由此开始了心电图的最初研究。1908 年，Nicala 和 Funaro 成功地应用于儿童检测，此后 Cramer 首次报告了食道心电图方法和临床应用。1961 年，Nolter 推出了连续动态心电图监测技术，可以长时间记录心电图变化，并成为检测心律失常的重要手段。20 世纪 70 年代后期，这项技术开始广泛应用于儿童。在这之后，Nakamara 和 Nadas 开启了运动试验研究，因此，在诱发和抑制心律失常研究和应用方面有较大进展[1]。近年来，随着心脏电生理技术的深入研究，心内电生理检查在儿科已广泛应用，成为心律失常诊断及治疗的重要手段之一。

一、心电图的基本知识

（一）心电向量

向量是一个数学概念，有大小和方向的区别，如果用箭头来表示，箭头的大小和方向即表示向量的大小和方向。不同大小和方向的向量相互作用，可以产生一个综合向量（图 2-1-1）。

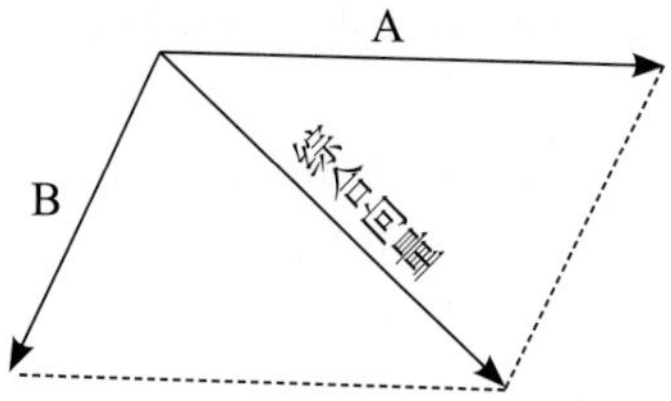

图 2-1-1　综合向量示意图

向量 A 和向量 B 相互作用，最终产生一个综合向量

心脏是一个类似梨形的中空脏器，心电图是这一脏器总的电活动的反映，心脏除极过程中的每一秒都产生不同方向和大小的电变化，而这种变化可以用向量来表示，即为心电向量[2]。

（二）心电向量和心电图

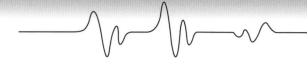

心电向量和心电图的关系可以用一句简单的话来表示，即心电图是心电向量的“两次投影”，在此仅以 QRS 波来说明其与心电向量的关系。

所谓投影，就是用光线垂直照射一个环后，在其下方平面所得到的一个影像（图 2-1-2）。

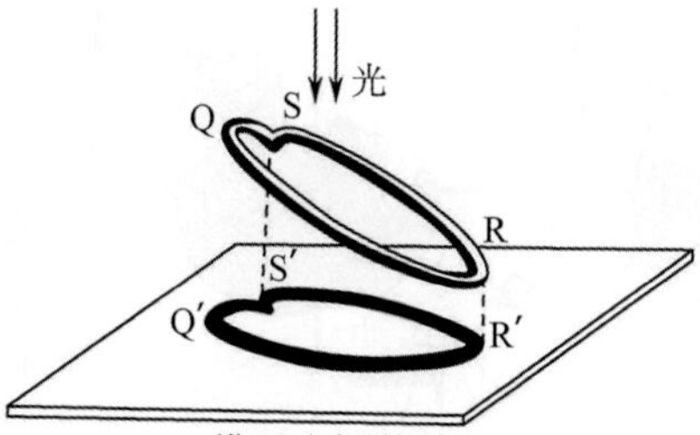

图 2-1-2　投影概念图

假设光线从上面照射这个环，在下面的平面上形成一个环状投影

如何理解心电图是心电向量的两次投影呢？作为一个立体的中空脏器，我们先了解一下心室的电除极活动（产生 QRS 波群）。电激动经房室结和希氏束传导至心室，先激动室间隔左心室面，产生由左指向右的电变化，在 V_5 导联就产生 Q 波，然后电激动继续传导同时激动左右心室，由于左心室电量大于右心室，因此，左右心室产生的综合向量，其方向逐渐偏向左侧（图 2-1-3），形成 V_5 导联的 R 波，最后激动基底部，形成 S 波。整个心室除极周期从开始到结束形成一个假设的闭环，即心电向量环（图 2-1-4），这个环其实就是心室除极时，每个时间点假设的综合向量的箭头顶点在整个除极过程中的运动轨迹。

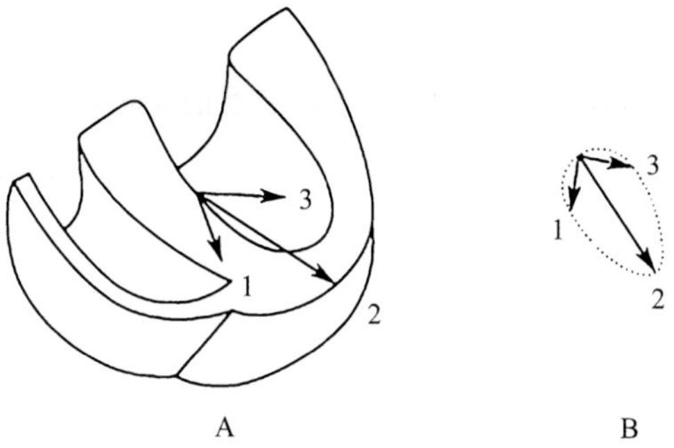

图 2-1-3　心室除极过程中产生的心电向量变化

心室除极时，右心室除极产生向右的向量 1，左心室除极产生向左的向量 3，其最终的综合向量为 2

心电向量的第一次投影是指从额面、侧面和横面 3 个方向分别照射心肌环，在其后想象的平面上形成假设的闭合环（图 2-1-5），这个闭环可以想象成心室除极所产生的闭合环，而且是一个动态的闭环，即心室除极的每个时间点的综合向量沿着这个闭合环运动[3]。

心电向量环的再次投影形成了体表心电图波形。以心室除极为例（产生 QRS 波群）（图 2-1-6）来了解横面投影，体表心电图胸导联反映横断面电活动（肢导联反映额状面电活动）。

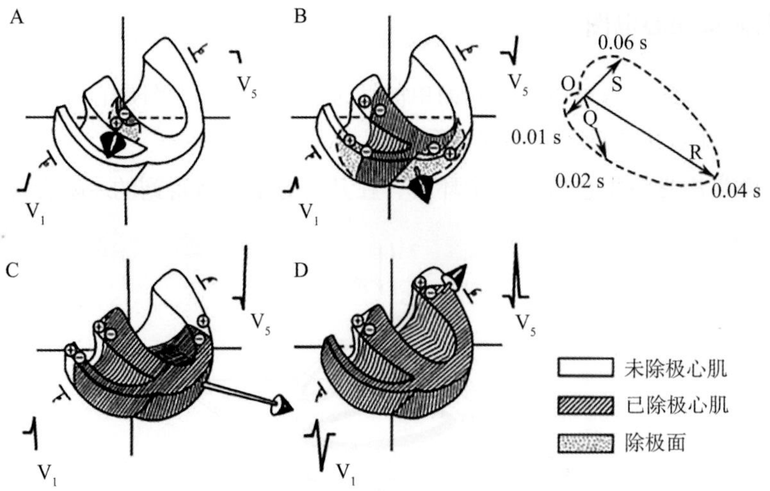

图 2-1-4　整个心室除极过程形成一个假设的闭合环

心室除极形成的闭合环就是除极过程中综合向量的一个动态轨迹，表明一次心动周期过程中，心室除极的电变化顺序

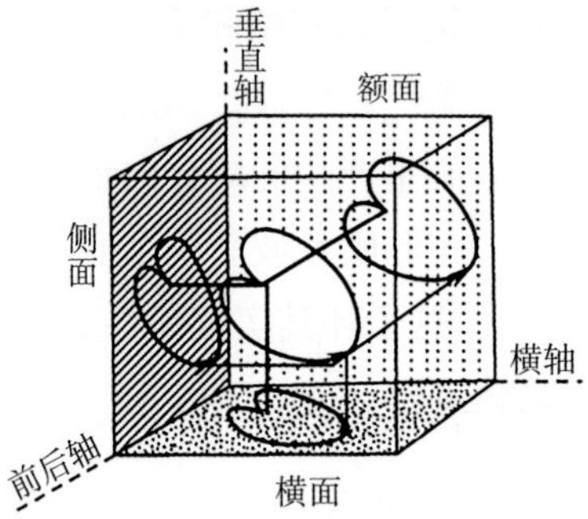

图 2-1-5　3 个不同切面照射产生的假设投影环

从 3 个切面照射，分别在额面、侧面和横面产生 3 个投影环，其中肢导联反映额面电变化，胸导联反映横面电变化

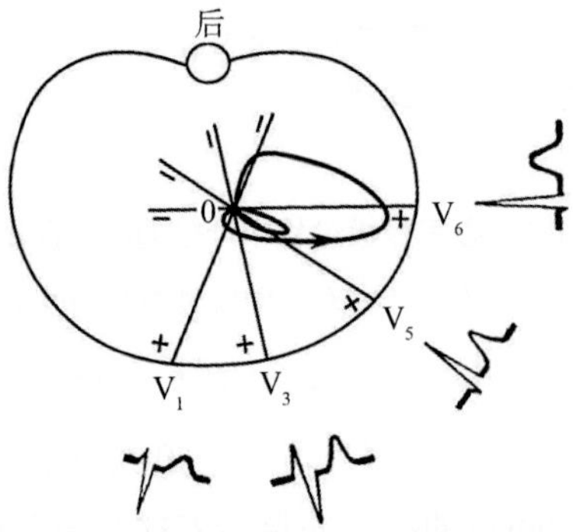

图 2-1-6　向量环再次投影形成心电图波形

横面向量环再次投影，形成动态运动轨迹，是体表心电图胸导联心电波形的基础

6 个胸导联可以假设成 6 个人站在 6 个方位同一时间看这个向量环的动态变化。以 V_1 导联为例，向量环运动首先指向 V_1 导联，形成 r 波，继而背离 V_1 导联而去，形成一个 S 波的下降支，然后又朝向 V_1 导联，形成 S 波的上升支，然后回到终点。对于 V_6 而言，向量环运动先背离 V_6，形成小 q 波，然后朝向 V_6，形成大 R 波上升支，继而背离 V_6，形成 R 波的下降支，然后回到终点。其他导联以此类推。肢体导联心电图反映额面向量环电变化，也以此去理解。

（三）心电图组成

一个心动周期就产生一个心电波形（图 2-1-7），是一个复合波，包括 P 波、PR 间期、QRS 波、ST 段、T 波、QT 间期和 U 波等，其所代表的意义如下。

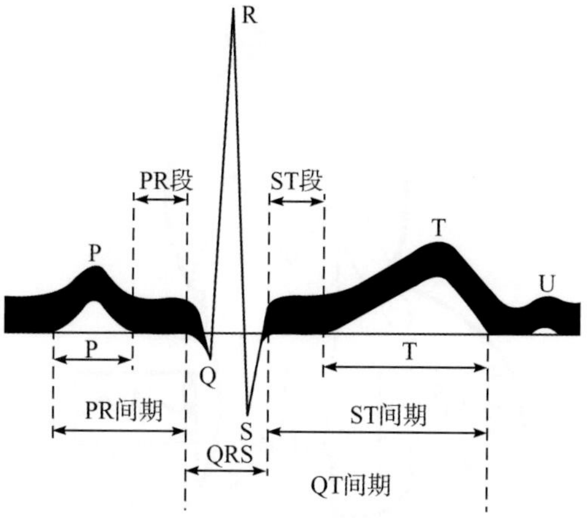

图 2-1-7 心电图波形构成

正常情况下，一个心动周期就包含上述心电图的所有波形，但部分人群 U 波不明显。

P 波：代表左右心房除极的电变化；

PR 间期：代表激动心房、房室结、浦肯野纤维至心室肌传导所需时间；

QRS 波：代表左右心室除极产生的电变化；

ST 段：代表不同部分心室除极结束至复极开始这段时间的电变化；

T 波：心室复极产生的电变化；

QT 间期：代表心室除极和复极所需时间；

U 波：在 T 波之后与 T 波方向一致的小波，在 V_3 导联最明显，一般认为 U 波为浦肯野纤维细胞终末期电变化或心室壁机械活动所产生，目前机制不明。

正常情况下，一个心动周期的心电图就是由 P-QRS-T 波等组成。由于心率在不同年龄组之间略有差异，因此，心电图各组成部分的参数也略有不同[4]。

二、心电图记录技术

（一）常规心电图系统

国际上通用的体表心电图导联包括由 9 个体表电极记录的 12 导联心电图。12 导联心电图包括①额面 3 个双极导联：又称标准导联Ⅰ、Ⅱ、Ⅲ（Einthoven），各导联有正负极（图 2-1-8）；②单极肢体导联 aVR、aVF、aVL（Goldbergar）：将探查电极置于某一肢体上作为正极，另两个肢体的导联均通过 5000 Ω 的电阻后再相互连接到中心电站，因电位几乎为 0，故称为无干电极，作为负极（图 2-1-9）。以上 6 个导联又称肢体导联；③水平面的 6 个单极胸导联：探查电极置于胸前为正极，无干电极连于中心电站为负极；常用的导联有 V_1、V_2、V_3、V_4、V_5、V_6 导联，其连线方式和探查电极的位置见图 2-1-10。常规心电图描记采用Ⅰ、Ⅱ、Ⅲ、aVR、aVF、aVL、V_1、V_2、V_3、V_4、V_5、V_6 12 个导联，小儿右室占优势，常加做 V_{3R} 导联。

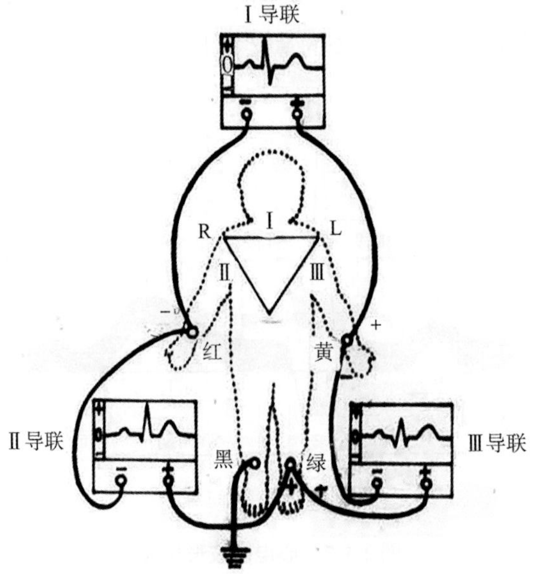

图 2-1-8　标准导联（Ⅰ、Ⅱ、Ⅲ）连线方式

Ⅰ导联：右手（-）和左手（+）；Ⅱ导联：右手（-）和左下肢（+）；ⅠⅡ导联：左手（-）和左下肢（+）

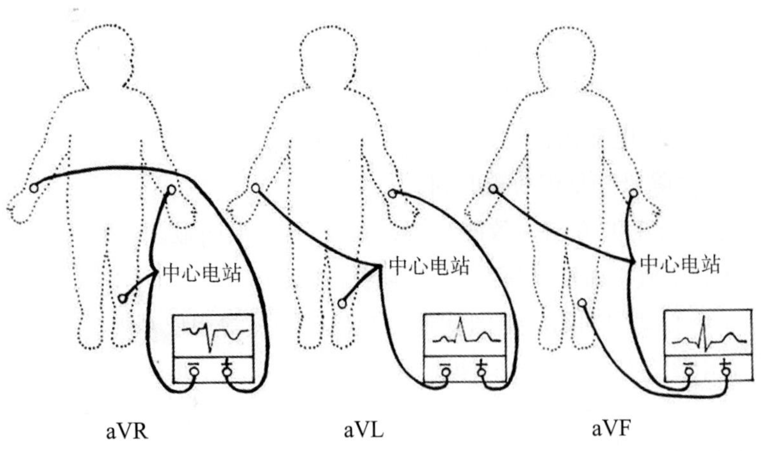

图 2-1-9　单极肢体导联（aVR、aVL、aVF）连线方式

aVR：中心电站和右上肢电位差；aVL：中心电站和左上肢电位差；aVF：中心电站和左下肢电位差

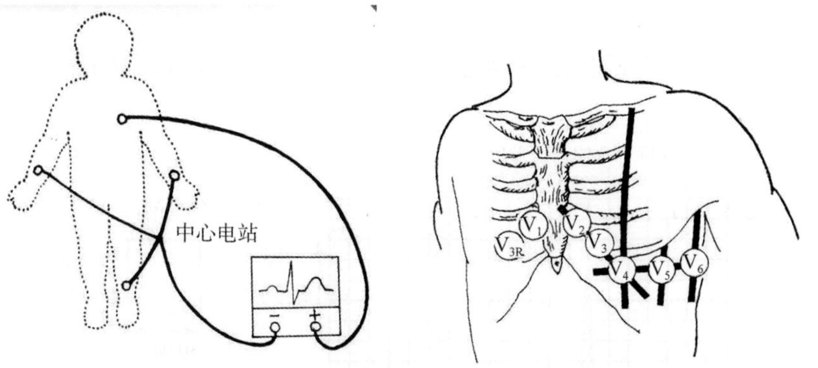

图 2-1-10　心前导联连线方式和探查电极位置

V_1：胸骨右缘第 4 肋间；V_2：胸骨左缘第 4 肋间；V_3：V_2 和 V_4 之间；V_4：锁骨中线第 5 肋间；V_5：腋前线第 5 肋间；V_6：腋中线第 5 肋间

除上述常规心电图描记所采用的导联外，在特殊情况下需要更清楚地显示波形的还可以加做附加导联，以协助心律失常的心电图诊断，常用的有：

1. 肢体心前导联

① CR1 导联：其正极（黄色导线）置于 V_1 位置，负极（红色导线）置于右上肢，置心电图机导联选择钮于 I 导联描记；② S5 导联：其正极（黄色导线）置于胸骨右缘第 5 肋间，负极（红色导线）于胸骨柄，置心电图机 I 导联钮描记。CR1 及 S5 导联描记 P 波均较明显清晰，便于心律失常的分析。

2. 监测导联 MCL 导联

正极置于心前导联 V_1、V_2、V_3、V_4、V_5、V_6，分别称为 MCL1、MCL2、MCL3、MCL4、MCL5、MCL6 导联，常用于监测心律失常和心肌缺血。MCL1 置于 V_1 导联，MCL6 置于 V_6 导联，负极置于左肩，地线位于右肩，此时，MCL1 导联波形类似 V_1 导联，MCL6 波形类似 V_6 导联（图 2-1-11）[5]。

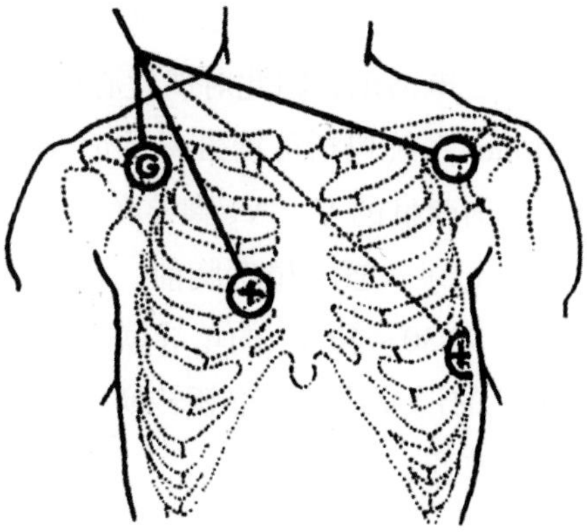

图 2-1-11　监测导联 MCL 导联位置

MCL1 置于 V_1 导联，MCL6 置于 V_6 导联，负极位于左肩，地线位于右肩

3. 食道导联

食道电极导管置于食道下端，可记录到明显的食道心电图的心房波，用于诊断体表心电图心

房波显示不清楚的各种心律失常的鉴别诊断。

常规记录 12 导联心电图选用的纸速为 25 mm/s，定位电压为 1 mV=10 mm（图 2-1-12）。

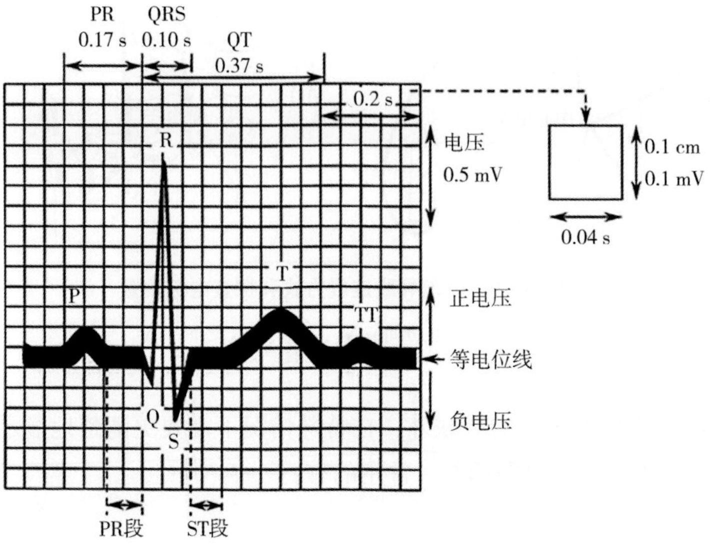

图 2-1-12　心电图测量方法

图中 1 横格 =0.1 s；1 竖格 =1 mV，以此计算心电图波形振幅和时限

特殊情况下需要使心电图各波明晰时，可加快走纸速度为 50 mm/s，加大定位电压为 1 mV=20 mm。如常规心电图 QRS 波振幅过高，可将定位电压减为 1/2 电压，即 1 mV=5 mm。通常各导联心电图记录 4～6 个心搏，另外再描一条“节律条”心电图，后者是描记＞ 10 s 的单个导联（Ⅱ、aVF 或Ⅰ导联）的心电图，供分析心脏节律用。

（二）动态心电图监测

动态心电图或遥测 24～72 h 心电图（Holter）可以记录和分析长时间的心电图，观察不同生理状态下心律失常的发生、类型及演变，以更为客观地、准确地、定量地分析心律失常。常规心电图记录由于只能提供较短时间的心脏电活动，因此对偶发心律失常的检出有一定局限性，Holter 检测弥补了常规心电图的不足。Holter 系统包括可携带磁带记录器的暗盒和计算机分析系统，通常系统记录至少 2 个心电图通道（常为改良的 V_1、V_5 胸导联）。

心电图事件记录仪是一种便携性记录仪置于患者胸前，一旦患者出现一过性的症状（心悸、胸痛）时，即可立即记录一段时间（如 30～60 s）的单导联心电图，然后心电图转换成一种振荡的听力信号，再通过电话传送到医院的记录站，并重新转换成单一导联的心电图条幅，这样即可准确捕捉一过性症状所伴随的心电图改变。

（三）运动试验和心电图

心电图运动试验又称心电图负荷试验。由于运动可使人体神经递质发生改变，如肾上腺素分泌增加和迷走神经张力减低，某些类型的心律失常可能由运动激发或抑制，用于帮助判断心律失常的临床意义及指导患者的生活方式。此试验适用于＞ 5 岁，身高＞ 130 cm 的儿童。最广泛应用的是多极运动试验，即活动平板和踏车运动试验。目前常用的活动平板测试方案为改良 Bruce 方案，方法是令小儿在一个可以调整的平板上行走，每隔 3 min 增加 1 次速度和斜度，同时连续记录心率、血压和常规体表心电图（详见“心电图负荷试验”章节）。

（四）食道心电图及经食道起搏

食道心电图（ESO）是由于食道下端靠近左心房，将电极置于食道内靠近左房的适当位置，可以记录到较大的心房除极信号。食道电极导管是一个可弯曲的双级或四级导管，通过鼻子插入到靠近左房的食道下端，插入深度可按身高估计，以测得食道心电图的 P 波呈正负双向且清晰高大为最佳部位，此位置的心房起搏阈值最小。将导管的近端连接心脏刺激仪，经食道心房起搏通常用脉宽 10 ms 及电压 8 ~ 14 mA。心电图记录是通过 10 Hz、100 Hz 前置放大器过滤记录食道心电图（图 2-1-13），并同时用普通心电图机或多导记录仪描记体表心电图。食道心电图的主要优点是在体表心电图不能辨清 P 波或是心房异位波（A 波）时，食道心电图可显示心房除极波的存在和形态，使各种类型的心律失常明显表现出来。临床还常规地应用经食道电极进行程序控制（快速调搏），检查窦房结的起搏和传导功能（测定窦房结恢复时间和窦房传导时间）、各种折返性心动过速的诱发和终止及抗心律失常药物疗效的观察。经食道心室起搏目前已很少应用。此检查方法操作方便，设备简单，无创安全，已于临床广泛应用。窦性心律时食道心电图与体表心电图的关系见图 2-1-14。

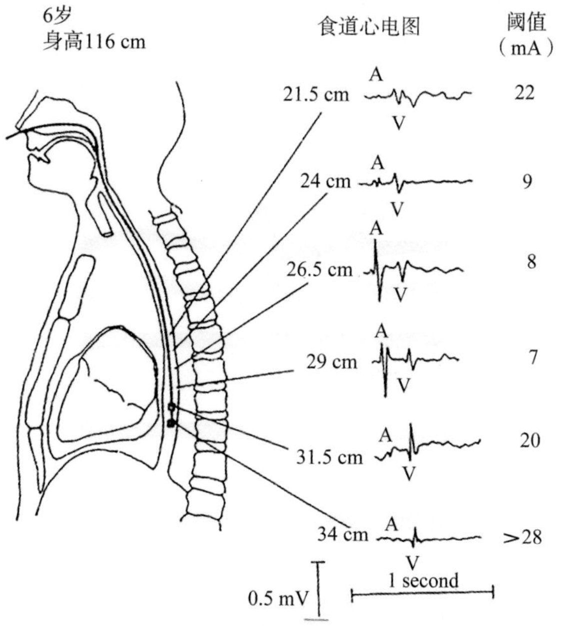

图 2-1-13　躯干矢状面上心脏与食道关系

右侧面食道导管插入的深度与不同起搏阈值所产生的食道心电图波形和振幅略有差异，可以通过不同导联 A 波振幅来说明电极是否贴近左心房

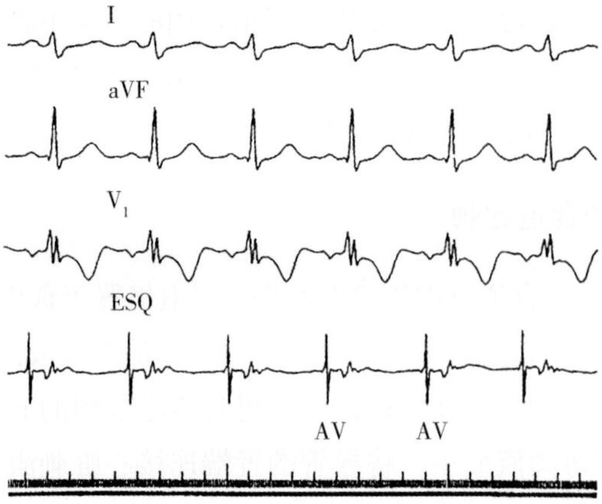

图 2-1-14　窦性心律时食道心电图与体表心电图的关系

上面 3 个分别为肢体导联和胸前导联体表心电图，最下一行为食道心电图，两者明显不同点在于食道心电图 A 波（心房波）非常高大，而 V 波（心室波）较小；前者则相反

（五）希氏束电图

希氏束电图是房室束激动产生的电位图。目前临床多用的是导管法，具体操作是将电极导管经血管插入心腔，并接触房室束同时记录激动电波，再通过前极放大器将波形放大数十倍，用多导生理仪将其激动电波记录下来，即为希氏束电图（图 2-1-15）。同时与同步记录体表心电图（Ⅰ、aVF、V_1 导联）对照分析诊断。希氏束电图检查可用于判断房室阻滞的阻滞水平（希氏束上、希氏束内、希氏束以下），还用于室性异位搏动和室上性搏动伴室内差异性传导的鉴别、室性心动过速及房室交界区的隐匿性电活动，对提高心律失常机制的认识、诊断及指导进一步治疗有一定价值。

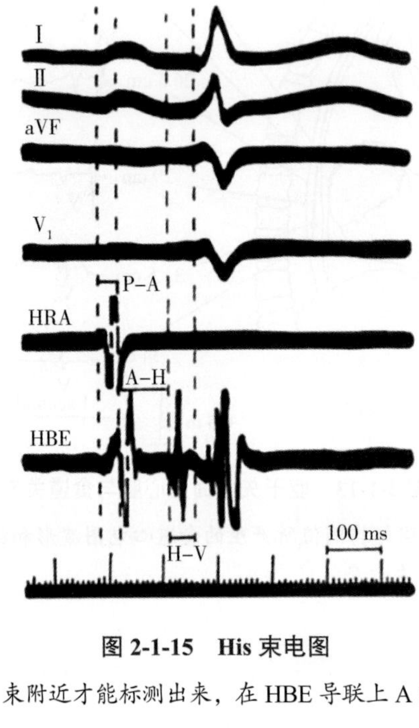

图 2-1-15　His 束电图

需要将电极导管放在心腔内 His 束附近才能标测出来，在 HBE 导联上 A 波和 V 波之间有一尖锐的 His 波

（六）直立倾斜试验（见第二章第 6 节）

（七）心内电生理检查（见第十章第 1 节）

三、小儿心律失常的基本概念

（一）心脏的传导系统

正常心脏电激动是由心脏传导系统支配。窦房结是心脏第一级起搏点，起搏频率(自律性)最高，控制整个心脏按顺序激动，称为窦房结性心律（简称窦性心律）。窦房结位于右房外膜下，上腔静脉入右房处。窦房结中央有窦房结动脉。窦房结功能受交感及副交感神经调节。连接窦房结和房室结间的传导系统为心房传导系统，称结间束，分为前、中、后结间束及房间传导束，后者属前结间束的分支。窦房结激动经过结间束传到心房，引起心房除极。后结间束另有一纤维连接房室结下端，或不经房室结直接与房室束连接，称詹姆斯（James）束（又称房束旁道），可引起短 PR 综合征。房室结位于冠状窦及膜部室间隔间，右房内膜下，三尖瓣上。按其生理功能，房室结可分为与心房交接的房结区、结区和与房室束交接的结束区，故其又称为房室交界区。房室结同样受交感及副交感神经支配，由房室结动脉丛供给血液。房室结自律性仅次于窦房结，为心脏第二级起搏点。室上性激动在结内传导减缓，避免房室同时收缩，并可减少过多杂乱的室上性激动传入心室，避免心室率过快。房室束与房室结下端相连接，后沿室间隔右侧下行，由室间隔膜部前缘穿出后分为左束支及右束支。左束支沿室间隔左侧内膜下伸展成扇形，分左前分支及左后分支。左前分支较细长，沿室间隔左侧壁及左室前侧壁下行到乳头肌。左后分支较短宽，分布于左室后下壁。部分人群左束支尚有一间隔支，其下行到室间隔中部。右束支沿室间隔右侧心内膜下向前下方走行，分布在右室心内膜下。右束支较细长，易受损伤。左、右束支及其分支在心内膜下分成细小的网状传导纤维称为浦肯野纤维，直接与心室肌连接。心脏传导系统示意图见图 2-1-16。

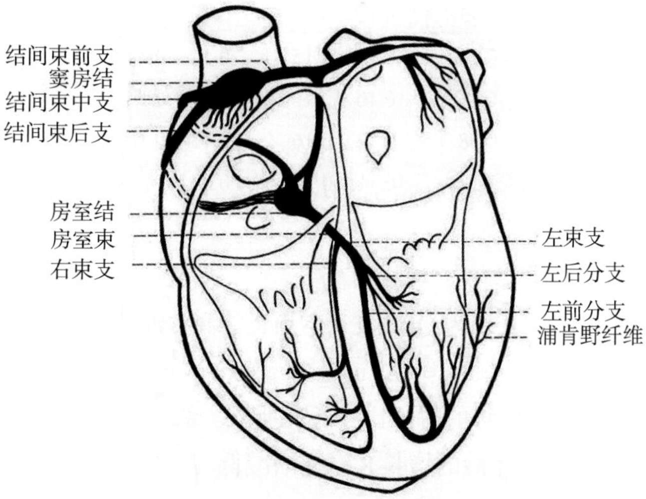

图 2-1-16 心脏传导系统示意图

图例：左侧为心脏传导系统示意图，右侧标明传导系统各部位的名称

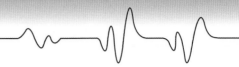

（二）心电图各波形的意义及正常值

心脏电活动过程即为心肌的除极和复极过程。正常心脏以窦房结为起搏点，窦性激动经结间束引起心房除极后，经房室结区激动传导延缓，然后通过房室束、束支及其分支、浦肯野纤维，引起心室肌由心内膜向心外膜的除极，除极后即开始由心内膜向心外膜的复极活动。

1. P 波

窦房结激动经结间束先后引起右、左心房除极，心电图上表现为 P 波。正常窦性 P 波在Ⅰ导联和 V_6 导联为直立，Ⅱ、aVF、V_5 导联大多数为直立，直立型 P 波以Ⅱ导联最高。aVR 导联全部为倒置。P 波可有切迹，切迹间距离应＜ 0.03 s，如距离过宽，提示左心房扩大。P 波时间随年龄增长而略有增长，正常婴儿＜ 0.09 s，儿童＜ 0.10 s，成人＜ 0.11 s。P 波电压肢体导联应＜ 0.2 mV，胸前导联应＜ 0.15 mV，但新生儿期较高，可达 0.21 ~ 0.25 mV，甚或 0.3 mV。P 波电压增高常表明心房扩大[6]。

2. PR 间期

小儿各年龄组 PR 间期与年龄增长成正比，与心率增快成反比（表 2-1-1）。正常心率范围时最短 0.08 s，最长 0.18 s，成人为 0.12 ~ 0.20 s。PR 间期包括心房除极、房室结、房室束、束支及浦肯野纤维除极的时间。如 P 波时间正常，PR 间期延长则提示房室传导障碍的存在。

表 2-1-1　PR 间期随年龄和心率的变化

年龄	≤ 70 次 /min	＞ 71 ~ 90 次 /min	＞ 90 ~ 110 次 /min	＞ 110 ~ 130 次 /min	＞ 130 ~ 150 次 /min	＞ 150 次 /min
出生 ~ 1 d		0.12	0.09 ~ 0.13	0.09 ~ 0.13	0.09 ~ 0.12	0.08 ~ 0.10
＞ 1 ~ 7 d			0.09 ~ 0.13	0.09 ~ 0.14	0.09 ~ 0.12	0.10 ~ 0.12
＞ 7 d ~ 1 个月			0.10	0.08 ~ 0.12	0.08 ~ 0.12	0.08 ~ 0.12
＞ 1 ~ 3 个月				0.08 ~ 0.12	0.08 ~ 0.14	0.08 ~ 0.11
＞ 3 ~ 6 个月			0.10 ~ 0.14	0.09 ~ 0.13	0.08 ~ 0.13	0.09 ~ 0.11
＞ 6 ~ 12 个月			0.10 ~ 0.14	0.09 ~ 0.14	0.10 ~ 0.12	0.10
＞ 1 ~ 3 岁		0.11 ~ 0.13	0.10 ~ 0.14	0.10 ~ 0.14		
＞ 3 ~ 5 岁		0.10 ~ 0.15	0.10 ~ 0.15	0.10 ~ 0.14		
＞ 5 ~ 8 岁	0.14	0.10 ~ 0.16	0.10 ~ 0.16	0.11 ~ 0.14		
＞ 8 ~ 12 岁	0.13 ~ 0.14	0.11 ~ 0.18	0.12 ~ 0.16	0.13 ~ 0.16		
＞ 12 ~ 16 岁	0.11 ~ 0.17	0.11 ~ 0.18	0.11 ~ 0.15	0.14		

（引自中国医学科学院资料）

3. QRS 波

左右心室的除极在心电图上表现为 QRS 波。小儿 R 波和 S 波的振幅较成人高，其正常值如下：R_{aVL} ≤ 0.2 mV，R_{aVF} ≤ 2.5 mV，$R_{Ⅰ}$+$S_{Ⅱ}$ ≤ 0.3 mV，$R_{Ⅱ}$+$R_{Ⅲ}$ ≤ 4.5 mV，超过以上数值时除偶有例外均应考虑左室肥厚。婴儿右室占优势的特征比年长儿明显。新生儿期的 aVR 导联 R_{aVR} ≥ 0.5 mV，R/Q ＞ 1，V_1 导联呈 Rs 型，以后随年龄的增长 R 波逐渐减低。反之，随年龄的增长 S_{V1} 加深，S_{V5} 变浅。＜ 3 岁 R_{V5} ＞ 3 mV，＞ 3 岁 R_{V5} ＞ 3.5 mV，R_{V5} +S_{V1} ＞ 5.0 mV，才能诊断左室肥厚。＜ 5 岁 R_{V1} ＞ 1.7 mV，或 V_1 呈 rsR′ 型时 R′＞ 1.5 mV，才能诊断右室肥厚。

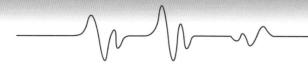

正常小儿右胸前导联 QRS 波常有粗钝、挫折，呈现 rsr′、Rsr′、rR′、Rsr′s′ 波形与不完全性右束支传导阻滞图型类似。其发生的原因是心室除极的最终阶段，室上嵴处肺动脉圆锥部除极延迟，是正常图型变异。

小儿与成人不同，Q 波较成人深，Q/R 比值较成人大。< 3 岁的小儿Ⅱ、Ⅲ、aVF 导联常有 Q 波，而且 Q/R 比值> 1/4 的不少见，这种现象随年龄的增长逐渐减少。在Ⅰ、aVL、V_5、V_6 导联，婴幼儿常不出现 Q 波。Q 波波宽> 0.03 s，振幅加深，为异常 Q 波，有病理意义。

QRS 波心电轴一般是指 QRS 波额面心电轴而言，即以肢体导联 R 波和 S 波振幅来计算心电轴。小儿各年龄组正常心电轴变异大，年龄愈小，右室愈占优势，心电轴愈向右偏。各年龄组心电轴正常值可参考下列数值：1 ~ 3 个月> +140°，> 3 个月 ~ 14 岁> +120°，提示心电轴右偏。在新生儿可出现显著电轴右偏，判断右偏不易准确。新生儿心电轴< +60°，1 ~ 3 个月婴儿< +20°，> 3 个月 ~ 14 岁< 0° 提示心电轴左偏。

QRS 波时限是随年龄增长而逐渐增加的，其正常高限新生儿和婴儿为 60 ms，儿童为 80 ms，青少年（即 11 ~ 19 岁）为 90 ms，成人为 100 ms。

4. ST 段

正常心电图 ST 段应为一等电位线。在正常小儿可有轻度 ST 段偏移，Ⅱ、Ⅲ、aVF 导联 ST 段上移≤ 0.1 mV，向下偏移≤ 0.05 mV，胸导上移< 0.1 mV，下移可达 0.05 ~ 0.2 mV（尤其在婴幼儿）。正常小儿心电图 ST 段下移均为 J 点下移，无斜行下移或水平下移者，如 ST 段轻度下降且伴 T 波低平、平坦或倒置为异常。

5. T 波

正常心电图在 QRS 波主波向上的导联 T 波呈直立型。一般Ⅰ、Ⅱ、V_5、V_6 导联 T 波直立，aVR、V_1、V_3 导联倒置。小儿心电图的 T 波具有显著的年龄特点，生后 5 天之内的新生儿各导联 T 波均较低或平坦，生后 24 h 内 T_{v1} 或 $_{v3R}$ 直立，5 天之后可以倒置或双向，到 5 ~ 10 岁又变为直立。此外整个小儿时期 V_1 ~ V_4 导联可以长期保持倒置的 T 波，称“童稚型 T 波”，因此如一个心电图 V_1、V_2、V_3 导联 T 波均倒置时，V_4 导联 T 波也倒置，应属于正常现象。ST 段与 T 波代表心室复极，与除极不同，不受传导系统的影响。

6. QT 间期

QT 间期代表心室除极和复极过程的时间总和，新生儿后期 QT 间期随年龄增长而逐渐延长。QT 间期与心率相关，心率愈慢，QT 间期愈长；心率愈快，QT 间期愈短。QT 间期随年龄和心率的变化见表 2-1-2。为了判断 QT 间期是否属正常范围并考虑到 QT 间期与心率的密切关系，目前采用的方法有两种。①校正的 QT 间期（QTc）：$QTc=QT/\sqrt{RR}$，QTc ≥ 0.46 s 为延长。② Bazett 公式：$QT=K\sqrt{RR}$，K 为常数 0.39，正常范围为计算出的数值 ±0.04 s。

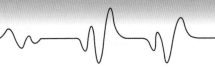

表 2-1-2　QT 间期随年龄和心率的变化

年龄	≤ 70 次 /min	＞71 ~ 90 次 /min	＞90 ~ 110 次 /min	＞110 ~ 130 次 /min	＞130 ~ 150 次 /min	＞150 次 /min
出生 ~ 1 d		0.29	0.23 ~ 0.39	0.26 ~ 0.34	0.24 ~ 0.28	0.21 ~ 0.24
＞1 ~ 7 d			0.26 ~ 0.30	0.24 ~ 0.30	0.23 ~ 0.34	0.24 ~ 0.26
＞7 d ~ 1 个月			0.28	0.23 ~ 0.27	0.22 ~ 0.28	0.21 ~ 0.24
＞1 ~ 3 个月				0.26 ~ 0.30	0.23 ~ 0.30	0.24 ~ 0.28
＞3 ~ 6 个月			0.27 ~ 0.34	0.25 ~ 0.32	0.22 ~ 0.36	0.24 ~ 0.27
＞6 ~ 12 个月			0.26 ~ 0.34	0.24 ~ 0.31	0.23 ~ 0.28	0.21
＞1 ~ 3 岁		0.28 ~ 0.33	0.26 ~ 0.32	0.24 ~ 0.30		0.22
＞3 ~ 5 岁		0.28 ~ 0.36	0.28 ~ 0.34	0.27 ~ 0.32		
＞5 ~ 8 岁	0.34	0.30 ~ 0.38	0.29 ~ 0.36	0.29 ~ 0.30		
＞8 ~ 12 岁	0.37 ~ 0.38	0.30 ~ 0.36	0.30 ~ 0.36	0.30 ~ 0.32		
＞12 ~ 16 岁	0.34 ~ 0.40	0.32 ~ 0.40	0.31 ~ 0.35	0.26		

（引自中国医学科学院资料）

7. U 波

U 波产生的心电机制目前尚不清楚，可能是浦肯野纤维复极产生，也有研究认为与心室舒张的机械作用有关。一般 U 波出现在 T 波后 0.02 ~ 0.04 s，与 T 波方向一致。电压 0.05 ~ 0.2 mV，时间 0.1 ~ 0.3 s。U 波在 V_3 导联最清楚，在电解质紊乱如低钾或颅内出血时，U 波常增高明显。

四、心律失常概论

心律失常是指心脏激动起源、传导或起源和传导均有异常所引起的心律改变。起源点可以来自窦房结以外的起搏点，或激动发生频率、传导顺序、传导时间发生异常。

（一）心律失常的分类

根据心律失常产生的原理可分为四类：

1. 激动起源异常

①窦性心律失常；②异位心律，包括被动性（逸搏及逸搏心律），主动性（期前收缩、阵发性心动过速、扑动与颤动、混乱心律）。

2. 激动传导异常

①生理性：干扰、干扰性房室脱节；②传导阻滞：窦房、房内、房室及室内传导阻滞；③传导途径异常：预激综合征；④折返心律：阵发性心动过速（折返性）、反复心律及反复性心动过速。

3. 激动起源异常合并传导障碍及其他

并行心律及异位心律，异位心律伴传出阻滞。

4. 人工心脏起搏器致心律失常

（二）心律失常发生机制[7]

1. 自律性异常

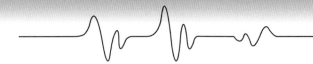

正常具有自律性的心肌细胞，如窦房结及房室交界区的起搏细胞属于慢反应纤维。不具有自律性的心肌细胞，如心房肌、心室肌及房间束、结间束、房室束、束支及浦肯野纤维，均属于快反应纤维。有自律性的心肌细胞与无自律性的心肌细胞的区别在于前者具有“4”相自发性舒张期除极。当自律性细胞舒张期除极电位达到阈电位，则发生一次动作电位（除极）。浦肯野纤维和窦房结细胞内的舒张期除极电位示意图见图 2-1-17。

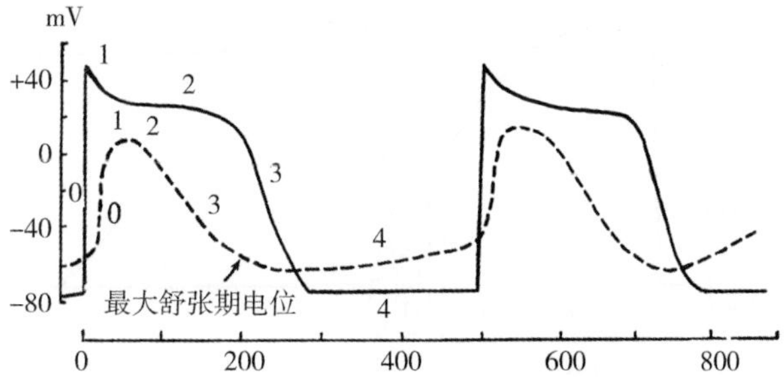

图 2-1-17　浦肯野纤维与窦房结细胞动作电位比较示意图

实线为浦肯野纤维，静息电位 –80 mV，“4”相呈水平线；应激后，0 相迅速上升。虚线为窦房结细胞，“4”相最大舒张期电位 –60 mV，有自发除极

影响慢反应纤维自律性高低的电生理机制有：①“4”相自动除极坡度：坡度越大，越易达到阈电位，发放激动的频率愈快，自律性增高；②“4”相最大舒张期电位：最大舒张期电位降低，上升到阈电位所用时间缩短，发放激动增快，自律性增高；③阈电位：阈电位降低时自律性增高。

自律性异常所致心律失常的类型有①慢反应纤维自律性改变：如窦房结自律性增高或减低所致的窦性心律失常，及交界性或室性逸搏及逸搏心律。窦房结以外的异位起搏点自律性增高所致的期前收缩及心动过速等。②快反应纤维发生自律性改变：快反应纤维一般情况下只有传导激动的作用，但在病理及药物等因素影响下，电生理发生改变，出现“4”相自发性除极，产生慢反应纤维样自律性而致异位搏动和心动过速。③触发活动引起的自律性异常：在一次正常除极后提前触发了另一次激动，称为触发活动，又称为后除极。根据后除极发生时间，又分为早期后除极（发生在动作电位“2”相平台期或“3”相早期的振荡性电位变化）和延迟后除极（发生在前触发节律点动作电位复极的“4”位相，是在复极完成后发生的短暂性、振荡性除极活动，又称晚期后除极）。触发活动的自律性异常可引起期前收缩及心动过速。

2. 传导性异常

心肌细胞受刺激产生动作电位是依其处于不同的生理应激性（或兴奋性）不同而不同。以心室肌细胞兴奋性的周期变化（图 2-1-18）为例，从动作电位 0 期开始到复极大约在 –55 mV 上下，心肌细胞对很强的刺激不发生兴奋反应；膜电位在 –60 mV ~ –55 mV，心肌细胞对强刺激能产生局部除极，此种除极不能向外传播，但可影响下一次激动的传导，即可引起下一次激动的隐匿性传导，以上两个时期统称为有效不应期，心电图相当于 QRS 波到 T 波顶部。从有效不应期结束到复极即将完成（约膜电位 –80 mV）时，此期间对较强的刺激可引起一个除极速度较迟缓、振幅较低的可向周围组织播散的动作电位，此期称相对不应期。心电图相当于 T 波顶峰到 T 波终末处。此期兴奋性低，传导呈递减性减低，而不应期较短，易引起折返性心律失常。膜电位在从 –80 mV 完全恢复到 –90 mV（即"3"相末）称超常期，心电图相当于 T 波终末处。此期膜电位比完全恢复要小，而更接近阈电位，即使较小的阈下刺激也可使心肌除极达阈电位而诱发激动。在有效不应期开始前的短暂时间，相当于 T 波顶峰前 30 ms 左右称易损期。此期中如有较强的刺激，易引起心肌发生连续的激动，甚至产生室性心律失常（室性心动过速、心室纤颤）。膜电位在超常期结束后恢复到 –90 mV，此后心肌兴奋性恢复正常。

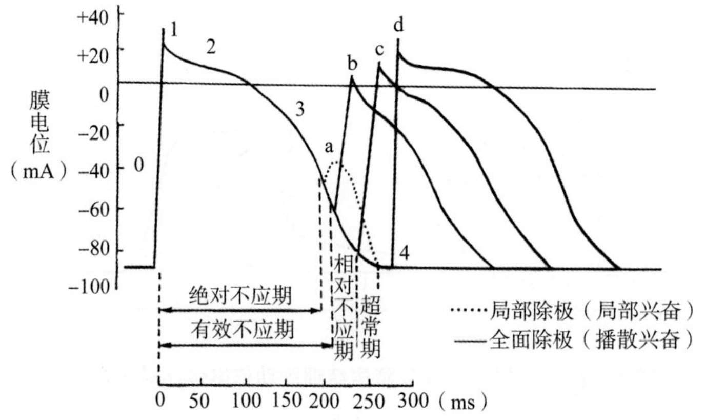

图 2-1-18　心室肌细胞兴奋性周期变化

绝对不应期不能发生兴奋，有效不应期可发生局部兴奋。a：相对不应期可发生播散性兴奋；b：超常期兴奋；c：除极幅度及速度较正常低；d：膜电位恢复后发生正常兴奋

心脏各部位不应期长短不一，房室交界区不应期最长，其余依次为心房肌、心室肌和浦肯野纤维。快反应纤维的不应期与心率快慢有关。心率越快，不应期越短。影响快反应纤维传导速度快慢的因素：①"0"相除极速度愈快幅度愈高，传导速度则愈快。②当舒张期膜电位< –90 mV 时，随膜电位的增加，除极速度随之增快；当达到 –90 mV 时已达到最高的除极速度，传导速度最快。概括地讲，心脏在各电生理期兴奋性不同，传导性也不同。

传导异常的类型主要有传导障碍和激动折返两大类，简述如下：

传导障碍：最常见的是传导速度的减慢或传导阻滞。①单向阻滞：指激动只从一个方向播散而不能从反方向传播。②"3"相阻滞：指激动在动作电位"3"相时产生的阻滞，可以由组织正常生理不应期引起，也可由不应期病理性延长所致。③"4"相阻滞：指激动在动作电位"4"相后期到达所发生的传导延迟或阻滞。④递减传导：指激动在传播过程中，传导性不断降低。⑤不均匀传导：指激动在传播时，局部传导不一致，不均匀传导可引起心律失常，例如房室交界区存在双径路或多径路时，由于各径路的传导性能不同，导致不均匀传导，可引起折返激动。

折返激动：指激动沿一条径路传出，后又沿另一径路返回原处，引起原处再次激动。形成折返激动必须具备 3 个条件：①折返环路；②折返途径上存在单向阻滞，使激动只能沿一条径路传导；③激动在折返环路中的某一径路中传导延缓，当激动返回原处时，该处组织已脱离不应期而能对返回的激动应激。折返激动形成示意图见图 2-1-19。折返激动是快速异位心律失常的主要机制，可以发生在心肌及传导系统的任何部位。折返环路很短可形成微折返，例如心房纤颤；折返环路

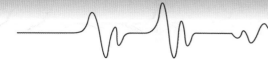

较长则为大折返，如预激综合征合并阵发性室上性心动过速。依折返激动发生的部位、折返环路长短及范围、传导速度的不同、折返发生频度的不同，导致各种不同类型的心律失常可发生。

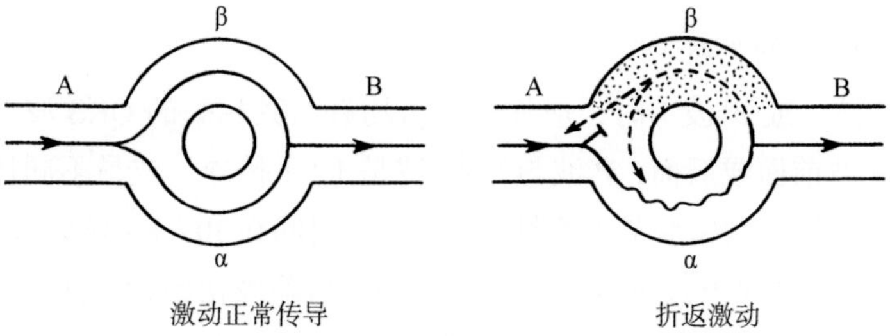

图 2-1-19 折返激动形成示意图

当激动沿 α 路径缓慢传导并经 β 路径逆传回房室结激动处时，若此处组织恢复兴奋性，激动可沿 α 路径再次下传，从而形成折返性心动过速

常见的其他传导异常：包括隐匿性传导、超常应激与超常传导、房室传导通道的分层阻滞等（参阅有关章节）。

3. 自律性异常合并传导性异常

并行心律指心脏内有与主导节律同时存在的异位节律点，各自独立的、并行的按其固有频率激动心房和（或）心室。并行心律的心电图诊断条件如下：①主导心律与异位心律各有其固定的节律；②两种心律各有固定形态的 QRS（或 P）波；③并行心律的异搏与主导心律的联律间期不固定，差距＞ 0.06 s；④并行心律的异搏间期（两个相邻异搏间的时距）为异搏周期（异位心律的自身周期）的简单倍数；⑤两种心律的激动相遇时可形成融合波。为了识别和测量并行心律的异搏周期，常需要描记一段连续且足够长的心电图。并行心律可发生在心室、心房及房室交界区，以室性最多见。

异位心律伴有传导阻滞：例如并行心律伴有传出阻滞。

（三）心律失常心电图的诊断分析

常规心电图是诊断心律失常的主要手段。

1. 确定节律性质及心率

根据常规体表心电图记录，首先要明确主导心律是窦性还是异位心律。分析 P 波可判断心律性质及心率。窦性 P 波存在是表明窦性心律，并应测量 PP 间隔找出 P 波的规律及有否窦性心律失常。如 P 波形态异常，不属于窦性心律，应仔细找出异位 P 波（P′波）是否存在，进一步分析其形态以明确异位 P 波的起源部位（心房、房室交界区或心室），注意 P′波的发生规律，认定其节律是规律的、不规律的或规律中间断有不规律期，识别心房纤颤、心房扑动、紊乱性心律、期前收缩、传导障碍等的存在。

2. 分析 QRS 波间期及形态

QRS 波时间与年龄相关。术语上将正常时限的 QRS 波称为“窄”的 QRS 波，“窄”的 QRS 波在临床上无病理意义，例如 QRS 间期 30 ms 在新生儿可为正常低限。分析 QRS 波形态应注意其年龄特征，在发现形态异常的 QRS 波时应挑出来，并推测其激动的发生部位。在发现 QRS 波时间延长（又称“宽”的 QRS 波）及 QRS 波形态异常时需要注意预激综合征、束支传导阻滞或室内传导阻滞、室性期前收缩等。为了解心室的活动情况，常规测量 QRS 波的频率及规律，这对诊断心律失常很有价值。

3. 找出 P 波与 QRS 波的关系

在心电图上有 P 波（或 P′波）时，应注意是否均有与其相关的 QRS 波，两者间是否有固定的关系。P 波在 QRS 波前面或后面，P 波与 QRS 波是 1∶1 传导，或是不同比例的传导关系，或 P 波与 QRS 波全部均无关系（房室脱节）。窦性心律时 P 波时间在 30 ~ 80 ms，额面 P 波电轴在 0° ~ 90°（Ⅰ、aVF 导联正向）。如果 P 波电轴不正常，表明心房除极初始就不在窦房结，为异位心律。测量 PR（或 P′R）间期是否在正常范围。PR 间期短于正常，提示 P 波与 QRS 波无传导关系或存在短 PR 综合征的可能；PR 间期延长提示房室传导存在生理性干扰或传导阻滞。许多心律失常体表心电图上 P 波常看不清楚，此时可加大描记心电图的定准电压及走纸速度，或加做 CR1 导联及 S_5 导联以显露 P 波，记录食道心电图更能提供有力的帮助。

（赵鹏军）

参考文献

[1] 李小梅 . 小儿心律失常学 [M]. 北京 : 科学出版社 , 2004: 1-30.
[2] 周同甫 . 简明小儿心电图学 [M]. 北京 : 人民卫生出版社 , 2000: 1-21.
[3] 袁越 . 实用小儿心电图学 [M]. 3 版 . 北京 : 人民卫生出版社 , 2018: 12-52.
[4] Evans WN, Acherman RJ, Mayman GA, et al. Simplified pediatric electrocardiogram interpretation[J]. Clin Pediatr (Phila), 2010, 49: 363-372.
[5] 张文博 , 李跃荣 . 心电图诊断手册 [M]. 4 版 . 北京 : 人民军医出版社 , 2015: 23-51.
[6] O′Connor M, McDaniel N, Brady WJ. The pediatric electrocardiogram: part I: age-related interpretation[J]. Am J Emerg Med, 2008, 26: 506-512.
[7] O’Connor M, McDaniel N, Brady WJ. The pediatric electrocardiogram part II: dysrhythmias[J]. Am J Emerg Med, 2008, 26: 3348-3358.

第 2 节　儿童心律失常的心电图诊断

常见心律失常类型的心电图诊断。

一、窦性心律失常

窦性心律分为正常窦性心律及窦性失常两类。正常窦性心律时心电图为窦性 P 波，PP 间隔差＜ 0.12 s。PR 间期相对固定并不短于正常低限。P 波频率在相应年龄的正常范围，不同年龄组窦性心律的范围见表 2-2-1。窦房结受自主神经支配，交感神经兴奋时，窦律频率加快；迷走神经张力增高时，则心率减慢，故描记小儿心电图应在静息状态下进行。小儿不同年龄、种族及个体间的窦性心律快慢也有较大差异[1-2]，为便于临床应用，通常采用的正常窦性心律范围：＜1岁80～140次/min，1～6岁80～120次/min，＞6岁60～100次/min。窦性心律失常是临床最常见的心律失常，将其简要介绍如下。

表2-2-1 各年龄组心率范围（次/min）

年龄	最小	5%	平均	95%	最大	标准差
出生～1 d	85	94	119	145	145	16.1
＞1～7 d	100	100	133	175	175	22.3
＞7 d～1个月	115	115	163	190	190	19.9
＞1～3个月	115	124	154	190	205	18.6
＞3～6个月	115	111	140	179	205	18.5
＞6～12个月	115	112	140	177	175	18.7
＞1～3岁	100	98	126	163	190	19.8
＞3～5岁	55	65	98	132	145	18.0
＞5～8岁	70	70	96	115	145	16.1
＞8～12岁	55	55	79	107	115	15.0
＞12～16岁	55	55	75	102	115	13.5

（引自Moss等，1968）

（一）窦性心动过速

窦性心动过速指窦性心律时心率超过相应年龄的正常值范围（正常值见第二章第1节）。单纯窦性心动过速在正常小儿较为多见，常由于精神紧张、兴奋、运动、疼痛刺激等诱因所致，多呈一过性，无重要的病理意义。在感染、贫血、缺氧、心功能不全、低血糖、甲状腺功能亢进等病理情况下，窦性心动过速则为疾病的临床表现。值得注意的是婴儿窦性心动过速频率可以很快，如超过200～230次/min时则与婴儿室上性心动过速频率相仿，应注意两者的鉴别。鉴别可参考以下几点：窦性心动过速的频率易变，其发生和终止都是逐渐的，心电图PP间隔略有不匀齐，常可找到窦性心动过速产生的诱因及病因，刺激迷走神经或应用药物只能减慢速率但不能终止；室上性心动过速呈突发突止，节律（PP或RR）绝对匀齐，刺激迷走神经可能终止发作等有别于窦性心动过速。窦性心动过速还需与房性心动过速相鉴别，需仔细辨认各导联P波形态，但起源于窦房结附近的房速，有时P波形态相似，较难鉴别。

（二）窦性心动过缓

窦性心动过缓是指窦性心律时，心率低于各年龄段正常值范围低限（正常值见第二章第1节），同时PR间期在正常范围内。窦性心动过缓常伴有窦性心律不齐、交界区或室性逸搏。窦性心动过缓可以为生理性的，是由于迷走神经张力增高引起，在正常新生儿即可发生。但窦性心动过缓见于病理状态的临床意义更大，可见于颅内压增高、高血压、窦房结功能不良、感染、心肌病变及心脏停搏前。严重窦性心动过缓应注意是否合并窦房传导阻滞及窦性静止。

（三）窦性心律不齐

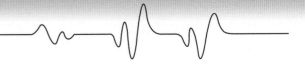

窦性心律不齐是指窦性心律时心率有加快和减慢的现象。心电图上 PP 间隔不齐，差距＞0.12 s（或 0.16 s），同时 PR 间期正常或有轻微变化（图 2-2-1）。窦性心律不齐在小儿较多见，多为正常健康儿，由迷走神经张力增高引起，无重要的临床意义。偶见于心脏病患儿及用药者。窦房结游走性心律属于窦性心律不齐的范围，心电图上 PP 间隔有周期性的长短变化及 P 波形态明显差异，心电图上 P 波形态发生由直立变平坦，再变为倒置的周期性变化。

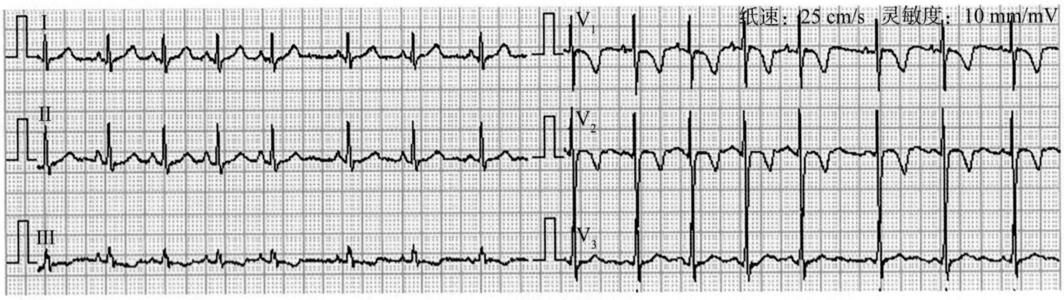

图 2-2-1 窦性心律不齐

心律不齐，Ⅱ导联 P 波直立，但形态略有改变；V_1 导联 P 波正负双向，表明起源于窦房结；但 PP 间隔＞0.12 s，故诊断为窦性心律不齐

（四）窦房传导阻滞

窦房传导阻滞为窦房结起搏点与周围的心房肌间发生激动传导阻滞。不同于窦性停搏，窦房传导阻滞是指窦房结仍能正常地发出激动，但其激动通过窦房结与心房肌组织的连接处发生传出延缓或完全阻滞。窦房传导阻滞实质上是传导功能障碍，而非窦房结功能紊乱。窦房传导阻滞与房室传导阻滞一样，依据阻滞程度不同可分为一度、二度、高度窦房传导阻滞和三度窦房传导阻滞[3]。

一度窦房传导阻滞：由于体表心电图不能直接记录到窦房结激动电位，因此无法直接测定窦房传导时间，只能根据窦性 P 波的节律改变，间接地推测窦房传导障碍情况。一度窦房传导阻滞是指窦性激动在窦房交接区中传导速度较正常减慢，但每次激动均能传导至心房，产生窦性 P 波，其 PP 间期无改变，与正常窦性心律完全一样。因此，单纯性一度窦房传导阻滞在体表心电图无法诊断。

二度窦房传导阻滞：心电图可根据 PP 间期变化的规律诊断二度窦房传导阻滞。二度Ⅰ型窦房传导阻滞心电图上 PP 间期逐渐缩短，最短的 PP 间期后 PP 间期突然延长，最长的 PP 间期短于任何两个 PP 间期之和（图 2-2-2）。

二度Ⅱ型窦房传导阻滞心电图上出现无 P 波和 QRS 波的长间歇，长的 PP 间期为短的 PP 间期的简单倍数（图 2-2-3）。严重的二度Ⅱ型窦房传导阻滞需与窦性静止鉴别，后者长的 PP 间期不等于窦性 PP 间期的倍数而与前者不同。窦房传导阻滞可以为窦房结功能不良的表现之一，应警惕除外之。

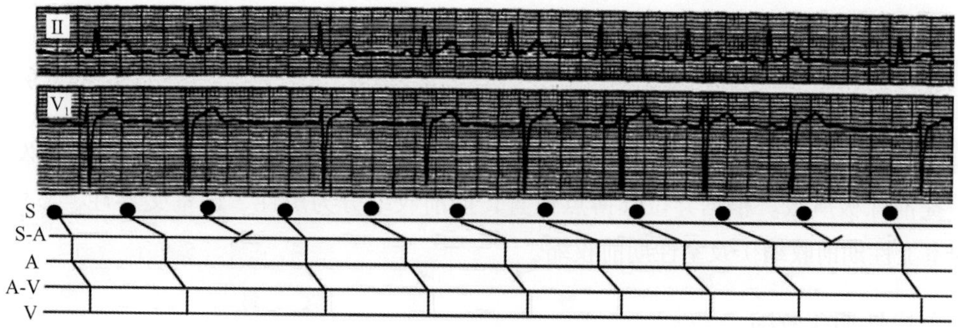

图 2-2-2　二度Ⅰ型窦房传导阻滞心电图及梯形图

S 行：窦房结起搏频率；S-A 行：窦房结向心房传导；A 行：心房激动（体表心电图 P 波）；A-V 行：房室结内传导；V 行：心室激动。从梯形图可知，S 行窦房结激动节律规整，但 S-A 行窦房结向心房传导时间逐渐延长（斜率逐渐增加），在第 3、10 个窦房结激动时，未下传至心房，A 行显示心房无激动（体表心电图 P 波消失）。在体表心电图显示 PP 间期突然延长，在 PP 间期突然延长之前的 PP 间期逐渐缩短。如同二度Ⅰ型房室传导阻滞，RR 间期逐渐缩短，间断脱落 1 个 QRS 波；二度Ⅰ型窦房传导阻滞表现为 PP 间期逐渐缩短，间断脱落 1 个 P 波

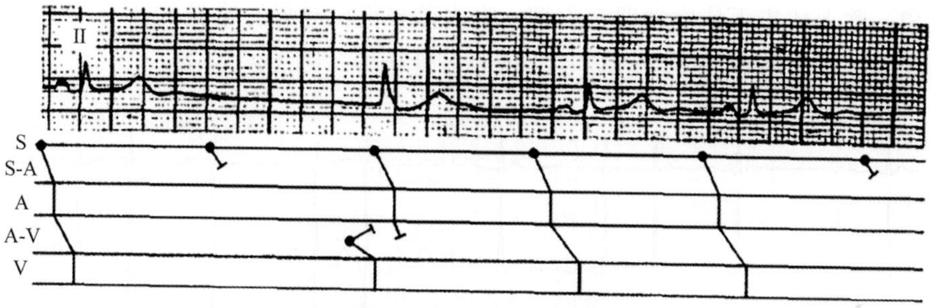

图 2-2-3　二度Ⅱ型窦房传导阻滞心电图及梯形图

S 行：窦房结激动；S-A 行：窦房结向心房传导；A 行：心房激动（体表心电图 P 波）；A-V 行：房室结内传导；V 行：心室激动。S 行示：窦房结激动时间规整；S-A 示：窦房结向心房传导时间基本一致，无明显延长（斜率无变化）；A 行示：第 2、6 窦房结激动未下传到心房（体表心电图 P 波消失）。第 2 个 QRS 波为房室结激动，下传心室，正常窦性下传在房室结被干扰，未下传。如同二度Ⅱ型房室传导阻滞，PR 间期无明显延长，间断脱落 1 个 QRS 波。二度Ⅱ型窦房传导阻滞则表现为规律的 PP 间期，出现 1 个长 PP 间期，约是正常短 PP 间期的 2 倍

（五）窦性静止（窦性停搏）

由于窦房结暂时的未能发放激动，心电图有一段时间无 P 波可见（图 2-2-4）。窦性静止可以为病态窦房结综合征及心脏病的表现，有病理意义。少数见于迷走神经张力增高。

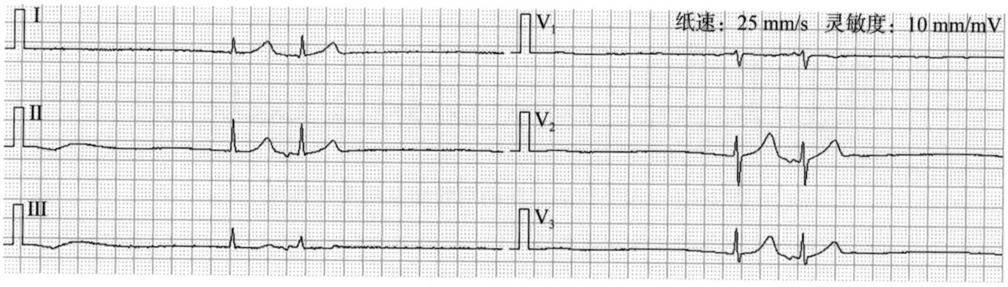

图 2-2-4　窦性静止

第 1 个为交界性逸搏心律，第 2 个为房性心律，然后出现 1 个长间歇，为窦性停搏

二、期前收缩

期前收缩（曾称早搏）是由于心脏异位起搏点比主导节律（通常是窦性心律）提前发生激动，引起心脏提前除极所致。根据异位起搏点位置，期前收缩分为房性、房室交界性、窦性（以上 3 种统称为室上性期前收缩）及室性期前收缩。

（一）房性期前收缩

房性期前收缩为激动起源于心房的期前收缩。心电图表现：①提前出现的房性异位 P′ 波；② QRS 波形态多与窦性 QRS 波相同。当伴有室内差异传导时 QRS 波变异。过早出现的房性期前收缩其后无 QRS 波（未下传的房性期前收缩）；③代偿间歇多为不完全性（图 2-2-5）。当心房内存在多个起搏点时，心电图上异位 P′ 波形态多样在 3 种以上。联律间期及 P′R 间期不等，称为多源性房性期前收缩或紊乱性房性心律，可为心房纤颤的先兆。过早发生的房性期前收缩常伴随各种干扰现象，除上述未下传房性期前收缩、室内差异性传导外，常见的还有不完全性房室干扰所致的 P′R 间期延长（图 2-2-6）、房室交界区隐匿性传导（图 2-2-7）等。

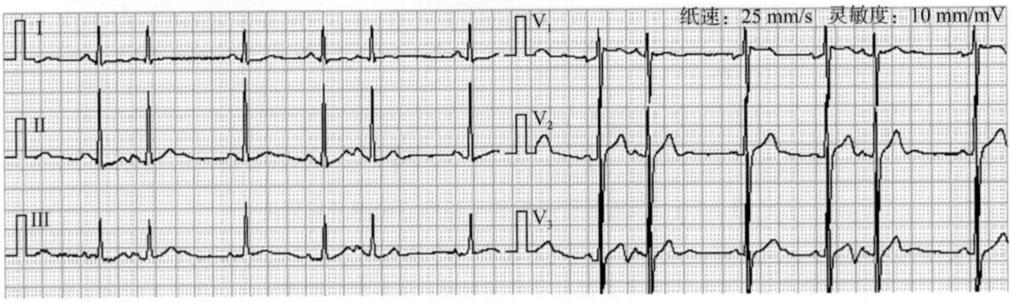

图 2-2-5 房性期前收缩

第 2、5 个 QRS 提早出现，其前有 P′ 波，其形态与 P 波略有不同，P′R 间期 0.13 s，有不完全代偿间歇

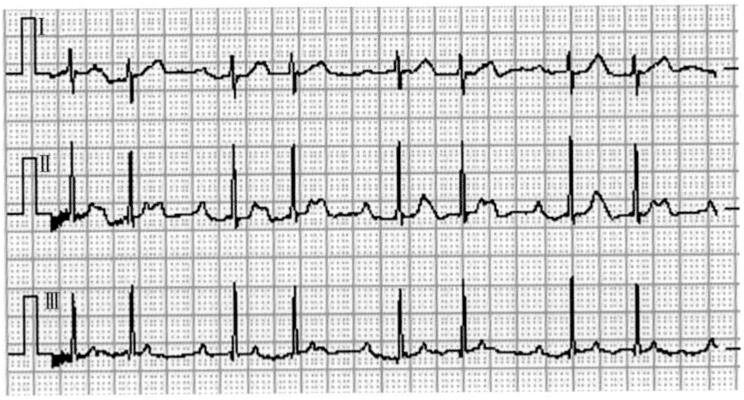

图 2-2-6 未下传的房性期前收缩及隐匿性传导

第 2、4、6 个 QRS 波后有未下传的房性期前收缩（P′），P′ 融合在 T 波上；第 2、4、6 个 QRS 波后连续 2 个 P′ 波，第 1 个为隐匿传导，致使第 2 个 P′ 下传缓慢，P′R 间期延长

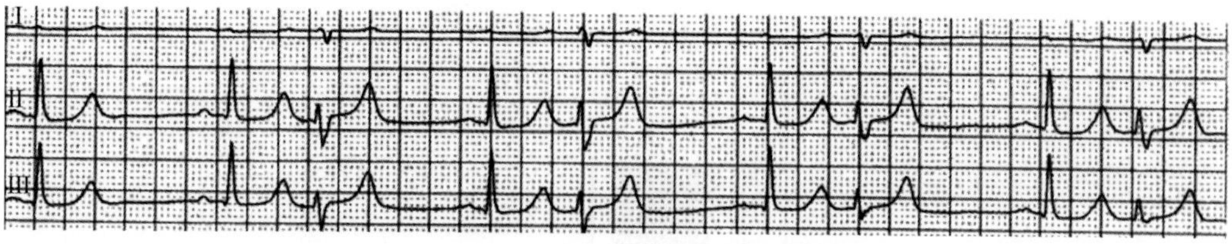

图 2-2-7 房性期前收缩伴干扰性 P′R 间期延长

第 3、5、7、9 个均为房性期前收缩，P′ 波隐藏在 T 波上，P′R 间期明显延长

（二）房室交界性期前收缩

激动起源于房室交界区。心电图表现：①提前出现的 QRS 波的形态多与窦性相同；②期前收缩的 P′ 波为逆行性（Ⅱ、Ⅲ、aVF 倒置，Ⅰ、aVR 直立）。P′R 间期比窦性 PR 间期短，小儿≤ 0.10 s。如 P′ 波出现在 QRS 波后，则 RP′ 间期＜ 0.20 s，也可能 QRS 波前后均无 P′ 波（图 2-2-8）；③多为完全代偿间歇。舒张早期的交界性期前收缩可在交界区与窦性激动发生干扰而不能下传至心室，心电图上只有逆行 P′ 波而无 QRS 波，应注意与未下传的房性期前收缩鉴别。当交界性期前收缩前向传导与逆向传导均发生房室完全性干扰时，心电图看不见期前收缩，但其后的窦性激动受到意外干扰（如窦性 P 波不下传、PR 间期延长等），提示隐匿性交界性期前收缩存在（图 2-2-9）。交界性期前收缩的激动如在交界区发生折返，则形成交界性反复搏动，心电图表现为 QRS- 逆行 P′ 波 -QRS 的图形：①第 1 个 QRS 波为交界性期前收缩；②期前收缩后有逆行 P′ 波，RP′ 间期＞ 0.20 s；③两个 QRS 波间距在 0.50 s 左右。房室交界性反复心律产生示意图见图 2-2-10。

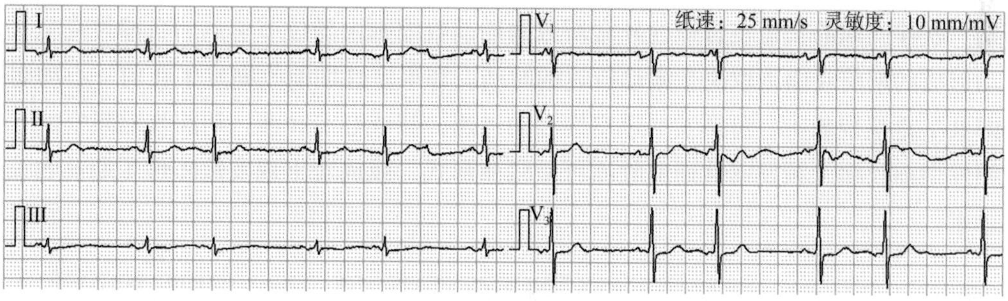

图 2-2-8 房室交界性期前收缩（无逆行 P 波）

第 3 个为交界性期前收缩，Ⅰ导联上第 3 个 P′ 倒置，V_1 导联 P′ 直立，但 P′R 间期较短，＜ 0.12 s，因此考虑为交界性期前收缩

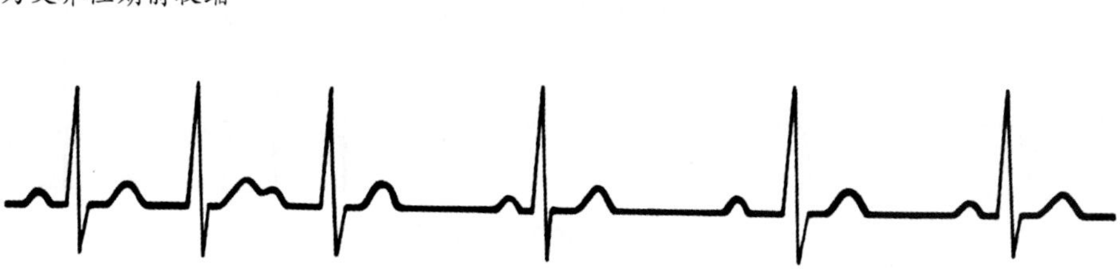

图 2-2-9 隐匿性房室交界性期前收缩示意图

第 3、5 个 PR 间期延长，第 2 个 QRS 波为交界性期前收缩，第 4、5 个 QRS 波间有隐匿性房室交界性期前收缩引起房室干扰所致

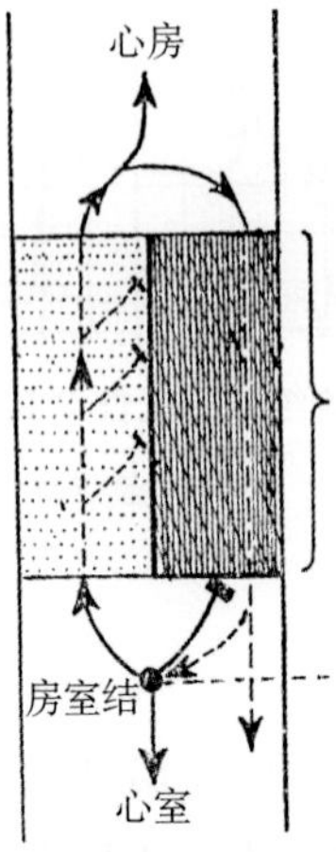

图 2-2-10　房室交界性反复心律示意图

房室结激动经房室结逆传通路传导时，同时激动房室结前传通路，造成前传通路部分除极，当逆传心房的激动再次经过房室结前传通路时，由于其部分除极，造成传导减慢，体表心电图表现为 PR 间期延长

（三）室性期前收缩

为起源于心室的异位起搏点引起的期前收缩。心电图表现：①提前出现的 QRS 波，其前无异位 P 波；② QRS 波宽大畸形，时间延长，婴儿＞ 0.08 s，儿童＞ 0.10 s；③有完全代偿间歇；④ T 波与 QRS 波的主波方向相反（图 2-2-11）。心室不同部位的起搏点，产生的 QRS 波形态不同，起源于右心室的期前收缩的 QRS 波形态似左束支传导阻滞图形；起源于左心室的期前收缩的 QRS 波呈右束支传导阻滞图形（图 2-2-12）。室性期前收缩的 QRS 波与前面的窦性 QRS 波的间距称为联律间期。联律间期的长短在自律性异常所致的期前收缩则由异位节奏点的自律性高低决定，在折返激动形成的期前收缩则取决于激动折返的时间。如果室性期前收缩发生在前一心动周期 T 波顶峰（即 R-T 重叠现象），可诱发严重室性心动过速，甚或心室纤颤。期前收缩频率≥ 6 次 /min 者称为频发期前收缩。频发室性期前收缩可呈联律形式，或成对出现及短阵性（期前收缩性）室性心动过速。

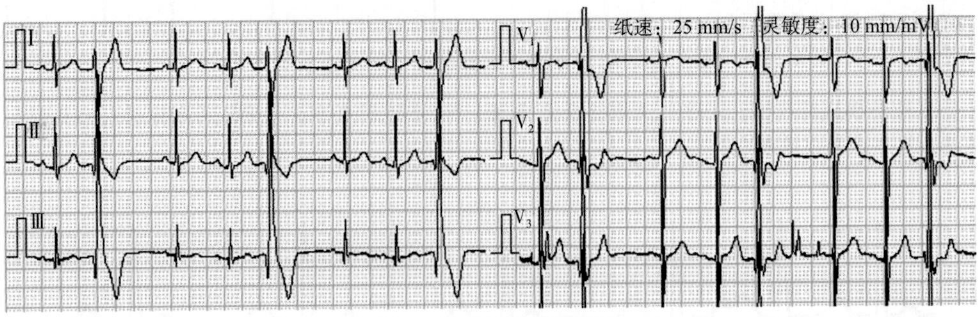

图 2-2-11　室性期前收缩

第 2、5、8 个 QRS 波均为提早出现，其前无 P 波，伴继发性 ST 改变，代偿间期是完全的

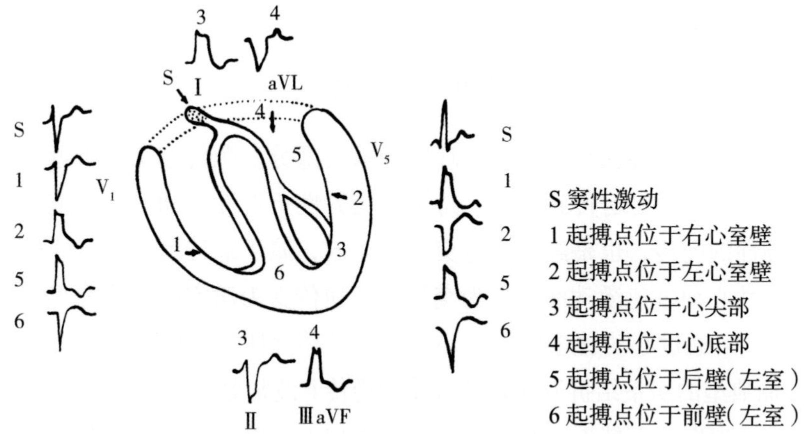

图 2-2-12 不同部位起搏点的室性期前收缩 QRS 波的形态示意图

心室异位起搏点如果在位置 1，则激动由右室向左室传导，V_1 导联则主波向下，呈左束支阻滞图形；如果起搏点在位置 2，则激动由左室向右室传导，V_1 导联主波向上，呈右束支阻滞图形

三、心动过速

心动过速包括窦性心动过速及异位性心动过速，前者已于前面予以简述。心动过速的电生理原理将会在有关章节充分讨论，本节只简述一些重要的机制、心电图的识别与鉴别诊断。

折返激动是心动过速最常见的产生机制，可发生在窦房结、心房内、房室交界区、房室间及心室内，其共同的特征是适时的起搏刺激可以诱发和终止心动过速。例如在心动过速间歇期进行程序控制调搏试验，予以适时的期前刺激可使折返环路中的两条径路出现明显的电生理差异，促成折返激动条件形成而诱发心动过速发作。在心动过速发作中，予以期前刺激正恰值折返环路的可激动间隙，使在折返环路中运行的激动不能再应激而中断折返。此型心动过速在临床及心电图上表现为突发突止的特点，呈阵发性发作。同一折返途径和传导速度所引起的心动过速的频率相同并节律匀齐，异位自律性心动过速是由窦房结以外的异位起搏点自律性增强发出激动而形成。期外的起搏刺激不会影响其发作及终止。此型心动过速发作时频率常逐渐由慢变快（温热现象），终止时也非突然。发作时频率快慢依异位起搏点自律性的高低决定，也可有逐渐变化的表现。触发活动引起的自律性心动过速可与上述机制交错发生，其频率常较高。

心动过速的心电图鉴别诊断可重点从分析 QRS 波形态及房室传导方式两个方面着手考虑。与正常窦性 QRS 波相同的 QRS 波，表明激动在心室内是经过正常传导系统（房室交界区、希氏束、浦肯野纤维）传导。如果 QRS 波增宽则为异常的心室除极顺序所形成，其原因见于原有的束支传导阻滞、室内正常传导系统的差异性传导、心室提前激动或心室除极延迟所致。房室传导方式即是心房与心室间的传导关系。如果在一帖心电图上所有的 QRS 波均伴有 P 波，则表明为 1∶1 的房室传导，但应进一步分析确定是房室传导还是室房传导。这需要通过仔细测量在心动过速起始发作和终止时，P 波与 QRS 波发生时间及形态，再做推理性分析。当心房和心室均各自激动时，房室传导方式可呈现心房激动（P 波）与心室激动（QRS 波），在传导上可完全相关，或不同的间歇性相关，或两者完全不相关（完全性房室脱节）的 3 种方式[4]。根据对 QRS 波形态及房室传导方式的判断，心动过速的鉴别诊断可参考表 2-2-2。

（一）正常 QRS 波伴 1∶1 房室传导的心动过速

这类心动过速中房室交界区是参与折返环路的重要部分。顺传型房室折返性心动过速中，激动通过交界区（前传支）由心房传到心室。持续性交界性折返性心动过速旁道通常位于后前间隔区，并有频率依赖性的前传，也是经过房室交界区完成，属于顺传型心动过速的一种特殊类型。典型的房室结折返性心动过速激动前传支为交界区，逆传支为房室结内或交界区周围区域。这两种心动过速的心电图可通过心动过速时 RP 间隔鉴别：顺传型房室折返性心动过速的 RP′ 间期短于 P′R（图 2-2-13），而典型的房室结折返性心动过速的逆传 P 波常紧跟在 QRS 波之后，有时两种重叠，较难辨识，在体表心电图上可能看不见 P 波（图 2-2-14）。但如果此时与窦律时的心电图比较，会发现窦律心电图Ⅱ、Ⅲ、aVF 导联 QRS 的 S 波较小，V_1 导联无小 r 波，可以知道心动过速发作时 QRS 波可能隐含 1 个逆传 P 波。其他类型的心动过速如心房扑动和房性心动过速可能存在 1∶1 房室传导，这种房室传导在下面讨论（表 2-2-2）。

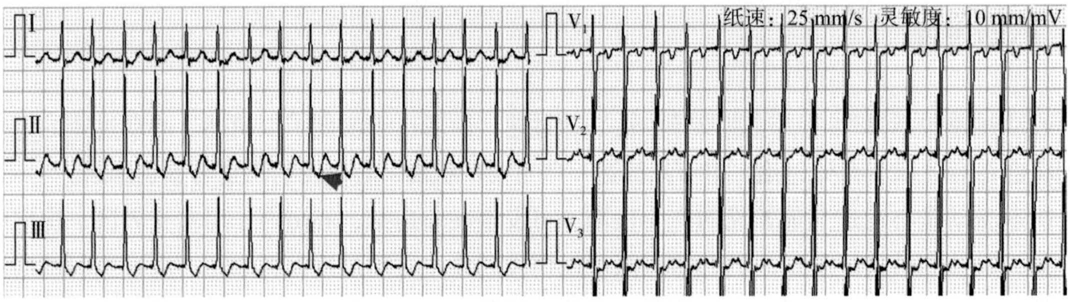

图 2-2-13　房室折返性心动过速

箭头所指为逆传 P 波，RP′一般＞ 40 ms，RP′＜ P′R，在Ⅱ、Ⅲ、aVF 导联逆传 P 波较明显，考虑为房室折返性心动过速

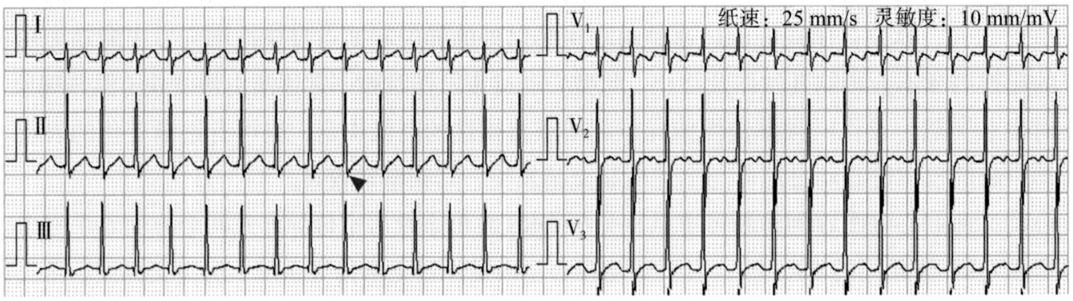

图 2-2-14　房室结折返性心动过速

箭头所指为逆传 P 波，紧跟在 QRS 波后，Ⅱ、Ⅲ、aVF 导联表现为 S 波较深，V_1 导联表现为 QRSr 波，其中 r 波其实是和 QRS 波融合的逆传 P 波

表 2-2-2　根据 QRS 波形态和房室传导对心动过速的鉴别诊断

QRS 波	1∶1 房室传导	不同的房室传导
正常 QRS 波	顺传型环形运动性心动过速（ORT） 持续性交界区反复性心动过速（PJRT） 房室结折返性心动过速（AVNRT）	窦房结折返性心动过速 心房内折返性心动过速（IART） 包括心房扑动（AF）、心房纤颤（Af）、窦性心动过速、异位房性心动过速（EAT）、多源性房性心动过速（MAT）、交界性异位心动过速（JET）
宽的 QRS 波	心动过速伴单束支传导阻滞 逆传型环形运动性心动过速（ART） 起搏治疗心动过速	所有类型的心动过速伴有双束支传导阻滞 心房扑动、心房纤颤和预激综合征 室性心动过速（VT） 结室性心动过速

（二）正常 QRS 波伴有不同传导的心动过速

这个范畴经常涉及房内折返性心动过速和房性或房室交界区异位自律性心动过速。这类心动过速的共同特点是房室交界区只提供由心房到心室的传导，而没有直接参与心动过速，因此心室率不仅由心房率决定而且也由房室交界的传导特性所决定。例如房内折返性心动过速可伴有房室干扰或房室阻滞（图 2-2-15）。窦性心动过速和窦房结折返性心动过速是房性自律性心动过速及房内折返的一种特殊形式，它们共同的心电图特征是每个 QRS 波前均有正常的 P 波，前者窦房结是“异位”点，而后者窦房结参与折返环路。其他类型的心房内折返性心动过速的 P 波大小及电轴可有不同，这取决于折返环路的途径和方向特性。这种类型的心动过速常见于先天性心脏病术后患者（例如 Fontan 操作）。典型的心房扑动是房内折返性心动过速的特殊类型，心电图房率达 250 ~ 350 次 /min 并呈特征性的锯齿样地扑动波（F 波）（Ⅱ、Ⅲ、aVF）（图 2-2-16）。心房纤颤可能是由于心房内多个小的和不同的折返环所致，心电图上 P 波消失，代之为纤细、零乱、快速和形态不同的颤动波（f 波）伴 RR 不齐（图 2-2-17）。

在儿童包括房性异位性心动过速（图 2-2-18）、交界性心动过速（希氏束心动过速）（图 2-2-19）和多源性或紊乱性房性心动过速在内的异常自律性心动过速较成人多见。异位性 P 波能否在心电图上显示主要取决于异位起搏点的位置及有时与不同的房室传导状态有关。最常见的是心脏外科术后早期出现一过性的心律失常。

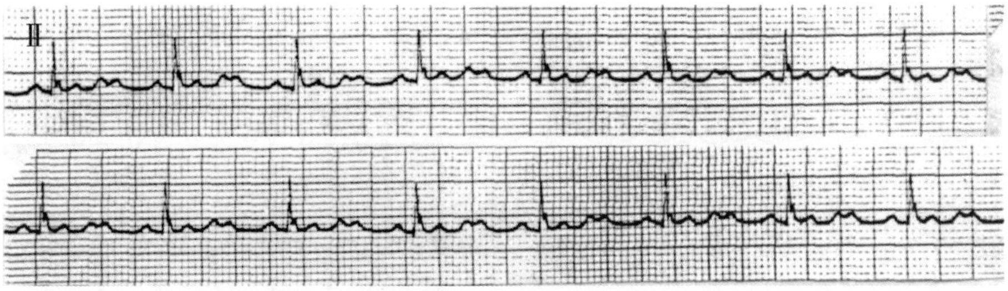

图 2-2-15　心房折返性心动过速合并 3∶1 房室下传

P′ 波直立，P′P′ 间期匀齐，频率 250 次 /min，QRS 波正常，3∶1 房室传导

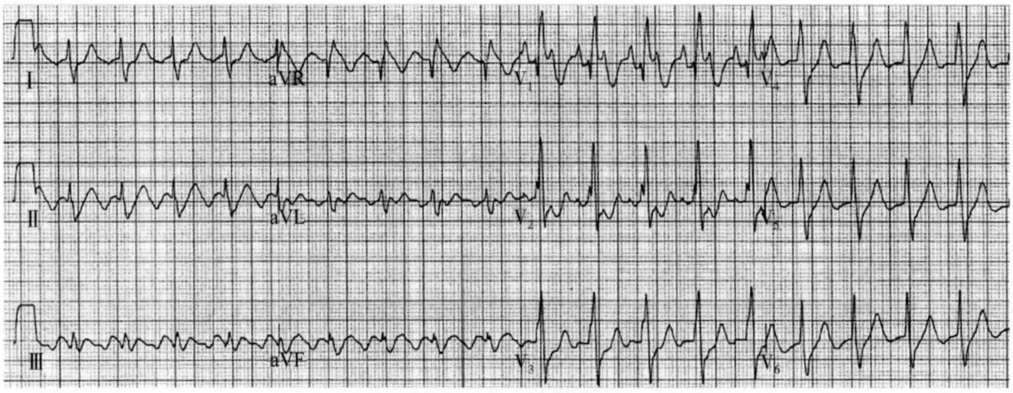

图 2-2-16　心房扑动

典型心房扑动在Ⅱ、Ⅲ、aVF 和 V_1 导联可见到锯齿样 F 波，此心电图呈 2∶1 房室下传

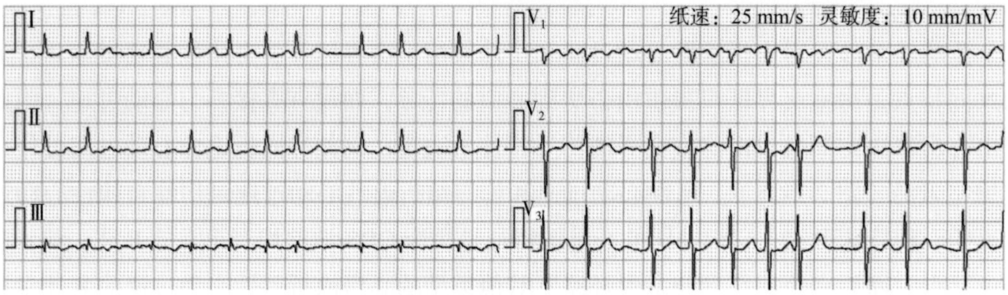

图 2-2-17　心房纤颤

在Ⅱ、Ⅲ和 V_1 导联见 F 波，QRS 波绝对不规则

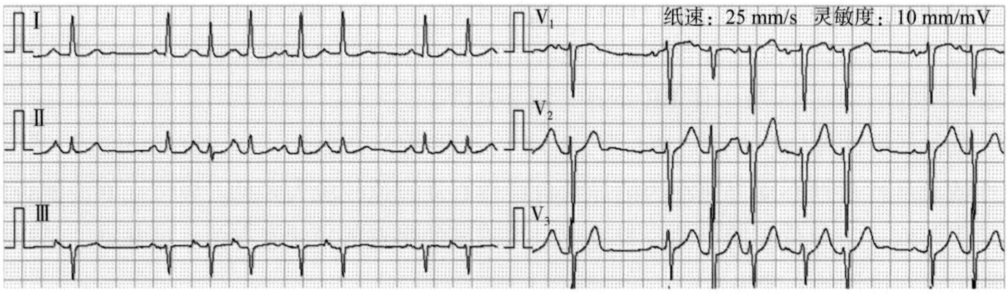

图 2-2-18　房性心动过速

连续＞ 3 个异位房性心律，QRS 波前有 P 波，P 波形态各异，与窦性 P 波不同

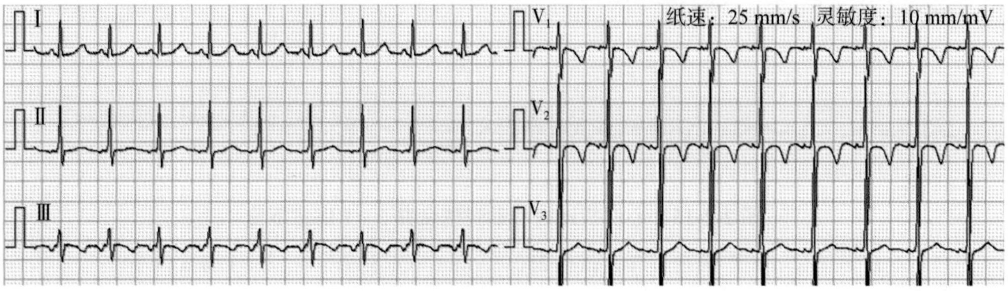

图 2-2-19　交界性心动过速

Ⅱ、Ⅲ导联 P 波倒置，考虑心房起搏位点较低，而 P′R ＜ 120 ms，考虑起搏点位于房室交界处

（三）宽的 QRS 波伴有 1:1 房室传导的心动过速

理论上讲表 2-2-2 中介绍的各种类型的心动过速均可以有 QRS 波增宽。当室上性激动传入心室时，如正值束支及其分支的不应期则其传导途径发生改变，即开始先沿着不应期恢复较快的一侧束支下传，再沿另侧传导系统下传，心电图上出现束支传导阻滞（图 2-2-20），分支或室内传导阻滞图形，QRS 波为宽大畸形，又称室内差异传导。室内差异传导多为快频率依赖性的激动，到达越早，传导系统越处于不应期的早期，阻滞程度越明显。因此室内差异传导可以是一过性的或在快心率（心动过速）时发生。少数情况也可在长心动周期后舒张期除极所引起的膜电位降低时出现激动传导延迟或阻滞。室内差异传导也是一种生理性室内阻滞。

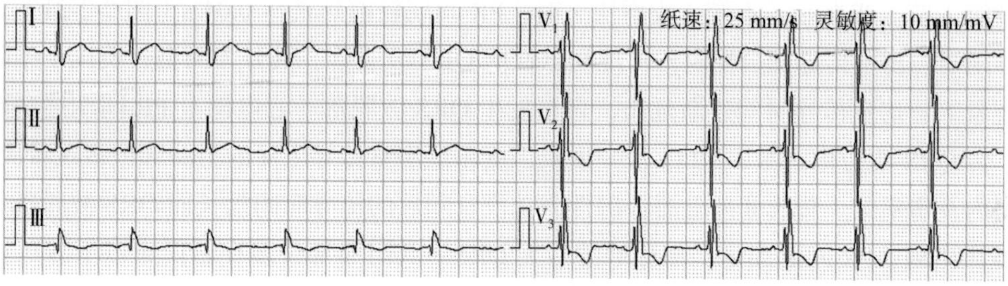

图 2-2-20　右束支传导阻滞

V_1 导联呈 RSr′，考虑右束支传导阻滞，其时限＞ 120 ms，考虑为完全性右束支传导阻滞

宽 QRS 的心动过速见于附加旁道作为折返环前传支，而正常传导系统或另外的附加旁道作为逆传支的心室预激（逆传型环形运动性心动过速）。最常见的是窦性心律时心房到心室的前向传导，是经过旁道的室上性心动过速。室性心动过速时虽然室房阻滞常见，但偶尔也会发生 1∶1 房室传导。

（四）宽 QRS 伴不同的房室传导

虽然异常自律性心动过速伴宽 QRS 不多见，但房性折返性心动过速、心房异位自律性及结性异位性心动过速合并束支阻滞时均可出现宽 QRS 波。预激综合征合并心房扑动和心房纤颤时，当心房到心室的前向传导经过附加旁道而产生的宽 QRS 心动过速。其虽不常见，但仍是一种重要的类型。这是因为房性激动通过旁路传导，由于旁道不应期短，又不发生传导延迟，以至更多的心房激动下传，比正常通过房室交界区下传要引起更快的室率。发作时 QRS 宽，有预激波，心率极快可≥ 300 次 /min，具有引起心室纤颤的危险。房室脱节时，心房不是房室传导的参与者，这种心动过速有两种类型：一种为室性心动过速，另一种是经由房室结到心室的附加旁路作前传支的结室心动过速。在体表心电图上，P 波与 QRS 波无传导关系。这两种类型的心动过速，如激动是通过房室结逆传时会出现间歇性 1∶1 房室传导。

（五）心动过缓

心动过缓主要包括窦性心动过缓及窦房结功能不良。单纯窦性心动过缓儿科较少见，心电图诊断时必须按患者年龄计算（详见前述）。窦房结功能不良的心电图诊断以缓慢的不规则的窦性心律、长的窦性静止、窦房传导阻滞及房性或交界性逸搏为特征，对运动心率反应差。当并发异位快速心律失常（如室上性心动过速、心房扑动、心房纤颤）时，又称为慢快综合征。病态窦房结综合征为心电图诊断名词，其主要的病变不仅限于窦房结，还累及心房传导性和反应性的异常，甚至累及整个心脏传导系统，见于器质性心脏病（病态窦房结综合征的详细论述请见有关章节）。

四、传导异常

（一）房室传导阻滞

房室传导阻滞是由于房室传导系统不应期延长所引起的传导障碍。依阻滞程度分为 3 型：①一度房室传导阻滞：房室传导时间延长，心电图上 PR 间期超越该年龄和心率的高限（正常值见第二章第 1 节）或在心率不变（或增快）时，PR 间期较前延长＞ 0.04 s（图 2-2-21）。②二度房室传导阻滞：房室传导部分受阻，出现间歇性的 QRS 波脱落。其分为两型，莫氏Ⅰ型阻滞（又称文氏现象）：房室传导时间逐渐延长，直至发生 QRS 波脱落。心电图上 PR 间期逐渐延长，直到不能下传 QRS 波为止（图 2-2-22）。一度及二度Ⅰ型房室传导阻滞的阻滞部位多在希氏束以上，即于心房内及房室结。莫氏Ⅱ型阻滞：房性激动没有随后的传导时间延长而 QRS 波脱落。心电图上 P 波规律出现，PR 间期固定，部分 P 波后无 QRS。其阻滞部位多在希氏束以下并可进展为三度房室传导阻滞（图 2-2-23）。③三度房室传导阻滞（完全性房室传导阻滞）：由于心房与心室间电传导的完全中断，房性激动均不能下传，心室激动由阻滞部位以下的次级起搏点起搏。心电图上 P 波与 QRS 波各自规律出现，但相互无传导关系。房率＞室率。次级起搏点在靠近传导系统希氏束时，心电图出现正常形态 QRS 的逸搏心律（图 2-2-24）。起搏点在希氏束以下，则 QRS 波宽大畸形，频率通常在 50 次 /min 左右，先天性孤立性完全房室传导阻滞在儿科并不少见，其阻滞多高于希氏束，心室激动起搏的频率较快，室率可＞ 60 次 /min。青少年期以前很少有症状。

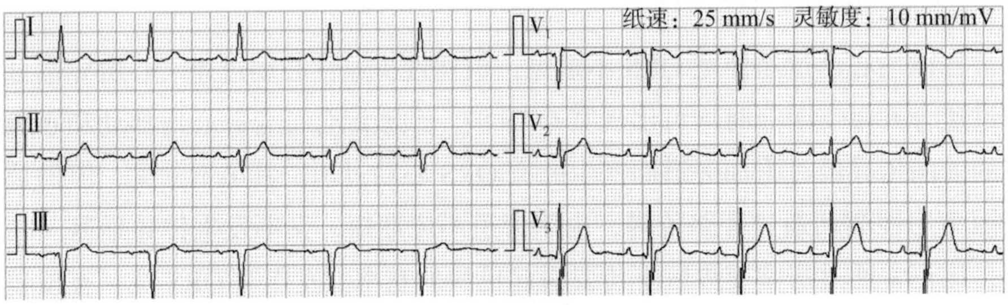

图 2-2-21　一度房室传导阻滞

PR 间期延长，＞ 200 ms，P 波后均跟随 QRS 波，称为一度房室传导阻滞

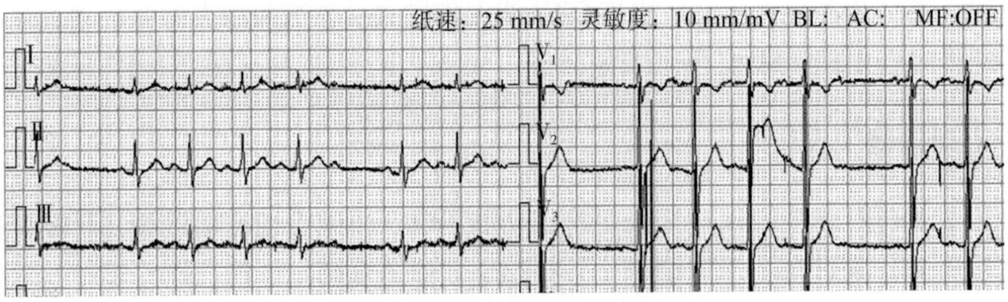

图 2-2-22　二度Ⅰ型房室传导阻滞

PR 间期逐渐延长，RR 间期逐渐缩短，间断脱落 1 个 QRS 波，称为二度Ⅰ型房室传导阻滞

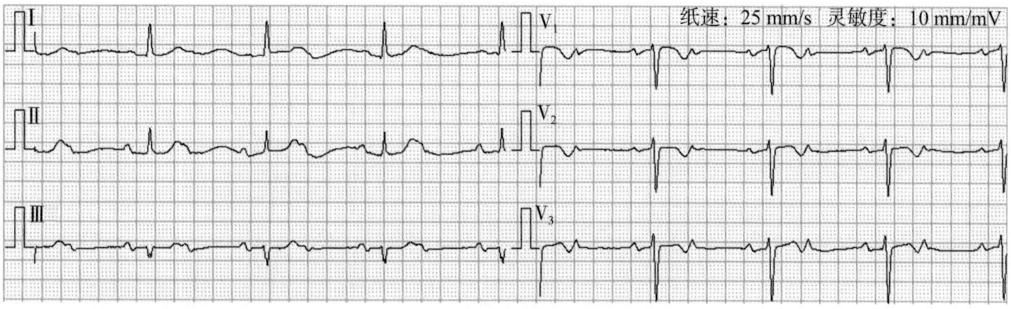

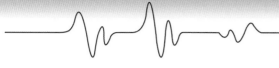

图 2-2-23　二度Ⅱ型房室传导阻滞

V_3 导联上，第 2、4、6、8 个 P 波，其 PR 间期无明显延长，随后的 P 波（隐藏在 T 波上，胸导联 P 波清晰可见）后无跟随的 QRS 波，表现为 2:1 下传，称为二度Ⅱ型房室传导阻滞

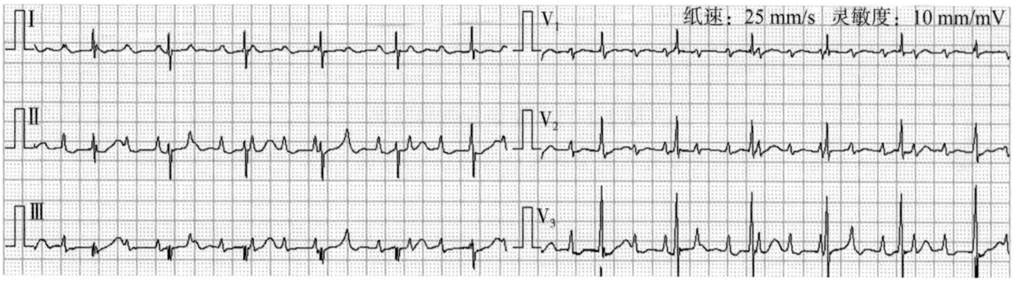

图 2-2-24　三度房室传导阻滞

心房率 150 次 /min，室率 78 次 /min。PP 间期固定，RR 间期固定，P 与 QRS 波无传导关系，QRS 时限及形态正常

（二）束支传导阻滞和室内传导延迟

此种传导障碍的共同特点是激动在心室内传导迟缓，心电图 QRS 波时间延长。束支传导阻滞是由于激动在束支内传导延迟，心室激动不能正常地经左、右束支抵达两侧心室内膜，使室间隔及心室壁的除极顺序改变，心电图上 QRS 波形态异常。左束支阻滞时 V_5 导联 QRS 波顶端粗钝或挫折，V_1 导联呈宽大粗钝且较深的 S 波，电轴可以左偏（图 2-2-25）。左束支分支传导阻滞包括左前分支传导阻滞及左后分支传导阻滞。左前分支传导阻滞心电图特征：① QRS 电轴重度左偏 $-90° \sim -30°$；②Ⅰ、aVL 导联呈 qR 形，$R_{aVL} > R_{Ⅰ}$，R_{aVR}、$R_{Ⅱ}$、$R_{Ⅲ}$、R_{aVF} 呈 rS 型，$S_{Ⅲ} > S_{Ⅱ}$；③ QRS 波时间轻度延长。左后分支阻滞心电图特征有 QRS 电轴右偏，可＞ 120°；Ⅰ、aVL 导联呈 rS 型，Ⅱ、Ⅲ、aVF 导联呈 qR 型。右束支阻滞心电图图形为 QRS 波在 V_1、V_2 导联主波为 R 波（或 rsR' 形），V_5、V_6 导联 S 波粗钝，常有心电轴右偏（图 2-2-26）。双侧束支阻滞指右束支阻滞合并左束支或其分支传导阻滞，也见于一侧束支传导阻滞合并不完全房室传导阻滞。室内传导阻滞在心电图上 QRS 波时间增宽，而没有明确的束支传导阻滞图形或其他传导阻滞图形，其阻滞部位难以确定。左束支传导阻滞的临床意义比右束支传导阻滞大，多表明心脏病变范围较广。持久性束支传导阻滞多属于器质性病变。双侧束支传导阻滞可发展成完全性房室传导阻滞。

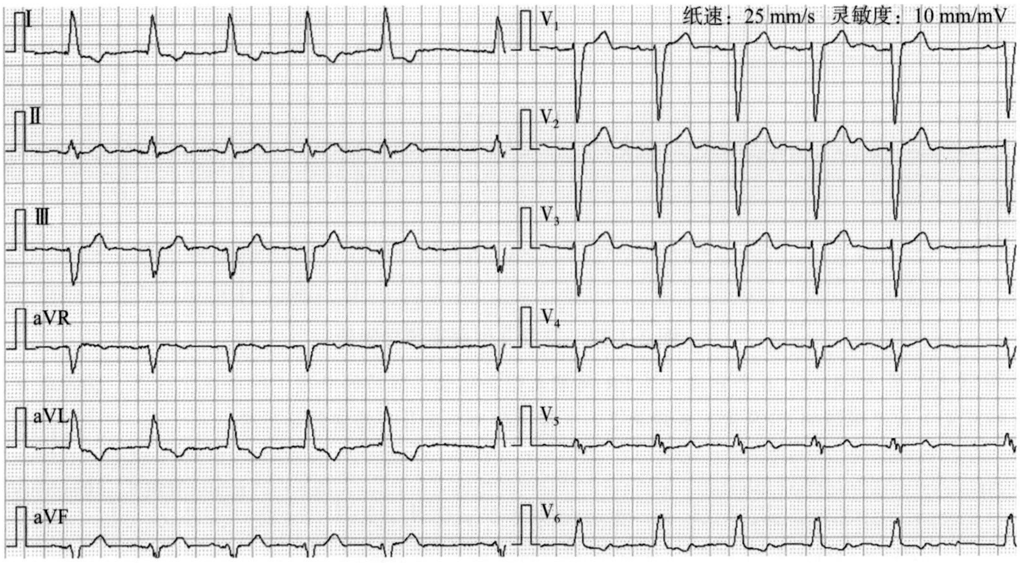

图 2-2-25 左束支传导阻滞

电轴左偏，V_1 导联呈宽大粗钝且较深的 S 波，V_5 导联 QRS 波顶端粗钝或挫折

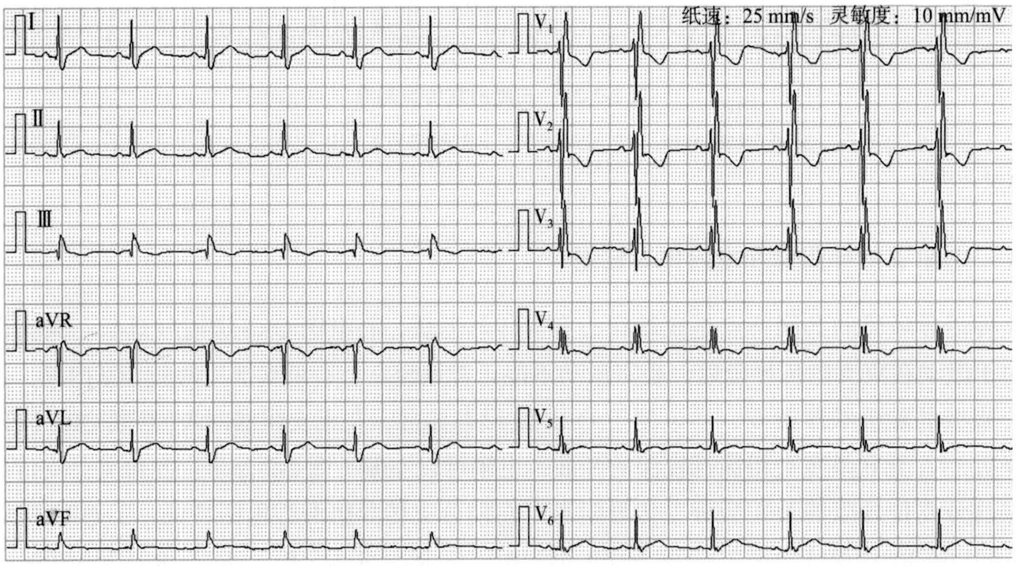

图 2-2-26 右束支传导阻滞

V_1、V_2 导联主波为 R 波（或 rsR′形），V_5、V_6 导联 S 波粗钝，可有心电轴右偏，也可正常

（三）预激综合征

预激综合征指房室间存在异常传导的附加束（旁道）。心室可以接受通过附加束更加迅速下传的激动，使部分心室肌预先应激，并同时接受通过正常传导系统下传的激动，即心室的除极是这两条途径下传激动的融合，是小儿阵发性室上性心动过速最常见的病因之一（图 2-2-27）。

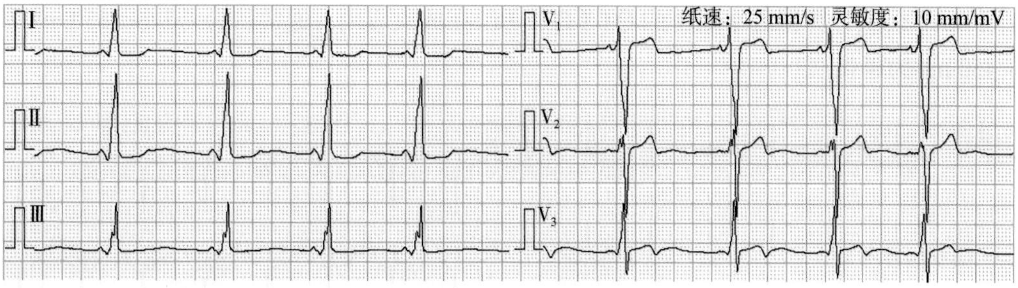

图 2-2-27　心室预激

PR 间期明显缩短，＜0.12 s，可见 δ 波（心室预激波）

五、起搏心电图

人工心脏起搏术是用起搏器发放低能量的脉冲电流刺激心脏，使其发生激动。在起搏心电图上，起搏信号（脉冲信号或刺激标记）呈针样的线条垂直于心电图基线，即表明起搏器脉冲的存在（图 2-2-28）。如起搏信号夺获心房和心室，则每个起搏信号后继以 P 波和 QRS 波。通过起搏的 P 波或 QRS 波的形态可以分析判断心脏起搏部位。心房起搏时，心电图有起搏信号和其后的心房反应波（P 波）。P 波的形态依赖起搏器电极在心房的位置而异。如房室传导呈 1∶1 时，则每个起搏的 P 波后均有 QRS 波相随。心室起搏时心电图上 QRS 波时间是延长的，形态依心室起搏器的位置而定。例如右室心尖部起搏，体表心电图上表现为左束支传导阻滞图形伴电轴左偏；左室起搏的 QRS 波呈右束支传导阻滞图形。对于安装起搏器的患者，确定并了解起搏器的存在和工作状态，对评价患者的症状（如心悸）或起搏器所致的心律失常是非常重要的。

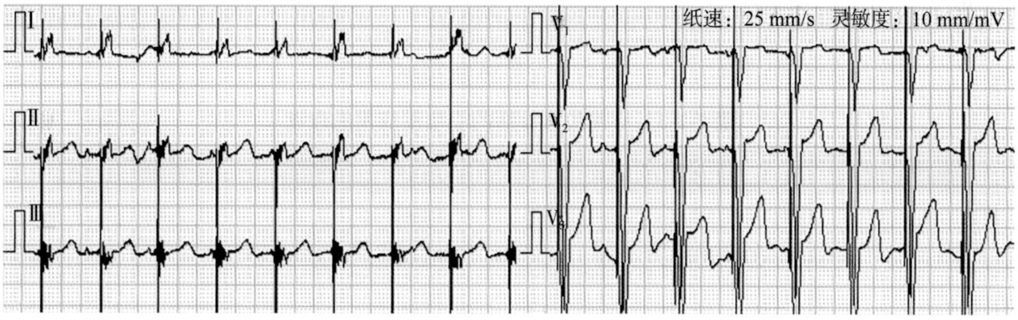

图 2-2-28　起搏心电图

心室单腔起搏，在每个 QRS 波前可见起搏信号（脉冲信号）

六、复极异常

复极异常主要为长 QT 间期。QT 间期延长的临床重要性主要取决于是否伴发长 QT 间期综合征（图 2-2-29），还是由于药物（奎尼丁、盐酸普鲁卡因酰胺、胺碘酮等），电解质紊乱（低血钾、低血镁等）等其他因素引起的。QT 间期随年龄增长而逐渐延长，并随心率增快而缩短，对小儿年龄组 QT 间期正常范围的划分尚无一致的意见。因此儿科长 QT 间期综合征的心电图诊断尚困难。应用 Baztt 公式计算依心率纠正的 QT（QTc）已在成人应用。通常认为 QTc ＜ 450 ms 为正常，QTc ＞ 450 ms 为延长。

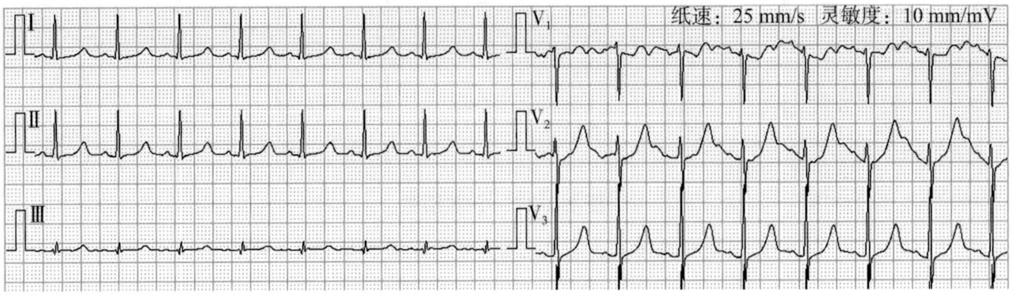

图 2-2-29　长 QT 间期综合征

QT 间期延长：456 ms，称为长 QT 间期综合征

长 QT 间期综合征伴发的心律失常心电图表现为多形性室性心动过速，多呈尖端扭转型。室性心动过速的发作常由一长间歇的搏动，心电图上可见到心动过缓及异位室性搏动伴 QT 间期延长、T 波或 U 波增宽，紧随其后的室性期前收缩诱发其发作。长 QT 间期综合征患者常有眩晕或晕厥症状，有晕厥、猝死及耳聋家族史，有猝死的危险。而心电图测量是无法预示长 QT 间期综合征患者症状及其后果的严重性。在出现多形性室性心动过速或无法解释的晕厥时应该考虑长 QT 间期综合征的可能。

七、心律失常诊断中心电图应用的建议

心电图是诊断心律失常必需的不可缺少的方法，对心电图记录的适时应用、记录的频度及不同方法的心电图应用取决于它们的可用性和医生的经验。这节提出 1 个根据患者症状或既往已存在的情况来分层次应用心电图的建议。表 2-2-3 是这些建议的概况。

表 2-2-3　心律失常诊断的心电图应用的建议

项目	常规心电图	Holter 监测	EVENT 记录	运动试验	食道心电图和起搏
急性症状	+++	—	—	—	++
间歇性症状	+	++	+++	+	++
“危险分层”	+	++	+	++	++
评价治疗效果					
药物	++	++	+	+	++
起搏器	+	+++	+++	+	—

注：“–”没用；“+”有时有用；“++”有用；“+++”很有用

有急性明显症状的患者，在就诊时主诉心悸、胸痛、眩晕等心律失常症状，最方便实用的诊断手段是首先作常规 12 导联心电图，并同时描记 1 条足够长的供分析节律用的心电图（通常为长Ⅱ导联）。经食道心电图对确定心律失常的类型，特别是对房内折返性心动过速或房室旁道折返性心动过速的诊断及急需应用临时心房起搏器控制下超速起搏终止其发作是很有用的。

许多患者在就诊时没有急性或明显的症状，但病史中有心悸、胸闷或胸痛、眩晕或头晕等症

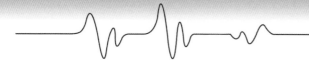

状，临床怀疑是由心律失常所致的间歇性症状。应做常规心电图检查，注意除外期前收缩、长 QT 间期及缓慢性心律失常。但由于其方法的局限性可能经常无阳性发现。为了捕捉症状发作时的心电图表现，可以根据发作的频繁程度采用电话记录的心电图或 Holter 的监测方法，这两种方法对于间歇发作或潜在心律失常的发现率均较高。直立倾斜试验已用于无法解释的头晕或晕厥的患者，可以诱发出与神经介质介导的晕厥合并出现心动过缓和低血压，以帮助诊断。此外，在心电图已证实心悸是由期前收缩引起，应注意期前收缩可能是室上性或室性心动过速发作的诱因。因此心电图记录也是在以后随访时有用的依据。在有持续性的心跳快症状的患者，食道调搏检查是十分有用的，特别是在＞ 10 岁的小儿，在这个年龄组中伴有房室附加旁路或房室结折返性心动过速，诱发成功率＞ 90%。

对已发生与心律失常相关的晕厥患者应高度重视。这类患者属特异质，有发生与心律失常有关的晕厥和猝死的潜在危险，因此，将这种情况视为“危险层”。非创伤检查最常用的是常规心电图及 Holter 监测，但在儿科尚无大组的预期和随机的以确定最终危险的研究报告。在严格监测下做运动试验也是经常应用的手段。

预激综合征患者在发生心房纤颤时具有很大的危险性。因为心房纤颤 F 波可经反应期短、传导快的附加旁路前传心室，导致室率极快并可演变为室性心动过速或心室颤动。这种情况在小儿虽然少见，但也应高度警惕之。预激综合征合并心房纤颤的附加旁路前传有效不应期与心室率相关，从最短的 RR 间期数值可间接地大致反映旁路不应期。例如经食道调搏心电图可直接测定旁路不应期，成人资料预激合并心房纤颤时最短的旁路前传支有效不应期＜ 250 ms 时有发生心室颤动的危险。在儿科预测引起猝死的短不应期的数据还没有建立。目前有学者提出有发生心室颤动危险的短不应期预测值为 200 ms。间歇性预激因旁路前传的不应期长，危险性相对较低。

长 QT 间期多伴有心动过速及室性异位心律。在发生严重室性心律失常前，常有明显的心率减慢，故可视心率减慢为一种独立的预测猝死和晕厥的指标。同样，在密切监护下运动试验也应用在疑似病例的诊断。Holter 监测可用于观察不同时间、不同生理状态下的心电图变化。

先天性房室传导阻滞的患者应用 Holter 监测可估计患儿基础的最慢、最快和平均心率，并了解和发现异位心律失常。在许多无症状的患者，Holter 监测下可发现与心律相关的症状。运动试验在评价心率对运动的反应、运动时最大心率及诱发的室性心律失常均有价值，但应在临床及实验室其他检查资料的基础上谨慎行之。

先天性心脏病术后，特别是广泛的心房内手术，如心房内阻碍术 Fontan 操作甚或是房间隔缺损修补术，在长期随访中可能发生房性心动过速、窦性心动过缓和交界性心律，这些患者有猝死的危险。Holter 监测的发现虽然不能预测确定是否有猝死的危险，但对评价心动过缓和心动过速的频率、持续时间及是否有进展和进一步解释临床症状及指导治疗有特别的帮助。运动试验对了解最大心率及怀疑病态窦房结综合征也有价值。这种患者中的大部分人在亚极量或极量工作负荷的运动中，心率是减慢的，并在房性心动过速期间的心率也是相应地、均匀地减慢。心脏外科术后（如法洛四联症修补术）的随访中，一些患者有室性心律失常，增加了意外死亡的危险，Holter 和运动试验可以揭示心脏术后患者有无心律失常，但对确定后期猝死危险尚无特异性。术后的心律失常请参阅有关章节。

特发性扩张性或肥厚性心肌病患者猝死的危险性很高，其发生原因可能是心脏停搏或稳定的室性心动过速或心房纤颤伴有快速心室反应而出现的心室颤动。Holter 监测在小儿心肌患者起多大作用还有争议，但应用在检测重复出现的心律失常上有明显优势。心肌病合并室性或室上性心律失常相当常见，但作为对猝死危险性的确定尚缺乏灵敏度和特异性。因为患者多存在心功能障碍，运动试验对这种患者有一定的危险性。而运动测试则对于揭示在休息时无心律失常患儿有帮助。急性重症感染性心肌炎起病急，病死率高，为临床急症和重症。应用常规心电图检查和心电图示波监测即可获得有诊断价值的阳性发现。常见的心律失常有快速异位心律失常（期前收缩，室上性、室性心动过速）。房室传导阻滞，ST-T 呈单向曲线表明心肌缺血或坏死，对治疗能提供有力的指导。

在应用抗心律失常药物的患者，要对抗心律失常药物或其他药物进行疗效和副作用的评价时，首先采用简单易行的体表心电图，根据不同的药物动力学特性选择心电图的描记时间及频度，测量心电图的各间期如 PR 间期、QRS 时间及 QT 间期，这些间期可以由于药物作用而改变。Holter 监测用于观察及对比用药前后心律失常的频度及性质的改变，也可发现无症状但持续存在的心律失常。动态监测也被建议作为评定筛选治疗室性异搏药物的选择手段。

人工心脏起搏器安置者常用 Holter 或短暂记录 Event 心电图来评价起搏器的功能状态和检测相关的心律失常，如窦房结功能不全伴有房性异位心律、起搏器介入性心动过速等。

（赵鹏军）

参考文献

[1] Andalaft RB. The electrocardiogram in the pediatric population in the 21st century. how to keep evolving after 135 years of the method discovery history[J]. Arq Bras Cardiol, 2022, 119: 791-792.

[2] Halasz G, Scirpa R, Perone F. Electrocardiogram interpretation in children: the key role of age, gender, and ethnicity[J]. Kardiol Pol, 2022, 80: 1185-1186.

[3] 吴祥 . 心律失常梯形图解法 [M]. 杭州 : 浙江大学出版社 , 2006: 92-97.

[4] Rijnbeek PR, Witsenburg M, Schrama E, et al. New normal limits for the paediatric electrocardiogram[J]. Eur Heart J, 2001, 22: 702-711.

第 3 节　心电图对心室预激、房性心律失常及室性心律失常的定位诊断

随着近 30 年来对预激综合征、房性心律失常及室性心律失常患者进行心内电生理检查的定位诊断和射频消融的效果，我们对心电图定位诊断的认识不断提高，通过分析体表心电图各导联 δ 波、P 波及 QRS 波极向和形态等，可分别对心室预激、房性心律失常和室性心律失常进行初步定位分析，且对导管消融进行选择和对消融风险进行预测。但是，基于儿童个体心脏发育及转位、心电图各异常成分是否完全表现等多因素的影响，体表心电图的定位具有一定的变异性，精准定位还需经心内电生理检查和导管消融确定。

一、体表心电图对心室预激的定位诊断

随着射频导管消融技术的发展，其逐渐成为治疗预激综合征的首选方法。术前根据体表心电图准确地确定旁路位置具有重要意义，可缩短标测时间，帮助选择适应证和消融途径。在显性预激综合征，QRS 波群起始 40 ms 定义为 δ 波，δ 波持续在基线以上用（+）表示；基线以下用（–）表示；在等电位线或正负双向表示为（±）（图 2-3-1）。根据窦性心律时不同导联波的极向和 QRS 波群的变化，可较准确地确定旁路的位置。

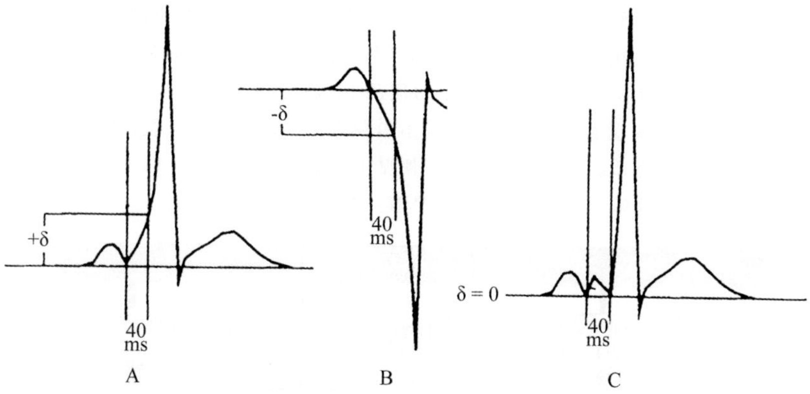

图 2-3-1　波极性判断模式图

左：δ 波正向用“+”表示；中：δ 波负向用“–”表示；右：δ 波等电位线用“±”表示

房室旁路可分布于除主动脉与二尖瓣环连接处（左右前纤维三角之间）之外的任何瓣环部位。不同部位显性房室旁路在体表心电图上表现不同，目前国内常采用以下旁路分区方法（图 2-3-2）。如在左前斜位下将房室环看作一个面对术者的钟盘，以希氏束电极为 1 点，冠状静脉窦电极为 5 点作为参考，可将右侧房室旁路（三尖瓣环）分为右前间隔（RAS，位于右侧希氏束旁，靶点图有可分辨的希氏束电位）、右中间隔（RMS，位于冠状静脉窦口上缘以上，右侧希氏束旁以下）、右后间隔（RPS，三尖瓣环 6：00 至冠状静脉窦口上缘以下）、右前侧壁（RAL，三尖瓣环 9：30 ~ 12：30）、右侧壁（RL，三尖瓣环 8：30 ~ 9：30）和右后侧壁（RPL，三尖瓣环 6：00 ~ 8：30）。以冠状静脉窦电极为参考可将左侧房室旁路（二尖瓣环）分为左前间隔（LAS，靶点图有可分辨的希氏束电位）、左中间隔（LMS，冠状静脉窦口上缘以上，左侧希氏束旁以下）、左后间隔（LPS，左侧距冠状静脉窦口< 1.5 cm 的局限区域，向上不超过冠状静脉窦上缘）、正前壁（LA，二尖瓣环正上方）、左前侧壁（LAL，二尖瓣环正侧壁以远，但不到二尖瓣环正前方）、左侧壁（LL，二尖瓣环侧壁）和左后侧壁（LPL，左后间隔与正左侧壁之间）。应注意的是，旁路沿房室环的分区主要根据 X 线影像确定，而解剖分区仅供参考。确定旁路位置时一般采用左前斜位 30° ~ 60° 透视，左前斜的角度对估计旁路位置有影响，角度是否合适主要参考希氏束电极和右室心尖部电极走向来确定，以心尖部电极指向既不偏前又不偏后为标准，即 X 线垂直于房室环所在水平。若指向前则左前斜角度过大，若指向后则左前斜角度不够。

根据窦性心律时不同导联 δ 波的极向和 QRS 波群的变化，可较准确地确定旁路的位置（图 2-3-3）。

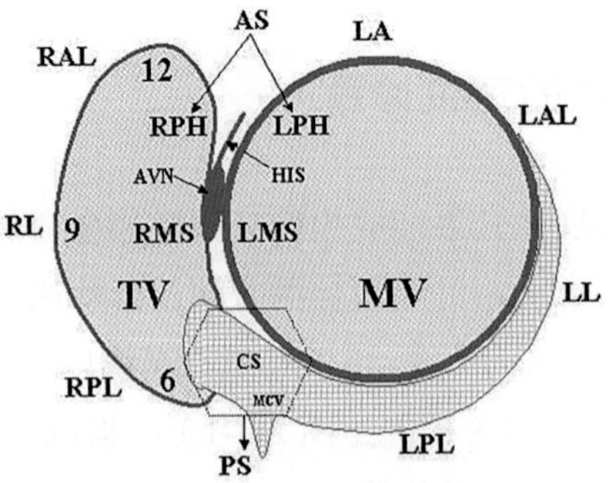

图 2-3-2　房室旁路的解剖位置

心脏左前斜观，将房室环分为间隔部、右侧游离壁、左侧游离壁。间隔部分为前间隔、中间隔、后间隔，前间隔包括右侧希氏束旁（RPH，或右前间隔 RAS）和左侧希氏束旁（LPH，或左前间隔 LAS），中间隔分为左中间隔（LMS）和右中间隔（RMS），后间隔（PS）分为右后间隔（RPS）、左后间隔（LPS）和心中静脉（MCV）。右侧游离壁自上至下依次分为右前侧壁（RAL）、正右侧壁（RL）、右后侧壁（RPL），左侧游离壁自前至后依次分为正前壁（LA）、左前侧壁（LAL）、正左侧壁（LL）、左后侧壁（LPL）。MV：二尖瓣环；TV：三尖瓣环；HIS：希氏束；AVN：房室结

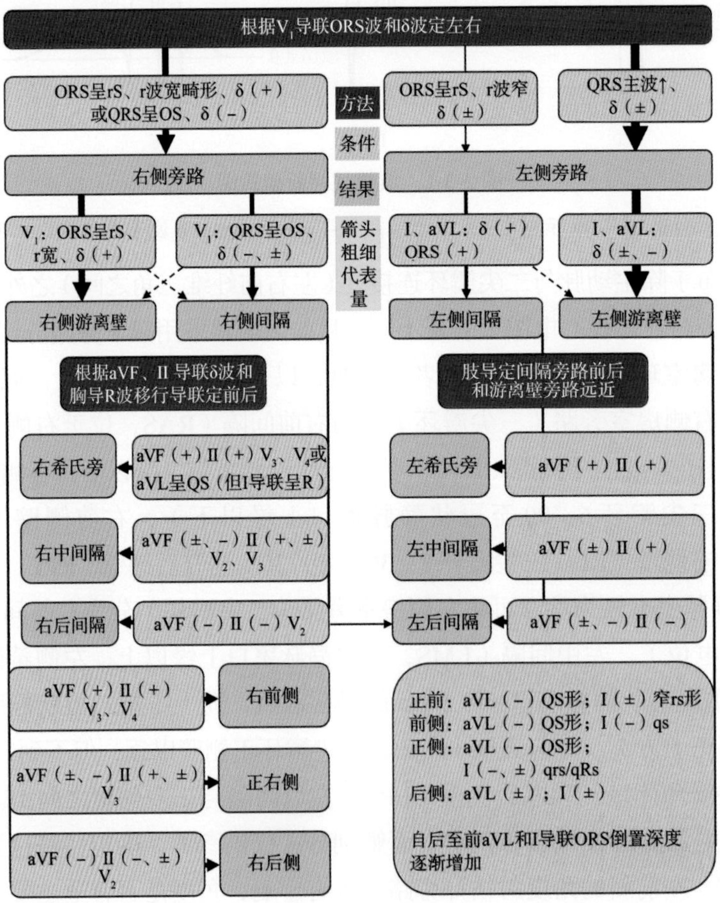

图 2-3-3　显性房室旁路窦性心律时体表心电图定位流程图

右后间隔至左后间隔有一小箭头，代表完全符合右后间隔心电图特点而成功消融部位在左后间隔；左侧游离壁旁路定位本图主要根据Ⅰ、aVL 导联波和 QRS 波形态，事实上与Ⅱ、Ⅲ、aVF 导联波和 QRS 波形态关系也较密切，越偏前的旁路Ⅱ、Ⅲ、aVF 导联波和 QRS 波越高

（胡大一，马长生 . 心律失常射频消融图谱 [M]. 2 版 . 北京：人民卫生出版社，2002: 2-3. ）

（一）左侧显性旁路

左侧显性旁路较右侧显性旁路预激程度小。V_1 导联 δ 波均为正向，且多数在 V_1 导联 R/S ＞ 1，预激程度较小时 V_1 导联 R/S ＜ 1，这时易与右侧显性旁路混淆。左侧游离壁显性旁路Ⅰ、aVL 导联 δ 波位于等电位线或倒置，左中后间隔显性旁路Ⅰ、aVL 导联 δ 波直立。但若综合考虑预激程度大小及Ⅰ、aVL 导联 δ 波极性和 V_1 导联 QRS 宽度，则易于鉴别。若Ⅰ、aVL 导联 δ 波负向或位于等电位线，即使 V_1 导联呈 rS 型，也可诊断为左侧显性旁路。

1. 左侧游离壁旁路

根据左侧游离壁旁路距离冠状窦口远近不同可将其划分为左后侧壁、左侧壁和左前侧壁旁路，以便于消融导管和消融途径的选择。从左后侧壁到左前侧壁，Ⅰ、aVL 导联 δ 波逐渐由正向和位于等电位线向负向转变，离冠状窦口越远，负向 δ 波越明显，即Ⅰ、aVL 导联 q 波越深（图 2-3-4）。一般情况下，左前侧壁显性旁路 aVF 导联 δ 波多为正向，Ⅰ、aVL 导联 QRS 形态多呈 QS 型，δ 波负向；左侧壁显性旁路 aVF 导联 δ 波多为正向，Ⅰ、aVL 导联 δ 波负向（图 2-3-5）；左后侧壁显性旁路 aVF 导联 δ 波多位于等电位线，Ⅰ、aVL 导联 δ 波多位于等电位线（图 2-3-6）。

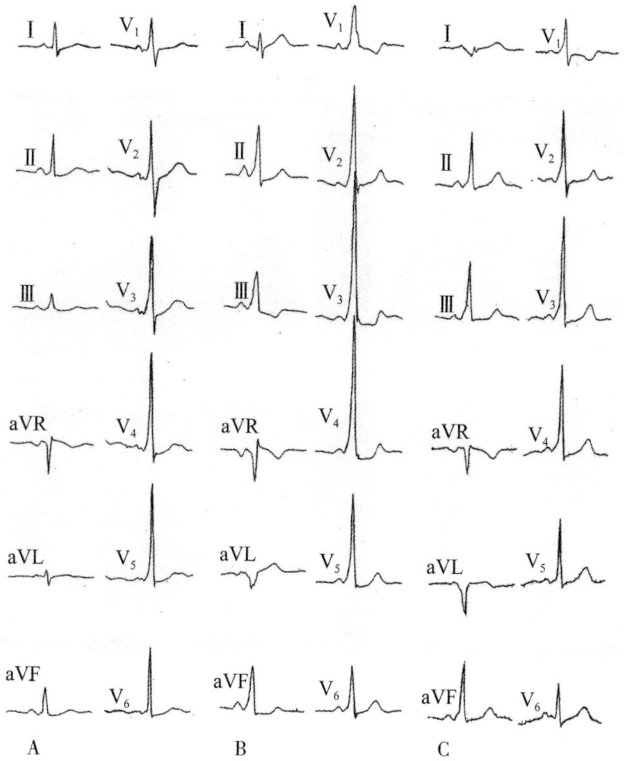

图 2-3-4 左侧游离壁显性旁路心电图

A、B、C 右分别为左后侧壁、左侧壁、左前侧壁显性旁路，V_1 导联 QRS 呈 Rs（A、C）或 R（B），自左后至左前 aVL 和Ⅰ导联 δ 波由（+、±）变为（−），并且 QRS 倒置逐渐加深，自左后至左前Ⅰ导联 δ 波变为负向比 aVL 导联晚、QRS 倒置程度也比 aVL 导联小

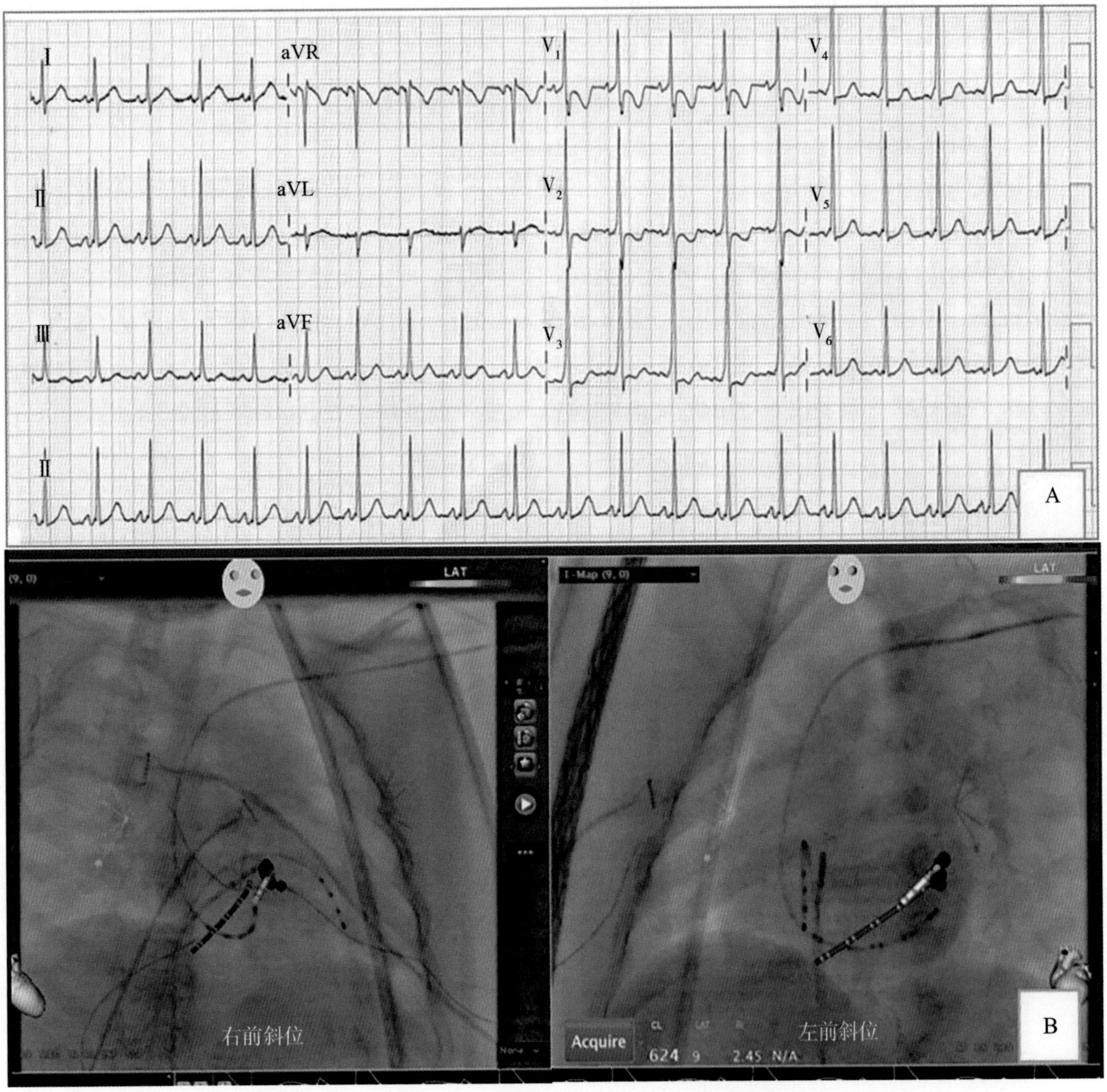

图 2-3-5　左侧壁显性旁路体表心电图及射频消融靶点部位

A. 射频消融前窦性心律心室预激心电图；B. 成功消融部位在左侧壁

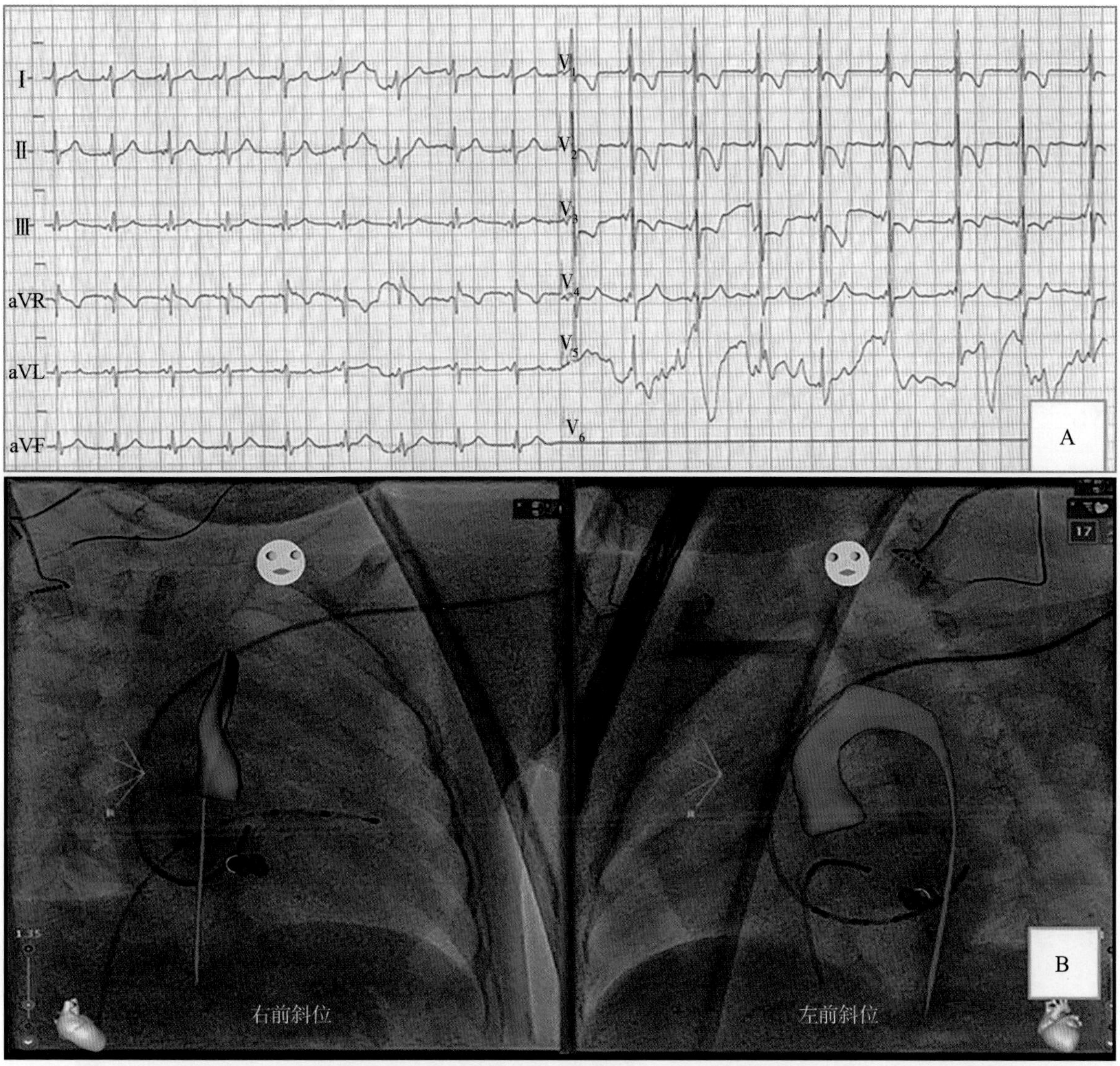

图 2-3-6　左后侧壁显性旁路体表心电图及射频消融靶点部位

A. 射频消融前窦性心律心室预激心电图；B. 成功消融部位在左后侧壁

2. 左侧间隔旁路

左前间隔几乎没有房室旁路，分布于左中间隔位置的旁路也极少。左后间隔旁路：V_1 导联 δ 波正向，QRS 波呈 Rs、R、rSr′或 rsr′型，Ⅰ、aVL 导联 δ 波及 QRS 主波均向上，Ⅱ、Ⅲ、aVF 导联 δ 波负向或位于等电位线。而 V_1 导联 QRS 综合波呈 rsr′型（即 M 型）对左后间隔显性旁路诊断的准确率高（图 2-3-7）。对这种形态心电图为左后间隔旁路，不排除心外膜旁路的可能性，多经右侧冠状窦口内可成功消融，部分需经左侧后间隔处成功消融。

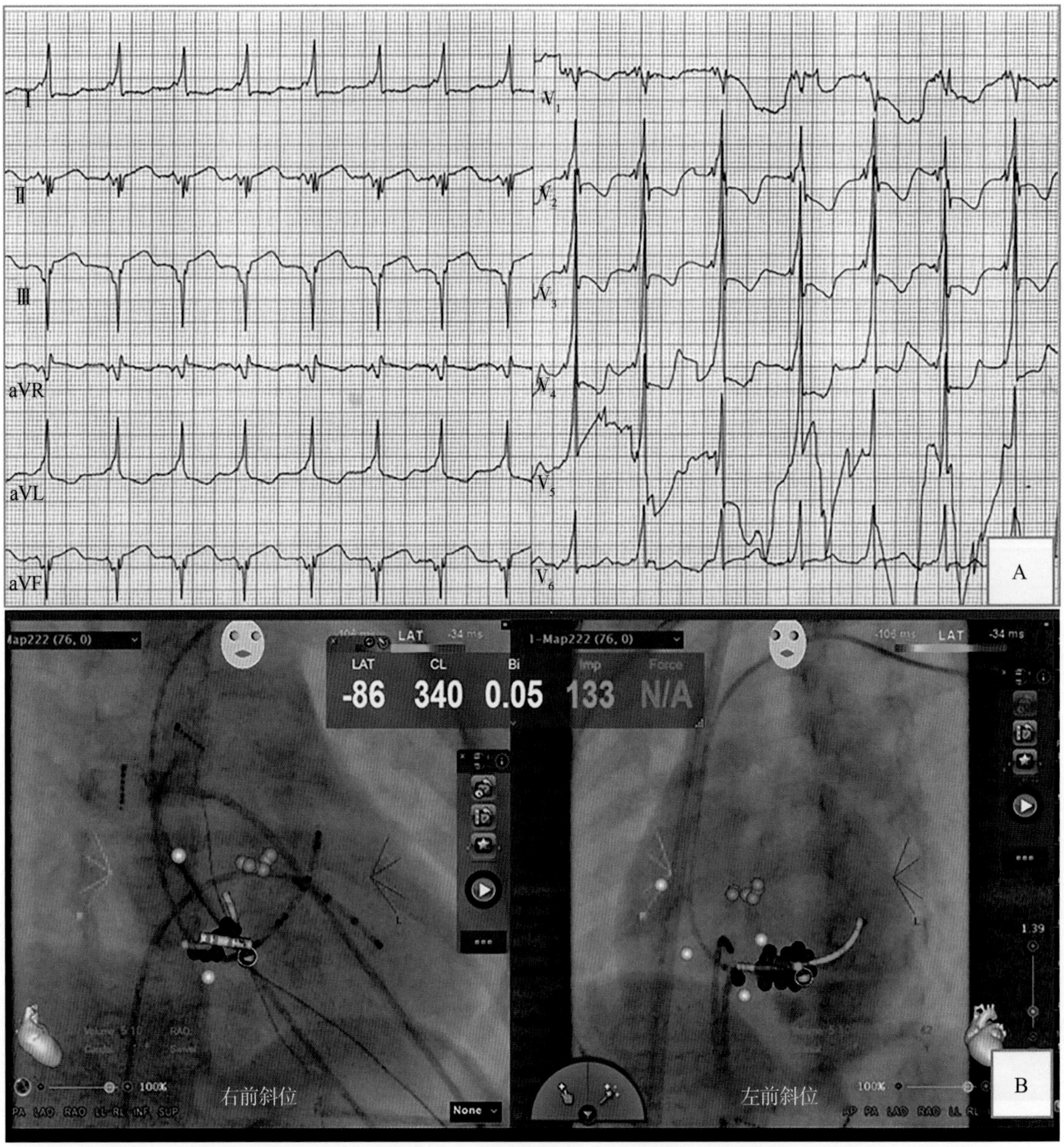

图 2-3-7　左后间隔显性旁路体表心电图及射频消融靶点部位

A. 射频消融前窦性心律心室预激心电图。V_1 导联 QRS 呈 rsr′型；Ⅰ、aVL 导联 QRS 呈 R、δ 波（+）；Ⅱ、Ⅲ、aVF 导联 QRS 呈 QS、δ 波宽负向，符合左后间隔旁路。B. 该例患儿经右侧冠状窦内消融成功，为左后间隔心外膜旁路（橙色点为希氏束部位，红色点为消融部位）

（二）右侧显性旁路

右侧显性旁路体表心电图上预激波较左侧明显，Ⅰ、aVL 导联均为正向 δ 波。右侧游离壁旁路 V_1 导联 δ 波正向，$R/S < 1$。右侧间隔旁路 V_1 导联 δ 波负向或位于等电位线。Ⅰ、aVL 导联 δ 波正向和 V_1 导联 $R/S < 1$ 对右侧旁路具有很高的诊断价值。

1. 右侧游离壁显性旁路

V_1 导联 δ 波直立，QRS 呈 rS 形态；aVF 导联 δ 波多数位于等电位线，也可呈负向；Ⅱ导联 δ 波直立；胸前导联 R/S 移行比右后侧壁旁路略晚，多在 V_2 导联之后。右前侧壁显性旁路：V_1 导联 δ 波直立，QRS 呈 rS 型；aVF 导联 δ 波及 QRS 波多为正向，少数 δ 波可呈等电位线；Ⅱ导联 δ 波及 QRS 波全为正向；胸前导联 R/S 移行比右侧壁旁路晚，多数在 V_3 导联之后。右后侧壁与右前侧壁显性旁路的心电图均具有较为特异的表现，易于诊断。如果右游离壁显性旁路的心电图既不支持前侧壁，又不支持后侧壁，则多为右侧壁旁路（图 2-3-8 ～图 2-3-11）。

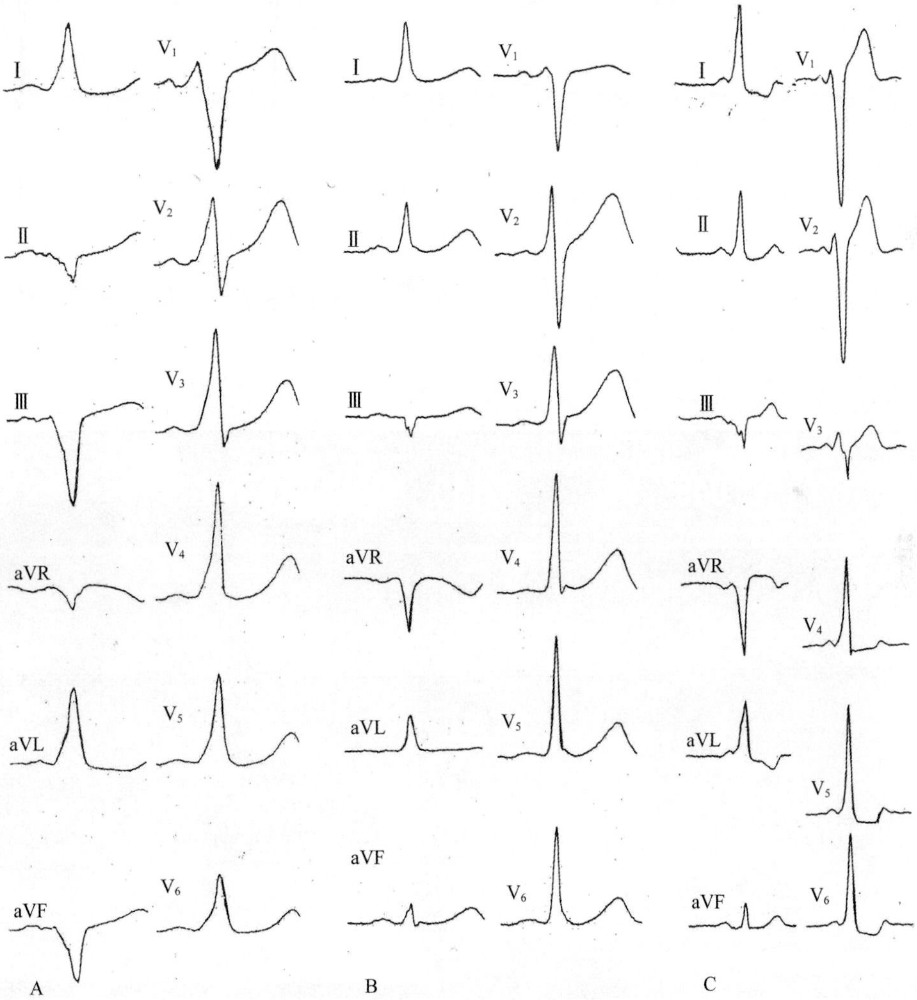

图 2-3-8　右侧游离壁旁路及体表心电图

A、B、C 图分别为右后侧壁（7 点）、正右侧壁（9 点）和右前侧壁（10 点）显性旁路 12 导联体表心电图。V_1 导联 QRS 均呈 rS 形态；随旁路位置自后至前变化，胸前导联 R 波移行减慢，移行导联分别为 V_2、V_3 和 V_4 导联；aVF 导联 δ 波左图（－）、中图和右图（±）；Ⅱ导联 δ 波左图（－）、中图（±）、右图（+）

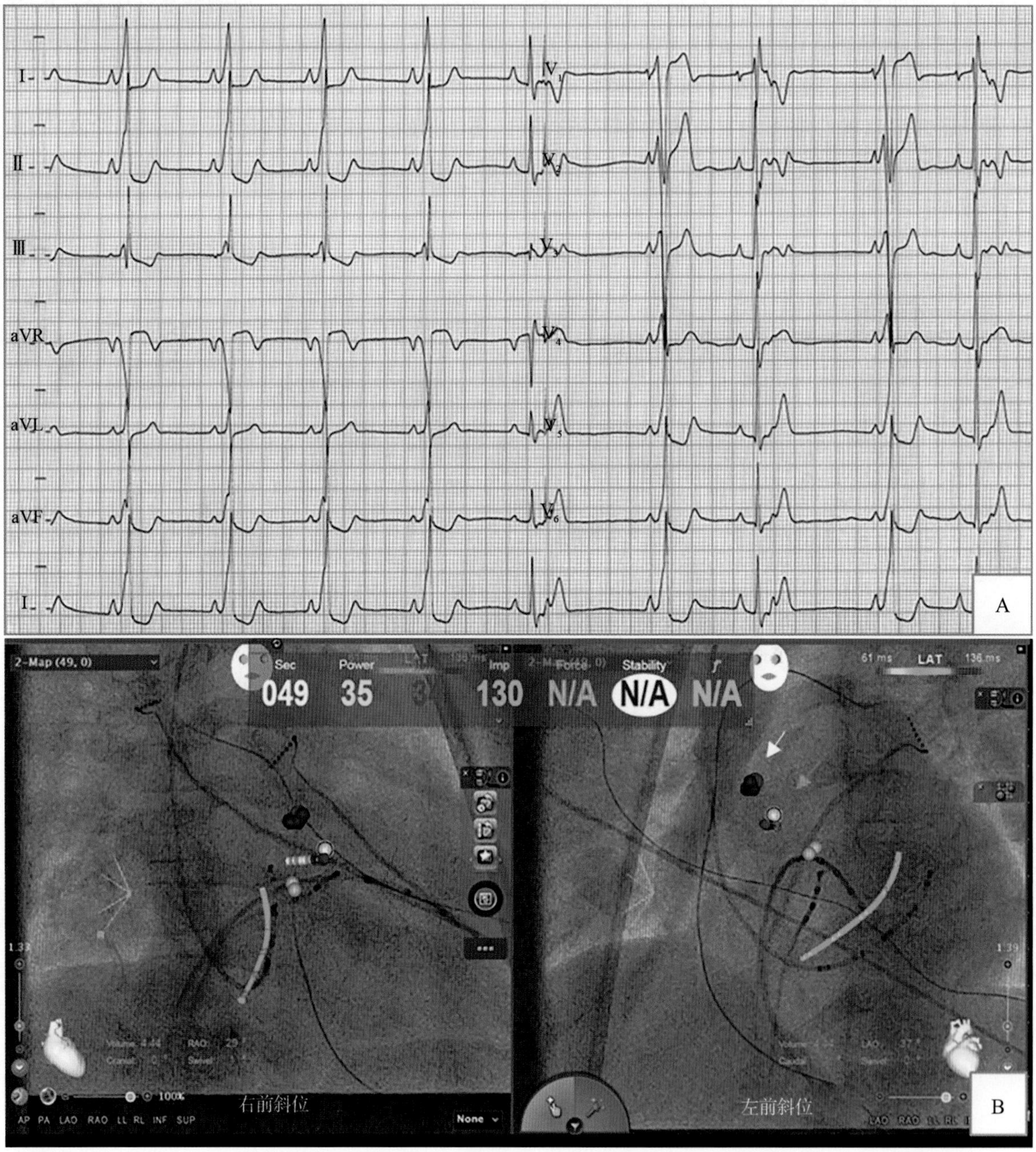

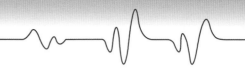

图 2-3-9　右前壁显性旁路体表心电图及射频消融靶点部位

A. 射频消融前窦性心律心室预激心电图，胸前导联可见间歇性心室预激；V_1 导联 δ 波（+），QRS R/S ＜ 1；Ⅱ、Ⅲ、aVF 导联 δ 波（+），符合右前壁旁路。B. 该例患儿于三尖瓣环 11 点处成功消融（白色箭头所指为瓣上消融处，蓝色箭头所指为瓣下消融处，橙色点为希氏束部位）

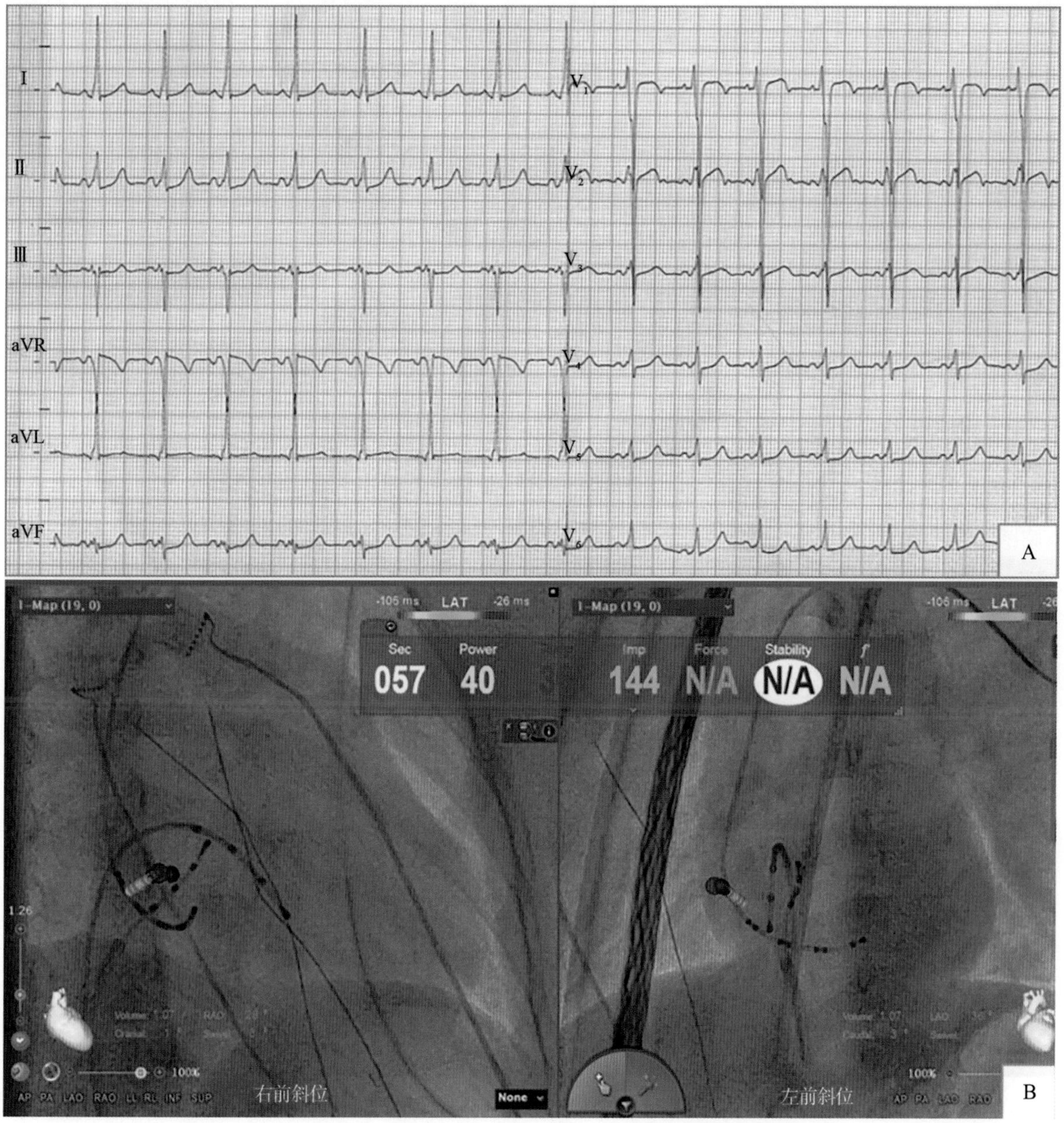

图 2-3-10　右侧壁显性旁路体表心电图及射频消融靶点部位

A. 射频消融前窦性心律心室预激心电图；V_1 导联 δ 波（+），QRS R/S < 1；Ⅱ导联 δ 波（+）；Ⅲ、aVF 导联 δ 波（±），符合右侧壁旁路。B. 该例患儿于三尖瓣环 9 点处成功消融

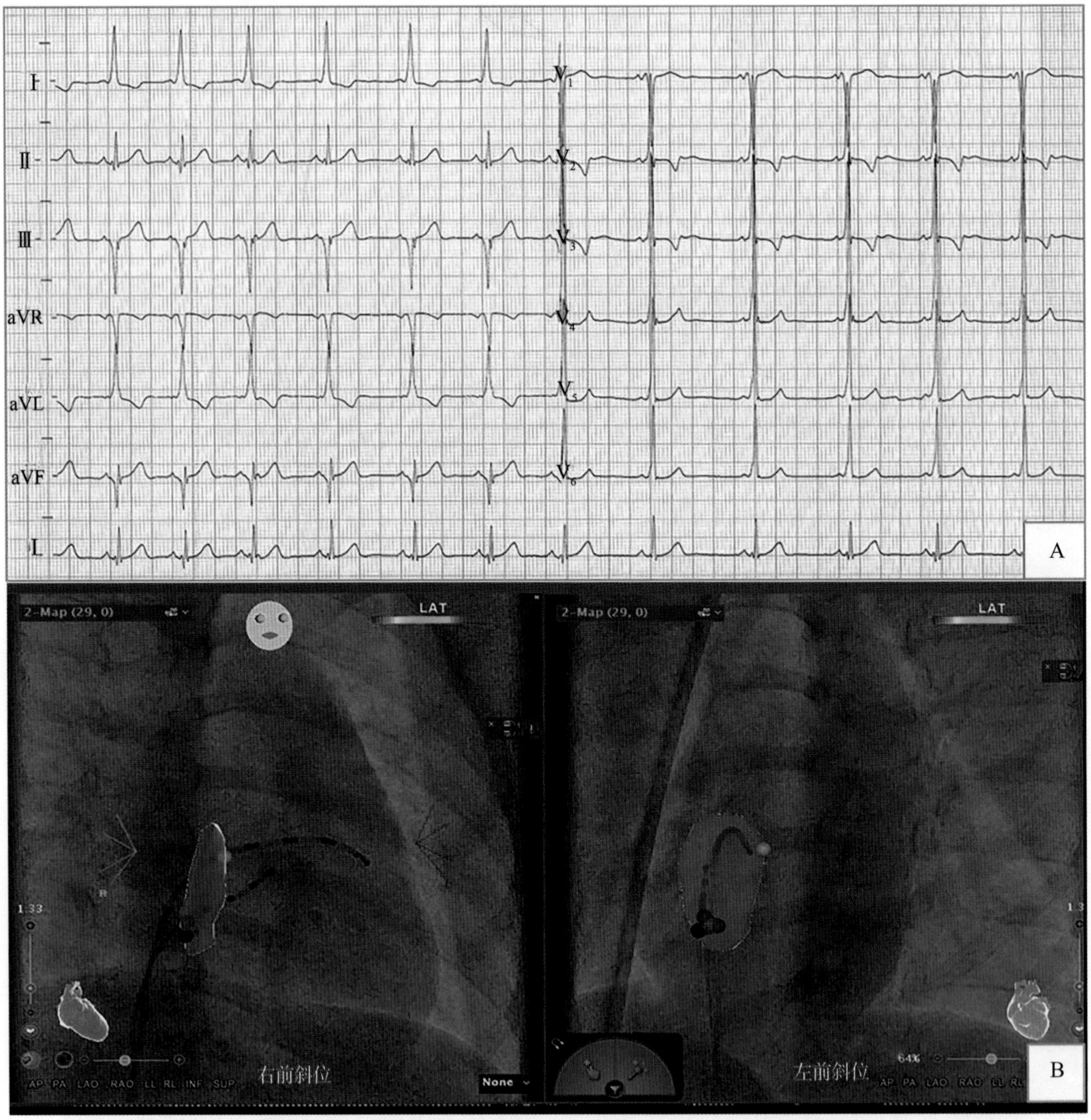

图 2-3-11 右后壁显性旁路体表心电图及射频消融靶点部位

A. 射频消融前窦性心律心室预激心电图。V_1 导联 δ 波（+），QRS R/S ＜ 1；Ⅱ导联 δ 波（±）；Ⅲ、aVF 导联 δ 波（−），符合右后壁旁路。B. 该例患儿于三尖瓣环 7 点处成功消融（橙色点为希氏束部位，红色和蓝色点为消融点，蓝色点为成功消融靶点）

2. 右间隔部旁路

对已确定为右侧旁路者，若 V_1 导联 δ 波负向或等电位线，则为右间隔部位旁路（图 2-3-12 ~ 图 2-3-14）。

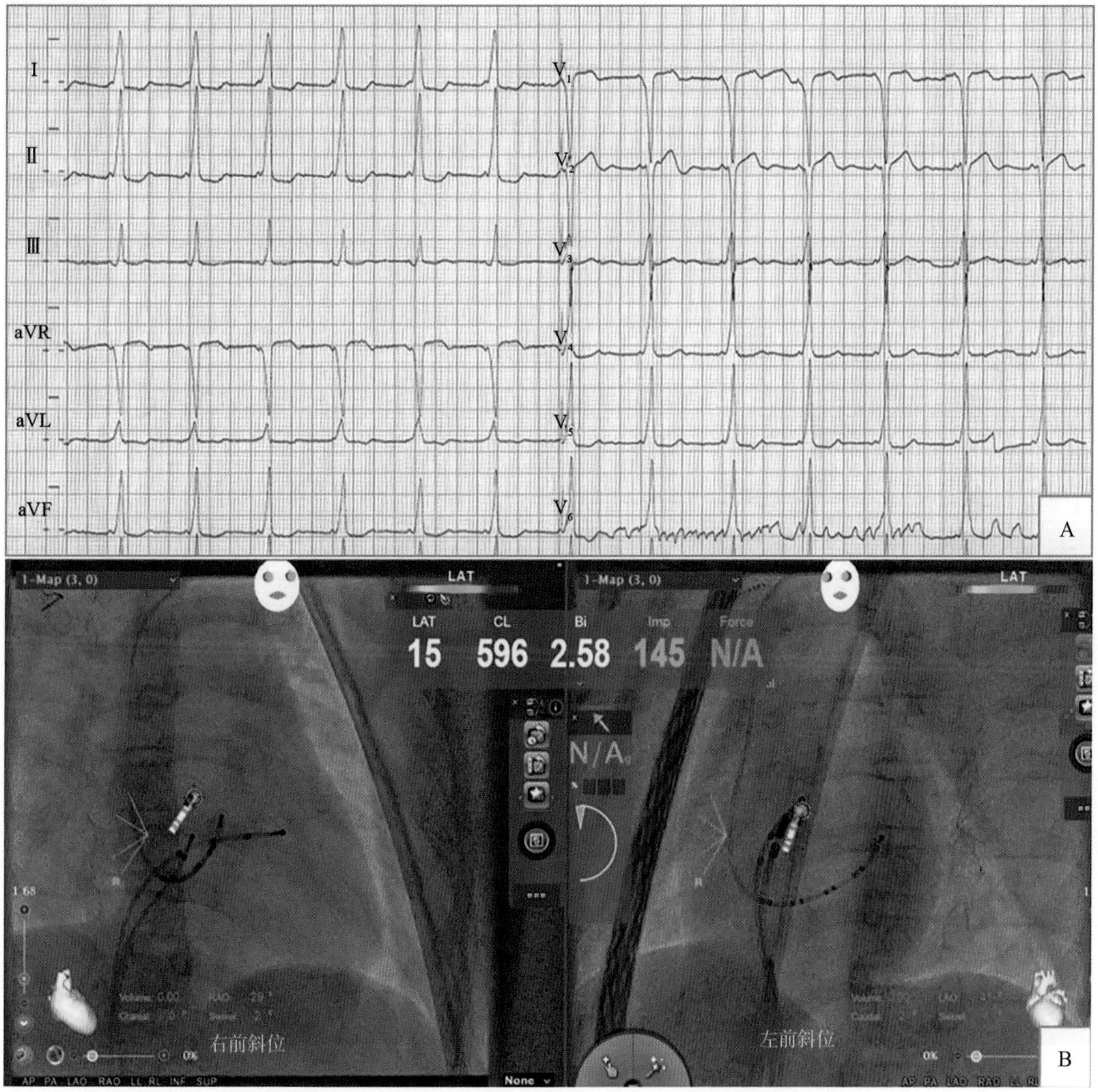

图 2-3-12　右前间隔显性旁路体表心电图及射频消融靶点部位

A. 射频消融前窦性心律心室预激心电图。V_1 导联 δ 波（-），QRS 波呈 QS；Ⅱ导联 δ 波；Ⅲ、aVF 导联 δ 波（+），符合右前间隔旁路。B. 该例患儿于三尖瓣环 1 点处成功消融

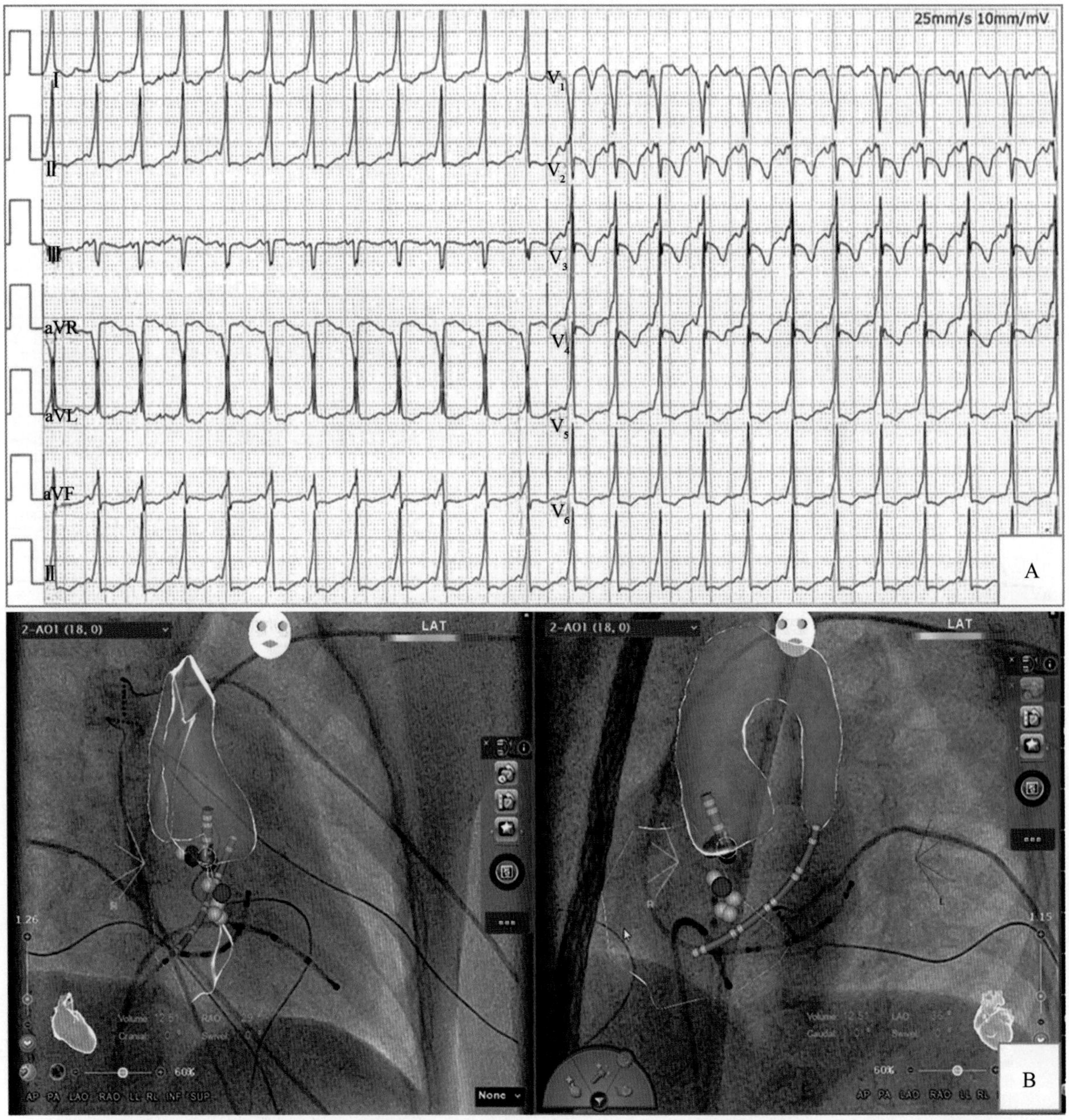

图 2-3-13　右中间隔显性旁路体表心电图及射频消融靶点部位

A. 射频消融前窦性心律心室预激心电图。V_1 导联 δ 波（–），QRS 波呈 QS；Ⅱ、aVF 导联 δ 波（+）；Ⅲ导联 δ 波（–），符合右中后间隔旁路。B. 该例患儿标测靶点位于三尖瓣环右中间隔（蓝色点），于左侧无冠窦成功消融（橙色点为希氏束部位，红色点为成功消融靶点）

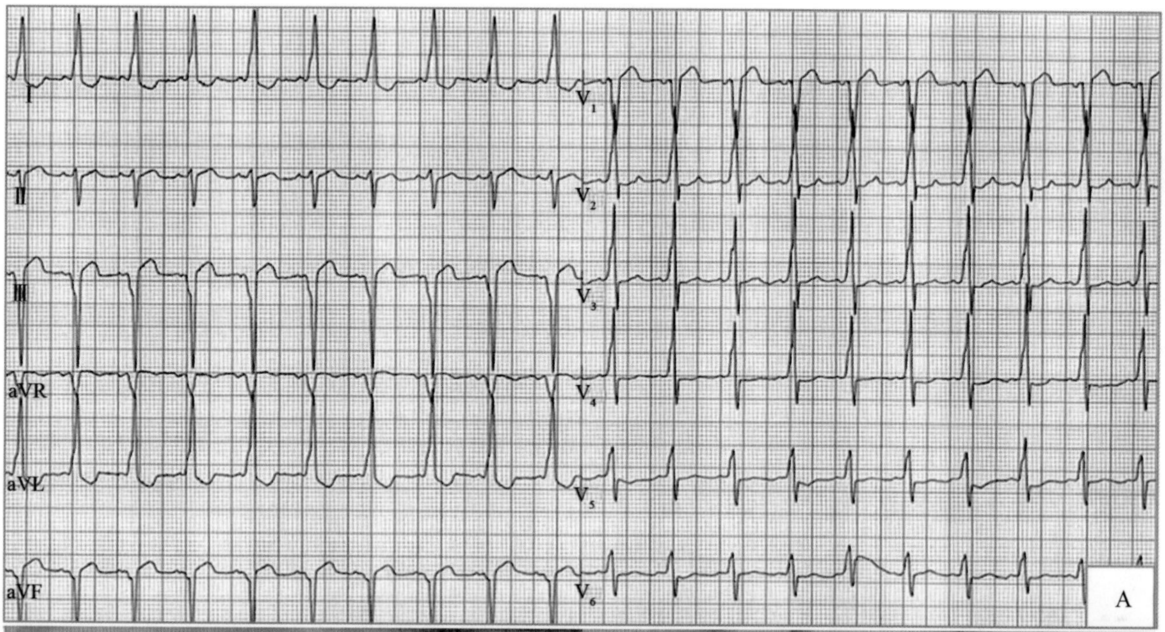

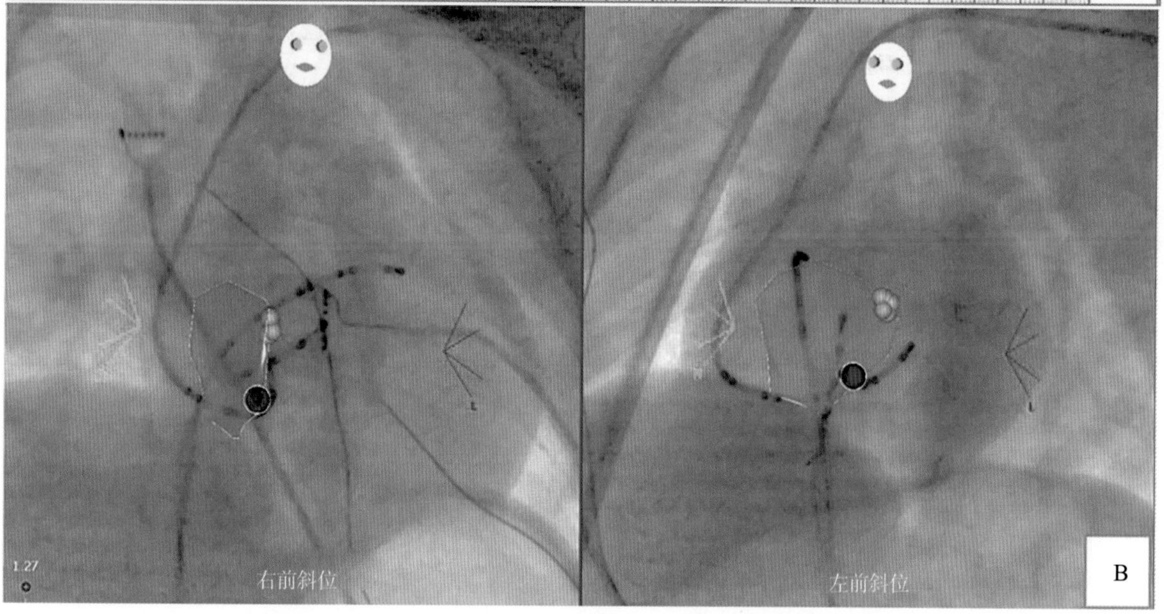

图 2-3-14　右后间隔显性旁路体表心电图及射频消融靶点部位

A. 射频消融前窦性心律心室预激心电图。V_1 导联δ波（–），QRS 波呈 QS；Ⅱ、aVF 导联δ波（±），QRS 主波为负向；Ⅲ、aVF 导联δ波（–），符合右后间隔旁路。B. 该例患儿标测靶点位于三尖瓣环右后间隔（蓝色点），于右侧无冠窦成功消融（橙色点为希氏束部位，红色点为成功消融靶点）

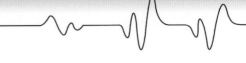

二、体表心电图对房性心动过速的定位诊断

分析局灶性房性心动过速的12导联体表心电图P波形态，有助于大致判定房性心动过速的起源部位（图2-3-15）[2]。V_1和aVL导联P波极向在鉴别左右心房来源的房性心动过速上具有较高的敏感性和特异性，＞90%。尤其是V_1导联P波，如为负向或正负双向，支持右心房起源，特异性和阳性预测值均达100%；如为正向或负正双向，支持左心房起源，敏感性和阳性预测值均达100%。Ⅰ导联负向P波对于诊断左房房性心动过速的特异性极高。下壁导联Ⅱ、Ⅲ、aVF的P波可区分心房上部或下部起源的房性心动过速[3]，Ⅱ、Ⅲ、aVF导联正向P波提示房性心动过速位于心房的上部，如右心耳、右房高侧壁、上肺静脉或左心耳；反之，如果P波为负向，则提示房性心动过速起源于心房的下部，如冠状窦口、右房后间隔或左房下侧壁。

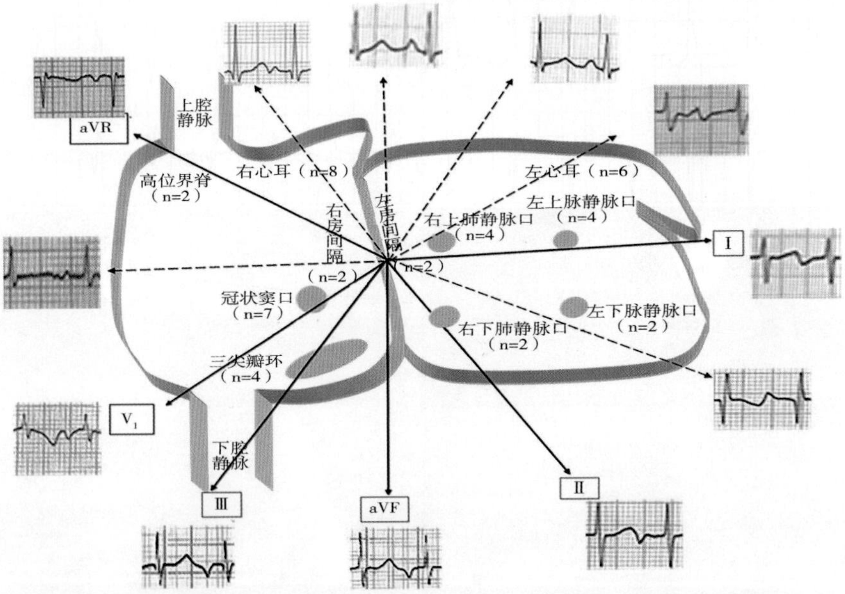

图2-3-15　房性心动过速起源位置与各导联P波除极方向的解剖关系图

（戈海延，李小梅，江河，等.体表心电图P波极向对儿童局灶性房性心动过速起源的定位分析[J].中华儿科杂志，2016, 54(7): 504-509.）

（一）右房起源房性心动过速

1. 右心耳起源房性心动过速

心耳为儿童房性心动过速最为常见的起源部位，右心耳起源的房性心动过速占儿童右房房性心动过速的38%[4]。右心耳起源房性心动过速的心电图特征：P波于V_1导联为负向且为双峰，呈“W”形，Ⅲ导联为正负向，Ⅰ、Ⅱ、aVF导联为正向，aVR导联为负向（图2-3-16）。

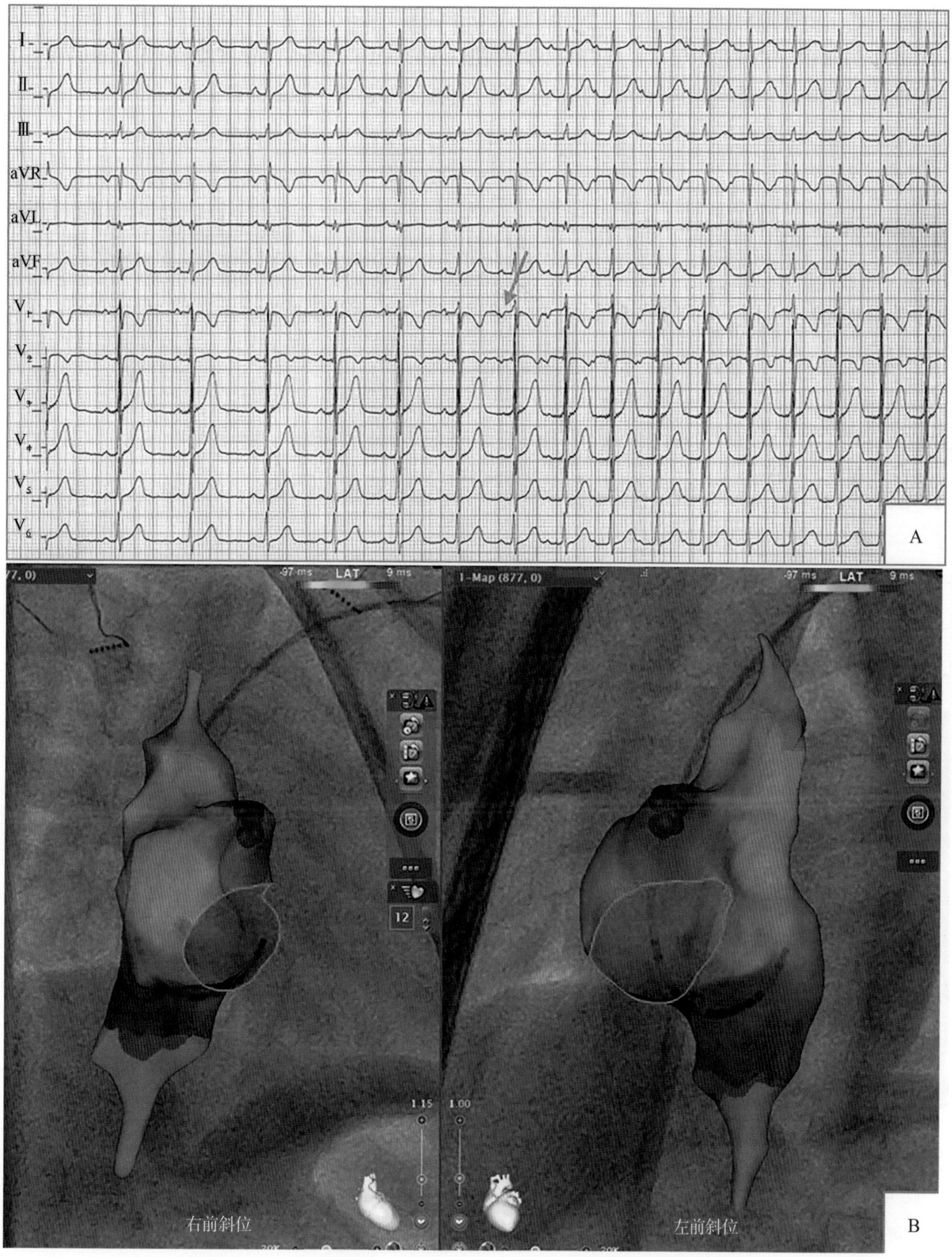

图 2-3-16　右心耳起源房性心动过速体表心电图及射频消融靶点部位

A. 右心耳起源房性心动过速心电图 P 波特征，箭头所指为房性心动过速起始第 1 搏，可见完整的房性 P 波：V_1 导联为负向呈“W”形，Ⅰ、Ⅱ、aVF 导联为正向，Ⅲ导联为正负向，aVR 导联为负向；B. 该例患儿成功消融靶点位于右心耳尖部（红色点为消融点）

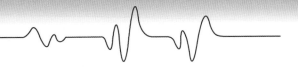

2. 右心房壁起源房性心动过速

基于房性心动过速起源于右心房壁的不同部位，各导联 P 波极向不同。P 波于 V_1 导联为负向，Ⅰ导联为正向，Ⅱ、Ⅲ、aVF 的 P 波可区分心房上部或下部起源（图 2-3-17）。

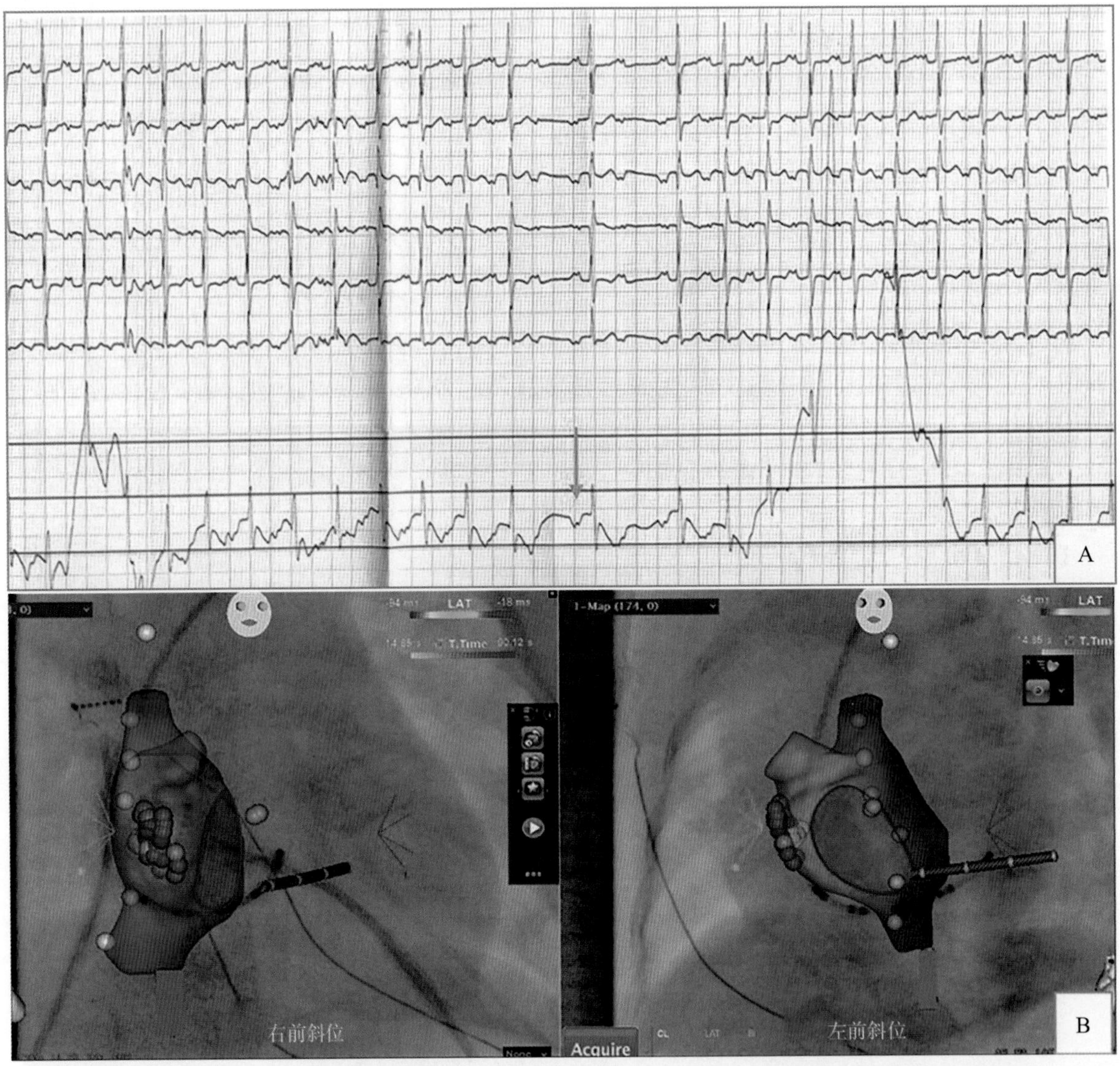

图 2-3-17　右房壁中部起源房性心动过速体表心电图及射频消融靶点部位

A. 静推 ATP 一过性阻断房室传导呈房室 2∶1 下传，可见完整的房性 P 波，箭头所指为 V_1 导联负向呈“W”形，Ⅰ导联正向，Ⅱ导联正负向，Ⅲ、aVF 导联低振幅负向；B. 该例患儿成功消融靶点位于右房游离壁中部（红色点为消融点）

3. 冠状窦口起源房性心动过速

由于冠状窦口位于右心房较低位置间隔面，其心电图特征明显：P 波于 V_1 导联呈先等电位后正向或双向，Ⅰ导联等电位，Ⅱ、Ⅲ、aVF 导联多为较深的负向（图 2-3-18）。

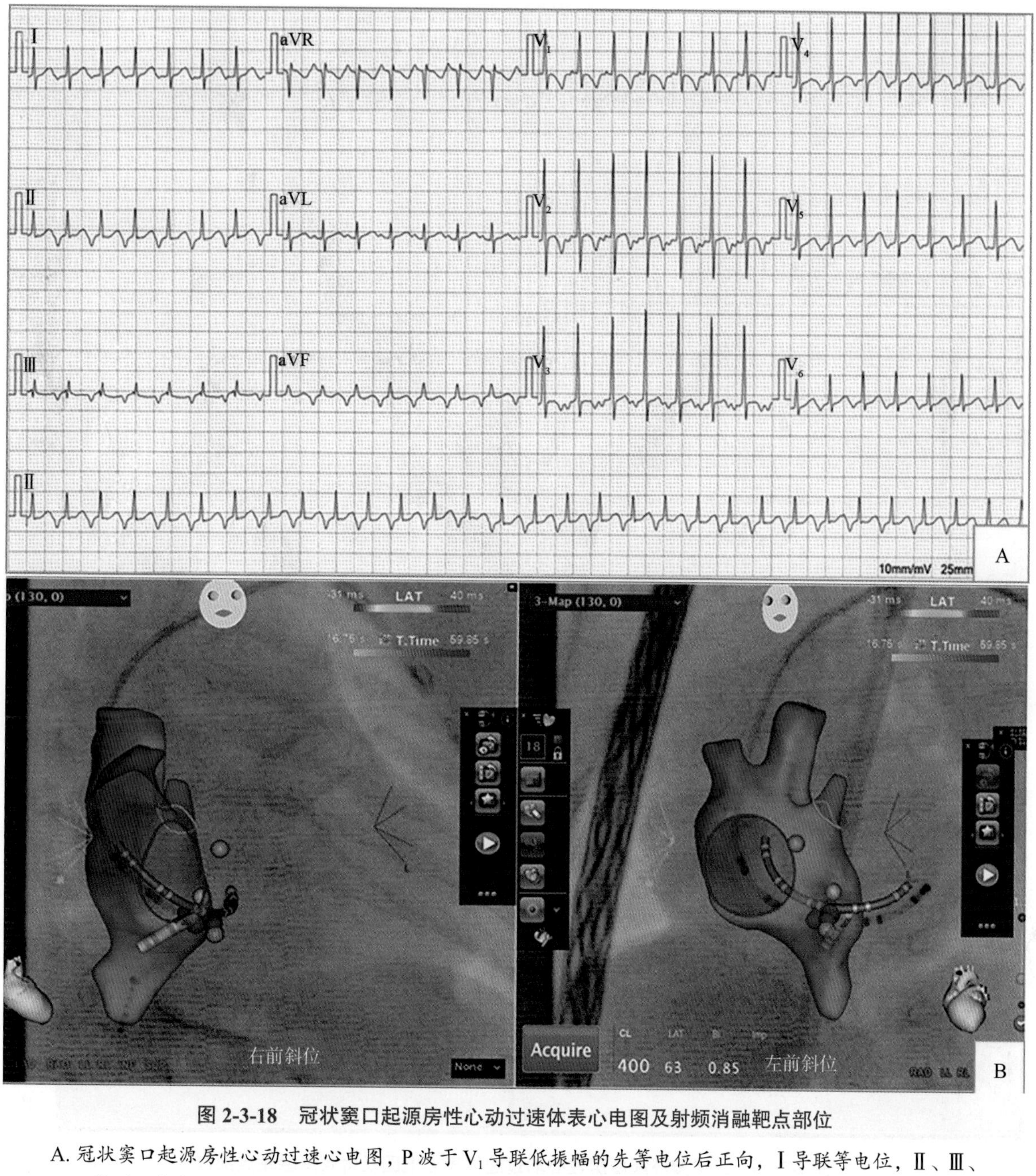

图 2-3-18　冠状窦口起源房性心动过速体表心电图及射频消融靶点部位

A. 冠状窦口起源房性心动过速心电图，P 波于 V_1 导联低振幅的先等电位后正向，Ⅰ导联等电位，Ⅱ、Ⅲ、aVF 导联深负向；B. 该例患儿于冠状窦口内成功消融（红色点为消融点）

4. 三尖瓣环起源房性心动过速

P 波于 V_1 导联多为负向，Ⅰ导联为正向，aVL 导联正向，Ⅱ、Ⅲ、aVF 导联的 P 波极向取决于房性心动过速起源于三尖瓣环的部位（图 2-3-19）。

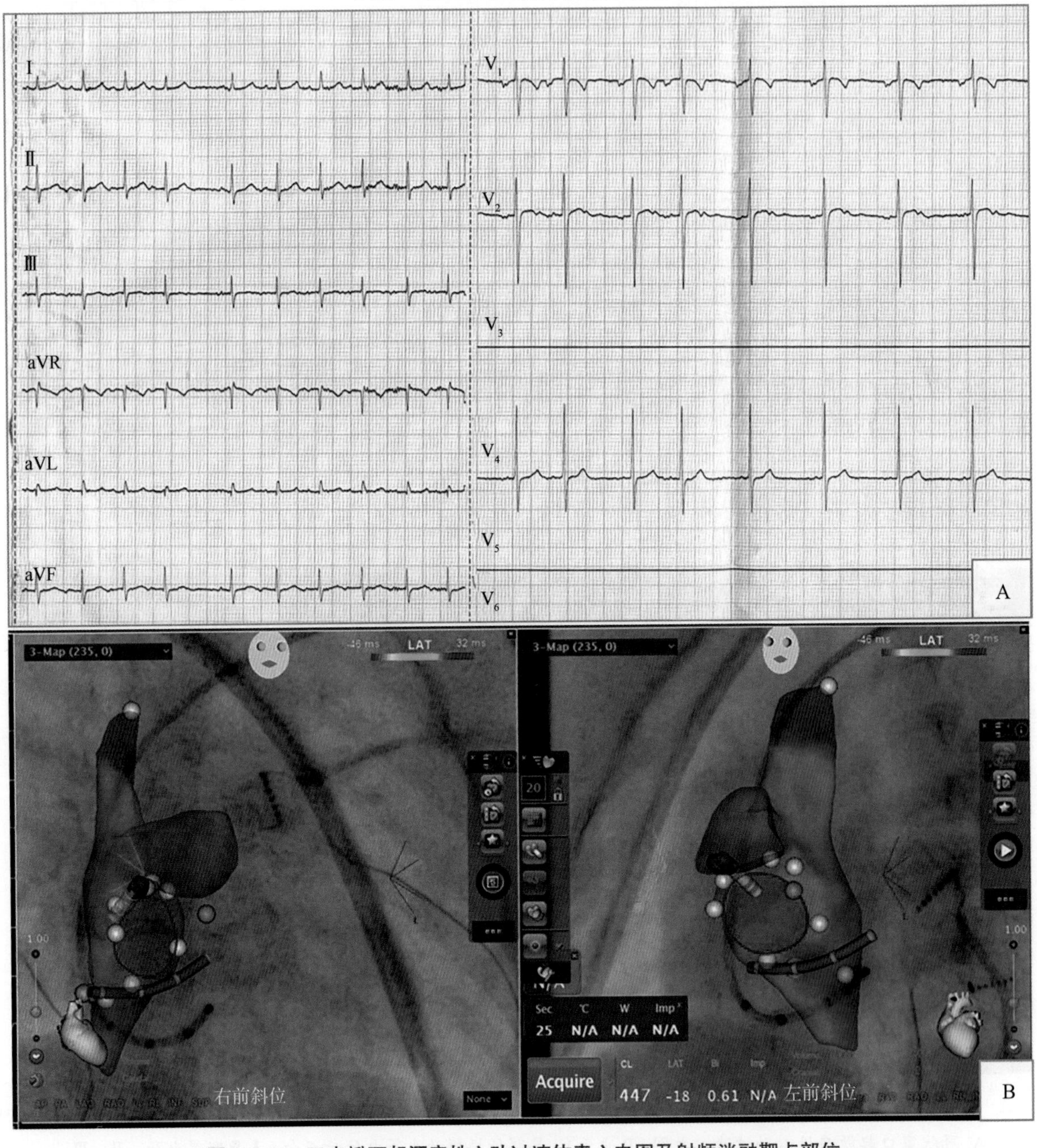

图 2-3-19　三尖瓣环起源房性心动过速体表心电图及射频消融靶点部位

A. 三尖瓣环 11 点部位起源房性心动过速心电图，P 波于 V_1 导联为负向、有切迹，Ⅰ导联正向，Ⅱ导联低振幅正向，Ⅲ、aVF 导联等电位；B. 该例患儿于三尖瓣环 11 点部位成功消融（红色点为消融点）

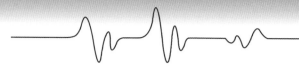

5. 起源于窦房结附近的房性心动过速

P 波各导联形态基本同窦性心律，不易与之区分：P 波于 V_1 导联为正负向，Ⅰ、Ⅱ、Ⅲ、aVF 导联为正向（图 2-3-20）。

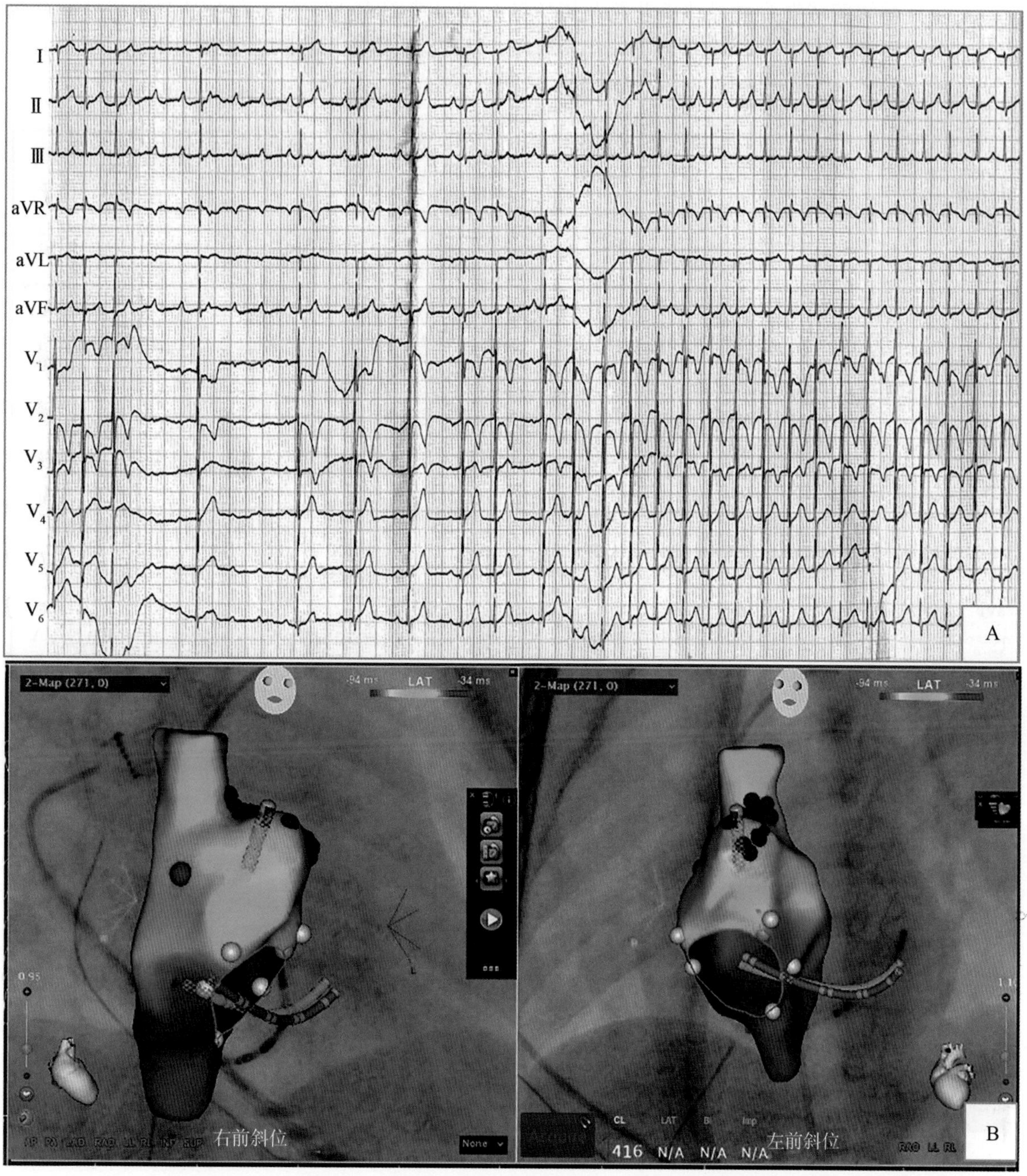

图 2-3-20 窦房结附近起源房性心动过速体表心电图及射频消融靶点部位

A. 窦房结附近起源房性心动过速心电图：经静推 ATP 阻断房室结传导使 P 波显露，P 波于 V_1 导联为正负向，Ⅰ导联低振幅正向，Ⅱ、Ⅲ、aVF 导联正向；B. 该例患儿于上腔静脉与右心耳根部交界处成功消融（红色点为消融点）

（二）左房房性心动过速

1. 左心耳起源房性心动过速

左心耳起源的房性心动过速占儿童左房房性心动过速的46.5%[4]。左心耳起源房性心动过速的心电图特征：P波于V_1导联为正向且为双峰，呈“M”形，Ⅰ、aVL导联为负向，Ⅱ、Ⅲ、aVF导联多为正向（图2-3-21）。

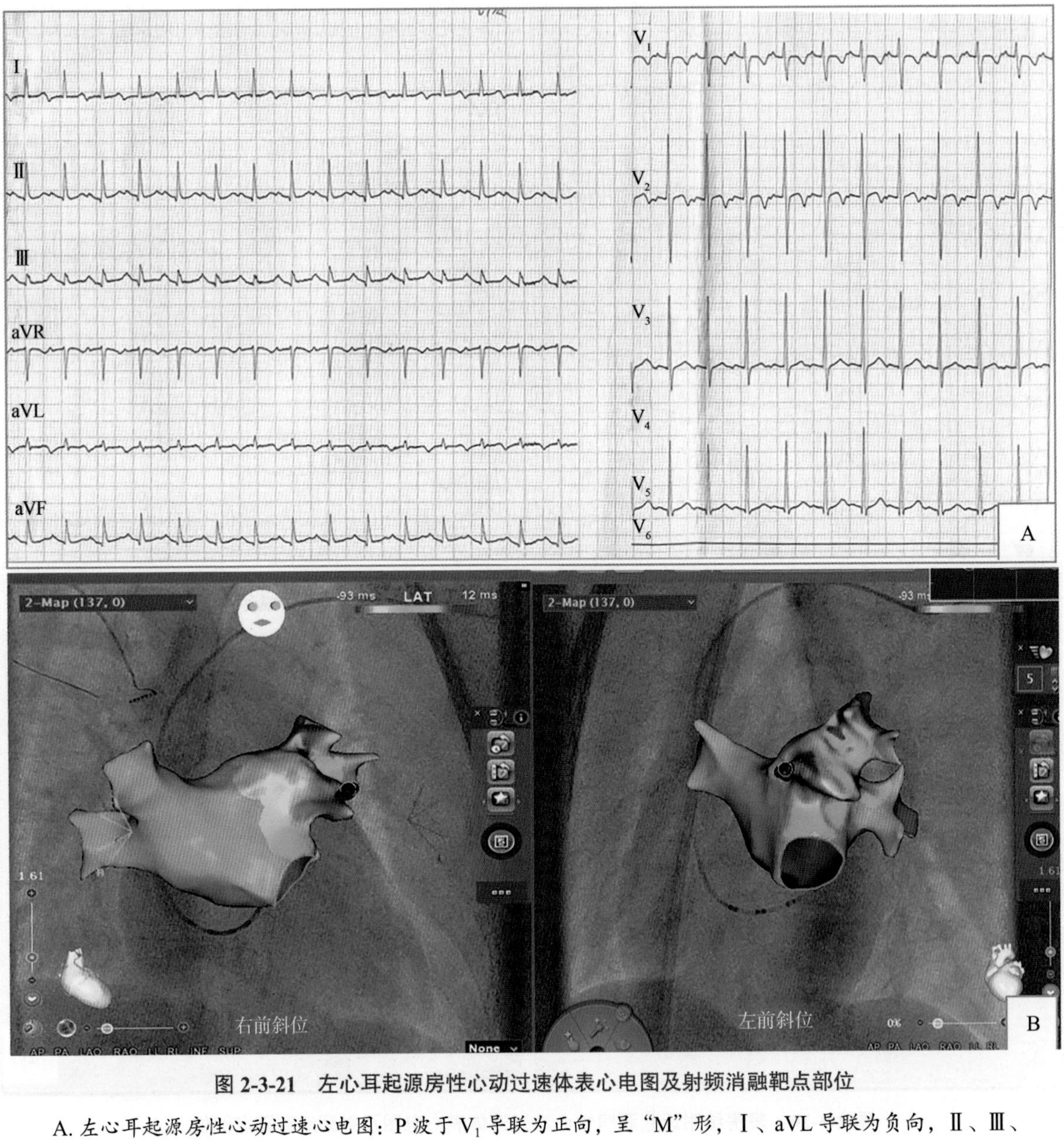

图2-3-21　左心耳起源房性心动过速体表心电图及射频消融靶点部位

A. 左心耳起源房性心动过速心电图：P波于V_1导联为正向，呈“M”形，Ⅰ、aVL导联为负向，Ⅱ、Ⅲ、aVF导联正向；B. 该例患儿于左心耳尖部成功消融（红色点为消融点）

2. 右肺静脉起源房性心动过速

儿童多见起源于右上肺静脉，V_1导联P波多为正向、波形较窄、起始斜面陡峭，Ⅰ、Ⅱ导联为正向，Ⅲ导联等电位或负正双向，aVF导联正向，aVR导联等电位，aVL导联为正向（图2-3-22）。

右房界嵴上段和右上肺静脉由于解剖部位邻近，起源于这两个部位房性心动过速的 P 波形态较为相似，均在 aVL 导联上表现为正向 P 波，但是如果在窦性心律时 V_1 导联的 P 波为双向，而在房性心动过速时变为正向，有助于判断右上肺静脉开口部的房性心动过速。起源于右下肺静脉相对少见，与右上肺静脉起源房性心动过速 P 波形态鉴别点：Ⅲ导联负向，aVF 导联负向或负正双向，aVR 导联为负向（图 2-3-23）。

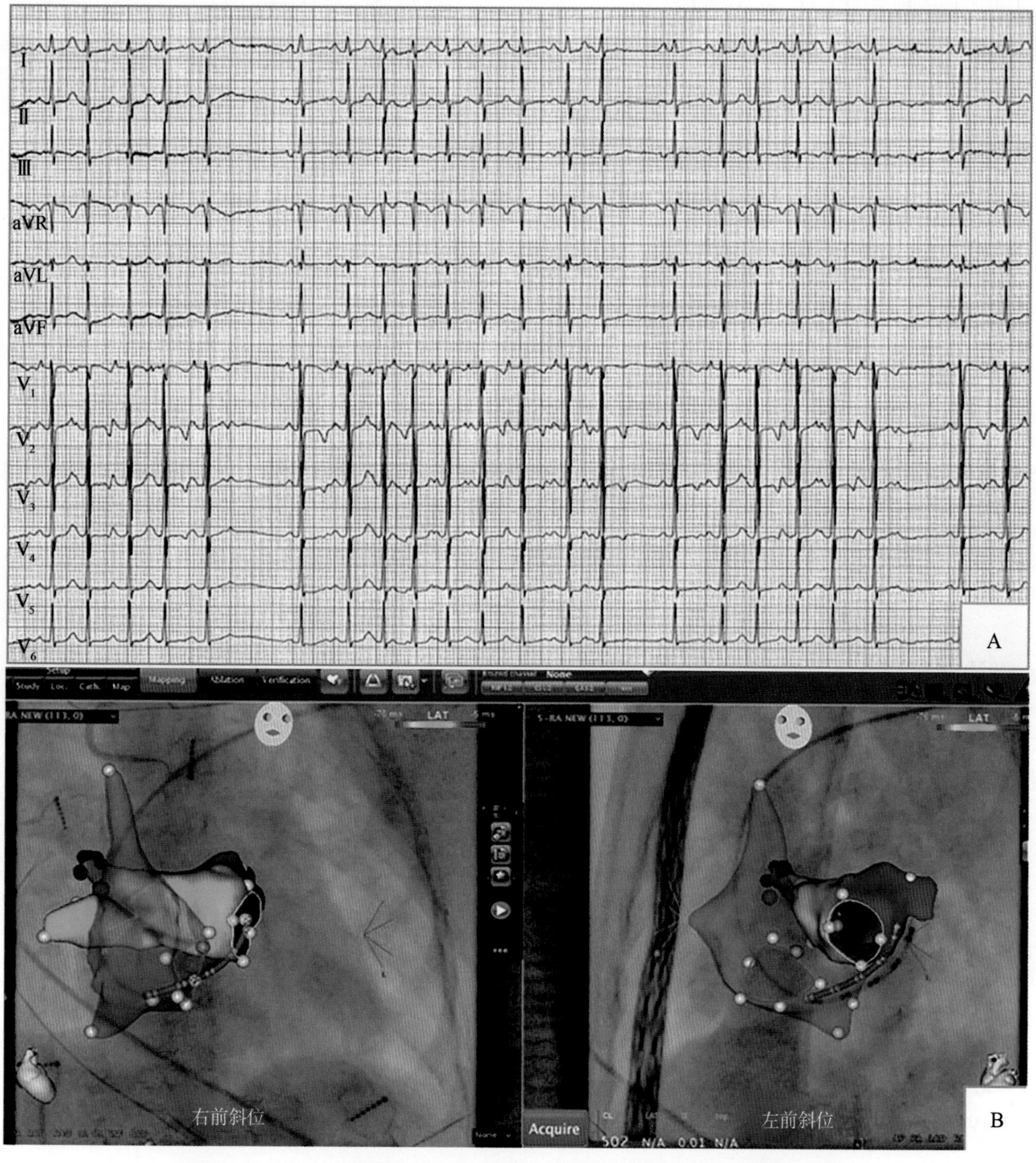

图 2-3-22　右上肺静脉起源房性心动过速体表心电图及射频消融靶点部位

A. 右上肺静脉起源房性心动过速心电图：心电图显示为短阵房性心动过速，短阵房性心动过速起始前为 1 个窦性心律，房性心动过速 P 波于 V_1 导联为正向、波形较窄、起始斜面陡峭，Ⅰ导联为正向，Ⅱ、aVF 导联为正向，Ⅲ导联负正双向，aVR 导联等电位，aVL 导联为正向；B. 该例患儿于右上肺静脉成功消融（红色点为消融点）

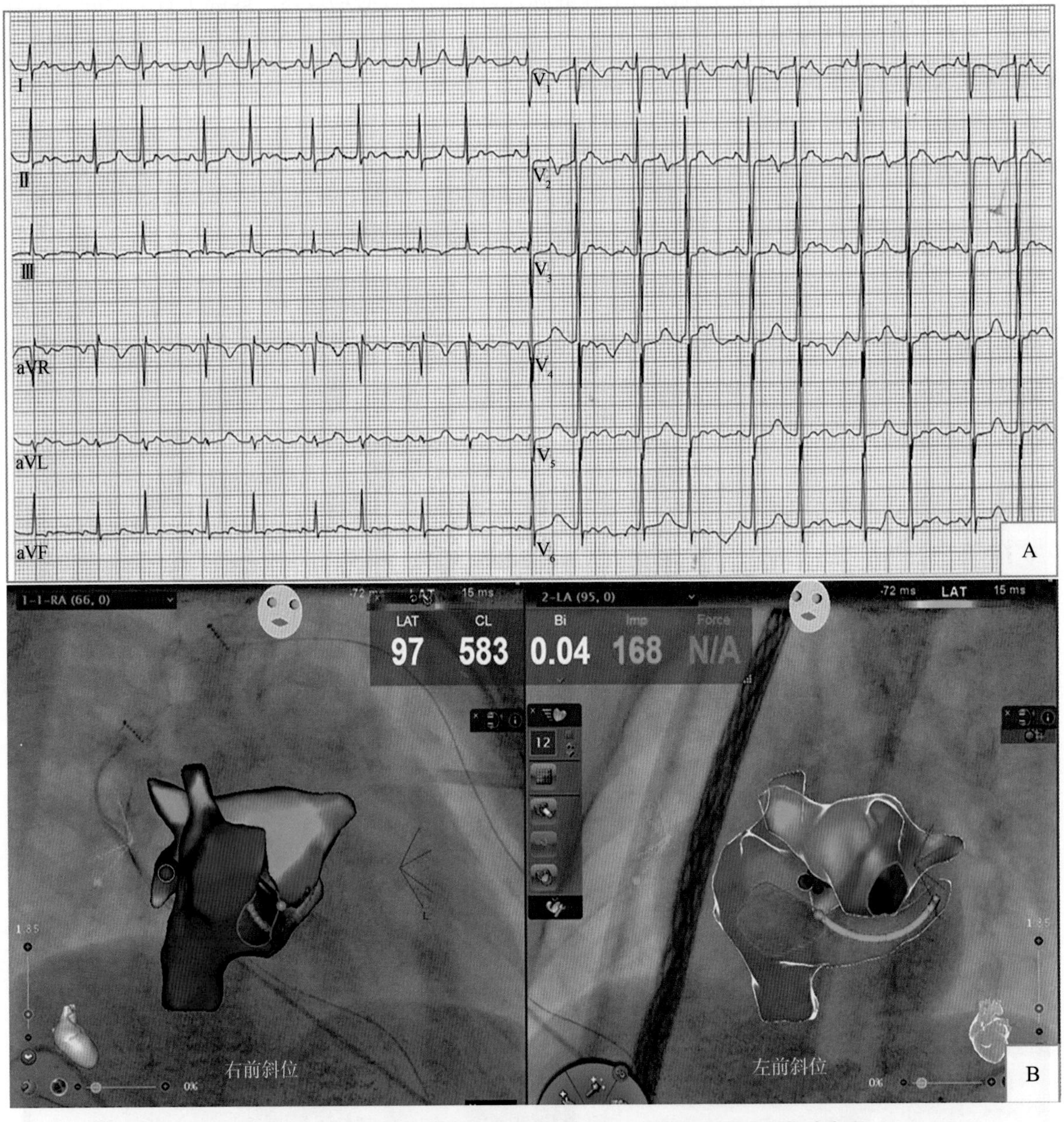

图 2-3-23　右下肺静脉起源房性心动过速体表心电图及射频消融靶点部位

A. 右下肺静脉起源房性心动过速心电图：心电图显示为房性心动过速，房室 1∶1～2∶1 下传，房性心动过速 P 波于 V_1 导联为正向、波形较窄、起始斜面陡峭，Ⅰ、Ⅱ导联为正向，Ⅲ、aVR 导联负向，aVF 导联负正双向，aVL 导联为正向；B. 该例患儿于右下肺静脉成功消融（红色点为消融点）

3. 二尖瓣环起源房性心动过速

P 波于 V_1 导联为正向，Ⅰ导联为负向或等电位，取决于起源于二尖瓣环侧壁或间隔，Ⅱ、Ⅲ、aVF 导联负向，aVR 导联为正向，aVL 导联负向，与左心耳起源房性心动过速的鉴别点在于下壁导联 P 波极向（图 2-3-24、图 2-3-25）。

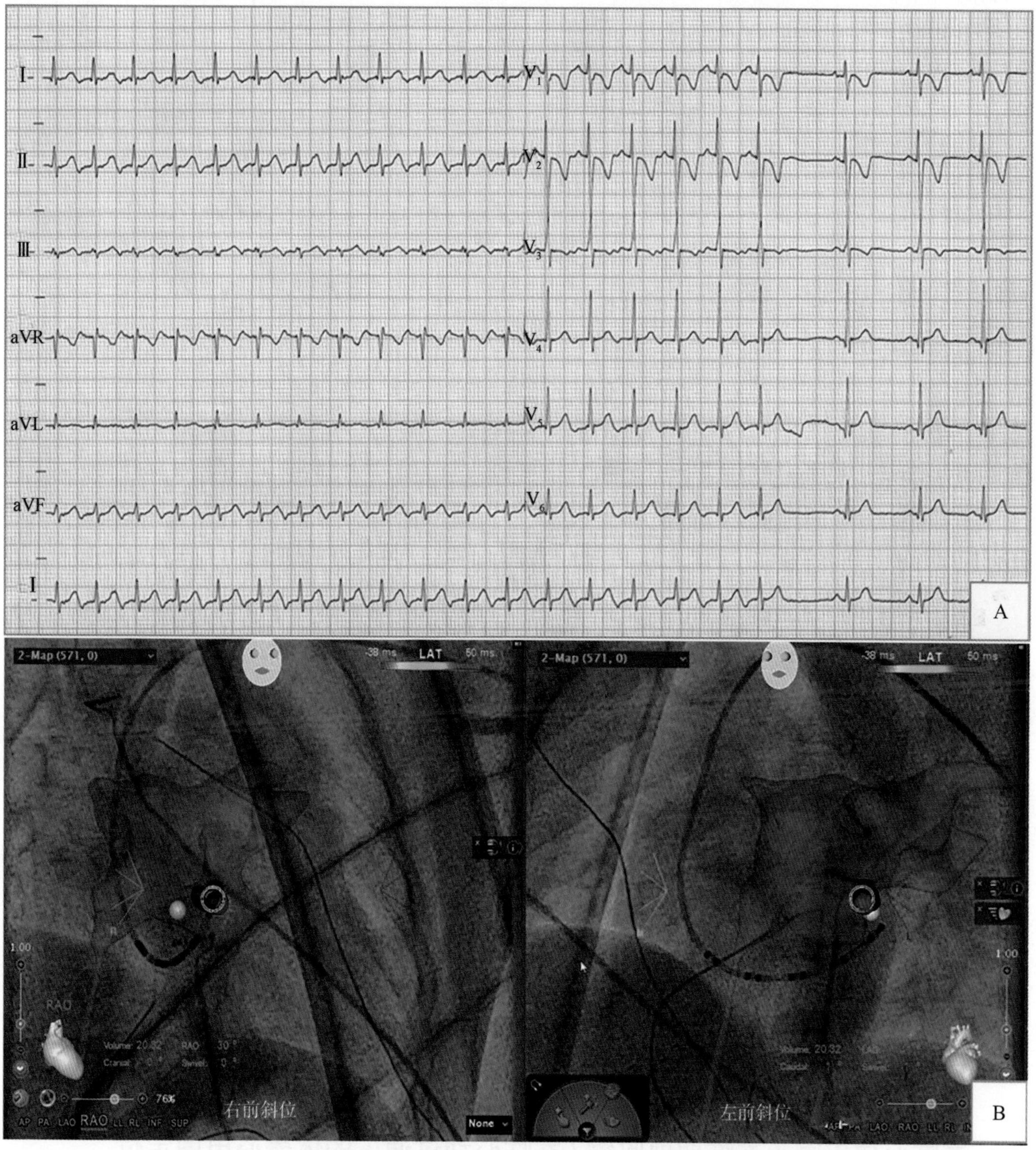

图 2-3-24　二尖瓣环侧壁起源房性心动过速体表心电图及射频消融靶点部位

A. 二尖瓣环侧壁起源房性心动过速心电图：心电图显示为房性心动过速，后 3 搏为房性心动过速终止后的窦性心律，房性心动过速 P 波于 V_1 导联正向，Ⅰ导联负向，提示房性心动过速起源于左房游离壁，Ⅱ、Ⅲ、aVF 导联负向，符合二尖瓣环侧壁起源房性心动过速的特征；B. 该例患儿于二尖瓣环侧壁成功消融（蓝色点为成功消融靶点，红色点为消融点）

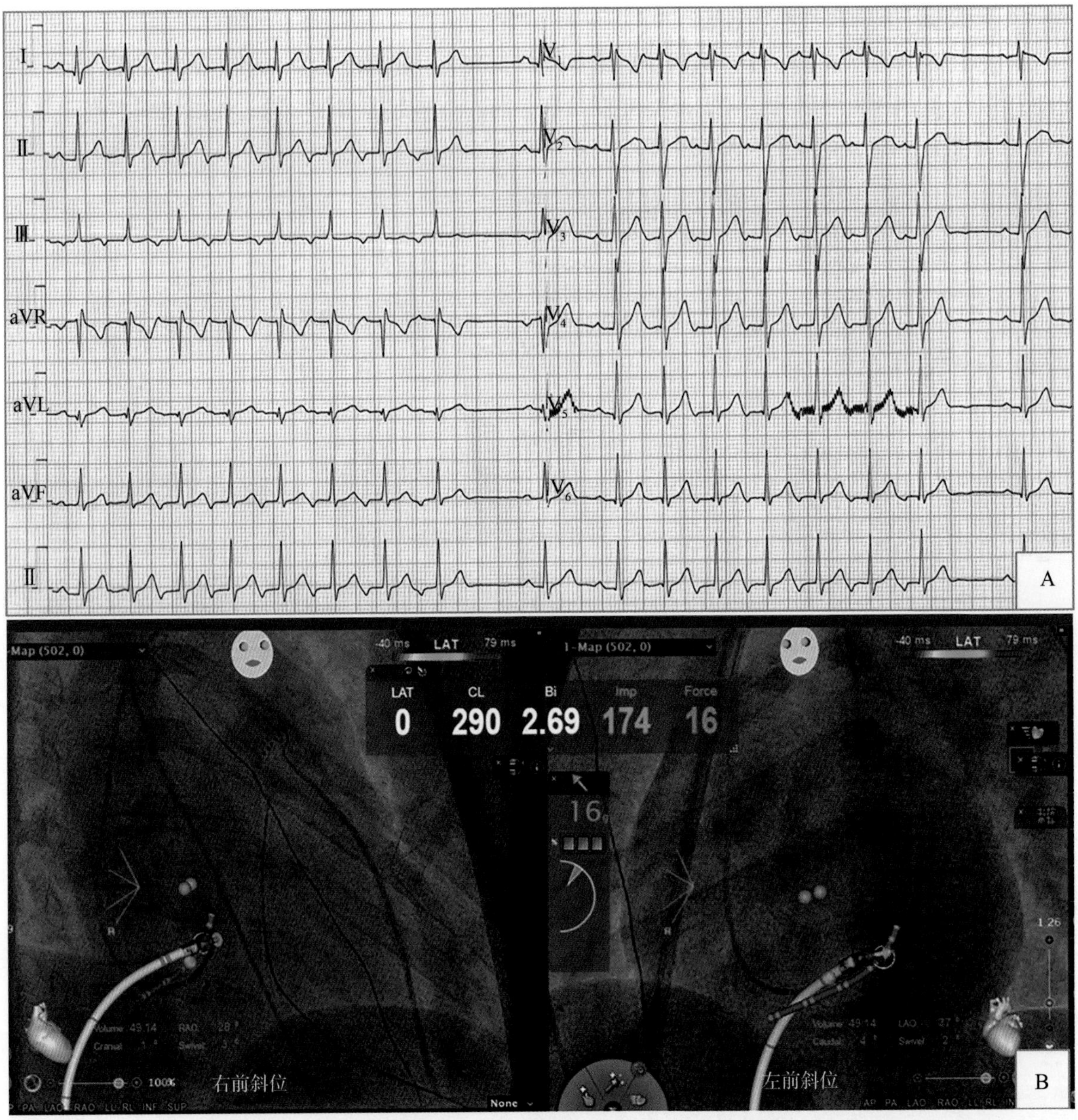

图 2-3-25　二尖瓣环后间隔起源房性心动过速体表心电图及射频消融靶点部位

A. 二尖瓣环后间隔起源房性心动过速心电图：心电图显示为短阵房性心动过速，短阵房性心动过速起始前为 1 个窦性心律，房性心动过速 P 波于 V_1 导联正向、低振幅，Ⅰ导联等电位，提示房性心动过速起源于左房偏间隔，Ⅱ、Ⅲ、aVF 导联负向，符合二尖瓣环后间隔起源房性心动过速的特征；B. 该例患儿经冠状窦口内成功消融（深蓝色点为成功消融靶点，红色点为消融点，橙色点为希氏束部位）

三、室性心律失常（室性期前收缩 / 室性心动过速）的体表心电图定位

分析室性心律失常 12 导联体表心电图室性期前收缩 / 室性心动过速 QRS 波极向、形态及胸前导联移行的早晚，有助于大致判定室性心律失常的起源部位。室性心律失常可起源于左右心室的任何部位，在儿童以心室流出道起源最为常见，占室性心律失常的 46.2%，其中 54% 起源于右

室流出道，46% 起源于左室流出道[5]。其他常见的起源部位为起源于左室的左后分支、左后乳头肌、左前分支、左前乳头肌；起源于右室的三尖瓣环、右室调节束、右室心尖部。起源于右室的室性心律失常表现为类左束支传导阻滞样图形，而起源于左室的室性心律失常表现为类右束支传导阻滞样图形。右室起源的室性心律失常胸前导联移行晚于左室起源的室性心律失常，移行通常在 V_3 导联之后[6]。

（一）流出道起源室性期前收缩 / 室性心动过速的心电图特征

心室流出道涵盖较广，是各个毗邻组织的复合结构，具有较复杂的解剖关系，主要包括右室流出道（前间隔、后间隔、游离壁）、肺动脉瓣上结构、左室流出道（主动脉左、右窦），其中右室流出道后间隔与左室流出道主动脉右冠窦为前后毗邻，体表心电图不易鉴别（图 2-3-26）。起源于流出道的室性期前收缩 / 室性心动过速在Ⅱ、Ⅲ、aVF 导联 QRS 波呈高振幅 R 波形态。胸前导联的移行区有助于鉴别右室流出道或左室流出道起源。右室流出道起源的室性期前收缩 / 室性心动过速胸前导联移行晚于左室流出道室性期前收缩 / 室性心动过速，通常在 V_3 导联之后。值得注意的是，由于右室流出道后间隔与左室流出道主动脉右冠窦为前后毗邻关系，均可表现为 V_3 导联移行，仅从心电图无法准确鉴别。由于Ⅰ导联可反映水平方向心电向量，室性期前收缩 / 室性心动过速起源越接近心脏右侧结构，其Ⅰ导联将会产生较高的 R 波；而越接近心脏左侧的，其Ⅰ导联将产生较负的 S 波。

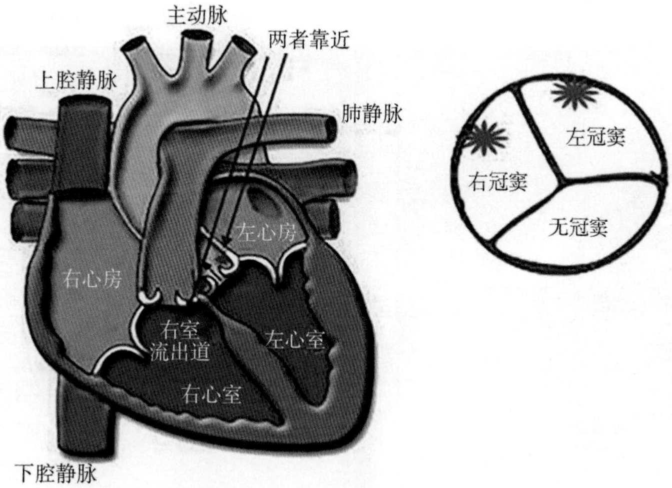

图 2-3-26　右室流出道与主动脉窦的解剖位置关系图

1. 起源于右室流出道游离壁的室性期前收缩 / 室性心动过速

室性期前收缩的Ⅱ、Ⅲ、aVF 导联 QRS 波呈高振幅 R 波形态，但宽大有切迹；Ⅰ导联振幅较高，移行区较晚，多在胸前 V_4 导联之后（图 2-3-27）。

2. 起源于右室流出道前间隔的室性期前收缩 / 室性心动过速

室性期前收缩的Ⅱ、Ⅲ、aVF 导联 QRS 波呈高振幅 R 波形态，Ⅰ导联多为等电位低振幅，移行区多在胸前 V_3 导联之后（图 2-3-28）。

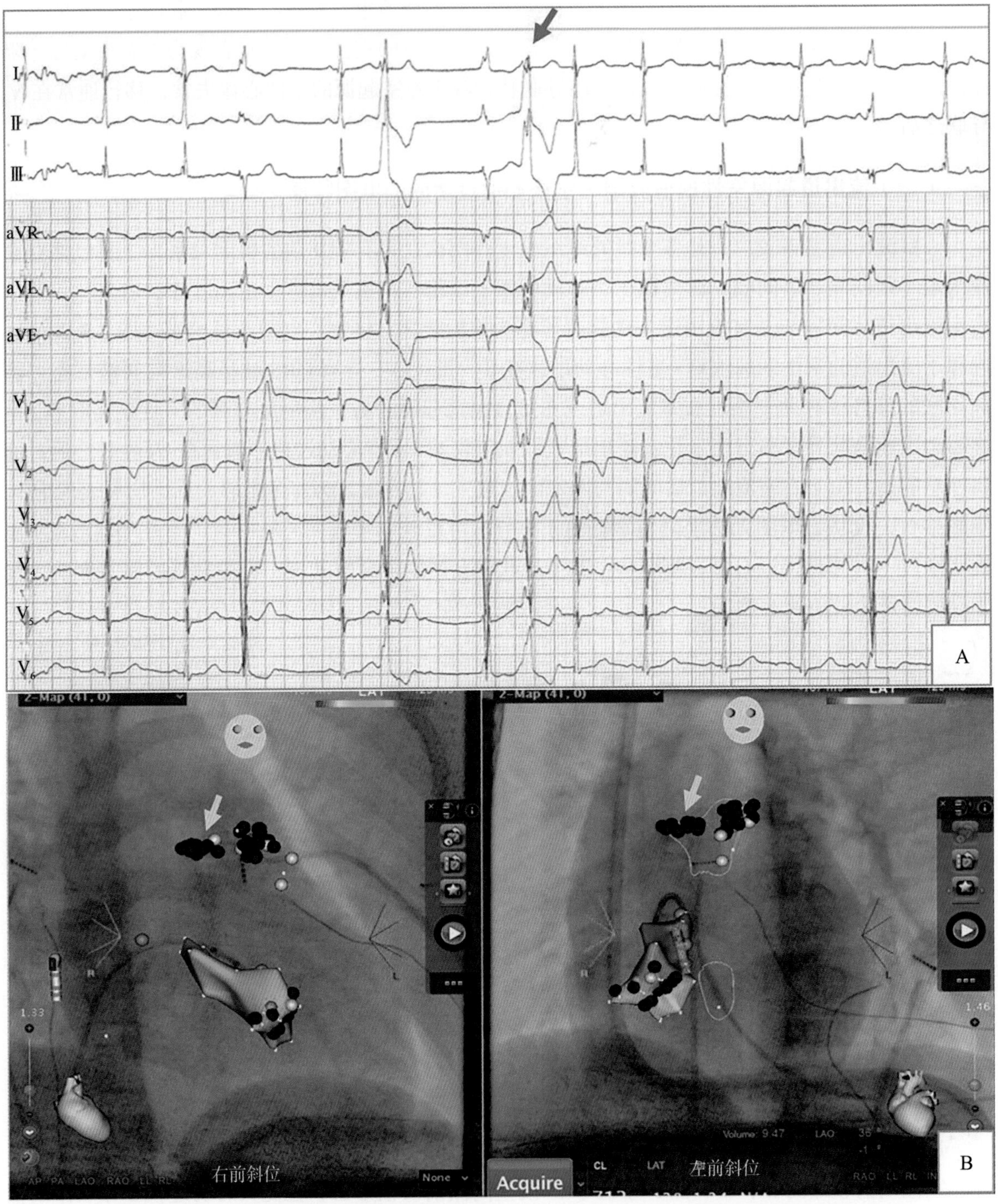

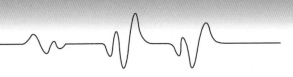

图 2-3-27　右室流出道游离壁起源室性期前收缩体表心电图及射频消融靶点部位

A. 右室流出道游离壁起源室性期前收缩心电图：为右室多源性室性期前收缩，蓝色箭头所指为起源于右室流出道游离壁的室性期前收缩，其特征为Ⅱ、Ⅲ、aVF 导联 QRS 波呈高振幅 R 波形态，宽大有切迹，Ⅰ导联振幅较高，V_5 导联移行；B. 该例患儿成功消融部位分别为右室流出道游离壁（黄色箭头所指）、前间隔及右室流入道间隔处（红色点为消融点）

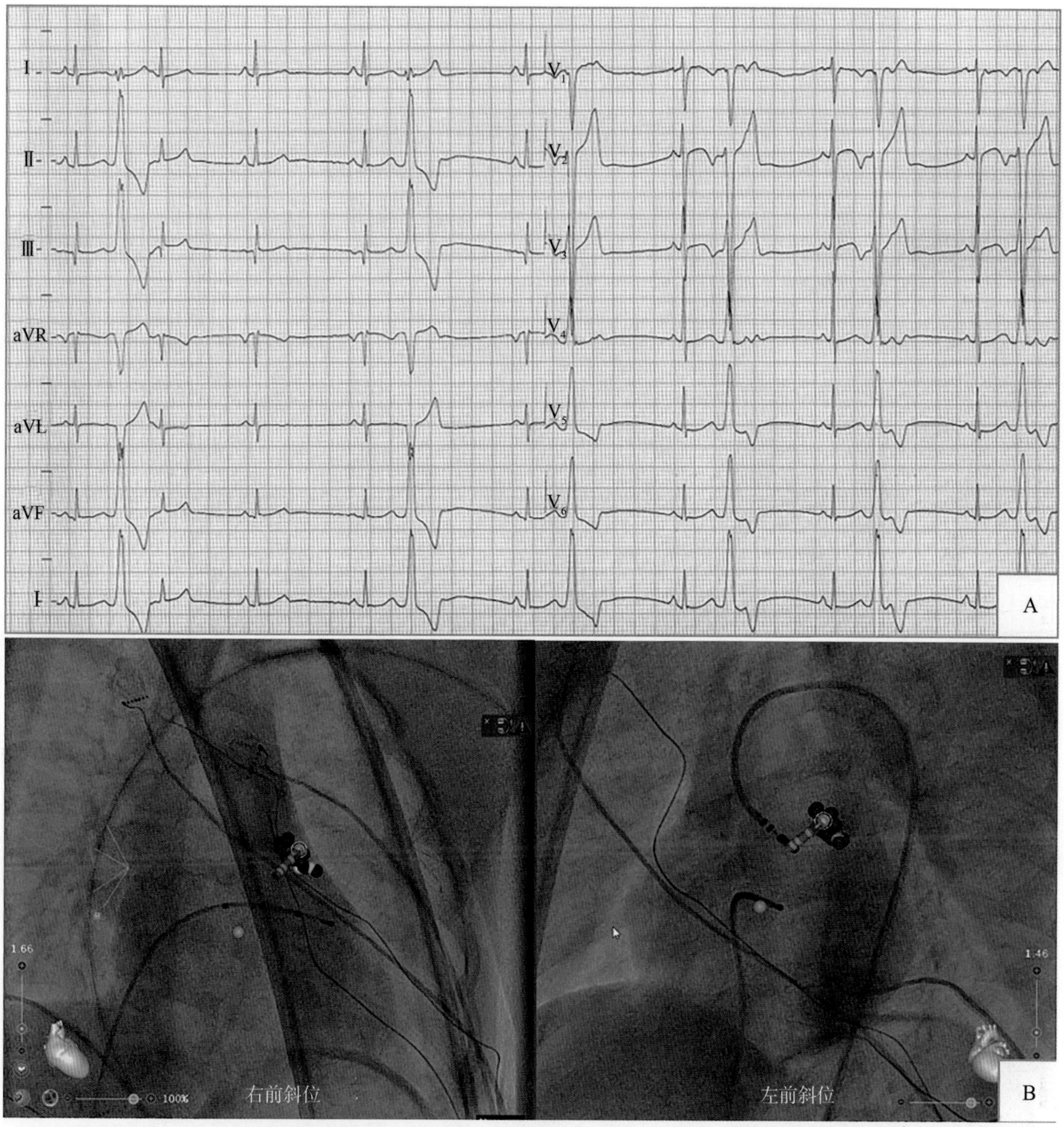

图 2-3-28　右室流出道前间隔起源室性期前收缩体表心电图及射频消融靶点部位

A. 右室流出道前间隔起源室性期前收缩心电图：Ⅱ、Ⅲ、aVF 导联 QRS 波呈高振幅 R 波形态，Ⅰ导联为等电位低振幅，胸前 V_4 导联移行；B. 该例患儿成功消融部位为右室流出道前间隔（红色点为消融点，橙色点为希氏束部位）

3. 起源于右室流出道后间隔及左室流出道主动脉右冠窦的室性期前收缩 / 室性心动过速

其室性期前收缩心电图特点为Ⅱ、Ⅲ、aVF 导联 QRS 波呈高振幅 R 波形态，Ⅰ导联多为正向低振幅，移行区多在胸前 V_3 或 V_4 导联。由于右室流出道后间隔与左室流出道主动脉右冠窦为前后毗邻关系，仅从心电图难以准确鉴别，通常需要射频消融手术时根据双侧激动顺序标测对比及消融效果确定，部分病例需要经双侧消融获成功（图 2-3-29 ～图 2-3-31）。

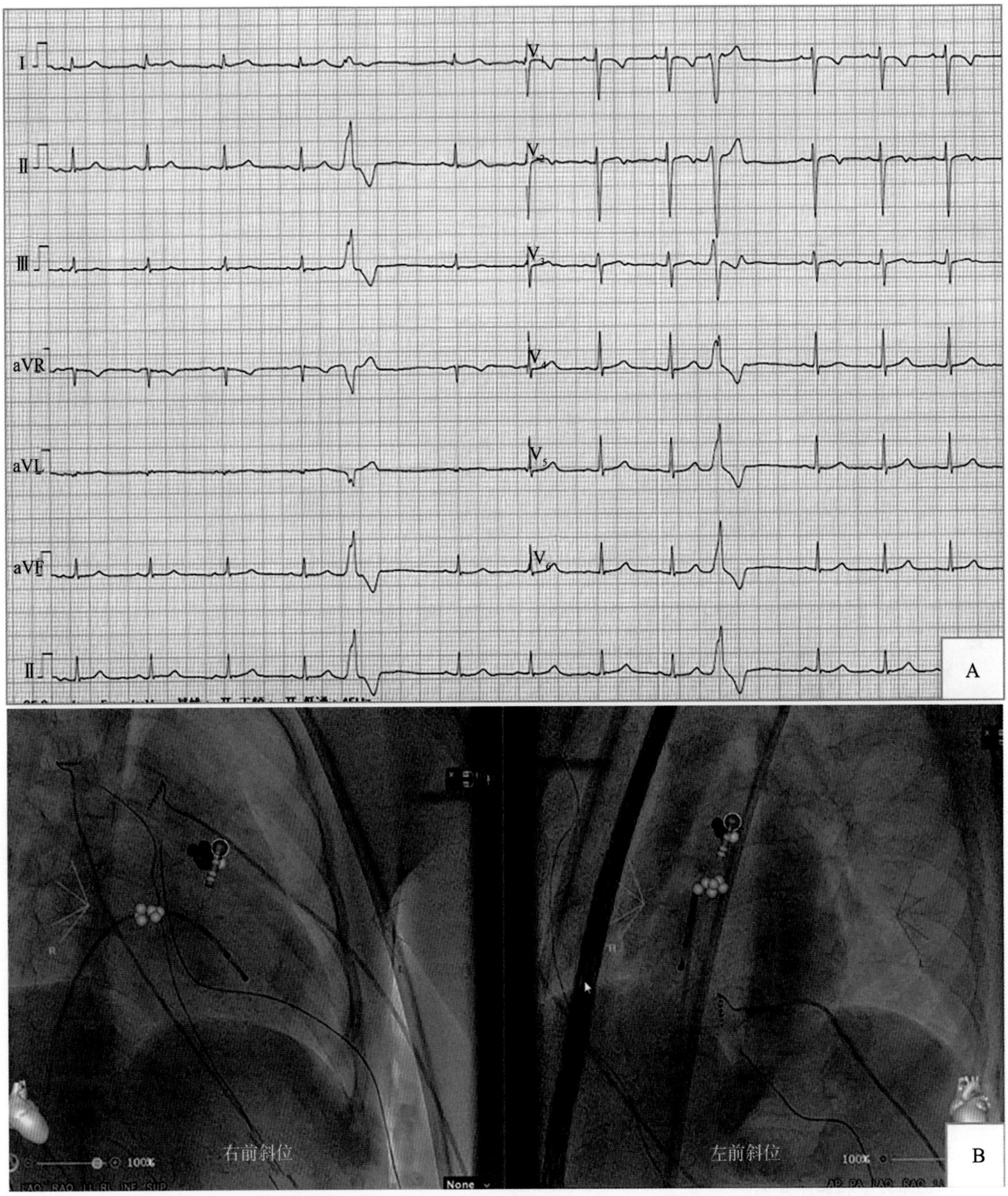

图 2-3-29　右室流出道后间隔起源室性期前收缩体表心电图及射频消融靶点部位

A. 左室流出道后间隔起源室性期前收缩心电图：Ⅱ、Ⅲ、aVF 导联 QRS 波呈高振幅 R 波形态，Ⅰ导联低振幅正向 R 波，胸前 V_4 导联移行；B. 该例患儿成功消融部位为右室流出道后间隔（蓝色点为成功消融靶点，红色点为消融点，橙色点为希氏束部位）

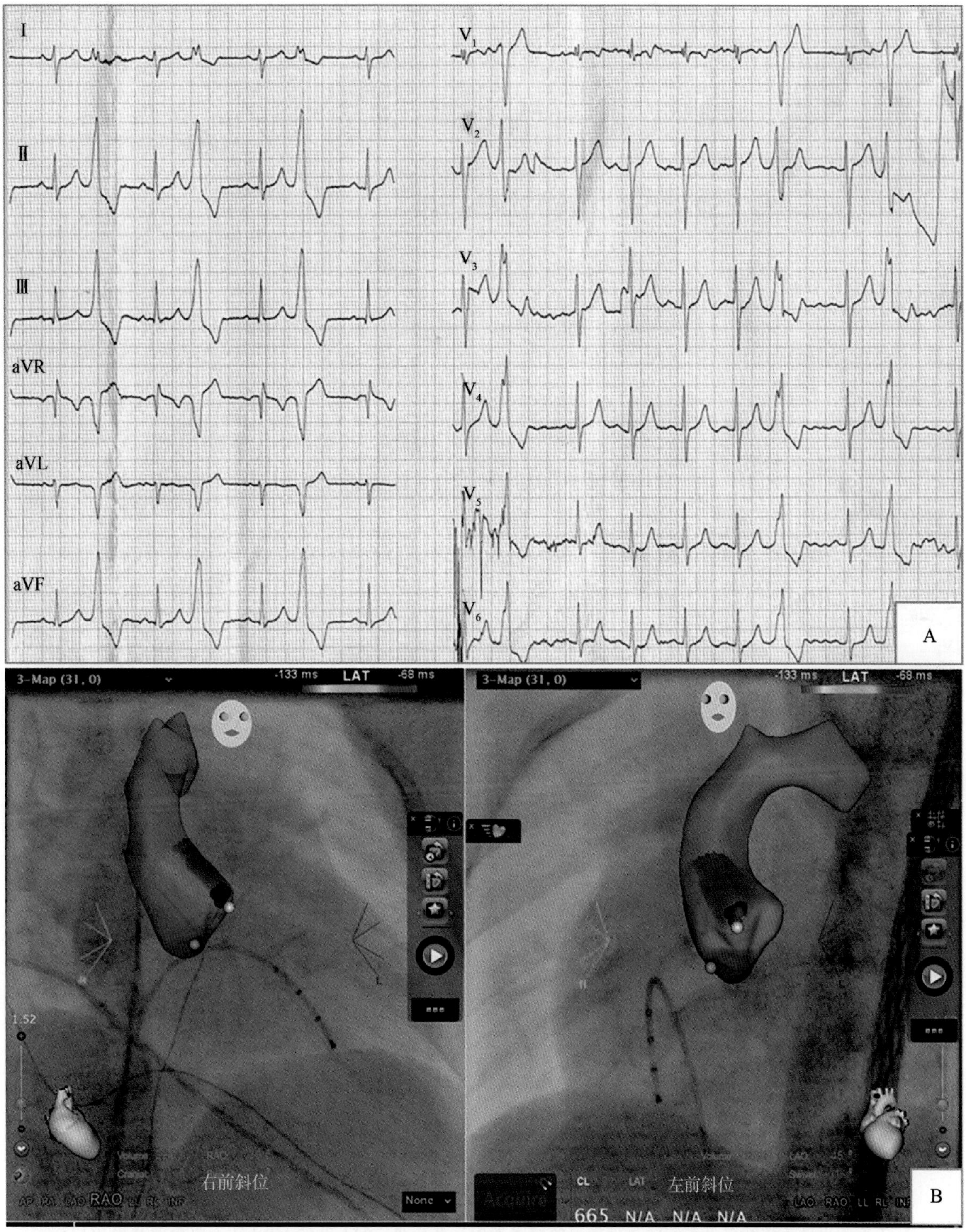

图 2-3-30 左室流出道主动脉右冠窦起源室性期前收缩体表心电图及射频消融靶点部位

A. 右室流出道主动脉右冠窦起源室性期前收缩心电图：Ⅱ、Ⅲ、aVF 导联 QRS 波呈高振幅 R 波形态，Ⅰ导联低振幅正向 R 波，胸前 V_3 导联移行；B. 该例患儿于左室流出道主动脉右冠窦成功消融（红色点为消融点，橙色点为希氏束部位）

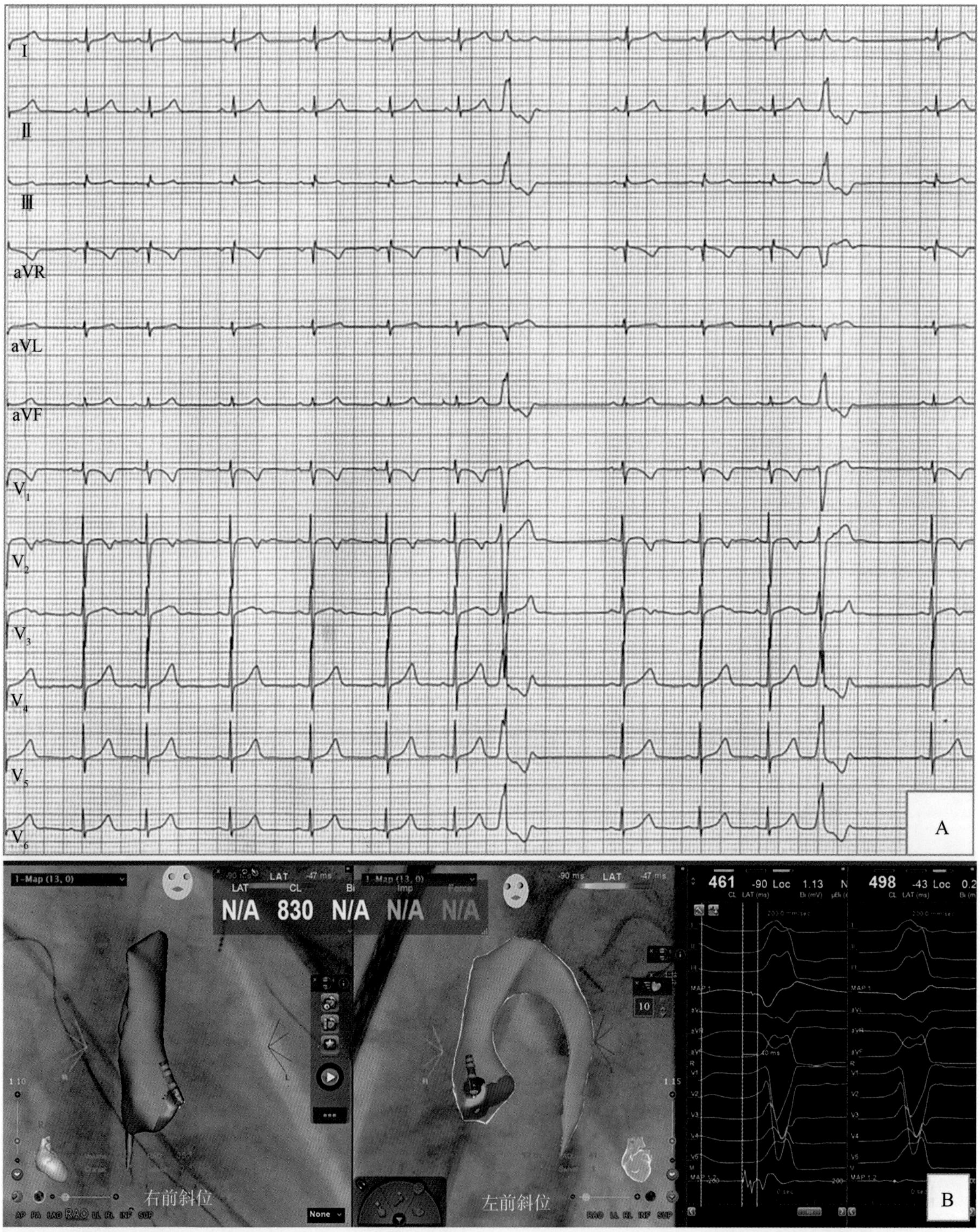

图 2-3-31　左室流出道主动脉右冠窦起源室性期前收缩体表心电图及射频消融靶点部位

A. 左室流出道主动脉右冠窦起源室性期前收缩心电图：Ⅱ、Ⅲ、aVF 导联 QRS 波呈高振幅 R 波形态，Ⅰ导联低振幅正向 R 波，胸前 V_4 导联移行；胸前导联移行区较晚，从心电图诊断首先考虑为右室流出道后间隔起源室性期前收缩；该例患儿在外院经右室流出道及肺动脉瓣上消融未成功。B. 该例患儿在北京华信医院于左室流出道主动脉右冠窦成功消融，激动顺序标测靶点处 V 波较体表心电图室性期前收缩 QRS 波提前 40 ms（红色点为消融点）

4. 起源于左室流出道主动脉左冠窦的室性期前收缩 / 室性心动过速

其室性期前收缩心电图特点为Ⅱ、Ⅲ、aVF 导联 QRS 波呈高振幅 R 波形态，Ⅰ导联多为低振幅负向波，移行区多在胸前 V_1 或 V_2 导联（图 2-3-32）。

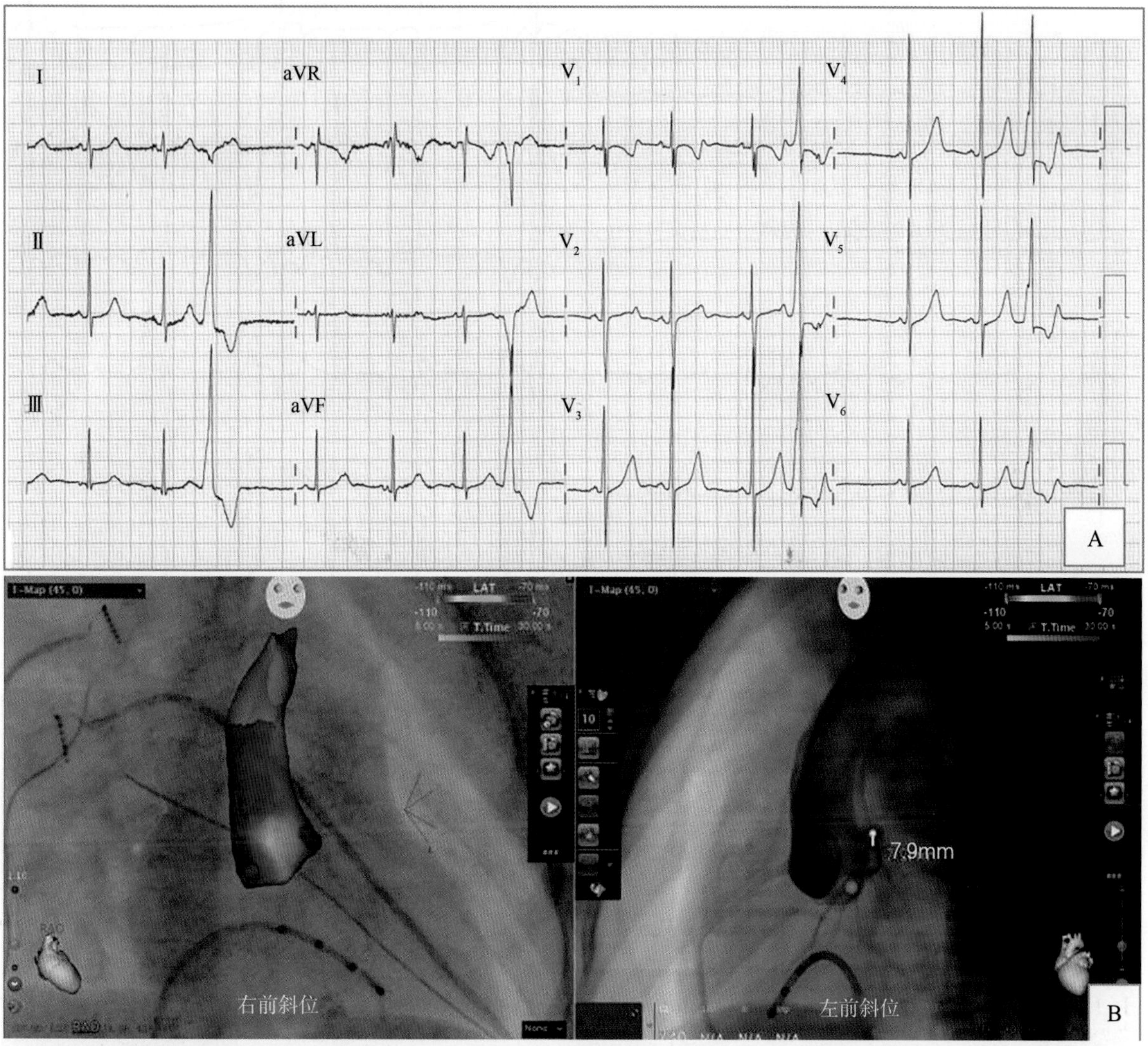

图 2-3-32　左室流出道主动脉左冠窦起源室性期前收缩体表心电图及射频消融靶点部位

A. 左室流出道主动脉左冠窦起源室性期前收缩心电图：Ⅱ、Ⅲ、aVF 导联 QRS 波呈高振幅 R 波形态，Ⅰ导联低振幅负向 R 波，胸前 V_1 导联即移行。B. 该例患儿于左室流出道主动脉左冠窦成功消融。推注造影剂显示左冠开口部位，测量靶点距左冠开口距离为 7.9 mm（红色点为消融点，橙色点为希氏束部位）

（二）左室分支及乳头肌起源的室性期前收缩 / 室性心动过速

室性期前收缩的心电图 QRS 特点为右束支传导阻滞图形，V_1 导联以 R 波为主，V_6 导联呈 rS 型。下壁导联直立者起源于左前分支或左前乳头肌（电轴右偏），下壁导联倒置者起源于左后分支或左后乳头肌（电轴左偏）。起源于分支的室性期前收缩表现为窄的 QRS，类似室性期前收缩。而起源于乳头肌的 QRS 波宽于分支型的室性期前收缩，下壁导联 QRS 波末端上升缓慢（图 2-3-33 ~ 图 2-3-36）。

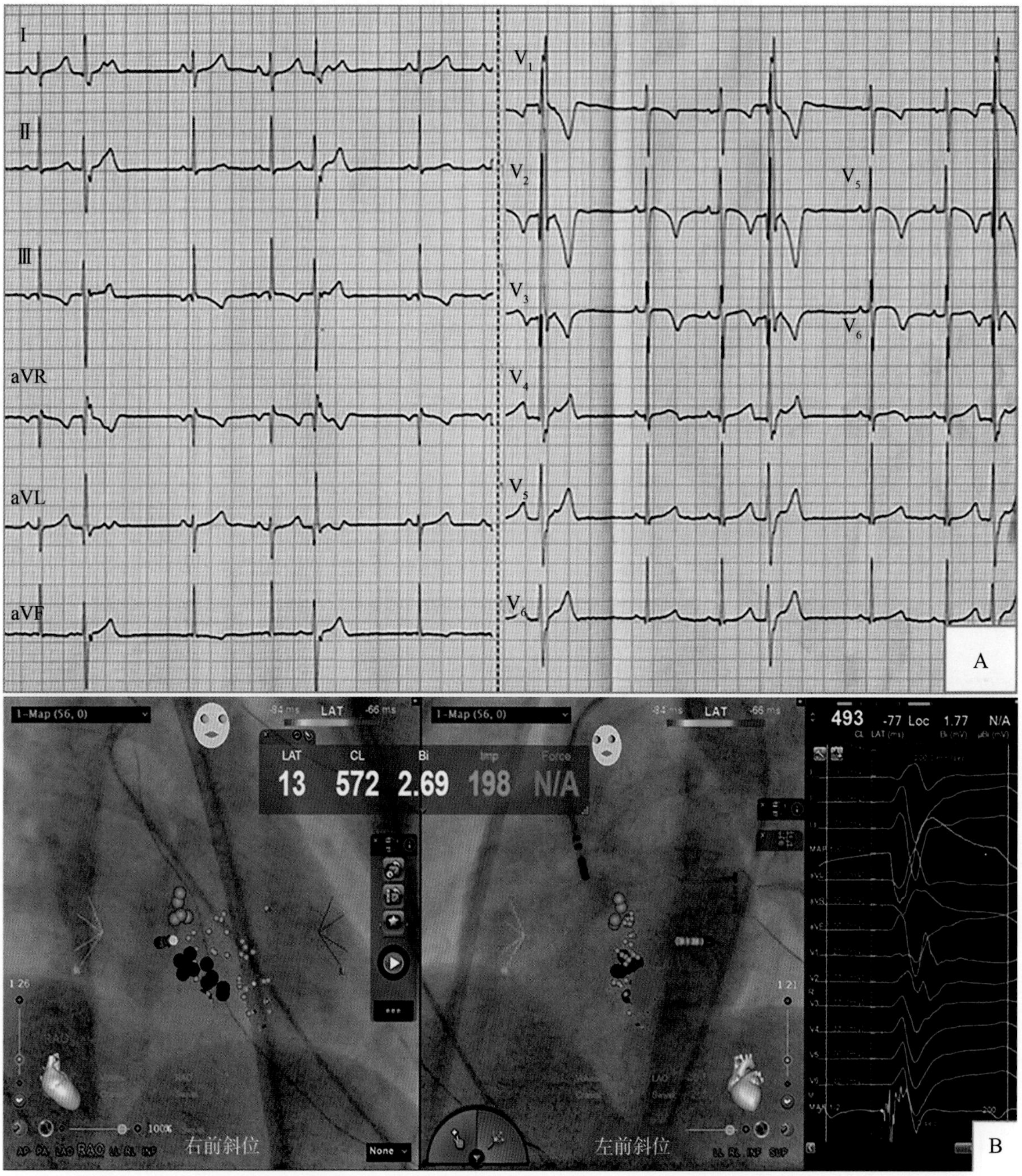

图 2-3-33　左后分支起源室性期前收缩体表心电图及射频消融靶点部位

A. 左后分支起源室性期前收缩心电图：为窄 QRS 波室性期前收缩，右束支传导阻滞图形，下壁导联倒置（电轴左偏），符合左后分支起源室性期前收缩的心电图特点；B. 该例患儿于左室中后间隔处成功消融，消融靶点提前的 V 波前记录到 P 电位（红色点为消融点，橙色点为希氏束部位，蓝色点为记录到 P 电位的部位）

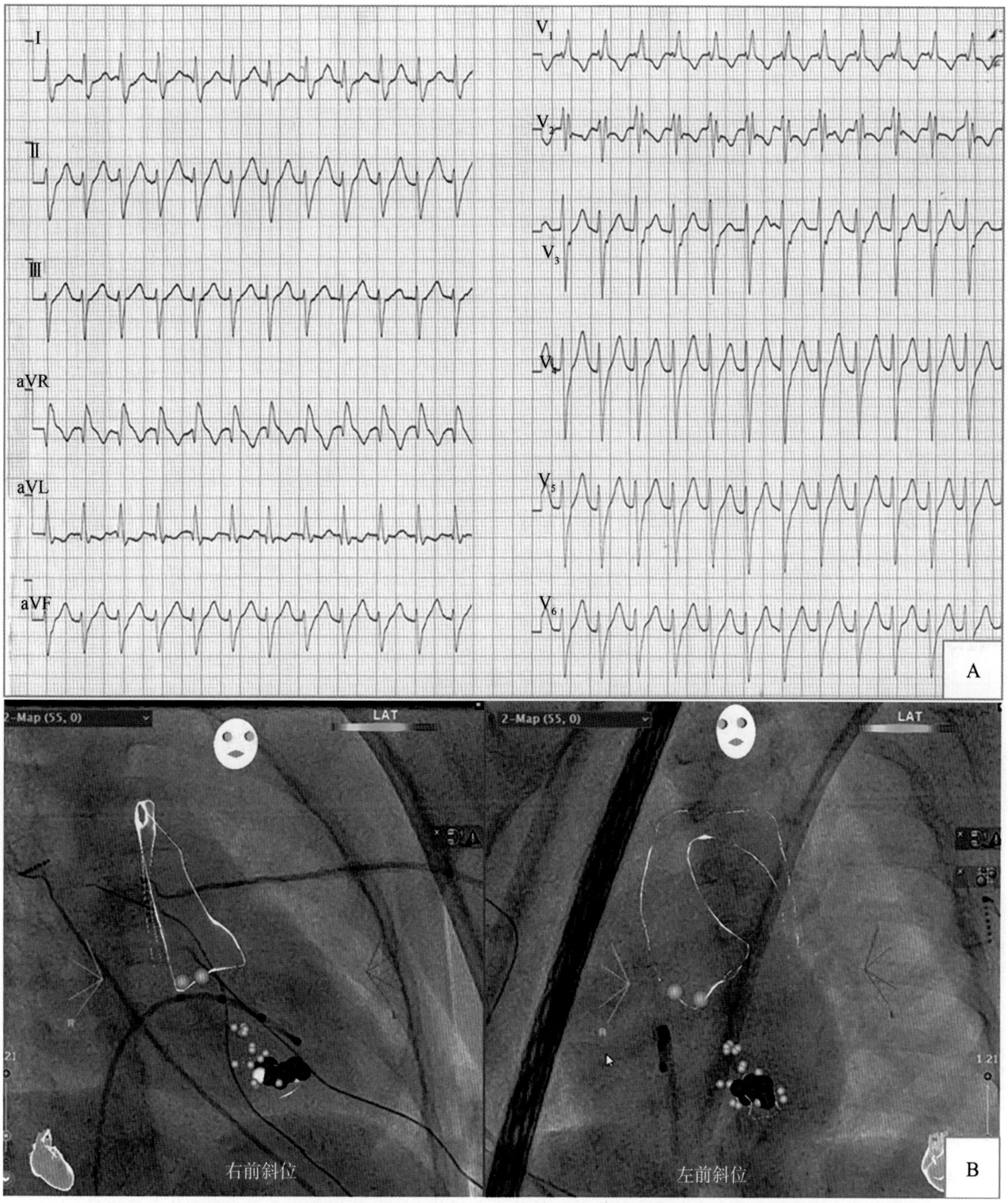

图 2-3-34 左后乳头肌起源室性心动过速体表心电图及射频消融靶点部位

A. 左后乳头肌起源室性心动过速心电图：为心动过速心电图，心室率 150 次 /min，可见室房分离，为室性心动过速，室性心动过速呈右束支传导阻滞图形，下壁导联倒置（电轴左偏），QRS 波宽于分支型的室性期前收缩 / 室性心动过速，下壁导联 QRS 波末端上升缓慢，符合左后乳头肌起源室性心动过速的心电图特点；B. 该例患儿于左后乳头肌处成功消融（红色点为消融点，橙色点为希氏束部位）

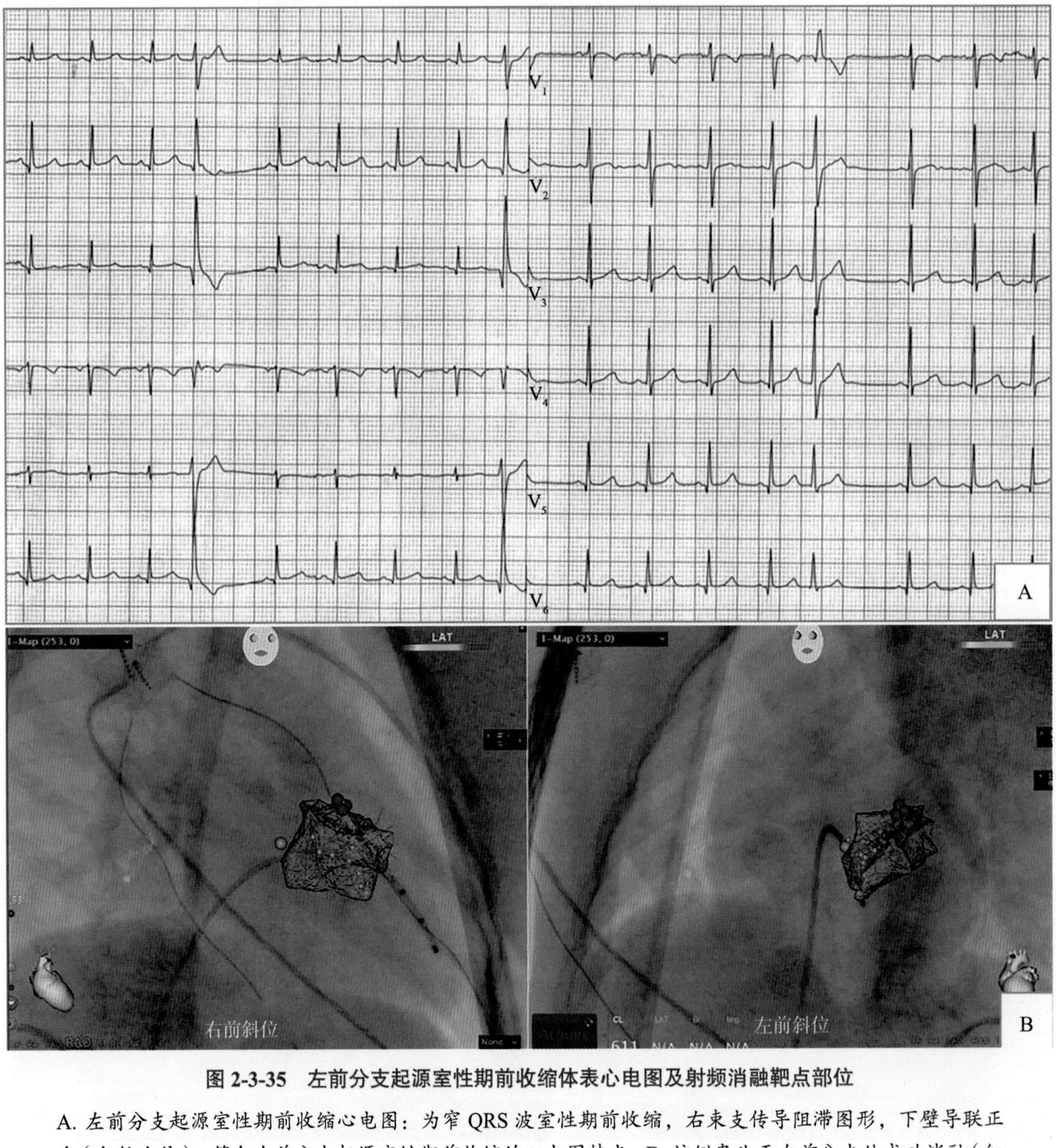

图 2-3-35　左前分支起源室性期前收缩体表心电图及射频消融靶点部位

A. 左前分支起源室性期前收缩心电图：为窄 QRS 波室性期前收缩，右束支传导阻滞图形，下壁导联正向（电轴右偏），符合左前分支起源室性期前收缩的心电图特点；B. 该例患儿于左前分支处成功消融（红色点为消融点，橙色点为希氏束部位）

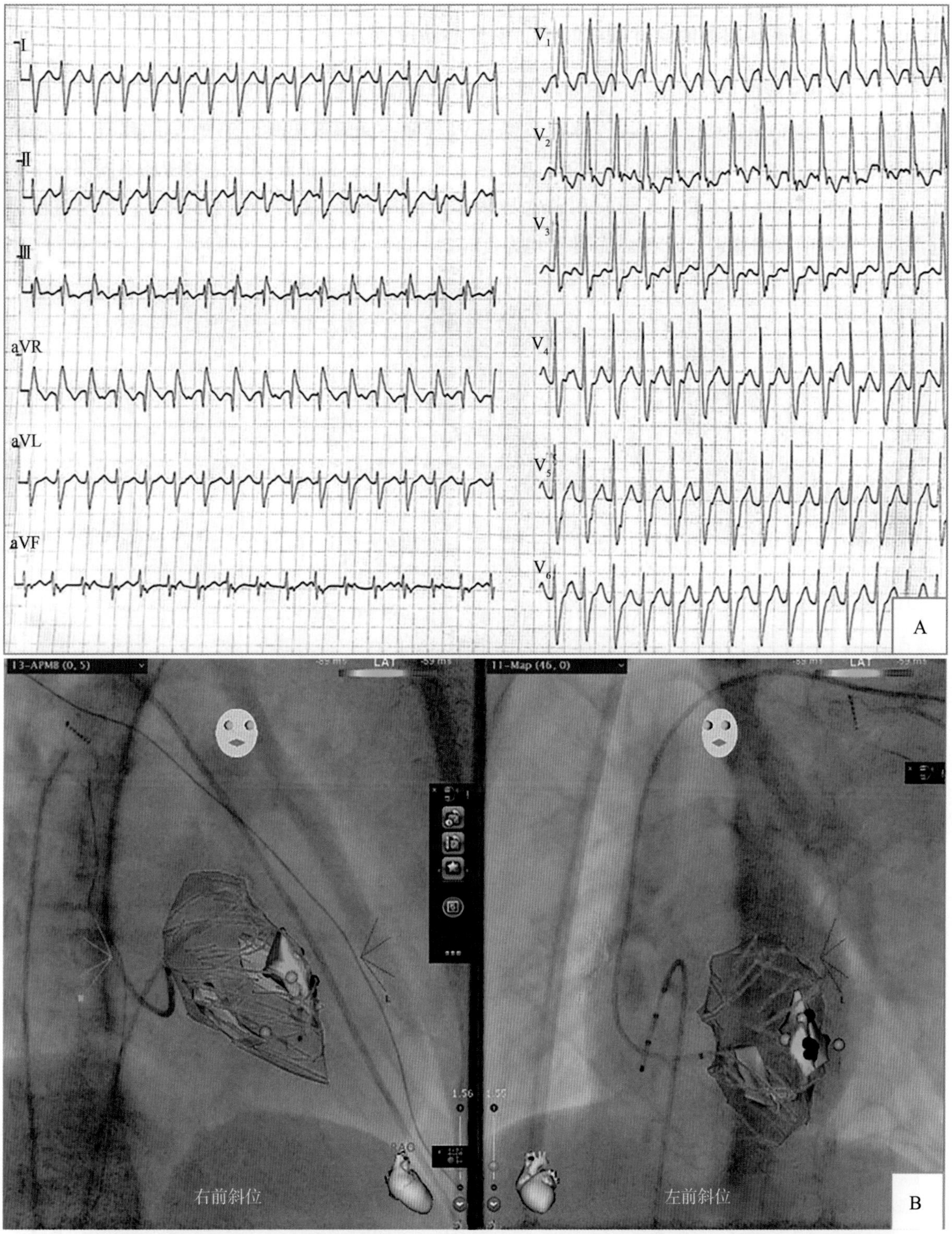

图 2-3-36　左前乳头肌起源室性心动过速体表心电图及射频消融靶点部位

A. 左前乳头肌起源室性心动过速心电图：为心动过速心电图，心室率 153 次 /min，可见室房分离，为室性心动过速，室性心动过速呈右束支传导阻滞图形，电轴右偏，QRS 波宽于分支型的室性期前收缩 / 室性心动过速，下壁导联 QRS 波末端上升缓慢，符合左前乳头肌起源室性心动过速的心电图特点；B. 该例患儿于左后乳头肌处成功消融（红色点为消融点）

（三）三尖瓣环起源的室性期前收缩 / 室性心动过速

心电图 QRS 波形呈左束支传导阻滞样图形。室性期前收缩 / 室性心动过速可起源于三尖瓣环不同部位，其胸前导联移行区不同，移行多晚于 V_3 导联，间隔部起源可于 V_3 导联移行，越偏游离壁起源，移行越晚。室性期前收缩 QRS 波形多宽大有顿挫，依据起源于三尖瓣环不同部位下壁 Ⅱ、Ⅲ、aVF 导联极向不同。Ⅰ导联和 aVL 导联多为正向（图 2-3-37、图 2-3-38），可与流出道起源的室性期前收缩鉴别，后者 aVL 导联均为负向。

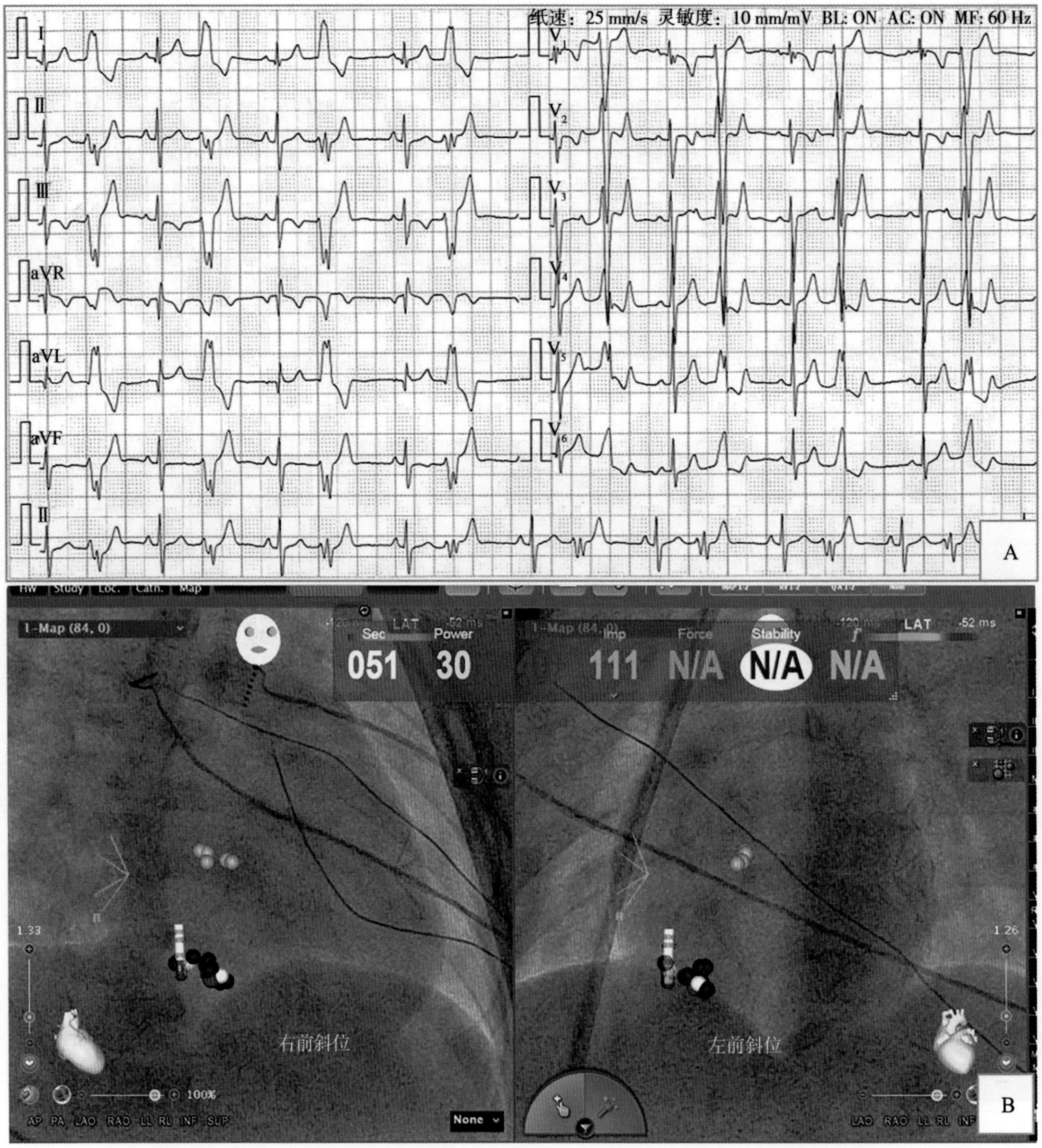

图 2-3-37　三尖瓣环 6 点起源室性期前收缩体表心电图及射频消融靶点部位

A. 三尖瓣环起源室性期前收缩心电图：室性期前收缩 QRS 波形呈左束支传导阻滞样图形，V_4 导联移行，Ⅱ、Ⅲ、aVF 导联均为负向，宽大有顿挫，Ⅰ、aVL 导联为正向，符合起源于三尖瓣环 6 点室性期前收缩的心电图特点；B. 该例患儿于三尖瓣环 6 点处成功消融（红色点为消融点，橙色点为希氏束部位）

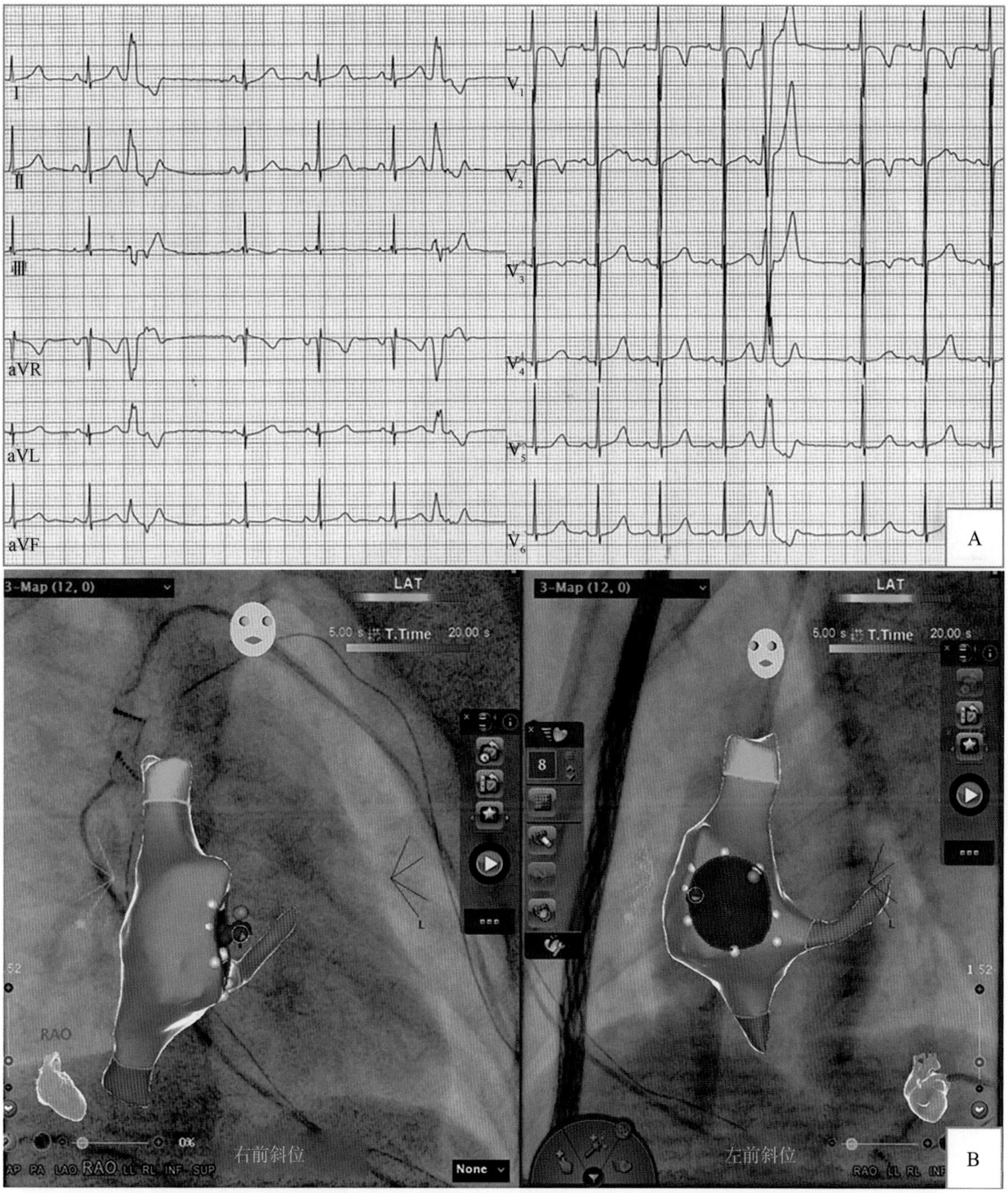

图 2-3-38　三尖瓣环 9 点起源室性期前收缩体表心电图及射频消融靶点部位

A. 三尖瓣环起源室性期前收缩心电图：室性期前收缩 QRS 波形呈左束支传导阻滞样图形，V_4 导联移行，Ⅱ导联正向、Ⅲ导联等电位，aVF 导联为负向，宽大有顿挫，Ⅰ、aVL 导联为正向，符合起源于三尖瓣环 9 点室性期前收缩的心电图特点；B. 该例患儿于三尖瓣环 9 点处成功消融（红色点为消融点）

（四）右室调节束起源的室性期前收缩 / 室性心动过速

调节束为横跨右心室腔、连接其间隔侧和游离壁的条索样肌束。调节束在间隔侧由隔缘肉柱发出，在游离壁与前乳头肌相连，其内有右束支走行，是右束支向右室游离壁传导兴奋的通道，可分为游离壁侧、体部和间隔侧3段，右束支走行于其中（图2-3-39、图2-3-40）。调节束起源的室性期前收缩 / 室性心动过速呈左束支传导阻滞样图形，电轴左偏，下壁导联Ⅱ、Ⅲ、aVF导联振幅较低，主波极向依据起源于调节束的不同部位而不同，多为负向，降支可见切迹，呈QRS或qRs形，Ⅰ、aVL导联主波向上。胸前导联移行多晚于 V_4，且晚于窦律下胸前导联QRS波移行[7-8]。

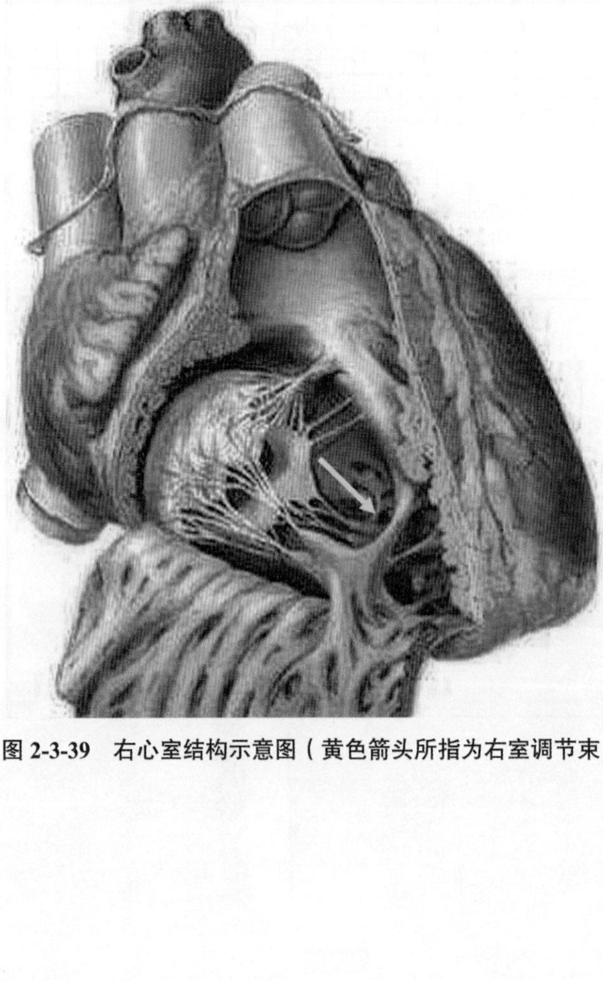

图2-3-39　右心室结构示意图（黄色箭头所指为右室调节束）

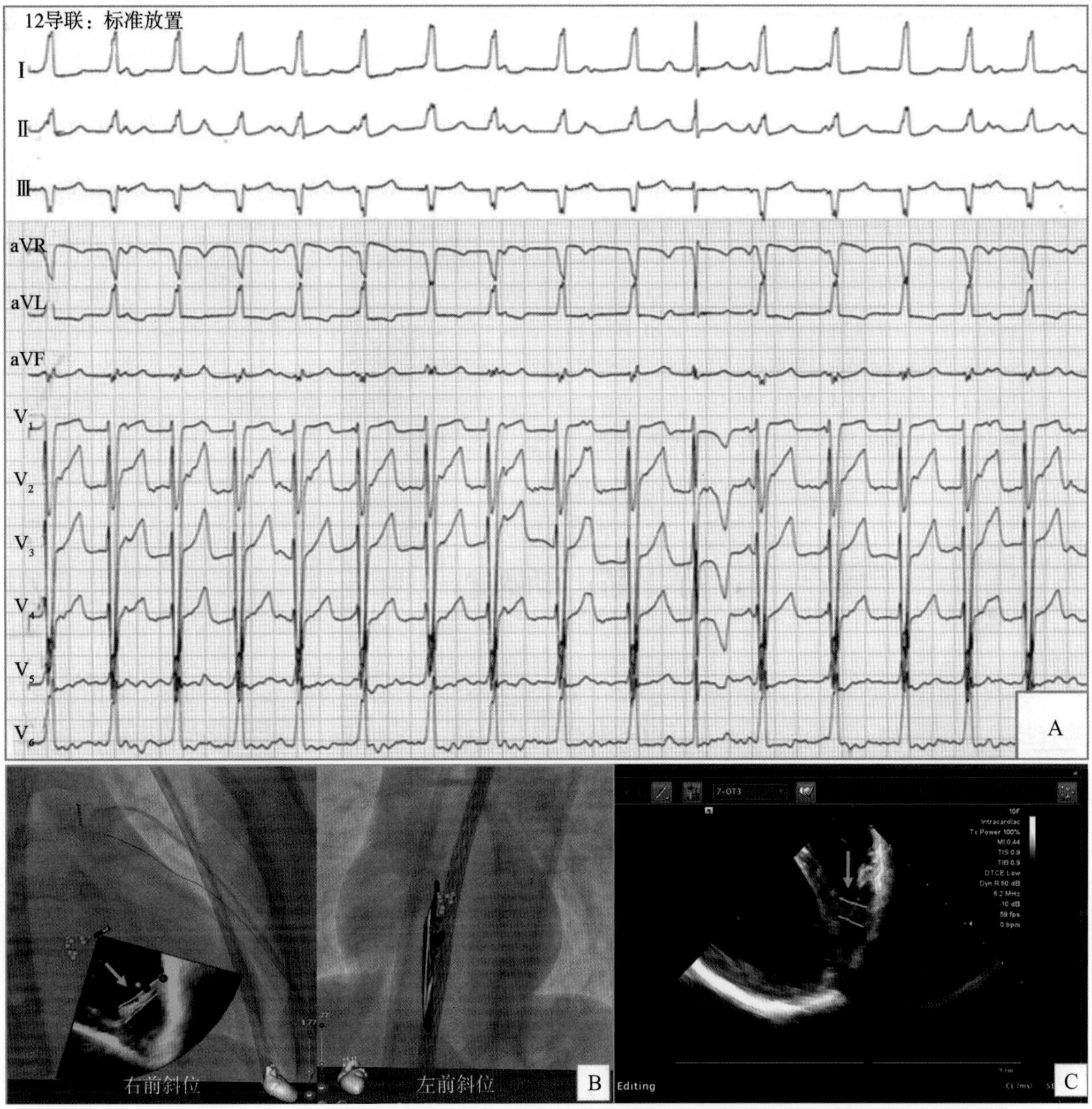

图 2-3-40　右室调节束起源室性心动过速体表心电图及射频消融靶点部位

A. 右室调节束起源室性心动过速心电图：为心动过速心电图，心室率 105 次 /min，可见室房分离，为室性心动过速，室性心动过速呈左束支传导阻滞图形，电轴左偏，下壁导联Ⅱ低振幅正向、Ⅲ负向、aVF 导联极低振幅正负向交替，均可见切迹，Ⅰ、aVL 导联正向，胸前导联 V_4 移行；B/C. 该例患儿于右室调节束成功消融（红色点为消融点，橙色点为希氏束部位），射频消融术中经三维诊断超声导管（ICE）标测到右室调节束（绿色箭头所指），成功消融部位位于右室调节束

（李小梅）

参考文献

[1] 胡大一，马长生 . 心律失常射频消融图谱 [M]. 2 版 . 北京：人民卫生出版社，2002: 2-3.
[2] 戈海延，李小梅，江河，等 . 体表心电图 P 波极向对儿童局灶性房性心动过速起源的定位分析 [J]. 中华儿科

杂志, 2016, 54(7): 504-509.
[3] Kistler PM, Roberts-Thomson KC, Haqqani HM, et al. P-wave morphology in focal atrial tachycardia: development of an algorithm to predict the anatomic site of origin [J]. J Am Coll Cardiol, 2006, 48(5): 1010-1017.
[4] 江河, 李小梅, 李梅婷, 等. 儿童局灶性房性心动过速 125 例临床特征 [J]. 中华儿科杂志, 2020, 58(11): 900-904.
[5] 江河, 李小梅, 张仪, 等. 单中心近 5 年小儿特发性室性心律失常 328 例射频消融分析 [J]. 中华实用儿科临床杂志, 2021, 36(19) : 18-21.
[6] Hutchinson MD, Garcia FC. An organized approach to the localization, mapping, and ablation of outflow tract ventricular arrhythmias[J]. J Cardiovasc Electrophysiol, 2013, 24(10): 1189-1197.
[7] Enriquez A, Baranchuk A, Briceno D, et al. How to use the 12-lead ECG to predict the site of origin of idiopathic ventricular arrhythmias[J]. Heart Rhythm, 2019, 16(10): 1538-1544.
[8] Jiang CX, Long DY, Li MM, et al. Evidence of 2 conduction exits of the moderator band: findings from activation and pace mapping study[J]. Heart Rhythm, 2020, 17(11): 1856-1863.

第 4 节　动态心电图

动态心电图（dynamic electrocardiogram，DCG）指连续记录 24 h 或更长时间的心电图。该项检查技术首先由美国学者 Norman J. Holter 于 1957 年发明，并于 1961 年开始投入临床应用，因而常又被称为 Holter。DCG 能够对受检者在日常活动的情况下及在身体和精神状况不断变化的条件下进行连续的心电图监测和记录，可提供受检者白天和夜间不同状态下的动态心电活动信息。由于 DCG 检查具有常规心电图等其他检查不能替代的作用和价值，因此已成为临床上广泛使用的无创性心血管病检查和诊断手段之一[1]。DCG 主要由记录系统和回放分析系统（计算机系统）两大部分构成。

一、DCG 的记录技术

记录器

记录器是随身佩带的记录和储存心电信号的设备，从 20 世纪 90 年代开始，新型记录器不断推出，特别是近年来存储元件和制造技术进一步的发展，记录器经历了传统的磁带记录器、快闪存储器、固态硬盘等固态记录器的发展过程，具体如下：

1. 磁带记录器

使用磁带作为存储介质，在过去相当一段时间内，磁带记录器发挥过重要作用。由于磁带记录器记录的波形质量欠佳，机械故障多，回放时间长。加上近年来固态存储技术的飞速发展，现在磁带记录器已被淘汰。

2. 固态存储器

闪光卡、固态硬盘作为存储介质，可以采用不压缩或无失真压缩来记录 24 h 的动态心电信息，记录的波形质量优、回放时间短。目前临床上普遍采用固态存储器作为存储介质。该类记录器具有重量轻、体积小、可靠性高、寿命长等特点。

3. 穿戴式记录器

这种记录器将导联线、电极、电路整合在一起，除记录芯片外，多采用一次性材料，具有使用电极少、佩戴操作方便舒适、减少受试者等候排队时间等优势，并可实现多天记录、远程、实时心电图网络传输，近年来随智能技术的使用，临床上许多医院已经在使用穿戴式记录器，进行 Holter 检查（图 2-4-1）。

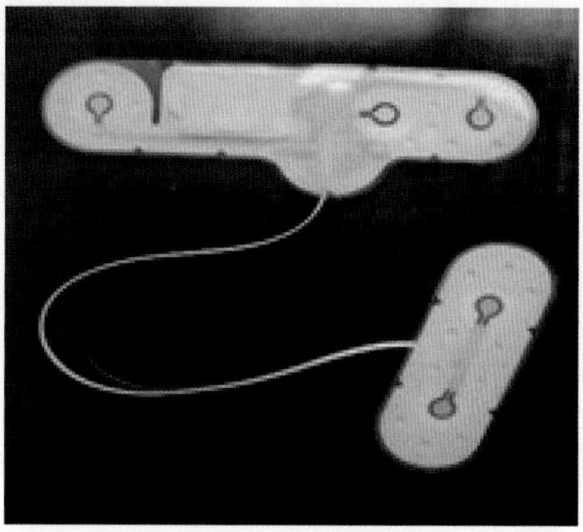

图 2-4-1 穿戴式记录器

4. 植入式心电事件监测器（insertable cardiac monitor，ICM）

ICM 1997 年应用于临床，可埋藏在皮下长期（监测时间可达 2 ~ 3 年）监测患者的心电图变化。其有两种记录方式：患者主动开启 ICM 记录或 ICM 自行分析记录。患儿可以在症状发作时按下激发器的记录按钮，即可激活心电图的存储。通过程控仪可查询症状发作情况，回放、显示和打印所存储的心电图[1-2]（图 2-4-2）。

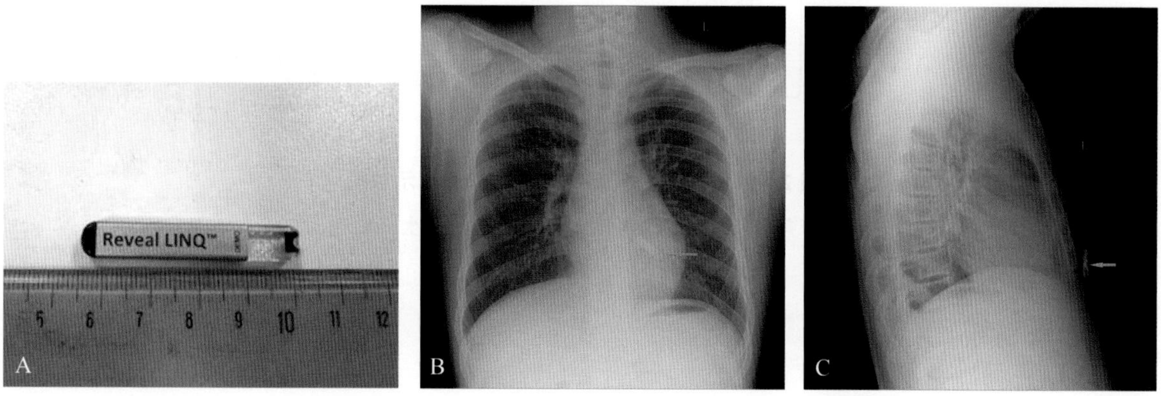

图 2-4-2 ICM

A. ICM；B/C. 植入体内的 ICM（箭头所示）

DCG 记录器的基本工作原理（以 12 通道记录器为例）（图 2-4-3）：由体表采集的心电信号经过 10 个电极输入心电信号放大器，将每个导联在 −5 mV ~ +5 mV 之间变化的微弱信号放大到在 0 ~ 5 V 之间变化的高幅度信号。电子开关可顺序将 12 个导联的信号输送到模 - 数转换器，进行心电信号的采样和数字化。数字化的心电信号被送到微处理器，在微处理器的控制下，将数字化的心电信号储存到存储器中。由于模 - 数转换器在一个瞬间只能转换一个信号，需要一个电子开关顺序将 12 个导联的信号轮流送到模 - 数转换器中进行采样和变换，每次转换时间只有几微秒，所以 12 个导联的信号可被认作同步记录。经过模 - 数转换器采样所获得的数字信号在微处理器的控制下，按照一定顺序储存到存储器中。当采样频率为 250 Hz 并记录 24 h，每个通道的心电信号将转化 24 × 3600 × 250 ＝ 21600000 个数据。对于 12 个通道，总共有 259200000 个数据，需要容量为 256 MB 的存储器来存放这些数据。存放在存储器中的这些数据将回放到计算机中，通过软件系统对这些数据所代表的各种心电波形进行分析。对于记录起搏和埋藏式心脏复律除颤器信号的记录器，采样频率在理论上应达到 4000 Hz，能够清晰、准确地记录起搏脉冲[1, 3]。

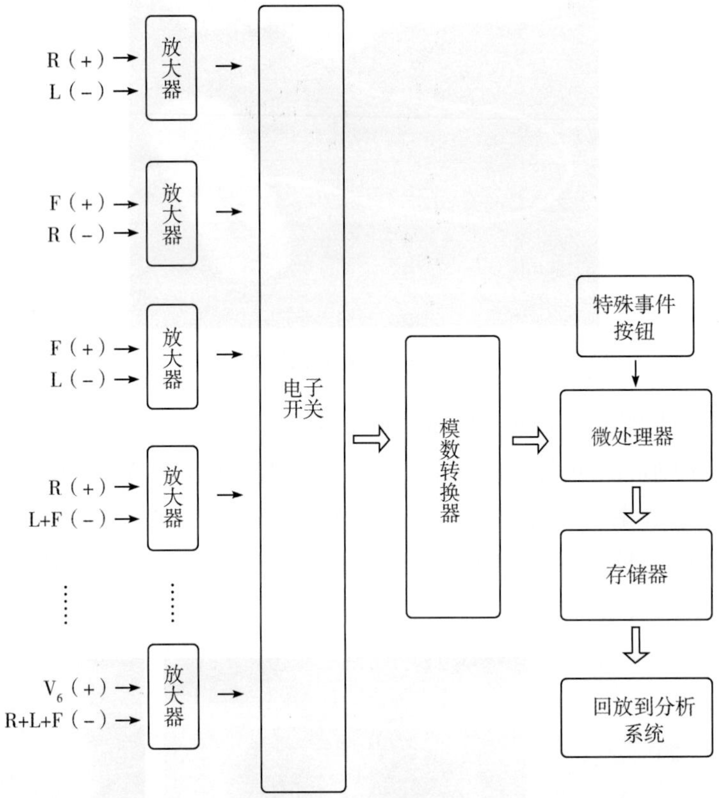

图 2-4-3　12 通道 DCG 记录器工作原理示意图

郭继鸿，张萍 . 动态心电图学 [M]. 北京：人民卫生出版社，2003.

二、导联系统

导联系统包括电极、导联线和导联体系。

1. 电极

使用一次性的“银 - 氯化银”电极，电极应具有导电性能好，黏附力强且不易脱落，对皮肤刺激小、使用后残胶少。电极质量是影响 DCG 图形质量的重要因素。

2. 导联线

连接电极与记录器的导联线大多为塑料金属屏蔽导线。

3. 导联体系

由于 DCG 是长时间、动态的心电图记录，传统的 DCG 记录多采用双极导联系统，同时记录 3 个通道同步的心电信号。目前随着科学技术的发展，12 通道的 DCG 系统已在临床上普遍使用。

常用的 DCG 双极导联系统[3]（图 2-4-4）：① CM_1 导联（模拟 V_1）正极置于胸骨右缘第 4 肋间 V_1 位置，负极置于左锁骨下窝中外 1/3 处或胸骨柄左缘。② CM_5 导联（模拟 V_5）正极置于左腋前线平第 5 前肋间处 V_5 位置，负极置于右锁骨下窝中外 1/3 处或胸骨柄右缘。③ M_{avF} 导联（模拟 aVF）正极置于左腋前线第 9 ~ 10 肋间，负极置于左锁骨下窝中外 1/3 处或胸骨柄。④ CC_5 导联 正极置于 V_5 位置，负极置于 V_5R 位置。双极导联系统中的无干电极，一般置于右侧下部肋弓[3]。

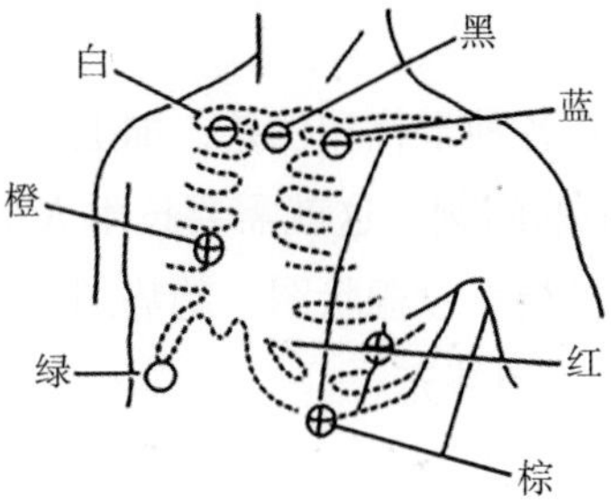

图 2-4-4　双极导联 DCG 的电极放置部位图

CM_5：红色（+）、白色（-），CM_1：橙色（+）、蓝色（-），M_{aVF}：棕色（+）、黑色（-），无干电极：绿色

12 通道导联 DCG 的电极位置图[3]见图 2-4-5。RA：右锁骨中线第 2 肋；LA：左锁骨中线第 2 肋；LL：左锁骨中线第 7 肋缘；RL：右锁骨中线第 7 肋缘；CM_1 ~ CM_6：与常规心电图 V_1 ~ V_6 放置部位相同（V_1 导联：电极放在胸骨右缘第 4 肋间，V_2 导联：电极放在胸骨左缘第 4 肋间，V_3 导联：电极放在 V_2 与 V_4 导联线的中点，V_4 导联：电极放在左锁骨中线第 5 肋间处，V_5 导联：电极放在左腋前线与 V_4 同一水平，V_6 导联：电极放在左腋中线与 V_4 同一水平处）。

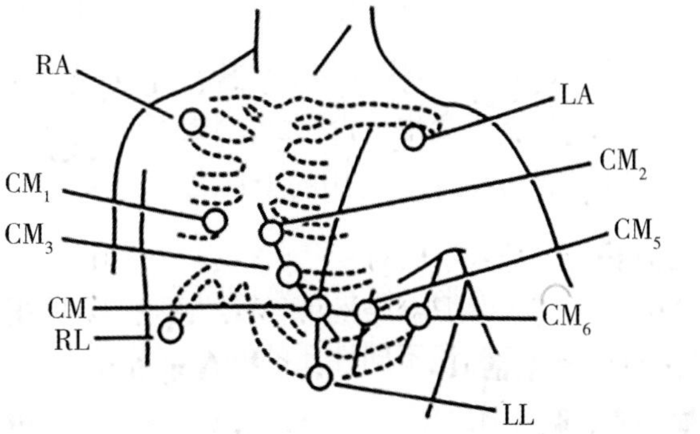

图 2-4-5　12 导联 DCG 的电极放置部位图

RA：右锁骨中线第 2 肋；LA：左锁骨中线第 2 肋；LL：左锁骨中线第 7 肋缘；RL：右锁骨中线第 7 肋缘；CM_1 ~ CM_6 与常规心电图 V_1 ~ V_6 放置部位相同

三、回放分析系统

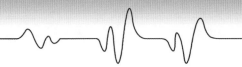

回放分析系统主要包括分析、回顾和编辑两个部分[1, 3]。

（一）自动分析

完全由计算机软件自动进行分析，技术人员可以在分析前对分析的图形进行定标、选择分析的导联等。

（二）回顾和编辑

由于DCG记录不可避免地存在各种干扰和伪差，加上软件分析程序至今仍不完善，自动分析产生的报告常存在不完整和不准确的问题。这就需要技术人员在回顾和编辑过程中，利用分析软件提供的QRS波形分类图（QRS模板）、栅状图、趋势图、直方图、全览图、各种表格及编辑功能对报告内容和结果进行修改、纠正和补充。

1. QRS波形分类图

QRS波形分类是DCG最重要的分析功能之一，它是将DCG记录到的全部QRS波按波形相似的程度分成若干个类别，每个类别都有一个最能代表该类QRS形状的QRS波，通常称为该类的模板，每个QRS模板中都包含许多个QRS波形相似的心搏。计算机是根据QRS波的特征（QRS的形态、宽度、面积等）来分辨QRS波属于窦性、室上性、室性还是伪差，并将这些模板标志为“正常、室上性、室性、伪差”四大类。鉴于目前DCG软件尚不能有效地识别P波，当存在完全性左右束支传导阻滞、室内传导阻滞、预激综合征、室上性期前收缩或心动过速伴室内差异性传导等情况时，计算机也会把这些宽QRS波误判为“室性”心搏（节律），需要操作人员利用编辑功能对模板或模板中误判的QRS波进行人工修正。

2. 趋势图

可显示24 h各项分析指标的变化趋势。常用的有心率趋势图、RR间期趋势图、ST段趋势图等。趋势图中的横坐标表示时间，纵坐标表示的内容依不同的趋势图而不同。最常用的心率趋势图可以反映24 h心率的变化趋势，判断心率变化是否符合生理上昼夜节律的变化；趋势图是观察24 h心率变化、心律失常事件和ST段改变的十分有用的工具之一。

3. 全览图

可以浏览24 h所有的动态心电图波形。每页全览图可显示15 min、30 min、60 min的微缩的心电图。DCG系统常采用不同的颜色标记不同性质的心搏，分析人员可以此来调出相应的心电图进行验证，确定或重新定义该段心电图。

4. 散点图

RR间期散点图又称洛伦兹散点图，或称庞加来散点图，它是反映相邻RR间期的变化，是在直角坐标上标记全部相邻RR间期数据位置的点图。RR间期散点图既能显示心率变异性的整体特征，又能直观地显示逐搏之间的瞬间变化，揭示心率变异性的非线性特征[1, 3-4]。

RR间期散点图的绘图原理：利用动态心电图分析软件自动测定所记录的连续心搏的RR间期，

先以第 1 个 RR 间期为横坐标（X 轴），第 2 个 RR 间期为纵坐标（Y 轴），在坐标上定出第 1 个心搏点，再以第 2 个 RR 间期为横坐标，第 3 个 RR 间期为纵坐标定出第 2 个心搏点，然后依次类推，X 轴为 RRn，Y 轴为 1RRn+1，定出一定时间内 24 h 的全部心搏点，可以取窦性心律分析心率变异性，也可以依据监测目的，利用 Holter 自动分析系统，可分别绘制正常及各类异位心搏（室性、室上性早搏等）RR 间期散点图。这些图都具有其典型的特征，健康儿童的图形为彗星状，异常可呈鱼类状、粗细棒状、扩张形、梭形、雨滴形等，以此来测定、区分各种类型的心律失常，使临床诊断价值进一步扩大和提高。

DCG 系统除了能提供上述多种编辑和修改功能外，还可提供各种表格供操作人员回顾、修改和补充，包括总报告、心律失常总结表、ST 段总结表等。心律失常总结表可提供每小时的心搏数、最快和最慢心率、平均心率；每小时的室上性和室性期前收缩的次数及 24 h 的总次数；每小时的室上性和室性心动过速的次数及 24 h 的总次数等。ST 段总结表可列出 ST 段下移或抬高达到 DCG 诊断标准的时间、时间长度、ST 段压低的深度等。

四、检查步骤及注意事项

记录器的安装与卸机一般应在专门的检查室进行。对行动不便患儿应用轮椅推行，危重患儿应在床边进行安装[1, 3]。

（一）安装步骤及注意事项

①患儿取平卧位或坐位，解开上衣，暴露胸部，以便于确定导联电极安置部位。②仔细彻底地清洁皮肤，用 75% 乙醇棉球涂擦电极安置部位局部的皮肤表面，同时儿童皮肤娇嫩，需注意皮肤保护。年长儿胸毛多者应先剃除局部胸毛。③依据受试儿童胸廓大小选用不同尺寸的 DCG 专用电极，牢固地粘贴在选定的导联位置上。电极最好贴于所选部位的胸骨或肋骨骨面上，以减少呼吸影响及肌电干扰，并将导联线（注意导联线的正、负极）正确地连接在电极上，分别按 3 导联、12 导联的安放位置进行安放，然后用防敏胶布固定电极扣，以防出汗过多或导联线牵拉引起电极脱落。④穿戴式 Holter 的安装：将记录芯片安插于专用心电传感器中，除去离型膜（保护膜），贴敷于受试患儿左侧锁骨下方及左腋前线第 5 肋间，无创采集 Ⅰ 导联、Ⅱ 导联、V_5 导联心电信息；同时，可以用实时监测软件（需用蓝牙功能将手机、平板电脑、计算机中的监测软件，连接于记录器）进行监测，用专用的手机或计算机监测软件作短时观察（1 ~ 2 min），观察深呼吸、卧位、坐位、立位时心电图记录有无基线漂移和伪差，以此对传感器做相应的调整。⑤记录时间：一般需连续记录 24 h，包括患者日常活动及睡眠状态的心电图变化。根据病情需要和检查目的可延长至 48 ~ 72 h 或复查 DCG，以增加重要心律失常事件或心肌缺血事件的检出率。剔除伪差和干扰后的有效动态心电图连续记录一般不应少于 22 h。对起搏器功能评价，有效记录应达到 100%。⑥生活日志：检查前应向患者介绍记录器的正确使用、导联线的保护及记录过程中的注意事项。特别要具体指导患者如何详细填写生活日志，使整个检查过程中发生的症状（例如心悸、胸闷、胸痛、气短、眩晕等）、用药情况、日常活动情况、情绪激动、运动锻炼等都有详细的记录和确切的时间，以便回放分析时了解 DCG 变化与上述记录内容之间的相互关系，为诊断和解释病情提供依据和参考。

（二）卸机注意事项

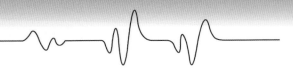

嘱患者按时返回检查室，在取下导联线之前应注意观察以下情况：①记录器与导联线插头有无脱开；②电极有无脱落及电极与导联线有无脱开；③记录器指示灯是否仍显示在正常工作，如出现异常情况，操作人员应在生活日志上详细注明，以便在回放分析时能了解和判断 DCG 上出现伪差的原因。

五、分析方法及报告

DCG 分析报告的质量、准确性及可靠性很大程度取决于操作分析人员的水平。1998 年中华医学会心电生理和起搏分会心电图学组、2001 年 ACC/AHA 分别发表了关于从事动态心电图职业人员应具备的临床能力的指南[5-6]，指南认为动态心电图是临床心电图学的一部分，因此对适合从事动态心电图工作人员能力的判断标准与心电图相同，然而，动态心电图的检测技术和知识有其特殊之处，操作人员还需具备额外的知识和技能。指南要求从事 DCG 工作的职业人员应具备的基本知识和技能：①心电专业的基础知识（心电图知识）；②起搏器的基本知识；③熟悉一般公认的 DCG 诊断标准；④熟悉技术原因或生理活动变化（体位、呼吸、自主神经）对 DCG 的影响；⑤熟悉 DCG 在检测心律失常及心肌缺血方面可能出现假阳性或假阴性表现的常见原因[3]。

分析报告前需仔细阅读患者的生活日志和临床医生申请 DCG 的目的，以提高 DCG 分析的准确率。目前，DCG 均采用计算机分析处理，并可打印各种表格、趋势图、直方图、心率变异性分析报告、心率震荡报告、异常心电图片段等。鉴于 DCG 变化的复杂性和目前计算机自动分析技术的限制，DCG 计算机分析结果可能包含不少误判和漏判情况，特别是 DCG 记录有较大的干扰或患者有较复杂的心律失常时更是如此。因此，操作人员必须对计算机结果进行回顾分析，并对计算机分析出现的错误和遗漏的诊断进行修正和补充，以获得正确的分析报告。

DCG 分析报告应包括以下主要内容：①监测期间的基本节律，24 h 心搏总数，平均心率，最高与最低心率及发生的时间；②各种心律失常的类型，快速和（或）缓慢心律失常，异常心搏总数，发生频度，持续时间，形态特征及心律失常与症状、日常活动和昼夜的关系等；③监测导联 ST 段改变的形态、程度、持续时间和频度，ST 段异常改变与心率变化及症状的关系；④应选择和打印有代表性的正常和异常（各种不同类型心律失常，ST-T 改变，QT 间期异常等）的实时心电图片段，作为 DCG 诊断报告的依据；⑤如为起搏器患儿，报告中还应包括起搏器功能的评价和分析。分析报告最后应作出此次 DCG 监测的诊断结论。

六、DCG 的应用

（一）心率变异性分析

心率变异性分析指逐次心动周期之间细微的时间变化及其规律，是评价自主神经系统的交感-副交感神经张力及其平衡的重要指标。常用的分析方法包括时域分析、频域分析和非线性分析法[7]。

1. 时域分析法

优点是抗干扰能力强，适于长程检测分析，能够概括性地评价自主神经系统对心率的调控作用，分为统计法和图解法两大类。（1）统计法指标及其定义。① SDNN：全部正常窦性心搏间期（NN）的标准差，单位为 ms；② SDANN：全程按 5 min 分成连续的时间段，先计算每 5 min 的 NN 间期平均值，再计算所有平均值的标准差，单位为 ms；③ RMSSD：全程相邻 NN 间期之差的均方根值，单位为 ms；④ SDNNIndex；全程按 5 min 分成连续的时间段，先计算每 5 min 的 NN 间期标准差，再计算这些标准差的平均值，单位为 ms；⑤ NN50：全部 NN 间期中，相邻的 NN 间期之差＞ 50 ms 的心搏数，单位为个；⑥ PNN50：NN50 除以总的 NN 间期个数，再乘以 100，单位为 %。（2）图解法指标及其定义。①三角指数：NN 间期的总个数除以 NN 间期直方图的高度，无量纲；② TINN：使用最小方差法，求出全部 NN 间期的直方图近似三角形底边的宽度，单位为 ms。时域分析法中推荐使用 SDNN、SDANN、RMSSD、三角指数 4 个指标，其中，SDNN 和三角指数用于长程。

2. 频域分析法

频谱成分和频段划分如下：①总功率频段≤ 0.4 Hz；②超低频功率频段≤ 0.003 Hz；③极低频功率频段 0.003 ~ 0.04 Hz；④低频功率频段 0.04 ~ 0.15 Hz; ⑤高频功率频段 0.15 ~ 0.4 Hz。低频功率及高频功率的标化，低频功率、高频功率数值直接受总功率的影响，应分别进行标化后再行比较，标化的低频功率及高频功率能更直接地反映迷走、交感神经的变化。频域分析法中推荐使用的指标，长程（24 h）分析，建议采用总功率、超低频功率、极低频功率、低频功率、高频功率。

3. 各指标的意义

副交感神经调节主要影响高频组成部分，低频部分受到交感和副交感神经系统的共同影响。低频 / 高频是交感 - 迷走平衡和交感调节的量度标准。非线性指标与线性方法的时域分析、频域分析指标有一定的相关性。其中 RR 间期散点图的长度与时域分析中 SDNN、SDANN 呈很强的正相关，反映心率变异性总体的变化。散点图的宽度与时域分析中 RMSSD、PNN50 呈很强的正相关，主要反映迷走神经张力的变化。

4. 临床意义

①心率变异性与心肌梗死：公认心率变异性减低与心肌梗死后严重心律失常事件及心源性猝死密切相关。②心率变异性与充血性心力衰竭：充血性心力衰竭患者的心率变异性降低，但应用血管紧张系转换酶抑制剂治疗后可以得到改善。③心率变异性与糖尿病：大多数糖尿病患者心率变异性降低。研究表明测定心率变异性能够检出糖尿病患者心脏自律功能的微小变化，并能将有神经病变的糖尿病患者与没有神经病变的患者区分开。④心率变异性与扩张型心肌病：扩张型心肌病患儿心率变异性指数明显降低。⑤心率变异性与高血压病：自主神经系统在高血压发展、血压调节中起重要作用。许多高血压病例在发现高血压前心率变异性频域分析显示低频及高频的基线水平较低，心率变异性可预测高血压的发生；高血压病患者心率变异性的时域、频域指标均有明显下降。⑥心率变异性与监测药物治疗：一些治疗心血疾病的药物，如 β 受体阻滞剂等能直接或间接影响自主神经系统，心率变异性可为判断药物的药理作用提供帮助。⑦心率变异性与其他：一些研究报道在脑卒中、手术中监测、慢性肺源性心脏病、血管迷走性晕厥[8]、肾功能不良、Parkinson 病、Guillain-Barre 综合征、多发性硬化及睡眠呼吸暂停综合征等患者心率变异性也有相

应的变化，具体价值有待进一步观察评价。

（二）T 波电交替

T 波电交替指在心律规整时，体表心电图上同一导联上相邻 T 波的幅度、形态，甚至极性发生逐搏交替变化，而不伴 QRS 波形态和心动周期的明显改变[7]。T 波电交替是心室复极不一致的表现，提示心肌电活动不稳定，是临床患者发生恶性室性心律失常和心源性猝死强有力的独立预测指标。可见于急性心肌缺血、变异型心绞痛、猝死、电解质紊乱、长 QT 间期综合征等。目前电交替的概念已发展为肉眼看不见的、幅度为微伏级（μV）的交替，又称微伏级 T 波电交替，需借助特殊的 Holter 分析软件通过时域和频域定量分析方法才能进行检测，具体如下：

1. 频域分析法

基本技术参数包括：①交替功率［（μV）^{2}］：指高电交替波能量与低电交替波能量的差值（交替功率＝高交替波能量 – 低交替波能量），是测量真实的生理电交替。②交替电压（V_{alt}）：交替电压为电交替功率的平方根（μV）。③交替率（K 值）：交替率是电交替功率除以噪声的标准差。

2. 时域分析方法

应用时域分析原理，采用移动平均修正技术，研制出能加在 DCG 仪上的时域分析系统，进行日常活动生理状态下定量测定微伏级 T 波电交替，应用 DCG 移动平均修正技术对 ST-T 波形区域进行时域定量分析，可检测到微伏级的 T 波电交替。

3. DCG 的诊断标准

DCG 时域分析法判断微伏级 T 波电交替，阳性参考标准：为频域分析方法的 4 倍，即 $V_{alt} \geq 7.6$ μV，信噪比≥ 3.0。

4 临床意义

①预测恶性室性心律失常和猝死：显著性 T 波电交替多提示心肌电活动不稳定，是心室复极不一致的表现，可导致严重室性心律失常甚至猝死；②作为急性心肌梗死危险分层的指标：急性心肌梗死 T 波电交替阳性患者猝死的危险性是阴性患者的 11.4 倍；③评估心力衰竭的预后：研究显示心力衰竭中 T 波电交替阴性的患者中发生心律失常的比率低；④对心肌病进行危险分层：T 波电交替阳性患者易发生快速室性心律失常及心源性猝死；⑤协助诊断长 QT 间期综合征及高危患者预测：长 QT 间期综合征患者在较低的心率时可出现 T 波电交替，电交替振幅较大，持续时间较长，多数交替波呈双向交替，而且 T 波电交替阳性患者发生心脏事件的危险性增高，T 波电交替可以作为长 QT 间期综合征患者发生恶性室性心律失常的预测指标；⑥观察抗心律失常药物疗效，并有助于进一步研究其发生机制；⑦预测植入式自动除颤器植入患者发生恶性室性心律失常的危险性：在植入式自动除颤器的缺血性心肌病患者中，T 波电交替阳性患者的年死亡率是 15%，而阴性患者无一例死亡。T 波电交替对植入式自动除颤器患者再发室性心律失常具有明显预测作用。多因素分析显示，T 波电交替是唯一能对植入式自动除颤器放电判断而有统计学意义的独立预测指标。

（三）心率振荡

心率振荡指一次室性期前收缩之后窦性心律周期长度的短期波动现象。心率振荡检测技术通过监测一次室性期前收缩这样微弱的体内“刺激”所引发的心率变化来评估体内自主神经调节功能的平衡性及稳定性。室性期前收缩发生后，窦性节律立即加速，持续几个 RR 间期，随后减速[7]。

1. 应用原理及方法

正常情况下，在一次室性期前收缩后，窦性心律会出现先加速后减速的现象，被称为“窦性心律的双相涨落变化”，说明自主神经的调节功能尚属正常；当窦性心律振荡现象减弱或消失时则提示体内交感神经有过度兴奋、作用占优势的情况发生。严重者需要干预性治疗，以防止交感神经的过度兴奋给人体带来的危害，如恶性心律失常和猝死等。

2. 主要检测指标

目前应用最为普遍的是振荡起始（turbulence onset，TO）和振荡斜率（turbulence slope，TS）。① TO 表示室性早搏后的 RR 间期和室性早搏前的 RR 间期间的相对变化，可量化即刻的初始加速度。用以下公式表示：TO =（RR_1+RR_2）-（RR_{-1}+RR_{-2}）/（RR_{-2}+RR_{-1}）× 100%，其中 RR_1、RR_2 是指室性早搏后最初的两个 RR 间期，RR_{-1}、RR_{-2} 是指室性早搏前最后的两个 RR 间期。TO 的中性值为 0，TO ＞ 0 时，表示室性期前收缩后初始心率降速；TO 值＜ 0 时，表示室性期前收缩后初始心率加速。对于每次室性期前收缩都可以计算出 1 个 TO 值，当 DCG 有数次期前收缩时，则可计算出多次 TO 值及平均值。② TS 描述的是室性期前收缩后是否存在窦性减速现象。首先测定室性期前收缩后的前 20 个窦性心搏的 RR 间期值，并以 RR 间期值为纵坐标，以 RR 间期的序号为横坐标，绘制 RR 间期值的分布图，再用任意连续 5 个序号的窦性心律的 RR 值计算并做出回归线，其中正向最大斜率为 TS。TS 的中性值为 2.5 ms/RR 间期，当 TS ＞ 2.5 ms/RR 间期时，表示存在心率减速现象；而 TS ＜ 2.5 ms/RR 间期时，表示室性期前收缩后心率不存在减速。联合两个指标，当 TO ＜ 0，TS ＞ 2.5 ms/RR 间期时为正常；当 TO ＞ 0，TS ≤ 2.5 ms/RR 间期时为异常。室性心动过速患儿的心率震荡报告见图 2-4-6。

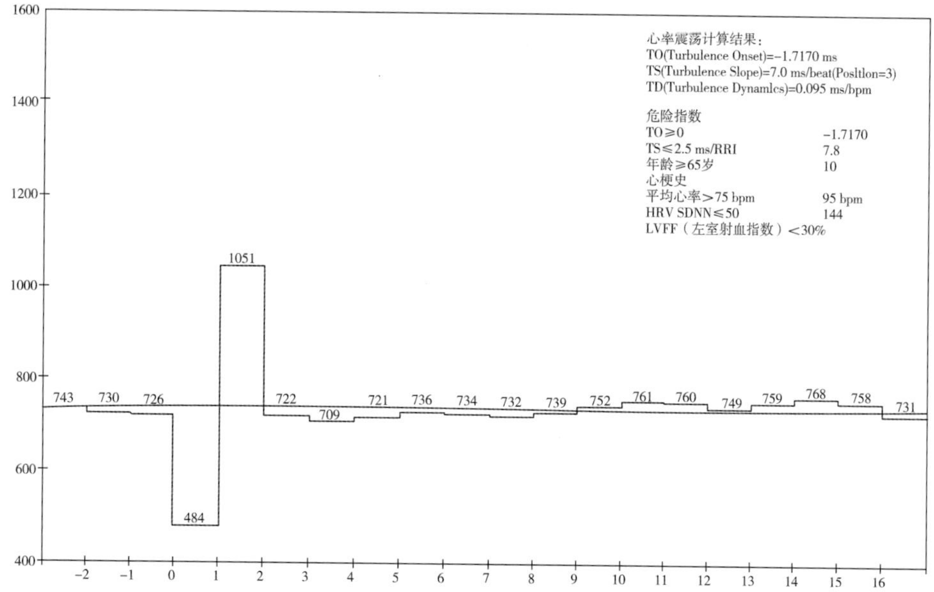

	-2	-1	0	1	2	3	4	5	6	7	8	9	10	11	12	13	14	15	16
平均：	743	730	726	484	1051	722	709	721	736	734	732	739	752	761	760	749	759	768	758
最小：	554	585	609	445	734	570	554	546	546	562	554	546	546	554	562	570	578	562	562
最大：	1000	882	867	523	1382	937	875	921	953	953	968	1000	937	1000	1015	1015	1007	1015	1000
有效心搏：	(52)	(52)	(52)	(52)	(52)	(52)	(52)	(52)	(52)	(52)	(52)	(52)	(52)	(52)	(52)	(52)	(52)	(52)	(52)

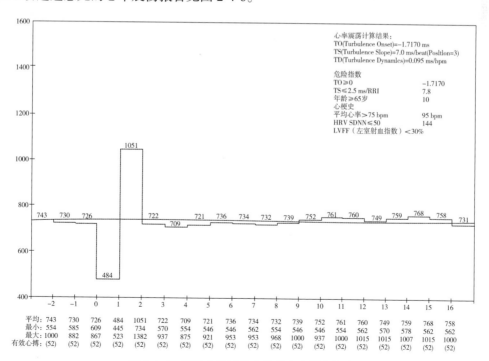

图 2-4-6 室性心动过速患儿的心率震荡报告

3. 临床意义

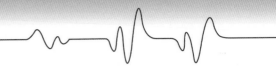

①作为心肌梗死死亡率的预测因子：TO、TS 均异常是死亡敏感的预测指标；②作为心脏骤停的预测因子：心率振荡是心脏骤停的预测指标；③心率振荡在其他疾病中的预测意义：一些研究评价了心率振荡在糖尿病、慢性心功能不良及特发性扩张型心肌病患者中对死亡的预测意义，这些研究的结果尚不完全一致，但有倾向显示，心率振荡的预测意义不仅限于心肌梗死后患者，而且在慢性心功能不良、糖尿病患者中，可能仍具有一定危险分层的意义。

（四）心率减速力、连续心率减速力

心率减速力（deceleration capacity of heart rate，DC）的检测是通过 24 h 心率的整体趋向性分析和减速能力的测定，定量评估受检者迷走神经张力的高低，进而筛选和预警猝死高危患者的一种新的无创心电技术。DC 降低时提示迷走神经的兴奋性降低，相应地，其对人体的保护性作用下降，使患者猝死的危险性增加。反之，DC 正常时，提示迷走神经对人体的保护性较强，受检者属于猝死的低危者[7, 9]。

检测方法分成以下几步：① DCG 记录受检者记录全天 24 h 的动态心电。②确定减速周期及加速周期并做标志。将 24 h 的 DCG 经 120 Hz 数字化自动处理系统转化为以心动周期 RR 值为纵坐标的序列图。随后，将每个心动周期的 RR 值与前 1 个心动周期比较，确定该周期是否属于心率减速的心动周期，再用符号做出标志。比前 1 个心动周期延长者，称为减速周期。为减少人工伪差造成的误差，当实测的 RR 值比前 1 个心动周期值延长或缩短＞ 5% 时，该周期则自动被剔除。因此，24 h 记录的 10 万个左右的心动周期，约有 4 万个周期被标注上减速周期的标志，并予编号。③确定心率段的长短值。位相整序时应用的心率段是指以每个减速点为心率段中心时，位于其两侧的心动周期依次各取多少，即左右各取多少周期的具体数值需参考最低心率而定。当心率段数值确定为 30 个间期时，则意味着以选定的减速点为中心时，其左右依次各取 15 个心动周期组成 1 个心率段。④各心率段的位相整序。以入选的减速点，进行不同心率段的有序排列。⑤对应序号的周期进行信号平均。经位相整序后，分别计算对应周期的平均值。$X(0)$：系所有中心点的 RR 间期的平均值；$X(1)$：中心点右侧紧邻的第 1 个心动周期的平均值；$X(-1)$：中心点左侧紧邻的第一个心动周期的平均值；$X(-2)$：中心点左侧相邻的第 2 个心动周期的平均值。⑥分别计算 $X(0)$、$X(1)$、$X(-1)$、$X(-2)$ 的均值后，再将结果代入公式进行计算。心率减速力的计算公式 $DC=[X(0)+X(1)-X(-1)-X(-2)]\times 1/4$，计算结果的单位为 ms。

根据相应的临床随访结果 DC 值分为 3 种。①低危值：DC 值＞ 4.5 ms 为低危值，提示患者迷走神经使心率减速的能力强。②中危值：DC 值 2.6 ~ 4.5 ms 为中危值，提示患者迷走神经调节心率减速的能力下降，患者属于猝死的中危者。③高危值：DC 值≤ 2.5 ms 为高危值，提示患者迷走神经的张力过低，对调节心率减速的能力显著下降，结果对心脏的保护作用显著下降，使患者属于猝死的高危者。

连续心率减速力（heart rate deceleration runs，DR）指 Holter 记录中连续出现 RR 间期逐跳延长的现象，这是迷走神经对窦性心律短时间内负性频率的调节结果。因此，DR 的检测是定量评估患者自主神经，尤其是迷走神经对心率的调控能力，与 DC 检测技术形成互补。经图 2-4-7 容易理解 DR 这一术语，其中 DR1 是指发生减速力的心动周期仅 1 个，DR2 是指 DC 的现象在 2 个心动周期中连续发生，DR4 则指 DC 现象在 4 个心动周期中连续发生。以此类推，DR10 则为 10 个心动周期连续发生 DC 现象。

计算方法：①测量逐跳的 RR 值。常规记录 Holter 心电图，测量并标出逐跳的 RR 间期值（图 2-4-7）。②确定 DC 持续的周期值。以 RR 间期为纵坐标，以心动周期的先后序号为横坐标，制成不同 DR 周期值的顺序图（图 2-4-7），进而计算出持续周期不同的 DC 的各自数值。③计算持续周期不同的DC的数值及相对数量值。先计算持续周期不同（DR1～DR10）的DC各自绝对值后，再除以整个记录时间段内窦性心律 RR 间期总数值后，则能得到持续不同的 DC 周期的相对值。

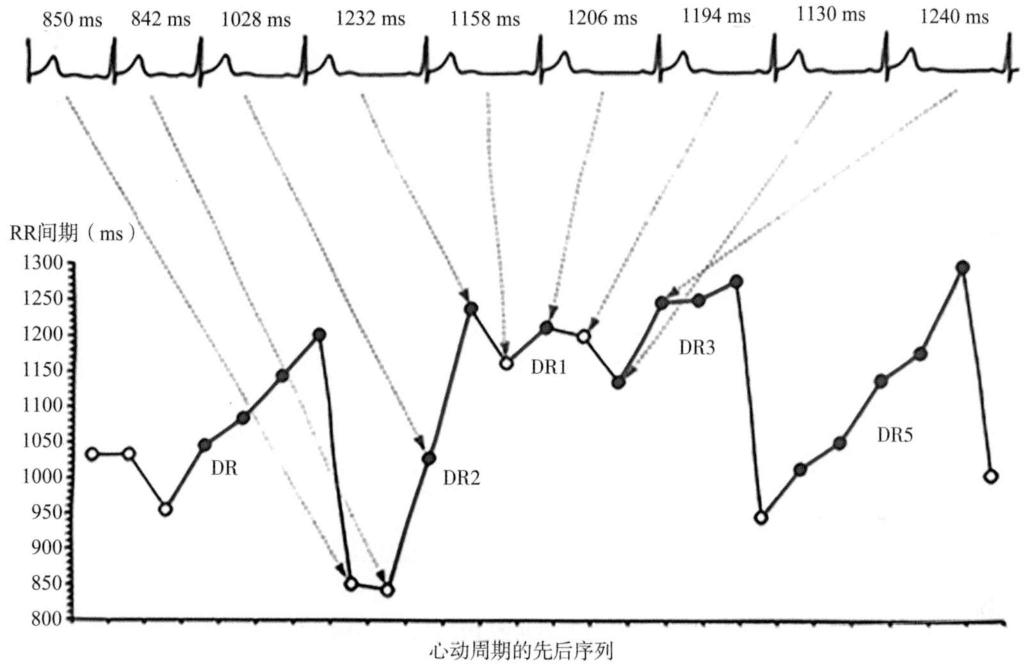

图 2-4-7　以心动周期值（RR 间期值）为纵坐标的心动周期排序

临床意义：应用 DC 的几项循证医学的结果表明，① DC 测定值较低时，是心肌梗死患者猝死及全因死亡风险较高的预测指标，而这种预警能力优于其他传统指标；②有研究也表明，频发室性期前收缩患儿的 DC 值有明显变化（图 2-4-8），且与室性期前收缩数目有很大相关性，说明室性期前收缩患儿的自主神经功能调节发生失衡，迷走神经张力的减弱在室性期前收缩的发生中起重要的作用，DC 检测技术在预测高危室性期前收缩患儿中起重要作用；③ DC 能定量、单独分析和测定迷走神经作用的强度，有研究发现血管迷走性晕厥患儿的 DC 值高于正常的健康儿童，DC 对血管迷走性晕厥的诊断具有一定的预测价值[8]。这种检测方法简单易行，检测的敏感性高、特异性强，结果可靠；目前 DC 的检测已为 Holter 的常规检查项目。

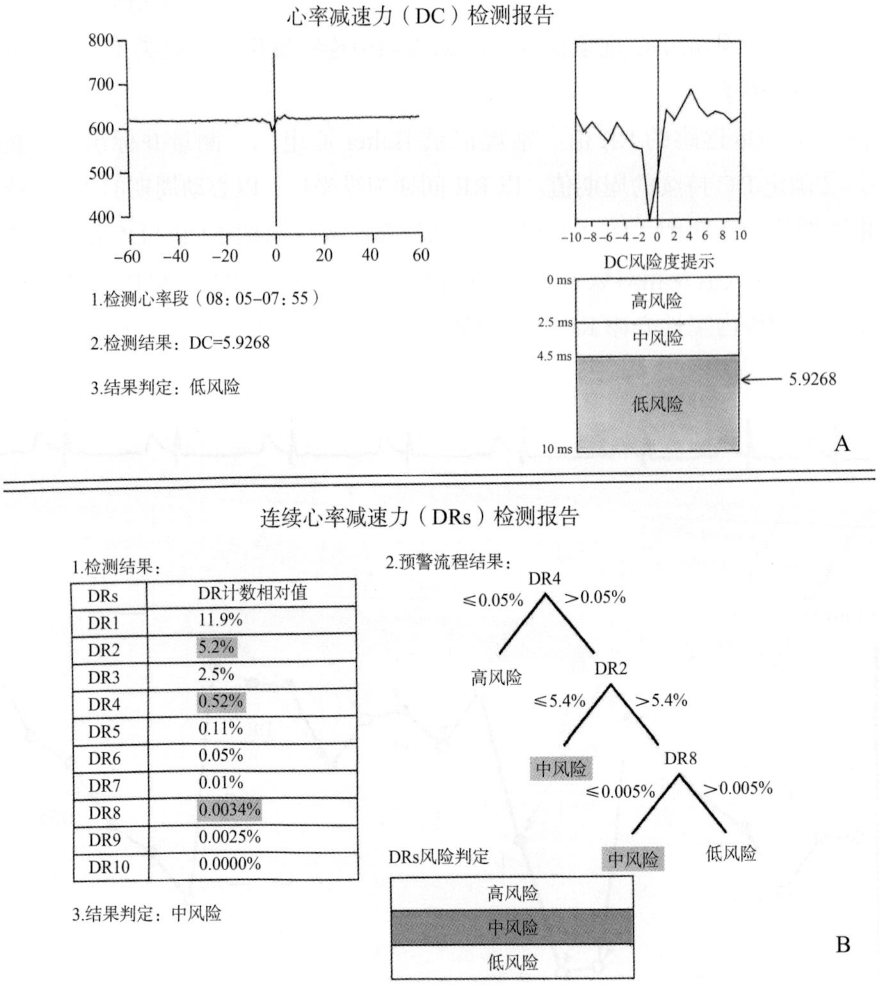

图 2-4-8 窦性心动过速患儿的 DC（A）、DR（B）报告

七、DCG 临床应用价值

（一）正常儿童 DCG 的评价

1. 心率

儿童心率有明显的昼夜变化，在清醒状态下窦性心动过速并不少见。儿童、青少年最高心率可达 180 次 /min，极少数可＞ 190 次 /min。一般而言，正常儿童和青少年 24 h 的心率变化范围较大。常规心电图采用的窦性心动过缓、过速的标准不适用于 DCG [10]。正常儿童、青少年最低窦性心律常在夜间睡眠期末出现，通常于清晨 4—6 时窦性频率最慢，但＜ 40 次 /min 较少见，且多因迷走神经张力增高所致。通过 DCG 很容易发现窦性心律白天和夜间的变异。

首都儿科研究所附属儿童医院（以下简称“首儿所”）心内科、流行病研究室，在流行病学调研中，于 2003 年 10 月—2008 年 4 月对 1581 例 3 ~ 12 岁的北京市内的健康儿童进行了 Holter 检查，心率的调研结果见表 2-4-1，如表所示健康儿童 24 h 平均心率、最慢心率、最快心率均随年龄增长而减慢[11]。

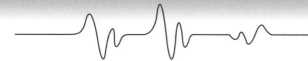

表 2-4-1　不同年龄组 Holter 平均心率、最慢心率、最快心率比较

年龄组	例数	平均心率（次 /min）	最慢心率（次 /min）	最快心率（次 /min）
3 ~ 6 岁	668	97 ± 11	56 ± 8	167 ± 19
＞ 6 ~ 10 岁	562	89 ± 9	52 ± 7	160 ± 18
＞ 10 ~ 12 岁	351	85 ± 8	50 ± 8	159 ± 21
F 值		246.16	95.44	32.90
P 值		＜ 0.01	＜ 0.01	＜ 0.01

2. 心律失常

①室上性心律失常：正常人的发生率为 50% ~ 75%，并随年龄增长而增多。通常认为正常儿童的房性期前收缩应＜ 100 次 /24 h。②室性心律失常：正常人室性期前收缩发生率的报道为 17% ~ 100%。与这些研究的监测时间不同有关，综合研究结果显示健康人若监测 24 h，室性期前收缩发生率约为 50%；若监测 48 h，则可增至 75%。对各年龄组进行研究发现，年龄与室性期前收缩发生率之间有明显相关性。正常情况下，健康人室性期前收缩＜ 100 次 /24 h，应无室性心动过速。③房室传导阻滞：2% ~ 8% 的正常人可出现短暂性一度或二度房室传导阻滞。二度房室传导阻滞一般为文氏型阻滞，常于睡眠伴心动过缓时出现，一般与迷走神经张力增加有关。首儿所的流调显示[11]：Holter 发现的心律失常类型，第 1 位是室上性期前收缩 18.3%，顺次为室性期前收缩 8.2%、房室性期前收缩共存占 2.5%、房室传导阻滞 3.5%（包括一度房室传导阻滞、变异型一度房室传导阻滞等）。

3. ST-T 改变

正常健康儿童的 Holter 检查中也可见到 ST 段压低或抬高，T 波切迹、平坦或倒置及 T 波振幅的变化等。一般正常儿童 DCG 见到 ST 段压低且多呈上斜形（指 J 点下移），这些变化常于剧烈活动或心动过速时出现。首儿所的研究显示：健康儿童 Holter 中轻度 ST-T 改变占 0.3%[11]。

（二）DCG 在儿科临床诊断中的应用

1. 心律失常[1, 3, 12]

①室性心律失常：正常儿童室性期前收缩≤ 100 次 /24 h，或 5 次 /h，超此标准只能说明心脏电活动异常，是否属于器质性原因还是功能性原因要结合临床资料判断。室性期前收缩以 Lown 分级评价室性期前收缩严重程度，根据室性期前收缩在单位时间内出现的频率及形态特征分为 0 ~ Ⅴ级（表 2-4-2），≥Ⅲ级即多源性室性期前收缩、成对室性期前收缩、短阵室性心动过速、多形性室性心动过速（图 2-4-9）、持续性室性心动过速均有临床意义。器质性心脏病越重，室性期前收缩的 Lown 分级越高，但是 Lown 分级也有明显不足：一是未结合临床情况考虑预后；二是未考虑基础的电生理机制；三是过分强调 R-on-T 的危险性；四是分级主要考虑的是高级别室性期前收缩的后果，因此对患儿分级时认为一人只能有一级，而此级以下的其他室性期前收缩的特征及室性心律失常的频率则被忽略。有研究显示，室性期前收缩的频率与患儿的预后关系也比较密切。DCG 有助于器质性期前收缩与功能性期前收缩的鉴别，有研究表明，DCG 提示前者 24 h 平均心率及最慢心率显著快于后者，器质性期前收缩多有昼夜变化规律，24 h 内期前收缩发生的总

数明显多于功能性期前收缩。②对室上性心律失常的定量分析：常采用 Kleiger 分级法（表 2-4-3）。一般认为 Kleiger 3 级以上室上性心律失常性质较为严重，应结合临床，积极治疗及消除病因。③加速性房性自主心律：频率 100 ~ 250 次 /min，常由房性期前收缩引起，发作开始心率较慢而不规则，逐渐变为心率快速而规整。④房室结折返性心动过速（慢 - 快型折返）与预激综合征所致房室折返性心动过速（顺向型）：在 DCG 上不易鉴别，应注意监测过程中是否有间歇性心室预激的出现，这样，可以辅助进行诊断。⑤传导阻滞：DCG 可监测到一过性一度或二度房室传导阻滞、短暂性窦房传导阻滞，对间歇出现的房室或束支传导阻滞，可根据其出现时的心率快慢明确诊断并予以鉴别。应当注意，尽管正常儿童也可记录到 PR 间期延长和二度 Ⅰ 型（文氏现象）房室传导阻滞，但如出现二度 Ⅱ 型房室传导阻滞则应予以重视。目前，病态窦房结综合征的 DCG 诊断尚无统一的标准。小儿病态窦房结综合征症状有时不明显，心电图只显示心动过缓，有时药物试验，甚至电生理检查，都不能明确诊断，而 DCG 监测却可发现潜在的窦房传导阻滞、窦性停搏、快慢综合征等，对确诊有很大的价值，且可为是否进行起搏器治疗提供客观依据。

表 2-4-2　Lown 分级

方法	表示意义
0 级	无室性期前收缩
Ⅰ 级	室性期前收缩＜ 2 次 /min 或＜ 30 次 /h
Ⅱ 级	室性期前收缩≥ 2 次 /min 或＞ 30 次 /h
Ⅲ 级	多源性室性期前收缩
Ⅳ 级 A	成对室性期前收缩
Ⅳ 级 B	连续≥ 3 个室性期前收缩
Ⅴ 级	R-on-T 型室性期前收缩

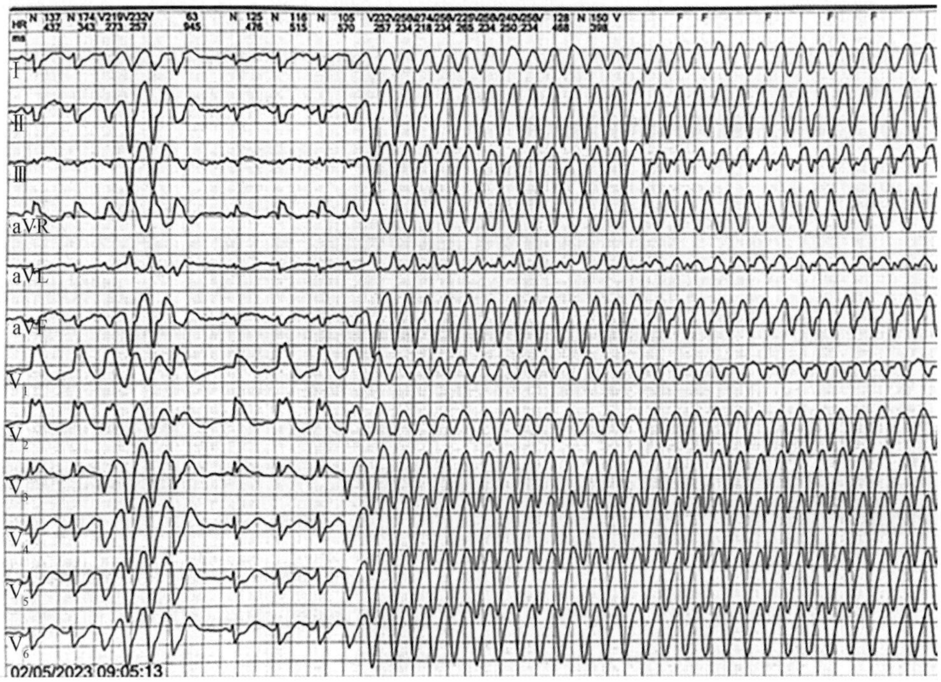

图 2-4-9　暴发性心肌炎患儿 Holter 检查中出现室性心动过速

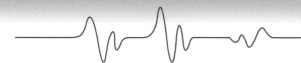

表 2-4-3 Kleiger 分级

方法	表示意义
0 级	无房性期前收缩
1 级	偶发的房性期前收缩（≤ 10 次 /min）
2 级	频发的房性期前收缩（> 10 次 /min）
3 级	多源性房性期前收缩
4 级	成对房性期前收缩
5 级	阵发房性心动过速、心房纤颤或心房扑动
6 级	多源性房性心动过速

2. 用于评价抗心律失常药物疗效

DCG 监测用于评价抗心律失常药物的促心律失常作用的意义，在于使抗心律失常治疗更加及时、有效和安全。目前可采用 ESVEM 标准[1]，药物治疗后达到以下标准才能判定有效：室性期前收缩减少≥ 70%，成对减少≥ 80%，短阵室性心动过速消失≥ 90%，> 15 次室性心动过速及运动时≥ 5 次的室性心动过速完全消失。

3. 用于监测 QT 间期延长

长期临床实践发现，无论是先天性还是后天性长 QT 间期综合征者，都易发生严重的室性心律失常。QT 间期延长与以下因素有关：①自主神经系统的影响。②急性心肌梗死。③缺血性心肌病。④脑血管意外。⑤心肌炎。⑥电解质紊乱：低钾血症，DCG 上表现为 T 波低平，U 波增大，T-U 融合，QTU 延长；低钙血症，DCG 上有 ST 段水平延长，QT 间期延长；低镁血症。⑦药物影响：抗心律失常药物，如奎尼丁、胺碘酮等可明显使心室复极时间延长，表现为 T 波宽大切迹，QT 间期延长。DCG 可以长时程监测记录 24 h 不同时间和不同状态下的 QT 间期变化，绘制趋势图直观地描述心室复极的动态变化，既可监测到每搏 QT 间期变化，又可进行长时域的综合分析。DCG 观察心室复极的动态变化，较静态心电图有较大的优越性，能为临床上引起的心电图改变的各种因素提供诊断和分析动态的依据，同时可进行部分药物疗效及不良反应的动态监控。应当注意的是，正常人因为在 Holter 检测中 QT 间期变异可达 0.50 s，所以 Holter 检测中长 QT 间期综合征患儿的 QTc 的诊断标准应> 0.50 s[13]。

4. 用于发现心源性疾病[1,3]

儿科不明原因的胸闷、胸痛、心悸、眩晕或晕厥症状的患儿较多，青春期初期（10 ~ 14 岁）明显多于其他年龄段，这可能与青春期发育初期机体内分泌的变化引起自主神经功能紊乱有关。因此，此年龄段如出现上述症状，更应注意识别是否为心源性因素所致，如盲目诊断为“心肌炎”“心肌受损”等病症，会对患儿的精神、心理发育造成不良影响，故可通过 DCG 的监测，了解患儿相关症状发作时有无心律失常发生，及时鉴别心源性疾病。

5. ST 段改变的评价[1,3,7,12]

DCG 是记录患儿在日常生活中的心电活动，记录到的心电图会随着患儿的活动而发生各种各样的变化，尤其是对 ST 段的影响特别明显，会增加分析软件对 ST 段偏移分析的误差。体位对 ST 段的影响在每个人不尽相同，因此，在 DCG 监测时，对体位改变应做详细的活动日志。除体位的影响外，过度换气、贫血、低氧血症、Valsalva 动作、自主神经功能紊乱、低钾血症、心肌炎、心肌肥厚、束支传导阻滞、预激综合征及部分药物影响如洋地黄等，均可影响 ST 段的偏移。DCG 检出一过性的 ST 段改变，其是否反映心肌缺血（供血不足）异议颇多，尤其是在胸痛不典型或平时无症状，未能确诊的患儿，目前多数专家认同采用“3 个 1”的诊断标准（1×1×1 规则）。这个诊断标准是于 1984 年美国国立研究所作为研究成果最先提出的，其具体内容：①在 J 点后 80 ms 处测量 ST 段呈水平型或下斜型压低≥ 1 mm，原有 ST 段下降，在原有基础上再下降≥ 1 mm；② ST 段持续＞ 1min；③ 2 次缺血性 ST 段改变间隔＞ 1 min。此后，又进一步修改为 2 次缺血性 ST 段改变间隔＞ 5min。Voller 等对 DCG 监测的 ST 段一过性压低进行研究，提出了一个补充的排除条件：① 若 ST 段压低前 10 个 R 波的平均幅度高于 ST 段压低最显著时的 R 波的 20%，则不考虑病理性改变，可能由体位改变所致；②突然发生 ST 段下斜型下移，可能属伪差或体位改变所引起；③伴随 PR 段降低的 ST 段压低也不考虑病理性改变，常由心动过速所致。心肌炎患儿 ST-T 改变见图 2-4-9 和图 2-4-10。

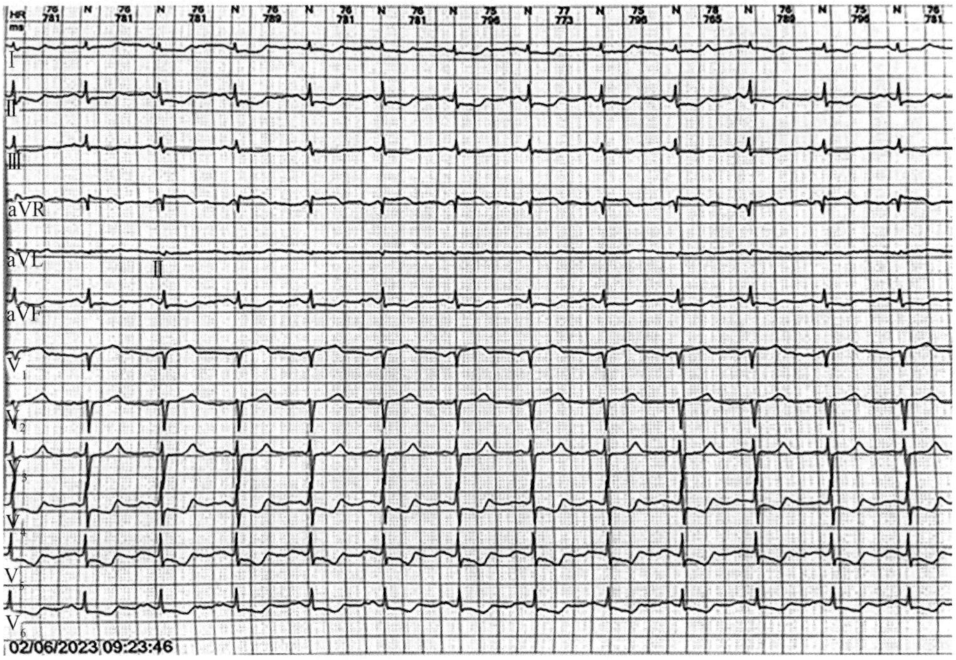

图 2-4-10　ST-T 改变（心肌炎患儿）

6. 起搏和植入式自动除颤器心电图分析

DCG 是检查心脏起搏器功能较常用的方法，DCG 的记录器和分析软件应满足下列要求：① DCG 记录器必须具备专用起搏通道，为了能够清晰地记录到起搏脉冲信号，采样频率最好达到 4000 Hz（有些厂家的记录器的采样频率已能达到 10240 Hz）。②分析软件应能自动判定起搏器的类型，可以标定起搏上、下限的频率，AV 间期等参数，以便对参数进行设置。③对起搏脉冲的分析功能。④建立各种形态的模板（起搏心搏、自主心搏、室性期前收缩等各种性质的模板），并能根据模板的形态作进一步的分析。⑤起搏参数根据起搏器的类型和上、下限频率，AV 间期等参数，判断起搏脉冲和 QRS 波群形之间的时间关系；同时，结合各个心搏的 QRS 波群模板可以对起搏心搏的计数、自主心搏的计数、两者的比例、感知不足、感知过度、起搏失效进行分析，从而对 24 h 起搏脉冲总数和有效 QRS 波群总数及脉冲信号与 QRS 波群的关系进行统计，形成最终分析报告，包括自主心搏总数及其在总的有效心搏中所占的百分比、最快和最慢心率及其发生的时间、平均心率、最长和最短 RR 间期等；也可列出起搏心搏的分析结果，包括起搏总心搏数及其在总的有效心搏中所占的百分比、心房起搏次数、心室起搏次数、双腔同时起搏次数、起搏融合次数、心房脉冲次数、心室脉冲次数、心房起搏失败次数、心室起搏失败次数、心室感知不足次数、心室感知过度次数等。除此以外，报告还应提供有价值的起搏心电图片段，异常起搏心电图片段、多种起搏间期直方图及事件直方图等相关信息（图 2-4-11）。

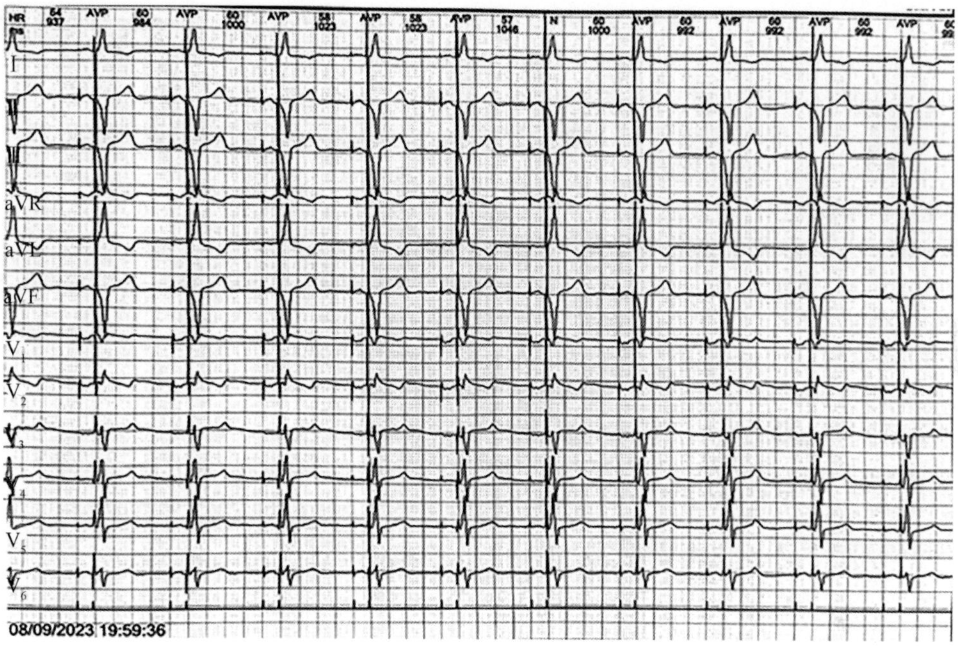

图 2-4-11　三度房室传导阻滞患儿安装 DDD 起搏器后的 DCG

7. ICM 在临床应用的范围

①高危心律失常的患者，如心力衰竭患者的室性心动过速发生率很高；②症状发生突然且短暂，如不明原因晕厥、晕厥前兆、心悸或胸痛；③接受心房纤颤消融手术的患者，进行术后监测复发率；④有房室结传导阻滞的患者，进行长时间监测诊断阵发性高度传导阻滞；⑤诊断不明确的心律失常。最新研发出产的新一代植入式心电记录器的体积只有 1.2 mL，使用寿命达到 3 年，经触发冻结和存储心电记录的时间可达 59 min。此外，还具备“人机对话”功能（出现症状、手动触发冻结和存储心电资料后，按压“触发器”上的询问键，经远程模式通过网络传输到相应的医生工作站，与医务人员进行交流）。可鉴别心律失常包括心动过缓、心动过速、房性心律失常、停搏等类型；使用 ICM 的同时还可进行有条件的核磁扫描检查[2, 14-15]。

（石　琳）

参考文献

[1] 郭继鸿，张萍. 动态心电图学 [M]. 北京：人民卫生出版社，2003.
[2] 江河，李小梅，戈海延，等. 植入式心电监测设备在儿童及青少年晕厥诊疗中的应用 [J]. 中华实用儿科临床

杂志, 2019, 34(17): 1348-1351.
[3] 陈新. 临床心律失常学 [M]. 2 版. 北京：人民卫生出版社, 2009: 98-184.
[4] 向晋涛, 李方洁, 郭成军. 心律的整体观：认识和解读 RR 间期散点图 [J]. 中国心脏起搏与心电生理杂志, 2011, 25(1): 12-15.
[5] 中华医学会心电生理和起搏分会心电图学组. 动态心电图工作指南 [J]. 中华心律失常学杂志, 1998, 2: 125-127.
[6] Kadish AH, Buxton AE, Kennedy HL, et al. ACC / AHA clinical competence statement on electrocardiography and ambulatory electrocardiography a report of the ACC / AHA / ACP - ASIM Task Force on Clinical Competence (ACC / AHA Committee to Develop a Clinical Competence Statement on Electrocardiography and Ambulatory Electrocardiography)[J]. J Am Coll Cardiol, 2001, 38: 2091-2100, 7.
[7] 陈新. 黄宛临床心电图学 [M]. 6 版. 北京：人民卫生出版社, 2010: 558-568.
[8] 张静, 郑彤, 林瑶, 等. 血管迷走性晕厥患儿静息状态下心率减速力及心率变异性的变化 [J]. 中华实用儿科临床杂志, 2019, 34(13): 986-989.
[9] 郭继鸿. 新概念心电图 [M]. 4 版. 北京：人民卫生出版社, 2014: 311-329.
[10] 李小梅. 小儿心律失常学 [M]. 北京：科学出版社, 2004.
[11] 马丽娟, 石琳, 吴铁吉, 等. 北京地区 3 至 12 岁 1581 例健康儿童心率变异性分析 [J]. 中国小儿急救医学, 2013, 20(6): 627-630.
[12] 全国卫生专业技术资格考试用书编写专家委员会. 心电学技术 [M]. 北京：人民卫生出版社, 2020: 83-87.
[13] 郭继鸿. 心电图学 [M]. 北京：人民卫生出版社, 2009: 751-766.
[14] Edvardsson N, Frykman V, van Mechelen R, et al. Use of an implantable loop recorder to increase the diagnostic yield in unexplained syncope: results from the PICTURE registry[J]. Europace, 2011, 13: 262-269.
[15] Huemer M, Becker AK, Wutzler A, et al. Implantable loop recorders in patients with unexplained syncope: clinical predictors of pacemaker implantation[J]. Cardiol J, 2019, 26(1): 36-46.

第 5 节　运动负荷试验

运动负荷试验作为一种非创伤性检查方法，是在试验中加载一定量的负荷，通过运动增加心输出量，使心肌氧耗量及心率增加。其通过对心电图、血压、摄氧量、血流动力学改变的观察和临床表现等，综合反映受试儿童心脏功能的状况[1]。

一、适应证

（一）心律失常

运动试验可激发某些心律失常或使之改变、消失，对心律失常的诊断有重要意义，并可用以评价心律失常药物的效果[1-2]。

1. 期前收缩和异位心动过速

运动试验可以辅助区分“良性”与病理性期前收缩。试验时当心率＞ 150 次 /min 时，期前收缩消失且无心电图异常变化的多为“良性”期前收缩。相反，随心率加快期前收缩频繁增多或变为多源性期前收缩或出现成对的期前收缩多为病理性期前收缩，应予治疗。运动试验在发现某些潜在心律失常方面具有 24 h 动态心电图同样效果，并可以激发出动态心电图并未发现的潜在的心律失常；运动后期前收缩显著增加的应限制运动，避免发生异位心动过速。运动试验可诱发复制儿茶酚胺敏感性室性心动过速，是诊断该病的金标准。此外，预激综合征伴有期前收缩的患儿，参加竞技性运动前都应进行运动试验，需警惕期前收缩通过旁路前传发生室性心动过速甚至心室纤颤。

2. 房室传导阻滞

完全性房室传导阻滞患儿，多能维持足够的心力储备，一些患儿甚至可以参加竞技运动。正常情况下，运动中因为每搏量及心室率的增加，心输出量可以维持在较高的水平。但该类患儿最大摄氧量、氧脉搏等反映运动耐力的指标常低于正常。＞ 10 岁患儿运动中和运动后易引起各类心律失常。

3. 长 QT 间期综合征

长 QT 间期综合征患儿在运动试验中，可出现 QT 间期明显延长及异常的 T 波增高，部分可以诱发室性心律失常，有晕厥、眩晕病史特别是与活动或精神影响有关的应密切监测试验时的 QT 间期。注意避免晕厥的发生。

4. 病态窦房结综合征

病态窦房结综合征患儿运动最大窦性心律＜ 100 次 /min，运动后心率与运动前心率之差＜ 20 次 /min 有意义。在试验中若出现窦房传导阻滞、窦性停搏、异位快速心率（如室上性心动过速、心房扑动与颤动、室性心动过速等）意义更大。

（二）冠状动脉性心脏病

川崎病伴有冠状动脉瘤或冠状动脉狭窄、冠状动脉异位起源、冠状动脉瘘等患儿，运动后可以诱发心绞痛、缺血性 ST-T 改变及各类心律失常。

（三）高血压

正常儿童运动时收缩压升高，这是心输出量增加及体循环血管阻力增加的原因；舒张压一般无变化或稍升高，部分儿童出现降低。极量或亚极量运动后，年龄较大的儿童，收缩压升高较显著，舒张压降低也相对较多；停止运动 8 ~ 10 min 时，血压均恢复或接近正常。同时，血压的变化与运动负荷量及静止时血压水平有关。

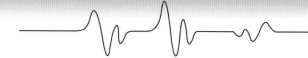

有高血压家族史的儿童，运动试验后血压异常升高者有发展成高血压病倾向。有研究报道，在运动试验中，从运动前静息状态到运动状态，有 3 种收缩压反应：①静息状态时收缩压正常，运动达最大心率时高于正常。②静息状态时收缩压高于正常，运动达最大心率时正常。③静息状态时和运动顶点时收缩压均高于正常。另外，运动功量递增时，收缩压下降、舒张压升高可能是早期高血压的表现之一。在运动试验中，原发性高血压患儿的运动耐量普遍低于同年龄组正常儿童，且易出现 ST-T 改变。

（四）先天性心脏病

先天性心脏病患儿，手术前、后运动试验可评价心脏功能的改善情况，术后出现缺血 ST-T 改变或加重者应长期进行随访，运动后如发生心律失常的患儿应进行抗心律失常治疗。法洛四联症术后运动试验21%～25%可诱发室性心律失常，6%～8%可引起房性心律失常，即使手术纠治效果满意的患儿，也可发生严重室性心律失常。完全型大动脉转位、室间隔缺损术后运动试验也能引起室性和房性心律失常。运动试验能作为心律失常的激发试验，并能评价心律失常的治疗效果。

1. 左向右分流型先心病术后

室间隔缺损、动脉导管未闭等术后，运动中可出现室性心律失常、室上性心律失常等。

2. 圆锥动脉干畸形先天性心脏病

法洛四联症、大动脉转位矫治术后，进行运动试验时，可出现氧代谢能力（最大摄氧量、无氧阈等）和运动耐量降低，运动中、后常可出现室上性心律失常、室性心律失常等，严重者可致猝死。

3. 左心室流出道异常

左心室流出道异常如主动脉狭窄、主动脉瓣下狭窄、主动脉瓣关闭不全等。主动脉狭窄常采用亚极量运动试验对无症状的主动脉缩窄患儿运动耐力进行评估及指导是否需手术干预治疗。术后运动中、后异常的血压升高是主动脉再狭窄的重要指征。运动试验对临床上左心室流出道异常先天性心脏病的患儿能提供血压、最大摄氧量、每分通气量等反映心脏耐力的重要数据。这类患儿运动中经常出现缺血性ST-T改变、血压异常变化等。主动脉瓣关闭不全等患儿，运动试验中常出现收缩期高血压、ST段缺血性下移和运动耐量降低。

先天性心脏病患儿运动中，经常发生各种类型的心律失常，其发生率与手术时期、手术效果、术式、随访时间等有关。

（五）心脏储备功能的测定、运动处方的制订

为正常儿童、无禁忌证的心脏病患儿进行极量、亚极量运动试验，监测运动负荷量、运动试验耐受时间、摄氧量、心率、血压变化等生理指标，测定心输出量、代谢当量，从而较全面地评价受试儿童在运动负荷下的心肺、骨骼肌运动等功能，为其制订科学的运动医学处方，指导其学习与生活。

二、禁忌证

（一）绝对禁忌证

①急性心肌炎或心包炎：中毒性心肌炎、病毒性心肌炎、感染性心内膜炎、川崎病急性期等。②急性心肌梗死、心绞痛。③急性主动脉夹层。④未控制的有症状的心力衰竭。⑤有症状的严重主动脉瓣狭窄。⑥肺动脉栓塞、肺水肿或肺梗死。⑦伴有症状或血流动力学改变的心律失常。⑧患儿静息状态下：氧饱和度＜85%。⑨其他系统疾病：肺炎、哮喘发作、急性肾炎、氮质血症、严重贫血、严重肝炎、影响心电电极贴放的皮肤病等。

（二）相对禁忌证

①左冠状动脉主干狭窄。②中度狭窄的瓣膜性心脏病。③肥厚型心肌病和其他形式的流出道

梗阻。④高度以上的房室传导阻滞。⑤电解质异常。⑥严重高血压。⑦精神或身体异常不能运动。⑧受试者不同意试验[2-4]。

三、检查前的准备

①详细了解患儿的病史，注意体格检查结果，尤其要注意血压、心脏杂音等。仔细查阅标准12导联静息心电图、Holter、X线胸片和心脏超声等报告。②为提高准确性，试验前1～2天必须停用一切抗心律失常、扩血管、强心等药物。③试验前一天要洗澡，试验时要穿宽松的衣服、纯棉袜子和平底的鞋子。试验在饭后1～2 h进行，试验前不喝茶、含酒精及咖啡因的饮品。④向患儿及监护人说明运动试验的危险性及目的、介绍试验方法，并做示范和解释工作，消除其紧张心理，取得同意，必要时签字后方可进行。⑤运动试验室应准备急救药品及器械，包括除颤仪、复苏气囊、氧气、去甲肾上腺素、异丙肾上腺素、阿托品、利多卡因、多巴胺、硝酸甘油等，并进行定期检查。⑥为获得高质量心电图可用浸酒精的纱布垫擦拭贴放心电电极部位的皮肤，去除皮脂。⑦必须有丰富临床经验的医、技、护人员参加，试验中由专人进行心电监护、氧代谢监测及测量血压等。⑧试验室必须为运动试验提供理想的环境，需要有适合的室温和空间。试验室要安静清洁，宽敞及通风良好，试验室的室温通常控制在22 ℃左右，湿度50%左右，光线充足以便能清楚观察受试者和仪器设备。空间大小应能容纳测试平板或脚踏车、心电、功量、代谢测定台车、受试患儿检查桌和急救设备等[4-5]。

四、心电电极贴放、血压监测、代谢传感器的连接

运动心电图的连接采用Mason-Likar导联，属常规12导联的改进型（图2-5-1）。

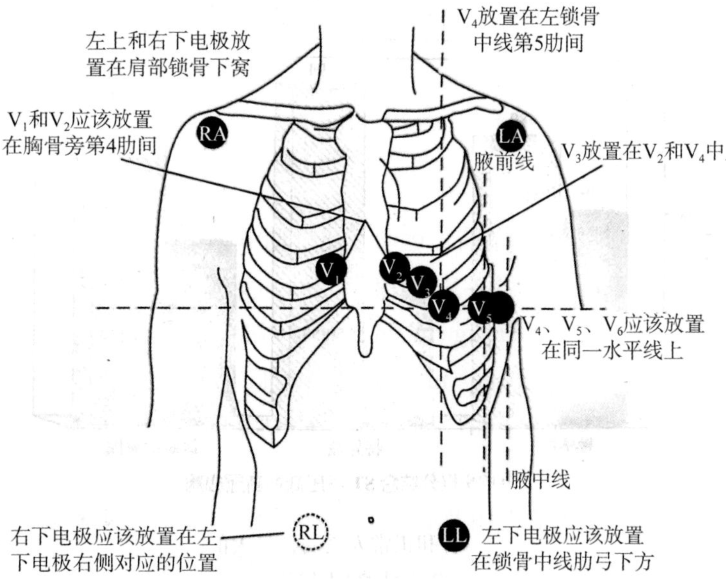

图2-5-1　运动心电图导联连接示意图

（方丕华．阜外心电图运动试验[M]. 北京：人民卫生出版社，2009.）

血压监测采用袖带式血压计、运动血压仪测量右上肢血压，以便于在运动不同阶段准确测量血压，当发现血压的异常反应时，应及时终止试验以确保患儿安全。常规测量运动前卧位、坐位或立位血压，运动中每隔 3 min 测 1 次，运动结束后每隔 2 min 测 1 次，直到血压基本恢复到运动前水平为止。

运动心肺试验，需为受试者佩戴测试面罩或口含器，通过干滤管道，连接气体传感器。

五、运动量分类

（一）极量运动试验

极量运动试验指运动水平需达到正常的生理极限，继续增加运动功量，摄氧量不再增加，已达最大摄氧量，同时二氧化碳生成量远大于摄氧量。此时最大心率一般为 220– 年龄（岁）。用于患儿随访、药物疗效评价、运动员的训练和筛选。

（二）亚极量运动试验

亚极量运动试验指运动的预测最高目标心率达极量心率的 85% ~ 90%。用于评价受试者的心功能。亚极量预计心率可计算为［220– 年龄（岁）］× 85%。

（三）症状限制性运动试验

以患儿出现严重症状或体征作为终止运动指标，除此以外还有血压下降、严重心律失常、呼吸困难、头晕、步态不稳等。症状限制性运动试验是临床上最常用的心电图运动试验，多用于急性心肌炎恢复期、部分心肌病患儿及心功能等级的评测等。

六、各种运动试验

（一）踏车运动试验

患儿在医疗专用特制脚踏车上做踏车运动。通过调节脚踏车的阻力增加运动负荷量。根据患儿体重（表 2-5-1）或体表面积（表 2-5-2）决定起始功量及每级递增的功量，通常小儿从 50 ~ 150（kg · m）/min 起始，青少年从 300（kg · m）/min 起始，踏车速度为 60 ~ 70 r/min，每 3 分钟为 1 级，每级增加功量 10（kg · m）/min、25（kg · m）/min 或 50（kg · m）/min，逐级递增达到预计心率停止。运动前观察卧位及踏车上坐位的心电图及血压，运动中用心电监护连续监测心率及心律，并观察每级的心电图。运动停止即刻平卧并观察即刻（0 min）、2 min、4 min、6 min、8 min、10 min 的心电图和血压，并与运动前的心电图及血压比较。常用的连续升级踏车运动试验草案见方案表。踏车运动试验可用于＞ 4 岁小儿。其优点：坐位运动较安全，体重不影响运动量，躯干运动少，肌肉干扰少，心电图伪差少，易于分析。缺点：不会骑车的受试者下肢易疲劳，不易达到目标心率；且属于“主动运动”，如遇患儿不予配合，则无法完成试验。

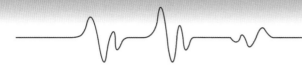

表 2-5-1　儿童踏车运动功量选择标准［（kg · m）/min］

级别	体重					预计心率（次 /min）
	≤ 30 kg	＞ 30 ~ 40 kg	＞ 40 ~ 50 kg	＞ 50 ~ 60 kg	＞ 60 kg	
1 级	50	50	100	100	100	120
2 级	100	100	200	200	200	150
3 级	150	200	300	300	400	160
4 级	200	350	400	500	600	170
5 级	300	500	600	700	800	190– 年龄

表 2-5-2　儿童踏车运动试验功量选择方案［（kg · m）/min］

级别	体表面积		
	＜ 1 m^2	1 ~ 1.2 m^2	＞ 1.2 m^2
1 级	200	200	200
2 级	300	400	500
3 级	500	600	800
4 级	600	700	1000
5 级	700	800	1200
6 级	800	900	1400
7 级	900	1000	1600
8 级	1000	1100	1800
9 级	1100	1200	2000
10 级	1200	1300	2200

注：体表面积（m^2）= 0.0061 × 身高（cm）+ 0.0128 × 体重（kg）– 0.1529

（二）平板运动负荷试验

患儿在医用活动平板上行走，逐渐增加活动的速度及坡度，当达到预计心率或患儿不能继续运动时，开始减慢速度及坡度，继续减慢行走 1 min 后停止。运动前观察卧位及直立心电图并测血压，运动中观察每级、达到预计目标心率时及停止运动后，观察即刻（0 min）、2 min、4 min、6 min、8 min、10 min 的心电图及血压。活动平板分级标准常用的为 Bruce 方案（表 2-5-3），在儿科现多采用改良的 Bruce 方案（表 2-5-4）。平板运动负荷试验是目前所有常用器械运动中引起心肌摄氧量最高的试验，因其运动方法不需训练即可检查，对＞ 5 岁会走路的小儿均易完成；负荷方式为周身性运动，参与做功的肌群多，是最接近理想的生理运动方式，且患儿主观的干扰作用小，在每级运动量增加过程中有充分的“热身”阶段。因此，它是目前国内外最盛行的心脏运动负荷试验方法。但活动平板运动负荷试验也有缺陷：运动中受检者需要不停地步行，心电图基线波动较大，有时影响对 ST 段的判断；同时由于运动中上肢活动的参与，同步测量血压不太方便。

表 2-5-3　Bruce 活动平板试验方案

级别	时间（min）	速度（mi/h）	坡度（°）
1 级	3	1.7	10
2 级	3	2.5	12
3 级	3	3.4	14
4 级	3	4.2	16
5 级	3	5.0	18
6 级	3	5.5	20
7 级	3	6.0	22

表 2-5-4　Bruce 改良平板运动试验方案

级别	速度（mi/h）	坡度（°）	时间（min）	总时间（min）
静息		0	0	
1 级	1.7	0	3	3
2 级	1.7	5.0	3	6
3 级	1.7	10.0	3	9
4 级	2.5	12.0	3	12
5 级	3.4	14.0	3	15
6 级	4.2	16.0	3	18
7 级	5.0	18.0	3	21
8 级	5.5	20.0	3	24
9 级	6.0	22.0	3	27

（三）心肺运动试验

心肺运动试验指给予受试者一定的运动负荷，并在此运动负荷下，对其心血管系统和呼吸系统各项生理指标进行监测的一项临床检测试验。心肺运动试验与普通的心电图运动负荷试验不同，更强调运动时心功能与肺功能之间的相互作用和气体的交换作用，更强调心肺功能的联合测定，通过在一定运动负荷下测定最大摄氧量、心电图、血压、心率等指标来反映细胞呼吸功能和心脏功能的变化[6-8]（图 2-5-2）。

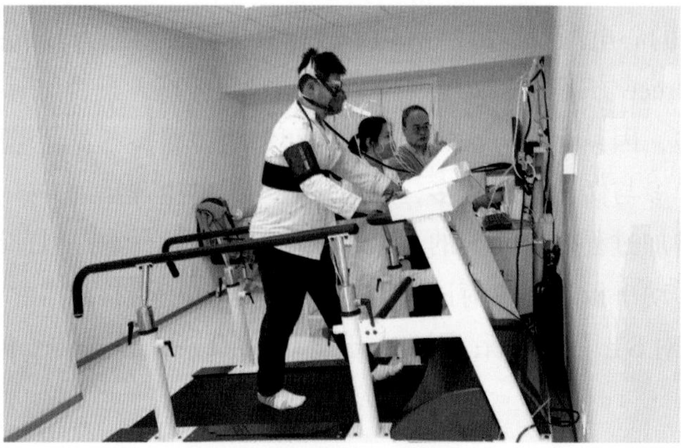

图 2-5-2　心肺运动试验

1. 测试原理

采用单次呼吸、无混合室分析法，用快速气体分析仪，直接对口鼻处每次呼吸所呼出的气体进行采样分析，得到每一瞬间的通气量和气体成分的信息，极大地减少了氧气和二氧化碳测量误差，使测试数据更加精确，是目前常用的检测方法。

2. 试验步骤

所有仪器，特别是气体代谢监测的部分，每天校准并定标，连接 12 导联心电图、血压、氧饱和度监测设备，佩戴专用型号面罩或口含器后，与气体流速传感器的连接；试验正式实施后，采集静态、动态参数：心率、血压、心电图、通气量、氧耗量及二氧化碳排出量等，按照既定的运动方案（平板运动试验、踏车运动试验的方案）进行运动试验，实时监测并采集各项指标，达到终止标准或最大摄氧量后终止运动；恢复期连续监测心电图等指标 8 ~ 10 min，体征平稳后结束全部测试，利用心肺运动试验专用软件进行结果分析。

3. 心肺运动试验的主要指标（图 2-5-3）

最大摄氧量一般等同于最大运动状态下的摄氧量，反映人体最大的有氧代谢能力和心肺储备能力，是氧运输系统能力的总和。

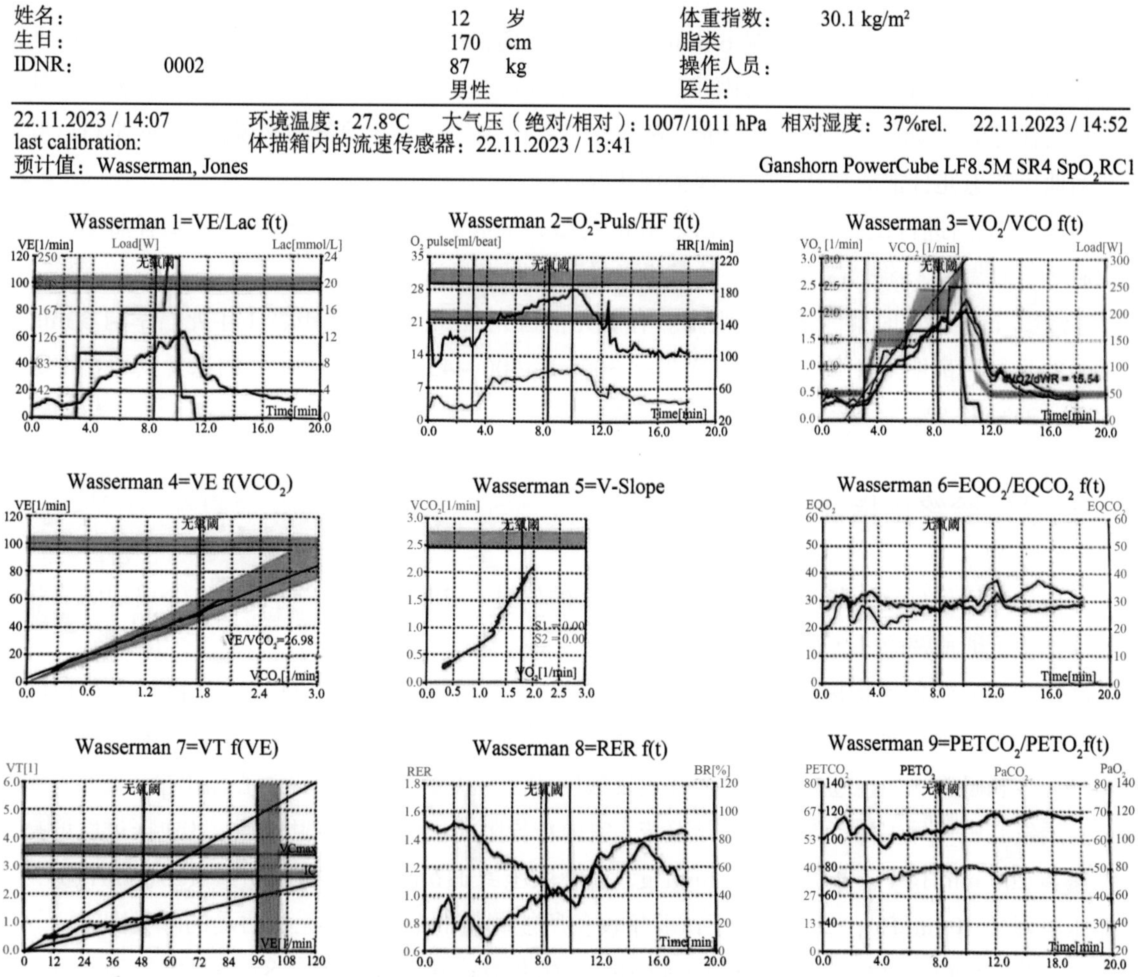

图 2-5-3　心肺运动试验 Wasserman 九宫图（以瑞士席勒运动心肺测试系统为例）

无氧阈又称乳酸阈或通气阈，是机体细胞需要通过无氧代谢来增加机体能量供应开始时的摄氧量。正常值应＞最大摄氧量预计值的 40%。

每搏耗氧量或氧脉搏表示每个心动周期内释放出的氧量，是反映心脏射血功能的重要参数。每搏耗氧量正常值应＞预计值的 80%。

（四）蹲立运动试验

让受试患儿先做常规 12 导联心电图（可采用 Mason-Likar 导联连接），然后嘱其先连续进行下蹲、起立 50 次，随时注意监测其心率，目标心率应达到 150 次 /min，如心率未达到标准，鼓励其继续进行上述运动，直到达到标准为止。运动后立即描记即刻（0 min）、2 min、4 min、6 min、8 min、10 min 的 12 导联心电图。

适应证：身高、体重不足以完成平板运动试验的受试儿童。

阳性、可疑阳性标准，参考平板、踏车运动试验。

（五）6 min 步行试验

6 min 步行试验属于亚极量运动试验的一种，儿科临床上常用于评估慢性心力衰竭、肺动脉高压等患儿的运动耐力，该试验测量 6 min 所步行的距离；试验方法简单，不需极量运动试验所需的试验室和仪器，可用于体弱步行困难患儿，更重要的是，大多数充血性心力衰竭的患儿不能达到正常人在峰值运动时的耗氧量，因此，相对于症状限制的最大运动试验来说，6 min 步行试验可更准确地反映患儿日常活动状态的病理生理状况[9-10]。

一般在室内进行试验，直线长度以 30 m 为限，标起点、掉转方向标志，受试者监测设备：运动血压、血氧仪、遥测心电图等。抢救设备及药品同极量运动试验。

行走 6 min 结束时，测量步行距离。有研究报道充血性心力衰竭患者 1 年死亡率与 6 min 步行试验的步行距离明显相关，步行距离为＜ 300 m、300 ~ 450 m、＞ 450 m 的患者其死亡率分别为 57%、24% 和 8%。

七、运动试验终止指征

①当诊断已经确定，继续试验不能获得更多的信息。②监测设备产生故障。③出现的症状提示继续试验可能危及患儿生命。

严密观察心肺各项指标，出现以下情况，是终止运动试验的指征：①心率不随运动负荷的增加及时间的延长而增加，反而减少者，摄氧量不再增加，已达最大摄氧量，出现头晕、胸痛、呼吸困难、步态不稳、面色苍白等症状，并出现极度疲乏、头晕，或其他提示心输出量不足的症状；②试验诱发心脏传导阻滞，如房室传导阻滞、室内传导阻滞、窦房传导阻滞等；③血压过度增高，收缩压≥ 200 mmHg（年长儿≥ 230 mmHg），舒张压≥ 110 mmHg（年长儿≥ 120 mmHg），或收缩压下降≥ 10 mmHg，或血压高于试验室设备所能测量的范围；④无法耐受的呼吸困难；⑤氧饱和度下降，SpO_2 ＜ 90%，或较静息下降 10%，患儿有症状；⑥运动中 ST 段呈水平型、近似水平型及下斜型，进行性下降达 0.2 mV 或升高＞ 0.3 mV，同时伴有胸痛、头晕、心绞痛等心肌缺血的症状；⑦随运动量的增加，出现严重的心律失常，如频发室性期前收缩、室上性或室性心动过速等：⑧运动中出现异常 Q 波；⑨患儿要求中止试验；⑩运动试验系统故障[1-3]。

八、运动试验阳性标准

①运动中出现典型的心绞痛；②运动中或运动后出现 ST 段缺血性下降≥ 0.1 mV（图 2-5-4）；③运动中或运动后出现严重心律失常，如室上性心动过速、室性心动过速，心房扑动或颤动，传导阻滞等（图 2-5-5 ~图 2-5-7）；④运动中出现晕厥及面色苍白、发绀等症状；⑤运动中诱发血压异常下降（收缩压≥ 10 mmHg）[1, 3]。

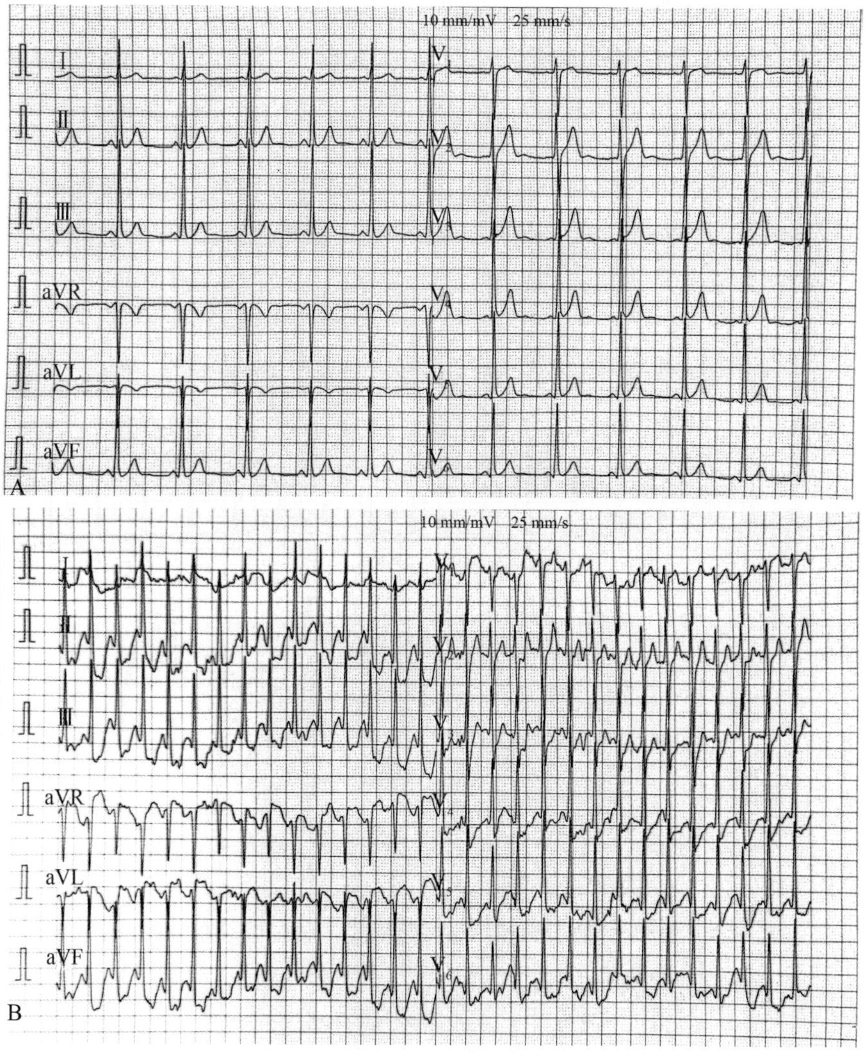

图 2-5-4　心肌炎患儿平板运动试验（+）

A. 运动前卧位心电图；B. 运动后即刻心电图；C. 运动后 2min 心电图；D. 运动后 4 min 心电图；E. 运动后 6 min 心电图；F. 运动后 8 min 心电图

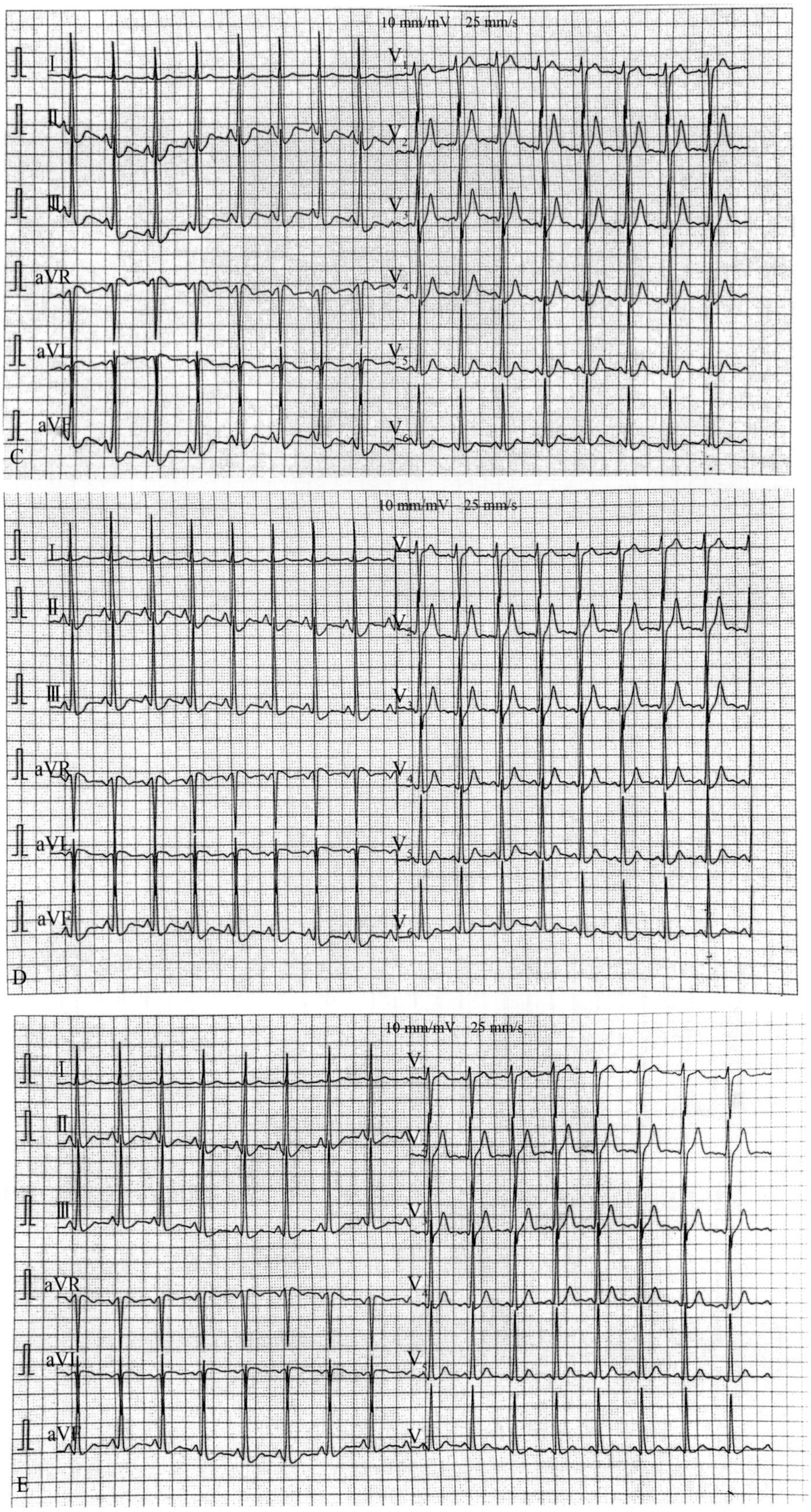

图 2-5-4 （续）

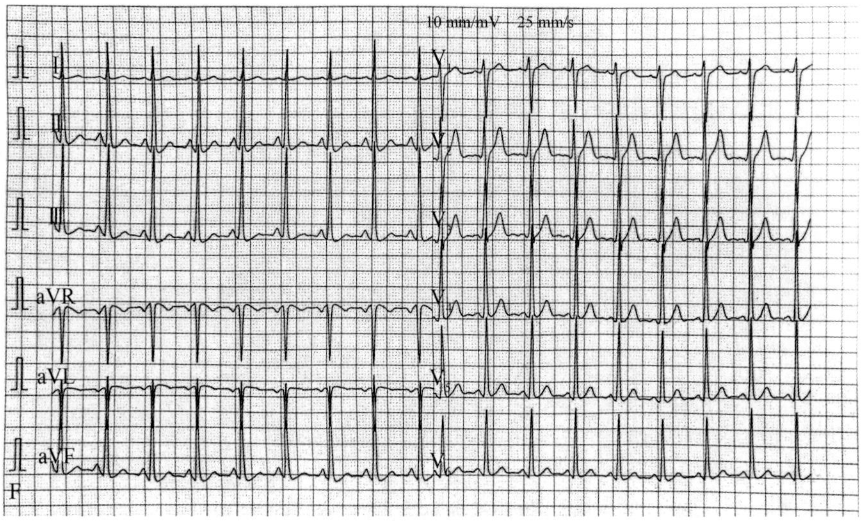

图 2-5-4　（续）

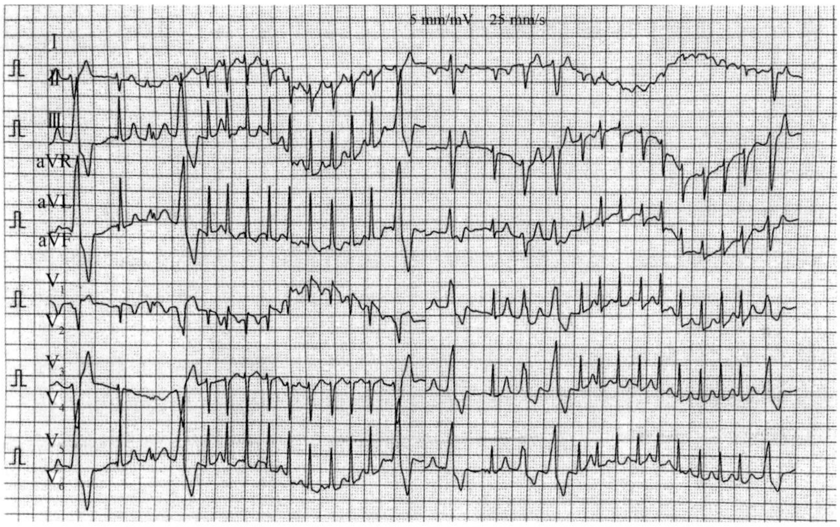

图 2-5-5　儿茶酚胺敏感性室性心动过速患儿在运动试验中出现多形性室性心动过速

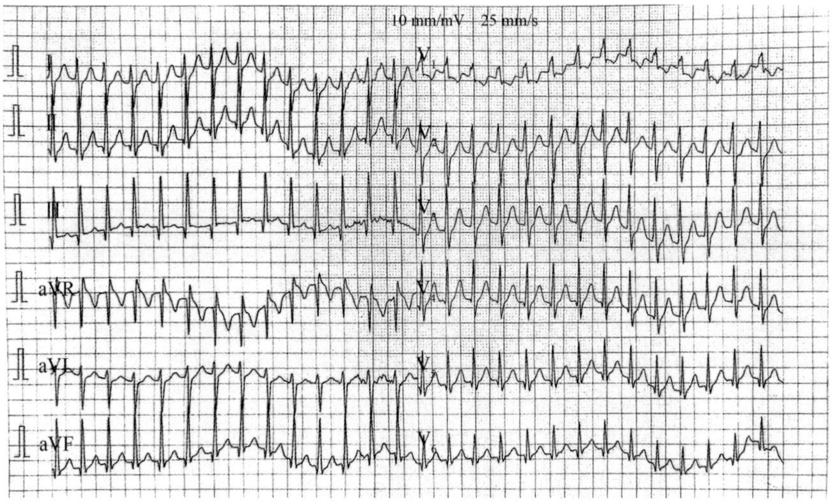

图 2-5-6　运动试验中出现室上性心动过速

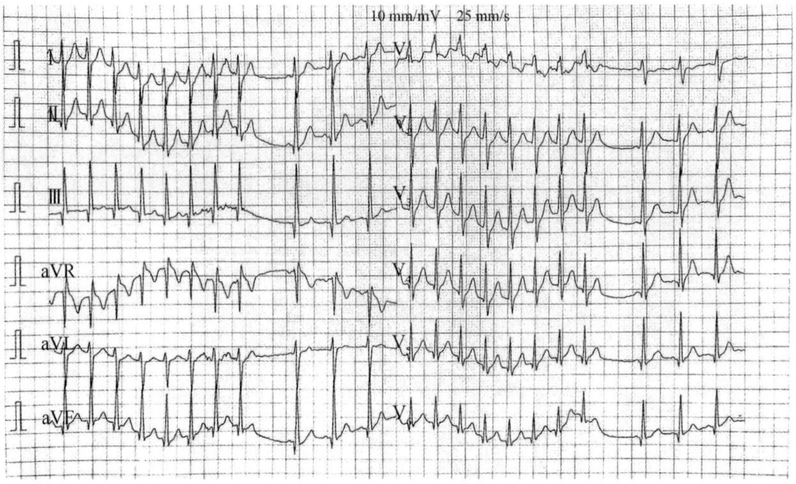

图 2-5-7 停止运动后室上性心动过速终止

九、正常儿童运动试验的心电图特点

正常儿童运动试验的心电图与成人明显不同，其特点有：① T 波异常发生率低；② ST 段改变以上斜型下降多见；③容易达到最大的目标心率；④运动中血压异常反应较成人小；⑤窦性心律失常或房性心律失常多见[1，4]。

国内儿科心电图运动试验，经历了一个较长的发展过程，它作为一种辅助的心血管疾病诊断方法，在临床上广泛应用。以往因缺乏先进的现代运动试验设备，儿科临床上普遍采用简便易行的 Master 二阶梯运动负荷试验、蹲立运动试验等，但因负荷量不足，造成假阴性率高；自 20 世纪 80 年代中国医学科学院儿科研究所（现首都儿科研究所）[11-12]和上海新华医院（现上海交通大学医学院附属新华医院）[12-13]，在国内率先分别报道了运用平板机和脚踏车功量机进行小儿运动试验的研究后，运动平板试验和踏车运动试验已在临床上得到广泛的应用，近年来，国内许多医院又陆续开展了伴有代谢指标测定（摄氧量、二氧化碳排出量等气体交换指标）的心肺运动试验，可以更客观地评定受试儿童运动负荷及代谢能力。但由于试验方案、判定标准不统一及缺乏国内的儿童运动试验指南，中国儿童运动试验在临床上的应用，还需进一步探索和发展。

（石 琳）

参考文献

[1] 方丕华 . 阜外心电图运动试验 [M]. 北京 : 人民卫生出版社 , 2009.
[2] Gibbons RJ, Balady GJ, Bricker JT, et al. ACC /AHA 2002 guideline update for exercise testing: Summary article. A report of the American College of Cardiology / American Heart Association Task Force on Practice Guideline[J]. J Am Coll Cardiol, 2002, 40(8): 1531-1540.
[3] 陈新 . 黄宛临床心电图学 [M]. 6 版 . 北京 : 人民卫生出版社 , 2010: 551-558.
[4] 李小梅 . 小儿心律失常学 [M]. 北京 : 科学出版社 , 2004: 91-98.
[5] Paridon SM, Alpert BS, Boas SR, et al. AHA Scientific Statement: clinical stress testing in the pediatric age group.

A statement from the America Heart Association Council on Cardiovascular Disease in the Young, Committee on Atherosclerosis, Hypertension, and Obesity in Youth[J]. Circulation, 2006, 113: 1905-1920.
[6] Wasserman K, Hansen J, Sue D, et al. Principles of exercise testing and interpretation[M]. 4th edition . Elsevier : Philadelphia, 2005.
[7] American Thoracic Society, American College of Chest Physicians. ATS / ACCP statement on cardiopulmonary exercise testing[J]. Am J Respir Crit Care Med, 2003, 167(2): 211-277.
[8] 黄思贤，谭新洪 . 心肺运动试验的临床应用 [M]. 北京：人民卫生出版社，2008: 26-38.
[9] ATS statement: Guidelines for the six - minute walk test[J]. Am J Respir Crit Care Med, 2002, 166: 111-117.
[10] Sciurba FC, Slivka WA . Six-minute walk testing[J]. Semi Respir Crit Care Med, 1998, 19(4): 383-392.
[11] 丁宗一 . 3 ~ 18 岁健康儿童及青少年平板机心电图运动试验 [J]. 中国医学科学院学报，1982, 6(6): 377.
[12] 杨思源 . 小儿心脏病学 [M]. 北京：人民卫生出版社，2005: 121-124.
[13] 陈树宝，周爱卿，刘薇廷 . 健康学龄儿童极量踏车运动试验 - 血压、心率、ECG 变化 [J] 上海医学，1983, 6: 568-571.

第 6 节　直立倾斜试验

晕厥是由于短暂的全脑低灌注导致的短暂意识丧失及体位不能维持的症状，具有发生迅速、持续时间短暂、呈自限性的特点[1-2]。儿童晕厥的病因主要包括自主神经介导性晕厥和心源性晕厥，另有少部分患儿目前病因不明。全国多中心大样本研究显示，自主神经介导性晕厥是儿童晕厥中最常见的基础疾病，占 70% ~ 80%[3]；直立倾斜试验是通过调整倾斜床的角度使受试患儿被动倾斜，从而激发和诊断晕厥的一种方法，直立倾斜试验在疑似血管迷走神经性晕厥、直立性低血压、体位性心动过速综合征、直立性高血压、心因性假性晕厥、自主神经功能衰竭、不明原因的反复跌倒、癫痫等疾病的诊断和鉴别诊断中有重要的临床应用价值，是儿科晕厥诊断中的重要检查方法。直立倾斜试验主要包括基础直立倾斜试验、药物激发直立倾斜试验，临床使用舌下含化硝酸甘油激发直立倾斜试验和多阶段异丙肾上腺素激发直立倾斜试验，直立试验和卧坐位试验是其在晕厥诊断中的有效补充。

一、试验原理

（一）直立倾斜试验的生理学效应

直立倾斜试验是通过改变患者体位，造成人体循环血量在重力作用下向下肢分布，引发人体的神经介导反射活动，进而诱导反射性晕厥的发生。人体平卧位时，机体 25% ~ 30% 的有效循环血量分布在胸腔。试验开始后 10 s，将有 300 ~ 800 mL 血液转移到腹部、盆腔和下肢，引起静脉回心血量迅速下降。随着倾斜时间继续延长达到 10 s 左右，毛细血管跨壁压增加，大量体液进入细胞间隙，有效循环血量将继续下降 15% ~ 20%（约 700 mL），回心血量进一步降低。这些重力性有效循环血量的变化，如中心静脉压、心脏舒张末期充盈压、每搏输出量、心输出量的下降，在正常人中将会启动血压稳定系统工程，包括①快速调节血管平滑肌、收缩血管和增加全身血管系统阻力；②自主神经系统反射（倾斜开始后 10 s 左右），如颈动脉窦主动脉弓及心肺压力和化学感受器、舌咽迷走神经、孤束核、下丘脑、延髓腹外侧核、迷走神经背核、胸腰椎脊髓外侧柱核和交感节等神经反射弧，调节心脏排血量；③下肢的骨骼肌泵作用；④神经体液调控（肾素 - 血管紧张素 - 醛固酮系统，倾斜后 20 min）等维持血压活动，不会发生显著的血压下降。因此，直立倾斜试验的生理学效应为心率增加 10 ~ 15 次 /min，外周血管阻力增加 25% ~ 45%，每搏输出量降低 15% ~ 45%、收缩压降低 < 10 mmHg（1 mmHg=0.133 kPa）或不变，舒张压升高 5 ~ 10 mmHg 或不变，脑灌注和脑电波正常[4-5]。

（二）直立倾斜试验的病理学效应

直立倾斜试验不能维持血压稳定的常见原因：①自主神经调节功能障碍，如颈动脉窦压力感受器高敏感化或钝化、中枢性或外周性自主神经功能衰竭等，将会导致交感神经张力降低和迷走张力异常，如血管舒张、突发心动过缓或心脏停搏及心肌收缩力下降；②过多（> 800 mL）的血容量重力性转移，如交感神经缩血管功能障碍或肌肉泵功能异常导致的外周血管阻力下降；③原发或继发性血容量不足，如老年人营养不良、长期用利尿剂、脱水等。以上原因会导致直立倾斜试验出现的病理效应：①晕厥先兆，如恶心、面色苍白、浑身湿冷等；②血压下降，如收缩压下降> 80 mmHg、舒张压下降> 50 mmHg；③心率减慢或长达 3 s 的心脏停搏、一过性二度或二度以上房室传导阻滞、交界区心律等；④心率异常增快，如心率> 120 次 /min 或心率增加> 30 次 /min；⑤脑灌注量减少和脑电图异常慢波，如脑灌注不足持续 10 ~ 15 s，就会导致患者脑功能严重障碍，出现意识丧失的临床表现[5-7]。

二、试验过程

（一）试验室条件、人员及检查要求（图 2-6-1）

直立倾斜试验应当配有标准化的倾斜床、间歇或连续自动血压测量仪和心电图监测设备。从事检查的医师、护士或技师应当经过基本生命救护和直立倾斜试验检查方法的培训，规范按照初始评估、检查方法和检查方案进行操作，依据检查过程中受试患儿的症状、体征和血液动力学变化，做出相应的评估，并能利用配备完善的心肺复苏设备和抢救药品，对危及生命的事件进行有效救治[8-11]。

抢救设备和药品包括心脏除颤器、氧气、常规抢救药品、静脉输液器和输液泵。

血压监测：对疑似早发的直立性低血压和血管迷走神经性晕厥患儿，推荐逐搏动脉血压采样，以便能够采集到瞬间的血压变化。对于疑似经典型和延迟型直立性低血压、体位性心动过速综合征等患儿，推荐间歇血压采样。测量血压时，要求袖带覆盖> 80% 的上臂周径，依据患者上臂周径大小，选择适宜的血压袖带（大 34 ~ 43 cm、中 24 ~ 32 cm、小 14.0 ~ 21.5 cm），以保证精准、有效地测量血压。

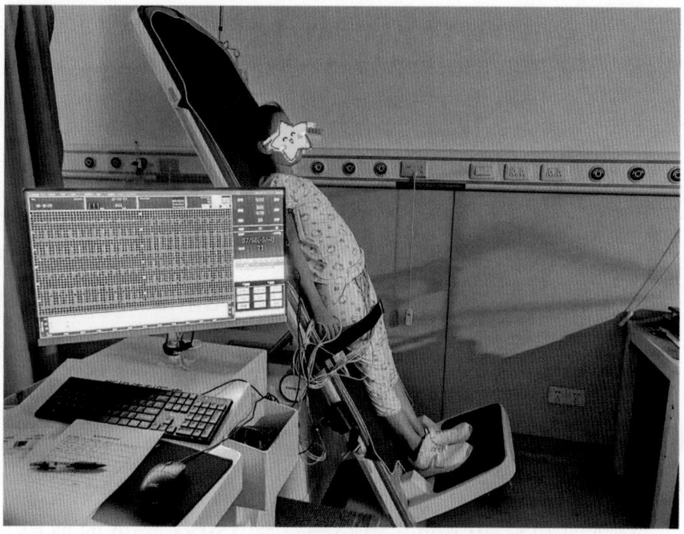

图 2-6-1　直立倾斜试验现场图

心电图监测：同步 12 导联心电图，实时监测心律、心率等参数的变化。

倾斜床系统：推荐倾斜床（宽 90 cm、长 200 cm），必须配有安全带和足底支撑架，能够在 10 s 内完成 0° ~ 90° 倾斜，并在晕厥发生的 10 ~ 15 s，快速回落至基线水平。倾斜床系统操作软件可实时监测血压和心率，并能存储调用数据和提供统计学处理分析的结果。

延伸设备：对于有条件的试验室，推荐晕厥诊断的延伸设备，如视频脑电图仪、呼吸记录仪、经颅多普勒超声仪、神经内分泌水平测定、5 min 心率变异性分析和危急值报警等，以助力直立倾斜试验提高鉴别诊断心因性假性晕厥、癫痫、神经源性直立性低血压和变异性体位性心动过速综合征等疾病的价值[6-12]。

（二）检查

1. 适应证

①临床怀疑血管迷走性晕厥、体位性心动过速综合征、直立性低血压或直立性高血压经其他方法未能确诊者。②需与“假性晕厥”发作（如癫痫、精神心理因素导致的晕厥）鉴别诊断者[13]。

2. 禁忌证

①主动脉瓣狭窄或左心室流出道狭窄所致晕厥；②重度二尖瓣狭窄伴晕厥；③肺动脉高压或右室流出道梗阻所致晕厥；④已知有冠状动脉近端严重狭窄；⑤脑血管疾病；⑥其他已知的器质性心脏病患儿应慎重选择直立倾斜试验检查。

3. 检查步骤

试验前停用一切影响自主神经功能的药物至少 5 个半衰期以上，禁食 、禁饮至少 4 h，检查前按医生要求调整用药，由于进行直立倾斜试验存在一定的危险性，故检查前需向患儿法定监护人详细说明检查目的及风险，获得同意，并签署知情同意书后，方可进行检查，检查前避免饮用兴奋性饮料，检查前排空膀胱，穿着合适的鞋袜，了解检查程序和配合检查要求。试验室内需备好抢救设备，试验中由具有抢救经验的医师看护，做好抢救准备[13-14]。

①基础直立倾斜试验：试验环境要求安静、光线暗淡、温度适宜以避免分散患儿的注意力。

监护人在室外等候，便于沟通。连接常规心电图导联及血压，安装好安全带；首先，患儿仰卧 10 min 期间记录基础血压、心率及心电图，然后再站立于倾斜床上（倾斜 60°），密切监测血压、心率、心电图变化及临床表现，直至出现阳性反应，或如未出现阳性反应，则需完成 45 min 的全过程后终止试验。当出现阳性反应时，应在 10 s 内恢复平卧位。

②药物激发的直立倾斜试验：舌下含化硝酸甘油激发的直立倾斜试验。在基础直立倾斜试验的基础上，若完成 45 min 试验时，患儿的反应仍为阴性，则可开始药物激发的直立倾斜试验，即令患儿保持在同一倾斜角度下站立在倾斜床上并舌下含化硝酸甘油 4 ~ 6 μg/kg（最大量不超过 300 μg），持续观察至出现阳性反应，或如未出现阳性反应，则需进行至含药后 20 min。含药后动态监测血压、心率，并动态监测心电图[15-16]。

③异丙肾上腺素激发的直立倾斜试验：若完成基础直立倾斜试验时，患儿的反应仍为阴性，则令患儿仍站立在倾斜床上并静脉注射异丙肾上腺素，每 2 min 逐渐增加剂量，剂量范围为 0.02 ~ 0.08 μg / kg，持续时间≤ 20 min，当心率达到 150 次 /min 时或患儿出现症状时终止试验并将患儿放至平卧位，注射后每分钟记录 1 次血压、心率的变化。判断异丙肾上腺素激发的直立倾斜试验阳性的标准：患儿在试验的任何阶段出现晕厥或晕厥先兆，伴收缩压的突然下降（下降幅度＞ 40 mmHg）和（或）心率的突然下降（降至＜ 50 次 /min），则立即使患儿恢复仰卧位，并记录从试验开始或用药开始直至症状出现的时间。判断异丙肾上腺素激发的直立倾斜试验阳性的标准：患儿在试验的任何阶段出现晕厥或晕厥先兆，伴收缩压的突然下降（下降幅度＞ 40 mmHg）和（或）心率的突然下降（降至＜ 50 次 /min），则立即使患儿恢复仰卧位，并记录从试验开始或用药开始直至症状出现的时间[15-17]。

④直立试验：作为直立倾斜试验关联的自主神经功能检查方法，直立试验适用于诊断不明原因跌倒、中枢和周围神经退行性疾病、周围自主神经病等初始评估疑似直立性低血压、直立性高血压、晕厥先兆和晕厥、自主神经功能衰竭和体位性心动过速综合征。试验步骤：受试儿童连接常规心电图导联及血压，系好安全带；安静平卧 10 min，测量基础心率、血压和常规心电图，然后调整倾斜床角度，使受试儿童处于直立位（90°），站立 10 min 内动态测量患儿的心率、血压和常规心电图，分别于直立位即刻、3 min、10 min 分别测量儿童基础心率、血压和常规心电图。注意事项与检查意义：试验过程中应密切观察患儿是否出现晕厥先兆症状及头晕、头痛等症状。直立试验可协助诊断体位性心动过速综合征、直立性低血压及直立性高血压。临床表现符合自主神经介导性晕厥而直立试验阴性，无直立倾斜试验禁忌证时建议进一步行直立倾斜试验检查[17-20]。

⑤卧坐位试验：2020 年，北京大学第一医院儿科率先报道了儿童坐位不耐受（sitting intolerance，SI）。SI 系由持久坐位或由卧位快速变为坐位所引起的一系列以头晕、头痛、胸闷、心悸、长出气、视物模糊等为主要症状的综合征，平卧后可以缓解。目前已发现的 SI 有两种亚型，即坐位性心动过速综合征（sitting tachycardia syndrome，STS）和坐位性高血压（sitting hypertension，SHT）。卧坐位试验可以协助诊断 STS 和 SHT，具体方法：患儿先平卧 10 min，然后坐位 10 min。动态观察并记录患儿的心率和血压。试验过程中观察并记录患儿是否有头晕、头痛、心悸、视物模糊等不耐受的症状出现及是否有血压、心率的变化[21-22]。

三、结果判定及评价

血管迷走性晕厥阳性反应的判断标准[19]：当患儿在直立倾斜试验中出现晕厥或晕厥先兆（头晕或眩晕、头痛、胸闷、心悸、恶心、呕吐、面色苍白、出冷汗、视力模糊、听力下降、视物模糊或腹痛）伴下述情况之一者为阳性：①血压下降；②心率下降；③出现窦性停搏（图 2-6-2）代之交界性自主心律（图 2-6-3）；④一过性二度或二度以上房室传导阻滞及长达 3 s 的心脏停搏。其中血压下降标准为收缩压≤ 80 mmHg（1 mmHg=0.133 kPa）或舒张压≤ 50 mmHg 或平均血压下降＞ 25%；心率下降是指心动过缓：4 ~ 6 岁＜ 75 次 /min，7 ~ 8 岁＜ 65 次 /min，8 岁以上＜ 60 次 /min。晕厥指突然发生的短暂的意识丧失伴不能维持自主体位，但在恢复平卧位后意识可在几秒钟后自行恢复，5 min 内完全恢复正常。晕厥先兆是指试验中出现面色苍白、出汗、胸闷、过度换气，继之黑矇、听力下降、反应迟钝，但无意识丧失，恢复平卧位后症状消失。其中血压明显下降、心率无明显下降者，称为血管迷走性晕厥血管抑制型；以心率骤降为主、收缩压无明显下降者，称为血管迷走性晕厥心脏抑制型；心率与血压均有明显下降者，称为血管迷走性晕厥混合型。若受试者在试验过程中未出现心率和血压的变化，则视为结果阴性。

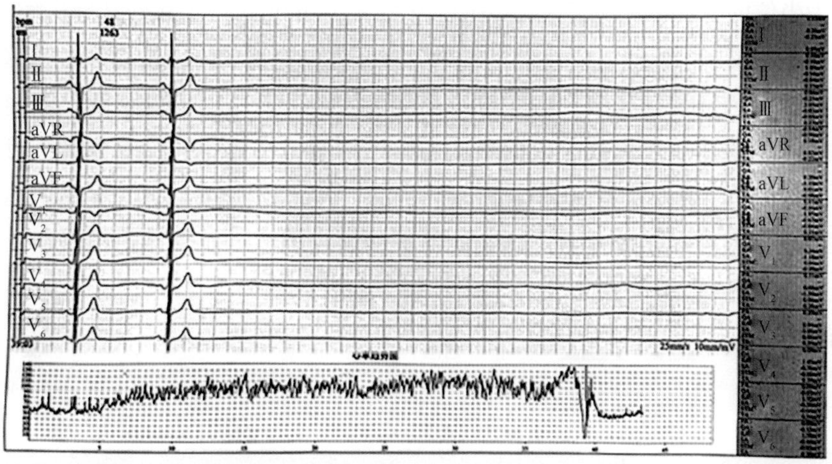

图 2-6-2　直立倾斜试验过程中出现窦性停搏

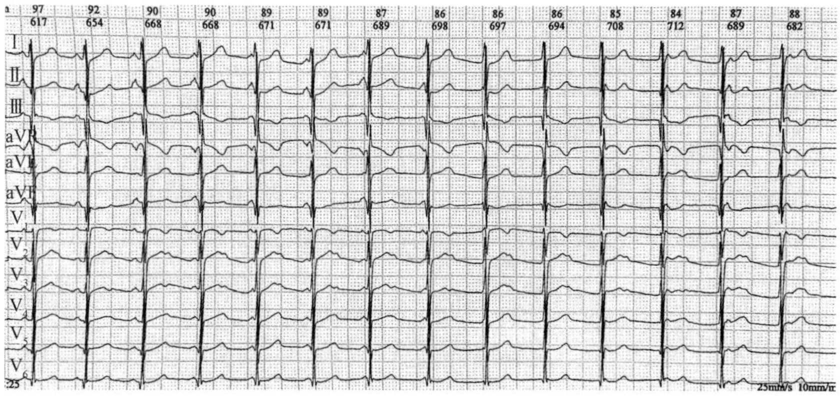

图 2-6-3　直立倾斜试验过程中出现交界性自主心律、不完全性干扰性房室分离

体位性心动过速综合征阳性反应的判断标准[13, 17]：平卧位时心率在正常范围，在直立试验或 10 min 内，心率较平卧位增加≥ 40 次 /min，和（或）心率最大值达到标准（6 ~ 12 岁≥ 130 次 /min，13 ~ 18 岁≥ 125 次 /min）；同时收缩压下降幅度＜ 20 mmHg，舒张压下降幅度＜ 10 mmHg。

直立性低血压阳性反应的判断标准[17]：平卧位血压正常，在直立试验的 3 min 内，血压较平卧位持续下降，收缩压下降幅度≥ 20 mmHg 和（或）舒张压持续下降幅度≥ 10 mmHg，心率无明显变化。

直立性高血压阳性反应的判断标准[18-19]：平卧位血压正常，在直立试验的 3 min 内血压升高，收缩压增加≥ 20 mmHg，和（或）舒张压较平卧位增加幅度达到标准（6 ~ 12 岁≥ 25 mmHg；13 ~ 18 岁≥ 20 mmHg）；或血压最大值达到标准（6 ~ 12 岁≥ 130/90 mmHg，13 ~ 18 岁≥ 140/90 mmHg）。心率无明显变化。

STS 诊断标准[21-22]：①多有诱发因素；② 长期坐位或平卧位转坐位时常有 SI 的相关症状；③卧坐位试验中达到阳性标准，即卧坐位试验中，平卧位心率正常，由平卧位转换为坐位的 3 min 内心率增加≥ 25 次 /min；④除外其他疾病。SHT 诊断标准：①多有诱发因素；② 长期坐位或平卧位转坐位时常有 SI 的相关症状；③卧坐位试验中达到阳性标准，即试验中，平卧位血压正常，由平卧位转换为坐位的 3 min 内收缩压或舒张压升高≥ 20 mmHg；④除外其他疾病。

直立倾斜试验在晕厥、疑似血管迷走性晕厥、直立性低血压、体位性心动过速综合征的诊断，和直立性高血压、心因性假性晕厥、自主神经功能衰竭、不明原因反复跌倒、癫痫等患儿的疾病鉴别诊断中有重要的临床应用价值。依据晕厥初始评估制订个体化的检查方案，对于提高直立倾斜试验诊断晕厥的价值、降低检查风险有重要的意义。直立倾斜试验对儿童晕厥的诊断阳性率高，且安全性好，并且在恶性和复发性血管迷走性晕厥的治疗训练、血管迷走神经性晕厥心脏抑制型患者的起搏器治疗筛选和预测起搏器治疗有效性等方面有重要的意义[8]。

（石　琳）

参考文献

[1] Task For the Diagnosis and Management of Syncope, European Society of Cardiology (ESC), European Heart Rhythm Association (EHRA), et al. Guidelines for the diagnosis and management of syncope (version 2009)[J]. Eur Heart J, 2009, 30(21): 2631-2671.

[2] Kenny RA, Brignole M, Dan GA, et al. Syncope Unit : rationale and requirement - the European Heart Rhythm Association position statement endorsed by the Heart Rhythm Society [J]. Europace, 2015, 17(9): 1325-1340.

[3] Chen L, Li X, Todd O, et al. A clinical manifestation-based prediction of haemodynamic patterns of orthostatic intolerance in children : a multi - centre study [J]. Cardiol Young, 2014, 24(4): 649-653.

[4] 王惠歆 , 宿燕岗 . 直立倾斜试验的研究进展 [J]. 中国心脏起搏与心电生理杂志 , 2018, 32(5): 482-485.

[5] Oyake K, Murayama J, Tateishi T, et al. Comparison of the sit-up test and head-up tilt test for assessing blood pressure and hemodynamic responses in healthy young individuals[J]. Blood Press Monit, 2022, 27(2): 79-86.

[6] 孙汝平 , 吕雪 , 邱妍妍 , 等 . 两步法直立倾斜试验的适宜倾斜时程 [J]. 中国老年学杂志 , 2012, 32(15): 3199-3200.

[7] Wu REY, Khan FM, Hockin BCD, et al. Faintly tired: a systematic review of fatigue in patients with orthostatic

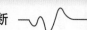

syncope[J]. Clin Auton Res, 2022, 32(3): 185-203.

[8] 中国老年保健医学研究会晕厥分会，中国生物医学工程学会心律分会，中国老年学和老年医学学会心血管病专业委员会，等．直立倾斜试验规范应用中国专家共识 (2022)[J]. 中国循环杂志，2022, 37(10): 991-1001.

[9] Chow KE, Dhyani R, Chelimsky TC. Basic tests of autonomic function[J]. J Clin Neurophysiol, 2021, 38(4): 252-261.

[10] Shen WK, Sheldon RS, Benditt DG, et al. 2017 ACC/AHA/HRS guideline for the evaluation and management of patients with syncope: a report of the American College of Cardiology/American Heart Association Task Force on Clinical Practice Guidelines and the Heart Rhythm Society[J]. Heart Rhythm, 2017, 14(8): e155-e217.

[11] Brignole M, Moya A, de Lange FJ, et al. 2018 ESC guidelines for the diagnosis and management of syncope[J]. Eur Heart J, 2018, 39(21): 1883-1948.

[12] 中华心血管病杂志编辑委员会，中国生物医学工程学会心律分会，中国老年学和老年医学学会心血管病专业委员会，等．晕厥诊断与治疗中国专家共识 (2018)[J]. 中华心血管病杂志，2019, 47(2): 96-107.

[13] Sheldon RS, Grubb BP 2nd, Olshensky B, et al. 2015 heart rhythm society expert consensus statement on the diagnosis and treatment of postural tachycardia syndrome, inappropriate sinus tachycardia, and vasovagal syncope [J]. Heart Rhythm, 2015, 12(6): e41-e63.

[14] Lin J, Wang Y, Ochs T, et al. Tilt angles and positive response of head - up tilt test in children with orthostatic intolerance[J]. Cardiol Young, 2015, 25(1): 76-80.

[15] Vlahos AP, Tzoufi M, Katsouras CS, et al. Provocation of neurocardiogenic syncope during head - up tilt test in children : comparison between isoproterenol and nitroglycerin [J]. Pediatrics, 2007, 119(2): e419-e425.

[16] 张清友，杜军保，李万镇．舌下含化硝酸甘油直立倾斜试验对儿童不明原因晕厥的诊断研究 [J]. 中华儿科杂志，2004, 42(5): 371-374.

[17] 中华医学会儿科学分会心血管学组，《中华儿科杂志》编辑委员会，北京医学会儿科学分会心血管学组，等．儿童晕厥诊断指南 (2016 修订版)[J]. 中华儿科杂志，2016, 54(4): 246-250.

[18] Zhao J, Han Z, Zhang X, et al. Across - sectional study on upright heart rate and BP changing characteristics: basic data for establishing diagnosis of postural orthostatic tachycardia syndrome and orthostatic hypertension [J]. BMJ Open, 2015, 5(6): e007356.

[19] Li J, Zhang Q, Hao H, et al. Clinical features and management of postural tachycardia syndrome in children: a single-center experiencc [J]. Chin Med J, 2014, 127(21): 3684-3689.

[20] 赵娟，杨锦艳，金红芳，等．儿童直立性高血压的临床特征 [J]. 中华儿科杂志，2012, 50(11): 839-841.

[21] Tao C, Han Z, Yan Y, et al. Sitting-induced hemodynamic changes and association with sitting intolerance in children and adolescents: a cross-sectional study[J]. Sci Rep, 2020, 10(1): 13921.

[22] 崔雅茜，杜军保，张清友，等．儿童直立不耐受和坐位不耐受的疾病谱及治疗方式十年回顾 [J]. 北京大学学报 (医学版), 2022, 54(5): 954-960.

第三章 Chapter 3

传导系统疾病

第 1 节　窦房结功能障碍

窦房结功能障碍是由于窦房结器质性病变或功能障碍，造成窦房结起搏功能或窦与房之间传导受到抑制，包括窦性心动过缓、窦性停搏（窦性静止）、窦房传导阻滞、缓慢的逸搏心律、缓慢心律失常 - 快速型心律失常交替和室上性心动过速。窦房结功能障碍在儿童相对少见，由于多数患儿缺乏症状，我们还不了解其准确的发病率。病态窦房结综合征的术语于 1967 年由 Lown 首次提出，其在临床上与“窦房结功能障碍”往往被广泛交替应用。

一、病因

（一）器质性病变

由创伤、炎症、缺血或肿瘤细胞浸润等所致窦房结损伤。小儿常见原因是心脏手术。对于先天性心脏病术后患者，窦房结功能的恶化将持续到成年。Mustard、Senning 和各类 Fontan 术后，窦性节律会逐步丧失，其起因是术中损伤了窦房结或是术后远期慢性血流动力学改变所致[1]。由于主动脉病变或其他左心病变行 Ross 术后 2.6 ~ 11 年，窦房结功能不良的发生率为 15%[2]。房间隔缺损（尤其是静脉窦型房间隔缺损）修补术，可造成窦房结损伤。其他易导致窦房结功能障碍的外科手术包括心内膜垫缺损修补、Blalock-Hanlon 房隔切除、部分性或完全性肺静脉异位引流修补、体外膜肺氧合行上腔静脉置管术。

（二）基因突变

SCN5A 基因突变及可能的其他心脏基因突变（例如编码心肌肌球蛋白 α 重链亚单位的 *MYH6* 基因），可导致先天性窦房结功能障碍[3-5]。影响窦房结起搏电流 *HCN4* 基因的突变往往存在于家族性窦房结功能障碍病例中[5-6]。

（三）其他

左房异构及神经肌肉疾病，如 Kearns-Sayre 综合征、Friedreich 共济失调和肌强直性萎缩症，可能同时存在完全性房室传导阻滞的传导系统和窦房结功能障碍。经过高度训练的运动员，甚至正常的青春前期儿童（4 ~ 10 岁），由于明显的迷走神经影响，可能出现窦性心动过缓和＞ 2 s 的窦性停搏[1]。

导致窦房结功能不良的原因，还包括甲状腺功能减退、低温、低氧血症、肌营养不良、急性药物中毒、电解质紊乱（低钾和低钙血症）和感染。一些感染（如钩端螺旋体、旋毛虫、伤寒沙门菌）可伴发窦性心动过缓，但通常不会导致永久性窦房结功能障碍[7]。中枢神经系统感染也是引起儿童窦房结功能障碍的原因之一，颅内压的升高导致副交感神经张力增加。不少药物可抑制窦房结功能并导致相关症状，包括 β 受体阻滞剂、非二氢吡啶类钙通道阻滞剂（地尔硫䓬、维拉帕米）、地高辛、锂、抗心律失常药[8]。

二、临床表现

窦房结功能障碍可导致下述 1 项或多项非特异性症状：乏力、头晕、心悸、晕厥或晕厥前、劳力性呼吸困难及胸闷，症状是由窦房静止（窦性停搏）或显著的窦性心动过缓所致，其中头晕比晕厥更为常见。

值得注意的是，窦房结功能障碍患儿也可无临床症状，仅在常规体检时被发现。这缘于存在显著的窦性心动过缓或窦性停搏时的交界性或房性逸搏。如合并存在心脏传导系统受累导致逸搏性心律不足时，症状通常较明显。这种情况多见于成人，在心脏结构正常的儿童少见。先天性心脏病矫正术后的儿童，心房和房室结极易同时受损，症状常较严重。窦房结功能障碍是先天性心脏病术后晚期猝死的主要原因之一。先天性长 QT 间期综合征可伴有窦房结功能异常，但引起猝死的主要原因仍为尖端扭转型室性心动过速。

三、窦房结功能评价

（一）标准心电图（ECG）和 24 h 动态心电图（Holter）

ECG 和 Holter 是评价窦房结功能的重要方法。窦房结功能障碍心电图表现多种多样，最常见的有以下几种类型：窦性心动过缓、严重的窦性心律不齐、窦性停搏或静止、缓慢的逸搏心律、窦房传导阻滞、缓慢心律失常 - 快速型心律失常交替和室上性心动过速。

1. 明显而持久的窦性心动过缓

窦性心动过缓指安静状态下窦性心律的频率低于不同性别、年龄组正常范围的下限，其余与窦性心律相同（表 3-1-1）[9-10]。在 Holter 记录期间观察到的最低心率低于 ECG 记录。心动过缓是病态窦房结综合征最常见的特征，可以是持续的或阵发性的。

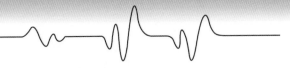

表 3-1-1　不同性别、年龄组心率正常范围低限（标准体表心电图）[9]

年龄	心率（次 /min）
0 ~ 1 个月	70
＞1 ~ 12 个月	80
＞1 ~ 2 岁	80
＞2 ~ 4 岁	80
＞4 ~ 6 岁	75
＞6 ~ 10 岁	70
≥ 10 岁	60

2. 窦性停搏或静止

当窦房结不能产生冲动则发生窦性停搏或静止。窦性停搏之长间歇超过 2 s，与窦性周期长度不成正比。窦性停搏时可发生异位逸搏直到窦房结恢复，窦性心律快于逸搏心律。逸搏或逸搏心律可起源于右房、左房、交界区或心室。当窦房结以外异位搏动数个以上连续出现被称为逸搏心律，如房性心律、交界性心律或室性心律。窦性停搏开始至出现异位逸搏间期的长短取决于异位起搏部位的功能和自律性。伴随窦性停搏长间歇没有逸搏出现，提示可能存在房室结或希氏束功能异常。窦性停搏要注意与房性期前收缩未下传相鉴别。

交界性心律也可见于任何年龄组的正常人，常见于窦性心律不齐。慢频率的逸搏心律常提示窦房结功能不良，但要与异常自律性增加导致的异位心律相鉴别。因窦房结功能不良所致逸搏心律的发生是窦房结自律性降低所致，而异位兴奋点的自律性并未增加，见于窦性心动过缓、窦性心律在相应年龄组正常低限时。与之不同，自律性增加所致的异位心律是由于异位兴奋点自律性异常增加超过窦房结自律性，可发生在正常窦性心律时。

3. 频发的窦房传导阻滞和严重窦性心律不齐

窦房传导阻滞根据其严重程度分为一度、二度和三度。

一度窦房传导阻滞是由于激动自窦房结发出，经结周纤维至高右房传导延迟。一度窦房传导阻滞虽可存在，但其仅是传导延迟，并未发生冲动脱落，因而 P 波正常出现。由于体表 ECG 不能记录窦房结激动，一度窦房传导阻滞无法被直接证实。电生理检查可确诊，但因其为有创性检查方法通常并不采用。

二度窦房传导阻滞是由于窦房结冲动不能正常传导至心房，导致 P 波脱落。二度窦房传导阻滞分为Ⅰ型和Ⅱ型阻滞。二度Ⅰ型窦房传导阻滞少见，且可见于正常儿童，表现为窦房传导时间逐渐延长（ECG 表现为 PP 间期逐渐缩短）直至脱落，导致 1 个长 PP 间期（图 3-1-1）。二度Ⅱ型窦房传导阻滞较为多见，表现为长间歇，是窦性周期的 2 倍（2∶1 阻滞），甚至高度传导阻滞（3∶1、4∶1 阻滞）（图 3-1-2）。

三度（完全）窦房传导阻滞时，窦房结冲动发生正常，但激动不能传至右心房。ECG 上无法与窦房结自律性减低所致的窦性停搏鉴别。

窦性心律不齐是大多数儿童心率加速和减速的正常模式。导致窦性心律不齐的重要原因是呼吸对自主神经的影响。严重窦性心律不齐被定义为 PP 间隔变化＞ 100%。窦房传导阻滞也可能导致类似幅度的变化。

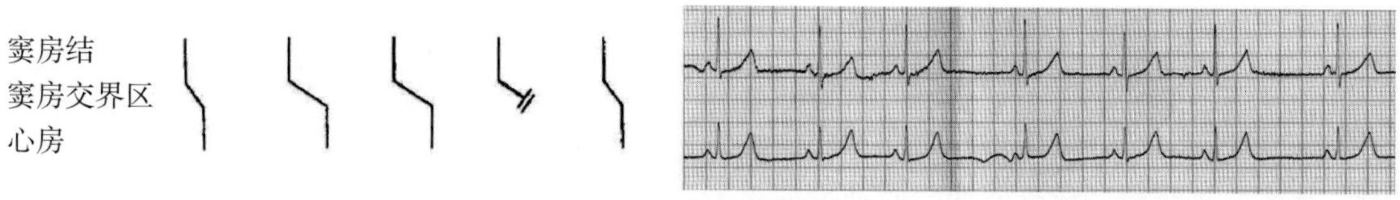

二度Ⅰ型窦房传导阻滞

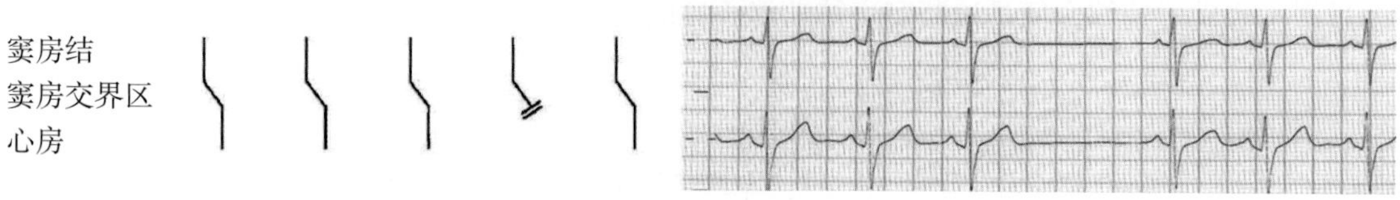

二度Ⅱ型窦房传导阻滞

图 3-1-1　二度窦房传导阻滞阶梯图与心电图

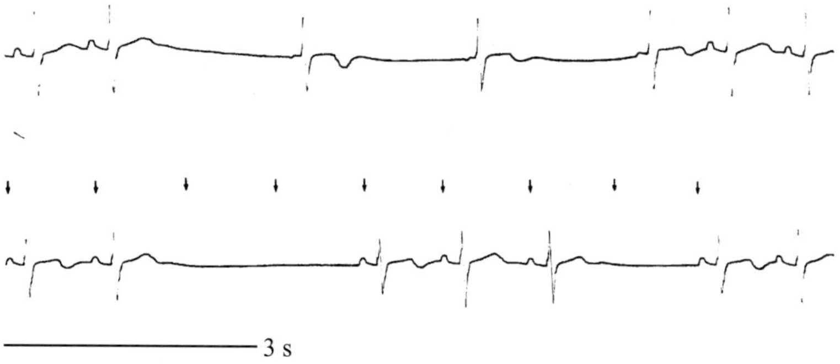

图 3-1-2　窦性停搏伴结性逸搏、二度Ⅱ型窦房传导阻滞

11 岁女孩房间隔缺损修补术后 1 个月，伴有晕厥。Holter 结果显示窦性停搏伴结性逸搏（上联）；下联显示为二度Ⅱ型窦房传导阻滞 3 : 1 阻滞（左）和 2 : 1 阻滞（右）

4. 室上性心动过速

常见的有阵发性或反复发作性房性心动过速、心房扑动、阵发性交界性心动过速或心房纤颤等快速心律失常，可伴有房室传导阻滞。房室 1 : 1 传导时，心室率可高达 300 次 /min。如伴有高度房室传导阻滞，心室率缓慢至 30 ~ 50 次 /min（图 3-1-3）。

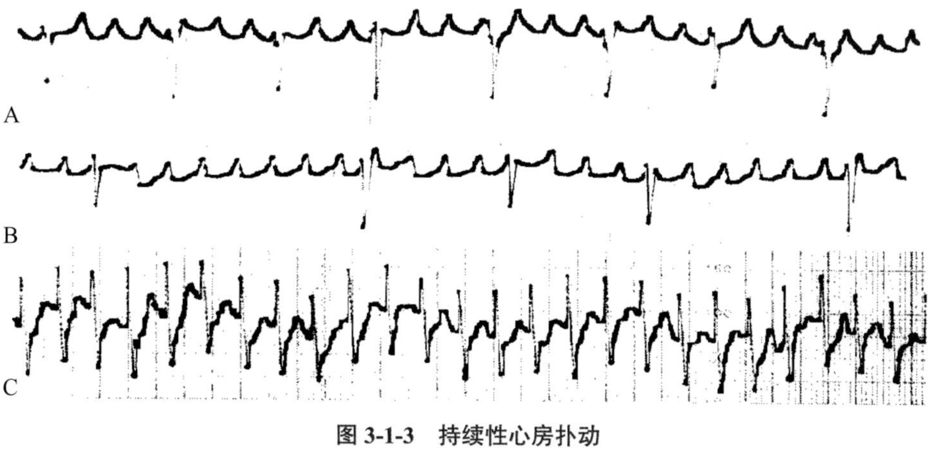

图 3-1-3　持续性心房扑动

15 岁女孩房间隔缺损修补术后窦房结功能不良，持续性心房扑动。A. 白天安静时房室 2 : 1、3 : 1 传导，心室率正常；B. 夜间睡眠时高度房室传导阻滞；C. 运动时房室 1 : 1 传导，心室率 230 次 /min

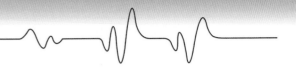

5. 心动过缓 – 心动过速综合征（慢 - 快综合征）

心动过缓和心动过速交替出现。心动过缓和心动过速几乎包含心律失常的所有类型。心动过缓多为窦性心动过缓、窦房传导阻滞和窦性停搏，也见于缓慢的房性或交界性心律。当交界区受损时，甚或出现缓慢的室性心律。心动过速多发生在心动过缓基础上，呈持续性或阵发性存在。心动过缓 – 心动过速综合征是诊断窦房结功能不良的有力指征（图 3-1-4）。

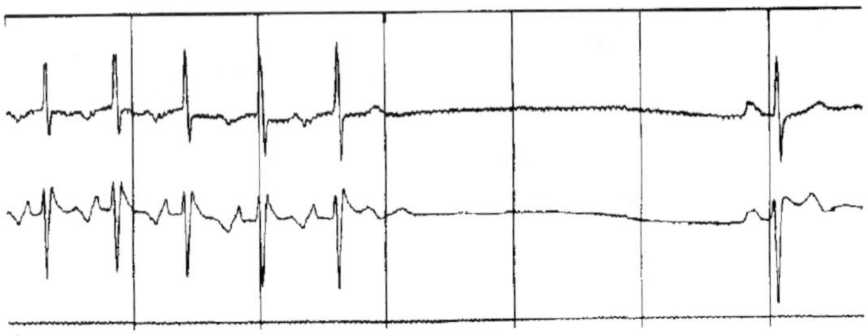
A

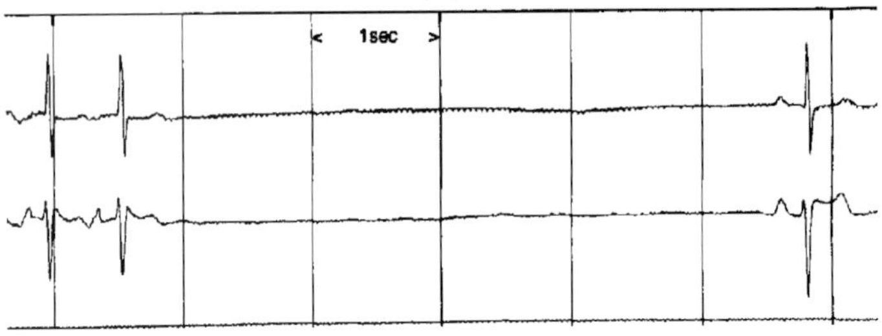

B

图 3-1-4　房性心动过速终止后出现窦性停搏

16 岁女孩慢 – 快综合征：A. 房性心动过速终止后出现窦性停搏；B. 窦性停搏时间＞ 5 s

（二）心电图运动负荷试验

心电图运动负荷试验是一种评价窦房结功能无创性的方法，通过获得相应于运动量的最大心率评估窦房结功能。窦房结功能障碍患者运动负荷后心率不能增快达预期最大心率。常用的方法有活动平板负荷试验和踏车负荷试验。踏车负荷试验和活动平板负荷试验时，所有儿童和青少年应该能够达到 180 次 /min 的心率（接近 70% 的最大预测心率）。窦房结功能障碍的患者在运动时可能还会出现心率不稳定，或在恢复期出现严重心率减缓或停搏。运动负荷试验适应证：①窦性心动过缓；②没有心动过缓，但疑为窦房结功能不良；③已明确诊断窦房结功能不良，评价其严重程度和临床意义。

（三）药物试验

药物试验包括阿托品试验和异丙肾上腺素[11]。

1. 阿托品试验

静脉一次快速推注阿托品 0.02 mg/kg，描记注射前及注射后 1、2、3、5、10、15、20 min 心电图。正常人心率一般增加 30 ~ 40 次 /min，或比基础心率增加 40% ~ 60%。阳性标准：①窦性心律增加＜原有的 40%；②出现交界性心律，尤其是交界性心律持续存在者；③窦性心律反而减慢，甚至出现窦房阻滞、窦性停搏。某些窦房结功能不良阿托品试验呈假阴性，而某些正常人阿托品试验呈假阳性，应注意鉴别。

2. 异丙肾上腺素试验

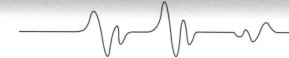

静脉滴注异丙肾上腺素 0.05 ~ 0.2 μg/（kg · min），从小剂量开始，视心律和心率变化逐步增加剂量。如出现频发或多源性期前收缩、室性心动过速，或异丙肾上腺素剂量已达 0.2 μg/(kg·min)，而窦性心律始终不能达到 100 次 /min，或出现交界性心律，则提示窦房结功能障碍。

（四）电生理检查

方法有心内电生理或食道心房调搏法，通过测定窦房结恢复时间、校正窦房结恢复时间和窦房传导时间了解窦房结功能。由于操作具有侵入性，且灵敏度和特异性不高，非常规用于诊断。

1. 最大校正窦房结恢复时间（MCSNRT）

以 90、120、150、180 和 210 次 /min 的频率进行心房 S1S1 起搏超速抑制窦房结(每次持续 30 s)，窦房结恢复时间（SNRT）是起搏终止的最后 1 个起搏信号至第 1 个窦性 P 波的时间作为 SNRT（图 3-1-5）。校正窦房结恢复时间（CSNRT）通过从 SNRT 减去起搏前的基本窦房结周期长度来计算。MCSNRT 是在 5 次起搏试验中计算出的最长 CSNRT。MCSNRT 的正常值与年龄相关，但通常儿童为＜ 250 ~ 270 ms，青少年为＜ 445 ms。当表达为比率时，MCSNRT 应＜窦房结周期长度的 150%。

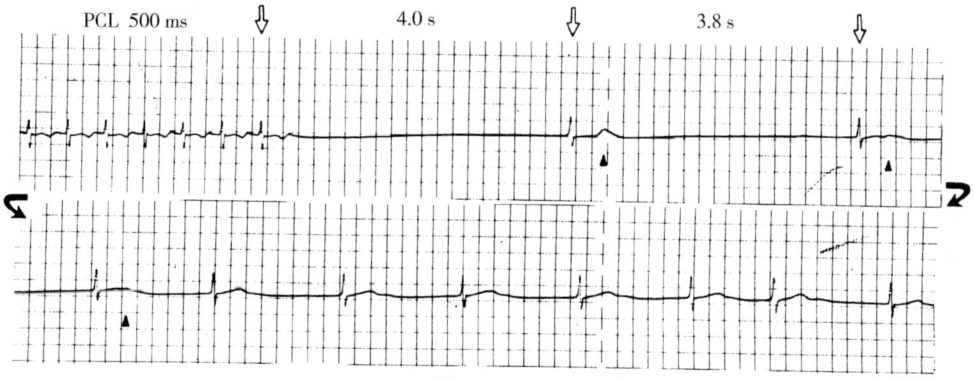

图 3-1-5 窦房结恢复时间

慢 - 快综合征患者异常的窦房结恢复时间：500 ms 周长的心房起搏终止后 4 s 的间歇伴交界性逸搏和另一个 3.8 s 的间歇，随后是更多的逸搏

2. 总窦房传导时间（TSACT）

TSACT 反映了冲动进入和离开窦房结的传导时间，儿童正常值为＜ 200 ms。儿童中常见的窦性心律不齐会影响测量结果，因此该方法在临床上较少使用。

TSACT 可通过间接方法测量如下。① Strauss 法：应用程控法每隔 8 个自身心动周期（A_1A_1），给予 1 次单脉冲刺激造成房性早搏 A_2，终止后第 1 个窦性搏动为 A_3（图 3-1-6）。② Narula 法：用快于窦性 10 次 /min 的频率起搏心房 8 次，最后 1 个起搏夺获的心房搏动为 A_2，终止后第一个窦性搏动为 A_3，自身心动周期为 A_1A_1。窦房结自发性除极前，心房额外电刺激可传入窦房结使其提早除极，并重建窦性节律形成不完全代偿间歇。故当心房提前刺激 A_2 传入窦房结后干扰了原将出现的窦性冲动，重新安排窦性冲动，产生的 A_2A_3 比原来的 A_1A_1 要长（不完全代偿间歇），其中包括原有窦性周期（A_1A_1）及冲动传入和传出窦房结的时间，TSACT= A_2A_3−A_1A_1。

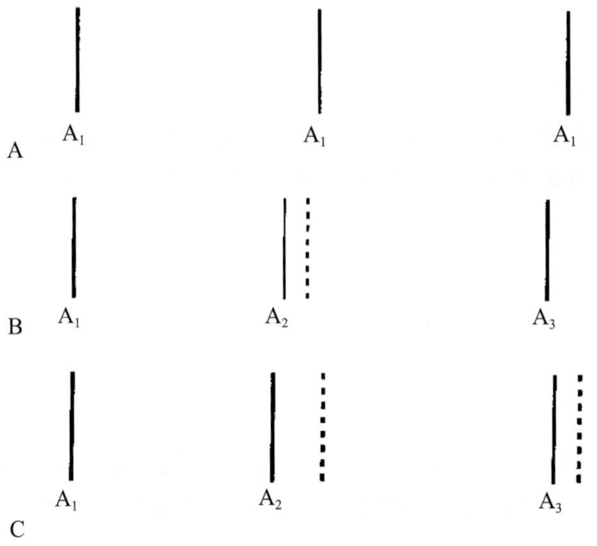

图 3-1-6　Strauss 法测定 SACT 图示

A. 自身心动周期；B. 正常窦房传导；C. 异常窦房传导

四、治疗

大多数病态窦房结综合征的患儿是无症状的，在无症状患儿中不存在突发死亡的风险，因此无须治疗。

（一）药物治疗

（1）用于提高心率的药物可作为暂时性的应急处理，为起搏治疗争取时间。常用药物有阿托品或异丙肾上腺素。

（2）在慢 - 快综合征首选对窦房结没有直接抑制作用的地高辛。如地高辛无效，其他抗心律失常药，如 β- 阻滞剂、索他洛尔和胺碘酮都可能会抑制窦房结或逸搏起搏点的自律性，应在医院进行连续监测后启用，同时需要永久起搏器支持。植入心脏起搏器同时应用抗心律失常药物已成为标准治疗方案。

（二）起搏治疗

植入永久性心脏起搏器是伴有症状的窦房结功能不良的唯一有效的治疗方法，评估时应充分考虑心动过缓与相关临床症状及年龄之间的关系[12-13]。对于有症状的 SND 患者，一般建议以心房起搏治疗为主而不是单纯心室起搏。合并房室传导阻滞者，应植入双腔起搏器，低龄体重者酌情选择单腔心室起搏（表 3-1-2）。

表 3-1-2　窦房结功能障碍儿童安置起搏器显示推荐级别[14]

推荐级别	推荐
Ⅰ	窦房结功能障碍患儿出现与年龄不匹配的心动过缓的症状
Ⅱa	①合并先天性心脏病的窦房结功能障碍患儿出现心动过缓症状或出现血液动力学障碍，清醒状态心室率< 40 次 /min，或心脏停搏> 3 s ②窦房结功能障碍患儿合并房性快速性心律失常，经用射频消融等方法无效，抗心律失常药物治疗不能耐受
Ⅱb	合并先天性心脏病的窦房结功能障碍儿童无心动过缓症状，清醒状态时心室率< 40 次 /min，或心脏停搏> 3 s

（吴　琳）

参考文献

[1] Dick M. Clinical cardiac electrophysiology in the young[M]. Second edition. New York: Springer, 2015: 197-208.

[2] Pasquali SK, Marino BS, Kaltman JR, et al. Rhythm and conduction disturbances at midterm follow-up after the ross procedure in infants, children, and young adults[J]. Ann Thorac Surg, 2008, 85(6): 2072-2078.

[3] Anderson JB, Benson DW. Genetics of sick sinus syndrome[J]. Card Electrophysiol Clin, 2010, 2(4): 499-507.

[4] Benson DW, Wang DW, Dyment M, et al. Congenital sick sinus syndrome caused by recessive mutations in the cardiac sodium channel gene (SCN5A)[J]. J Clin Invest, 2003, 112(7): 1019-1028.

[5] Wallace MJ, El Refaey M, Mesirca P, et al. Genetic complexity of sinoatrial node dysfunction[J]. Front Genet, 2021, 12: 654925.

[6] Nof E, Luria D, Brass D, et al. Point mutation in the HCN4 cardiac ion channel pore affecting synthesis, trafficking, and functional expression is associated with familial asymptomatic sinus bradycardia[J]. Circulation, 2007, 116(5): 463-470.

[7] Cunha BA. The diagnostic significance of relative bradycardia in infectious disease[J]. Clin Microbiol Infect, 2000, 6(12): 633-634.

[8] Hawks MK, Paul MLB, Malu OO. Sinus node dysfunction[J]. Am Fam Physician, 2021, 104(2): 179-185.

[9] National Institutes of Health. Pulse.2017. Available at: https: //medlineplus. gov/ency/article/003399. htm.

[10] Semizel E, Oztürk B, Bostan OM, et al. The effect of age and gender on the electrocardiogram in children[J]. Cardiol Young, 2008, 18(1): 26-40.

[11] 张澍 . 实用心律失常学 [M]. 北京 : 人民卫生出版社 , 2010: 25-27.

[12] Sidhu S, Marine JE. Evaluating and managing bradycardia[J]. Trends Cardiovasc Med, 2020, 30(5): 265-272.

[13] Kusumoto FM, Schoenfeld MH, Barrett C, et al. 2018 ACC/AHA/HRS guideline on the evaluation and management of patients with bradycardia and cardiac conduction delay: a report of the American College of Cardiology/American Heart Association Task Force on Clinical Practice Guidelines and the Heart Rhythm Society [J]. J Am Coll Cardiol, 2019, 74(7): e51-e156.

[14] 李小梅 , 丁燕生 , 马长生 , 等 . 中国儿童心血管植入性电子器械专家共识 [J]. 中国心脏起搏与心电生理杂志 , 2023, 37(1): 1-11.

第 2 节　房室传导阻滞

房室传导阻滞是指由于房室结或浦肯野纤维系统病变导致房室间的传导发生延迟或阻滞。

一、房室传导阻滞的分型与心电图诊断

房室传导阻滞分为一度、二度和三度（或称完全）房室传导阻滞。

（一）一度房室传导阻滞

房室间 1∶1 传导，但 PR 间期延长超过年龄组的正常高限[1]（表 3-2-1、图 3-2-1）。PR 间期与年龄和心率有关。

表 3-2-1　PR 间期最高值

年龄	PR 间期（s）
0 ~ 3 d	0.16
＞ 3 ~ 30 d	0.14
＞ 1 ~ 3 个月	0.13
＞ 3 ~ 6 个月	0.15
＞ 6 ~ 12 个月	0.16
＞ 1 ~ 5 岁	0.16
＞ 5 ~ 12 岁	0.17
＞ 12 岁	0.20

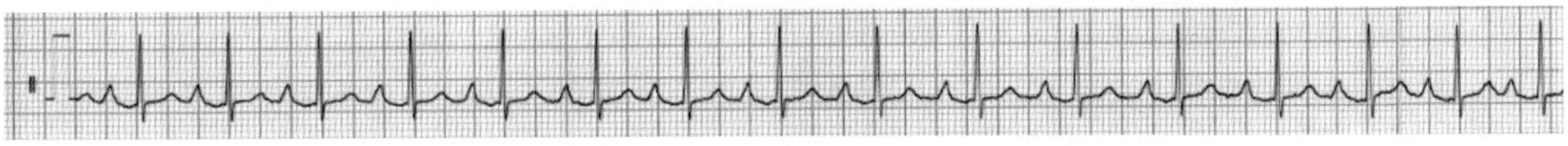

图 3-2-1　一度房室传导阻滞

3 岁女孩，心率 96 次 /min，PR 间期 0.24 s

（二）二度房室传导阻滞

二度房室传导阻滞分为二度Ⅰ型房室传导阻滞和二度Ⅱ型房室传导阻滞。

1. 二度Ⅰ型房室传志阻滞

又称莫氏Ⅰ型，文氏现象。心电图特点：① PP 间期固定，而 PR 间期逐渐延长直至 QRS 脱落 1 次；②由于每次能够下传的心动周期 PR 间期逐渐延长，RR 间期则表现为逐渐缩短（图 3-2-2）；③ QRS 脱落导致的最长 RR 间期短于 2 倍的 PP 间期。

2. 二度Ⅱ型房室传导阻滞

又称莫氏Ⅱ型。心电图特点：①心房激动间歇性不下传而不伴 PR 间期逐渐延长。PR 间期正

常或轻度延长，但固定不变，长 RR 间期等于 PP 间期的 2 倍（图 3-2-3）。②房室间可呈固定或不固定的 2：1 或 3：2 下传。

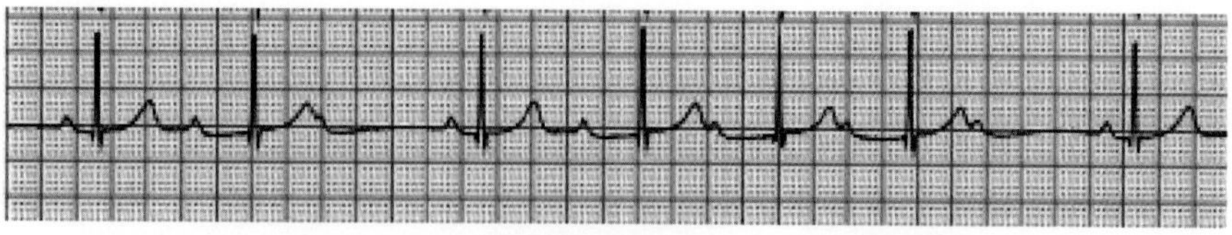

图 3-2-2　二度Ⅰ型（莫氏Ⅰ型）房室传导阻滞

10 岁女孩，心率 59 次 /min，PR 间期逐渐延长，第 3、8 个 P 波未下传

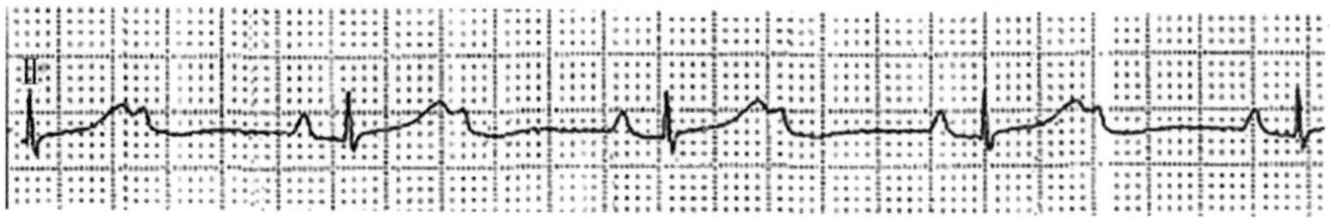

图 3-2-3　二度Ⅱ型（莫氏Ⅱ型）房室传导阻滞

4 岁男孩，心率 49 次 /min，房室 2：1 下传，下传的 PR 间期固定伴轻度延长

3. 三度房室传导阻滞

又称完全性房室传导阻滞。完全性房室传导阻滞通常呈持续性，偶见间歇出现低度房室传导阻滞甚至窦性心律。心电图特点：①房室间的传导完全中断，P 波与 QRS 波群无关，心室率慢于心房率。② QRS 波群形态及逸搏频率与阻滞部位有关，阻滞部位较高，逸搏点在希氏束分叉部位以上，心室逸搏频率较快，且 QRS 波群形态与窦性相似。阻滞部位低则心室率慢，QRS 波群形态宽大畸形（图 3-2-4）。阻滞部位不同，逸搏频率有所不同。但在同一阻滞部位，逸搏频率的波动范围很广（图 3-2-5）。

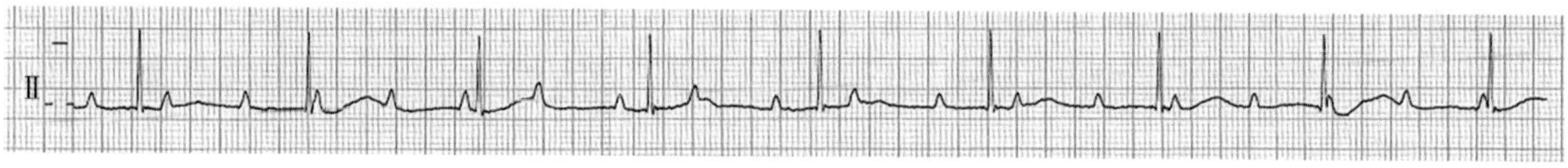

图 3-2-4　三度房室传导阻滞

心房率 125 次 /min，心室率 52 次 /min，P 波与 QRS 波群无关，QRS 波群形态与窦性相似

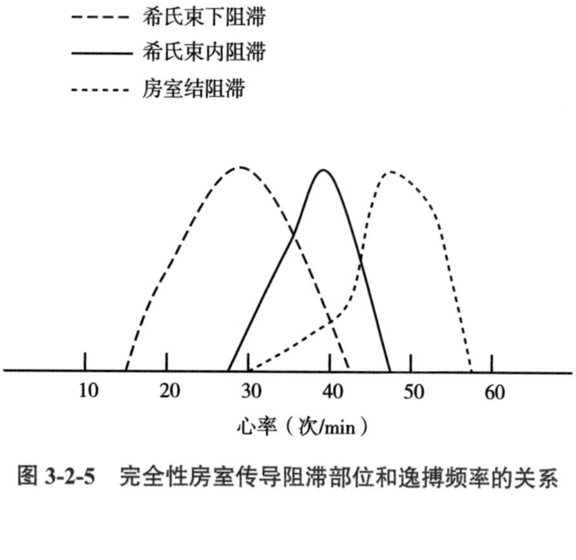

图 3-2-5　完全性房室传导阻滞部位和逸搏频率的关系

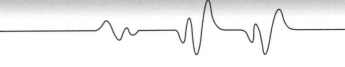

二、房室传导阻滞的病因、临床意义与治疗

（一）一度房室传导阻滞

迷走神经张力增加是导致一度房室传导阻滞的原因，其通常为良性的。与一度房室传导阻滞有关的疾病包括风湿热、莱姆病、Chagas 病、风疹和腮腺炎、低体温、代谢紊乱（低钾血症、高钾血症、低钙血症、高钙血症、低血糖和低镁血症）、心肌病。一般不必要为单纯一度房室传导阻滞确定确切的传导异常所处水平，但儿童一度房室传导阻滞多数为希氏束近端阻滞，预后好；希氏束远端阻滞极少见，但预后差。一度房室传导阻滞的患儿通常无症状，无须治疗。如果有窦房结和房室结功能障碍共存的证据，可能需要常规监测和（或）治疗。

（二）二度房室传导阻滞

1. 二度Ⅰ型房室传导阻滞

二度Ⅰ型房室传导阻滞见于正常儿童，尤其是在副交感神经张力很高时（如睡眠时或训练有素的运动员中）。患者通常没有症状。阻滞位于房室结水平，通常不伴有其他严重的传导系统疾病。此外，其不会进展成完全性传导阻滞。这种传导阻滞也可见于内在房室结疾病、心肌炎（包括 Chagas 病）、莱姆病、心肌梗死或心脏术后患者。这些情况可能伴有其他传导异常。除非有其他更严重传导系统疾病的证据，否则这类情况无须治疗。

2. 二度Ⅱ型房室传导阻滞

莫氏Ⅱ型房室传导阻滞比Ⅰ型少见得多，但其可能具有更为显著的临床意义。其与多种冠状动脉粥样硬化性心脏病相关，可见于心脏术后。莫氏Ⅱ型房室传导阻滞发生在房室结或房室结水平以下，表明病变位于希氏束和束支内。其病程难以预测，可进展为完全性房室传导阻滞。

（三）三度房室传导阻滞

1. 先天性完全性房室传导阻滞（congenital complete atrioventricular block，CCAVB）

先天性房室传导阻滞占活产儿的 1/22000 ~ 15000[2-4]。其可发生于正常结构的心脏，称作单纯性先天性房室传导阻滞；若合并先天性心脏畸形，则为复杂性先天性房室传导阻滞。

在所有 CCAVB 病例中有 60% ~ 90% 是因为胎儿经胎盘暴露于母体的系统性红斑狼疮或干燥综合征等相关自身抗体中，该机制占到 6 月龄前诊断的 CCAVB 的 90% ~ 99%[3-7]。抗 SSA/Ro 或 SSB/La 抗体阳性与先天性完全房室传导阻滞的相关性已十分明确，这些抗体可能通过早期的炎症反应或直接的离子通道相互作用及后期的纤维化损伤了房室传导组织。抗 SSA/Ro 抗体和（或）抗 SSB/La 抗体阳性的妊娠女性中，约有 2% 胎儿 / 新生儿出现 CCAVB。但若母亲已生育过自身免疫性 CCAVB 婴儿，则后续妊娠中该情况再发率会升至约 15%[4, 6]。需注意，生出自身免疫性 CCAVB 患儿的大多数母亲尽管血清学检测呈阳性，但直到分娩时都从未出现过结缔组织疾病症状。

多达 40% 的 CCAVB 于儿童期才起病，起病年龄为 5 ~ 6 岁。其中仅有极少数（5%）证实为自身免疫性病因[8]。心脏结构正常者的孤立性非免疫性 CCAVB，被认为是一种具有强烈家族倾向的特发性疾病，在受影响的儿童中发现两个 *SCN5A* 突变，证实其具有高度可遗传性的特征[9-10]。进行性心脏传导疾病是一种遗传性心脏病，其特征是冲动在希氏-浦肯野系统传导出现进行性延迟，表现为右束支或左束支传导阻滞（RBBB 或 LBBB），可导致完全性房室传导阻滞。目前，大约有 20 个编码心脏离子通道和调节蛋白、蛋白激酶、结构蛋白和转录因子的基因与不同形式的进行性心脏传导疾病相关[10]。

CCAVB 也可由心肌炎所致，还见于一些类型的先天性心脏病中，如纠正性大动脉换位、右心室双出口、房室隔缺损合并心脾综合征。

新生儿 CCAVB 可以因心力衰竭而出现水肿或在出生数小时至数天后出现低心排的表现。有些新生儿可表现为红斑狼疮。但不少新生儿 CCAVB 可以无症状，且其加速性的室性节律可以接近正常新生儿的心率。年龄较大的婴儿和儿童，CCAVB 可因心动过缓出现低心排表现，比如苍白、皮肤花纹、烦躁、运动不耐受、心悸、眩晕或晕厥。CCAVB 儿童也可以完全无任何症状。

单纯性先天性房室传导阻滞预后相对较好，但也受患者出现相关症状的年龄的影响。在胎儿期或出生早期即出现症状者，其并发症和死亡率明显高于在儿童期出现症状者。除非早期发现和及时治疗，CCAVB 合并纠正性大动脉换位或其他复杂心脏畸形者预后差[11-12]。

CCAVB 的有效治疗手段是起搏器的植入。2023 年中国儿童心血管植入性电子器械专家共识对于 CCAVB 的起搏器植入建议见表 3-2-2。

表 3-2-2　CCAVB 患儿安置心脏起搏器的推荐级别[13]

推荐级别	推荐
Ⅰ	①有心动过缓症状的 CCAVB 患儿 ②< 3 个月婴儿，平均心室率< 55 次 /min。> 3 个月婴儿，平均心室率< 50 次 /min。心室率长间歇或合并变时性功能不全或合并先天性心脏病，平均心室率< 70 次 /min ③ CCAVB 出现宽 QRS 波逸搏节律、复杂心室逸搏或心功能不全
Ⅱ a	①> 1 岁无症状的 CCAVB，平均心室率≤ 50 次 /min 或心室率长间歇 ② CCAVB 患儿，左室扩张（Z 值≥ 3），有明显的二尖瓣关闭不全或收缩功能障碍
Ⅱ b	对于心室率可接受，窄 QRS 波逸搏且心室功能正常的无症状 CCAVB 青少年

2. 获得性完全性房室传导阻滞

获得性完全性房室阻滞可由房室结的创伤所致，如外科或导管手术，也见于病毒性心肌炎、心肌缺血及纵隔放疗损伤等。

外科手术导致的房室结损伤（如术中出血、缺血、坏死、炎症和外伤离断等）是目前儿童发生获得性完全性房室传导阻滞最主要的原因。手术损伤心脏传导系统常见于室间隔缺损、房间隔缺损、心内膜垫缺损和法洛四联症等。

术后完全性房室传导阻滞已成为儿童植入永久性起搏器的最主要的适应证。术中一旦发生完全性房室传导阻滞，应在心房、心室放置临时起搏导线，予以持续起搏改善术后血流动力学。先天性心脏病外科术后出现暂时房室传导阻滞在后期恢复的人群中，> 85% 的患者于术后 7 d 内房室传导恢复正常，> 95% 的患者术后 10 d 内房室传导恢复正常。术后出现房室传导阻滞后恢复正常房室传导者多数预后较好，但有部分患者日后会再次出现晚发的完全性房室传导阻滞，其再发时间可能为术后数月甚至数十年。对于手术损伤造成的完全房室传导阻滞的起搏器植入，2023 年版中国专家共识是这样建议的（表 3-2-3）。

表 3-2-3 术后完全性房室传导阻滞患儿安置心脏起搏器的推荐级别[13]

推荐级别	推荐
Ⅰ	①心脏术后持续 7～10 d 没有恢复的高二度或三度房室传导阻滞 ②迟发性高二度或三度房室传导阻滞，尤其是既往有术后短暂房室传导阻滞病史
Ⅱb	术后短暂三度房室传导阻滞，恢复后遗留双束支传导阻滞；双分支阻滞伴一度房室传导阻滞或一过性完全性房室传导阻滞

房室传导阻滞可并发于急性感染性疾病，如急性风湿热、病毒感染和某些急性传染病等，临床表现为心肌炎。急性感染性疾病并发完全房室传导阻滞需要放置临时起搏器，多数患者经早期积极治疗可恢复正常而无须植入永久性起搏器。

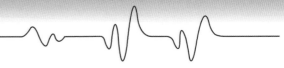

一组与遗传有关的神经肌病可能发生房室传导阻滞。这些神经肌病包括 Emery-Dreifuss 肌营养不良、强直性肌营养不良和具有眼外肌麻痹 - 视网膜色素沉着 - 完全性房室传导阻滞三联征的 Kearns-Sayre 综合征等。房室阻滞为持续性和进行性加重，可发生猝死。伴有症状或房室传导阻滞进行性加重者需植入起搏器。

（吴　琳）

参考文献

[1] Dick M. Clinical cardiac electrophysiology in the Young[M]. Second edition. New York: Springer, 2015: 209-229.

[2] Michaëlsson M, Engle MA. Congenital complete heart block: an international study of the natural history[J]. Cardiovasc Clin, 1972, 4: 85.

[3] Brito-Zerón P, Izmirly PM, Ramos-Casals M, et al. The clinical spectrum of autoimmune congenital heart block[J]. Nat Rev Rheumatol, 2015, 11: 301.

[4] Brucato A, Frassi M, Franceschini F, et al. Risk of congenital complete heart block in newborns of mothers with anti-Ro/SSA antibodies detected by counterimmunoelectrophoresis: a prospective study of 100 women[J]. Arthritis Rheum, 2001, 44: 1832.

[5] Waltuck J, Buyon JP. Autoantibody-associated congenital heart block: outcome in mothers and children[J]. Ann Intern Med, 1994, 120: 544.

[6] Buyon JP, Kim MY, Copel JA, et al. Anti-Ro/SSA antibodies and congenital heart block: necessary but not sufficient[J]. Arthritis Rheum, 2001, 44: 1723.

[7] Askanase AD, Friedman DM, Copel J, et al. Spectrum and progression of conduction abnormalities in infants born to mothers with anti-SSA/Ro-SSB/La antibodies[J]. Lupus, 2002, 11: 145.

[8] Jaeggi ET, Hamilton RM, Silverman ED, et al. Outcome of children with fetal, neonatal or childhood diagnosis of isolated congenital atrioventricular block. A single institution's experience of 30 years[J]. J Am Coll Cardiol, 2002, 39: 130.

[9] Baruteau AE, Probst V, Abriel H. Inherited progressive cardiac conduction disorders[J]. Curr Opin Cardiol, 2015, 30(1): 33-39.

[10] Asatryan B, Medeiros-Domingo A. Molecular and genetic insights into progressive cardiac conduction disease[J]. Europace, 2019, 21(8): 1145-1158.

[11] Ross BA. Congenital complete atrioventricular block[J]. Pediatr Clin North Am, 1990, 37: 69.

[12] Eliasson H, Sonesson SE, Salomonsson S, et al. Outcome in young patients with isolated complete

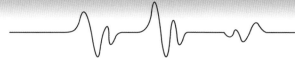

atrioventricular block and permanent pacemaker treatment: a nationwide study of 127 patients[J]. Heart Rhythm, 2015, 12: 2278.
[13] 李小梅, 丁燕生, 马长生, 等. 中国儿童心血管植入性电子器械专家共识 [M]. 中国心脏起搏与心电生理杂志, 2023, 37(1): 1-11.

第 3 节　完全性左束支传导阻滞

一、完全性左束支传导阻滞分类

左束支传导阻滞在总人群中的发病率较低，欧美数据统计其发病率为 0.1% ~ 0.8%[1]。依据心电图 QRS 波时限（成人以 120 ms 为界，儿童参照后文标准）区分不完全性左束支传导阻滞和完全性左束支传导阻滞（complete left bundle branch block，CLBBB）。CLBBB 分为特发性和继发性两种类型，其中特发性 CLBBB（有文献定义为孤立性 CLBBB）较为少见，是指心脏结构正常，没有原发性心肌病、结构性心脏病、冠状动脉疾病或其他因素影响，临床特点以 CLBBB 作为单一病因为特征，可导致心室腔扩大、心功能受损。资料显示成人特发性 CLBBB 的发病率为 0.1%[2]，儿童特发性 CLBBB 更为罕见，均为少数个案报道，截至目前尚无发病率统计。与成人 CLBBB 常继发于冠状动脉疾病、高血压不同，儿童 CLBBB 多为特发性，也见于与原发性心肌病伴存或继发于心脏手术相关的医源性损伤。

二、CLBBB 电生理解剖及心电图特征

（一）CLBBB 电生理解剖

希浦系统起始激动部位位于房室束的穿行支，希氏束下行进一步分为左束支和右束支，其中左束支沿肌部室间隔的左室心内膜下分布，由心底部朝向心尖方向走行。左束支主干长度为 10 mm，起始部直径宽 5 mm，末端直径宽 9 mm，其结构由浦肯野纤维细胞构成，呈倒“T”字形排列。左束支的血供主要由右冠状动脉的后降支及左冠状动脉的前降支供应。左束支主干发出数毫米后进一步分成 3 条分支：左前分支（分布于左室前乳头肌基底部，长度 35 mm，直径 3 mm）、左后分支（分布于左室后乳头肌基底部，沿室间隔基底部、左室侧壁走行）及左室间隔支（解剖变异较大，分布于心尖部或中低位间隔区域）。CLBBB 其阻滞部位可以出现在左束支主干阻滞，此外左前分支和左后分支同时发生阻滞也可以形成 CLBBB。

正常生理状态下心电激动沿希浦系统传导，各区域心肌激动保持良好的整体协调性（激动时间差＜ 40 ms）以此保证有效心肌做功。CLBBB 时左室激动明显落后于右室，左、右心室心电激动的时间差异导致心电图 QRS 波时限增宽，此时心电传导激动方向与正常相反：激动首先沿右束支传导至右室，其后以较慢速度跨越间隔部心肌而后传导至左室心肌，导致心电图侧壁导联（Ⅰ、

V_5 及 V_6 导联）的起始 q 波缺失、R 波时限增宽，V_1 至 V_3 导联 QRS 波呈“rS”或“QS”型。

（二）CLBBB 心电图诊断标准

依据 2009 年美国心脏病协会发布的心电图诊断标准[3]，CLBBB 诊断标准：① QRS 波时限成人≥ 120 ms，4 ~ 16 岁儿童≥ 100 ms，＜ 4 岁儿童≥ 90 ms；② Ⅰ、aVL、V_5、V_6 导联 QRS 波中的 R 波可见较宽的顿挫及切迹，因电轴偏移导致 V_5、V_6 导联 QRS 波形态呈 “RS”型；③ Ⅰ、V_5、V_6 导联起始 q 波缺失；④ V_5、V_6 导联 R 波达峰时间超过 60 ms，而 V_1 ~ V_3 导联的 R 波达峰时间则正常，部分患者 V_1 ~ V_3 导联可见较小的起始 r 波；⑤通常情况下 ST 段和 T 波方向与 QRS 波主波方向相反，部分病例呈同向性（图 3-3-1、图 3-3-2）。

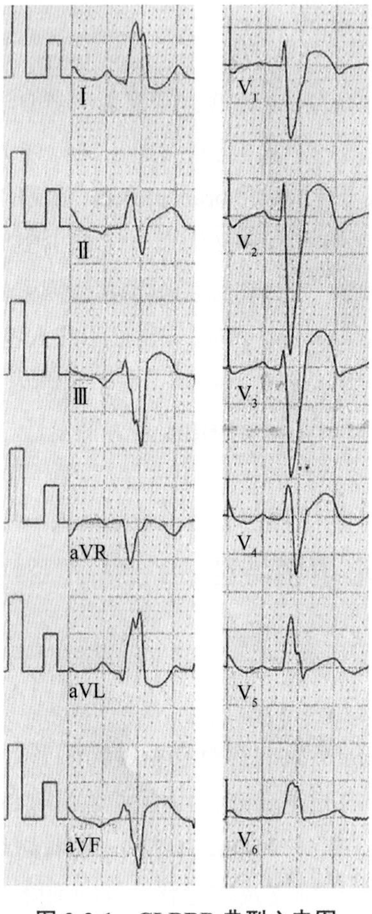

图 3-3-1　CLBBB 典型心电图

1 例 3 岁男孩 12 导联心电图（纸速 25 mm/s，电压 5 mm/mV），心电图呈 CLBBB，QRS 波时限 152 ms，可见Ⅰ、aVL、V_5 及 V_6 导联 QRS 波中的 R 波存在较宽的顿挫或切迹，V_5、V_6 导联起始 q 波缺失，V_6 导联 R 波达峰时间为 60 ms，V_1 ~ V_3 导联中 QRS 波形态呈“rS”型

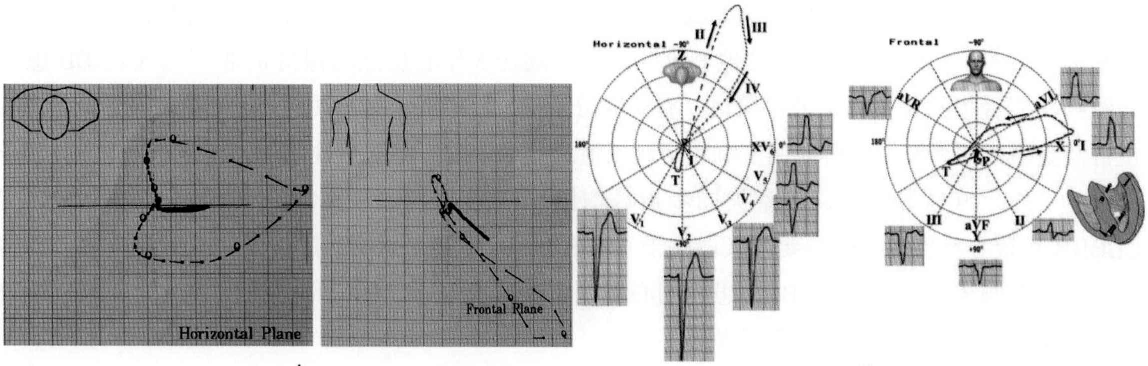

A　　　　　　　　　　B

图 3-3-2　正常健康者同 CLBBB 患者心电向量图对比

A. 正常健康者心电图 QRS 波及 T 波向量，左侧为横面电轴，右侧为额面电轴；B. CLBBB 患者心电向量图[4]，左侧为横面电轴，其 QRS 波环较窄且狭长呈“8”字形，其向量环主体位于左后象限（–80°～–40°），向量幅度＞ 2 mV，向量终末部分传导速度延迟，向量环通常呈顺钟向转位（逆钟向转位通常见于合并左室侧壁心肌梗死或左室高电压），ST 段和 T 波向量方向与 QRS 波向量相反，位于右前象限；右侧为额面电轴，QRS 波向量环呈逆钟向转位，其中部及末端传导速度延迟，最大速度向量指向 +30°～–30°，T 波向量与 QRS 波向量方向相反

（Ann Noninvasive Electrocardiol. Left bundle branch block: Epidemiology, etiology, anatomic features, electrovector cardiography, and classification proposal. Perez RAR,et al. 2019,24: e12572-e12579.[4]）

三、CLBBB 对心功能及血流动力学的影响

（一）CLBBB 所致心功能不全

CLBBB 患者左室侧壁激动明显延迟，心脏运动失同步可导致心功能受损。有对成人特发性 CLBBB 患者 4 年随访结果显示 80% 的患者左室射血分数（left ventricular ejection fraction，LVEF）较基线下降幅度＞ 5%，其中 30% 的患者 LVEF 下降幅度＞ 10%[5]。对 LVEF ＞ 50% 的患者中长期随访表明，36% 的病例于中位随访时间 3.9 年（1.7～6.8 年）LVEF 降低至 45% 以下[6]。对于已伴有心功能不全的患者，CLBBB 可导致心功能进一步恶化[7]。特发性 CLBBB 所导致的扩张型心肌病，心功能不全的进展是一个缓慢的过程，研究显示这类患者自首次诊断 CLBBB 至出现临床心功能不全平均病程为 12 年（5～21 年）[8]。临床中 CLBBB 常与原发性扩张型心肌病伴存，心肌病伴随自身疾病进展也可以出现新发的 CLBBB，新发的 CLBBB 可加重心肌病患者临床病情，导致心功能进一步恶化[9]。

国内外关于儿童 CLBBB 的相关报道仅限于少数个案。关于儿童 CLBBB 导致心功能不全的发生率尚无报道。李小梅团队报道了 9 例 CLBBB 导致扩张型心肌病、心功能严重损伤的儿童患者，其中 8 例为特发性 CLBBB，1 例继发于室间隔缺损介入封堵术，首次发现 CLBBB 时年龄（0.9 ± 1.1）岁（2 个月～4 岁），平均左室舒张末期内径（left ventricular end-diastolic diameter，LVEDD）（40.4 ± 7.7）mm，LVEF（40.8 ± 10.6）%。其中最小年龄为 2 个月，LVEDD 44 mm，LVEF 48%；另 1 例 6 个月婴儿就诊时 LVEF 为 37%[10]。结果显示特发性 CLBBB 在低龄婴儿即可导致心功能严重损伤。

临床中一些患者心电图表现为 CLBBB 但心功能可长期保持正常。有报道 2 例 13 岁的青少年诊断为特发性 CLBBB，不伴有其他心脏疾病，经随访 5 年心功能均保持正常[11]。CLBBB 患者导致心功能受损的相关因素值得探讨。有研究分别对 CLBBB 伴有心功能不全、CLBBB 但心功能正常及健康对照者三组人群应用三维超声斑点追踪技术进行心脏同步性评估，三组病例平均 LVEF 分别为 29%、50% 和 54%，左室失同步指数均值分别为 12.8%、7.3% 和 5.6%[12]，该研究证实 CLBBB 导致心功能受损的主要因素取决于 CLBBB 是否导致严重的心脏失同步。另有应用二维超声斑点追踪技术对特发性 CLBBB 患者的心脏同步性研究显示，间隔部心肌反常运动现象是导致患者出现心功能受损的独立危险因素[13]。

（二）CLBBB 所致的心电失同步病理机制

CLBBB 改变了正常心电激动顺序[14]，由电学失同步引起心肌运动的机械失同步，三维 CARTO 心电生理标测系统构建的 CLBBB 患者左室心电激动顺序模型显示其室间隔及左室后壁区域心肌心电激动的起始时间明显晚于右室心肌（图 3-3-3）。

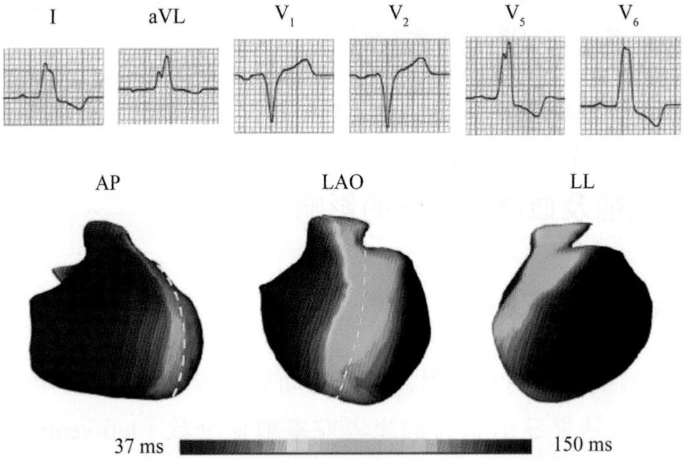

图 3-3-3　CLBBB 患者三维心电生理标测下心外膜激动顺序

自左向右分别显示 3 个投射角度依次为前后位（AP）、左前斜位（LAO）及左侧位（LL）；12 导联心电图显示典型的 CLBBB 图形，图中白色虚线为左冠状动脉前降支分布位置。可见右室侧壁传导激动时间明显提前，心电激动迅速扩布至整个右室心肌，激动自心底部向心尖部方向传导，自右向左逐渐扩布，于左室侧后壁区域激动传导明显延迟，心室最晚激动区域位于左室侧后壁

（Am Coll Cardiol. Noninvasive Electrocardiographic Mapping to Improve Patient Selection for Cardiac Resynchronization Therapy. Ploux S, et al. 2013, 61: 2435-2443.）

CLBBB 患者室间隔与左室侧后壁心肌间呈现矛盾运动的现象最早通过 M 型超声影像被证实：间隔部心肌领先于左室侧后壁过早进行收缩运动，间隔部心肌与左室侧后壁心肌失去整体运动协调性，运用超声斑点追踪技术可以更为直观地呈现上述矛盾运动现象（图 3-3-4）。

Leenders 等依据 CLBBB 患者间隔部心肌节段在二维超声斑点追踪下所呈现不同运动形态分为 3 种类型（图 3-3-5），其中 CLBBB-1 型患者（占比 21%）呈现明显的心电失同步，但其心室不良重塑程度较轻，心脏再同步化治疗预后效果最佳；CLBBB-2 型患者（占比 26%）心电失同步程度明显且伴有严重的心室不良重塑，心脏再同步化治疗预后效果略逊于 CLBBB-1 型患者；

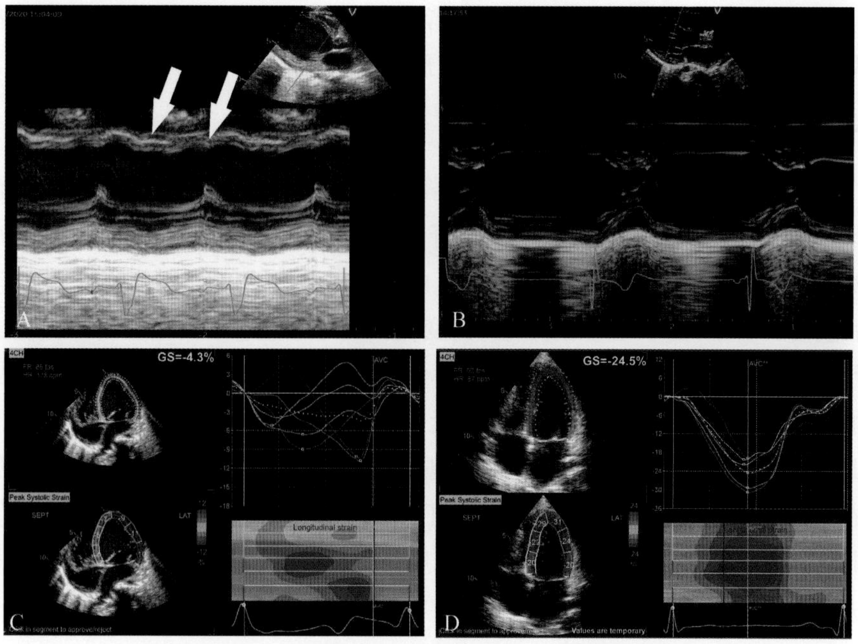

图 3-3-4　CLBBB 患儿典型超声心动图特征

A、B. 左室长轴切面下的 M 型超声影像，A 为 1 例 CLBBB 患儿，可见间隔部心肌领先左室后壁提前进行收缩运动（第 1 个白色箭头所示），当左室后壁进行收缩运动时间隔部心肌与左室后壁呈明显矛盾运动（第 2 个白色箭头所示）；B 为 1 例正常对照者，其室间隔与左室后壁心肌相对运动保持协调统一。C、D. 为心尖四腔心切面下的二维超声斑点追踪影像，左室各节段心肌运动轨迹通过不同颜色曲线表示，Y 轴负向代表心肌长轴应变运动的应力方向，C 所示 1 例 CLBBB 患儿，其左室侧壁各节段心肌（分别由红色、蓝色及紫色曲线代表）运动达峰时间明显落后于间隔侧心肌节段（分别由黄色、浅蓝色及绿色曲线代表），左室各节段心肌运动明显失同步；D 为 1 例正常对照者，其各节段心肌运动同步性保持良好

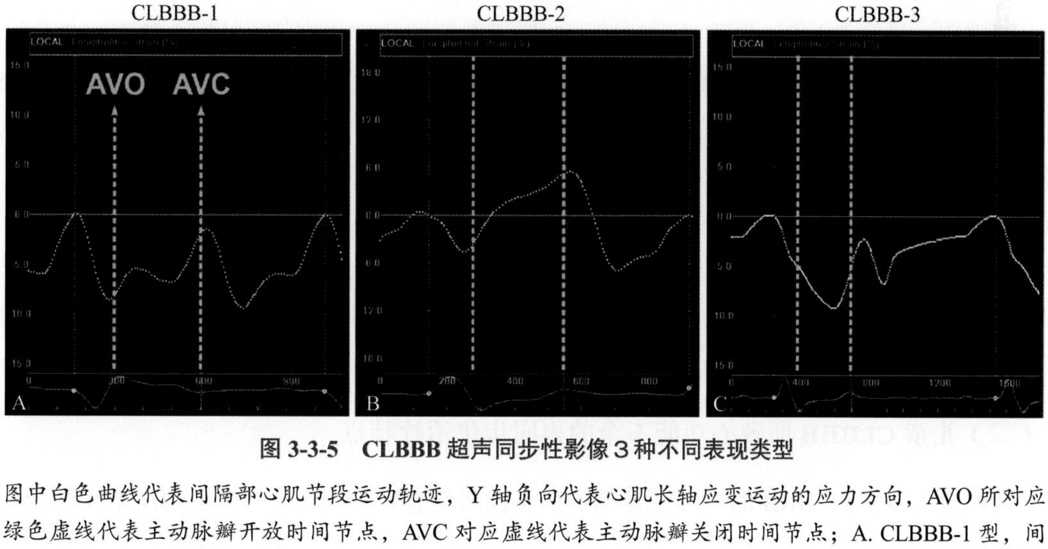

图 3-3-5　CLBBB 超声同步性影像 3 种不同表现类型

图中白色曲线代表间隔部心肌节段运动轨迹，Y 轴负向代表心肌长轴应变运动的应力方向，AVO 所对应绿色虚线代表主动脉瓣开放时间节点，AVC 对应虚线代表主动脉瓣关闭时间节点；A. CLBBB-1 型，间隔部心肌于左室射血期呈现 2 个心肌运动应变峰值；B. CLBBB-2 型，间隔部心肌在左室射血早期即出现应变峰值（峰值幅度低）随即转变为反向运动；C. 为 CLBBB-3 型，间隔部心肌运动的应变峰值在左室射血期终末出现且峰值幅度较低

（Circulation. Septal Deformation Patterns Delineate Mechanical Dyssynchrony and Regional Differences in Contractility. Leenders GE,et al. 2012,5:87-96.）

CLBBB-3 型（占比 53%）多见于缺血心肌病患者，多存在心肌纤维化瘢痕，该类患者心脏失同步程度轻于前两种类型患者，而心脏再同步化治疗预后效果最差[15]。

（三）CLBBB 对血流动力学的影响

CLBBB 所导致的心电失同步造成血流动力学的负面影响。左室侧壁的延迟激动影响左室乳头肌及二尖瓣运动，造成二尖瓣瓣叶开放受限及舒张期返流，进而影响左室舒张期血流灌注。绝大多数 CLBBB 患者在多普勒超声下呈现 E 峰、A 峰融合，左室 dP/dT 比值降低。患者间隔部心肌变薄而左室后壁心肌增厚，由于左室心肌应力的变化从而导致左室不良重塑。在心肌血流灌注方面，CLBBB 患者也存在特征性改变，70%～100% 不伴有冠状动脉疾病的 CLBBB 患者表现出间隔部区域心肌的血流灌注缺失，可能与异常的心室运动导致心室腔内压力增高、左室舒张期总体时限缩短相关。此外，异常的心肌运动影响心肌细胞膜表面的钙离子转运，由此形成继发其他类型心律失常的潜在电学基质。动物实验及临床研究证实 CLBBB 可导致左室心腔扩大、左室心肌质量增加、心肌非均匀性肥厚（左室间隔与后壁心肌质量比值降低）、左室收缩末期容积增加、LVEF 减低，最终进展为心功能不全。

四、CLBBB 所致心功能不全的再同步化治疗

（一）成人心脏再同步化治疗

三腔心脏再同步化治疗是成人 CLBBB 合并心功能不全的经典治疗方式。心脏再同步化治疗可以重建房室顺序传导，保持左、右心室间同步性以及左室内心肌同步性，减少二尖瓣反流，纠正室间隔异常运动，延缓左室不良重塑，延长左心室舒张期血流灌注时间，减少左室舒张末期及收缩末期容积，提升 LVEF。目前成人领域心功能不全器械治疗指南[16]提出心脏再同步化治疗的适应证为心功能Ⅱ～Ⅲ级，CLBBB 心电图形态，心电图 QRS 波时限≥ 130 ms，LVEF ≤ 35%，经标准化药物治疗效果不佳者。心脏再同步化治疗采取心房感知、双心室起搏模式，程控 AV 间期 100～120 ms，为求达到最佳治疗效果需遵循以下原则：①保持最大限度的双心室起搏比例（100%）；②选择合理的左室电极植入部位（左室前壁、侧壁及后壁起搏治疗效果佳且优于左室心尖部起搏，利用心脏同步性评估从而选择左室最晚激动部位起搏则临床获益更多）；③程控优化 AV 间期以保证最大限度左室舒张期血流灌注；④避免心室起搏造成的左、右心室间失同步（优化 VV 间期）。

（二）儿童 CLBBB 所致心功能不全的再同步化治疗特点

儿童与成人发生 CLBBB 的病因、基础疾病及预后均有所不同，儿童 CLBBB 导致心功能不全的心脏再同步化治疗方式及手术指征不能机械地套用成人标准。因为儿童体格小、血管细、心脏容积小，适合成人的经冠状静脉窦途径行双腔或三腔心脏再同步化治疗的技术在儿童及青少年中应用受限。迄今国内外针对儿童特发性 CLBBB 心脏再同步化治疗鲜有报道。有个案报道采取心内膜＋心外膜起搏镶嵌治疗方式：经胸前正中切口或左腋下切口植入心外膜左室电极实施心外膜

起搏，而右室电极的植入可以采取传统的经腋静脉途径实施心内膜起搏，该方法虽可达到再同步化治疗的目的，但是创伤较大。有观点认为心外膜左室单位点起搏与双心室起搏治疗预后效果并无明显差异，从手术安全性及经济方面考虑，左室单位点起搏更具实用性优势。

李小梅团队[10]报道对于 CLBBB 所致的心功能不全患儿，由于其存在心室间和左室内收缩的不同步，可以通过植入左房、左室心外膜永久双腔起搏器达到改善心脏同步性的目的。9 例儿童 CLBBB 导致心功能不全，首次诊断 CLBBB 时平均年龄（0.9 ± 1.1）岁（2 个月 ~ 4 岁），LVEDD（40.4 ± 7.7）mm，LVEF（40.8 ± 10.6）%。经常规利尿剂、地高辛、ACEI 类药物及 β 受体阻滞剂等抗心力衰竭治疗无改善且心功能进一步恶化为平均 LVEDD 53 mm、LVEF 29%。采取经胸心外膜双腔起搏治疗（左房感知 + 左室单位点起搏）（图 3-3-6）再同步化治疗，心电图 QRS 波时限由术前平均（142 ± 21）ms 缩短至术后（106 ± 12）ms，随访 LVEF 及 LVEDD 恢复至正常的中位数时间均为 3 个月（图 3-3-7）。二维超声斑点追踪技术评估心脏同步性显示术前心脏失同步现象于术后得到明显改善（图 3-3-8、图 3-3-9）。

以上研究结果显示对特发性 CLBBB 导致心功能不全的患儿植入左房、左室心外膜永久双腔起搏器技术简单，效果良好，可避开先天性心脏病矫治术切口处粘连部位，不受年龄限制，且费用低，在低龄儿童中应用较心脏再同步化治疗有明显优势。

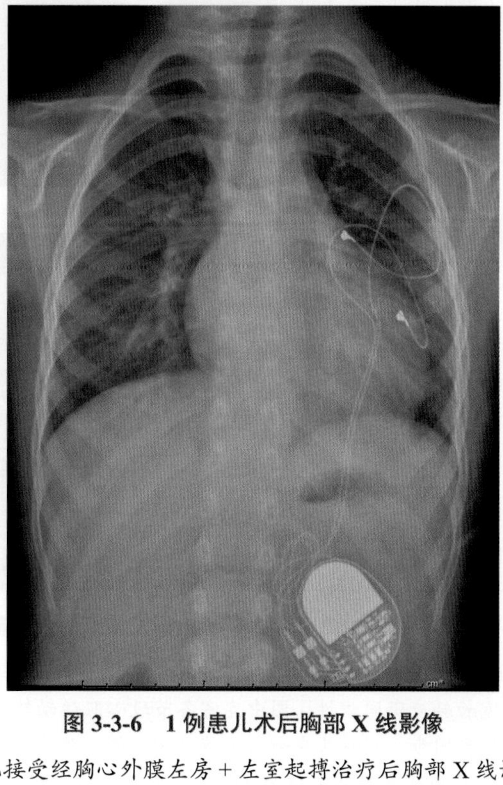

图 3-3-6　1 例患儿术后胸部 X 线影像

为 1 例特发性 CLBBB 患儿接受经胸心外膜左房 + 左室起搏治疗后胸部 X 线影像，心房电极固定于左心耳部位，心室电极固定于左室前侧壁心外膜面，起搏器固定于左下腹部，经皮下隧道与电极导线相连

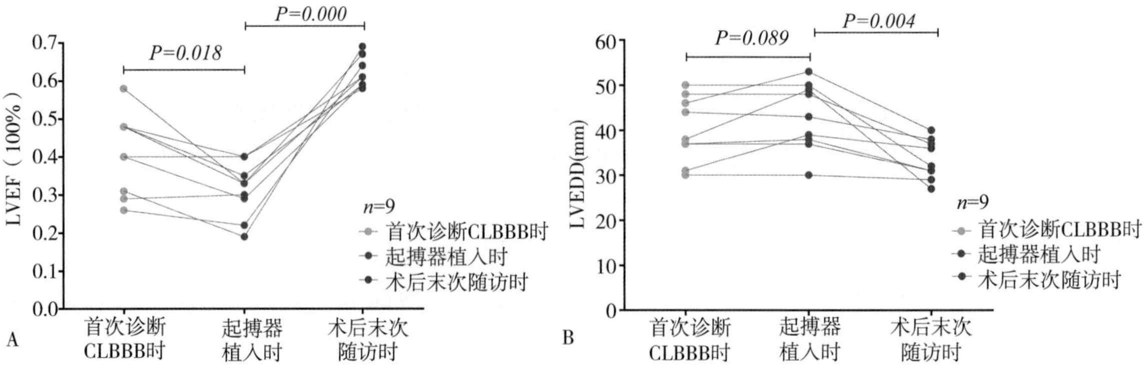

图 3-3-7　术前与术后左室内径及 LVEF 变化

A. 术前同术后 LVEF 对比；B. 术前同术后 LVEDD 对比。LVEF：左室射血分数；LVEDD：左室舒张末期内径；CLBBB：完全性左束支传导阻滞

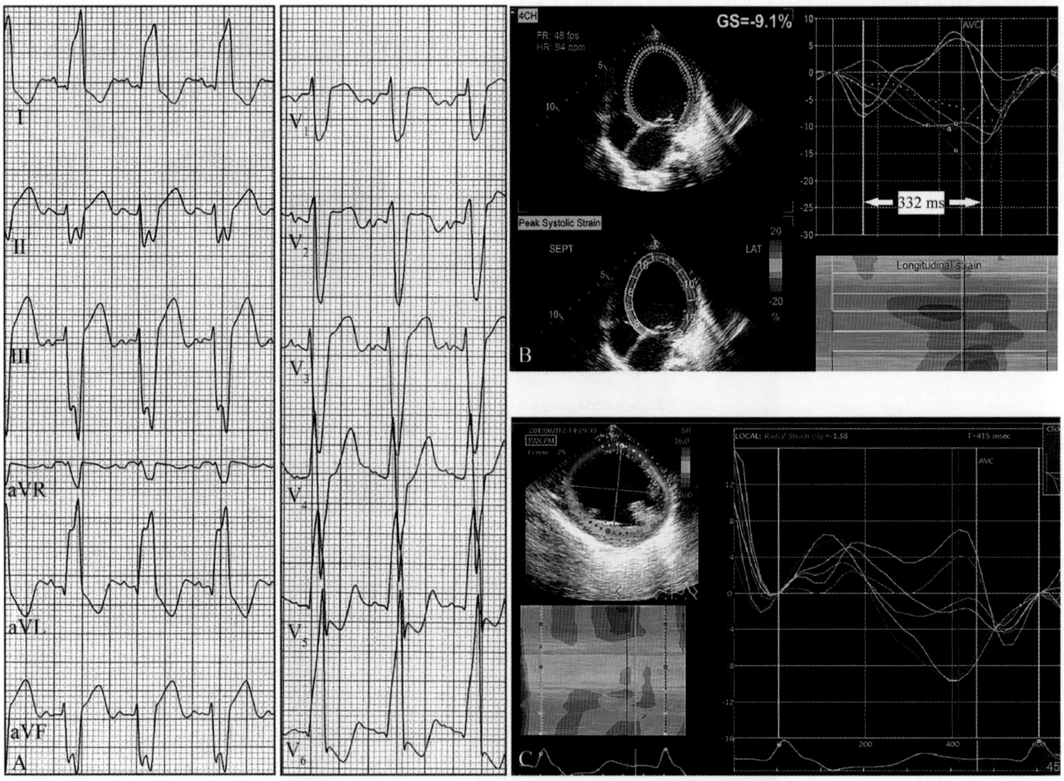

图 3-3-8　1 例 CLBBB 病例术前心电图及超声同步性影像

A. 为该例患儿术前心电图呈 CLBBB，QRS 波时限 140 ms；B. 为该例术前心尖四腔心切面下利用二维超声斑点追踪技术评估其左室长轴应变同步性，图中左室各节段心肌运动轨迹通过不同颜色曲线表示，可见左室各节段心肌运动明显失同步，测量基底部水平节段间隔侧心肌节段（黄色曲线代表）与左室侧壁心肌节段（红色曲线代表）应变达峰时间差值为 332 ms；C. 左室短轴切面乳头肌水平环形应变同步性评估，表现为各节段心肌运动失同步，左室前壁心肌节段（黄色曲线代表）与后壁心肌节段（紫色曲线代表）呈现明显矛盾运动（又称镜像运动）

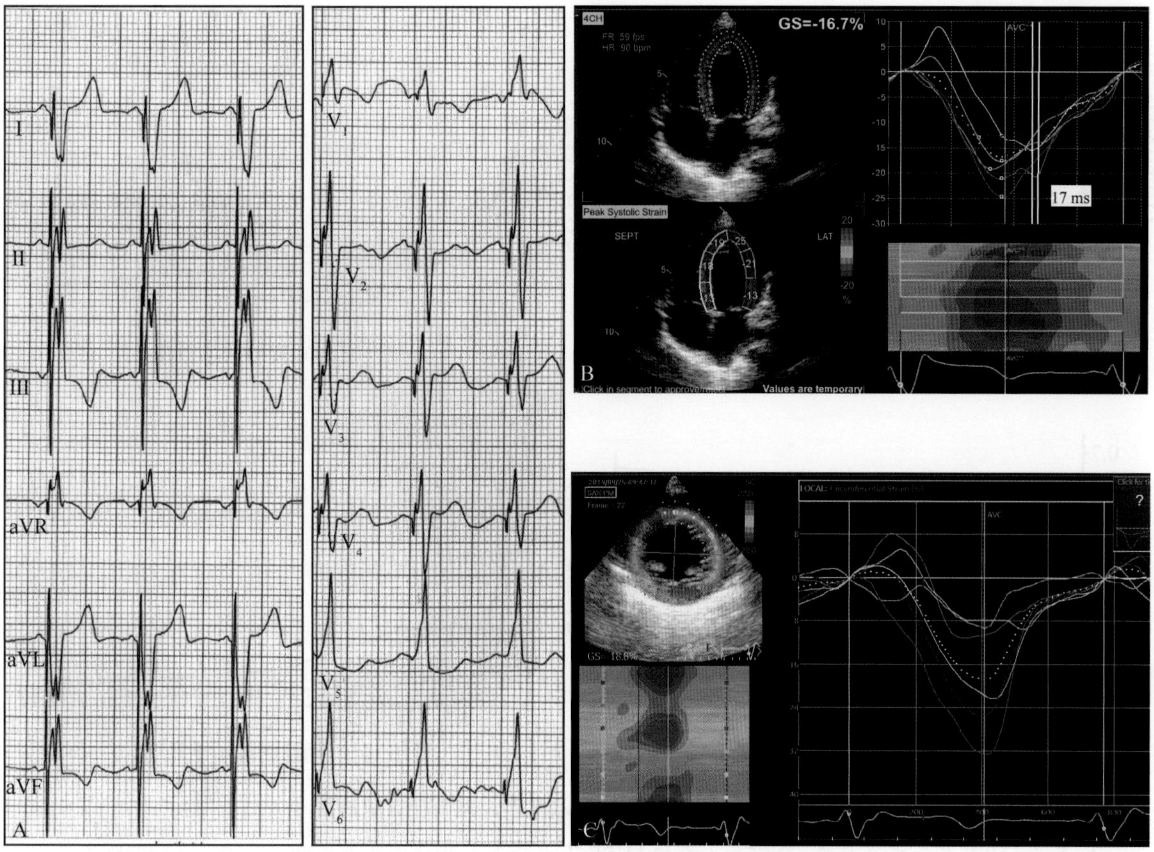

图 3-3-9　同 1 例患儿术后心电图及超声同步性影像

A. 该例患儿术后心电图，呈心房感知、左室起搏心律，起搏 QRS 波时限 120 ms；B. 该例术后心尖四腔心切面下左室长轴应变同步性，各节段心肌运动同步性保持良好，与术前（图 3-3-6）相比，心脏失同步得到纠正，测量基底部水平节段间隔侧心肌节段（黄色曲线代表）与左室侧壁心肌节段（红色曲线代表）应变达峰时间差值为缩短为 17 ms；C. 左室短轴切面环形应变同步性评估，术前所呈现的左室前壁与后壁心肌矛盾运动得到纠正，各节段心肌同步性保持良好

（三）手术时机的选择

目前成人心脏再同步化治疗的标准为心功能Ⅱ～Ⅲ级，CLBBB，心电图 QRS 波时限≥130 ms，LVEF≤35%。与成人发生 CLBBB 的病因、基础疾病及预后不同，儿童 CLBBB 合并心功能不全同步化治疗指征不能套用成人标准。李小梅团队[10]研究结果表明儿童 CLBBB 合并心功能不全，术前 LVEF＜30% 较术前 LVEF≥30% 患者术后各项心功能指标恢复速度明显延后（图 3-3-10）。对于儿童 CLBBB 出现心功能受损，LVEF＜40% 时，需尽早给予心脏同步化治疗以避免不可逆后果。

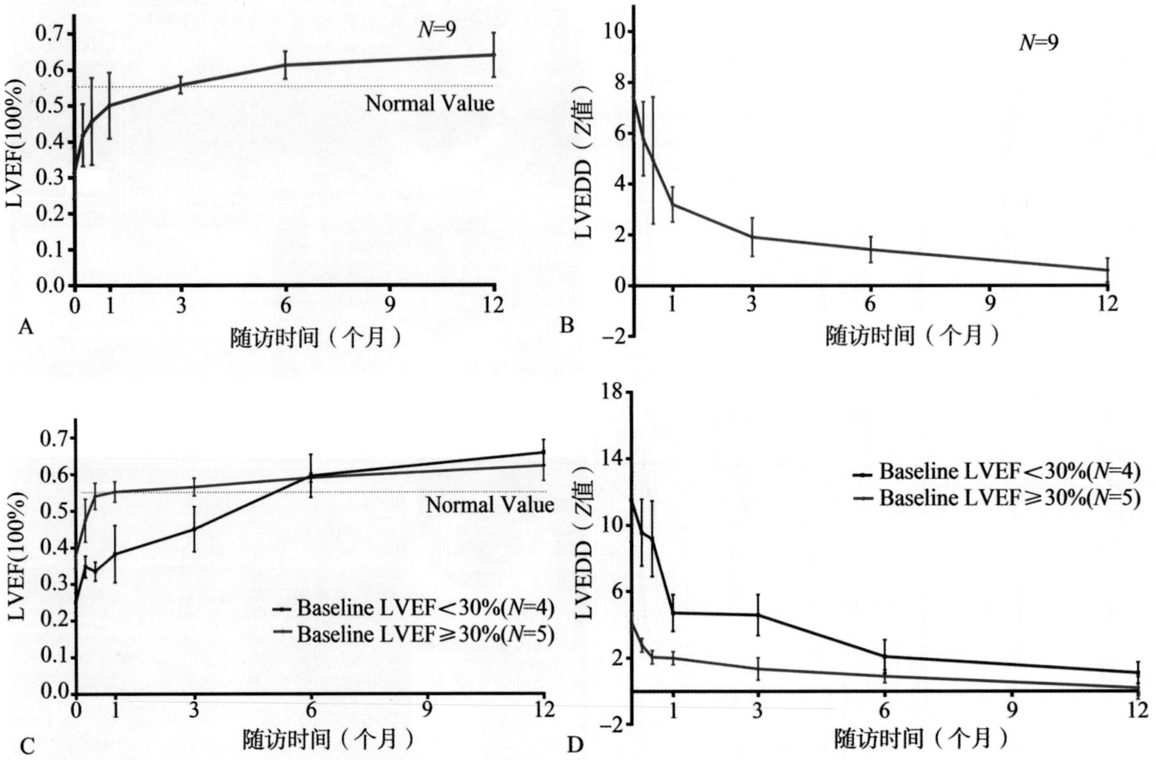

图 3-3-10　全部病例术后 LVEF 及左室内径恢复趋势

A. 患儿 LVEF 术后恢复趋势，9 例患儿平均 LVEF 于术后 3 个月时恢复至正常；B. 患儿 LVEDD Z 值的恢复趋势，平均 LVEDDD-Z 值于术后 3 个月时恢复至正常范围；C/D. 术前 LVEF ＜ 30% 与术前 LVEF ≥ 30% 两组病例的 LVEF、LVEDD 恢复趋势对比，其中蓝色曲线代表术前 LVEF ＜ 30% 病例组，橙色曲线代表术前 LVEF ≥ 30% 病例组，可见前组病例 LVEF 及 LVEDD 两项指标恢复至正常的时间较比后组病例明显延迟

（四）再同步化治疗过程中起搏参数优化

需强调起搏治疗过程中起搏参数的优化同样重要，在心房感知、左室单部位起搏治疗过程中可能遇到以下问题：①由于儿童传导系统兴奋性高，经房室结、右束支至右心室的传导速度较快，右室收缩常早于左室起搏，致使左室起搏失夺获，对同步化治疗带来不利影响。该种情况下需调整起搏器参数设置，缩短 P-AV/S-AV 间期以使心房感知后左室能够有效起搏与右室同步收缩；如果经调整 P-AV/S-AV 间期左室仍不能夺获有效起搏，可辅以服用药物［β 受体阻滞剂和（或）洋地黄类药物］延缓房室结传导，达到左室有效起搏及实现左、右心室同步化之效果。②相反，少数患儿存在一度房室传导阻滞，房室结传导缓慢 PR 间期极度延长，常规 P-AV/S-AV 间期参数下左室起搏激动明显早于右室，导致左室过于提前激动造成左、右室失同步，伴有宽 QRS 波时限，这种情况需适当调整延长 P-AV/S-AV 间期以延迟左室起搏时间以求达到左、右心室同步化最佳状态（图 3-3-11）。

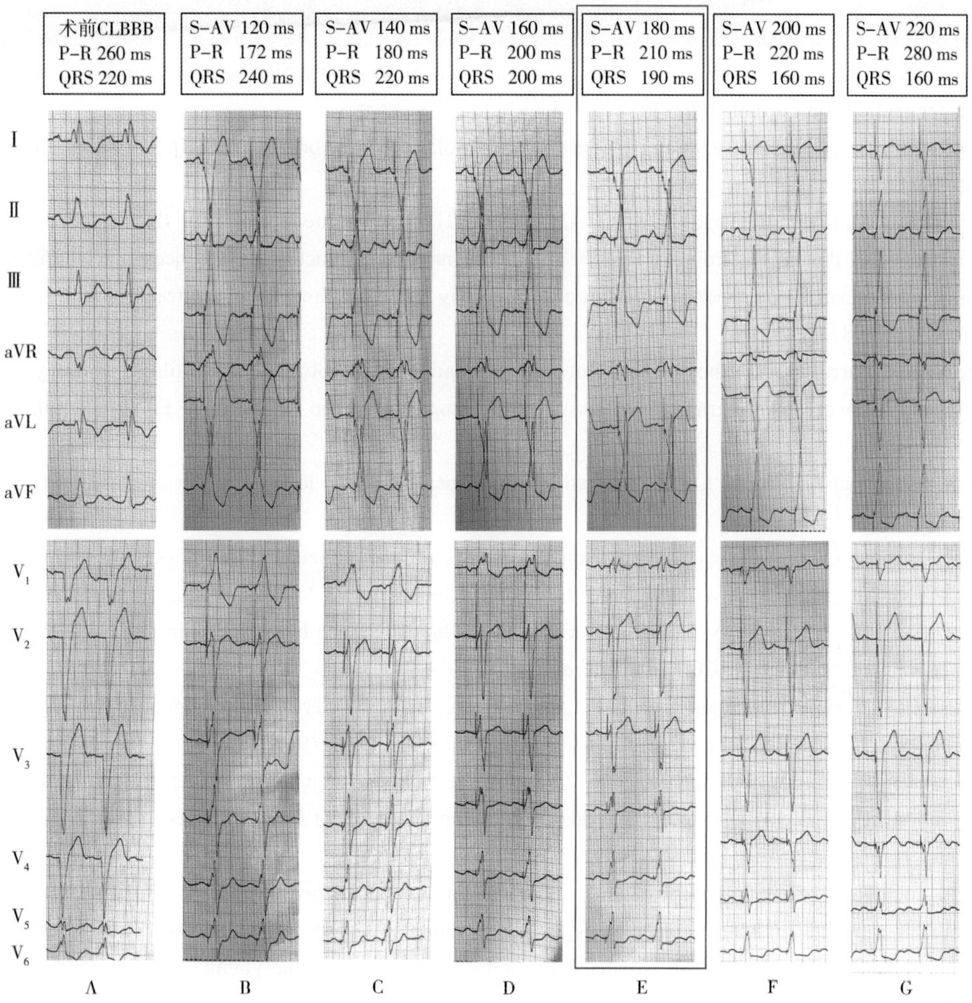

图 3-3-11　1例患儿术后起搏参数优化过程

A. 术前心电图为 CLBBB 伴一度房室传导阻滞，QRS 波时限 220 ms，PR 间期 260 ms；B～G 为左房、左室心外膜双腔起搏器植入术后起搏参数优化过程。B. 设置 S-AV 间期为 120 ms 时，起搏 QRS 时限为 240 ms，PR 间期为 172 ms，此时 V_1 导联 QRS 波极向为正向、R 波振幅较高，为完全左心室起搏图形。C～G. 设置 S-AV 间期由 140 ms 逐渐调整至 220 ms，起搏 QRS 波时限逐渐缩短至 160 ms，注意 V_1 导联 QRS 波形态逐渐发生变化，先后转变为“M”型、“rS”型，最后呈“QS”型，表明左室起搏心律与其自身经房室结、右束支传导下传的窦性心律相互融合；针对该病例，在本次程控时最终设定 S-AV 间期 180 ms，此时 PR 间期及 QRS 波时限相对理想

（五）左束支起搏治疗纠正 CLBBB 所致心功能不全

随着生理性起搏治疗技术不断发展，左束支起搏已被应用于 CLBBB 合并心功能不全的治疗，已有研究证实左束支起搏治疗成人 CLBBB 合并心功能不全的安全性及有效性。少数个案报道了左束支起搏治疗青少年 CLBBB 合并心功能不全的临床效果[17]。截至目前，尚无低龄儿童应用此技术纠正 CLBBB 导致心功能不全的相关报道。伴随儿童生理性起搏技术的蓬勃发展，亟待未来更多新的循证医学证据以证实该项技术纠正儿童 CLBBB 所致心功能不全的安全性及有效性。

（李璟昊　李小梅）

参考文献

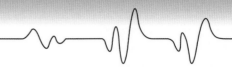

[1] Francia P, Balla C, Paneni F, et al. Left bundle-branch block--pathophysiology, prognosis, and clinical management[J]. Clin Cardiol, 2007, 30: 110-115.

[2] Fahy GJ, Pinski SL, Miller DP, et al. Natural history of isolated bundle branch block[J]. Am J Cardiol, 1996, 77: 1185-1190.

[3] Surawicz B, Childers R, Deal BJ, et al. AHA/ACCF/HRS recommendations for the standardization and interpretation of the electrocardiogram: part Ⅲ: intraventricular conduction disturbances: a scientific statement from the American Heart Association Electrocardiography and Arrhythmias Committee[J]. J Am Coll Cardiol, 2009, 53: 976-981.

[4] Perez RAR, Barros BR, Barbosa RMPC, et al. Left bundle branch block: epidemiology, etiology, anatomic features, electrovectorcardiography, and classification proposal[J]. Ann Noninvasive Electrocardiol, 2019, 24: e12572-e12579.

[5] Lee S, McCulloch C, Mangat I, et al. Isolated bundle branch block and left ventricular dysfunction[J]. J Cardiac Failure, 2003, 9: 87-92.

[6] Sze E, Dunning A, Loring Z, et al. Comparison of incidence of left ventricular systolic dysfunction among patients with left bundle branch block versus those with normal QRS duration[J]. Am J Cardiol, 2017, 120: 1990-1997.

[7] Witt CMM, Wu GM, Yang DM, et al. Outcomes with left bundle branch block and mildly to moderately reduced left ventricular function[J]. JACC Heart failure, 2016, 4: 897-903.

[8] Vaillant CM, Martins RPM, Donal EMP, et al. Resolution of left bundle branch block-Induced cardiomyopathy by cardiac resynchronization therapy[J]. J Am Coll Cardiol, 2013, 61: 1089-1095.

[9] Aleksova A, Carriere C, Zecchin M, et al. New-onset left bundle branch block independently predicts long-term mortality in patients with idiopathic dilated cardiomyopathy: data from the Trieste Heart Muscle Disease Registry[J]. Europace, 2014, 16: 1450-1459.

[10] Li X, Li J, Jin Y, et al. Left ventricular pacing in the treatment of pediatric cardiac dysfunction caused by idiopathic complete left bundle branch block[J]. Pacing Clin Electrophysiol, 2023, 46: 445-453.

[11] Kohli U, Sriram CS, Nayak HM. Isolated left bundle branch block in the young: case reports and review of literature[J]. Pacing Clin Electrophysiol, 2021, 44: 1466-1473.

[12] Dijk VJ, Dijkmans PA, Gotte MJ, et al. Evaluation of global left ventricular function and mechanical dyssynchrony in patients with an asymptomatic left bundle branch block: a real-time 3D echocardiography study[J]. Eur J Echocardiogr, 2008, 9: 40-46.

[13] Wang Y, Li G, Ma C, et al. Predictive value of septal flash for reduction of left ventricular systolic function as reflected by global longitudinal strain using echocardiography in patients with isolated complete left bundle-branch block[J]. Circ J, 2018, 82: 2111-2118.

[14] Ploux S, Lumens J, Whinnett Z, et al. Noninvasive electrocardiographic mapping to improve patient selection for cardiac resynchronization therapy[J]. J Am Coll Cardiol, 2013, 61: 2435-2443.

[15] Leenders GE, Lumens J, Cramer MJ, et al. Septal deformation patterns delineate mechanical dyssynchrony and regional differences in contractility[J]. Circulation, 2012, 5: 87-96.

[16] Glikson M, Nielsen JC, Kronborg MB, et al. 2021 ESC Guidelines on cardiac pacing and cardiac resynchronization therapy[J]. Eur Heart J, 2021, 42: 3427-3520.

[17] Zhang L, Cheng X, Chen J, et al. Left bundle pacing for left bundle branch block and intermittent third-degree atrioventricular block in a MYH7 mutation-related hypertrophic cardiomyopathy with restrictive phenotype in a child[J]. Front Pediatr, 2020, 8: 312-317.

Chapter 4 第四章

期前收缩

第 1 节 概述

期前收缩（亦称早搏）指在窦性或异位心律的基础上，心脏某一起搏点比基本心律提前发出激动，导致心脏局部或整体提前发生除极的情况。早搏的基本心电图特征是较基本心律提前出现 QRS-T 波或 P′-QRS-T 波，其后有一延长的代偿间歇[1]。

根据异位起搏点位置的不同，可分为房性早搏、房室交界性早搏和室性早搏 3 类，其中以室性早搏最为常见，房性早搏次之，房室交界性早搏较少见。房性早搏和交界性早搏又统称为室上性早搏。同一患儿的早搏可来源于多个部位，即使位于同一心室，也可起源于心室的不同部位。既有房性或交界性早搏，又有室性早搏，这种复合形式多为病理性早搏。

早搏可以偶尔发生，也可以频繁发生。与成人不同，不同年龄段儿童正常心率范围差别较大，公认以早搏负荷百分比评估，将负荷＞10% 的早搏定义为“频发”[2]。在频发性早搏中，早搏可以与主导节律成对或成组地出现，此又称为“联律”，常见的有二联律和三联律，每个正常窦性搏动的 QRS 波后，规律地跟随 1 个早搏，称为二联律；每 2 个正常窦性搏动的 QRS 波后，规律地跟随 1 个早搏，称为三联律。

早搏可以发生于正常儿童，其发生率和早搏数量随年龄增长而增加。健康儿童中新生儿单纯室性早搏的发病率为 20%，婴幼儿和学龄儿童的发病率减少至 10%，青少年期增加至 20% ~ 30%[3-4]。早搏可分为良性（功能性）和器质性（病理性），前者指发生于正常无器质性心脏病的儿童，可因情绪激动、精神紧张、过度疲劳或自主神经功能紊乱引起，器质性早搏更常见于各种器质性心脏病患儿，如心肌炎、心肌病、先天性心脏病、心脏瓣膜病、冠状动脉病变引起的缺血性心脏病、高血压性心脏病、肺源性心脏病、各种原因引起的心力衰竭及遗传性室性心律失常等。早搏也可见于全身性疾病、甲状腺功能亢进、电解质及酸碱平衡紊乱（包括低钾血症、高钾血症、低钙血症及酸中毒和碱中毒），以及如洋地黄、奎尼丁、异丙基肾上腺素、肾上腺素、β 受体激动剂、茶碱、普鲁卡因酰胺、麻醉类等药物中毒，心脏手术或心导管检查等机械刺激也可导致早搏，多种原因可诱发早搏，如精神紧张、焦虑、惊吓、失眠、过度疲劳、体位的突然变换、饱食或喝浓茶、咖啡等。

早搏的发生机制目前主要有自律性增高、折返激动及触发活动 3 种学说。这些机制可单独或共同作用于个体，导致早搏的发生。

对于大多数儿童来说，早搏预后良好，通常不需要特殊治疗。但对有频发早搏或伴随其他心脏病的儿童，需要进一步评估。这类患儿需要长期随访，以动态心电图监测早搏数量、超声心动图监测心脏大小和心功能的变化以及评估潜在的风险。某些情况下可能需要药物或导管消融治疗。

（韩 波）

参考文献

[1] 郭继鸿 . 新概念心电图 [M]. 5 版 . 北京 : 北京大学医学出版社 , 2021.

[2] Shanmugam N, Chua TP, Ward D. 'Frequent' ventricular bigeminy—a reversible cause of dilated cardiomyopathy. How frequent is 'frequent'?[J]. Eur J Heart Fail, 2006, 8: 869-873.

[3] Paul T, Marchal C, Garson A. Ventricular couplets in the young: prognosis related to underlying substrate[J]. Am Heart J, 1990, 119: 577-582.

[4] Nagashima M, Matsushima M, Ogawa A, et al. Cardiac arrhythmias in healthy children revealed by 24-hour ambulatory ecg monitoring[J]. Pediatr Cardiol, 1987, 8: 103-108.

第 2 节 房性期前收缩

一、概述

房性期前收缩（房性早搏）指心房内异位起搏点提前发生的激动。房性早搏多见于器质性心脏病患儿，也可见于健康儿童。在记录 12 导联心电图的人群中，约 0.5% 的人存在房性早搏，在进行 24 h 动态心电图检测时，80% 的人至少有 1 次房性早搏。

有资料显示，健康儿童房性早搏的正常范围为 24 ~ 50 次 /24 h，超过正常范围的房性早搏以胎儿（妊娠中晚期）最常见，其次为新生儿。多数胎儿的房性早搏在出生时会消失，而新生儿则在几周至几个月后会消失。心脏结构正常不伴有症状的儿童房性早搏过多的情况并不少见，短期至中期预后是良性的[1-2]。各种器质性心脏病患者均可发生房性早搏，且多是快速性房性心律失常出现的先兆。房性早搏可合并房性心动过速、心房扑动、心房纤颤，本章节只讨论单纯性房性早搏。

二、病因与发病机制

在儿科临床上，房性早搏常见于无器质性心脏病的健康儿童。其他可引起房性早搏的病因如下：

（1）各种器质性疾病：心肌炎、心包炎、心肌病、风湿性心脏病、充血性心力衰竭、心肌缺血、二尖瓣脱垂等器质性心脏病。内分泌疾病如甲状腺功能亢进、肾上腺疾病等。

（2）某些药物：洋地黄、奎尼丁、普鲁卡因胺、肾上腺素、异丙肾上腺素、锑剂及各种麻醉剂等应用时均可出现房性早搏。

（3）各种代谢异常：酸碱平衡失调、电解质紊乱，如低血钾、低血钙、低血镁、酸碱中毒等可出现房性早搏。

（4）交感神经或迷走神经亢进：精神紧张、情绪激动、疲劳、喝浓茶、喝咖啡、饱餐、便秘、腹胀、消化不良、失眠、体位突然改变等因素，可引起房性早搏。

（5）直接机械性刺激：心脏手术或心导管检查等也可引起房性早搏。

房性早搏的发生机制以心房组织自律性异常增高最常见，折返激动所致次之，触发激动后除极引起的最少见。

三、临床表现与预后

儿童房性早搏多无临床症状，主要在体检时或因其他疾病就诊时被发现。少数年长儿可有心前区不适、心悸、胸闷等症状。运动后或心率增快后房性早搏可减少或消失，多为功能性，预后大多良好。各种器质性心脏病，尤其是心肌炎、心肌病、先天性心脏病、风湿性心脏病等患者，房性早搏的发病率增加，复杂性也增加，多为频发持续存在的、多源性的、多形性的、成对的或房性早搏二、三联律。病理性房性早搏，常在运动或心率增快后增多，易触发其他更为严重的心律失常，如室上性心动过速、心房扑动或心房纤颤。其预后取决于基础心脏病的情况，频发的、多源性的、成对的房性早搏常为心房纤颤的先兆。

少数频发性房性早搏可能与心房性心肌病相关[3-4]。

四、诊断与鉴别诊断

（一）心电图特征性表现[5]

（1）提前出现的房性异位 P′波，其形态与窦性 P 波不同，可与前 1 个心动周期的 T 波重叠。

（2）P′R 间期长于窦性搏动，≥ 0.10 s。

（3）提前出现的房性异位 P′波之后 QRS 波可以表现出 3 种形式。

①房性早搏未下传：提前出现的房性异位 P′波之后无 QRS 波跟随，称为房性早搏未下传（图 4-2-1）。

②下传的房性早搏：提前出现的房性异位 P′波之后跟随 1 个正常的 QRS 波（图 4-2-2）。

③房性早搏伴差异性传导：提前出现的房性异位 P′波之后跟随 1 个宽大畸形的 QRS 波，多呈右束支传导阻滞图形，少数呈左束支传导阻滞图形，称为房性早搏伴差异性传导（图 4-2-3）。

（4）房性早搏后大多伴有不完全性代偿间歇。由于房性早搏常侵入窦房结，并使之提前除极，即发生节律重整，故代偿间歇常不完全。但如房性早搏出现过晚，落在窦性周期的后 20% 处，而此时窦性激动已开始发放，两者可在窦房连接处发生干扰，形成一个完全的代偿间歇。

（5）房性早搏可以呈二联律、三联律或成对出现。

（6）多源性房性早搏起源于心房内多个异位起搏点，配对间期不等，P′波形态不同，常为心房纤颤的先兆，也易引起干扰性房室脱节或形成短阵房性心动过速。

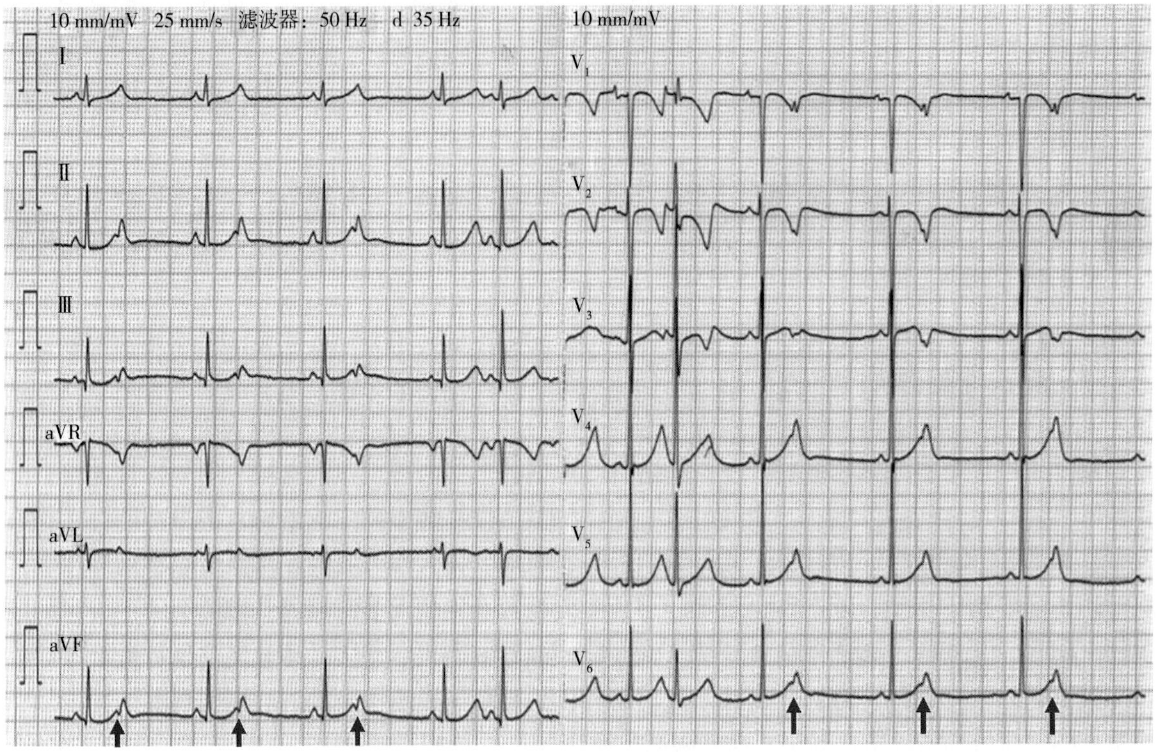

图 4-2-1　房性早搏未下传心电图

心电图显示房性早搏未下传（箭头）。频繁提前出现的房性异位 P′ 波，大部分无 QRS 波跟随

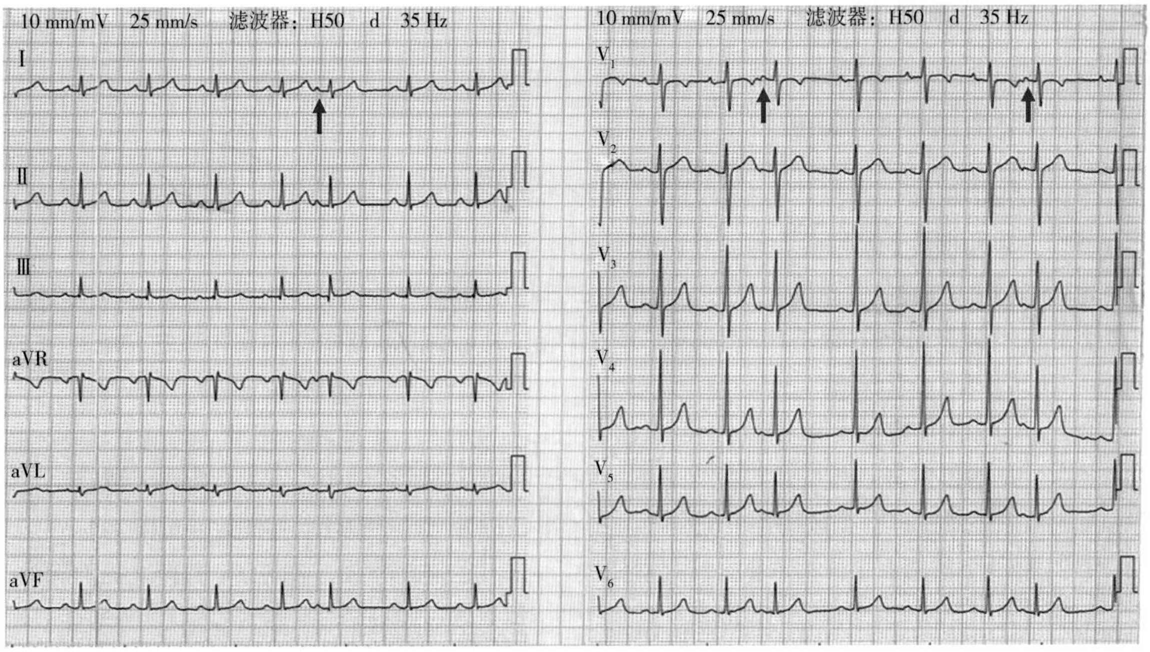

图 4-2-2　下传的房性早搏

心电图显示下传的房性早搏（箭头）。提前出现的房性异位 P′ 波之后跟随 1 个正常的 QRS 波，P′ 波形态与窦性 P 波不同

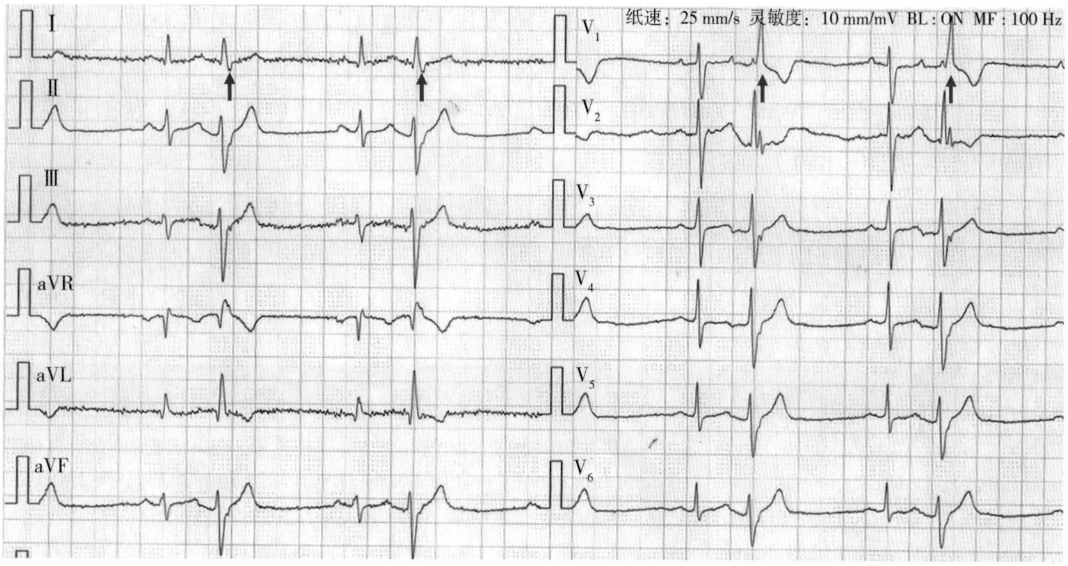

图 4-2-3 房性早搏伴差异性传导

心电图显示差异性传导的房性早搏（箭头）。提前出现的房性异位 P′波之后跟随 1 个宽大畸形的 QRS 波，呈右束支传导阻滞图形

（二）鉴别诊断

房性早搏伴室内差异性传导时应与室性早搏鉴别，鉴别点可以概括如下：

（1）房性早搏的 QRS 波出现差异性传导时，常呈现为右束支传导阻滞图形，即①V_1 导联 QRS 波呈三相波形（rSR、rsR 或 rsr 型）者，多为房性早搏的差异性传导；而 QRS 波呈单相（R）或双相（qRRS 或 QR 型）者，室性早搏可能性大。②V_1 导联 QRS 波起始向量经常变化或与正常 QRS 起始向量相同者，房性早搏的差异性传导可能性大；起始向量固定不变且与正常 QRS 起始向量不同者，则室性早搏可能性大。③早搏的 QRS 波形不固定者，房性早搏的差异性传导可能性大；早搏的 QRS 波形态固定者，室性早搏可能性大。

（2）房性早搏呈现差异性传导时的 QRS 波前一定有固定的 P 波，而室性早搏的 QRS 波前无 P 或 P 波与之后的 QRS 波无固定关系。

（3）房性早搏呈现差异性传导与其心动周期长短有关，一般心搏的不应期长短与前 1 个心动周期长短成正比，即长心动周期后的房性早搏容易出现差异性传导，而室性早搏则无此规律。

五、治疗[5-6]

（1）健康人或无明显其他症状的人群一般不需要特殊治疗。

（2）病因治疗，积极去除引起房性早搏的病因。如甲状腺功能亢进、肺部疾病引起的缺氧、洋地黄中毒、电解质紊乱等。对于器质性心脏病患儿，应针对心脏病本身，如心肌炎、心肌病等，当心脏情况好转或痊愈后，房性早搏常可减少或消失。

（3）消除各种诱因，如精神紧张、情绪激动、疲乏、焦虑、消化不良、腹胀等。应避免服用咖啡或浓茶等。

（4）症状明显或有可能引起房性心动过速、阵发性室上性心动过速、心房扑动、心房纤颤等的频发且持久的房性早搏，多源、成对房性早搏及器质性心脏病患儿伴发的房性早搏者，可给予药物治疗，选用 β 受体阻滞剂、普罗帕酮、索他洛尔、地高辛、维拉帕米（＜1 岁婴儿禁用）等及胺碘酮（仅作为二线用药）。

（5）当房性早搏伴有频发的房性早搏未下传导致整体心室率缓慢时，可以考虑导管消融治疗。

（韩　波）

参考文献

[1] Joyce TR, Joyce JJ, Gleva MJ, et al. Presentation and prognosis of excessive asymptomatic atrial ectopy in children and adolescents with structurally and functionally normal hearts[J]. Am J Cardiol, 2023, 192: 160-165.

[2] Leeper BB. Are premature atrial contractions benign?[J]. AACN Adv Crit Care, 2023, 34(3): 263-265.

[3] Rooney MR, Norby FL, Maheshwari A, et al. Frequent premature atrial contractions are associated with poorer cognitive function in the Atherosclerosis Risk in Communities (ARIC) Study[J]. Mayo Clin Proc, 2021, 96(5): 1147-1156.

[4] Farinha JM, Gupta D, Lip GYH. Frequent premature atrial contractions as a signalling marker of atrial cardiomyopathy, incident atrial fibrillation, and stroke[J]. Cardiovasc Res, 2023, 119(2): 429-439.

[5] 黄宛 . 临床心电图学 [M]. 6 版 . 北京：人民卫生出版社 , 2021.

[6] 张澍 . 实用心律失常学 [M]. 2 版 . 北京：人民卫生出版社 , 2019.

第 3 节　交界性期前收缩

一、概述

交界性期前收缩（交界性早搏）指房室交界区异位起搏点提前发生的激动，激动除前向传导激动心室外，也可逆向传导激动心房，产生逆行 P 波。交界性早搏较少见，正常儿童和心脏病患儿均可发生，预后一般较好。但在急性心肌缺血、心肌炎、风湿性心脏病、先天性心脏病如房间隔缺损和室间隔缺损介入手术或外科手术、心力衰竭患儿发生洋地黄中毒、低血钾时，可出现频发的交界性早搏，甚至交界性心动过速，危险性增加[1]。而起源点较低或出现过早的交界性早搏，有时会诱发室性快速性心律失常，增加猝死的危险性。

二、诊断与鉴别诊断

（一）心电图表现

（1）提前出现的 QRS 波，其形态与窦性心律相同，也可因不同程度的室内差异性传导而呈宽大畸形。

（2）逆行的P′波，在Ⅱ、Ⅲ、aVF导联倒置，aVR导联直立。逆行的P′波可发生于QRS波之前，P′R间期＜0.10 s，也可发生在QRS波之后，RP′间期＜0.2 s，也可埋藏在QRS波群之中。少数情况下，受房室交界区单向阻滞影响，不能逆传至心房，心电图上只表现1个没有P波的提前的QRS波（图4-3-1、图4-3-2）。

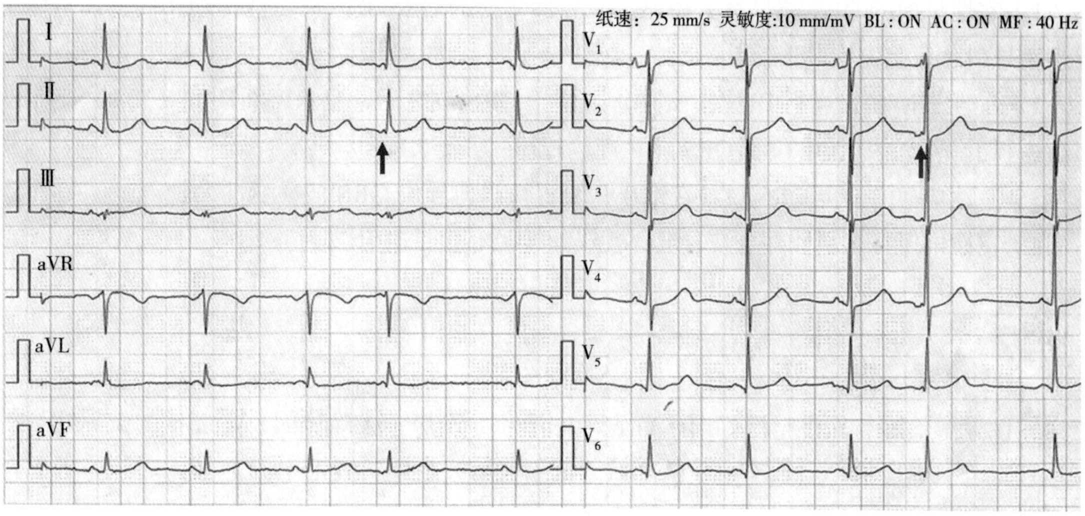

图4-3-1 交界性早搏

心电图显示交界性早搏（箭头）。提前出现的QRS波，其形态与窦性心律相同，其前可见逆行的P′波，P′R间期＜0.10 s

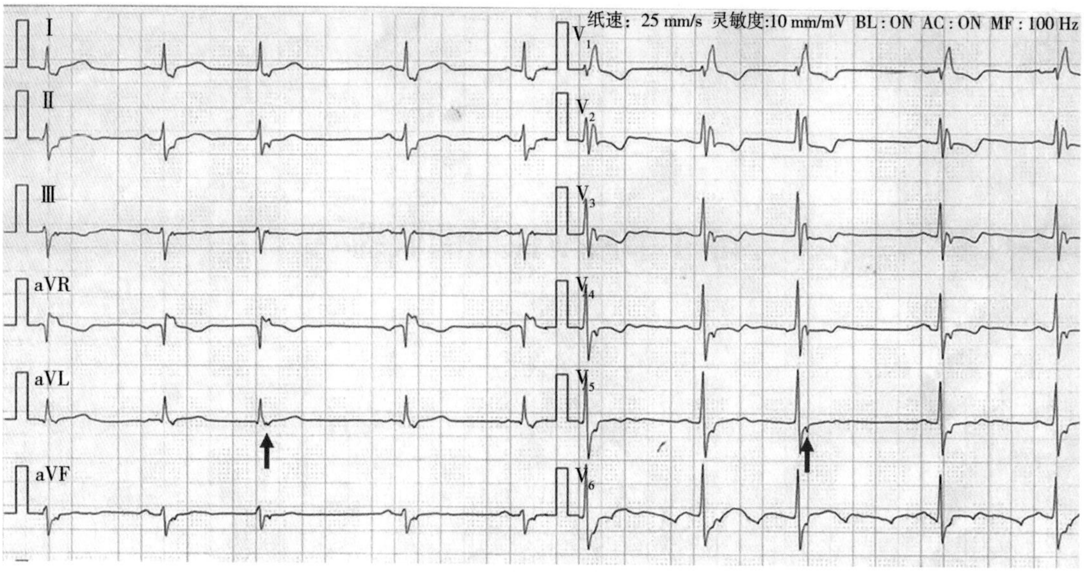

图4-3-2 交界性早搏

心电图显示交界性早搏（箭头）。提前出现的QRS波，其形态与窦性心律相同，其后可见逆行的P′波，RP′间期＜0.2 s

（3）代偿间歇多为完全性，也可为不完全性。一般房室交界性早搏起源点远离窦房结，不常逆行侵入窦房结，窦房结本身的节律往往保持不变，因此，房室交界性早搏后的代偿间歇常为完全性的。但若窦性心律较慢，交界性早搏出现较早，此时异位激动不仅逆行至心房，并在窦房结发放窦性激动之前侵入窦房结，使窦房结除极后再重建窦性周期，表现为不完全的代偿间歇。

（4）交界性早搏可呈间位性、并行心律，或呈二联律或三联律。

（二）与室性早搏的鉴别要点

（1）室性早搏的 QRS 波呈宽大畸形，交界性早搏的 QRS 波多与窦性搏动相同，偶尔伴室内差异性传导时也可呈宽大畸形。

（2）室性早搏多无逆行 P′波，如有，则位于 QRS 波之后，且 RP′间期＞0.12 s；交界性早搏多有逆行的 P′波，P′波常位于 QRS 波之前，P′R 间期＜0.12 s。

（3）室性早搏的异位 QRS 波易变性小；交界性早搏异位 QRS 波易变性大。

（4）室性早搏可有室性融合波，交界性早搏罕见有室性融合波。

三、治疗

交界性早搏治疗与房性早搏相同。首先考虑治疗原发病，去除诱因，无症状的交界性早搏，无须治疗。若交界性早搏出现不耐受的症状，或引起阵发性交界性心动过速倾向时，应考虑药物治疗。可选择普罗帕酮、β 受体阻滞剂、维拉帕米等。

（韩　波）

参考文献

张澍 . 实用心律失常学 [M]. 2 版 . 北京 : 人民卫生出版社 , 2019.

第 4 节　室性期前收缩

一、概述

室性期前收缩（室性早搏）是指希氏束分叉以下部位的异位起搏点提前发生的激动。为儿童最常见的心律失常，可发生于健康或有器质性心脏病的儿童，其发病率占儿童心律失常总数的 26.3%～38.7%。正常健康儿童行静息 12 导联心电图和 24 h 动态心电图检查时，分别有 1%～4% 及 10%～40% 可检出室性早搏。室性早搏发病率随年龄增长而逐步增加，在正常新生儿中的发病率约为 15%，在健康青少年中的发病率约为 33%[1]，在有器质性心脏病的青少年中的发病率高达 65%。室性早搏可随昼夜节律变化。

二、病因与发病机制

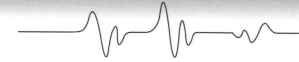

室性早搏在儿童多为特发性，心脏结构正常，无器质性心脏病，多数于体检时或因其他疾病就诊时被发现。部分可发生于器质性心脏病，如心肌炎、心肌病（原发性扩张型心肌病和肥厚型心肌病）、心力衰竭、先天性心脏病、二尖瓣脱垂、长QT间期综合征、儿茶酚胺敏感性多形性室性心动过速（CPVT）、致心律失常性右室心肌病（ARVC）、高血压导致的左心室肥厚、心脏结节病、心脏肿瘤及心导管操作等有关。其他因素，如电解质失衡、药物中毒（如全身麻醉、地高辛、儿茶酚胺、苯丙胺、拟交感神经药物和吩噻嗪类药物）等也可导致室性早搏。

室性早搏的触发因素包括压力、脱水、睡眠差、咖啡、药物（刺激性或兴奋性药物）等。另外，在机体生理状态发生改变时也可触发室性早搏，如女性不同阶段的激素周期和室性早搏负荷之间存在一定时间关系[2]。

室性早搏的本质是心室肌的提前除极。心室肌自律性异常增高、早期（动作电位3相末）或晚期（动作电位4相）后除极引起的触发活动及局部心室肌的微折返均可引起室性早搏。

自律性异常产生的室性早搏可表现为并行心律。内源性或外源性儿茶酚胺、心肌纤维化导致传导障碍引起的相对电隔离均可导致心肌细胞自律性异常。特定解剖部位（如右心室流出道）可能存在与正常传导系统的胚胎发育起源相同、生理学上具有自律性的特定的细胞或组织类型。

触发活动本质上是“自律性异常”，指由细胞内钙离子介导的后除极化。其中，早期后除极发生于动作电位的3相平台期，在未进入4相时再次除极，常由于复极延长而产生室性早搏，在先天性或继发性长QT间期综合征患者的室性早搏可诱发尖端扭转性室性心动过速。延迟后除极发生于3相复极完成后，后除极膜震荡电位达到阈值时引发新的触发激动。常见于洋地黄中毒或儿茶酚胺敏感性多形性室性心动过速。cAMP依赖性蛋白激酶A被激活，引起多个靶点的磷酸化，继而使细胞内钙增加。咖啡因可以通过释放肌浆网的钙引起延迟后除极。腺苷A1受体本身抑制腺苷酸环化酶（有加强cAMP的作用），儿茶酚胺也能激活cAMP，因此，腺苷通过作用于腺苷A1受体，从而终止室性早搏；β受体阻滞剂则减少由触发活动产生的室性早搏。此外，非二氢吡啶类钙离子通道阻滞剂，如地尔硫䓬和维拉帕米，通过阻滞L型钙通道，减少细胞胞浆内的钙聚集，从而阻止由触发活动产生的室性早搏。

折返是与持续的心律失常最直接相关的机制。折返需要两条不同的电传导通路，其中1条通路暂时性或永久性的单向阻滞。传导通路可以是解剖部位不同，如右心室室性早搏在右束支逆向传导阻滞（常由于3相阻滞），通过心肌跨越心室间隔，逆向传导至左束支，然后继续沿右束支下行传导，产生束支折返形式，即典型的左束支传导阻滞图形。同样现象可以发生在左前分支和左后分支，导致束支型室性早搏。当不存在解剖部位上的不同传导通路时，不同组织特性的区域（如两个相邻的具有不同传导速度和不应期的组织）也可形成折返。一般情况下，瘢痕或电学连接的心肌细胞蜿蜒穿过纤维化区域时，可能形成一个较其周围正常的组织传导非常缓慢的通路，此时前向除极波遇到不处于不应期的心肌，从而产生室性早搏。

三、诊断与鉴别诊断

（一）心电图特征性表现（图 4-4-1）

（1）提前出现的宽大畸形 QRS 波，其前无相关的 P 波。

（2）QRS 波时限增宽，婴儿≥ 0.08 s，儿童≥ 0.10 s。

（3）大多数联律间期固定，即同一份心电图上如有多个室性早搏，其联律间期的差值≤ 0.08 s。

（4）伴有继发性 ST-T 波改变，室性早搏的 T 波与其 QRS 波群主波方向相反，其 ST 段也有改变。

（5）多数伴有完全性代偿间歇。在规则的节律下，室性早搏的代偿间歇大多数呈完全性，因为在大多数情况下，室性早搏逆传到房室交界区时常受阻，有时虽然也可逆传入心房引起逆行 P 波，但常在窦房连接处受到干扰而不能侵入窦房结使其发生节律重整，所以代偿间歇是完全的。如室性早搏侵入窦房结使之重建周期，则代偿间歇可以不完全。

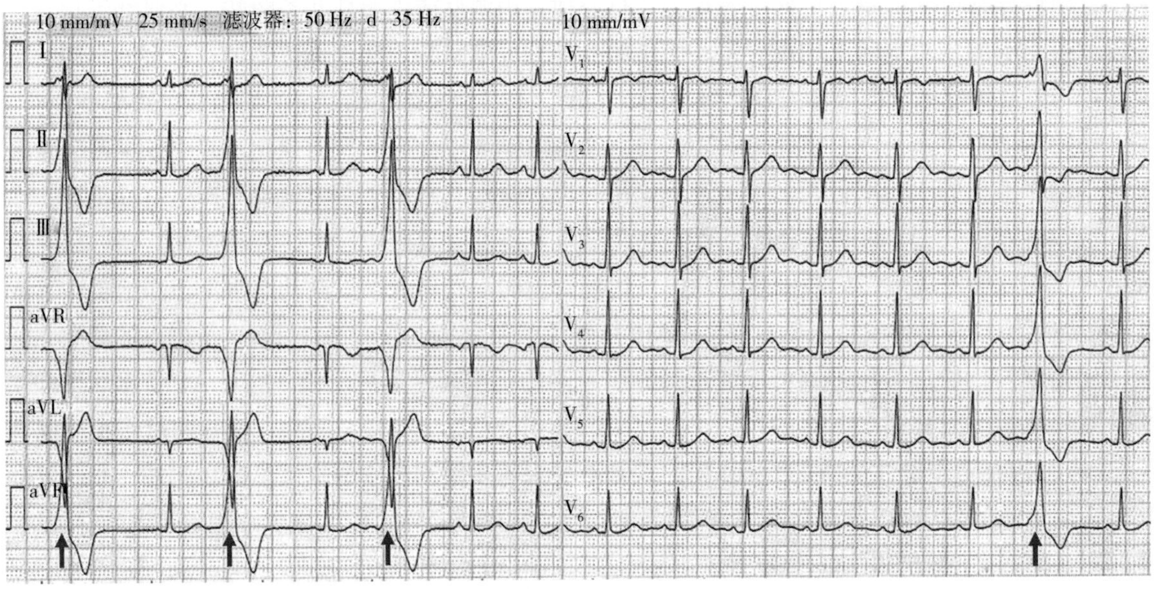

图 4-4-1 室性早搏

心电图显示室性早搏（箭头）。提前出现的宽大畸形 QRS 波，其前无相关的 P 波，伴有继发性 ST-T 波改变，T 波与其 QRS 波群主波方向相反，呈完全性代偿间歇

（二）室性早搏常见的表现形式与分类

（1）偶发和频发室性早搏：目前公认将室性早搏负荷≥ 24 h 总心搏数的 10% 定义为频发室性早搏。

（2）插入性室性早搏（间位性室性早搏）：出现在 2 个正常窦性 QRS 波之间，室性早搏之后无代偿间歇（图 4-4-2）。插入性室性早搏不影响原来的室率，因为其时间不影响窦房结和房室传导功能。

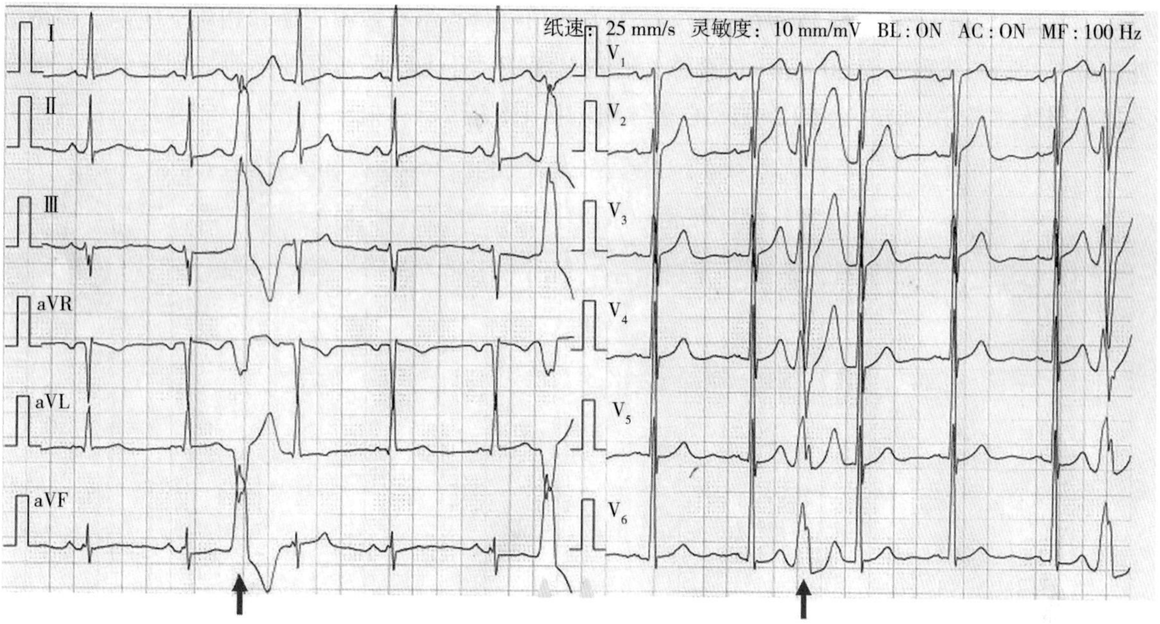

图 4-4-2　插入性室性早搏

心电图显示插入性室性早搏（箭头）。室性早搏出现在 2 个正常窦性 QRS 波之间，室性早搏之后无代偿间歇

（3）早期和晚期室性早搏：室性早搏出现在正常窦性搏动的 T 波之后，有完整的代偿间歇，称为早期室性早搏；室性早搏比下一个正常搏动的 P 波略早出现，代偿间歇不完全，称为晚期室性早搏。

（4）联律性室性早搏：每个正常窦性搏动的 QRS 波后，规律地跟随出现 1 个室性早搏，称为室性二联律。每 2 个正常窦性搏动的 QRS 波后，规律地跟随出现 1 个室性早搏，称为室性三联律。

（5）室性融合波：室性早搏在心动周期中发生较晚，此时正常窦房结的起搏冲动已经通过房室结并开始心室的除极化。室性早搏的 QRS 波形态介于正常的 QRS 波和单纯室性早搏之间。

（6）成对、成串的室性早搏：当连续出现 2 个室性早搏，称作成对室性早搏。连续出现≥ 3 个成串的室性早搏，称作室性心动过速。

（7）单源性室性早搏：指在同 1 个导联中，室性早搏的 QRS 波形态一致，联律间期一致。

（8）多形性室性早搏：指在同 1 个导联中，室性早搏的 QRS 波出现两种及两种以上不同形态，但联律间期固定。表示是由 1 个异位起搏点发生，激动途径有差异。常见于洋地黄中毒。

（9）多源性室性早搏：指在同 1 个导联中，QRS 波出现两种及两种以上不同形态，联律间期不一致（图 4-4-3）。多源性室性早搏可能起源于多个部位，多见于有器质性心脏病的患儿。

（10）室性并行心律：心室内存在具有传入阻滞保护屏蔽的自律性病灶（并行节律点），以固定间期或固定间期的倍数规律地发放电冲动，并能防止窦房结冲动的入侵。并行节律点的另一个重要特征是传导阻滞，即当遇到心肌的不应期，异位冲动的周围发生传导阻滞使冲动不能传出。其心电图表现为室性早搏的配对间期不固定而 QRS 波群的形态一致，异位搏动间期有固定的倍数关系（图 4-4-4），偶有室性融合波。

（11）R-on-T 现象：提前出现的室性早搏落在 T 波顶点或起始点附近。在室性早搏的危险分层中，R-on-T 室性早搏是最具潜在危险的。T 波的顶峰是心室有效不应期和相对不应期 2 种不应期的分界线，T 波顶峰前 20 ~ 30 ms 被称为心室易颤期，落入此期的室性早搏如同导火索，可引发尖端扭转性室性心动过速（Tdp）或心室纤颤（图 4-4-5）。

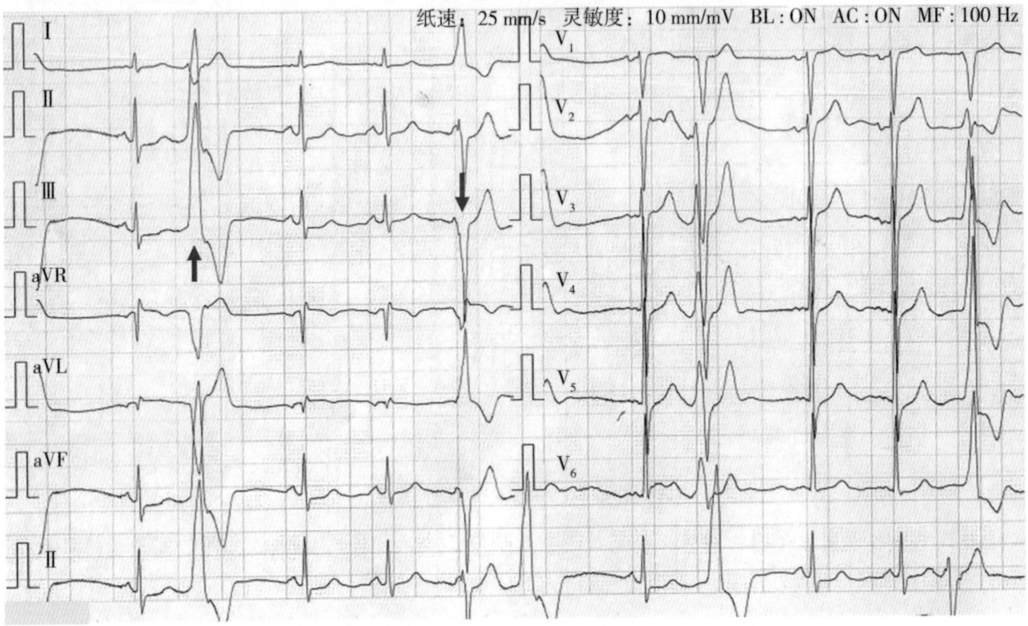

图 4-4-3　多源性室性早搏

心电图显示多源性室性早搏（箭头）。在同 1 个导联中，QRS 波出现 2 种不同形态，联律间期不一致

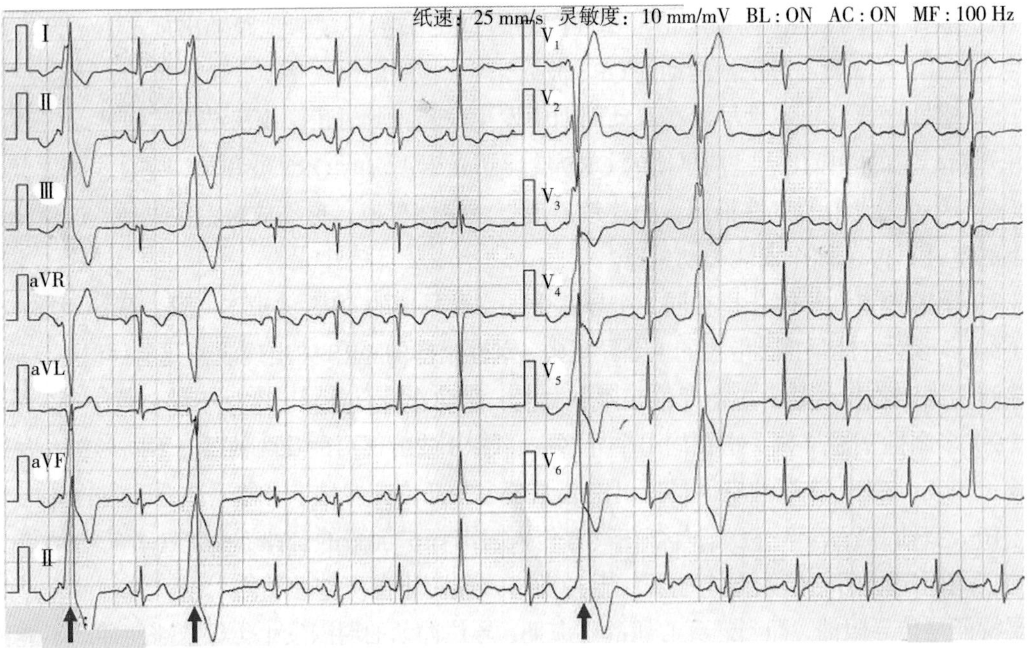

图 4-4-4　室性并行心律

心电图显示室性并行心律（箭头）。心室内存在具有传入阻滞保护屏蔽的自律性病灶（并行节律点），室性早搏的配对间期不固定而 QRS 波群的形态一致，室性早搏的间期呈固定的倍数关系

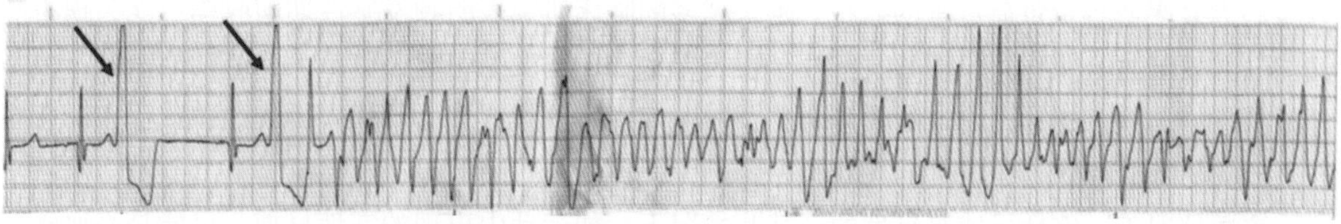

图 4-4-5 室性早搏 R-on-T 触发 Tdp

心电图显示由短联律间期的单形性室性早搏（箭头）R-on-T 触发的 Tdp

（三）特发性室性早搏及其特点

特发性室性早搏指不伴有器质性心脏病的室性早搏，儿童特发性室性早搏起源于心室流出道最为常见：左、右心室的流出道区域（包括主动脉和肺动脉瓣周围的心肌），其他部位包括左室分支（左前分支、左后分支）、乳头肌、三尖瓣环及流入道，少见部位为二尖瓣希氏束旁及心外膜上接近冠状静脉窦系统附近等。

如果室性早搏负荷很大，则可能导致心功能不全，可能与心室收缩不同步相关。儿童这方面的数据很少，但成人研究表明室性早搏负荷通常需要＞ 20%，才会增加心功能不全的风险。对于频发性室性早搏有必要定期评估其左心室的功能。

（四）良性室性早搏与病理性室性早搏的鉴别

（1）良性室性早搏的特点：又称为功能性室性早搏，指无器质性心脏病史，无临床症状，活动不受限，心脏结构和功能正常，多为偶然发现；多呈单源性，运动后常减少或消失，不引起血流动力学改变；心电图上表现为宽 R 波或 QS 型，无 R-on-T 现象，无短阵性室性心动过速，无 QT 间期延长，无 ST-T 改变及传导阻滞等。

（2）病理性室性早搏：又称为器质性室性早搏，常为多源性或多形性及呈并行心律的室性早搏，部分呈短阵性室性心动过速；运动后室性早搏增加，或运动负荷试验阳性；心电图上表现为成对室性早搏、多源性、多形性、双向性、尖端扭转性、R-on-T 现象，或伴有 ST-T 改变、传导阻滞，或在心外膜导联上表现为 qR 型等。

四、临床表现与评估方法

（一）临床表现

室性早搏患者临床症状因人而异，多数患者无明显症状，常于体检或其他疾病就诊时被发现。有些患者超声心动图已提示左室增大，仍无自觉症状。部分患者可出现心悸、胸闷、胸痛、乏力、多汗、呼吸困难、头晕、晕厥等，心悸可表现为胸部不适、间歇性强烈的心跳或脱漏或不规则心跳的感觉。在所有室性早搏患儿中，＞ 70% 的室性早搏是无症状的。在无基础性心脏病的室性早搏患儿中，接近 80% 无症状。有无临床症状或症状的轻重，与预后并非呈平行关系。症状不是由室性早搏本身引起，而是由于室性早搏之后心室充盈时间延长，及 Frank-Starling 曲线原理和潜在的钙释放，导致心脏每搏量增加而产生特别是强烈心跳的感觉。当患者室性早搏较多时，还可以发生心力衰竭或容量负荷过重的症状。越来越多的临床研究表明频发室性期前收缩可能会损害心功能，并发展为心肌病。长期频发室性早搏可导致心肌病变，引起心脏扩大、心功能减低，为室性早搏性心肌病。通过药物或射频消融的及时治疗，室性早搏性心肌病可得到改善或治愈。儿童与之相关的数据很少。

多数情况下，室性早搏是良性的，某些情况下，如运动中出现的室性早搏，可能是心血管疾病的首发表现。少数情况下，室性早搏可触发心室纤颤，即使以良性形式表现的室性早搏，当存在短联律间期、R-on-T 现象时，也可能会诱发多形性室性心动过速或心室纤颤。患者可表现突发的晕厥或心律失常性猝死。

通常儿童室性早搏的预后良好。心脏结构正常儿童的室性早搏通常是良性的，一般不会发生致命心律失常事件。心脏结构或功能异常的患儿预后取决于基础心脏病的类型和严重程度。有报道对 104 例儿童室性早搏患者的随访研究发现，22 例心脏结构正常的患者平均随访 29.7 个月全部存活，其中 70% 的室性早搏自行消失；82 例有基础心脏疾病的患儿在随访期间有 2 例猝死，仅 12% 的室性早搏自行消失[3]。

（二）家族史

详细询问与室性早搏相关的遗传性疾病和猝死风险很重要。建议询问每位一级家庭成员有无猝死或早亡。有阳性家族史的患儿，应高度怀疑遗传性心律失常或心肌病的可能性，需行进一步的相关检查及基因检测。

（三）体格检查

仔细的体格检查，尤其是心脏听诊，可以了解是否存在室性早搏，评估室性早搏是否频发。频发的室性早搏可以是临床上心力衰竭，或心室收缩功能减低，或左心室扩大及容量超负荷的重要体征。

（四）心电图

心电图帮助判断室性早搏的类型和起源部位。标准的 12 导联心电图用于初步判断室性早搏的频发程度及起源部位。当病史或体格检查提示存在早搏时，建议记录一段长达 30 ~ 50 s 的心电图以确定室性早搏的频发程度，最好在心电图的 12 导联上同时捕捉到室性早搏，以便于根据其形态判断起源部位。

（1）通过心电图可以发现潜在的发病因素，如胸前导联在 V_2 导联以远 T 波倒置或右心室传导延迟，提示可能有致心律失常性右心室发育不良。病理性 Q 波反映瘢痕的分布区域。胸前导联早期移行伴 V_6 导联明显的 S 波，提示可能存在非缺血性心肌病引起的基底侧瘢痕。当室性早搏起源于常见部位如右室流出道时，可能会诱发 Brugada 综合征患者发生心室纤颤，诱发长 QT 间期综合征患者发生 Tdp。

（2）明确室性早搏起源的位置可以提供有无潜在心脏疾病，帮助指导药物治疗，评估与室性早搏相关的风险及导管消融的有效性。

①根据室性早搏 QRS 波的形态可以初步判断其起源的位置。流出道室性早搏的典型特征是，

aVL 和 aVR 导联的 QRS 波均为负向，与心电向量一致，主要起源于心脏的高位，同样，下壁导联即Ⅱ、Ⅲ、aVF 导联的 QRS 波均为直立即呈正向。右心室流出道起源的室性早搏呈左束支传导阻滞形态，即 V_1 导联 QRS 波呈负向，如果胸前导联移行发生于 V_4 或更晚，且其他肢体导联 QRS 波如前所述，几乎可以肯定起源于右心室流出道（图 4-4-6）。否则，如果相同形态的室性早搏，胸前导联移行发生在 V_1 或 V_2，几乎肯定在左侧，很可能起源于主动脉右冠窦或左冠窦，或在左冠窦与右冠窦之间。如果相同形态的室性早搏，胸前导联移行在 V_3 导联，室性早搏可能在右侧，也可能在左侧（图 4-4-7）。

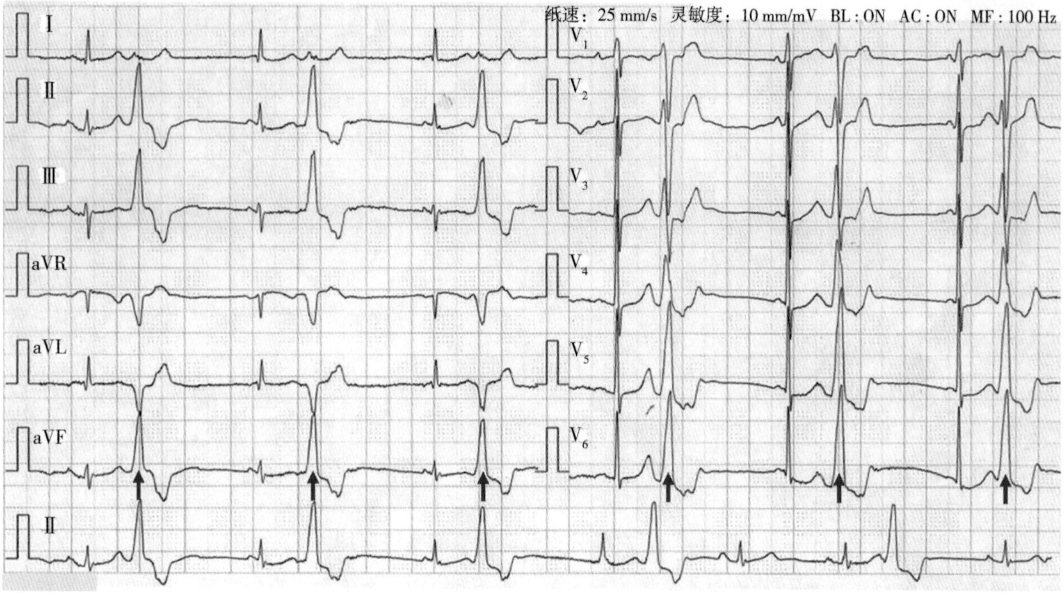

图 4-4-6　右心室流出道起源的室性早搏

心电图显示右室流出道起源的室性早搏（箭头）。aVL 和 aVR 导联的 QRS 波均为负向，Ⅱ、Ⅲ、aVF 导联的 QRS 波均为正向，V_1 导联 QRS 波呈负向，胸前导联移行发生在 V_3 和 V_4 之间

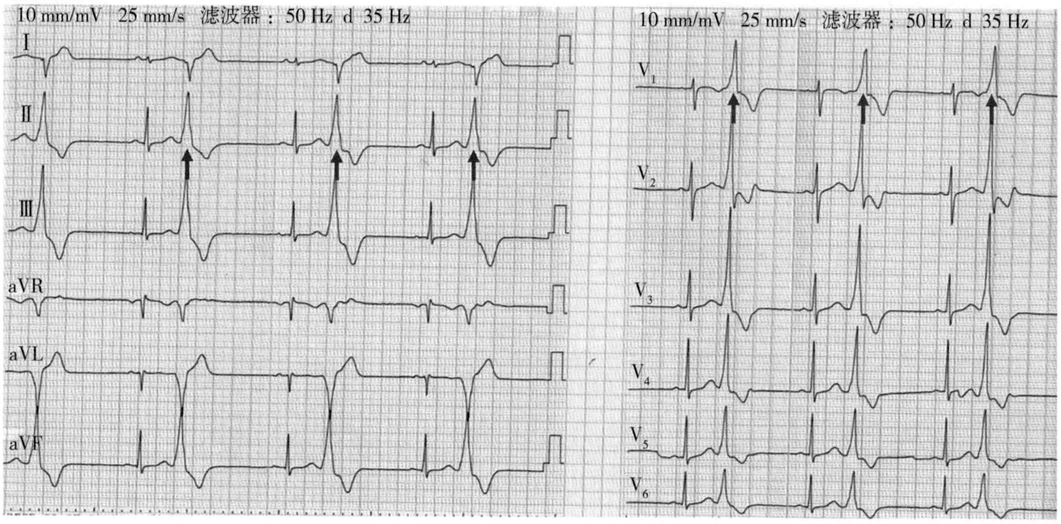

图 4-4-7　左心室流出道起源的室性早搏

心电图显示左心室流出道起源的室性早搏（箭头）。aVL 和 aVR 导联的 QRS 波均为负向，Ⅱ、Ⅲ、aVF 导联的 QRS 波均为正向，V_1 导联 QRS 波为正向，呈右束支传导阻滞图形，或称胸前导联移行发生在 V_1

起源于左心室间隔部的室性早搏，呈右束支传导阻滞 + 左前 / 左后分支传导阻滞图形，多为较窄的“M”型，常呈室性并行心律，有室性融合波。源自左室前间隔上部即左前分支区域者，合并电轴右偏，Ⅱ、Ⅲ、aVF 导联 QRS 波呈 R 型，Ⅰ、aVL 导联 QRS 呈 S 型（图 4-4-8）；源自左室下后间隔部即左后分支区域者，电轴左偏，Ⅱ、Ⅲ、aVF 导联 QRS 波呈 S 型，Ⅰ、aVL 导联 QRS 呈 R 型（图 4-4-9）。

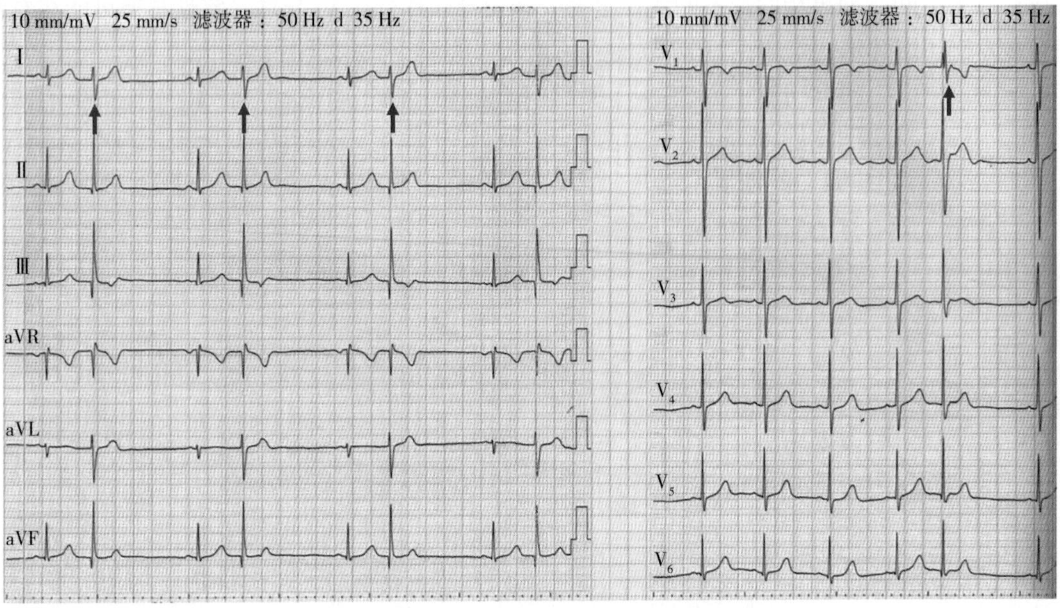

图 4-4-8 左前分支区域起源的室性早搏

心电图显示左前分支区域起源的室性早搏（箭头）。V_1 导联 QRS 波正向，为较窄的“M”型，呈右束支传导阻滞图形，电轴右偏，Ⅱ、Ⅲ、aVF 导联 QRS 波呈 R 型，Ⅰ、aVL 导联 QRS 呈 S 型

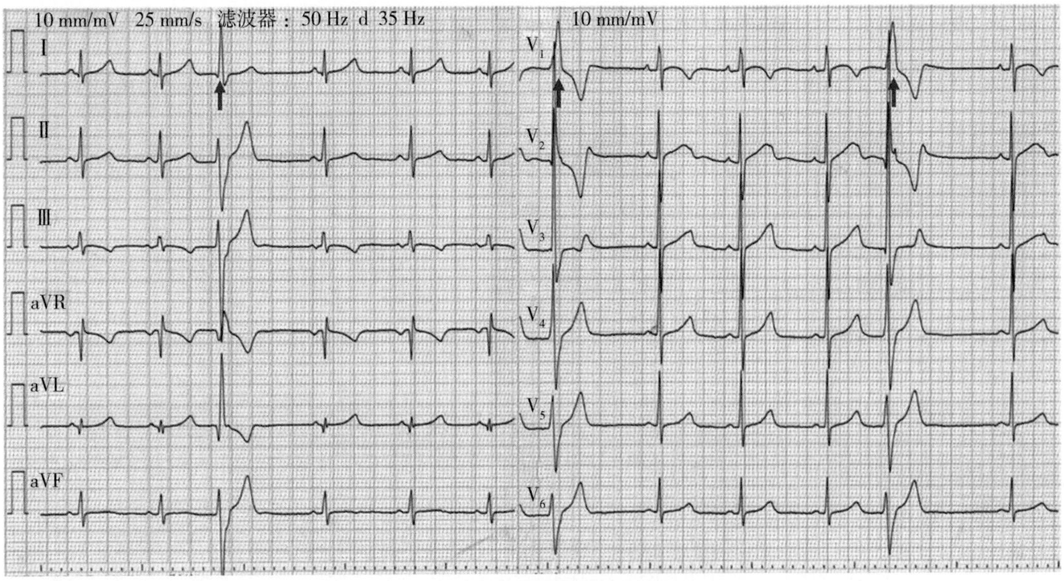

图 4-4-9 左后分支区域起源的室性早搏

心电图显示左后分支区域起源的室性早搏（箭头），V_1 导联 QRS 波正向，呈右束支传导阻滞图形，电轴左偏，Ⅱ、Ⅲ、aVF 导联 QRS 波呈 S 型，Ⅰ、aVL 导联 QRS 呈 R 型

房室瓣环起源的室性早搏，其体表心电图定位分别与左侧和右侧的显性旁路心电图预激波极性定位房室旁路部位相似（图 4-4-10）。

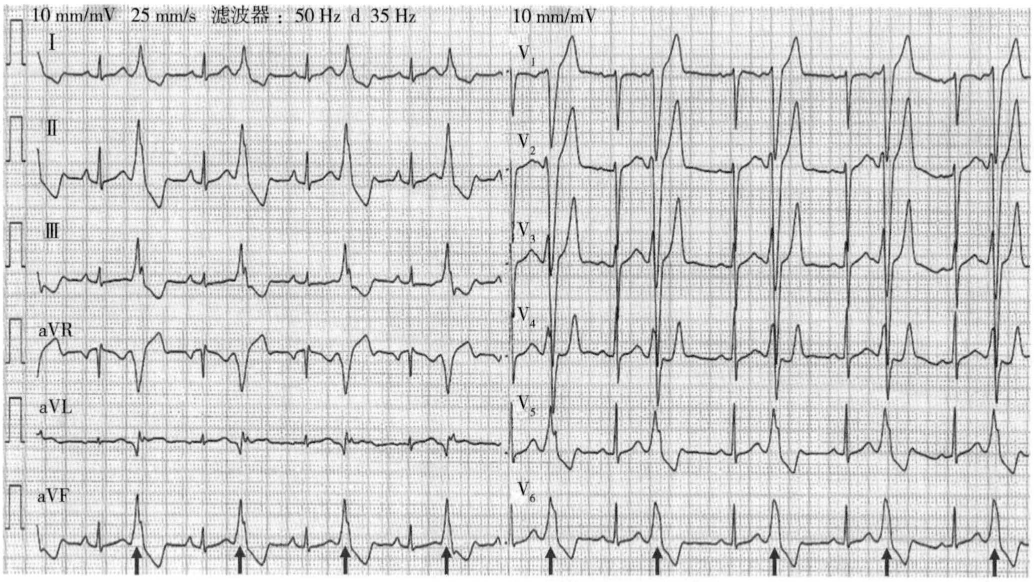

图 4-4-10　三尖瓣环起源的室性早搏

心电图显示三尖瓣环起源的室性早搏（箭头）。室性早搏的 QRS 波在 V_1 导联为负向，呈左束支传导阻滞图形，aVL 导联 QRS 波呈 Qr 型，胸前导联移行在 V_5 导联，同时，室性早搏呈二联律出现

调节束起源的室性早搏少见但有其不同的特点。起源于右心室调节束的室性早搏的心电图特点（图 4-4-11）：左束支传导阻滞样图形，电轴左偏；QRS 波相对较窄，胸前导联 QRS 波下降支斜率大，移行于 V_4 之后，且晚于窦性心律；下壁导联主波负向为主且下降支有切迹，Ⅰ、aVL 导联直立，aVR 导联低幅顿挫。调节束起源的室性早搏与三尖瓣环后侧壁起源者各导联心电图在形态和极性上均较相似，有时难以鉴别。调节束起源的室性早搏，其 QRS 波更窄、下壁导联下降支有切迹、胸前导联下降支斜率更大、V_6 导联 R 波振幅更小；而三尖瓣环后侧壁起源的室性早搏，Ⅱ导联更为负向、胸前导联移行更晚[4]。

根据室性早搏形态判定起源于左心室的具体部位，包括乳头肌部位，在同 1 个患者身上可呈现不同的形态，左前分支或左后分支（此类可能由于折返或自律性）及沿二尖瓣环的室性早搏也如此。室性早搏还可起源于心大静脉、前室间静脉及心脏的十字交叉部位。

室性早搏的起源部位与导管消融的有效性和手术风险相关性，将会在射频消融章节中仔细讨论。

②明确室性早搏的形态特征与疾病存在相关性。先天性长 QT 间期综合征以多形性室性早搏常见，可导致 Tdp 或心室纤颤。后天性或继发性长 QT 间期综合征如药物性常可发生独特的非持续性 Tdp。CPVT 患者中，运动可诱发双向室性早搏或室性心动过速，且多起源于左室流出道、右室流出道或右室心尖部[5]。20%～30% 肥厚型心肌病可发现室性早搏，该人群中部分有心脏骤停病史。ARVC 患者的室性早搏和非持续性室性心动过速多起源于右心室，常表现为无症状非持续性室性心动过速。右心室室性早搏若不是起源于右心室流出道，可能是其潜在病理的一个征象，如 ARVC、心脏结节病及其他浸润性疾病。当特发性室性早搏起源于右心室，不伴器质性心脏病，

呈左束支传导阻滞形态而且频发，胸前导联移行晚，QRS 波到 V_4 导联方开始正向多于负向，且在 aVR 和 aVL 均不呈负向，下壁导联呈负向者，应进一步做心脏磁共振检查进行评估。

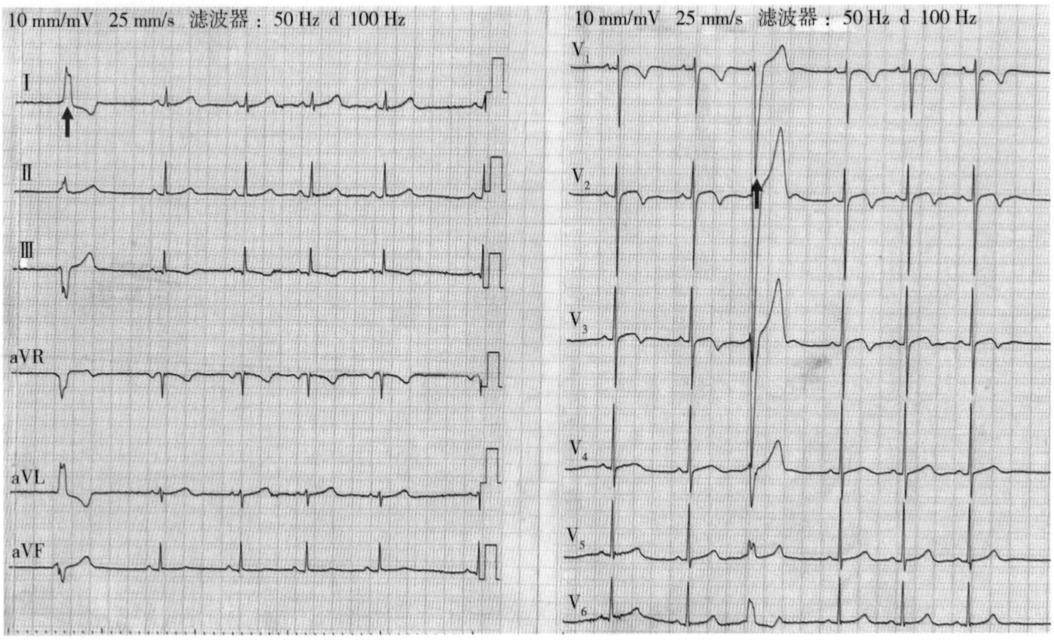

图 4-4-11 右心室调节束起源的室性早搏

心电图显示右心室调节束起源的室性早搏（箭头）。室性早搏的 QRS 波相对较窄，在 V_1 导联为负向，呈左束支传导阻滞图形，Ⅰ和 aVL 导联 QRS 波呈 R 型，胸前导联 QRS 波下降支斜率大且波形光滑，移形在 V_5 导联

（五）24 h 动态心电图（Holter）监测

Holter 监测是评价室性早搏是否频发的金标准，连续真实地记录能提供 24 h 内室性早搏准确的数量，并计算室性早搏的负荷，即室性早搏占 24 h 总心搏数的比例。Holter 监测还有助于确定患者的症状与室性早搏出现之间的关系及确定不同形态室性早搏的数量。此外，让患儿在 Holter 监测期间进行运动，可以部分替代运动负荷试验，确定室性早搏是否随运动量增加而增多。单个可穿戴的心电图设备，如运动手环等，也能达到此目的，但是可穿戴的心电图监测设备仅能捕捉心率或节律不规整时的瞬间变化，不包括 24 h 每一心跳的全部记录，无法计算室性早搏的负荷。

（六）超声心动图

对新诊断的室性早搏患者，建议及时做超声心动图检查，以帮助排除器质性心脏病，评估心脏功能。尤其当室性早搏的负荷＞20%，或心室功能减低，或存在其他可能引起室性早搏增多或加重患者症状的病理因素时[6]。

（七）运动负荷试验

对无明确病因或疑诊患儿建议做运动负荷试验。运动负荷试验包括运动平板或脚踏车运动试验，可以观察运动后心率增快时室性早搏数量的变化，是否伴 ST-T 改变或诱发室性心动过速及

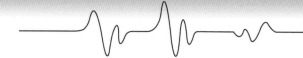

QT 间期的变化，以协助判断室性早搏的风险，评估有无缺血性心肌病变、有无家族性遗传性室性心律失常疾病如先天性长 QT 间期综合征或 CPVT，并指导患儿能否参加体育活动。运动时室性早搏减少提示病情更为良性，但运动对室性早搏的抑制非常普遍，因此很难在诊断上使用该标准。

（八）心脏磁共振

由于心电门控困难，心脏磁共振可能难以明确室性早搏的起源，但有助于诊断心肌炎、肥厚型心肌病、左室心肌致密化不全、ARVC 及心脏结节病等。心脏磁共振可以评价心脏的结构、功能和纤维化程度。这项检查对于评估 ARVC 的患者是最重要的。异常的磁共振表现是诊断 ARVC 非常重要的组成部分。磁共振的延迟强化表明心脏有心肌瘢痕，可以进一步做正电子发射断层扫描，以评估浸润性和炎症性病变程度，对临床诊疗计划和导管消融有一定指导作用。

以下情况应考虑做心脏磁共振检查：①新发现的频发室性早搏，在初步评估后怀疑有结构性心脏病；②对于非典型部位起源的特发性室性早搏患者（即使超声心动图正常）。

五、室性早搏的风险

室性早搏的风险取决于患者有无严重的器质性心脏病、心功能状态、有无遗传性离子通道病、有无电解质紊乱（如低钾）、有无药物过量（洋地黄、抗心律失常药物）、有无猝死或晕厥家族史、是否合并持续性室性心动过速。

六、预后

研究表明特发性室性早搏可能会随着年龄的增长而逐渐消失。来自右心室流出道的室性早搏通常是良性的，但也可能是 ARVC 的早期表现。

（一）影响预后的因素

欧洲心律协会（EHRA）在 2019 年共识[7]中指出，室性早搏患者预后较差的影响因素，包括有潜在的结构性及缺血性或心律失常性疾病、复杂性室性早搏的联律间期短（R-on-T 现象）、室性早搏的 QRS 波时限宽（常见于心肌病）。

20%～30% 肥厚型心肌病可发生室性早搏，该人群中部分有心脏骤停病史。ARVC 患者室性早搏和非持续性室性心动过速起源于右心室，常表现为无症状非持续性室性心动过速[8]。多达 50% 的法洛四联症术后患者动态心电图可记录到心室逸搏活动或室性早搏 / 非持续性室性心动过速，4%～14% 患者存在持续性室性心动过速。程序刺激诱发持续性单形或多形性室性心动过速，是法洛四联症术后潜在心脏事件的独立危险因素[9]。

（二）室性早搏性心肌病

室性早搏性心肌病是指由于频发室性早搏的发生而导致潜在可逆性的左心室功能障碍。2022 年欧洲心脏病学会（ESC）指南指出对于不明原因的射血分数降低且室性早搏负荷≥ 10% 的患者，应考虑为室性早搏性心肌病[10]。临床上表现为扩张型心肌病，应用抗心律失常药物或导管消融治疗室性早搏可逆转患者的心功能不全。发病机制可能与室性早搏后的心肌收缩增强（由于钙超载、耗氧量增加）、心室本身收缩不同步、心房与心室收缩不同步、心动过速、自主神经系统的交感活性增强等有关[5]。

容易发生室性早搏性心肌病的因素有以下几点：

（1）与QRS形态、QRS时限、插入性及联律间期相关：①左束支传导阻滞可能较右束支传导阻滞更易导致左心室射血分数（LVEF）受损。② QRS间期≥ 140 ms是LVEF损害的独立预测指数。③插入性室性早搏可能为频率依赖性。④联律间期≤ 600 ms时，LVEF会降低。⑤逆行P波。

（2）室性早搏的负荷：成人一些相关研究结果如下，Baman等认为室性早搏负荷> 24%是导致心肌病的独立影响因素，对于预测室性早搏性心肌病的发生具有极高的敏感性和特异性（分别为79%、78%）[11]。24 h的室性早搏数目与左室功能受损相关，通常室性早搏负荷> 15%～25%，但也有研究发现室性早搏负荷可低至10%[12]。Dukes等对1139例初始LVEF正常且不存在充血性心力衰竭患者做动态心电图确定室性早搏负荷，5年后随访发现室性早搏负荷高者与LVEF减低、充血性心力衰竭发生率及死亡率增高是相关的[13]。儿童的研究报道极少，Abadir等对47例心脏结构正常，室性早搏负荷> 10%的患儿进行4年随访，发现15%患儿存在轻度左室功能不全[14]。

（3）室性早搏的起源部位：① Carpio等对成人的研究发现左心室起源的室性早搏患者在室性早搏负荷> 20%，右心室起源的室性早搏患者在室性早搏负荷> 10%时，LVEF明显下降。②动物模型发现心外膜起源的室性早搏对心脏非同步收缩的影响较心内膜大。

众多伴频发室性早搏的患者从不发生收缩功能障碍或心力衰竭，因此，识别个体的风险因素很重要。在临床上表现心力衰竭和室性早搏的患者，高负荷的室性早搏为重要危险因素。如果室性早搏成功消融后心力衰竭消失，则证实室性早搏是心力衰竭的原因，而消融不能逆转心力衰竭，则提示室性早搏可能是继发的临床表现或潜在病理的表面现象。

（三）儿童室性早搏的自然发展趋势

来源于左室流出道或右室流出道的室性早搏随儿童年龄增长而增多，而来源于分支的室性早搏则随儿童年龄增长而减少。

绝大部分特发性室性早搏为良性，预后较好，仅有少部分功能性室性早搏发展成持续性或复杂性心律失常及心肌病等。随着年龄增长，器质性室性早搏发生频率和复杂性增加，常发展成恶性心律失常，预后不良。

室性早搏患儿应长期随访，监测左心功能变化。随着儿童的成长，起源于左室的室性期前收缩往往消失，对这类儿童可以无需进行强烈干预。起源于右室的室性早搏需警惕室性早搏为ARVC的早期表现[15]。

（四）对于室性早搏危险性的评价

应综合上述多种因素考虑。临床上如有以下情况应予以重视：

（1）存在潜在的心脏疾病，如心肌炎、心肌病、心脏瓣膜病、高血压、川崎病引起的冠状动脉异常等。

（2）具有晕厥史或猝死家族史。

（3）心脏结构和功能改变，如心脏扩大、LVEF 减低或心力衰竭表现等。

（4）心电图上表现为多源及 R-on-T 现象。

七、治疗与管理

（一）治疗原则

对于室性早搏患儿，详细了解病史和家族史，做仔细的体格检查，完善 12 导联心电图、24 h 动态心电图监测及超声心动图检查，主要了解 3 个关键信息：有无症状、室性早搏的负荷、是否合并器质性心脏病。建议由小儿心脏病专家进行评估。

对于儿童室性早搏的治疗，有文献[16]指出，除非室性早搏频发并导致左心室功能下降，一般不需要药物或消融治疗。抗心律失常药物治疗并不能缩短室性早搏的病程，如果没有相关症状，不推荐应用抗心律失常药物。

如果患者存在影响正常生活的症状，或 LVEF 减低，可以选择药物治疗或导管消融。随着射频消融的广泛开展及越来越多的经验积累，结果表明射频消融治疗室性早搏是相对安全有效的。对于起源于流出道的室性早搏，射频消融的成功率可＞90%。如果患儿室性早搏负荷低，没有潜在的器质性心脏病，且 LVEF 正常，无需干预治疗。但如果室性早搏患儿存在早搏引起的症状，且影响其正常生活，此时即使 LVEF 正常，也可以考虑治疗，此时治疗目的为改善生活质量，依据患儿或患儿家长的意愿和倾向，以及各儿童电生理中心医生的经验，综合考虑效益 / 风险比，酌情选择。

（二）生活方式管理

室性早搏为偶发、单形性，静息或运动期间只有 1 ~ 2 个室性早搏时，可不限制运动。若室性早搏在运动时数量减少或消失，不必限制运动。无基础心脏病的运动员，室性早搏不会增加突发性心脏死亡的风险，不应限制其参与竞技性或非竞技性运动。但是长期一定强度的锻炼会增加室性早搏。

若运动心电图显示运动期间或恢复期室性早搏增加或运动心电图试验阳性，建议避免参加竞技性体育活动。

对于急性心肌炎或可逆性病因引起的室性早搏，若有治疗指征，首选药物治疗 1 ~ 3 个月。

对于室性早搏患儿，应进行定期随访，做心电图、动态心电图、运动负荷试验、超声心动图等检查，以评估室性早搏的变化趋势和对心功能的影响。

（三）药物治疗

常规抗心律失常药物治疗的患者室性早搏负荷不一定降低，也不一定促进室性早搏的消失，在无室性早搏相关症状的患者中不推荐应用抗心律失常药物。当频发室性早搏的患儿出现左室功能降低的证据时，治疗策略应选择药物或消融消除室性早搏。药物治疗应首先选择不会导致严重副作用的药物。如果心功能无明显降低，一般首选 β 受体阻滞剂或普罗帕酮。婴儿及心功能降低的患者选择钙通道阻滞剂应谨慎，Ⅲ类抗心律失常药物如胺碘酮在该类患者中可能有效，可作为二线用药。

（1）对于心脏结构正常的患者，尤其是特发性室性早搏，如右心室流出道室性早搏和分支型室性早搏，β 受体阻滞剂、普罗帕酮和非二氢吡啶类钙通道阻滞剂（地尔硫䓬或维拉帕米）均为一线治疗药物。β 受体阻滞剂对交感神经介导和诱发的室性早搏如流出道室性早搏效果好，高负荷、伴心率偏快、运动诱发的室性早搏及运动期间室性早搏增多者，优先选用。β 受体阻滞剂的不良反应包括心动过缓、传导阻滞、低血压、疲劳、支气管痉挛、外周血管阻力增加、糖与脂代谢紊乱。非二氢吡啶类钙通道阻滞剂对分支型室性早搏多数有效，该类药物负性肌力作用明显，不良反应包括低血压、窦性心律过缓、传导阻滞，还可能引起胃肠道副作用如胃食管反流和便秘及下肢水肿，不推荐＜ 1 岁儿童应用。普罗帕酮耐受性好，效果也良好，但通常禁用于严重左心室肥厚或心力衰竭者，适用于无冠状动脉疾病和收缩功能轻度减低的患者，不良反应包括消化道反应，传导阻滞，致心律失常作用如多形性室性心动过速、心室纤颤，在心肌缺血和心功能不全时耐受性下降。

（2）对于长 QT 间期综合征和 CPVT 患者选择 β 受体阻滞剂，可有效预防其室性心律失常发作。

（3）对左心室功能下降的室性早搏患者，可选择 β 受体阻滞剂、胺碘酮，或胺碘酮联合 β 受体阻滞剂。

（4）对于导管消融不成功，或由于多源性室性早搏不适于做导管消融且以上药物无效者，可考虑应用其他抗心律失常药物，如索他洛尔及胺碘酮。索他洛尔对多数患者的室性早搏有抑制作用，与普罗帕酮联合应用，可增加有效性。需注意索他洛尔有延长 QT 间期，不适宜于先天性或获得性 QT 间期延长、心动过缓及低血压等患者。胺碘酮可单独使用或与 β 受体阻滞剂合用，且效果良好，适用于有器质性心脏病、收缩功能严重减低的患者。需注意胺碘酮也有延长 QT 间期作用，其不适宜于先天性或获得性 QT 间期延长患者。由于胺碘酮的心外不良反应较多，包括甲状腺功能亢进或减低、肺间质纤维化、角膜色素沉着、肝功能异常等，儿童和青少年不适合长期应用，不推荐胺碘酮作为特发性室性早搏的一线治疗。

（5）注意事项：使用抗心律失常药物应密切监测疗效、血流动力学反应和不良反应。用药前后做动态心电图检查评估药物疗效。药物治疗多不能完全消除室性早搏，而是改善临床症状，逆转室性早搏性心肌病，因此其疗程依据个体而不同。

（四）导管消融

如前所述，随着射频消融的广泛开展及越来越多的经验积累，结果表明射频消融治疗室性早搏是相对安全有效的。

（1）导管消融指征：早在 2014 年，EHRA/HRS/APHRS 专家共识指出，伴有相关症状的频发室性早搏可以考虑行导管消融；药物保守治疗后症状仍然明显或室性早搏负荷高（＞ 1 万次 /24 h 或＞ 10%），LVEF 下降者，推荐行导管消融[12]。历经多次更新之后，2022 年 ESC 指南[10]则更明确指出，有症状的右室流出道或左心室分支起源的室性早搏，推荐导管消融为Ⅰ类指征，有症状的非右室流出道或左心室分支起源的室性早搏，推荐β受体阻滞剂或非二氢吡啶类钙通道阻滞剂治疗，为Ⅰ类指征。药物治疗无效或需长期口服药物且有症状的左心室、主动脉瓣窦、心外膜起源的室性早搏可由经验丰富的术者行导管消融[17]。有症状的右室流出道或左心室分支起源的室性早搏，对于不能或不愿意行导管消融及有特定危险者，应考虑应用β受体阻滞剂、非二氢吡啶类钙通道阻滞剂或氟卡尼治疗。无症状的特发性室性早搏，若随访期间反复＞20%，可以考虑行导管消融。导管消融是室性早搏性心肌病的首选一线治疗。手术修复后的法洛四联症患者频发室性早搏、单形性室性心动过速，优先选择导管消融。

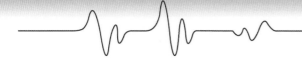

自1991年以来，导管消融逐渐成为治疗儿童各种快速性心律失常的首选方法[18]。2017年中国儿童心律失常导管消融专家共识[19]将体重≥15 kg，伴有相关症状的频发室性早搏定为Ⅱa类指征。而对于药物控制良好或无明显血流动力学障碍的室性心律失常、可逆原因导致的室性心律失常（如急性心肌炎或药物中毒）为Ⅲ类指征。2022年ESC指南指出儿童的治疗应与成人相同，然而，导管消融在年幼的儿童应适当推迟，因为其并发症的风险及消融的瘢痕相对较大[10]。

（2）导管消融成功率：导管消融对于治疗室性早搏，特别是对于单源性室性早搏成功率较高，且为根治性治疗方法。射频消融对于流出道室性早搏成功率最高，其次为左后分支型室性早搏、三尖瓣环起源的室性早搏。乳头肌起源的室性早搏需要在心腔内超声引导下进行消融，成功率相对较低，且复发率高。标测为希氏束附近最早心室激动的室性早搏，应进一步在主动脉无冠窦和右冠窦内标测，以排除此部位起源的室性早搏，避免或减少希氏束附近放电发生房室传导阻滞并发症。

（五）随访

2018年英国剑桥大学Panizo等[20]提出，无临床症状且LVEF正常的高负荷室性早搏患者，若选择保守治疗，应长期随访。若进行导管消融，在治疗后3～12个月保持随访。随访时做超声心动图和动态心电图检查。

2019EHRA对无症状性室性早搏的随访建议[7]：

（1）室性早搏的患者（＞500次/24 h），应转诊心脏专科医生，进行进一步评估，以排除任何潜在的结构性和缺血性或心脏病。

（2）频发室性早搏（负荷＞20%）患者全因和心血管死亡风险高，应加强随访。

（3）应治疗怀疑室性早搏性心肌病的室性早搏患者。

（4）无症状室性早搏患者的治疗应重点关注潜在的心脏病，以改善预后。

（韩　波）

参考文献

[1] West L Beerman L, Arora G. Ventricular ectopy in children without known heart disease[J]. J Pediatr, 2015, 166(2): 338. e1-342. e1.

[2] Gorenek B, Fisher JD, Kudaiberdieva G, et al. Premature ventricular complexes: diagnostic and therapeutic considerations in clinical practice : a state-of-the-art review by the American College of Cardiology

Electrophysiology Council[J]. J Interv Card Electrophysiol, 2020, 57(1): 5-26.
[3] Paul T, Marchal C, Garson A. Ventricular couplets in the young: prognosis related to underlying substrate[J]. Am Heart J, 1990, 119(3Pt1): 577-582.
[4] Jiang D, Lv J, Han B, et al. Electrocardiographic characteristics and catheter ablation of ventricular arrhythmias originating from the moderator band in children[J]. Front Pediatr, 2022, 10: 740230.
[5] 中华医学会心电生理和起搏分会，中国医师协会心律学专业委员会．室性心律失常中国专家共识 [J]. 中华心律失常学杂志，2016, 20(4): 279-326.
[6] 刘芳，赵趣鸣．儿童心律失常：基于病例的诊疗方案 [M]. 北京：中国科学技术出版社，2024.
[7] Arnar DO, Mairesse GH, Boriani G, et al. Management of asymptomatic arrhythmias: a European Heart Rhythm Association (EHRA) consensus document, endorsed by the Heart Failure Association (HFA), Heart Rhythm Society (HRS), Asia Pacific Heart Rhythm Society (APHRS), Cardiac Arrhythmia Society of Southern Africa (CASSA), and Latin America Heart Rhythm Society (LAHRS)[J]. Europace, 2019, 21(6): 844-845.
[8] Arbelo E, & Josephson ME. Ablation of ventricular arrhythmias in arrhythmogenic right ventricular dysplasia[J]. J Cardiovasc Electrophysiol, 2010, 21(4): 473-486.
[9] Khairy P, Aboulhosn J, Gurvitz MZ, et al. Arrhythmia burden in adults with surgically repaired tetralogy of Fallot: a multi-institutional study[J]. Circulation, 2010, 122(9): 868-875.
[10] Zeppenfeld K, Tfelt-Hansen J, de Riva M, et al. 2022 ESC Guidelines for the management of patients with ventricular arrhythmias and the prevention of sudden cardiac death[J]. Eur Heart J, 2022, 43(40): 3997-4126.
[11] Baman TS, Lange DC, Ilg KJ, et al. Relationship between burden of premature ventricular complexes and left ventricular function[J]. Heart Rhythm, 2010, 7(7): 865-869 .
[12] Pedersen CT, Kay GN, Kalman J, et al. EHRA/HRS/APHRS expert consensus on ventricular arrhythmias[J]. Europace, 2024, 16(9): 1257-1283.
[13] Dukes JW, Dewland TA, Vittinghoff E, et al. Ventricular ectopy as a predictor of heart failure and death[J]. J Am Coll Cardiol, 2015, 66(2): 101-109.
[14] Abadir S, Blanchat C, Fournier A, et al. Characteristics of premature ventricular contractions in healthy children and their impact on left ventricular function[J]. Heart Rhythm, 2016, 13(11): 2144-2148.
[15] Priori SG, Blomström-Lundqvist C, Mazzanti A, et al. 2015 ESC Guidelines for the management of patients with ventricular arrhythmias and the prevention of sudden cardiac death: the Task Force for the Management of Patients with Ventricular Arrhythmias and the Prevention of Sudden Cardiac Death of the European Society of Cardiology (ESC). Endorsed by: Association for European Paediatric and Congenital Cardiology (AEPC)[J]. Eur Heart J, 2015, 36(41): 2793-2867.
[16] Drago F, Leoni L, Bronzetti G, et al. Premature ventricular complexes in children with structurally normal hearts: clinical review and recommendations for diagnosis and treatment[J]. Minerva Pediatr, 2017, 69(5): 427-433.
[17] Priori SG, Blomström-Lundqvist C, Mazzanti A, et al. 2015 ESC Guidelines for the management of patients with ventricular arrhythmias and the prevention of sudden cardiac death[J]. Rev Esp Cardiol (Engl Ed), 2016, 69(2): 176.
[18] 李小梅，李奋，曾少颖，等．全国儿童心内电生理检查及射频消融多中心资料分析 [J]. 中华心律失常学杂志，2014, 18(1): 9-16.
[19] 中华医学会心电生理和起搏分会小儿心律学工作委员会，中华医学会儿科学分会心血管学组，中国医师协会儿科分会心血管专业委员会．中国儿童心律失常导管消融专家共识 [J]. 中华心律失常学杂志，2017, 21(6): 462-470.
[20] Panizo JG, Barra S, Mellor G, et al. Premature ventricular complex-induced cardiomyopathy[J]. Arrhythm Electrophysiol Rev, 2018, 7(2): 128-134.

Chapter 5 第五章

室上性心动过速

第 1 节　不适当的窦性心动过速

不适当的窦性心动过速（inappropriate sinus tachycardia，IST）是一种临床综合征，其特征是静息心率持续升高，并在最小的生理刺激下进一步显著增加。2015 年美国心律学会（Heart Rhythm Society，HRS）专家共识声明将 IST 定义为无任何可识别原因下，静息心率＞ 100 次 /min，平均 24 h 心率＞ 90 次 /min，且伴有持续性心动过速引起的不适症状[1]。IST 通常好发于 15 ~ 45 岁的年轻女性，患病率是男性的 4 倍[2]。尽管 IST 已被确定为一种特殊的心律失常综合征，但在临床实践中往往认识不足且治疗相当棘手。

一、病理机制

IST 的发病机制目前尚未被完全阐明，被认为是多因素所致，提出的可能发病机制[1, 3-4]包括：窦房结自律性增高、β 肾上腺素能超敏、副交感神经活性降低和神经体液调节受损等，详见表 5-1-1。

表 5-1-1　IST 发病机制[3]

IST 可能的发生机制
窦房结内在异常（离子通道病 / 起搏电流）
自主神经效应
副交感神经活性降低
M_2 受体自身抗体或低敏感
对窦房结迷走神经缺乏抑制作用
交感神经活性增加
β 受体自身抗体或超敏
副交感神经和交感神经活动共同受累
压力反射控制受损
神经激素调节
血管活性肠肽

续表

IST 可能的发生机制
组胺
肾上腺素
去甲肾上腺素
5- 羟色胺 1A 受体激活
中枢 γ- 氨基丁酸神经激活
P 物质

二、临床特征

IST最显著的临床特征是休息状态下即有心率增快和（或）在轻体力活动时心率更明显增快（即“不适当”地增快）。该综合征具有一系列与心动过速相关的不适症状，如心悸、胸闷、疲倦、头晕、呼吸急促、焦虑、惊恐发作、头痛、晕厥前兆等，常导致患者的运动耐量明显下降，严重者甚至可完全丧失活动能力。其中心悸是最常见的症状，见于约 90% 的患者。

尽管一些患者表现为窦性心律持续升高，但部分患者则呈阵发性发作，其间心率正常。近 1/4 的患者有 IST 以外的其他心律失常，最常见的是房性心动过速，其次是房室结折返性心动过速（AVNRT）和心房纤颤[5]。

三、诊断

对于任何拟诊 IST 的患者均需首先排除其他生理或病理因素所致的继发性窦性心动过速，如运动、情绪激动、饮酒或咖啡等引起的急性自限性窦性心动过速；甲状腺功能亢进、嗜铬细胞瘤、慢性贫血或失代偿性心肺疾病导致的慢性窦性心动过速等。

IST 的临床诊断标准：①静息窦房心率为＞ 100 次 /min，平均 24 h 心率＞ 90 次 /min，且伴有持续性心动过速引起的不适症状[1]；②心动过速的 P 波电轴和形态与正常窦性心律时完全一致或近乎完全一致；③除外继发性窦性心动过速；④除外起源部位邻近界嵴的局灶性 AT 和窦房结折返性心动过速。

IST 的评估通常需要 12 导联心电图、24 h 动态心电图监测及超声心动图除外结构性心脏病。需要进行直立倾斜测试以排除体位性心动过速综合征（postural tachycardia syndrome，POTS）。Shabtaie 等[5]的研究显示，24% 的患者被诊断为 POTS 患者。IST 和窦房结折返性心动过速有相似的心电图表现。但窦房结折返性心动过速可表现为由房性早搏诱发和终止，可被腺苷及各种兴奋迷走神经动作终止。如果诊断有疑问或怀疑其他心动过速机制，则需进行有创心脏电生理学检查[6]。

心内电生理检查可以确定 IST 的诊断，并可与界嵴上段的房性心动过速和窦房结折返性心动过速进行鉴别诊断（表 5-1-2）。IST 的电生理诊断标准：①能排除被心房程序刺激诱发的心动过速；②证实心房激动顺序为自上而下，最早激动点位于界嵴上段；③心动过速开始和终止时，心率呈逐渐增快和逐渐减慢的特点；④当心动过速的频率出现变化时，伴有界嵴最早激动部位的向上或向下移动。IST和窦房结折返性心动过速的最主要鉴别点是后者可以重复被程序期前刺激诱发。IST的电生理检查时通常需沿界嵴放置一根10极或20极的界嵴电极导管，通过心动过速时界嵴的激动顺序可对绝大多数IST和起源部位邻近界嵴的局灶性房性心动过速进行鉴别。IST的特点是随着心动过速频率的变化，心内最早激动点也随之变化：心动过速频率增快时心内最早激动点向界嵴上段方向移动，而心动过速频率减慢时心内最早激动点向界嵴下段方向移动。而对于起源部位邻近界嵴的局灶性房性心动过速，无论频率如何变化，其心内最早激动点都始终不变。

表5-1-2　IST与起源部位邻近界嵴的局灶性房性心动过速和窦房结折返性心动过速的鉴别

	IST	窦房结折返性心动过速	局灶性房性心动过速
诱发方案	异丙肾上腺素或阿托品	期前刺激	期前刺激/Burst刺激/异丙肾上腺素
发作时的频率变化	经过数秒或数分钟逐渐达到最快频率	立即达到最快频率	立即达到最快频率或呈“温醒”现象
心动过速频率的变化	逐渐变化	突然变化	突然变化
心内局部电图	正常	正常	碎裂
终止特征	逐渐终止	突然终止	突然终止
对增加迷走张力动作的反应	频率逐渐减慢/心内最早激动点沿界嵴下移	突然终止	无效

四、治疗

（一）生活方式的改变

IST通常是一种影响生活质量的慢性疾病。疾病的治疗中包含生活方式和饮食调整。建议避免诱因或兴奋剂，包括咖啡因、尼古丁和酒精。瑜伽可以增加迷走神经张力，改善静息心率和血压。此外，IST导致的不适可导致患者长期回避运动，从而造成身体虚弱、焦虑和抑郁的社会心理表现，因此体育活动和力量训练及社会心理支持具有重要意义。

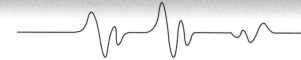

（二）药物治疗

药物治疗通常包括β受体阻滞剂、伊伐布雷定和钙通道阻滞剂。用于IST的其他一些药物包括氟卡尼、索他洛尔、氟氢可的松、米多君等[7]。

1. β受体阻滞剂与钙通道阻断剂

β受体阻滞剂是IST使用最广泛的药物，但症状的改善程度是中等度的。在一项回顾性分析中，只有约25%患者症状有所改善，4%患者症状完全消退[8]。尽管非二氢吡啶钙通道阻滞剂治疗IST的有效性证据十分有限，但其仍然被使用。绝大多数患者在使用这些药物后报告症状没有改善或有恶化[7]。

2. 伊伐布雷定

伊伐布雷定是起搏电流（I_f）的抑制剂，在治疗IST方面显示出良好的应用前景，研究表明其在有效性和耐受性方面优于 β 受体阻滞剂和其他疗法。此外，与安慰剂和 β 受体阻滞剂相比，伊伐布雷定可进一步减慢心率，改善症状（与心率降低无关），并改善运动耐量[9-11]。需要注意的是，伊伐布雷定禁用于孕妇和哺乳期母亲。

（三）导管消融

许多患者在上述治疗后仍存在症状，或由于严重不良反应无法耐受治疗时，可考虑侵入性治疗，包括心内膜射频消融窦房结改良术和保留窦房结的胸腔镜和心内膜杂交消融术。

1. 心内膜射频消融术（endocardial radiofrequency ablation，RFA）

激动标测显示窦房结内的主导兴奋点或最早激动点在界嵴的上方。随着心率减慢，最早的激活会由窦房结头端沿界嵴下移至窦房结尾端。窦房结的这种速率依赖性头尾激活的解剖和生理特性有益于窦房结改良术治疗：最初在界嵴上方消融，消除较快的窦性心律，同时保留下方较低的窦性节律。在以高输出起搏评估膈神经的位置后，消融的靶点定位于界嵴上段，局部心内膜激动早于 P 波 15 ~ 60 ms。界嵴下段消融则增加窦房结功能障碍的发生风险。

在对包括 9 项研究的 Meta 分析中，Rodríguez-Mañero 等[12]报道，在总共 153 例 IST 接受 RFA 患者中，手术成功率 90%，长期症状改善 86%，各类并发症 8.5%，包括膈神经损伤、上腔静脉综合征、动静脉瘘、腹膜后出血、心脏压塞、右心室穿孔和心包炎。随访（28.14 ± 12.64）个月后，86% 的患者报告症状改善，19.6% 复发，15 例患者（10%）在随访期间接受了起搏器植入术。

到目前为止，关于 IST 行 RFA 的窦房结改良术的证据可以概括为中等手术成功率，较小的长期获益和并发症风险增加。因此 HRS 专家共识[1]（Ⅲ类建议）和 ESC 指南[6]不推荐 RFA 作为 IST 的常规治疗，仅推荐用于保守治疗措施均失败的症状严重的患者。

2. 保留窦房结的胸腔镜和心内膜杂交消融术

有证据表明人类心脏中存在两个截然区分、功能显著的窦房结：上腔静脉附近的上方窦房结和下腔静脉附近的下方窦房结。因此，只有同时阻断 2 个窦房结交感神经支配时，才能控制 IST 患者的心率[13]。

这一概念促使了保留窦房结的胸腔镜和心内膜杂交消融术的应用。手术中经胸腔镜分别进行 3 处消融：上腔静脉 - 右心房交界（通过心内膜三维电解剖标测，消融时避开窦房结）、下腔静脉 - 右心房交界及沿界嵴连接这两条消融线的第 3 条消融线（图 5-1-1）。

一项多中心前瞻性研究在总共 100 例 IST 患者中比较 RFA 与杂交消融术效果。杂交消融术组患者平均接受 1 次手术，术后均恢复了正常的窦性心律与节律；而心内膜消融术组患者平均接受 2.8 次手术，术后 84% 患者恢复了正常窦性心律与节律。术后 12 个月随访，与心内膜消融术组相比，杂交消融术组患者的每日平均心率与 6 min 步行峰值心率改善更显著。心内膜消融术组患者再手术率明显高于杂交消融术组（100% *vs* 8%，$P < 0.001$），且膈神经损伤发生率更高（14% *vs* 0%，$P = 0.01$），术后永久性起搏器植入率更高（50% *vs* 4%，$P < 0.001$），但杂交消融术组术后急性心包炎发生率更高（92% *vs* 48%，$P < 0.001$）[14]。

总之，IST 是一种可导致明显不适症状，从而影响生活质量的临床综合征，其主要影响年轻女性，治疗具有挑战性，但长期预后总体良好。目前伊伐布雷定显示出良好治疗效果，其有效性与耐受性均优于其他药物。既往的心内膜射频消融窦房结改良术疗效并不理想，而保留窦房结的胸腔镜和心内膜杂交消融术显示出更佳疗效[3, 7]。

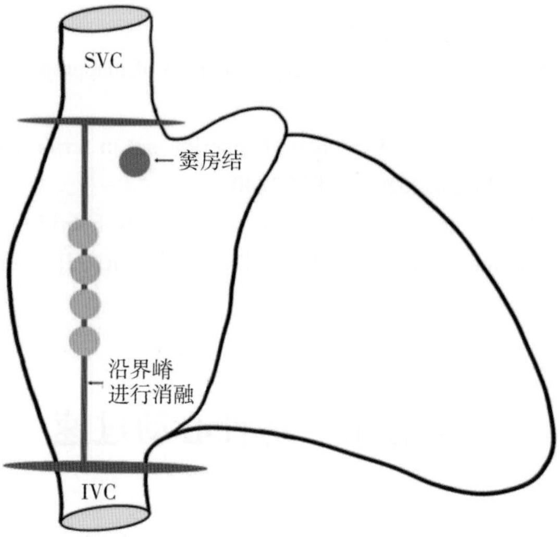

图 5-1-1　胸腔镜和心内膜杂交消融术

通过使用双极射频钳装置在上腔静脉 - 右心房交界、下腔静脉 - 右心房交界和沿界嵴形成消融线（红色椭圆形和直线）；如果存在间隙，则沿界嵴消融线进行心内膜补点消融（黄点）

（吴　琳）

参考文献

[1] Sheldon RS, Grubb BP, Olshansky B, et al. 2015 Heart Rhythm Society Expert Consensus Statement on the Diagnosis and Treatment of Postural Tachycardia Syndrome, Inappropriate Sinus Tachycardia, and Vasovagal Syncope[J]. Heart Rhythm, 2015, 12: e41-e63.

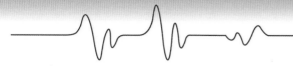

[2] Femenia F, Baranchuk A, Morillo CA. Inappropriate sinus tachycardia: current therapeutic options[J]. Cardiol Rev, 2012, 20(1): 8-14.

[3] Ahmed A, Pothineni NVK, Charate R, et al. Inappropriate sinus tachycardia: etiology, pathophysiology, and management: JACC review topic of the week[J]. J Am Coll Cardiol, 2022, 79(24): 2450-2462.

[4] Morillo CA, Klein GJ, Thakur RK, et al. Mechanism of "inappropriate" sinus tachycardia: role of sympathovagal balance[J]. Circulation, 1994, 90: 873-877.

[5] Shabtaie SA, Witt CM, Asirvatham SJ. Natural history and clinical outcomes of inappropriate sinus tachycardia[J]. J Cardiovas Electrophysiol, 2020, 31: 137-143.

[6] Brugada J, Katritsis DG, Arbelo E, et al. 2019 ESC Guidelines for the management of patients with supraventricular tachycardia. The Task Force for the management of patients with supraventricular tachycardia of the European Society of Cardiology (ESC)[J]. Eur Heart J, 2020, 41: 655-720.

[7] Ali M, Haji AQ, Kichloo A, et al. Inappropriate sinus tachycardia: a review[J]. Rev Cardiovasc Med, 2021, 22(4): 1331-1339.

[8] Shabtaie SA, Witt CM, Asirvatham SJ. Efficacy of medical and ablation therapy for inappropriate sinus tachycardia: a single-center experience[J]. J Cardiovasc Electrophysiol, 2021, 32: 1053-1061.

[9] Ptaszynski P, Kaczmarek K, Ruta J, et al. Metoprolol succinate *vs.* ivabradine in the treatment of inappropriate sinus tachycardia in patients unresponsive to previous pharmacological therapy[J]. Europace, 2013, 15(1): 116-121.

[10] Ptaszynski P, Kaczmarek K, Ruta J, et al. Ivabradine in combination with metoprolol succinate in the treatment of

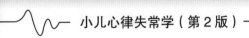

inappropriate sinus tachycardia[J]. J Cardiovasc Pharmacol Ther, 2013, 18(4): 338-344.
[11] Cappato R, Castelvecchio S, Ricci C, et al. Clinical efficacy of ivabradine in patients with inappropriate sinus tachycardia[J]. J Am Coll Cardiol, 2012, 60(15): 1323-1329.
[12] Rodríguez-Mañero M, Kreidieh B, Al Rifai M, et al. Ablation of inappropriate sinus tachycardia[J]. JACC Clin Electrophysiol, 2017, 3: 253-265.
[13] Brennan JA, Chen Q, Gams A, et al. Evidence of superior and in ferior sinoatrial nodes in the mammalian heart[J]. JACC Clin Electrophysiol, 2020, 6: 1827-1840.
[14] Lakkireddy D, Garg J, DeAsmundis C, et al. Sinus node sparing hybrid thoracoscopic ablation outcomes in patients with inappropriate sinus tachycardia(SUSRUTA-IST Registry)[J]. Heart Rhythm, 2021, 19(1): 30-38.

第2节　房性心动过速

房性心动过速（atrial tachycardia，AT），最早激动点位于心房，心动过速的维持无需房室结参与，约占儿童阵发性室上性心动过速（PSVT）的10%。

一、分类与定义

基于对AT电生理机制的认识，2001年欧洲心脏病学会与北美心脏起搏、电生理学会将规则的AT分为局灶性AT和大折返AT[1]。前者激动规律地起源于心房很小区域，然后离心地扩布，并于此后心动周期的一段时间内无心房肌的激动。后者包括典型心房扑动和其他位于心房的具有固定大折返的心房扑动和大折返AT。折返环的中央常为较大的解剖或电传导功能屏障，面积长达数平方厘米，于整个心动周期内均可记录到电活动。通过电生理检查明确是局灶性AT还是大折返机制AT对指导标测和消融具有重要意义。

二、发生机制

AT的发生机制包括自律性增高、触发活动及折返。儿童AT以自律性增高最多见。

（1）异常自律性机制：由异位心房灶自发性4相舒张期除极速率加快所致。特点如下：①心房程序刺激不能诱发或终止AT，但可自发或被静脉滴注异丙肾上腺素所诱发；② AT发作时有频率逐渐加快的温醒现象（图5-2-1），终止前心率有渐减慢现象；③可被超速起搏所抑制；④予腺苷、维拉帕米、Valsalva动作及颈动脉窦按摩可出现房室传导阻滞，但不影响AT的频率（图5-2-2）。

（2）触发机制：触发活动由前1个激动驱动或诱发的异常激动，其产生基础为后除极，当后除极电位达到阈电位时即产生异常激动。后除极为动作电位2相或3相早期后除极［early after depolarization（EAD）］或4相延迟后除极［delayed after depolarization（DAD）］的继发性除极。触发活动引起AT的特点：①房性期前刺激或心房快速起搏可诱发（依赖起搏周长）；②程序刺激可终止AT；③不能被拖带，但可被超速抑制；④自发终止前，通常先有心率减慢；⑤腺苷、维拉帕米或兴奋迷走神经可终止AT。

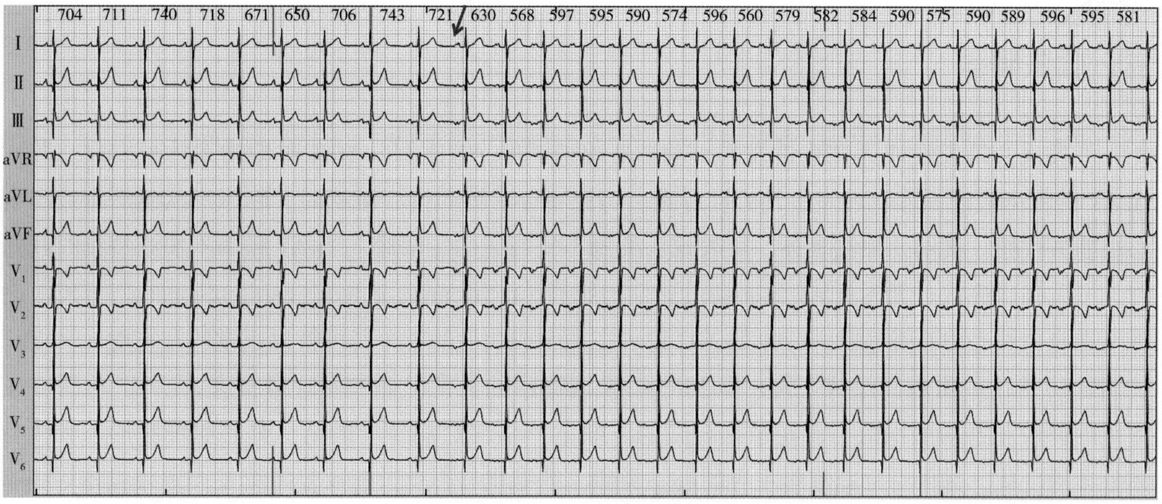

图 5-2-1　AT 的温醒现象

AT 起始可见 RR 间期逐渐缩短，自 AT 第 3 个心动周期后心房率趋于稳定（红色箭头示 AT 起始，图上方数字为 RR 间期）

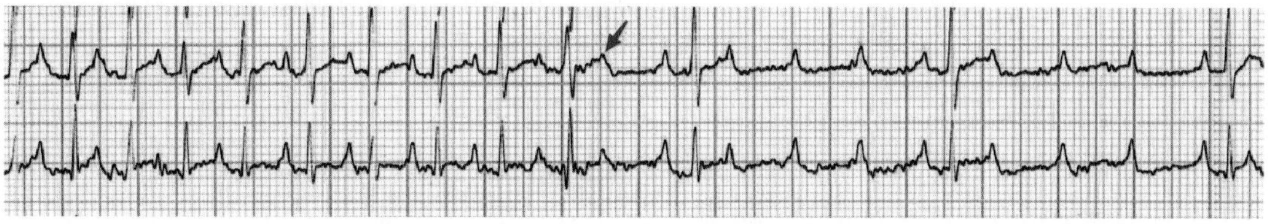

图 5-2-2　静脉注推 ATP 有助于明确诊断 AT

AT 持续发作过程中静脉滴注 ATP 阻断房室传导（红色箭头所指），可见心房 P 波节律未发生改变，房室 2∶1~4∶1 下传

（3）折返机制：由房内折返引起，包括微折返和大折返，折返环形成与房内存在缓慢传导区有关，常呈阵发性，可有或无器质性心脏病基础。心房扑动及大折返 AT 在心脏结构正常的儿童少见，但可见于新生儿。新生儿心房扑动若不合并其他心律失常，很少复发，同步电复律即可取得较好的效果，不需要在新生儿期消融。微折返 AT 的维持依赖于在一定区域中沿着瘢痕或缓慢传导区的折返环路。其特点：①程序刺激可稳定诱发及终止心动过速；②可被显性及隐性拖带；③诱发 AT 期前刺激配对间期与最后 1 个刺激至 AT 的第 1 跳间期呈正相关；④腺苷及维拉帕米能终止大多数微折返 AT。

AT 不同机制间的区别见表 5-2-1。然而，不同机制 AT 的电生理特征存在重叠，机制分类并不影响其消融的成功率及复发率，区分不同类型的局灶 AT 的发生机制对药物治疗有一定的指导作用。

表 5-2-1　AT 不同机制间的区别

AT	异常自律性	触发机制	微折返机制
房性期前收缩诱发 / 终止	−	+	+
快速心房起搏诱发 / 终止	−	+	+
温醒现象	+	−	−
腺苷 / 维拉帕米终止	−	+	+

三、临床特点

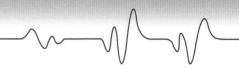

可表现为阵发性或无休止性发作，动态心电监测示AT比例＞50%时即为无休止发作。阵发性AT的临床表现同阵发性室上性心动过速。当患者伴有器质性心脏病时，临床症状更严重或出现心功能失代偿。婴幼儿无法表述，可表现为哭闹不安或乏力、嗜睡。当AT频率不快或持续时间短时，可无临床症状。无休止AT致心动过速性心肌病（tachycardia-induced cardiomyopathy，TIC）时可出现充血性心力衰竭症状。97%的TIC患者在消融成功后的3个月可恢复正常的左室射血功能。长期随访其左室功能仍保持正常，但MRI可发现微小的异常，如左室轻微扩大，LVEF尽管在正常范围但较正常对照组低，存在散在轻微的纤维化[2]。TIC病理学的特征是心肌细胞形态和线粒体分布的变化，并伴有巨噬细胞主导的心脏炎症。纤维化与心动过速反复持续发作致线粒体等细胞器损伤、心肌细胞内肌原纤维局灶性丢失及部分细胞凋亡有关（图5-2-3）。因此，TIC的恢复并非总是完全的，早识别、早治疗为预后的关键因素。然而，AT的识别存在一定的挑战，尤其当房性P波形态接近窦性P波或AT频率不太快时，易误诊为窦性心动过速。笔者曾经历过一些误诊病例，其中2例较典型。病例1为8岁男性，心动过速病史5年，9个月前因乏力于当地诊断为扩张型心肌病，经抗心力衰竭治疗后LVEF 28%～50%。安静时心率110～120次/min，24 h平均心室率112次/min，存在昼夜节律，最快184次/min，最慢63次/min。经仔细阅读动态心电图发现V_1导联P波形态有轻微变化（图5-2-4），诊断为右房AT，并最终在右心耳成功消融成功（图5-2-5），术后1个月心脏大小及功能恢复正常。病例2为12岁女性，1年前因心功能正常低限、左室扩大及二尖瓣中至大量反流行二尖瓣成形术，术后病情未见改善，其心电图见图5-2-6，形态极似窦性心律，动态心电图提示平均心率132次/min，无昼夜节律，考虑右房AT，起源点近窦房结。通过标测消融证实为上腔静脉起源的AT，消融成功后1个月心脏大小恢复正常，二尖瓣反流为轻度。

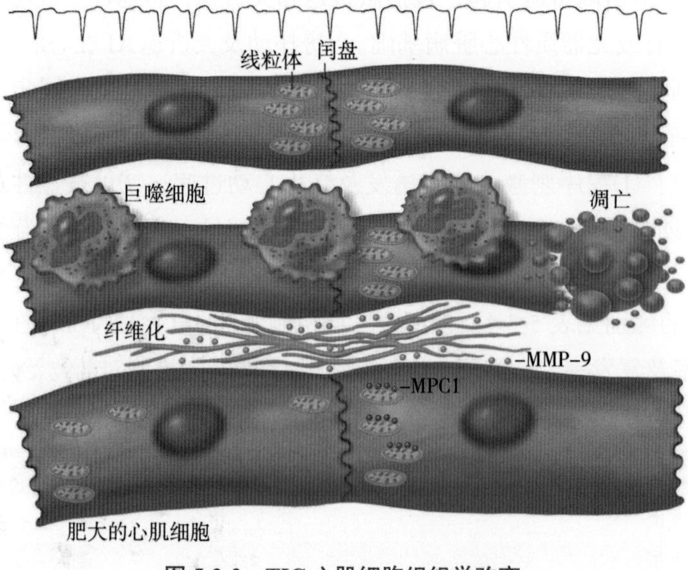

图5-2-3　TIC心肌细胞组织学改变

MMP：基质金属蛋白酶；MPC：线粒体丙酮酸盐载体

（Mueller KAL, Heinzmann D, Klingel K, et al. Histopathological and immunological characteristics of tachycardia-induced cardiomyopathy[J]. J Am Coll Cardiol, 2017, 69(17): 2160-2172.）

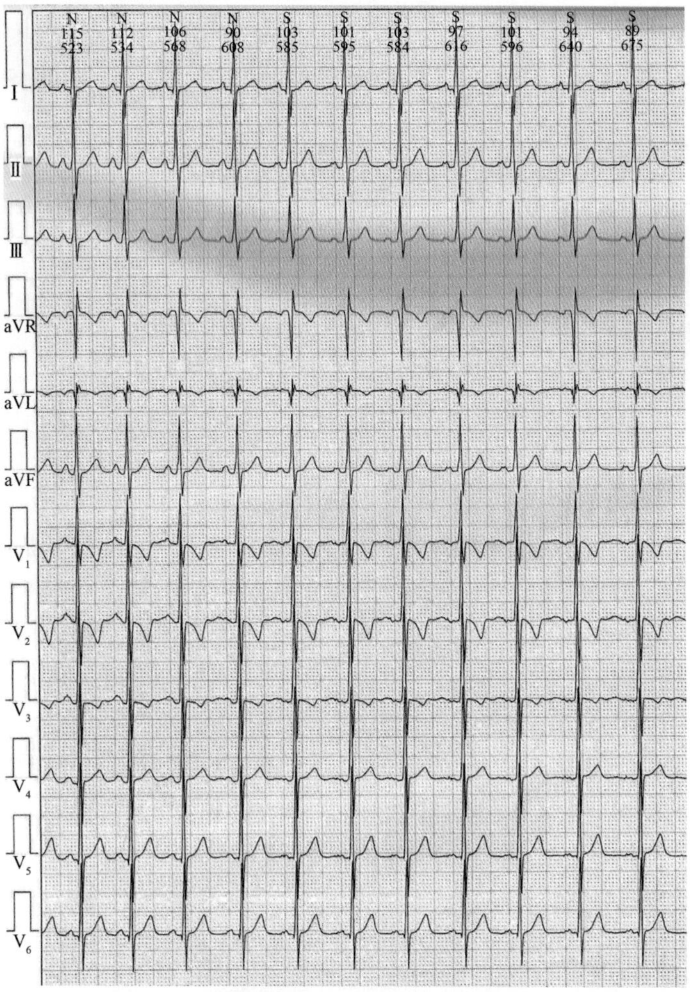

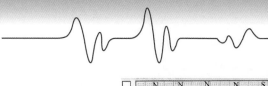

图 5-2-4 12 导联动态心电图对窦性心律和 AT 的鉴别

动态心电图片段，前 4 跳为窦性心律，第 5 跳开始为慢频率的 AT，两者频率接近，但 V_1 导联 P 波极向在窦性心律时为正负向，AT 时为负向，提示为起源于右房的 AT

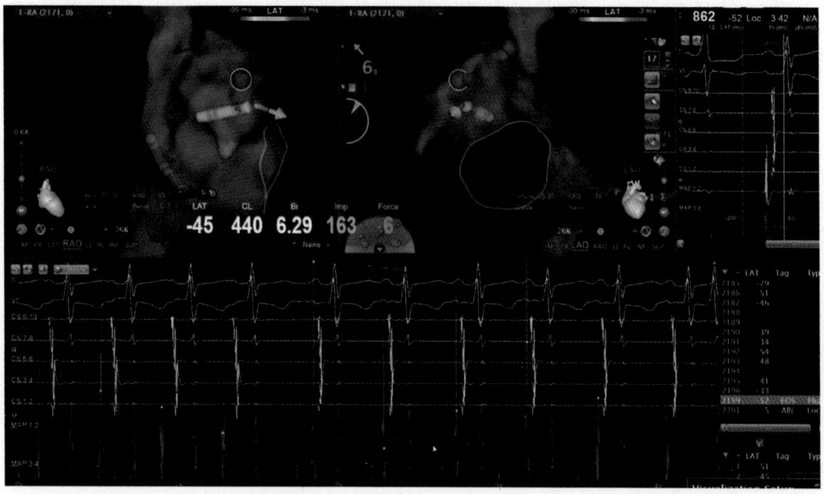

图 5-2-5 AT 消融成功靶点图

右心耳内蓝色点机械压迫恢复窦性心律，该靶点消融成功，随访 AT 未复发

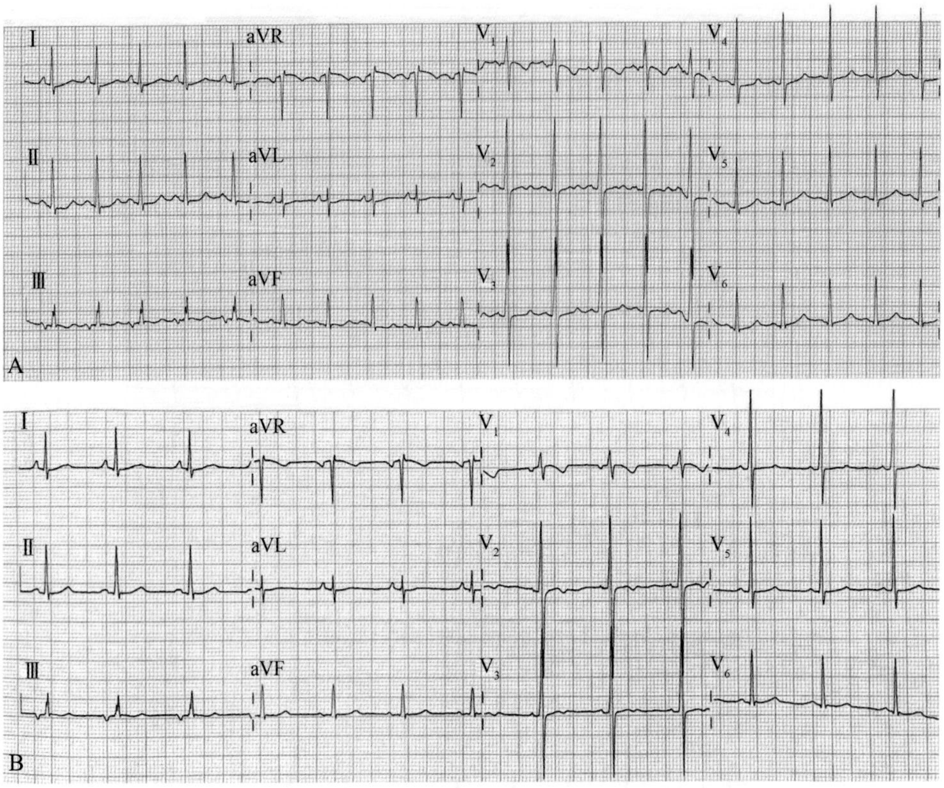

图 5-2-6　病例 2 消融前后心电图

A. 消融前 AT 心电图；B. 消融后窦性心律心电图

四、初始评估及鉴别诊断

初始评估包括病史、体格检查、12 导联心电图和超声心动图检查。根据心动过速时间断出现的房室传导阻滞，可明确 AT 的诊断（图 5-2-2）。通过心电图区分房室呈 1∶1 关系的 AT 和其他机制的室上性心动过速比较困难，常需借助有创的电生理检查。心电图出现清晰的P波及等电位线，常提示局灶性 AT，但也不能完全排除大折返性 AT，特别是对于有器质性心脏病和（或）先天性心脏病行外科手术的患者（图 5-2-7）。

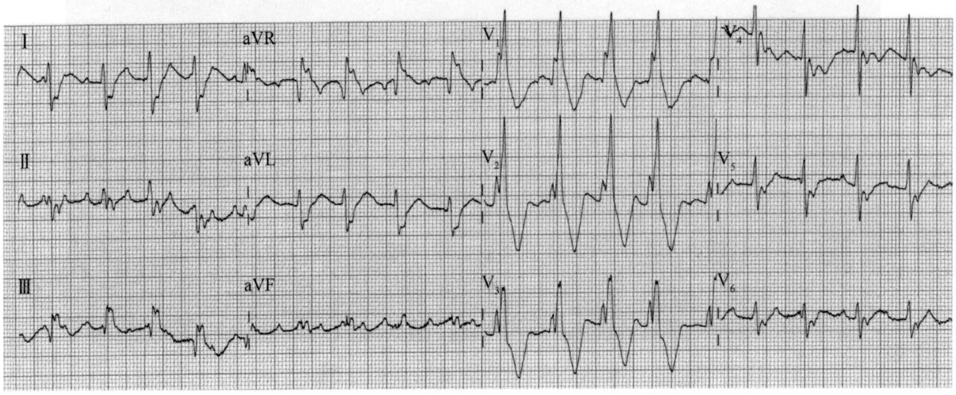

图 5-2-7　完全性肺静脉异位引流术后三尖瓣峡部依赖的心房扑动

五、处理原则

（一）急性期处理

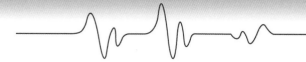

刺激迷走神经方法仅在极少数情况下能终止 AT 发作。静脉注推腺苷可使持续心动过速出现房室传导阻滞但 AT 持续（图 5-2-2），这是 AT 对腺苷治疗的一种常见反应，据此可作出 AT 的诊断。也有腺苷敏感性 AT 存在，即腺苷可使 AT 终止于 A。另有报道维拉帕米或 β 受体阻滞剂也可终止 AT，这类 AT 机制往往是微折返和触发活动。ⅠA、ⅠC 及Ⅲ类抗心律失常药物可通过抑制除极、延长动作电位和延缓复极等机制发挥抗心律失常的作用，因而对一些 AT 有效。ⅠA 和ⅠC 类只适用于不合并心力衰竭的患者。对于自律性 AT，心房起搏不能终止心动过速。同样，直流电复律很少能终止自律性 AT，但对于微折返或触发性 AT 有效，对于药物无效、症状明显的患者可选择使用。

（二）长期管理

1. 射频消融治疗

≤ 3 岁发生的 AT 易被药物控制，＞ 70% 能自行缓解。＞ 3 岁发生的 AT，＜ 50% 经药物治疗后可恢复窦性心律，自行缓解率＜ 25%。任何年龄药物无法控制的 AT、不能忍受药物的副作用或＞ 3 岁的 AT 均为射频消融的指征。婴幼儿期药物治疗无效或不良反应率高于儿童，在决策是否行消融术前要考量之前是否已经联合使用抗心律失常药物及药物负荷时间是否充足等。射频消融是心动过速性心肌病的一线治疗措施，因为消融能使绝大多数患儿的心功能恢复正常。在有可能的情况下，消融前的心室率控制有助于血流动力学的稳定。对于心功能严重受损的患儿，甚至需要在体外膜肺氧合（ECMO）的辅助下完成射频消融。三维时代 AT 消融成功率＞ 90%，消融失败多因 AT 起源于心外膜或心耳，术中 AT 发作少或不能诱发心动过速难以完成完整的激动标测也是导致失败的因素[3]。AT 呈 2：1 或 3：1 传导心室率不快时也应积极消融，因为房室传导好时心室率会明显增快（图 5-2-8）。

2. 药物治疗

对于不适合射频消融的体重低、年龄小或多源性 AT 的患儿应用药物治疗，但药物的成功率不理想。如无禁忌证，β 受体阻滞剂为一线治疗药物，但总的效果不理想。胺碘酮对折返及自律性 AT 均有效，成功率较高，但副作用较 β 受体阻滞剂高，长期服用需警惕肺纤维化、甲状腺功能亢进或减退等副作用。因其无负性肌力作用，是唯一能用于合并心功能不全患儿的抗心律失常药物。洋地黄只能减慢 AT 时的心室率，洋地黄和 β 受体阻滞剂或胺碘酮联合使用时需要注意后者导致洋地黄血浓度增高而可能的洋地黄中毒反应。李小梅教授报道索他洛尔联合普罗帕酮治疗小儿 AT 显效率达 72.5%，有效率为 22.5%。年龄分布自新生儿到年长儿，包括心脏结构正常的 AT 病例和心动过速性心肌病及先天性心脏病矫治术后的 AT 病例，起效时间为服药后 3 d ~ 1 个月，索他洛尔治疗有效剂量 4.89 ~ 5.71 mg/（kg · d），普罗帕酮剂量 9 ~ 11.84 mg/（kg · d），未见明显药物毒副作用发生。索他洛尔与普罗帕酮可安全地联合应用，疗效明显优于单独用药[4]。

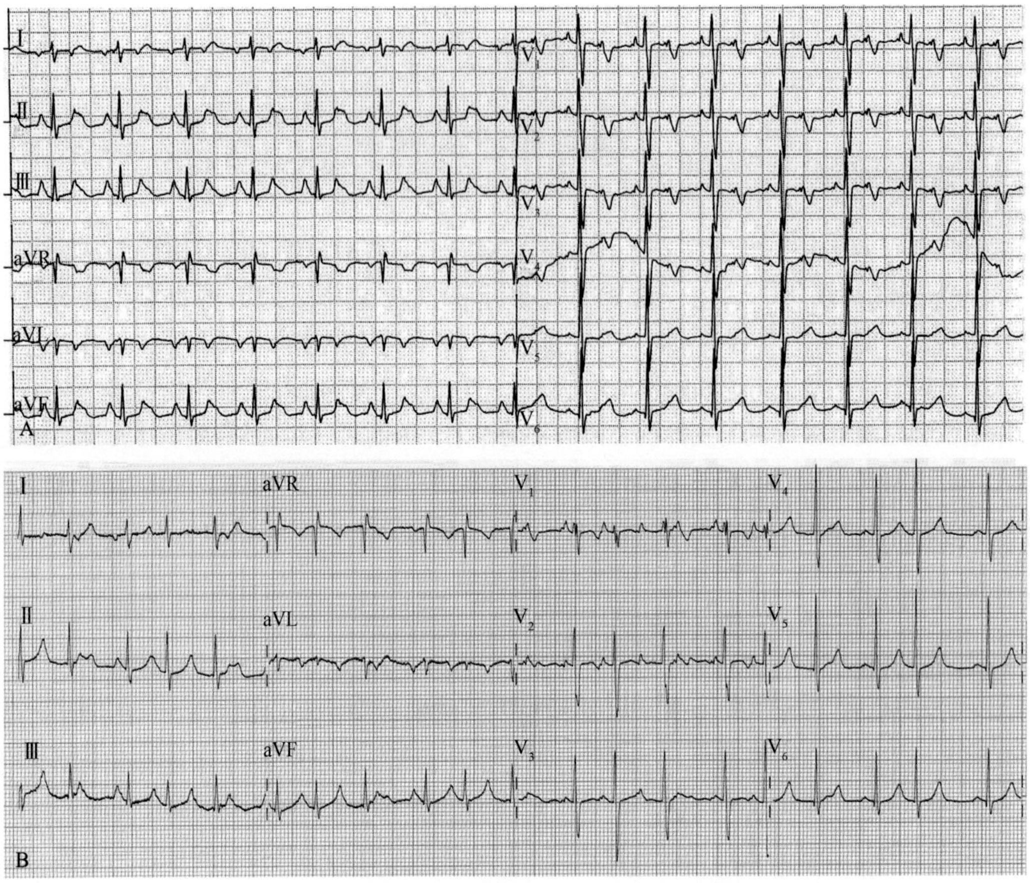

图 5-2-8　同一 AT 患者不同时间心电图

A. 房室呈 2∶1 传导时心室率 93 次 /min；B. 房室呈 4∶3 传导时心室率 160 次 /min

六、局灶性 AT

局灶性 AT 通常无明显器质性心脏病，也可见于心肌缺血、洋地黄中毒、代谢紊乱、饮酒及缺氧等。心脏结构正常者通常无阳性病理学改变，也有报道局部组织纤维化、单核细胞浸润、间质细胞增殖及脂肪组织堆积，这些可构成微折返或自律性增高的基质。部分患者在成功消融靶点处（界嵴常见）可记录到低幅、碎裂的电位，提示局部存在缓慢传导及微小病变。

AT 起源分布于右房、左房及与心房相连的血管，如界嵴、冠状静脉窦、肺静脉、腔静脉、希氏束旁、心耳、二尖瓣环、三尖瓣环，甚至主动脉 - 二尖瓣结合部（aortomitral continuity，AMC）。图 5-2-9 示局灶 AT 的常见分布[5]。国内江河、李小梅总结 125 例儿童局灶 AT 经消融效果确认的右房起源占 54.4%（68/125），左房起源占 34.4%（43/125），儿童局灶性 AT 起源于心耳比例高于成人，且常表现为无休止发作的特性[6]，少部分甚至合并右心耳瘤（图 5-2-10）。安贞医院小儿心脏中心近 2 年消融 2 例右心耳前庭起源的 AT（右心耳前庭解剖[7]见图 5-2-11，心电图见图 5-2-12、图 5-2-13），靶点位于三尖瓣环与右心耳基底间。

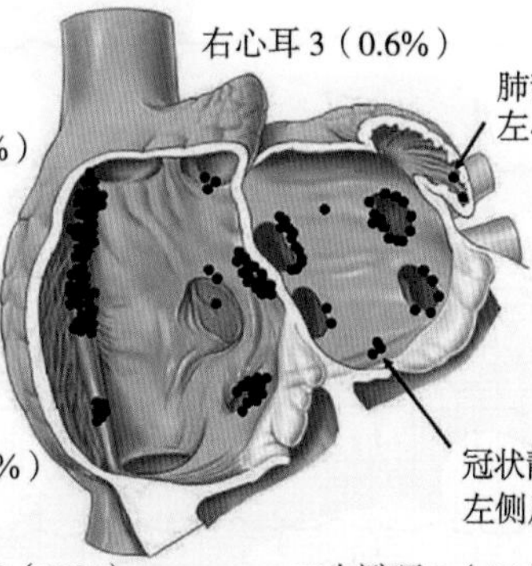

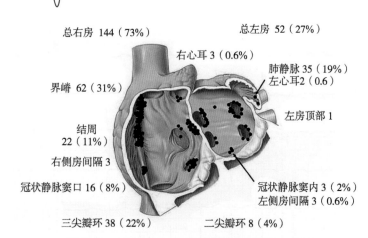

图 5-2-9　局灶性 AT 起源部位的解剖分布示意图

（Kistler PM, Roberts-Thomson KC, Haqqani HM, et al. P-wave morphology in focal atrial tachycardia: development of an algorithm to predict the anatomic site of origin[J]. J Am Coll Cardiol, 2006, 48(5): 1010-1017.）

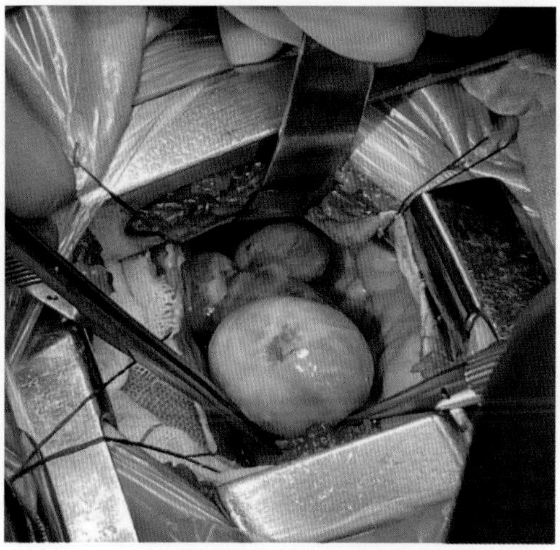

图 5-2-10　右心耳瘤术中在体图

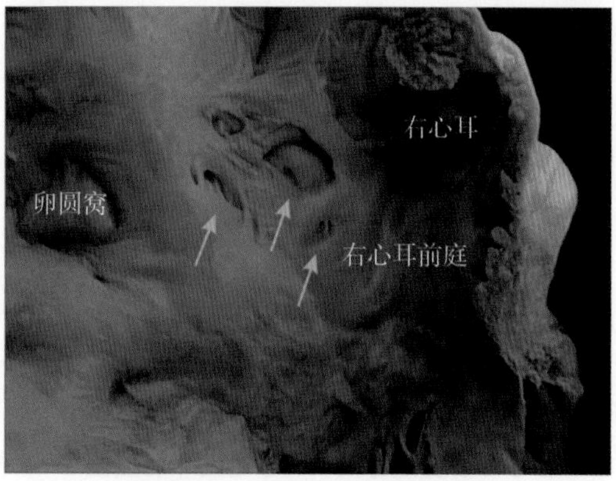

图 5-2-11　右心耳前庭的解剖

（Hołda J, Słodowska K, Tyrak K, et al. Topographical anatomy of the right atrial appendage vestibule and its isthmuses[J]. J Cardiovasc Electrophysiol, 2020, 31(12): 3199-3206.）

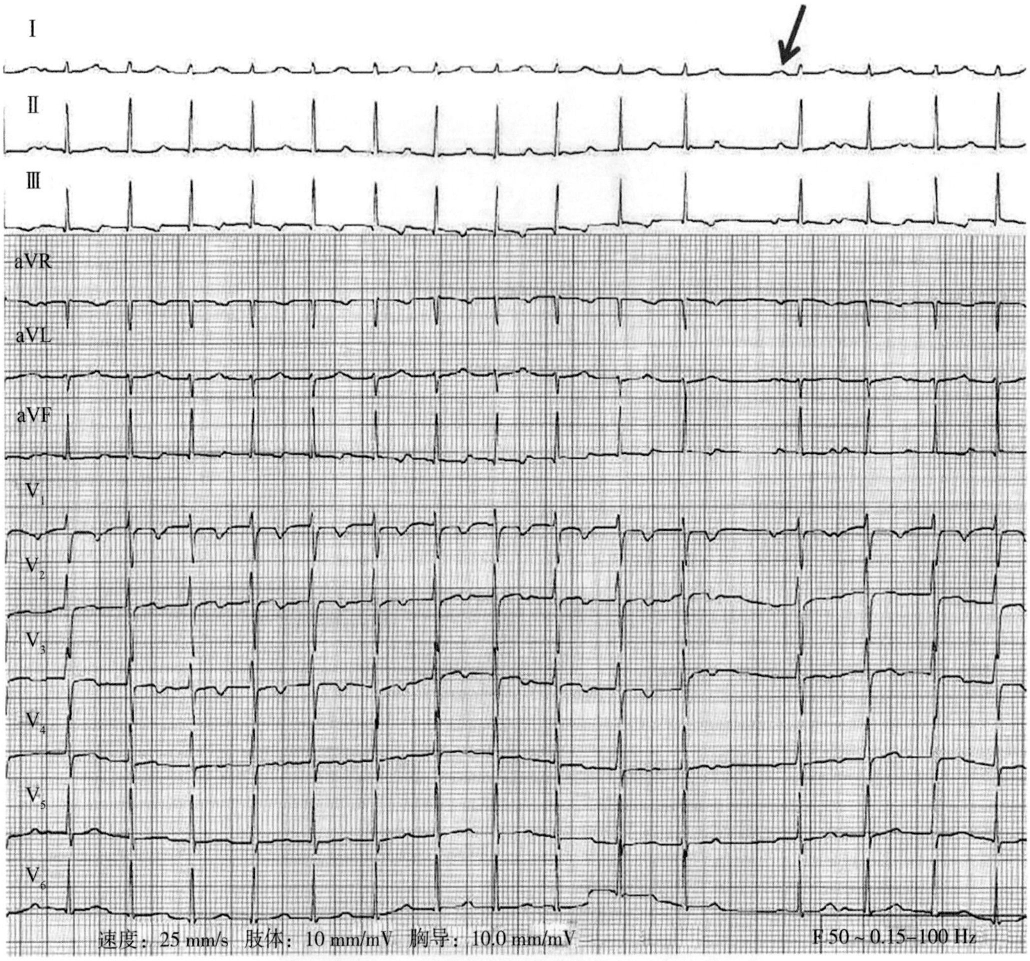

图 5-2-12 右心耳前庭起源的 AT 心电图

箭头所指为 AT 文氏传导脱落后房性 P 波形态完全显现，可对 AT 起源定位诊断

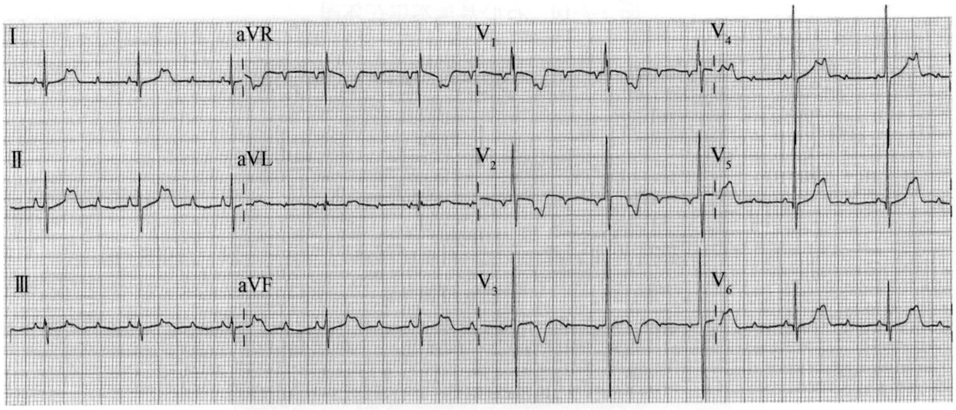

图 5-2-13 右心耳前庭起源的 AT 心电图（房室呈 3∶1 传导）

（一）P 波形态与起源部位

消融术前分析局灶性 AT 的体表 12 导联心电图 P 波形态或向量可大致判定 AT 的起源部位，

有助于消融术适应证的选择、手术难度评估及消融策略的制定。P 波有时融在 T 波或 QRS 波里不易分辨其形态，刺激迷走神经、静脉应用腺苷或心室起搏有助于清晰显露 P 波。合并心房显著结构异常或既往心房外科或消融手术者 P 波形态影响定位的准确性。V_1 及 aVL 导联为鉴别右心房及左心房 AT 的最好指标。V_1 导联 P 波正向，AT 起源于左房敏感度 93%，特异性 88%[8]。Keneth 等[9]综合多篇文献得出的 AT 起源算法在临床上应用较广泛（图 5-2-14）。

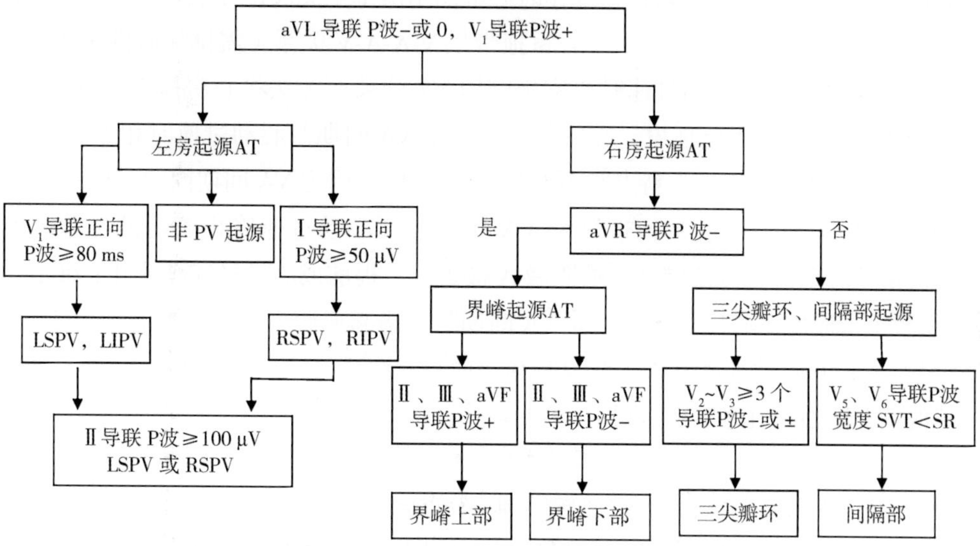

图 5-2-14　根据 P 波极向及形态判断局灶 AT 起源的流程图

+：P 波正向；-：P 波负向；0：P 波在等电位线；±：P 波正负双向；PV：肺静脉；LSPV：左上肺静脉；LIPV：左下肺静脉；RSPV：右上肺静脉；RIPV：右下肺静脉；SVT：室上性心动过速；SR：窦性心律

Ⅰ导联 P 波等电位线后呈负向诊断左房起源 AT 的特异度达 100%，但左房 AT 仅约 50% 表现为此。界嵴起源的 AT P 波形态与窦性相似，判断为右房起源的 AT 后，aVR 导联 P 波负向诊断的敏感度 100%，特异性 93%[10]。三尖瓣环 AT P 波在 V_1、V_2 导联均为负向，移行晚，P 波在 aVL 导联呈正向，Ⅰ导联呈正向或等电位线。AT 若起源于后壁则 P 波在下壁导联为负向，前壁起源则为低幅正向或双向。右心耳基底侧壁起源的 AT 与三尖瓣环前壁起源的 AT 从 P 波形态上难以鉴别，前者 V_1 导联 P 波常有切迹。Cs 口起源 AT 下壁导联 P 波负向，V_1 导联呈等电位 - 正向或负正双向，P 波在 aVL 及 aVR 导联均呈正向。Cs 口内起源的 AT P 波在 V_1 导联正向。房间隔起源 AT 的 P 波较窄，体表心电图较难区分是左侧面还是右侧面。起源于二尖瓣结合部的 AT P 波特点为：V_1 导联呈负正双向，aVL 导联呈等电位或负向，下壁导联呈低振幅或等电位线。这与主动脉无冠窦起源的 AT P 波从形态上难以鉴别。肺静脉位于左房后壁，肺静脉起源的 AT P 波特点：V_1 及其他胸前导联均为正向，aVR 为正向，aVL 导联呈负向或等电位；左肺静脉起源 AT P 波在 V_1 导联更宽，且在 V_1 及下壁导联均有切迹。左心耳和左上肺静脉邻近，起源于这两个位置的 AT P 波鉴别也有困难，前者在Ⅰ和 aVL 导联均为负向，其敏感度及特异性分别达 92% 和 97%[11-12]。右肺静脉起源 AT P 波在Ⅰ导联通常呈正向。因上、下肺静脉之间距离近及解剖变异，从心电图 P 波鉴别两者有困难。界嵴上部起源和右上肺静脉起源的 AT 因解剖位置相近，从 P 波形态上难以区分。通常右上肺静脉起源的 AT P 波在 V_1 导联直立，窦性心律时 P 波负正双向，而约 10% 的界嵴起源的 AT P 波在 V_1 导联直立，窦性心律时 P 波依然直立[3]。

（二）电生理检查及射频消融治疗

1. AT 的电生理特征

AT 可以表现为长 RP 和短 RP 心动过速，难以用 1 个特点概括，其鉴别也不可能用 1 个方法实现。以下特点支持 AT：①若心动过速发作时心电图示房室呈文氏传导或室房关系不恒定（房多于室）；②温醒现象；③心动过速发作 / 心室拖带呈 V-A-A-V 关系（需排除假性 V-A-A-V，即第 2 个 A 为上一个 V 逆传）。心动过速时心室拖带因 VA 分离而无法将心房拖带对 AT 的阳性预测值为 80%，AVNRT 也可发生此现象。心房起搏第一个 VA 间期与心动过速时相差＜ 10 ms 对 AT 有很高的阴性预测价值，然而这个特点并不能完全除外 AT，因为 VA 间期固定可以是偶然现象。

以下特点不支持 AT：①心室拖带呈 V-A-V 关系；②心动过速终止于房波（非房性期前收缩）；③希氏束不应期内的室性期前收缩刺激 A 被延迟、提前或心动过速被终止；④心动过速被心室 burst 刺激（未逆传至心房）终止；⑤ VA 间期与心房起搏后第 1 个回波的 VA 间期一致（此为 AVNRT 特征）；⑥心动过速出现 A-V 文氏传导时自发终止。

2. 与其他室上性心动过速鉴别诊断

（1）AVNRT

AVNRT 具有以下特点与 AT 区别：①程序刺激可检出房室结双径路；②慢 - 快型或慢 - 慢型心动过速发作依赖于慢径路前向传导时临界的 A-H 间期，快 - 慢型心动过速发作取决于慢径路逆向传导时临界的 H-A 间期；③慢径消融可终止心动过速。

（2）房室折返性心动过速（atrioventricular reentrant tachycardia，AVRT）

一般的旁路无递减特性，旁路介导 AVRT 与 AT 鉴别并不困难。慢传导旁道为传导速度慢、心室起搏时具有递减传导特性的隐匿性房室旁道。慢传导旁道介导的 AVRT 具有以下特点：①心室起搏时，逆向夺获心房且与心动过速的心房激动顺序相同；②心室起搏心动过速心房被拖带；③ AVRT 时希氏束不应期内心室期前收缩刺激可提前、延迟心房激动（心房激动顺序与心动过速时相同）或终止心动过速；④较短配对的室性期前收缩刺激可终止心动过速；⑤房室结阻滞时室上性心动过速终止。

（3）不适当窦性心动过速（IST）

通常 P 波形态有助于鉴别。界嵴上部起源的 AT 与不适当窦性心动过速从 P 波形态上两者难以鉴别。AT 特点：①突发突止及温醒现象（3 ~ 4 跳）支持；②发作第 1 跳 P 波在上 1 跳 T 波内（而 IST 的发作是 30 s 至数分钟内逐渐开始）；③起源点固定（IST 在异丙肾上腺素作用下起源点沿界嵴上移）；④发作间期心率正常。此外，IST 总是表现为长 RP，而 AT 可表现为长 RP 或短 RP，取决于 AT 的频率及房室结的传导。

（4）窦房折返性心动过速（SART）

SART 在临床上多见于老年及有器质性心脏病的患者，最常见为冠心病和病态窦房结综合征，儿童较少见。SART 的发生机制为窦房结及结周存在两条传导功能不同的径路，也有人认为心房与窦房结之间的裂隙现象引起窦房结折返。SART 诊断参考标准：①心房、心室起搏或期前刺激可诱发和终止 PSVT，但不依赖于房室结传导延缓；② P 波形态、激动顺序与窦性 P 波相同；③ PR

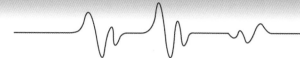

间期的长短与 PSVT 的心率有关；④房室传导阻滞时不影响 PSVT；⑤兴奋迷走神经可减慢或终止 PSVT。

（5）大折返 AT

心房广泛瘢痕或左房起源的大折返心房扑动时 P 波有等电位线，心动过速的频率无助于鉴别，需依赖电生理检查与局灶性 AT 鉴别。其临床及电生理特点的鉴别见表 5-2-2。

表 5-2-2 自律性 AT 与折返性 AT 的特点比较

项目	自律性 AT	微折返 AT	大折返 AT
通常合并 SHD	否	AF 消融后	SHD/CHD/AF 消融后
ECG P 波间等电位线	是	是	否
记录＞ 80% 的心动过速周长	否	是	是
拖带 PPI-TCL ＜ 20 ms	否	是	是
拖带 PPI-TCL ＜ 20 ms，两点间＞ 2 cm	否	否	是
激动模式	放射状	放射状	大环
消融方法	局灶	局灶	线性或局灶

注：SHD：结构性心脏病；CHD：先天性心脏病；AF：心房纤颤；PPI：起搏后间期；TCL：心动过速周长

（三）标测方法

1. 激动标测

为局灶 AT 的主要标测方法，局灶 AT 表现为心房激动自心房某部 1 个小的区域离心性向两侧心房扩布，心内膜标测在心动过速周长的很大部分记录不到 A 波。明确的 P 波起始非常重要，因此需选择体表心电图的 P 波未与 T 波或 QRS 波融合的导联评估。目前 Carto 或 Ensite 三维电磁标测系统在临床的广泛应用极大提高了标测效率。Carto 系统标测方法如下。①解剖参考：Ref-Star（Cordis Webster）电极置于患儿后背第 7 胸椎水平稍偏脊柱左侧处，作为解剖参考。②参考电图：选取冠状静脉窦电极双极记录到的高尖、稳定、单峰的 A 波作为参考电图，通常最高大振幅处为基点。③兴趣窗：选择比心动过速周期短 10 ms。④标测过程：为了保证患儿在术中不发生移动，避免影响标测，静脉应用异丙酚麻醉；持续监测呼吸、外周末梢循环血氧饱和度和血压。可选择消融导管行点对点激动标测，也可选择多极标测导管（如 PentaRay 电极）行高密度激动标测以提高效率。若高右房之 A 波领先于 P 波，提示右房 AT；若冠状窦中远端之 A 波领先于体表 P 波，提示左侧 AT。若间隔区域 A 波激动最早，需穿刺房间隔于左房行激动标测。整个标测过程中在同一种持续心动过速进行，心动过速周期相对保持不变。⑤点检测：高精密度标测电极的使用进一步提高了标测效率。标测电极的贴靠及无效点的删除对标测结果的准确性提供保障。Confidense 软件具有连续自动高密度标测、自动校点、标测导管贴靠判断及激动时间连续性检验的功能，可快速精确地定位病灶。⑥设计消融靶点：在最早红色激动区设计消融靶点，最早激动点附近的区域需精细标测。若激动最早区域是一片区域而非局灶时，提示标测导管尚未到达病灶所在区域。理想靶点应领先 P 波 20 ~ 30 ms，单极电图呈 QS，初始下降斜率大。部分起始电位碎裂，可能是非均一各向异质性的标志。

局灶 AT 行激动标测时需考虑到解剖毗邻因素，任何可能起源的部位均需标测。举例如下：

①Cs远端A波激动领先提示AT起源于左房，但Cs近端A波激动早并不能除外左房间隔近端来源，右侧肺静脉、二尖瓣结合部区域起源的AT若在右侧标测，会在右房间隔和房室结区有较大片的区域激动较提前的区域，而真正的AT起源点激动提前范围局限，最早A波较右侧更领先于P波；②P波形态提示为高位界嵴或右房后上起源的AT，激动标测仍要考虑右上肺静脉起源的可能；③Cs口处A波激动最早除了要考虑AT可能起源于Cs口外，还要考虑起源于Cs窦内、三尖瓣环下壁及房室结区域的可能；④三尖瓣环前壁起源的AT需与右房耳基底部相鉴别；⑤激动标测提示为左上肺静脉起源时，仍需进一步行左房耳标测；⑥房室结区域A波激动最早时AT可能起源于三尖瓣环前/中间隔或左房间隔，或主动脉根部，标测清楚最早的激动点再制订下一步消融策略。

2. 起搏标测

因P波形态不易辨认，起搏标测可靠性差，仅作为局灶AT标测定位的辅助方法。

（四）射频消融

成功消融靶点记录的A较体表P波领先有很大的变异性（10～80 ms），所以成功标测的关键是发现最早的心房激动点。单极电图呈QS型对成功靶点具有较高预测作用，可作为双极标测的补充。双极和单极电图记录的局部最早激动电位在时间上是一致的。房室结以外的区域消融，功率可选择30～35 W，盐水灌注导管可提高消融效率，压力导管对贴靠有很好的指导作用。与所有类型心动过速的消融一样，多标测、少消融是原则。局灶AT对成功射频消融的反应通常在消融能量发放后几秒之内，常见的反应是AT突然终止或终止前出现一过性的心动过速加速，继续巩固放电30～60 s。若消融部位稍偏离靶点，表现为AT频率增快而不能终止；这时心动过速频率随着消融继续加快，一旦停止放电停止，心动过速则回到基础频率。若消融导管头端不在靶点但接近靶点，消融15 s后有可能对AT病灶造成一过性损伤，妨碍进一步放电消融，并导致消融后AT晚期复发。因此，消融若在10～20 s心动过速没有变化，应停止放电，确认贴靠没问题后移动消融导管寻找理想靶点。

对于邻近房室结或希氏束的AT，消融应特别小心，严格控制放电次数和时间，遵循“宁少勿多”的原则，以免高度房室传导阻滞的发生。建议滴定法消融，放电功率从5 W开始，每隔10 s递增5 W，直至30～35 W，放电过程中出现以下情况即刻停止放电：①阻抗突然增加（＞10Ω）；②PR间期延长（窦性心律或心房起搏时）；③出现房室传导阻滞；④快速交界区心动过速（心动过速周长＜350 ms）。为避免房室传导阻滞，可以尝试主动脉无冠窦消融。

儿童肺静脉起源的AT多来源于为肺静脉口，上肺静脉多于下肺静脉，此种AT与驱动心房纤颤的肺静脉深部起源的AT不一样，远期随访并无心房纤颤或心房扑动。根据成人心房纤颤消融的经验，儿童肺静脉AT尽量单点消融，避免长时消融和肺静脉内消融以免肺静脉狭窄及左房食管瘘的发生。目前尚无儿童肺静脉局灶起源的AT消融后出现肺静脉狭窄的报道，一方面的原因是局灶消融引起肺静脉狭窄可能性小，另一方面的原因是消融后未常规行肺静脉造影。为避免肺静脉狭窄的发生，可以选择冷冻消融。当AT起源点位于肺静脉内或AT起源点位于肺静脉后不再发作，可以选择隔离肺静脉。

消融导管机械压迫终止AT提示导管所在部位是较好的消融靶点位置，如果重复性好则更有临床意义。然而，导管移动经过某区域出现心动过速停止，因导管的移位，其最后所在位置可能并非引起 AT 终止的关键位点。患儿麻醉后 AT 不能诱发 / 持续或标测过程中突然终止的情形可能多于成人患者。Hoffmann 等[13]报道 12% 的患者因心动过速不持续或不能诱发而无法完成电生理标测。为避免 AT 标测过程中心动过速突然终止且不再被诱发，建议粗标确定 AT 起源区域后，从外周向中心进一步完成标测，越接近核心区域，导管操作越要轻柔。非接触的三维标测系统理论上 1 个心跳完成激动标测，可解决 AT 不频发的问题，而实际上一方面不频发的房性期前收缩不一定是临床的心律失常，另一方面消融终点不易判断，因此，绝大多数电生理专家选择在心动过速下标测及消融。

84% 的心耳起源 AT 表现为无休止发作，消融成功率约 50%（图 5-2-15、图 5-2-16 为心内膜消融成功的右心耳、左心耳 AT 心电图），原因在于：①心耳内梳状肌丰富，消融导管难以精准到达病灶或贴靠困难；②心耳壁薄，为避免心肌穿孔，导管操作受限。对于消融失败或复发的心耳 AT 可行心耳切除术，此为安全有效的补充根治方法。也有心外膜消融成功及用冷冻球囊将心耳实现电隔离实现消融成功的报道[14]。笔者中心曾有 1 例右心耳心内膜消融后复发的病例通过心外膜消融获得成功（图 5-2-17）。

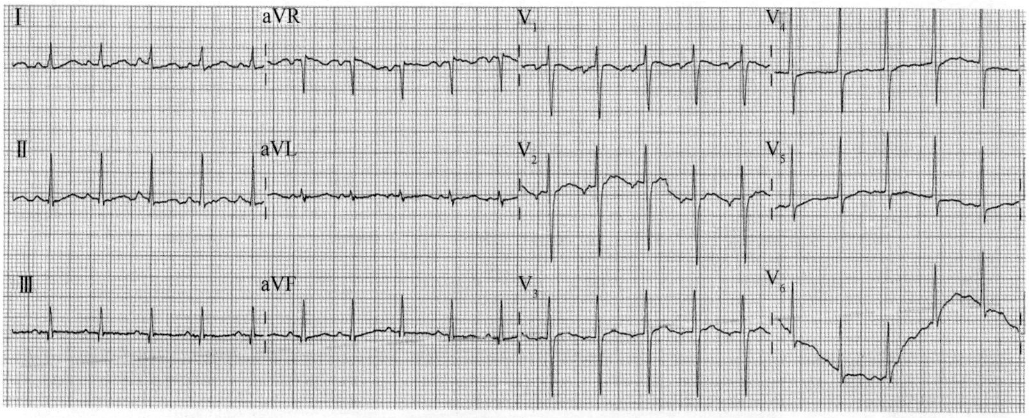

图 5-2-15　右心耳基底部起源的 AT 致心动过速性心肌病心电图

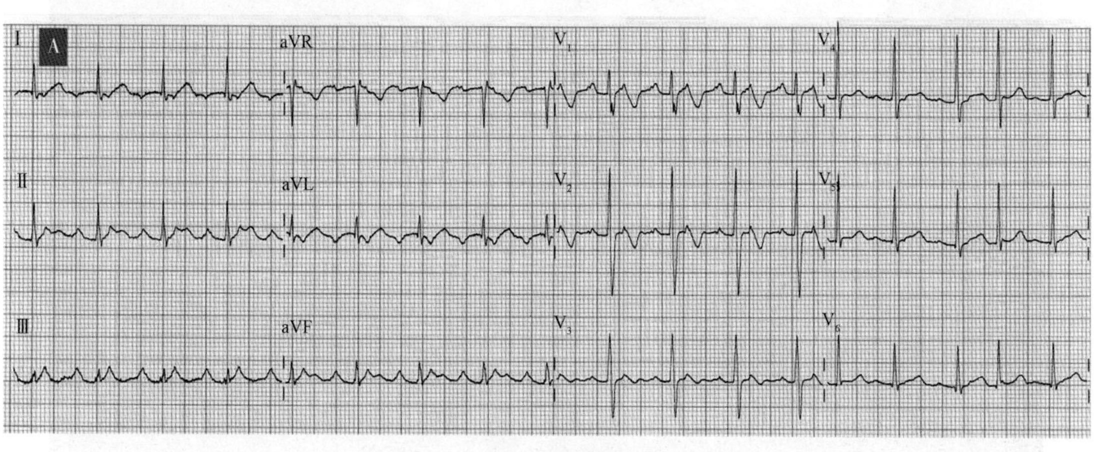

图 5-2-16　左心耳基底部起源的 AT

A、B 为同一患者。A. 房室呈 2∶1 传导；B. 房室 3∶2 传导时伴室内差异性传导

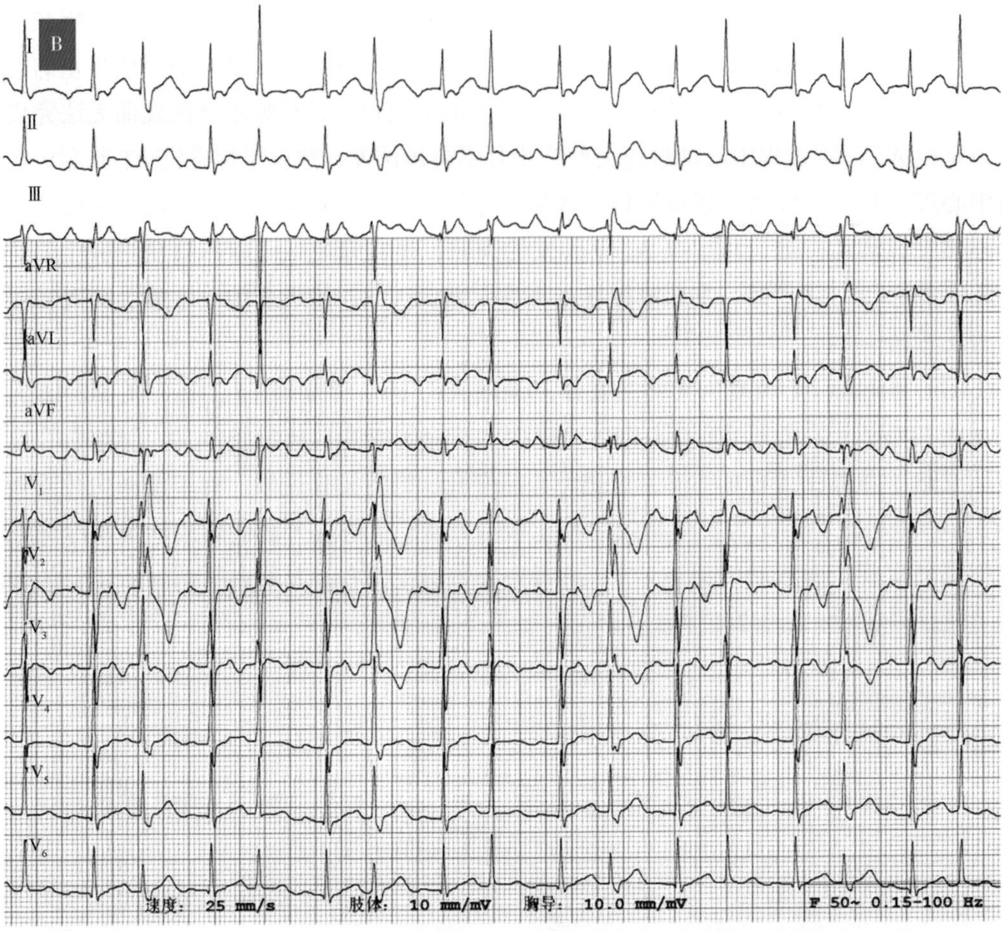

图 5-2-16 （续）

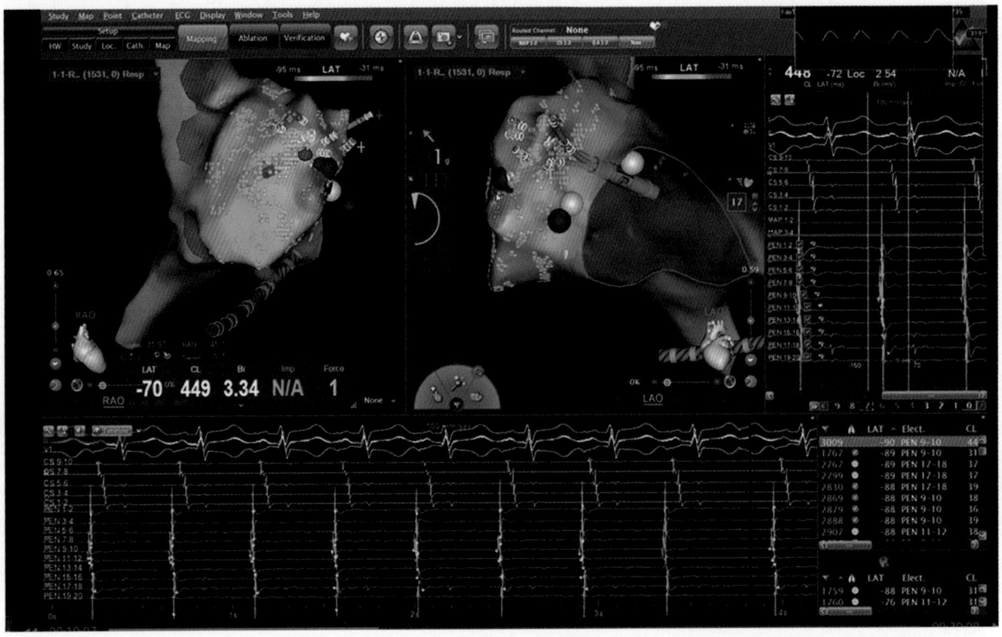

图 5-2-17 右心耳起源 AT 经心内膜消融失败后，经心外膜消融成功三维图

三维时代局灶 AT 消融成功率＞95%，Chen 等[15]报道消融复发率为 7%，AT 的起源点是影响成功率唯一的独立预测因素，并发症发生率 0% ~ 8%。与其他室上性心动过速的射频消融一样，AT 消融可能会出现血管和导管操作相关的并发症。对于儿童来说，尤其需要警惕三度房室传导阻滞及心脏压塞等严重并发症的发生。左房内的标测和消融需抗凝，术中在穿刺房间隔后静脉注射肝素 100 U/kg，术程＞2 h 后追加肝素化量的 1/5 至手术结束，术后口服阿司匹林 3 个月 3 ~ 5 mg/（kg · d）。

七、房内折返性心动过速

（一）定义及机制

房内折返性心动过速（intraatrial reentrant tachycardia，IART）多伴心房结构或内径异常的先天性心脏病，先天性心脏病矫治术前或术后均可发作 IART，是发生在窦房结区之外的心房大折返。除心动过速外，IART 还增加血栓、心力衰竭事件，发生死亡事件的相关危险因素包括心功能差、单心室循环、肺动脉高压及瓣膜病。随着先心外科的发展，复杂先天性心脏病术后 IART 的发生率可达 20% 左右，部分合并窦房结功能不良，猝死发生率可高达 6.5%[5, 16]。发绀或长期慢性超负荷引起的心肌肥大、纤维化可导致心房局部组织病变使心房内组织传导不均匀和不应期不一致，手术瘢痕及外管道的植入均是大折返的基质，临床可表现为典型 / 非典型的心房扑动、大折返 AT 及心房纤颤。先天性心脏病术后切口处形成传导阻滞带，其两端若不与生理性传导阻滞区如房室环或腔静脉口相连，则可形成 AT/ 心房扑动折返环的病理基础，在此基础形成的 AT/ 心房扑动，称为“切口”AT/ 心房扑动。多数为三尖瓣峡部依赖（图 5-2-7、图 5-2-18），也有其他部位参与。非峡部依赖的非典型心房扑动，其 P 波之间可有等电位线，与心房多处瘢痕及纤维化致扑动波传导延缓有关。

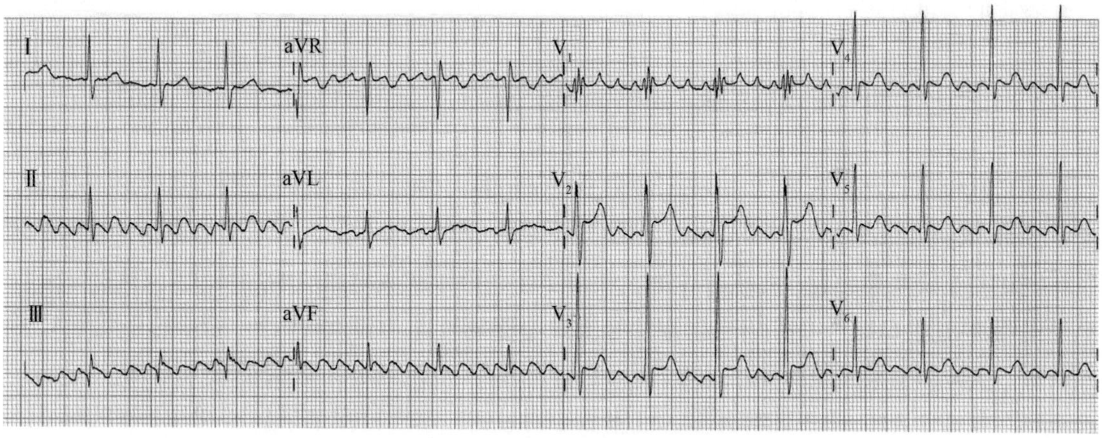

图 5-2-18　房缺修补术后三尖瓣峡部依赖的心房扑动

（二）电生理特点及诊断标准

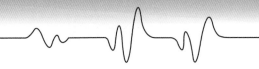

心房程序刺激可诱发和终止 IART，刺激迷走神经、腺苷或钙通道阻滞剂出现房室传导阻滞而 IART 不终止，据此可排除房室结或房室折返心动过速。典型 IART 的 PR 间期长于 RP 间期。IART 时隐匿拖带可判定房内折返环中的缓慢传导区及出口。

IART 的诊断标准除了 AT 诊断标准及合并先天性心脏病外，还需要满足以下条件：①在心房相对不应期内给以心房期前刺激可引起房内传导阻滞而诱发心动过速；②心内标测显示心房激动顺序与窦性心律不同；③心房起搏刺激呈拖带现象；④诱发心动过速时期前刺激配对间期与最后 1 个刺激至心动过速发作的第 1 次心跳间期呈负相关；⑤心动过速自行终止时（无房室阻滞时），最后 1 次心房激动应有完整相同的房室传导。

（三）治疗

抗心律失常药物只对少部分 IART 患者有效，因 IART 折返环与解剖屏障及瘢痕相关，通过消融对心房基质进行改良是最终理想的治疗方案。然而 IART 患者的致心律失常基质复杂，其标测与消融充满挑战，成功率较心脏结构正常者低，复发率也高。术前需熟悉患儿的心脏解剖畸形及外科矫治方案，了解血管入路及消融入路是否存在困难。对于心脏解剖结构异常的患儿，可提前将 CT 及 MRI 影像可导入三维标测系统，有助于提升标测与消融效率。切口性 AT/ 心房扑动多依赖三尖瓣峡部，即便激动标测显示峡部并未参与心动过速，也建议对其进行干预阻断。三维标测时代的电解剖心内膜标测能显示 IART 的折返环路，从而可以提高 IART 导管消融的成功率。心腔内超声导管可实时显示心腔的结构及导管的贴靠，对基质和解剖复杂患者的手术操作有一定的帮助。计划行先天性心脏病外科矫治术的 IART 患儿尽量在术前完成射频消融，一则围手术期 IART 的发作增加死亡率，二则全腔类手术后消融手术存在入路受限的问题。Fontan 术后的 IART 若需要行左房标测和消融，遇到的最大挑战便是跨越板障，目前的房间隔穿刺针鞘几乎难以实现，射频打孔装置的引进有望解决此问题。

八、小儿紊乱性房性心动过速

小儿紊乱性房性心动过速（chaotic atrial tachycardia，CAT），也称多源性房性心动过速，以 P 波形态和 PR 间期多样性为特征，提示起搏点位于心房的不同部位。常见于心脏结构正常的围产期、新生儿期及婴儿期患者，儿童较少见。母亲患妊娠糖尿病或高血压增加婴幼儿 CAT 的发生率，甚至胎儿期即出现 CAT。心脏结构正常及先天性心脏病婴儿均可发生，＞ 20% 的小儿 CAT 合并肺部疾病，如肺部感染及肺动脉高压等[17]。少部分患者合并 Costello 综合征或 Noonan 综合征[18]。Baek 等[19]报道 2 例 CAT 患儿合并多源性室性心动过速，基因检测结果显示 RYR2 基因突变。

CAT 发病原因尚不清楚，可能与在发育中的心房肌动作电位及自律性变异或心脏传导系统发育未成熟有关；也有学者推测其机制为以心房纤颤模式传导的局灶超快起源的 AT。曾有文献报道 1 例 CAT 患儿于肺静脉口消融成功恢复窦性心律。也有学者认为与炎症、心房扩大及手术瘢痕有关。CAT 也见于先天性心脏病如肺动脉闭锁伴室间隔缺损、房间隔缺损、右位型大动脉转位、右室双出口合并肺动脉狭窄、风湿性心脏病、心肌炎、心肌病及低钙血症等。

部分胎儿在母体子宫内发生 CAT，而误诊为宫内窘迫。约 27% 的患儿因定期健康检查或呼吸道感染就诊时因发现心率快及心律不齐才得以诊断 CAT。代偿期可无症状，失偿期时患儿表现为烦躁、呻吟、面色苍白、大汗淋漓、四肢冷、昏厥或休克等，听诊有明显心率快、律不齐、心音低钝。X 线胸片示心脏扩大，超声心动图示左室、心房增大，伴心功能减低，二尖瓣可出现反流。

心电图的诊断标准：①在同 1 个导联上有≥ 3 种不同形态的 P 波。②看不到主导起搏点。③ PP 之间有等电位线。④ PR 间期、RR 间期及 PP 间期不等。⑤心房率快至 180 ~ 300 次 /min。⑥发作时常伴短阵心房扑动（心房率 350 ~ 450 次 /min），心房颤动（心房率 400 ~ 700 次 /min）和房性期前收缩（单形和多形性）；室率通常增快，发作或复律过程中，可出现房性期前收缩（单形和多形性）伴室内差异性传导和短阵 AT 或心肌缺血的表现。

CAT 发作如长时间持续未被及时诊断及治疗可致严重心力衰竭。即使大剂量联合用药的情况下，药物复律依然困难，因此治疗目标为减少 CAT 的比例和控制心室率，大部分需要联合用药。β 受体阻滞剂、索他洛尔及胺碘酮均可应用，目前尚无数据表明某个药物在 CAT 的治疗中更有效。直流电复律无效，应避免。

不伴器质性心脏病的 CAT 通常在＜ 1 岁自发减少，4 岁前常可完全缓解。婴幼儿 CAT 的预后优于儿童。不合并器质性心脏病的 CAT 患儿预后优于合并器质性心脏病或其他系统疾病的患儿。

（戴辰程　郭保静）

参考文献

[1] Saoudi N, Cosio F, Waldo A, et al. Classification of atrial flutter and regular atrial tachycardia according to electrophysiologic mechanism and anatomic bases: a statement from a joint expert group from the Working Group of Arrhythmias of the European Society of Cardiology and the North American Society of Pacing and Electrophysiology[J]. J Cardiovasc Electrophysiol, 2001, 12(7): 852-866.

[2] Mueller KAL, Heinzmann D, Klingel K, et al. Histopathological and immunological characteristics of tachycardia-induced cardiomyopathy[J]. J Am Coll Cardiol, 2017, 69(17): 2160-2172.

[3] Stephen Huang SK, Miller JM. Catheter ablation of cardiac arrhythmias[M]. Third edition. Philadelphia: Elsevier, 2015: 298-429.

[4] 李小梅 . 小儿难治性房性心动过速 [J]. 中国实用儿科杂 , 2013, 28(12): 901-903.

[5] Kistler PM, Roberts-Thomson KC, Haqqani HM, et al. P-wave morphology in focal atrial tachycardia: development of an algorithm to predict the anatomic site of origin[J]. J Am Coll Cardiol, 2006, 48(5): 1010-1017.

[6] 江河 , 李小梅 , 李梅婷 , 等 . 儿童局灶性房性心动过速 125 例临床特征及射频消融效果分析 [J]. 中华儿科杂志 , 2020, 58(11): 900-904.

[7] Hołda J, Słodowska K, Tyrak K, et al. Topographical anatomy of the right atrial appendage vestibule and its isthmuses[J]. J Cardiovasc Electrophysiol, 2020, 31(12): 3199-3206.

[8] Tang CW, Scheinman MM, Van Hare GF, et al. Use of P wave configuration during atrial tachycardia to predict site of origin[J]. J Am Coll Cardiol, 1995, 26(5): 1315-1324.

[9] Keneth A, Ellenbogen AWM. Atrial tachycardia//Zipes DP, Jalife J. Cardiac electrophysiology: from cell to beside[J]. Philadephia: Saunders, 2004.

[10] Tada H, Nogami A, Naito S, et al. Simple electrocardiographic criteria for identifying the site of origin of focal right atrial tachycardia[J]. Pacing Clin Electrophysiol, 1998, 21(11 Pt 2): 2431-2439.

[11] Yamada T, Murakami Y, Yoshida Y, et al. Electrophysiologic and electrocardiographic characteristics and radiofrequency catheter ablation of focal atrial tachycardia originating from the left atrial appendage[J]. Heart Rhythm, 2007, 4(10): 1284-1291.
[12] Yang Q, Ma J, Zhang S, et al. Focal atrial tachycardia originating from the distal portion of the left atrial appendage: characteristics and long-term outcomes of radiofrequency ablation[J]. Europace, 2012, 14(2): 254-260.
[13] Hoffmann E, Reithmann C, Nimmermann P, et al. Clinical experience with electroanatomic mapping of ectopic atrial tachycardia[J]. Pacing Clin Electrophysiol, 2002, 25(1): 49-56.
[14] Gopinathannair R, Etheridge SP, Marchlinski FE, et al. Arrhythmia-induced cardiomyopathies: mechanisms, recognition, and management[J]. J Am Coll Cardiol, 2015, 66(15): 1714-1728.
[15] Chen SA, Tai CT, Chiang CE, et al. Focal atrial tachycardia: reanalysis of the clinical and electrophysiologic characteristics and prediction of successful radiofrequency ablation[J]. J Cardiovasc Electrophysiol, 1998, 9(4): 355-365.
[16] Uhm JS, Yu HT, Kim TH, et al. Intraatrial reentrant tachycardia originating from the prior suture line of the baffle in a patient who underwent the Mustard operation: ultra-high-density 3-dimensional mapping[J]. Heart Rhythm Case Rep, 2018, 4(10): 451-454.
[17] Bradley DJ, Fischbach PS, Law IH, et al. The clinical course of multifocal atrial tachycardia in infants and children[J]. J Am Coll Cardiol, 2001, 38(2): 401-408.
[18] Lin AE, Grossfeld PD, Hamilton RM, et al. Further delineation of cardiac abnormalities in Costello syndrome[J]. Am J Med Genet, 2002, 111(2): 115-129.
[19] Baek SM, Chung H, Song MK, et al. The complexity of pediatric multifocal atrial tachycardia and its prognostic factors[J]. Korean Circ J, 2018, 48(2): 148-158.

第 3 节 房室结折返性心动过速

一、概述

房室结折返性心动过速（atrioventricular nodal reentrant tachycardia，AVNRT）是最常见的阵发性室上性心动过速（paroxysmal supraventricular tachycardia，PSVT）类型之一，以房室结及结周组织存在不同传导速度的径路为电解剖基础，在一定条件下形成结内 / 结周折返导致心动过速发生[1-2]。AVRT 在儿童时期的发生率占儿童室上性心动过速的 25% ~29.3%[3]，且 AVNRT 占儿童室上性心动过速的构成比例随着年龄的增长而增加。该病在临床上具有突发突止和反复发作的病史特点，临床表现轻重不一，取决于心动过速发作持续时间和患儿血流动力学的改变情况，物理治疗、药物治疗及电学治疗是急期终止心动过速的常规手段，药物治疗是预防心动过速发作的长期方案，而经导管射频消融是该病唯一的根治策略。

二、房室结解剖及组织学特点

房室结位于 Koch 三角顶部，传统意义上房室结双径路是 AVNRT 发生的电解剖基础，Koch

三角及房室结在心脏内位置、解剖特点对掌握 AVNRT 发生的机制、治疗原则和射频消融技术要点至关重要。

（一）Koch 三角

在右心房的冠状窦口、三尖瓣隔瓣和 Todaro 腱之间的三角区为 Koch 三角（图 5-3-1，大体解剖图）[4]。Todaro 腱是下腔静脉口前方心内膜下可触摸到的一个腱性结构，它向前经房室隔附着于中心纤维体，向后与下腔静脉瓣相延续。Koch 三角的前部心内膜深面为房室结，其尖对着膜性室间隔的房室部，三角的顶部是房室结的位置所在（图 5-3-2，位置图）[5]。因房室结本体位于 Koch 三角内，其与希氏束的连接也在这一区域。因此，正确辨别 Koch 三角对心外科手术或导管消融治疗室上性心律失常至关重要。

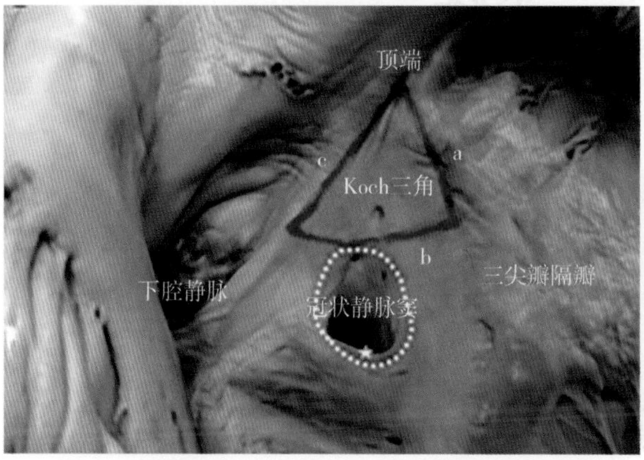

图 5-3-1　Koch 的大体解剖结构

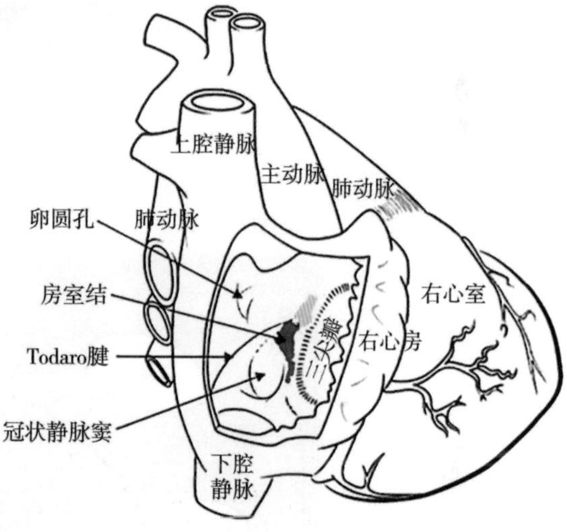

图 5-3-2　Koch 三角及房室结位置图

（二）房室结

房室结[5-8]位于 Koch 三角顶部，在成人其体积约 5 mm（长）× 5 mm（宽）× 1 mm（厚）大小。根据其组织学及电生理特点分为 3 个部分：房结区、结区和结希区，房结区是心房肌细胞和房室结细胞逐渐过渡的区域，细胞形态和功能介于典型心房肌细胞和结细胞之间，移行细胞能把心房冲动输入到房室结，目前认为有 3 个主要的输入端，经卵圆窝的前部输入端（被认为是快径路）、位于右心房后下间隔部位经冠状窦口的后部输入端（右侧慢径路）和经左心房 / 左侧房间隔的左后输入端（左侧慢径路）；结区细胞壁心房肌细胞体积小，交织排列，代表传统意义上的致密房室结，动作电位 0 相依赖于慢钙通道，振幅小，具备递减传导能力，细胞间的电学连接少，传导速度缓慢；结希区是房室结下部和希氏束的交界区。

房室结组织主要由 5% 的结细胞和 95% 的移行细胞构成，实际上房室结组织并无物理上分离的两条径路，而是由于移行细胞和致密结特殊的几何排列及不同的生理学特性所导致（图 5-3-3）[9]。慢径路为致密结及其后方移行细胞的传入部分，反映冲动传导是在进入结希区之前的整个致密结中进行。前向快径路传导与正常前向房室传导时的情况相似，即冲动传导通过插入结希区的过渡细胞群，并绕过致密结的近端部分，逆向快径路为过渡细胞群的前方浅表组，其传导反映了传导通过过渡细胞群的前方浅表组，并且连接部位很可能是在远端致密结的结希区处；快通道是由房室结及其结周组织那些静息电位高、传导速度快的细胞构成，而慢通道是由那些慢反应细胞构成。快通道是由钠通道形成的，慢通道由钾通道形成（图 5-3-4）[10]。这成为目前射频消融房室结改良方法的解剖学和组织学依据。

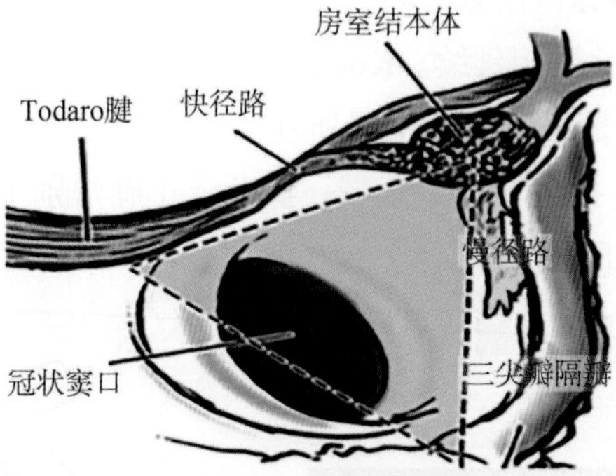

图 5-3-3　房室结解剖图

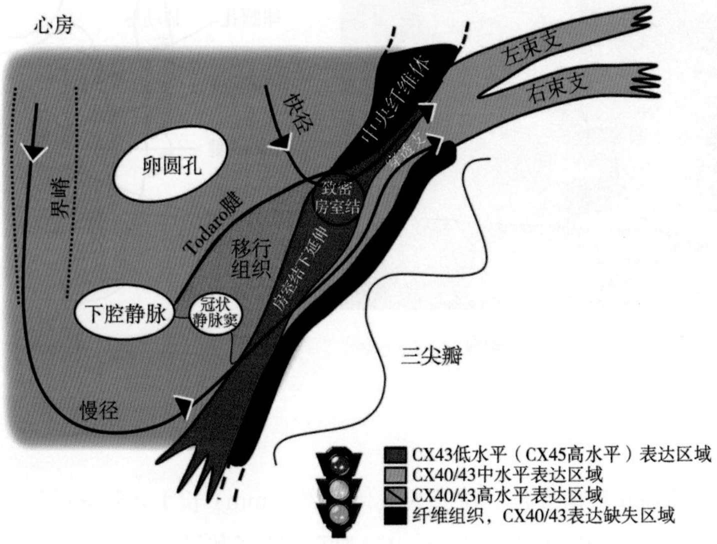

图 5-3-4　房室结组织图

（Ian P. Temple, Shin Inada, Halina Dobrzynski, et al. Cornexins and the atrioventrianlar node[J].Heart Phythm, 2013, 10(2): 297-304.）

三、AVNRT 发生机制及分类

（一）发生机制

临床电生理研究发现，10% ~ 30% 个体存在房室结双径路现象，但并非所有这些个体都会发生 AVNRT，心动过速的发生需要满足一定的条件和时机。折返是最常见的快速心律失常发生机制，房室结双径路形成折返的 3 个必备条件是①折返环路：解剖上或功能上存在至少 2 条连接近端和远端而形成传导环路的潜在通路；②单向阻滞：其中 1 条通路存在单向阻滞；③缓慢传导：没有发生阻滞通道的传导缓慢，保证阻滞的通道有足够的时间恢复兴奋性。在房室结双径路的患儿，房室结分为 2 条通路，α 径路和 β 径路。β 径路传导快，不应期长；α 径路传导慢，不应期相对较短，1 个窦性冲动沿快径路和慢径路下传，快径路的传导速度快首先经希 - 浦系统激动心室产生 1 个 QRS 波，而经慢径路下传的冲动因传导速度慢下传至希 - 浦系统时，希 - 浦系统尚未度过快径路下传引起的不应期而被阻滞（图 5-3-5A）。房性期前收缩提前出现，当房性冲动抵达双径路共同入口时快径路不应期较长，尚未度过上次窦性冲动的不应期而被阻滞；慢径路的不应期较短，已度过上次窦性冲动的不应期，房性冲动优先经慢径路下传，此时房性期前收缩一方面经慢径路下传激动心室产生 QRS 波，另一方面同时逆行激动快径路，但快径路仍未度过不应期，因此房性期前收缩的最后结局是经过慢径路下传心室产生 1 个 QRS 波，同时由于房室传导改经慢径路，房性 P′R 间期比窦性 PR 间期长（图 5-3-5B）。当房性期前收缩经慢径路下传心室，如果慢径路前向传导时间足够长，为快径路从不应期中恢复提供充分的时间窗，冲动逆行进入快径路时，快径路已度过不应期冲动能够逆行激动心房，产生 1 个逆行 P 波，由于逆行经由快径路传导速度快，逆行 P 波紧随 QRS 出现，当逆行 P 波企图再次经慢径路下传时，因逆行 P 波发生甚早，慢径路尚未度过不应期而被阻滞，这次房性期前收缩的结局是产生 1 个 QRS 和 1 个逆行 P 波（图 5-3-5C）。随着房性期前收缩进一步适当提前，一方面通过慢径路前传激动心室产生 QRS 波，另一方面经快径路逆传心房产生逆行 P 波，当提前发生的逆行 P 波再次经慢径路前传时，慢径路已度过不应期，此时逆传 P 波会再次经由慢径路下传激动心室产生 QRS，并再次经快径路逆行激动心房产生逆行 P 波，如此周而复始导致心动过速的发生（图 5-3-5D）。因此，房室结双径路只是 AVNRT 发生的解剖基质，逆传和折返是否发生主要与以下因素有关：①慢径路和快径路的不应期差异；②慢径路和快径路的传导时间差异。慢径路前传为快径路度过不应期提供适宜的时间窗，后继快径路逆传又为慢径路度过不应期提供适宜的时间窗，一旦这种时间窗缩短或者消失，逆传和折返不复存在，心动过速即刻终止[10-12]。

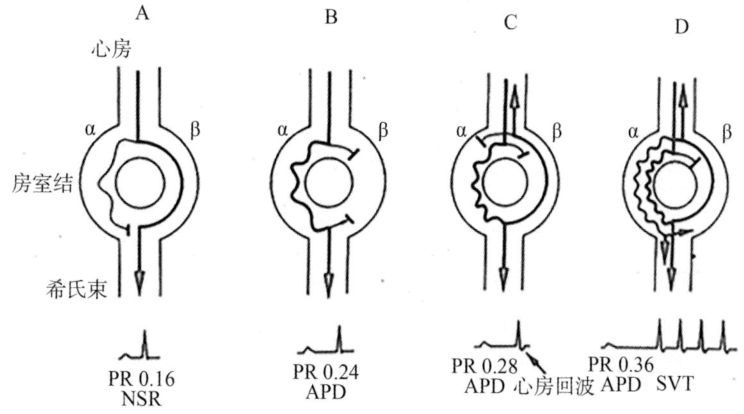

图 5-3-5　房室结双径路导致心动过速发生的机制

A. NSR；B/C. APD；C.SVT。NSR：窦性冲动；APD：房性期前收缩；SVT：心动过速

（二）分类

根据心动过速时体表心电图PR间期和RP间期的长短、心腔内电图AH间期和HA间期的长短及最早逆向心房激动部位的不同，将AVNRT分为典型和不典型两大类。典型AVNRT折返径路的前传支为慢径路，逆传支为快径路；不典型AVNRT折返径路的前传支为慢径路，逆传支为快径路或者慢径路。它们共包括慢快型、快慢型和慢慢型3种类型，其中慢快型AVNRT在临床上最为常见，约占所有类型的90%，后两者较为少见，约占10%，三者均为电生理分型，与临床治疗无关，且明确鉴别诊断需要进行心内电生理检查[10-12]。

（1）慢快型AVNRT：激动经慢径路自心房至心室前传，而经快径路自心室至心房逆传。心动过速时体表心电图表现逆行P波与QRS波重叠或紧随QRS波，心动过速发作时心腔内电图提示AH间期明显大于HA间期，希氏束导联A波最为领先。

（2）快慢型AVNRT：激动经快径路自心房至心室前传，而经慢径路自心室至心房逆传。心动过速时体表心电图出现典型的长RP间期，心动过速发作时心腔内电图提示冠状窦口为心房激动最早部位，AH间期小于HA间期，且AH间期＜200 ms。

（3）慢慢型AVNRT：激动经慢径路自心房至心室前传，而经另1个慢径自心室至心房逆传，逆传呈典型慢径逆传顺序（CS窦口水平A波领先），AH间期通常大于HA间期，且AH间期多＞200 ms。最新研究显示，该类型的房室结存在短的左侧后延伸和长的右侧后延伸，较长的右侧后延伸应该有较明显的递减特性和较长的传导时间，而短的左侧后延伸应有较小的递减特性和较短的传导时间，在心动过速时通过长的房室结右侧后延伸作为前向传导，而通过短的左侧后延伸逆向传导至CS窦口顶部的肌组织形成折返环路，逆传慢径传导需要在CS窦口和CS近端的顶部消融成功，而前传慢径传导需要在三尖瓣环和产生窦口之间的区域消融成功。但房室结左侧后延伸仅在部分人类心脏中存在和其发育较差，这是慢慢型的发生率是3种类型中发生率相对较低的原因。

四、AVNRT的心电图特点

典型的AVNRT是慢径路前传和快径路逆传，其心电图特点如下：①心动过速时QRS波时限正常、RR间期规则。②多数导联因逆行P波埋藏于QRS波群中不能显现，但优势是在一些导联显示中具备逆行P波，形成假性QRS波成分，最常见的是V_1导联的QRS终末部可见r′波，Ⅱ导联QRS终末部可见s波（图5-3-6A），心动过速终止时这些假性QRS成分消失（图5-3-6B），因此与窦性心律心电图进行比较更具备诊断的特异性。③特殊类型心电图表现：当发生希浦系统2∶1阻滞时，1个逆行P波因不能下传激动心室产生QRS波，心电图表现为可见的逆行P波位于2个QRS波之间，类似AT，需要进行鉴别诊断，尽管存在QRS脱漏但心动过速并不终止。④伴室内传导阻滞时心动过速表现为宽QRS波心动过速，需要进行宽QRS心动过速的鉴别诊断。⑤心动过速的转归大多呈突然终止的形式，骤然恢复为窦性心律；如果窦房结抑制严重或存在窦房结功能不良，窦性心律的恢复会被延迟，在此期间可能出现房性逸搏、交界性逸搏或室性逸搏；而一些心房解剖和（或）电活动存在病变的患儿，心动过速可能蜕变为阵发性心房纤颤，然后才恢复为窦性心律。

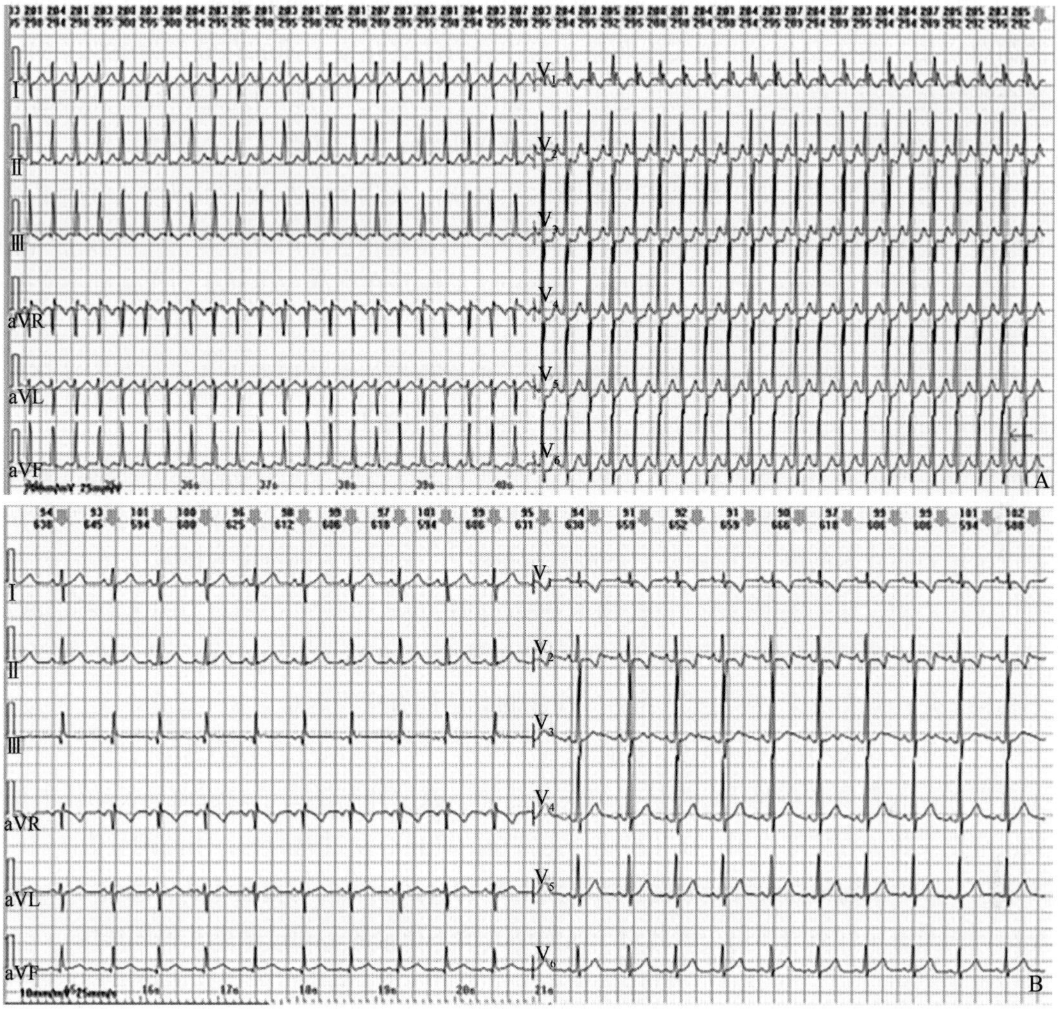

图 5-3-6 AVNRT 心电图

A. AVNRT 的体表心电图，呈典型的快窄齐特点，且 V_1 和Ⅱ导联有假性 QRS 波成分；B. AVNRT 终止后的体表心电图，V_1 和Ⅱ导联的假性 QRS 波成分消失

五、AVNRT 的治疗

AVNRT 的治疗包括 AVNRT 急性发作期终止心动过速的治疗和防止心动过速发作的长期治疗。

（一）急性发作期的治疗

在适宜的外界刺激下，快径路和慢径路形成了能匹配的不应期和传导时间差异，使慢径路前传为快径路度过不应期提供适宜的时间窗，后继快径路逆传又为慢径路度过不应期提供适宜的时间窗，从而导致心动过速的发生，因此任何干预因素，包括自主神经张力改变、药物应用和电学治疗等，能改变快径路和慢径路不应期和传导速度的措施，就能改变适宜的时间窗，使逆传和折返路径不复存在，从而终止心动过速的发生。同时急性发作期的治疗应考虑血流动力学是否稳定而选择不同的终止治疗方案。

（1）物理治疗：刺激迷走神经，提高其张力使不应期延长不能形成折返而终止心动过速。该方法简单实用、操作安全，正确实施刺激迷走神经方法终止室上速的有效率为 19% ~ 54%，该方法适合于对血流动力学稳定的心动过速患儿。临床上最常使用的刺激迷走神经的方法包括冷水敷面、刺激咽喉部催吐、压迫单侧颈动脉窦、标准 Valsalva 动作和改良 Valsalva 动作。其中颈动脉窦按摩虽然有一定效果，但可能发生严重临床并发症，不推荐给无医学知识的父母居家使用。Valsalva 动作适用于年长且可以配合的儿童，是最常用的迷走神经刺激方法之一，虽为一线方法但复律成功率并不理想（5% ~ 20%），而改良 Valsalva 动作是在标准 Valsalva 动作基础上立即平卧和被动抬高下肢，具有更高的复律成功率[13-15]。

（2）药物治疗：静脉抗心律失常药物转律快，但在使用前需要根据患儿血流动力学状况和药物的副作用进行选择。临床上常用的抗心律失常药物包括以下几种。

①腺苷或三磷酸腺苷（ATP）：腺苷或 ATP 是临床上首选的终止心动过速的药物，腺苷对房室结有负性传导作用，通过降低房结区、结区的细胞平台期振幅和缩短动作电位时限发挥作用。但结希区细胞对腺苷不敏感，同时腺苷对经典旁路无作用，因此对心动过速发作不仅具有治疗作用，而且可以进行心动过速的鉴别诊断。该药物半衰期时间短（＜ 30 s），是强有力的迷走神经激动剂，几乎可以 100% 地终止心动过速。临床上 ATP 的用药剂量为 0.2 ~ 0.4 mg/（kg · 次），使用时采用原液不稀释，并且需要快速"弹丸式"推注。应用腺苷后偶有呼吸困难（支气管痉挛）、心动过缓、面色潮红、胸痛等少见不良反应报道，因此腺苷应慎用于哮喘及既往有心动过缓的患儿[13, 16]。

②普罗帕酮：普罗帕酮是 I C 类抗心律失常药物，通过抑制钠离子内流而延长动作电位时程及有效不应期发挥负性传导作用，在儿科临床是常用的终止心动过速药物，用药剂量为 1 ~ 1.5 mg/（kg · 次），以等倍葡萄糖液稀释缓慢静推，如无效 10 ~ 20 min 后可重复用药，总量＜ 5 mg/kg。普罗帕酮同时具有负性肌力作用，因此对于血流动力学不稳定的心动过速患儿临床禁用。

③洋地黄类药物：该类药物具有负性传导和正性肌力作用，临床可使用该药物治疗心动过速，因其转律慢而不作为急性期终止心动过速的一线药物应用，但对于心动过速发作时间已引起血流动力学障碍，特别是出现低灌注和心功能不全的患儿则是临床首选。静脉用药采用负荷量进行，对于＜ 2 岁为 0.03 ~ 0.04 mg/kg，＞ 2 岁为 0.02 ~ 0.03 mg/ kg，分为 3 ~ 4 次进行使用，首次使用剂量为总量的 1/2，剩余用量每 6 ~ 8 小时给药 1 次。由于洋地黄负荷量为中毒剂量的 1/3 ~ 1/2，使用过程中应注意洋地黄中毒事件的发生。

④电复律：该方法在短时间内采用高电压和适当强度的电流使整个心肌在瞬间除极，消除心肌细胞电活动的散乱状态或打破折返环，重整心脏电活动使窦房结恢复主导地位，从而治疗各种类型的心律失常，包括 AVRT。对于血流动力学不稳定的患儿，在有条件和有经验的医疗单位首选同步直流电复律治疗，操作流程同电除颤一样，只是对于儿童电复律选择的能量范围为 0.5 ~ 1 J/（kg · 次），若未能转复可行第 2、3 次电复律，但一般≤ 3 次[1, 17]。

（二）长期治疗

对于心动过速发作频繁的患儿，需要长期口服抗心律失常药物防止心动过速发生，在适当的年龄可选择导管消融手术根治。

（1）抗心律失常药物治疗

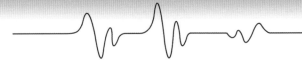

①首选地高辛或维拉帕米：该两种药物均作用于心动过速起源点的房室结，有较好的预防效果，在临床应用中起重要的作用。但其有效剂量较高，多数患者不能耐受。②普罗帕酮或β受体阻滞剂：通常用于预防 AVNRT 的发作，疗效好，易被患者耐受[1，18-19]。

（2）导管消融治疗

药物治疗无效或不能耐受药物治疗的患儿，可选择射频消融手术[1，19-21]。《中国儿童心律失常导管消融专家共识》已将室上性心动过速反复或持续性发作伴心功能不良且药物治疗无效，体重≥ 15 kg，反复发作的症状性室上性心动过速作为射频消融的Ⅰ类适应证，取消了既往对年龄的限制。通过经导管射频消融进行慢径路改良达到根治 AVNRT 的效果，消融成功率约为 99.3%，房室传导阻滞风险＜ 1%，复发率为 4.4%，复发常出现在成功消融的 3 个月内，但是在年龄≤ 18 岁的患者，可在消融后长达 5 年才出现复发。

（吕铁伟）

参考文献

[1] 李小梅 . 小儿心律失常学 [M]. 北京 : 科学出版社 , 2004.

[2] Kugler JD, Danford DA, Houston KA, et al. Pediatric radiofrequency catheter ablation registry success, fluoroscopy time, and complication rate for supraventricular tachycardia: comparison of early and recent eras[J]. J Cardiovasc Electrophysiol, 2002, 13(4): 336-341.

[3] 李小梅 , 李奋 , 曾少颖 , 等 . 全国儿童心内电生理检查及射频消融多中心资料分析 [J]. 中华心律失常学杂志 , 2014, 18(1): 9-16.

[4] Klimek-Piotrowska W, Holda MK, Koziej M, et al. Geometry of Koch's triangle[J]. Europace, 2017, 19(3): 452-457.

[5] Li J, Greener ID, Inada S, et al. Computer three-dimensional reconstruction of the atrioventricular node[J]. Circ Res, 2008, 102(8): 975-985.

[6] Lee PC, Chen SA, Hwang B. Atrioventricular node anatomy and physiology: implications for ablation of atrioventricular nodal reentrant tachycardia[J]. Curr Opin Cardiol, 2009, 24(2): 105-112.

[7] Inoue S, Becker AE. Posterior extensions of the human compact atrioventricular node: a neglected anatomic feature of potential clinical significance[J]. Circulation, 1998, 97(2): 188-193.

[8] Kurian T, Ambrosi C, Hucker W, et al. Anatomy and electrophysiology of the human AV node[J]. Pacing Clin Electrophysiol, 2010, 33(6): 754-762.

[9] 郭继鸿 . koch 三角 (148)[J]. 临床心电杂志 , 2016, 25(6): 470.

[10] Temple IP, Inada S, Dobrzynski H, et al. Connexins and the atrioventricular node[J]. Heart Rhythm, 2013, 10(2): 297-304.

[11] Katritsis DG, Becker AE, Ellenbogen KA, et al. Effect of slow pathway ablation in atrioventricular nodal reentrant tachycardia on the electrophysiologic characteristics of the inferior atrial inputs to the human atrioventricular node[J]. Am J Cardiol, 2006, 97(6): 860-865.

[12] Katritsis DG, Ellenbogen KA, Becker AE, et al. Retrograde slow pathway conduction in patients with atrioventricular nodal re-entrant tachycardia[J]. Europace, 2007, 9(7): 458-465.

[13] 中华医学会心电生理和起搏分会 , 中国医师协会心律学专业委员会 . 室上性心动过速诊断及治疗中国专家共识 (2021)[J]. 中华心律失常学杂志 , 2022, 26(3): 202-262.

[14] Mehta D, Wafa S, Ward DE, et al. Relative efficacy of various physical manoeuvres in the termination of

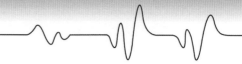

junctional tachycardia[J]. Lancet, 1988, 1(8596): 1181-1185.
[15] Michaud A, Lang E. Leg lift valsalva maneuver for treatment of supraventricular tachycardias[J]. CJEM, 2017, 19(3): 235-237.
[16] Camm AJ, Garratt CJ. Adenosine and supraventricular tachycardia[J]. N Engl J Med, 1991, 325(23): 1621-1629.
[17] Smith G, Taylor DM, Morgans A, et al. Prehospital synchronized electrical cardioversion of a poorly perfused SVT patient by paramedics[J]. Prehosp Disaster Med, 2013, 28(3): 301-304.
[18] Alboni P, Tomasi C, Menozzi C, et al. Efficacy and safety of out-of-hospital self-administered single-dose oral drug treatment in the management of infrequent, well-tolerated paroxysmal supraventricular tachycardia[J]. J Am Coll Cardiol, 2001, 37(2): 548-553.
[19] 中华医学会心电生理和起搏分会小儿心律学工作委员会，中华医学会儿科学分会心血管学组，中国医师协会儿科分会心血管专业委员会 . 中国儿童心律失常导管消融专家共识 [J]. 中华心律失常学杂志，2017, 21(6): 462-470.
[20] Van Hare GF, Javitz H, Carmelli D, et al. Prospective assessment after pediatric cardiac ablation: demographics, medical profiles, and initial outcomes[J]. J Cardiovasc Electrophysiol, 2004, 15(7): 759-770.
[21] Katritsis DG, Marine JE, Contreras FM, et al. Catheter ablation of atypical atrioventricular nodal reentrant tachycardia[J]. Circulation, 2016, 134(21): 1655-1663.

第 4 节　交界性心动过速

交界性心动过速（junctional tachycardia，JT）是起源于房室结及房室交界区附近（包括希氏束）的快速性心律失常，也称为交界性异位性心动过速（junctional ectopic tachycardia，JET）及希氏束性心动过速。儿童JT较为罕见，自1976年Coumel等首次描述JET，至今尚无具体流行病学资料统计。因快速心室率及心动过速持续发作易发生心动过速性心肌病；同时由于房室失同步，心房向心室的有效灌注不足，减少心输出量，长此以往，加重心功能损伤。根据不同病因，可分为先天性JET（congenital junctional ectopic tachycardia，CJET）、局灶性交界性心动过速（focal junctional tachycardia，FJT）[1-3]和心脏术后 JET（postoperative junctional ectopic tachycardia，POJET）等。

一、临床特点

1. 先天性 JET[2-6]

先天性 JET 发病率不足儿童心律失常的 1%，2009 年一项国际多中心研究纳入 22 个医学中心共计 40 年的病例不足 100 例。通常发生于 6 月龄内婴儿，约 1/3 发生于胎儿期，但诊断往往延迟；由于其表现为快速心室率的无休止性心动过速，就诊时多伴有胎儿水肿、充血性心力衰竭的症状；若安全度过早期血流动力学损害阶段，随时间推移，心动过速时心室率可自发减慢。20%～50%患儿具有家族聚集倾向，多种基因突变与其易感性相关，如血管紧张素转换酶缺失、肌钙蛋白 I 相互作用激酶（TNNI3K）突变、超极化激活环核苷酸门控阳离子通道（HCN）上调等。

2. FJT[2-3]

FJT 多见于年长儿、青少年及成人，在体检或某次就医过程中偶然发现，通常症状轻微或仅有心悸、头晕等非特异性症状。有阵发性及非阵发性两种发作形式：阵发性FJT有突发突止的特点，每阵持续时间数秒或数小时不等，间隔数天或更长时间发作1次或每日发作数阵；非阵发性FJT同成人的非阵发性房室交界区心动过速（non-paroxysmal atrioventricular junctional tachycardia，NPJT），多与器质性心脏病相关，可见于心肌炎、风湿热、洋地黄中毒及正常人。

3. 心脏术后JET[2，3，7-8]

由于体外循环时间过长、手术修复过程中对房室交界区组织的直接损伤、机械抻拉、局部水肿、缺血及体液、电解质紊乱等，患儿在心脏术后24～48 h有5%～10.2%发生JET，且年龄越小风险越大，通常为自限性，若患儿存活，多于术后3～5 d转为窦性心律；但术后由于早期低血压、伤口疼痛、发热等刺激内源性儿茶酚胺分泌可使其心室率明显加快，进而加重血流动力学不稳定，此时需积极干预。

二、电生理特征及机制[2，3，9-10]

对其电生理机制目前尚无定论，但肯定的是不同于折返性心动过速，不涉及折返环路。①希氏束图中显示交界区性心搏的QRS波前总是有希氏束电位，其QRS波形态及HV间期与窦性节律经房室结下传时完全一致，说明JT激动的起源部位在希氏束以上；②绝大部分对腺苷、直流电复律无反应且程序刺激不能诱发JT，而快速心房、心室起搏及异丙肾上腺素可诱发JT，提示其机制可能为自律性，此机制是目前认为的主要潜在机制；③运动或阿托品可加快JT原有的心率，提示其机制可能为自律性增加；④静息膜电位低于–60 mV，钠电流及电压泵处于失活状态，缓慢的内向钙电流导致异常的自律性，临床上部分对钙通道阻滞剂敏感，提示其机制可能为异常的自律性；⑤有研究显示，程序刺激可诱发或终止JT且对腺苷敏感，提示其可能的机制为触发活动。

三、心电图特征[2-4]

①窄QRS波性心动过速，与窦性P波下传心室的QRS波一致；室内传导阻滞时可呈宽QRS波性心动过速。②与窦房结节律无关；室房分离（心室率通常大于心房率、RR间期不匀齐），可见心房夺获（图5-4-1）；当交界区异位兴奋点冲动逆传激动心房时，室房可呈1∶1逆传（RR间期匀齐）。③绝大部分呈逐渐加快、逐渐减慢现象。④对于心率无明确界定，心脏术后JET及先天性JET多＞同龄儿心率的95%或心率＞170次/min；非阵发性JT则与正常同龄儿心率范围接近，即70～140次/min。

四、治疗及预后

对于JET，目前尚缺乏较为统一的治疗策略，多为单中心经验治疗。地高辛作用有限，而ATP则无效。近期有研究显示[11-18]，伊伐布雷定在心脏术后JET及先天性JET的治疗中表现出较为可靠的疗效，其中2021年Arvind等[17]报道94例心脏术后JET分别应用伊伐布雷定及胺碘酮的随机对照研究，伊伐布雷定组复律成功率95.8%（46/48）并不亚于胺碘酮组的93.5%（43/46），且转复窦性心律的中位时间相似，分别为 22、21.5 h；而伊伐布雷定对于先天性 JET 的治疗，多为个案及小样本研究（2 ~ 5 例）[11, 13-14, 18]，但其效果比较肯定，需积累更多病例。

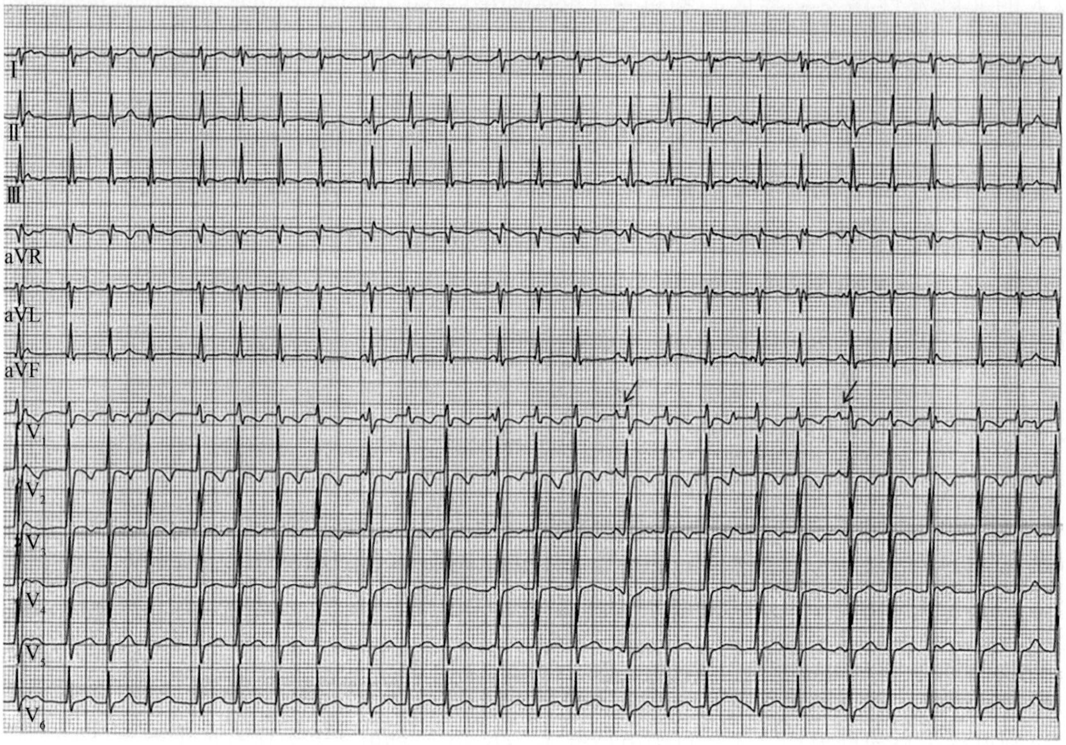

图 5-4-1　交界性心动过速心电图

心电图示窄 QRS 波心动过速，可见室房分离。箭头所指为窦性夺获心搏

（一）先天性 JET[2-6]

先天性 JET 的治疗棘手，面临挑战，首要治疗目标是控制心动过速时心室率，一般初始治疗即以≥ 2 种抗心律失常药物联合应用，目前文献报道多以胺碘酮联合其他抗心律药物，比如阿替洛尔、普萘洛尔、普罗帕酮、氟卡尼等；对伴有心功能损伤、心脏扩大患儿辅以抗心力衰竭治疗。有 70% 患儿可有效控制心室率，仍有近 20% 患儿对药物无反应。对先天性 JET 的治疗是长期漫长的，而胺碘酮可导致甲状腺功能、肝功能损伤及肺纤维化等，限制其长久使用。对于难治性先天性 JET，导管消融为备选方案，早期发生永久性完全性房室传导阻滞风险极大，需安装永久起搏器。但随着近 20 年电生理标测及消融技术的改进，尤其冷冻消融技术的应用，导管消融成功率大大提升，即刻成功率达 82% ~ 85%（14/17，22/26），复发率 13% ~ 14%，但射频消融导致永久性三度房室传导阻滞的发生率仍高达 18%，而冷冻消融则仅在术中发生短暂房室结损伤。

先天性 JET 患儿，尤其 6 月龄内起病，因血流动力学障碍，早期死亡率高达 35%，若可安全渡过该阶段，部分患儿心室率有自发减慢趋势及自发缓解可能；同时随着医学的进步，监测及治疗手段的提升，死亡率已下降至 4% ~ 9%。但由于该类患儿存在自发性完全性房室传导阻滞可能，仍需警惕自发完全性房室传导阻滞所致晕厥、猝死等情况。

（二）FJT[2-3]

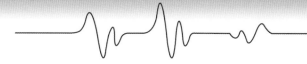

FJT 的治疗主要基于症状的强度、心动过速频率及持续时间。在不影响血流动力学且患儿耐受性好的情况下，通常无需控制心律失常本身，应进行定期动态心电图监测及心脏彩超评估心脏功能、大小，并进行运动压力测试以评价儿茶酚胺刺激过程中心动过速的负荷。这种心律失常有时提示患者存在器质性心脏病等疾病，因此不可忽视排查可能的病因并积极治疗原发病，若为洋地黄中毒者应立即停用洋地黄，并纠正低血钾等电解质紊乱，不宜施行直流电复律。若患儿有不适症状或加重原发病，则可应用 β 受体阻滞剂、钙通道阻滞剂等抗心律失常药物治疗；或可试用阿托品提高心率以夺获心室，将其转为窦性节律。

（三）心脏术后 JET[2-3，7-8]

对于心脏术后 JET 而言，需综合管理，首要是应用抗心律失常药物，胺碘酮最为常用，有效率＞ 80%，但胺碘酮可导致低血压，尤其静脉应用时，因此用药过程需严密监测血压变化；有报道普罗帕酮及氟卡尼可有效减慢心率，但具有潜在负性肌力作用，对于低心输出量患者需慎用。另一种有效的方法为低温法，体温下降可使心肌细胞自动去极化速率降低、心脏自律性下降，从而达到减慢心率的目的，以冰毯、冰帽等方式使体表温度下降至 32 ~ 35 ℃。在 JT 时的低心输出量部分原因是房室激动顺序的不同步导致的，可在心室率＜ 180 次 /min 时，以＞ 10 次 /min 或与心室频率相同的心房起搏改善房室同步性和心输出量。此外控制发热、纠正电解质紊乱、深度镇静、镇痛、减少血管活性药物应用、围手术期输注硫酸镁也可起预防及治疗 JET 的效果。因其自愈性，通常无需导管消融。

心脏术后 JET 早期死亡率达 14%，但随着对疾病的认识、治疗手段的改进，目前致命性的不良结局极少发生，预后良好。

（李梅婷　李小梅）

参考文献

[1] Villain E, Vetter VL, Garcia JM, et al. Evolving concepts in the management of congenital junctional ectopic tachycardia. A multicenter study[J]. Circulation, 1990, 81(5): 1544-1549.

[2] Kylat RI, Samson RA. Junctional ectopic tachycardia in infants and children[J]. J Arrhythm, 2020, 36(1): 59-66.

[3] Sasikumar N, Kumar RK, Balaji S. Diagnosis and management of junctional ectopic tachycardia in children[J]. Ann Pediatr Cardiol, 2021, 14(3): 372-381.

[4] Collins KK, Van Hare GF, Kertesz NJ, et al. Pediatric nonpost-operative junctional ectopic tachycardia medical management and interventional therapies[J]. J Am Coll Cardiol, 2009, 53(8): 690-697.

[5] Sarubbi B, Musto B, Ducceschi V, et al. Congenital junctional ectopic tachycardia in children and adolescents: a 20 year experience based study[J]. Heart, 2002, 88(2): 188-190.

[6] Xi Y, Honeywell C, Zhang D, et al. Whole exome sequencing identifies the TNNI3K gene as a cause of familial conduction system disease and congenital junctional ectopic tachycardia[J]. Int J Cardiol, 2015, 185: 114-116.

[7] Entenmann A, Michel M, Herberg U, et al. Management of postoperative junctional ectopic tachycardia in pediatric patients: a survey of 30 centers in Germany, Austria, and Switzerland[J]. Eur J Pediatr, 2017, 176(9):

1217-1226.
[8] Ismail MF, Arafat AA, Hamouda TE, et al. Junctional ectopic tachycardia following tetralogy of fallot repair in children under 2 years[J]. J Cardiothorac Surg, 2018, 13(1): 60.
[9] de Azevodo IM, Watanabe Y, Dreifus LS. Atrioventricular junctional rhythm: classification and clinical significance[J]. Chest, 1973, 64(6): 732-740.
[10] Ruder MA, Davis JC, Eldar M, et al. Clinical and electrophysiologic characterization of automatic junctional tachycardia in adults[J]. Circulation, 1986, 73(5): 930-937.
[11] Dieks JK, Klehs S, Muller MJ, et al. Adjunctive ivabradine in combination with amiodarone: a novel therapy for pediatric congenital junctional ectopic tachycardia[J]. Heart Rhythm, 2016, 13(6): 1297-1302.
[12] Kumar V, Kumar G, Joshi S, et al. Ivabradine for junctional ectopic tachycardia in post congenital heart surgery[J]. Indian Heart J, 2017, 69(5): 666-667.
[13] Kothari SS, Kidambi BR, Juneja R. Ivabradine for congenital junctional ectopic tachycardia in siblings[J]. Ann Pediatr Cardiol, 2018, 11(2): 226-228.
[14] Ergul Y, Ozturk E, Ozgur S, et al. Ivabradine is an effective antiarrhythmic therapy for congenital junctional ectopic tachycardia-induced cardiomyopathy during infancy: case studies[J]. Pacing Clin Electrophysiol, 2018, 41(10): 1372-1377.
[15] Kumar V, Kumar G, Tiwari N, et al. Ivabradine as an adjunct for refractory junctional ectopic tachycardia following pediatric cardiac surgery: a preliminary study[J]. World J Pediatr Congenit Heart Surg, 2019, 10(6): 709-714.
[16] Lopez FE, Montanes DE, Granados RM, et al. Use of ivabradine in pediatric post-operative junctional ectopic tachycardia[J]. An Pediatr (Engl Ed), 2021, 95(2): 118-120.
[17] Arvind B, Kothari SS, Juneja R, et al. Ivabradine versus amiodarone in the management of postoperative junctional ectopic tachycardia: a randomized, open-label, noninferiority study[J]. JACC Clin Electrophysiol, 2021, 7(8): 1052-1060.
[18] Devaprasath S, Buddhavarapu S, Mariam S, et al. Ivabradine monotherapy in congenital junctional ectopic tachycardia[J]. Ann Pediatr Cardiol, 2022, 15(1): 61-63.

第 5 节　预激综合征

一、概述

房室旁路是一个或多个跨过房室瓣环，直接连接心房、心室肌的非特异心肌纤维肌束。这一异常房室旁路具有房室传导功能，提前激动一部分或全部心室肌，导致心电生理改变和快速性心律失常，称为预激综合征，又称 Wolff-Parkinson-White 综合征（WPW 综合征）。55% ~ 60% 的房室旁路可在体表心电图上表现为不同程度的预激图形[1]。体表心电图上，将具有预激特征的 QRS 波群起始 40 ms 定义为 δ 波（图 5-5-1），δ 波位于基线以上为正向，以“+”表示；δ 波位于基线下为负向，以“–”表示；无波或双向、起始偏离基线随后又回到基线，以“ ± ”表示。

旁路的形成是发育过程中遗留的，在胚胎早期，房室心肌是相连的，发育过程中房室间肌性连接逐渐退化消失，代之以纤维环。右侧旁路的形成是由于心脏在发育过程中不形成房室纤维环，仍由肌纤维束连接，大部分婴儿在出生 6 个月肌束消失，若 6 个月肌束未消失或房室纤维环不能完全隔离心房和心室，则形成旁路。左侧游离壁旁路的形成主要是因为发育过程中房室间的肌性连接未退化[2]。

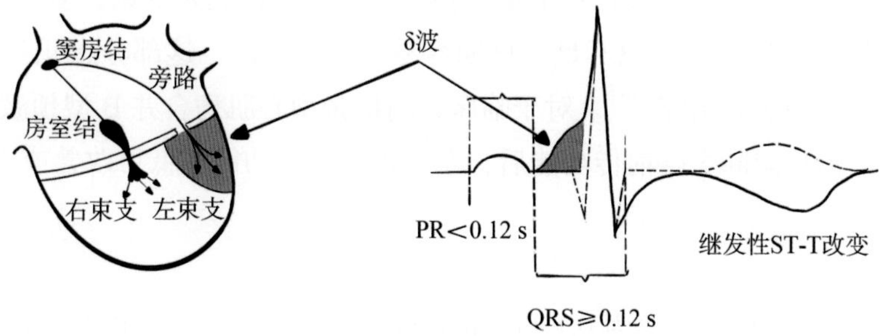

图 5-5-1　预激综合征示意图

房室旁路提前激动一部分心室肌，在体表心电图上表现为预激波（δ 波）、PR 间期< 0.12 s、QRS 波时限≥ 0.12 s、继发性 ST-T 改变

预激综合征在普通人群中的患病率为 0.1%～0.5%，预激综合征是儿童室上性心动过速最常见类型，占快速性心律失常的 63.6%～67%（其中右侧旁路 49.6%，左侧旁路 47.2%，多旁路 3.2%）[3-4]。

患儿大多数无器质性心脏病，20%～37% 的预激综合征患儿合并有先天性心脏病，如 Ebstein 畸形、室间隔缺损、二尖瓣脱垂、三尖瓣闭锁和矫正型大动脉转位等[5]。与预激综合征关系最为密切的是 Ebstein 畸形，约 20% Ebstein 畸形患儿存在房室旁路，旁路多位于右侧游离壁和右后间隔，且多旁路常见[6]。

二、临床表现

预激综合征患者的临床症状差异较大，轻者可无症状，重者导致血流动力学改变，甚至存在猝死风险。

（一）心动过速

最常见的症状主要是由房室折返性心动过速所致，患儿可有烦躁、面色青灰、皮肤湿冷，有时伴恶心、呕吐；年长儿可自诉心悸、胸前区不适感、头晕等。发作时心率突然增快，可达 200～300 次 /min，持续数秒至数日，发作停止时心率突然恢复正常。心电图可表现为窄或宽 QRS 波心动过速，以前者最多见。

（二）心脏扩大或心功能不全

长期持续的心动过速可导致心功能不全，临床称为心动过速性心肌病。儿童尤其是婴幼儿心动过速发作，早期往往因为无明显临床症状而漏诊，发作持续时间长，可出现精神差、拒奶等心功能不全的表现，就诊时常被误诊为扩张型心肌病、重症心肌炎，乃至延误治疗。当心动过速经适当治疗而被控制后，心动过速性心肌病多数能好转或恢复正常，部分严重的患儿不能逆转。

临床发现，部分预激综合征患儿虽无心动过速发作却可出现心脏扩大和（或）收缩功能减退[7]，有学者将其称为预激性心肌病或心室预激性扩张型心肌病。由于心室预激引起部分心室提早激动，心室活动不同步而导致心功能障碍。由于左侧旁路距离窦房结较远，心室预激比例小，对心功能影响相对小，因此预激性心肌病更多见于右侧旁路[8]。可能由于旁路前传所致的心功能障碍早期即出现，旁路的前传功能随年龄增长自行消退，预激性心肌病在成人少见，多见于婴幼儿[9]，预激性心肌病起病隐匿，临床医生认识不足，早期容易误诊及漏诊，这部分患儿常被误诊为特发性室壁瘤或扩张型心肌病而延误治疗[10]。对于临床诊断扩张型心肌病合并 B 型预激综合征的患儿，应仔细鉴别诊断。经治疗阻断旁路前传功能后，左室扩大及心功能减低可改善或逆转。

（三）猝死

预激综合征患者的猝死发生率为 0.15% ~ 0.39%[11]。预激综合征患儿晕厥或猝死的原因：①快速房性心律经显性旁道前传引起快速心室率；②显著扩张的病变心室肌自发引起恶性室性心律失常；③持续性心动过速终止后继发的 QT 间期延长，导致尖端扭转性室性心动过速。

（四）无症状预激综合征

无症状预激综合征是指心电图有预激综合征表现而无临床症状，预激综合征患者中 65% 的青少年可表现为无症状，这部分患者可以晕厥或猝死为首发症状，而儿童的致死性事件发生率较成人高。旁路不应期短于 240 ms、存在多旁路是发生猝死的高危因素，心房纤颤或扑动经旁路快速传导也可引起心室纤颤。猝死的高危标志有年轻、男性、合并心房纤颤、合并先天性心脏病或器质性心脏病、家族性预激综合征。而间歇性预激综合征、并发心房纤颤时心室率不快、运动或应用普鲁卡因等药物后预激波消失者，为猝死的低危人群[11]。

三、房室旁路的电生理特性

随着胚胎的正常发育，心房心室间的纤维连续逐渐分离退化，房室结和希氏束是心房心室之间唯一的电传导通路。房室结的电传导特性表现为随起搏联律间期的缩短，房室结传导时间逐渐延长。典型的显性房室旁路又称为 Kent 束，其心室插入点位于心底部邻近三尖瓣或二尖瓣环，虽具有房室和室房传导功能，但不具备房室结的递减传导功能，呈“全或无”的特性，旁路传导速度通常快于房室结，不应期短。某些特殊类型的房室旁路，如 Mahaim 纤维是一种不典型的旁路，通常含有副房室结组织而表现递减传导的特性；James 束是绕过房室结传导的房室纤维，在心电图上无预激波形，仅表现为 PR 间期缩短。

四、分类

（一）显性预激综合征

绝大多数的房室旁路同时具有前向及逆向传导功能，存在旁路时，窦性激动部分经房室结 - 希浦系统向心室传导，部分通过旁路传导，通常旁路的传导速度快于房室结，因此与旁路相连的心肌提前激动，在窦性心律时有心室显性预激的δ波。两者传导的比例取决于房室结和旁路的传导速度及旁路的部位。如旁路部位靠近窦房结、传导速度快，旁路激动心室的比例就越多，QRS 波就越宽大[12]。一般左侧旁路的预激程度小，QRS 波窄；右侧旁路的预激程度大，QRS 波宽。显性预激窦性心律时体表心电图表现：① PR 间期＜ 0.12 s；②存在预激波（δ波）：QRS 起始部粗顿；③ QRS 波时限≥ 0.12 s；④继发性 ST-T 改变；⑤ PJ 间期＜ 0.27 s。根据 V_1、V_2 导联 QRS 波主波方向区分，V_1 导联 QRS 波主波向上，旁路位于左侧，即 A 型预激综合征（图 5-5-2），心电图 V_1 ~ V_6 δ波正向，QRS 波以 R 波为主。V_1 导联 QRS 波主波向下，旁路位于右侧的可能性大，即 B 型预激综合征（图 5-5-3），心电图 V_1 ~ V_3 δ波为负向或正向，QRS 波以 S 波为主，V_4 ~ V_6 δ波及 QRS 波为正向。当旁路同时有逆向传导功能，可发生房室折返性心动过速。

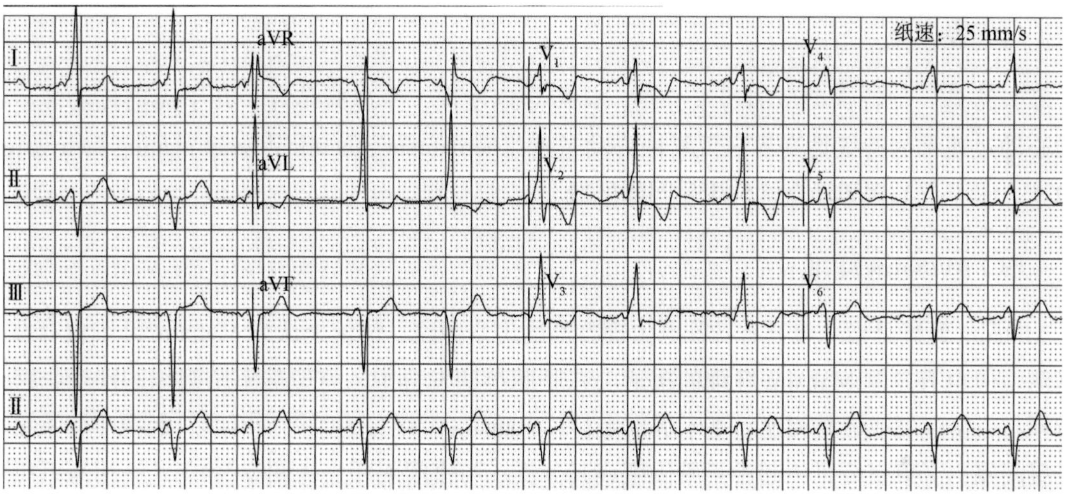

图 5-5-2 A 型预激综合征

QRS 波起始部位可见δ波，V_1 ~ V_6 δ波正向

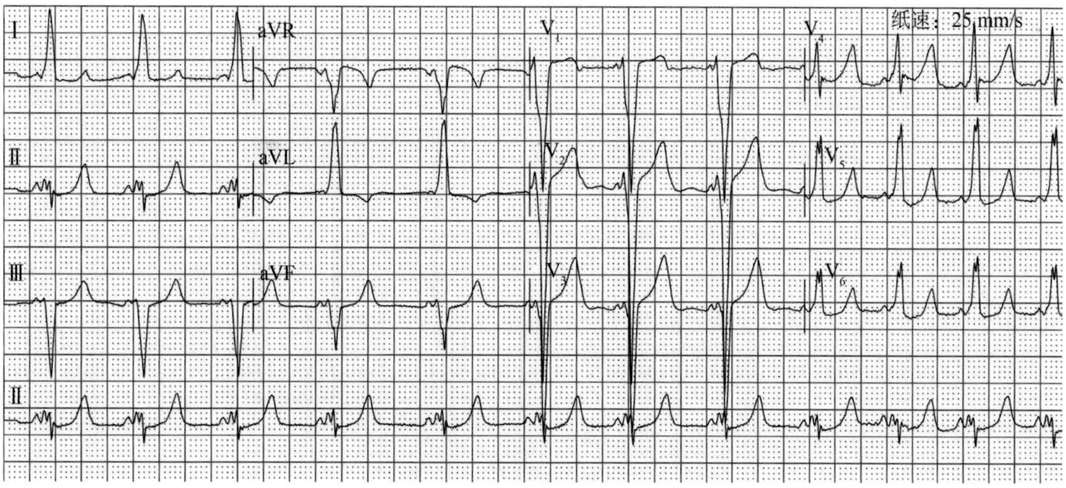

图 5-5-3 B 型预激综合征

QRS 波起始部位可见δ波，V_1 ~ V_3 δ波为正向，QRS 波以 S 波为主，V_4 ~ V_6 δ波及 QRS 波为正向

（二）隐匿性 / 间歇性预激综合征

隐匿性旁路指旁路仅有逆向传导功能，无前向传导功能，窦性心律时体表心电图无 δ 波，而临床上发生房室折返性心动过速。

窦性心律时 δ 波可以是持续存在，也可以是间歇性的，称为间歇性预激综合征。实际上这些旁路的前向传导并非间歇存在，而是持续存在的。由于房室结和旁路的不应期不同，在迷走神经张力增高、房室结传导慢时，可显现 δ 波；在迷走神经张力低、房室结传导快时，此时心电图 δ 波变得很小，难以辨认而被认为是间歇传导。儿童左侧房室旁路的间歇性预激更多见，由于左侧旁路距离窦房结相对较远，房室结的传导延迟时间与旁路的传导时间差距极小。

（三）慢旁路

慢旁路是一种特殊类型的房室旁路，其传导速度慢，呈递减传导，几乎无前传功能，其介导的心动过速称为持续性交界区反复性心动过速（permanent junctional reciprocating tachycardia，PJRT），最早的心房激动点常位于后间隔区域。

（四）Mahaim 纤维

Mahaim 纤维是指一组具有特殊电生理特性的房室旁路，传统上认为 Mahaim 纤维仅存在于心脏右侧，但也有左侧 Mahaim 纤维的报道。在胚胎早期发育中，类似房室结组织的残余物跨过三尖瓣环与右室远端或近端相连。基于解剖走行，Mahaim 纤维分为①结室纤维：起源于房室结，终止于室间隔；②束室纤维：起源于希氏束或其分支，与室间隔相连（图 5-5-4）；③房束纤维：起源于右房游离壁，与右束支远端相连，占 Mahaim 纤维的绝大多数；④房室纤维：起源于右房游离壁，与右室基底部相连（图 5-5-5）。Mahaim 纤维仅有前传功能，无逆传功能，在窦性心律时可无预激表现，或预激成分很少，可参与心动过速的形成。

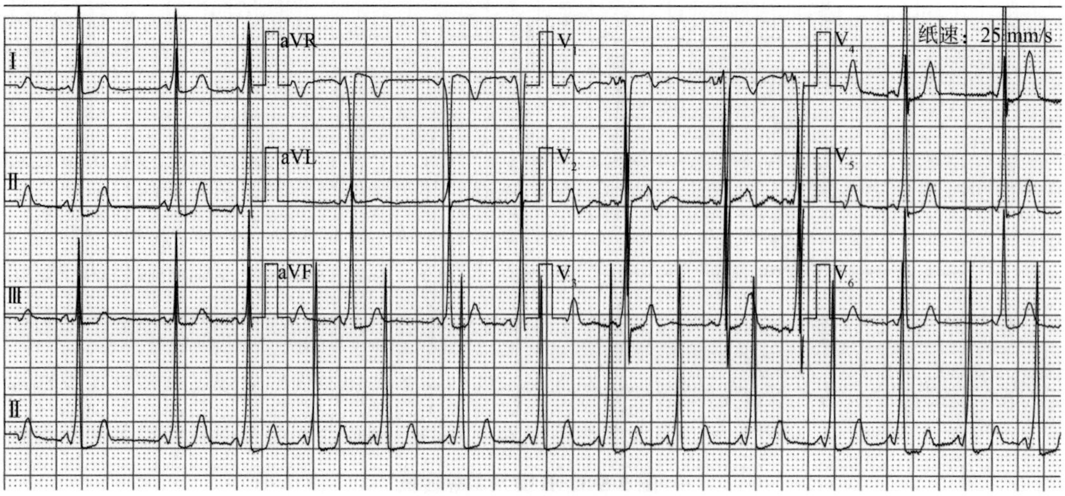

图 5-5-4　束室纤维

心电图提示窦性心律，PR 间期缩短，预激成分较少

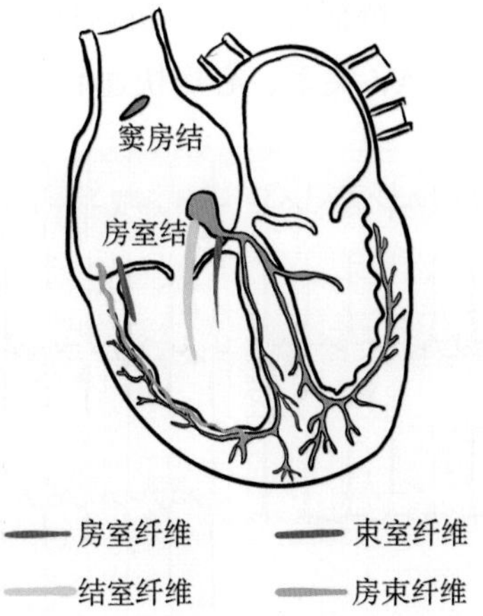

图 5-5-5　Mahaim 纤维示意图

五、预激合并房室折返性心动过速

房室折返性心动过速是由房室间的显性或隐性旁路引起折返所致的心动过速，是预激综合征最常见的心律失常，心房、心室、旁路和房室结共同构成折返环。根据折返环传导极向的不同，将房室折返性心动过速分为下述几种类型。

（一）顺向型房室折返性心动过速

顺向型房室折返性心动过速是最常见的类型，即前向传导经正常的房室结到达心室，经房室旁路逆向传导至心房，并与介入的心房、心室组织形成完整的折返环路（图 5-5-6A）。心动过速通常由自发的房性或室性期前收缩诱发。心动过速心电图特点：①频率为 150 ~ 280 次 /min；② RR 间期规则；③激动经房室结下传心室，呈窄 QRS 波，激动经旁路逆传心房，传导速度相对较快，逆行 P′波位于 QRS 波群之后，RP′ < P′R，RP′ > 70 ms（图 5-5-7）。如心动过速频率达到特殊传导系统不应期，会产生频率依赖性右束支传导阻滞，偶可有左束支传导阻滞，此时需与

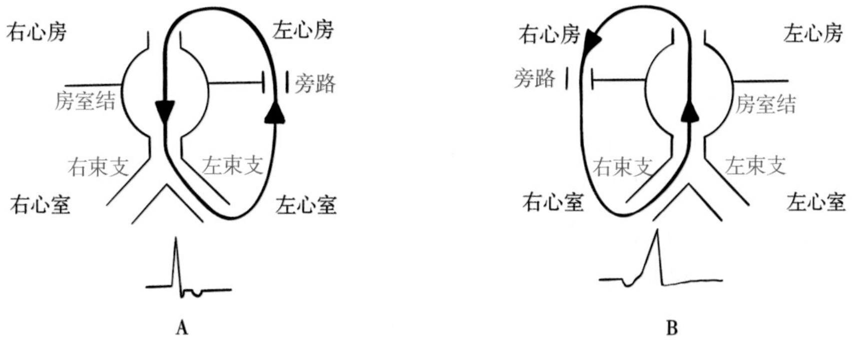

图 5-5-6　顺向型及逆向型房室折返性心动过速的示意图

A. 顺向型房室折返性心动过速，前向传导经正常的房室结到达心室，经房室旁路逆向传导至心房，心电图呈窄 QRS；B. 逆向型房室折返性心动过速，前向传导从心房经旁路到达心室，经房室结逆向传导至心房，心电图呈宽 QRS 波

室性心动过速鉴别。需注意观察，以下特征提示房室折返性心动过速伴束支传导阻滞：窦性心律时存在显性预激、存在 1∶1 的 VA 和 AV 关系、心房快速起搏时 QRS 波形态不变。

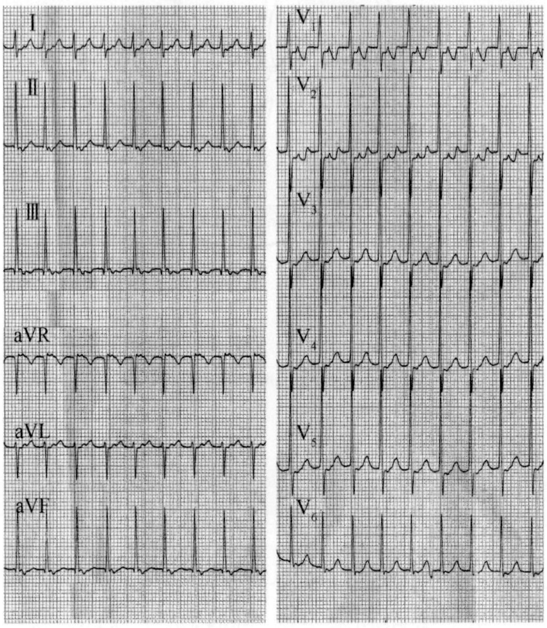

图 5-5-7　顺向型房室折返性心动过速

心动过速频率 177 次 /min，呈窄 QRS 心动过速，RR 间期规则，逆行 P′波位于 QRS 波群之后，RP′＜P′R

（二）逆向型房室折返性心动过速

逆向型房室折返性心动过速较少见，激动传导极向与顺向型房室折返性心动过速相反，前向传导从心房经旁路到达心室，形成完全预激的宽 QRS 波形态，从心室经房室结逆向传导至心房（图 5-5-6B）。心电图呈宽大的 QRS 波，可见逆行 P 波（图 5-5-8），与室性心动过速难以鉴别。

（三）持续性交界区反复性心动过速

持续性交界区反复性心动过速多见于儿童及青少年，是一种无休止性或几乎无休止性的房室折返性心动过速。由具有递减传导特性的隐匿性慢旁路参与的顺向型房室折返性心动过速（图 5-5-9），其前传经房室结，逆传经隐匿性慢旁路，心动过速的可激动间歇较宽，因此通常呈无休止性发作。部分患儿发病时间长，以心功能不全为首发症状，甚至导致心动过速性心肌病，控制心动过速后，患儿的心脏结构多数能恢复正常。心动过速的心电图表现为Ⅱ、Ⅲ、aVF 导联 P 波倒置且常增宽，RP 间期长于正常的 PR 间期。频率递增性刺激时，VA 间期频率依赖性延长＞30 ms，旁路的前向或逆向传导可发生文氏型传导；心动过速时在希氏束不应期内刺激心室，可提前激动心房，心房激动顺序与心动过速时相同，心房激动顺序为偏心性，最早的激动多位于冠状窦口及其附近。

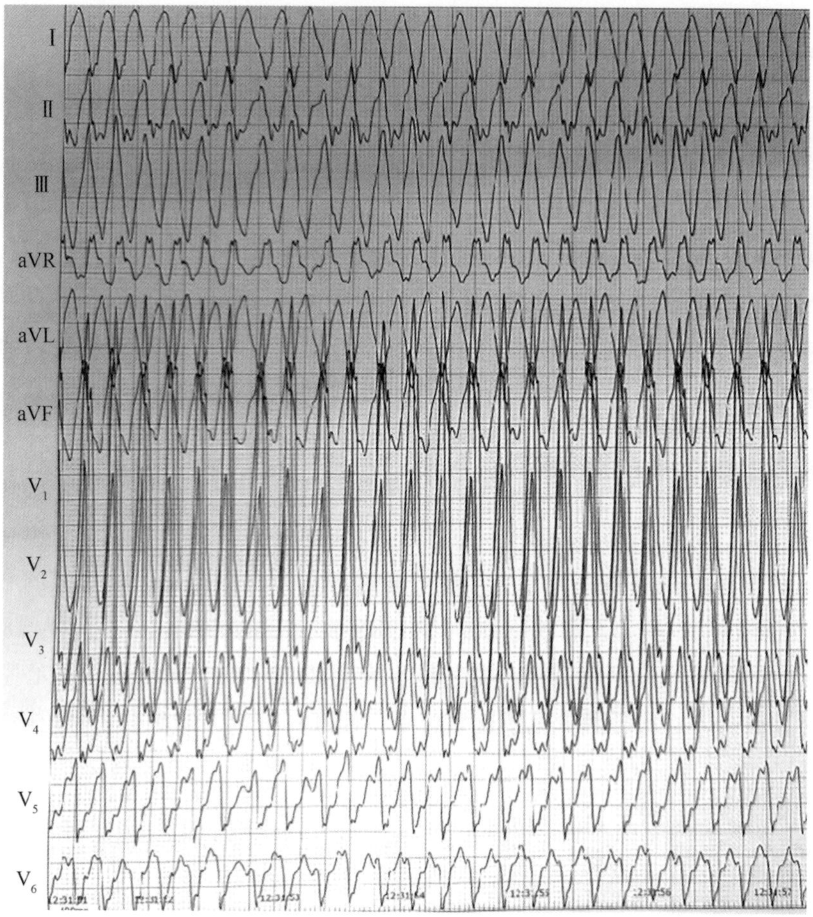

图 5-5-8 逆向型房室折返性心动过速

心动过速频率 249 次 /min，呈宽大的 QRS 波，可见逆行 P 波

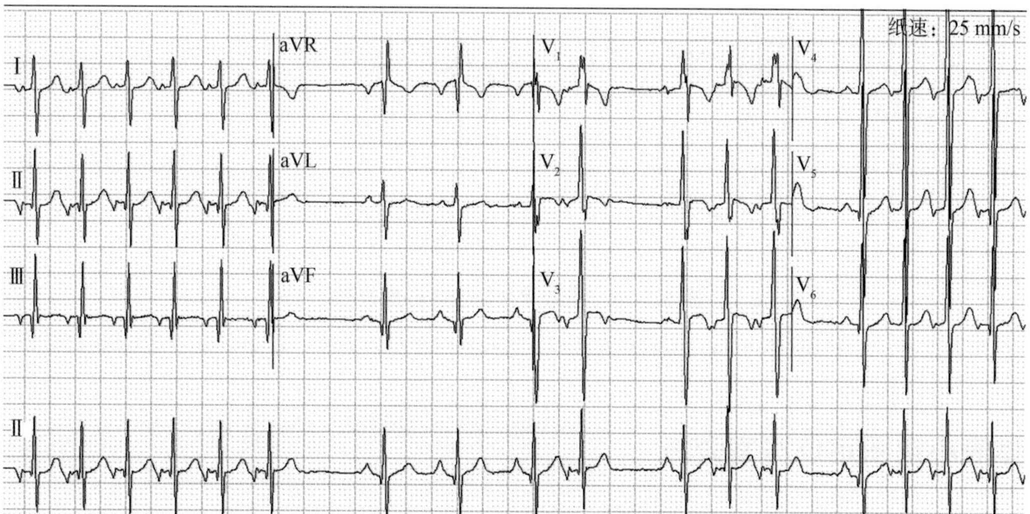

图 5-5-9 持续性交界区反复性心动过速

窦性心律与心动过速交替，长Ⅱ导联前 6 个 QRS 为心动过速，第 7～9 个 QRS 为窦性心律，心动过速时Ⅱ、Ⅲ导联 P 波倒置，RP ＞ PR

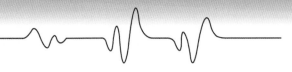

（四）Mahaim 纤维参与的房室折返性心动过速

Mahaim 纤维患者在无心动过速时，可无任何症状，心动过速发作时可有心悸、胸闷、头晕等症状，心电图表现为左束支传导阻滞图形的宽 QRS 心动过速，QRS 电轴左偏或不偏，QRS 时限多＜ 150 ms，Ⅰ导联呈 R 波、Ⅲ导联呈 rS、QS 型，胸前导联 R/S 移行在 V_4 导联后；由于房室结的不应期较 Mahaim 纤维的不应期长，递增性心房起搏时，AH、AV 间期逐渐延长，体表 QRS 逐渐增宽；且递增性心房起搏时，右束支的激动早于希氏束；常与其他旁路合并存在。其中，房束纤维的最早心室激动位于右束支远端近心尖部；房室纤维的最早心室激动位于右室基底部三尖瓣环附近，心尖部激动相对较晚；结室纤维的心室插入点位于室间隔基底部。

（五）预激综合征合并心房纤颤

在心房纤颤患者，房室结是防止发生心室快速反应的重要保护机制。有前传功能的旁道在心房纤颤时，房室结的保护机制丧失，心房纤颤可通过房室旁路下传，引起快速的心室率，心电图显示心房纤颤及预激的特征，呈宽 QRS 波与窄 QRS 波交替的图形，心室率为 180～250 次 /min（图 5-5-10）。如旁路的前传不应期短，尤其是不应期≤ 220 ms，可导致快速心室反应，易导致心室纤颤。虽然预激合并心房纤颤少见于儿童患者，但其具有较大的潜在生命危险[1]。

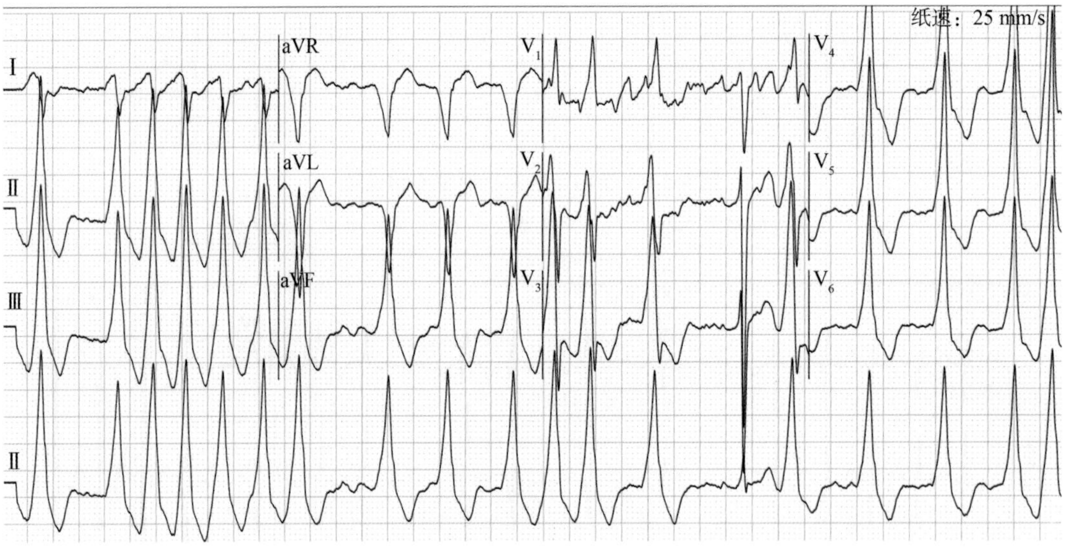

图 5-5-10　预激综合征合并心房纤颤

心电图可见心室率 138 次 /min，正常 P 波消失，代之以心房纤颤 f 波，宽 QRS 波与窄 QRS 波交替

六、体表心电图定位房室旁路

房室旁路的确切定位需经过心内电生理检查及消融靶点确定，但术前依据体表心电图对旁路位置进行预估，可减少标测时间，选择适应证和消融途径，预测消融难度及风险，具有重要意义。根据心电图各导联波的方向及结合 QRS 波群的变化，可较准确地预测旁道的位置。可采用以下步

骤进行旁路定位（图 5-5-11）[3]：① V_1 导联判断区域，当 V_1 呈 R 或 rs，δ 波为正向，旁道位于左侧游离壁；V_1 呈 rs，δ 波为先正后负，旁道位于右侧游离壁；V_1 呈 QS，δ 波为负向，旁道位于间隔区。②再用Ⅰ、aVL 导联定左右，Ⅰ、aVL 导联 δ 波为负向，旁路位于左前或左侧游离壁；Ⅰ、aVL 导联 δ 波为正向，呈较小的 R 或 rs，旁路位于左后游离壁；Ⅰ、aVL 导联 δ 波为正向，R 波高大，旁路位于右侧间隔或游离壁。③Ⅱ、Ⅲ、aVF 导联定前后，根据前两项判定为位于左游离壁的旁道，Ⅱ、Ⅲ、aVF 导联 δ 波为正向，提示旁路位于左前或左侧游离壁；若为负向，提示旁道位于左后

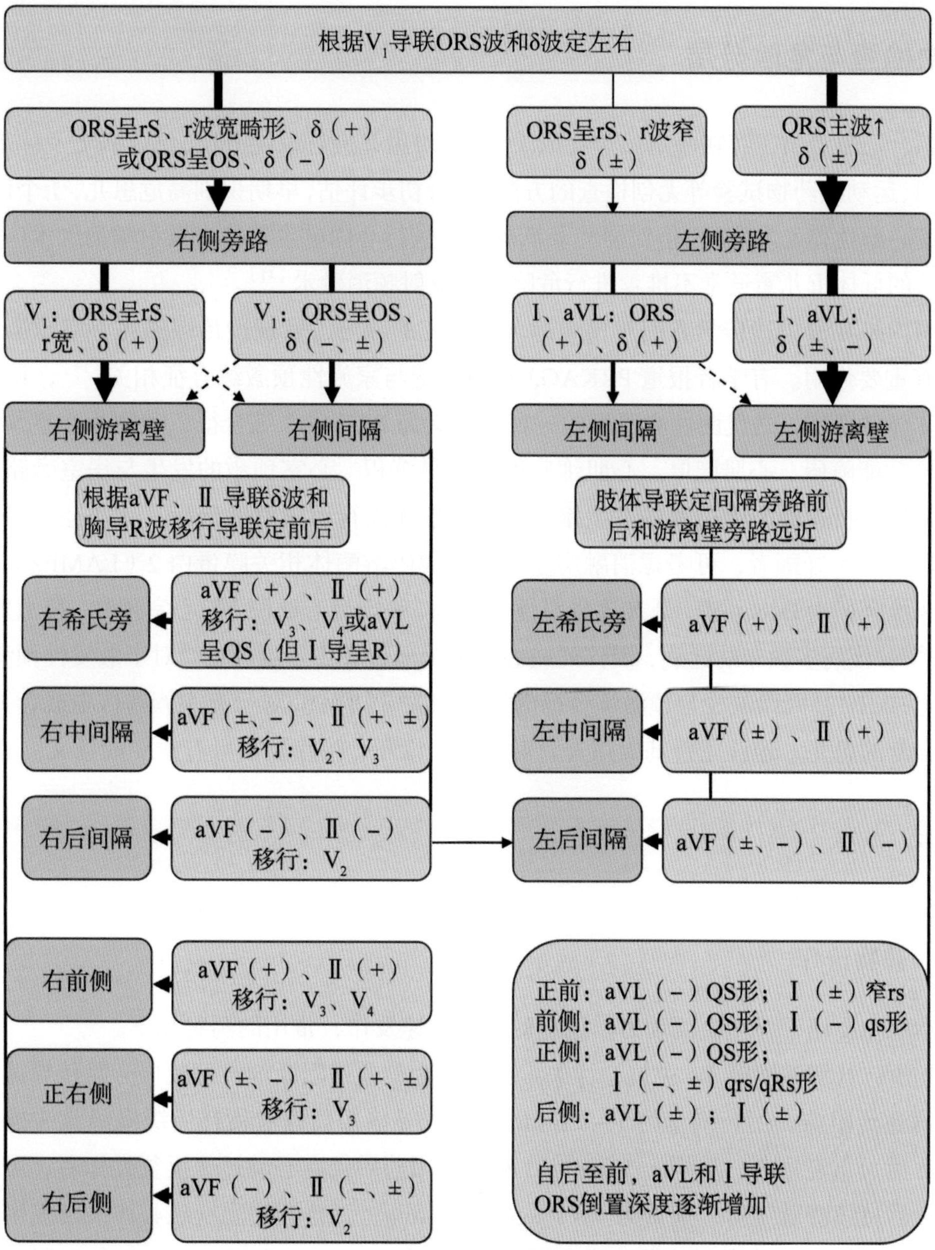

图 5-5-11　显性预激体表心电图定位流程图

箭头粗细代表可能性大小，如右后间隔至左后间隔有 1 个小箭头，代表符合右后间隔心电图特点，旁路成功消融部位可位于左后间隔；左侧游离壁旁路定位主要根据Ⅰ、aVL 导联 δ 波和 QRS 波形态，事实上与Ⅱ、Ⅲ、aVF 导联 δ 波和 QRS 波形态关系也较密切，越偏前的旁路Ⅱ、Ⅲ、aVF 导联 δ 波和 QRS 波越高

游离壁；根据前两项判定为右侧旁路者，由前向后，Ⅱ、Ⅲ、aVF 导联 δ 波依次由正变负。④根据 V_2 及Ⅲ导联的 QRS 波形态进行校正，当 V_2 的 QRS 波以负向为主，Ⅲ以正向为主，则旁路位于前方；反之，V_2 的 QRS 波以正向为主，Ⅲ以负向为主，则旁路位于后方。

隐匿性旁路采用逆传的 P′波在各导联的极性进行定位，当Ⅰ、aVL 导联的逆 P′为负向时，旁路位于左游离壁；反之，旁路位于右侧。Ⅱ、Ⅲ、aVF 导联的逆 P′大多数均为负向，当逆 P′均为正向时，旁路可能位于右前间隔或游离壁。因逆 P′较小，极性不易确定，该方法判断的准确率有限。

七、辅助检查与危险分层

预激综合征患者由于存在一定的猝死风险，建议对患儿进行危险分层，结合病史及体表心电图、动态心电图、运动或药物试验等无创检查的方法，进行初步评估，早期识别高危患儿，予个体化治疗，可降低该病心源性猝死发病率。但对婴儿及低龄儿童进行心内电生理检查及射频消融术应更慎重，因此无症状的低体重儿童通常不推荐进行危险分层及射频消融术[11]。

随着国内外在分子遗传学方面对预激综合征研究的深入，发现遗传因素在心室预激或旁路形成过程中有重要作用。有学者报道 PRKAG2 基因突变与家族性预激综合征相关[14]，该基因突变为常染色体显性遗传，是代谢性心肌病的一种，定义为 PRKAG2 综合征，表现为心室预激、进行性心脏传导功能障碍、心肌肥厚、心肌细胞糖原过量沉积。心室预激的发生与房室旁路、束室旁路有关，但房室折返性心动过速的发生率较低，一般无需行射频消融治疗，除非经旁路下传至快速心室率诱发心室纤颤者，可考虑消融房室旁路。编码溶酶体相关膜蛋白 2（LAMP2）基因突变引起的临床综合征为 Danon 病，是 X 连锁显性遗传病，表现为心肌肥厚、心室预激、智力发育迟缓、骨骼疾病[15]。该病多数年幼起病，因猝死或心力衰竭而致青少年期死亡。对于散发性预激综合征，有学者报道 BMP2 基因微缺少与预激综合征的形成相关[16]。因此，对于有家族遗传史或合并心肌病、传导系统异常的患儿，建议完善基因筛查，对疾病的诊断、治疗及预后有重要的意义。

八、治疗

（一）药物治疗

药物治疗主要用于终止血流动力学稳定的心动过速发作，常用的药物如下。

普罗帕酮：普罗帕酮属Ⅰc 类抗心律失常药物，为钠通道阻断剂，可减慢旁路传导速度使房室前传或室房逆传阻滞。用药剂量为 1 ~ 1.5 mg/kg，以等倍葡萄糖液稀释后缓慢静脉注推，如无效 10 ~ 20 min 后可重复用药，总量＜ 5 mg/kg。对部分用药后仍有心动过速反复发作者，可在静脉注推上述剂量后持续静脉维持，剂量为 4 ~ 7 μg/（kg · min）。普罗帕酮有致心律失常发生、可能加重充血性心力衰竭、导致房室传导阻滞、引起直立性低血压的不良反应，应避免应用于心功能不全的患儿。

腺苷或 ATP：腺苷作用于心肌细胞的腺苷受体，通过抑制房室结传导终止心动过速。ATP 进入体内后迅速分解生成腺苷。腺苷或 ATP 终止房室折返性心动过速起效快，其半衰期短，疗效持续时间＜ 1 min。腺苷剂量：婴儿 0.15 mg/kg，＞ 1 岁为 0.1 ~ 0.3 mg/kg。ATP 的用药剂量为 0.2 ~ 0.4 mg/kg，不稀释，快速“弹丸式”推注。心动过速终止后多出现短暂的窦性停搏或房室传导阻滞，一般能自行恢复。

维拉帕米：维拉帕米为钙通道阻滞剂，可降低窦房结自律性，减慢窦房结、房室结的传导，延长窦房结及房室结的不应期。维拉帕米的剂量为 0.1 mg/kg，缓慢静脉注推，推注时间需＞ 2 min。维拉帕米静脉给药可引起血压降低、短暂性窦性停搏，禁用于新生儿及＜ 1 岁患儿，及心力衰竭、心源性休克者。

胺碘酮：Ⅲ类抗心律失常药物，显著延长心肌、浦肯野纤维有效不应期，降低窦房结及浦肯野纤维的自律性、传导性。在其他抗心律失常药物无效者，可选择静脉注射胺碘酮。用药剂量为 5 mg/kg，葡萄糖液稀释缓慢静脉滴注，＞ 60 min，或以 25 μg/（kg・min）静脉维持 4 h 后减量为 15 μg/（kg・min）静脉维持。应用中需注意低血压、窦性心动过缓、房室传导阻滞、QT 间期延长等不良反应，儿童患者长期用药需警惕胺碘酮的心外系统副作用，如甲状腺功能异常、间质性肺炎或肺纤维化等。不含碘的胺碘酮替代品决奈达隆及其他新型的Ⅲ类抗心律失常药如伊布利特等，在儿童中的应用缺乏临床研究。

对大多数患儿，无心动过速发作时，无需长期口服药物治疗。部分患儿心动过速发作频繁或发作时间长有明显的临床症状，甚至出现血流动力学改变，可考虑口服药物预防心动过速发作。几乎所有的抗心律失常药物都曾被用作预防心动过速发作，近年来推荐首选Ⅲ类心律失常药物（如索他洛尔、胺碘酮）及Ⅰc 类抗心律失常药物（如普罗帕酮、氟卡尼），地高辛及 β 受体阻滞剂（如普萘洛尔）也可选用，应用中需注意氟卡尼及索他洛尔致心律失常的副作用[4]。

（二）非药物治疗

对血流动力学稳定的心动过速发作患儿，建议首先尝试迷走神经刺激法终止心动过速发作，如压舌板或手指刺激患儿咽喉部，使其产生恶心、呕吐，或深吸气后屏气，冰水敷脸的潜水反射刺激；颈动脉按摩可尝试，但对新生儿应避免应用。经食道心房调搏可鉴别心动过速的类型及终止心动过速发作。如血流动力学不稳定，除洋地黄中毒外，首选立即同步电复律治疗。

近年来随着射频导管消融技术的逐渐成熟，成功率的提高，导管消融已成为根治快速性心律失常相对安全及有效的方法。对≥ 15 kg、心动过速频繁发作的患儿，对危险分层为猝死高危患儿或诊断预激性心肌病的患儿，推荐首选射频消融治疗。但由于儿童的特殊性，射频消融手术并发症风险相对较高，尤其在体重＜ 10 kg 的儿童，需慎重权衡利弊[4]。

预激性心肌病患儿经抗心力衰竭药物治疗后，部分可改善症状，但对逆转左室扩大及提高左室收缩功能效果欠佳[17]。射频消融术是预激性心肌病的首要治疗方案，阻断旁道前传功能后，患儿左心室多数能重塑逆转，心功能 2 ~ 4 周后改善甚至恢复正常，LVEF 可在数周甚至至数年恢复，LVEF 损伤程度越重，术后心功能恢复的时间越长，甚至不可逆。抗心律失常药物抑制旁路传导可能有效，但疗效不确切或可能无效[18-19]也有学者认为，对心功能差不能耐受手术的患儿，口服胺碘酮可能有效[20]。对较大年龄（体重＞ 15 kg）的儿童，首选射频消融治疗；低体重的婴幼儿的消融手术风险高，当药物治疗效果欠佳，甚至心功能恶化时，需酌情进行消融手术。对心功能极差，不能耐受手术或已应用 ECMO 治疗的预激性心肌病患儿，建议在 ECMO 支持下进行射频消融术可能更安全。术前左室收缩功能下降明显的患儿，建议术后继续抗心力衰竭药物治疗，并密切随访。

Ebstein 畸形合并预激综合征的患儿，往往存在多旁路，在进行外科矫治术后，房室旁路的消融通常较困难，因此推荐术前常规进行心内电生理检查及射频消融术，国内外报道消融成功率为 75% ~ 89%[2-3]。

九、预后

婴儿期有心动过速发作的患儿第 1 年中有 40% 旁道前传功能消失，甚至逆传功能也消失，但 30% 患儿在 7 ~ 8 岁时可再发心动过速[3]。对于 1 岁后再次出现心动过速或首次发作已超过婴儿期的儿童，随年龄增长，心动过速自然消失的可能性较低，应根据症状的严重程度及发作频率，个体化地制订合适的治疗方案。

（曾少颖　刘　甜）

参考文献

[1] Santinelli V, Radinovic A, Manguso F, et al. The natural history of asymptomatic ventricular pre-excitation a long-term prospective follow-up study of 184 asymptomatic children[J]. J Am Coll Cardiol, 2009, 53: 275-280.

[2] Hahurij ND, Gittenberger-De Groot AC, Kolditz DP, et al. Accessory atrioventricular myocardial connections in the developing humanheart: relevance for perinatal supraventricular tachycardias[J]. Circulation, 2008, 117: 2850-2858.

[3] 李小梅，李奋，曾少颖，等. 全国儿童心内电生理检查及射频消融多中心资料分析 [J]. 中华心律失常学杂志，2014, 18(1): 9-16.

[4] Brugada J, Blom N, Sarquella-Brugada G, et al. Pharmacological and non-pharmacological therapy for arrhythmias in the pediatric population: EHRA and AEPC-Arrhythmia Working Group joint consensus statement[J]. Europace, 2013, 15(9): 1337-1382.

[5] Hernández-Madrid A, Paul T, Abrams D, et al. Arrhythmias in congenital heart disease: a position paper of the European Heart Rhythm Association (EHRA), Association for European Paediatric and Congenital Cardiology (AEPC), and the European Society of Cardiology (ESC) Working Group on Grown-up Congenital heart disease, endorsed by HRS, PACES, APHRS, and SOLAECE[J]. Europace, 2018, 20(11): 1719-1753.

[6] Danielson GK, Driscoll DJ, Mair DD, et al. Operative treatment of Ebstein's anomaly[J]. J Thorac Cardiovasc Surg, 1992, 104(5): 1195-1202.

[7] Udink TCF, Kruessell MA, Wagner K, et al. Dilated cardiomyopathy in children with ventricular preexcitation: the location of the accessory pathway is predictive of thisassociation[J]. J Electrocardiol, 2010, 43(2): 146-154.

[8] Iwasaku T, Hirooka K, Taniguchi T, et a1. Successful catheter ablation to accessory atrioventricular pathway as cardiac resynchronization therapy in a patient with dilated cardiomyopathy[J]. Europace, 2009, 11(1): 121-123.

[9] Winter S, Meyer C, Martinek M, et al. Cardiac resynchronization therapy by ablation of right-anterolateral accessory pathway[J]. Echocardiography, 2011, 28(6): E108-E111.

[10] Tomaske M, Janousek J, Rázek V, et al. Adverse effects of Wolff-Parkinson-White syndrome with right septal or posteroseptal accessory pathways on cardiac function[J]. Europace, 2008, 10(2): 181-189.

[11] Cohen MI, Triedman JK, Cannon BC, et al. PACES/HRS expert consensus statement on the management of the asymptomatic young patient with a Wolff-Parkinson-White (WPW, ventricular preexcitation) electrocardiographic pattern: developed in partnership between the Pediatric and Congenital Electrophysiology Society (PACES) and

the Heart Rhythm Society (HRS). Endorsed by the governing bodies of PACES, HRS, the American College of Cardiology Foundation (ACCF), the American Heart Association (AHA), the American Academy of Pediatrics (AAP), and the Canadian Heart Rhythm Society (CHRS)[J]. Heart Rhythm, 2012, 9(6): 1006-1024.
[12] Bhatia A, Sra J, Akhtar M. Preexcitation syndromes[J]. CurrProbl Cardiol, 2016, 41(3): 99-137.
[13] 胡大一．心律失常射频消融图谱 [M]. 北京：人民卫生出版社，2005.
[14] Sidhu J, Roberts R. Genetic basis and pathogenesis of familial WPW syndrome[J]. Indian Pacing Electrophysiol J, 2003, 3: 197-201.
[15] Konrad T, Sonnenschein S, Schmidt, et al. Cardiac arrhythmias in patients with Danon disease[J]. Europace, 2017, 19(7): 1204-1210.
[16] Lalani SR, Thakuria JV, COx GF, et al. 20p12. 3 microdeletion predisposes to Wolff-Parkinson-White syndrome with variable neurocognitive deficits[J]. J Med Genet, 2009, 46: 168-175.
[17] Dai CC, Guo BJ, Li WX, et al. Dyssynchronous ventricular contraction in Wolff-Parkinson-White syndrome: a risk factor for the development of dilated cardiomyopathy[J]. Eur J Pediatr, 2013, 172: 1491-1500.
[18] Zhang Y, Jiang H, Cui J, et al. Ablation of ventricular preexcitation to cure preexcitation-induced dilated cardiomyopathy in infants: diagnosis and outcome[J]. Circ Arrhythm Electrophysiol, 2023, 16(4): e011569.
[19] Sekine M, Masutani S, Imamura T, et al. Improvement in dyssynchrony with pharmacological ablation of right-sided accessory pathway-induced cardiomyopathy in infants[J]. Int Heart J, 2019, 60: 1201-1205.
[20] 金梅，戴辰程，霍玉峰．心室预激性扩张型心肌病 [J]. 中华实用儿科临床杂志，2019, 32(1): 7-9.

第 6 节　心室预激性心肌病

一、概述

早在 1998 年，Yamanaka 等[1]报道 67 岁右侧心室预激合并心功能不全的老年患者，发现心室预激 40 年，无明确心悸，超声心动图提示室壁运动不协调并 LVEF 下降，成功消融心室预激后，胸闷、气喘等心功能不全症状明显好转，LVEF 由 33% 提升至 41%，并首次提出心室预激的旁道前传与左心功能不全有关。随着报道病例的增多和对疾病认识的深入，心室预激性心肌病（accessory pathway-induced dilated cardiomyopathy，简称预激性心肌病）被认识和命名。它由心室预激造成心室肌电 - 机械兴奋异常而引发心室重塑、心功能降低，以扩张型心肌病为主要表现[2]。心室预激波自行退化消失、药物或导管消融阻断旁路前传后，心功能不全和心脏扩大可以改善、逆转，又称为心室预激介导性心肌病、旁道介导的扩张型心肌病、心室预激性扩张型心肌病和非预激综合征非心动过速引起的扩张型心肌病[3-4]。

二、流行病学特点

预激性心肌病年龄分布广泛，婴儿期也可发病，目前报道最小的发病年龄为 1.8 个月[5]，最大为 67 岁，男女均可发病，与性别的关系不明显。关于预激性心肌病的发病率，目前尚无确切的流行病学资料[2]。预激综合征在儿童中的发病率为 0.07% ~ 0.2%，而文献报道预激性心肌病仅百余例，其可能的原因：①绝大部分的心室预激对心脏不同步性的负荷是非常小、可以忽略的或心肌耐受性好；②随年龄的增长，预激波会消失或转变为间歇性出现，对心脏不同步的负荷减轻，未发展成预激性心肌病；③部分患者可能在发展为扩张型心肌病之前已行射频消融术[2, 6]；④造成心肌病的严重程度与时间的长短呈正相关，部分左心功能正常的病例超声检查未关注室壁运动及左心室大小，造成部分病例漏诊[7]；⑤部分病例可能被误诊为特发性扩张型心肌病合并心室预激。2019年李小梅教授报道31例预激性心肌病的患儿，院前误诊率为87.1%，院前分别诊断为原发性"遗传性"扩张型心肌病20例、心内膜弹力纤维增生症2例、心肌致密化不全2例、心肌炎3例[8]。

三、临床表现

预激性心肌病的临床表现轻重不一，轻者无明显自觉症状，偶然心电图或胸X线片检查时发现异常，重者可出现多器官功能受损、心源性休克。李小梅教授等报道的31例预激性心肌病儿童的首发症状，35.5%为精神差、乏力、面色苍白、水肿、晕厥，64.5%为"呼吸道感染就诊时"或无症状体检时发现心室预激或心动过速[8]。少数患儿有阵发性室上性心动过速发作病史，临床表现同阵发性室上性心动过速。

四、发病机制及致病风险

心室预激引起的心室收缩不同步是预激性心肌病最重要的发病机制[6, 9]，但其发病机制尚未完全明确，心室预激发展到心肌病的时间及促成的因素不详。预激性心肌病均发生于右侧旁路，但相同的心室预激位置并非均会发生心功能损伤。产生这种差异的原因尚不清楚，有待进一步研究探讨。

1. 心室预激旁路位置的影响

预激性心肌病中旁路的位置为发病机制中的关键因素，已成为研究的热点。目前所有预激性心肌病的报道均发生于右侧旁路，迄今为止，并无左侧旁路导致预激性心肌病的报道。李小梅教授等报道资料显示预激性心肌病旁路位置构成比以右侧壁及右前壁多见，分别为41.9%和32.3%，其次为右前间隔9.7%、右后壁9.7%、右中间隔3.2%及右后间隔3.2%。而分析不同部位心室预激发生预激性心肌病的发病率，以右前壁旁路预激性心肌病发生率最高（50%）（表5-6-1）[8]。

表5-6-1　旁路不同位置预激性心肌病的发生率

旁路位置	心室预激（例）	心室预激性扩张型心肌病［例（%）］
右前壁	20	10（50.0）
右侧壁	66	13（19.7）
右后壁	28	3（10.7）
右前间隔	17	3（17.7）
右中间隔	10	1（10.0）
右后间隔	6	1（16.7）
总计	147	31（21.1）

2. 心室预激程度的影响

心室预激旁路前传速度与房室结传导速度的时间差越大，心室预激波占比成分越大，QRS 波相应越宽大。有研究认为 QRS 波时限＞ 130 ms 才会出现同步化障碍。Kown 等[10]研究发现在心室预激患者，对比心功能正常者与存在室间隔同步化障碍及 LVEF 下降的 QRS 波增宽程度具有差异性［（140 ± 18）ms ：（113 ± 32）ms］。但另有研究发现，预激性心肌病的患者中并非均存在 QRS 时限显著增宽，尤其是儿童患者，由于其心率快，心内传导的速度快，不能孤立地应用 QRS 时限来预测预激性心肌病的发生风险[4]。也有非典型的心室预激导致同步性障碍引起预激性心肌病的报道[11]。因此，对于应用 QRS 时限来预测预激性心肌病的发生风险尚无统一的认识。

3. 预激性心肌病的心室不同步性

Kwon 等[10]研究显示室间隔运动障碍（室间隔瘤样矛盾运动，即收缩期部分节段室壁舒张）是心室预激致 LVEF 下降唯一的重要危险因素，而非年龄、旁路位置及 QRS 时限，室间隔运动障碍的患儿均发生于右侧旁路。Dai 等[12]报道认为左心室同步化障碍为心室预激致心功能损伤的危险因素。李小梅教授等对 76 例心室预激右侧旁路的患儿进行了心室预激不同步性对心功能损伤的研究，其中预激性心肌病 34 例和心功能正常 42 例，结果显示预激性心肌病组存在显著的左心室同步化障碍，达峰时间标准差（Ts-SD）及 Δ 达峰时间差分别为（51.77 ± 24.70）ms 和（185.82 ± 92.51）ms；心功能正常组则不存在左心室同步化障碍，Ts-SD 及 Δ 达峰时间差分别为（33.29 ± 9.48）ms 和（111.93 ± 34.27）ms，提示左心室同步化障碍是心室预激致心功能损伤的致病因素[13]。由于右侧心室预激提前激动右心室，导致右室收缩早于左室游离壁，右室收缩拖拽室间隔朝前向胸壁方向运动，导致室间隔矛盾运动，从而造成左心室收缩的不同步，短时间的左心室同步化障碍仅表现为心肌有效收缩降低，随着持续时间的延长可以导致心肌的兴奋收缩偶联和心肌存活量发生改变，继发心室重构，导致左心室扩大及心功能下降[10]。

五、诊断及鉴别诊断

1. 诊断标准

预激性心肌病的诊断标准须同时符合下述条件：①存在扩张型心肌病的依据；②心电图为显性预激右侧旁路；③排除持续室上性心动过速所致的心动过速性心肌病；④其他原因导致的扩张型心肌病，尤其是遗传性原发性扩张型心肌病；⑤导管消融或药物阻断旁路前向传导后，心脏扩大及心功能不全可以逆转[2, 4]。

标准 12 导联心电图是确诊心室预激的依据，并且可以确定其旁路的大致部位。超声心动图不仅可以发现扩张型心肌病样表现，而且对预激性心肌病的诊断提供参考。预激性心肌病的患儿二维超声心动图检查可见室间隔基底段变薄且呈瘤样膨出、矛盾运动；M 型超声可以发现室间隔基底段和（或）中段与左心室其他节段收缩不同步；二维斑点追踪成像技术利用二维超声图像的声学斑点，整个心动周期中，组织灰阶自动逐帧追踪兴趣区域内心肌组织声学斑点的位置和运动，根据斑点的运动轨迹，定量获取心肌组织运动的速度、位移、应变等心肌力学参数来评价整体和局部心肌运动，可以定量评价左心室内收缩及左心室各节段收缩的同步性[14]（图 5-6-1、图 5-6-2）。心室收缩的不同步性可进一步支持预激性心肌病的诊断。

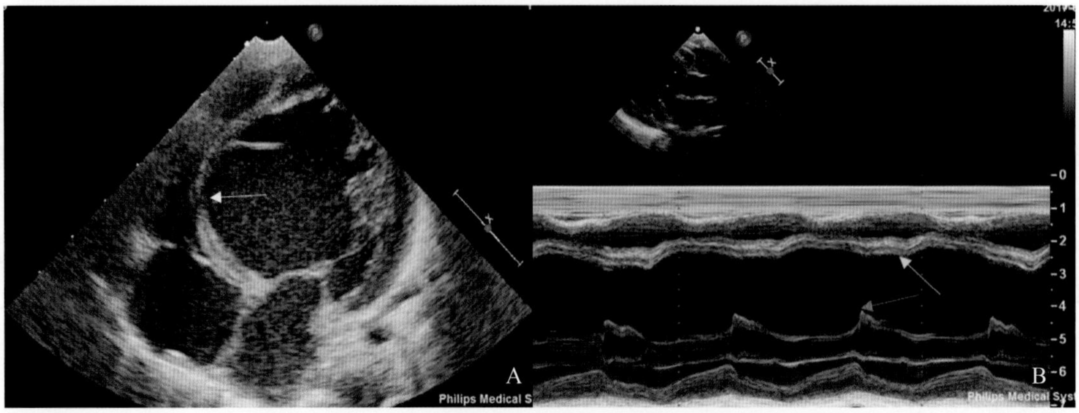

图 5-6-1　心室预激致心功能损伤超声心动图

A. 左心室长轴心尖四腔心切面显示左心室扩大，室间隔基底段（白色箭头）变薄呈瘤样矛盾运动；
B. M 型超声显示室间隔（黄色箭头）与左室后壁（橙色箭头）呈同向不协调运动

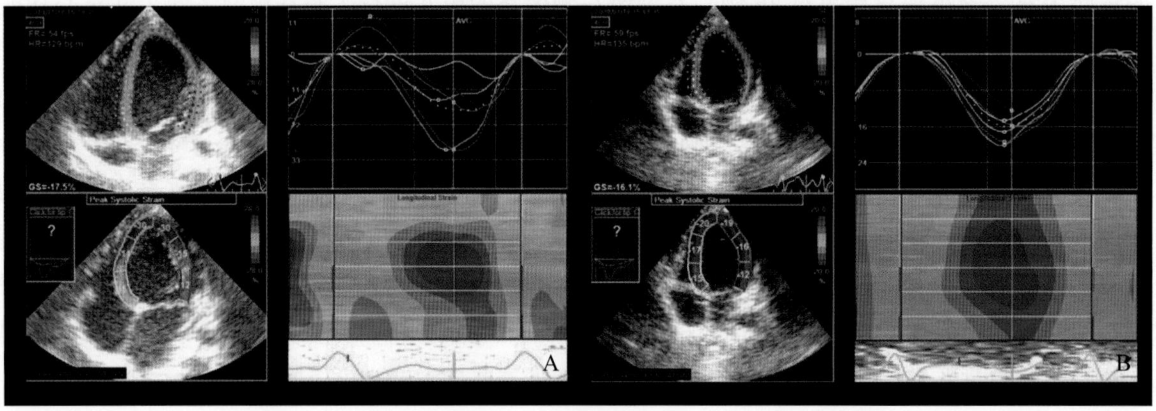

图 5-6-2　斑点追踪技术评价 1 例预激性心肌病患儿的心室同步性

A. 左室长轴四腔心切面显示射频消融术前为左心室收缩不同步（应变曲线显示各部位收缩非一致性）；
B. 射频消融术后 1.5 个月左心室为同步性收缩（应变曲线显示各部位收缩呈一致性）

2. 鉴别诊断

①心动过速性心肌病：心动过速持续发作可损伤心功能，当心动过速终止后心功能可逆转恢复正常。如在稳定窦性心律无心动过速发作状态且心电图为显性心室预激（右侧旁路），要考虑预激性心肌病的可能；②遗传性原发性扩张型心肌病合并心室预激：对于导管消融术后 3 个月心功能无改善或有阳性家族史者可行基因检测除外遗传性原发性扩张型心肌病。但即使部分病例不能明确心室预激为扩张型心肌病心功能损伤的单一因素，也应积极导管消融治疗心室预激，以减轻心室预激对心肌病的进一步损伤。

六、治疗

1. 导管消融

预激性心肌病为导管消融的适应证，能彻底改善其预后[3, 6]。2013 年 EHRA/AEPC 儿童药物和非药物治疗的专家共识[15]及 2016 年 PACES/HRS 专家共识[16]提出无症状的心室预激合并电机械不同步导致的左心功能障碍，为导管消融的Ⅱ a类指征。2017 年《中国儿童心律失常导管消融专家共识》[17] 提出，体重≥ 15 kg，心室预激导致预激性心肌病，药物治疗无效或不能耐受为Ⅰ类适应证，体重＜ 15 kg，心室预激导致预激性心肌病，药物治疗无效或不能耐受为Ⅱ a类适应证。对于希氏束旁旁路的预激性心肌病，冷冻消融是一项相对安全的消融技术。

2. 抗心律失常药物选择

对于心室预激性心肌病，需选择可抑制旁路前传的抗心律失常药物：胺碘酮或普罗帕酮。存在问题：①长期服用胺碘酮的毒副作用，需监测甲状腺功能、肝功能、血清 KL-6（肺毒性），尤其对于儿童，这些潜在的不良反应对药物治疗的选择造成一定的限制；②在多数患儿，胺碘酮或普罗帕酮并不能有效抑制旁路前传，从而并不能缓解病情，即使在低龄儿，不得已也需选择导管消融。

3. 抗心力衰竭药物

预激性心肌病的患儿经抗心力衰竭药物治疗，临床症状可能部分改善，但左心室大小及 LVEF 并不能显著恢复，甚至仍会进行性加重[7，9]，也有研究显示口服抗心力衰竭药物治疗后，LVEF 能在一定程度上略升高，但左心室仍然会持续扩大[18]。

4. 婴幼儿预激性心肌病及导管消融

目前有关婴幼儿预激性心肌病的报道极少，对其心功能损伤程度认识不足。李小梅教授等报道 10 例婴儿预激性心肌病，最小发病年龄为 1.8 个月，其中 4 例 LVEF ＜ 30%，最大年龄为 3 个月，结果显示预激性心肌病婴儿期即可出现严重的心功能损伤[19]。

低龄儿因心室预激致心功能中重度损伤，药物治疗无效时可选择导管消融治疗。李小梅教授等报道接受射频消融治疗的 10 例婴儿预激性心肌病，消融时年龄为 2.7 ~ 11 个月，体重（8.05 ± 1.84）kg（5.5 ~ 9.96 kg），均为右侧游离壁旁路，手术成功率 100%。术中采用 Carto-Univu 标测指导消融，辐射量极低，X 线曝光时间为 0.5 ~ 1.9 min，曝光量 0.51 ~ 1.33 mGy，无射频消融相关并发症发生。其中 9 例术后随访期间左室舒张末期内径（LVDd）及 LVEF 恢复正常，1 例患儿术后随访 3 个月时，LVDd 由 46 mm 缩小为 44 mm，LVEF 由 22% 上升为 29%，继续随访观察中。结果显示射频消融治疗婴儿预激性心肌病是相对安全有效的[19]。有学者认为＜ 5 kg 的小婴儿导管消融的风险高，选择导管消融需谨慎，药物治疗无效或不能耐受时应在有经验的儿童心脏电生理中心进行射频消融治疗[16]。

七、心功能损伤程度及病程对预后的影响

既往研究证实随着心室预激波消失，左心室功能得到改善，左心室重构也可以逆转，绝大部分预后良好，但恢复时间长短不一，多在 2 周至数月内恢复，也有长达术后 4 年甚至不能完全恢复的报道[3，6，10]。

李小梅团队研究结果显示心功能损伤程度和年龄对预激性心肌病的患儿导管消融后心功能逆转具有一定的影响性[20]。

1. 心功能损伤程度的影响

心功能损伤轻度组（LVEF 45% ~ 55%）和中度组（LVEF 30% ~ 45%），心室预激射频消融术

后心功能恢复正常的平均时间分别为 0.75 个月和 3 个月，而心功能重度损伤组（LVEF ＜ 30%）随访至术后 12 个月平均 LVEF 仍未完全恢复正常（图 5-6-3）。

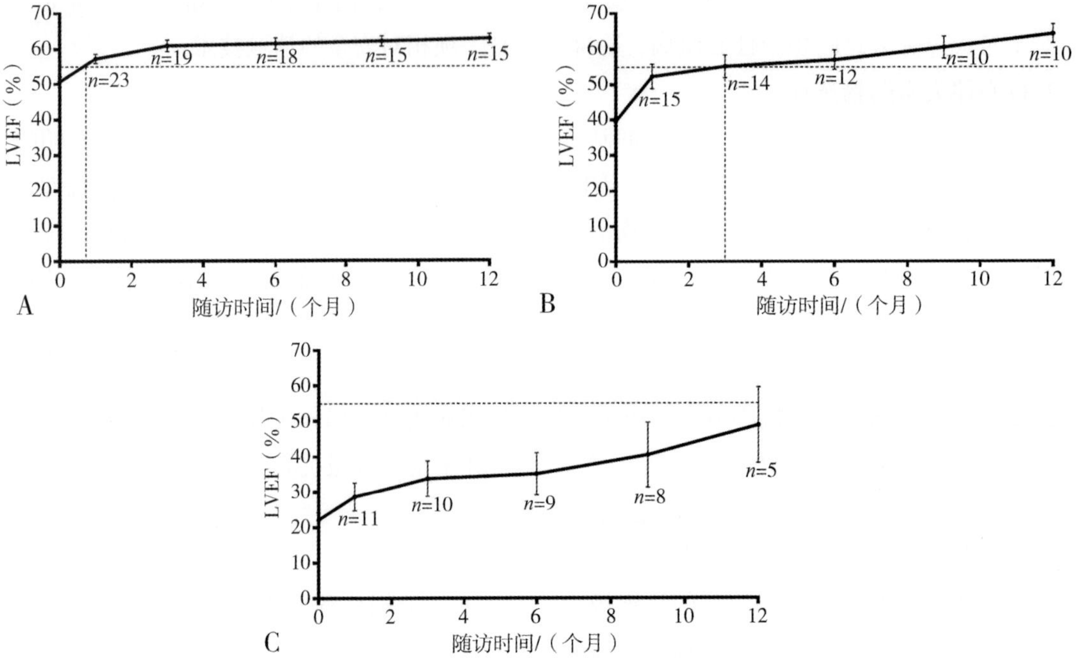

图 5-6-3　心室预激致心功能损伤程度对消融后 LVEF 恢复时间的影响

A. LVEF 45%～55% 组；B. LVEF 30%～45% 组；C. LVEF ＜ 30% 组

2. 年龄的影响

年龄对不同程度心功能损伤转归也有影响，在心功能轻度损伤患者中，两年龄组（≤ 6 岁和＞ 6 岁组）LVEF 均恢复正常且两组恢复时间无差异（图 5-6-4A）；在心功能中度损伤患者中，两年龄组患儿 LVEF 均恢复正常，＞ 6 岁组 LVEF 恢复时间长于≤ 6 岁组，（图 5-6-4B）；在心功能重度损伤患者中，两年龄组之间 LVEF 恢复时间差异显著，≤ 6 岁组随访至术后 12 个月 LVEF 恢复为正常的（63.00 ± 1.41）%，＞ 6 岁组随访至术后 12 个月 LVEF 仍未恢复正常［（38.67 ± 10.97）%］（图 5-6-4C）。

研究显示心功能损伤程度及年龄为导管消融后心功能是否可逆转及恢复时间的综合影响因素，LVEF ＜ 30% 并且年龄＞ 6 岁是影响心功能转归的重要因素。因此，建议一经确诊心室预激致心功能损伤应尽早选择导管消融治疗。

A
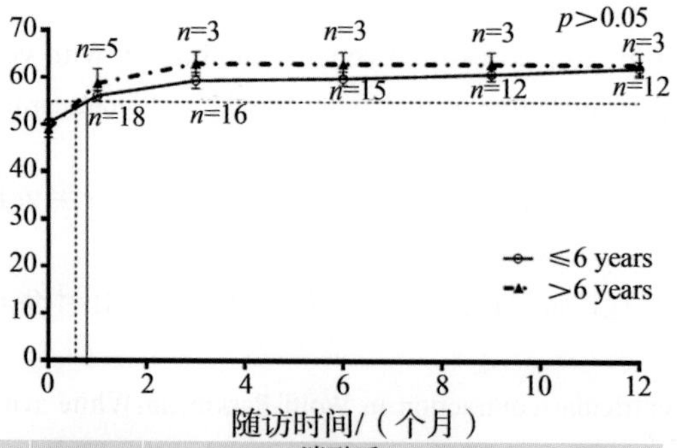

	n	消融前(LVFF%)	消融后(LVFF%) 1 m	3 m	6 m	9 m	12 m
≤6 years	18	50.39±3.97	56.17±4.68	59.46±6.34	59.46±5.41	60.92±4.93	62.27±4.59
>6 years	5	49.00±4.06	58.80±6.72	61.00±4.25	62.50±4.32	63.00±4.24	63.00±4.36

B
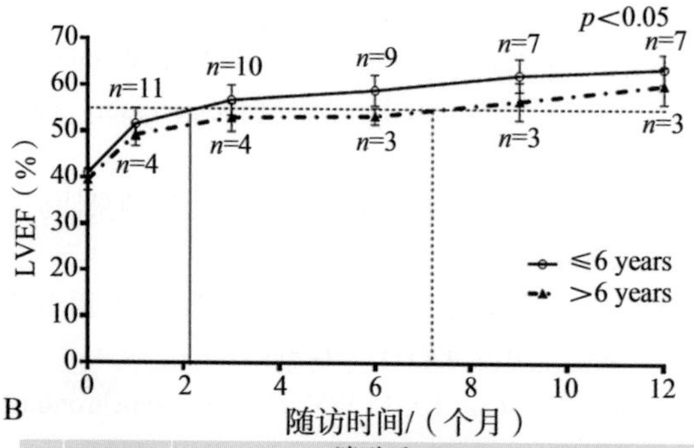

n	消融前(LVFF%)	消融后(LVFF%) 1 m	3 m	6 m	9 m	12 m
11	40.96±3.36	51.60±10.94	56.78±9.81	58.93±8.77	62.23±8.66	63.67±7.76
4	39.50±4.66	49.25±4.79	53.00±5.20	53.33±3.06	56.67±7.02	60.17±6.93

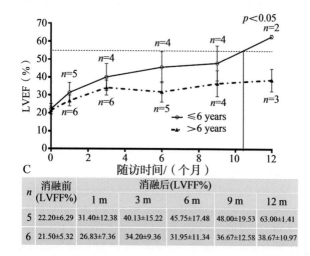

C
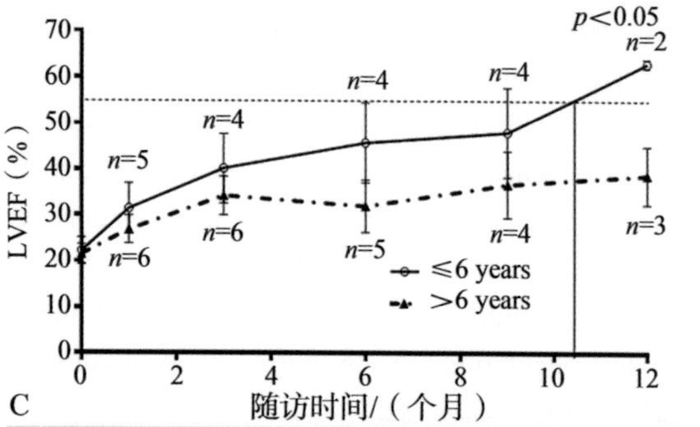

n	消融前(LVFF%)	消融后(LVFF%) 1 m	3 m	6 m	9 m	12 m
5	22.20±6.29	31.40±12.38	40.13±15.22	45.75±17.48	48.00±19.53	63.00±1.41
6	21.50±5.32	26.83±7.36	34.20±9.36	31.95±11.34	36.67±12.58	38.67±10.97

图 5-6-4　心室预激致心功能损伤程度与年龄对消融后 LVEF 恢复时间的影响

A. LVEF 45%～55% 组中≤ 6 岁及> 6 岁的 LVEF 恢复时间；B. LVEF 30%～45% 组中≤ 6 岁及> 6 岁的 LVEF 恢复时间；C. LVEF < 30% 组中≤ 6 岁及> 6 岁的 LVEF 恢复时间，其中> 6 岁组术后 12 个月平均 LVEF 仍未恢复正常，为（38.67 ± 10.97）%

（张　仪　李小梅）

参考文献

［1］Yamanaka S, Shirayama T, Inoue K, et al. Improved cardiac function after catheter ablation in a patient with type B Wolff-Parkinson-White syndrome with an old myocardial infarction[J]. Jap CirC J, 1998, 62(11): 860-862.

［2］Ko J. Left ventricular dysfunction and dilated cardiomyopathy in infants and children with wolff-Parkinson-white syndrome in the absence of tachyarrhythmias[J]. Korean Circ J, 2012, 42(12): 803-808.

［3］Iwasaku T, Hirooka K, Taniguchi T, et al. Successful catheter ablation to accessory atrioventricular pathway as cardiac resynchronization therapy in a patient with dilated cardiomyopathy[J]. Europace, 2009, 11(1): 121-123.

［4］Udink Ten Cate FE, Wiesner N, Trieschmann U, et al. Dyssynchronous ventricular activation in asymptomatic wolff-Parkinson-white syndrome: a risk factor for development of dilated cardiomyopathy[J]. Indian Pacing Electrophysiol J, 2010, 10(6): 248-256.

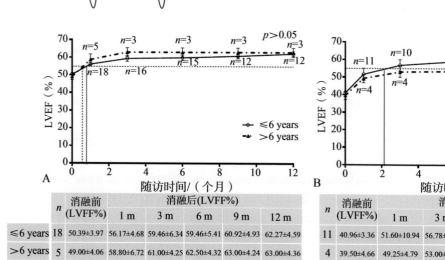

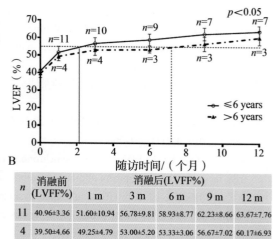

［5］Cadrin-Tourigny J, Fournier A, Andelfinger G, et al. Severe left ventricular dysfunction in infants with ventricular preexcitation[J]. Heart Rhythm, 2008, 5(9): 1320-1322.

[6] Udink Ten Cate FE, Kruessell MA, Wagner K, et al. Dilated cardiomyopathy in children with ventricular preexcitation: the location of the accessory pathway is predictive of this association[J]. J Electrocardiol, 2010, 43(2): 146-154.

[7] 戴辰程，李文秀，肖燕燕，等．心室预激性扩张型心肌病临床特点分析 [J]. 中华实用儿科临床杂志，2014, 29(9): 683-686.

[8] 张仪，李小梅，江河，等．经导管消融儿童心室预激性扩张型心肌病临床及预后因素分析 [J]. 中华心血管病杂志，2019, 47(11): 901-906.

[9] Dai CC, Guo BJ, Li WX, et al. Dyssynchronous ventricular contraction in Wolff-Parkinson-White syndrome: a risk factor for the development of dilated cardiomyopathy[J]. Eur J Pediatr, 2013, 172(11): 1491-1500.

[10] Kwon BS, Bae EJ, Kim GB, et al. Septal dyskinesia and global left ventricular dysfunction in pediatric Wolff-Parkinson-White syndrome with septal accessory pathway[J]. J Cardiovasc Electrophysiol, 2010, 21(3): 290-295.

[11] Takeuchi T, Tomita T, Kasai H, et al. A young patient with atypical type-B Wolff-Parkinson-White syndrome accompanied by left ventricular dysfunction[J]. J Arrhythm, 2015, 31(1): 50-54.

[12] Dai CC, Guo BJ, Li WX, et al. The effect of ventricular pre-excitation on ventricular wall motion and left ventricular systolic function[J]. Europace, 2018, 20(7): 1175-1181.

[13] Zhang Y, Li X-M, Cui J, et al. Analysis of the influencing factors associated with dyssynchrony and cardiac dysfunction in children with ventricular pre-excitation[J]. Cardiol Young, 2022, 16(6): 1-9.

[14] Zhang Y, Li X-M. Pre-excitation cardiac problems in children: recognition and treatment[J]. European Journal of Pediatrics, 2020, 179(8): 1197-1204.

[15] Brugada J, Blom N, Sarquella-Brugada G, et al. Pharmacological and non-pharmacological therapy for arrhythmias in the pediatric population: EHRA and AEPC-Arrhythmia Working Group joint consensus statement[J]. Europace, 2013, 15(9): 1337-1382.

[16] Philip SJ, Kanter RJ, Abrams D, et al. PACES/HRS expert consensus statement on the use of catheter ablation in children and patients with congenital heart disease: Developed in partnership with the Pediatric and Congenital Electrophysiology Society (PACES) and the Heart Rhythm Society (HRS). Endorsed by the governing bodies of PACES, HRS, the American Academy of Pediatrics (AAP), the American Heart Association (AHA), and the Association for European Pediatric and Congenital Cardiology (AEPC)[J]. Heart rhythm, 2016, 13(6): e251-e289.

[17] 中华医学会心电生理和起搏分会小儿心律学工作委员会，中华医学会儿科学分会心血管学组，中国医师协会儿科分会心血管专业委员会．中国儿童心律失常导管消融专家共识 [J]. 中华心律失常学杂志，2017, 21(6): 462-470.

[18] Guo BJ, Dai CC, Li QQ, et al. Hazards of ventricular pre-excitation to left ventricular systolic function and ventricular wall motion in children: analysis of 25 cases[J]. Cardiol Young, 2019, 29(3): 380-388.

[19] Zhang Y, Jiang H, Cui J, et al. Ablation of Ventricular Preexcitation to Cure Preexcitation-Induced Dilated Cardiomyopathy in Infants: Diagnosis and Outcome[J]. Circ Arrhythm Electrophysiol, 2023: e011569.

[20] Zhang Y, Li XM, Jiang H, et al. Association between severity of cardiac dysfunction caused by ventricular pre-excitation-led dyssynchrony and cardiac function recovery after ablation in children[J]. J Cardiovasc Electrophysiol, 2020, 31(7): 1740-1748.

第 7 节 心房扑动

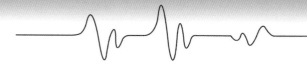

心房扑动是心电图上具有典型锯齿样心房波的快速规则的异位房性心律失常。其心房率婴幼儿期为 350 ~ 600 次 /min，儿童期为 250 ~ 350 次 /min。心房扑动在儿童患者较为少见，儿童心房扑动多见于有器质性心脏病者，心脏功能或结构正常孤立性心房扑动＜ 10%。儿童常见于先天性心脏病，如动脉导管未闭、房间隔缺损、三尖瓣闭锁和三尖瓣下移畸形等；也常发生于先天性心脏病术后，如 Mustard 及 Fontan 手术，房 / 室间隔缺损修补术等需要切开右心房的手术，先天性心脏病术后出现的心房扑动（包括心房内折返性心动过速）与先天性心脏病的类型及复杂程度、手术次数、血流动力学状态和术后时间等因素有关。其他尚可见于风湿性心脏病、心肌炎、心肌病、心导管检查及心内电生理检查术中及洋地黄中毒等。儿童病态窦房结综合征患者，常以持续性或阵发性心房扑动为主要表现，比例可高达 36%，无论是否合并先天性心脏病。

一、临床心电图特征及分型

心房扑动的心电图特征多为下壁导联窦性 P 波消失，代之以心房扑动波（锯齿波）。

临床根据心电图特征分为 Ⅰ 型心房扑动和 Ⅱ 型心房扑动。其中 Ⅰ 型心房扑动又可分为典型心房扑动（typical common AFL）和非典型心房扑动（uncommon AFL）。典型心房扑动心电图 Ⅱ、Ⅲ、aVF 导联的心房扑动波为负向锯齿波，又称为常见型（图 5-7-1）；反之，不典型心房扑动心电图 Ⅱ、Ⅲ、aVF 导联的心房扑动波为正向波，又称为非常见型。Ⅱ 型心房扑动心电图心房扑动波不明显（通常不经过三尖瓣峡部折返）[1]。心房扑动波多于夜间发生房室 3∶1 以上的房室下传时清晰可见。如果仅有房室 1∶1 或 2∶1 下传时不易辨认，需与室上性心动过速鉴别，必要时可静脉推注 ATP 阻断房室结传导显露心房扑动波，有助于鉴别诊断（图 5-7-2）。儿童心房扑动伴房室 1∶1 下传时可发生室内差异性传导，表现为宽 QRS 波心动过速，易误诊为室性心动过速，可导致心功能急剧下降或晕厥（图 5-7-3）。

根据心房扑动折返环所围绕的解剖结构及机制，也可分为①右心房心房扑动：可分为三尖瓣峡部（the cavo-tricuspid isthmus，CTI）依赖心房扑动（三尖瓣环 - 下腔静脉的峡部是心房扑动折返环的关键缓慢传导区部位）及三尖瓣峡部非依赖性心房扑动（包括先天性心脏病外科手术后瘢痕心房扑动）；②左心房心房扑动：二尖瓣峡部依赖心房扑动等。

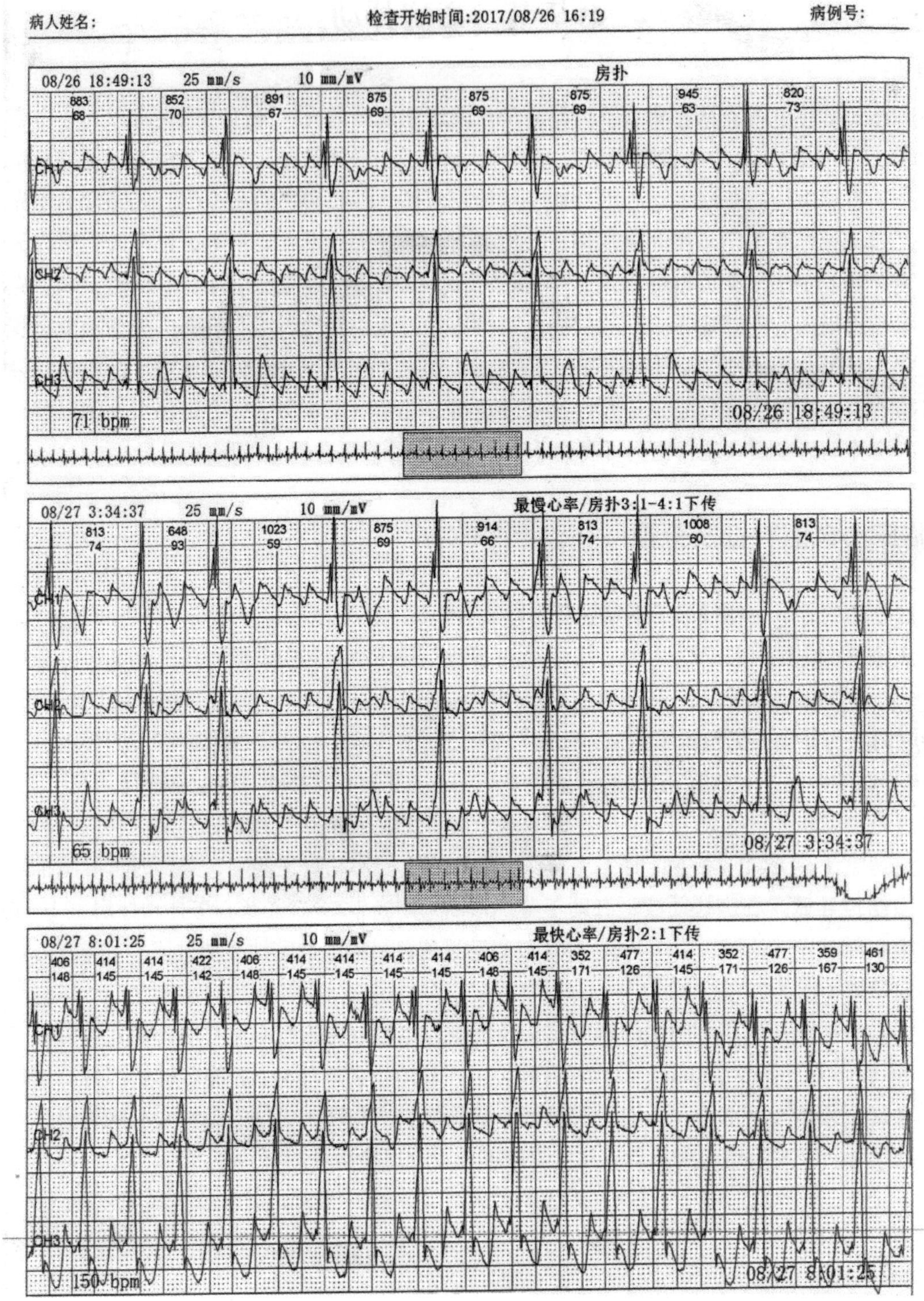

图 5-7-1 心房扑动的动态心电图

白天为心房扑动伴房室2∶1下传，而夜间为心房扑动伴房室3∶1～4∶1下传，心房扑动波清晰可见

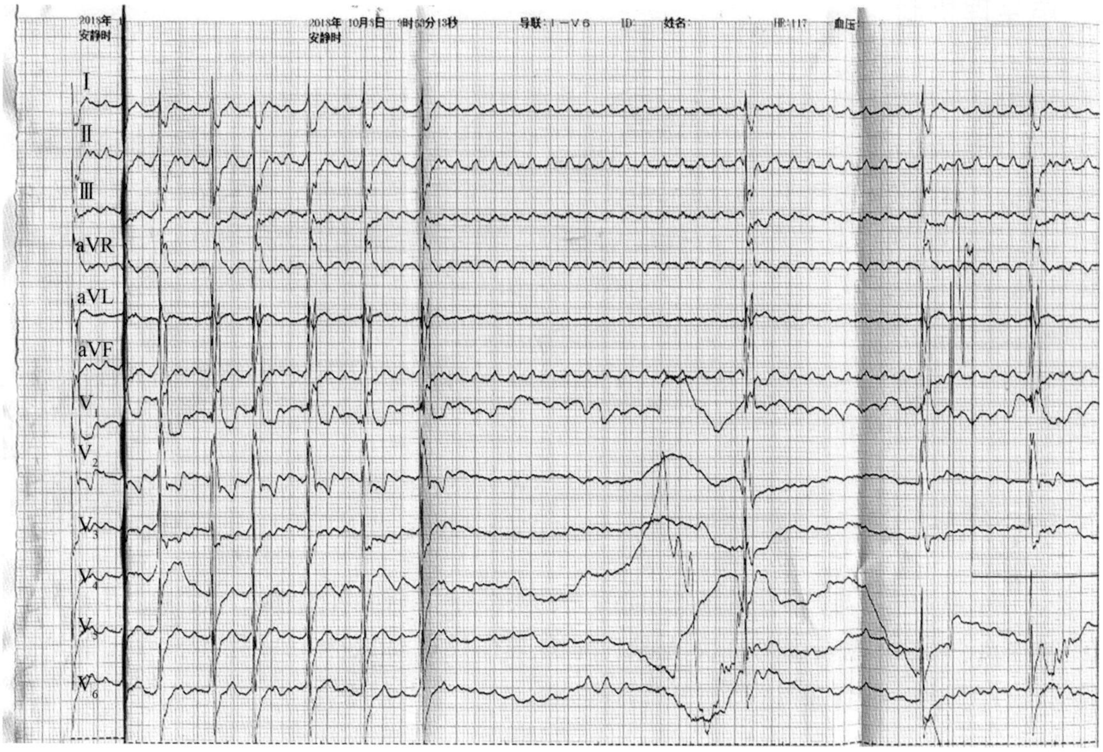

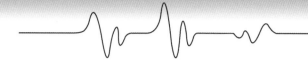

图 5-7-2　心房扑动静脉注推 ATP 心电图

心房扑动动态心电图，房室 2∶1 传导；静脉注推 ATP 阻断房室结传导，可见连续的心房扑动波

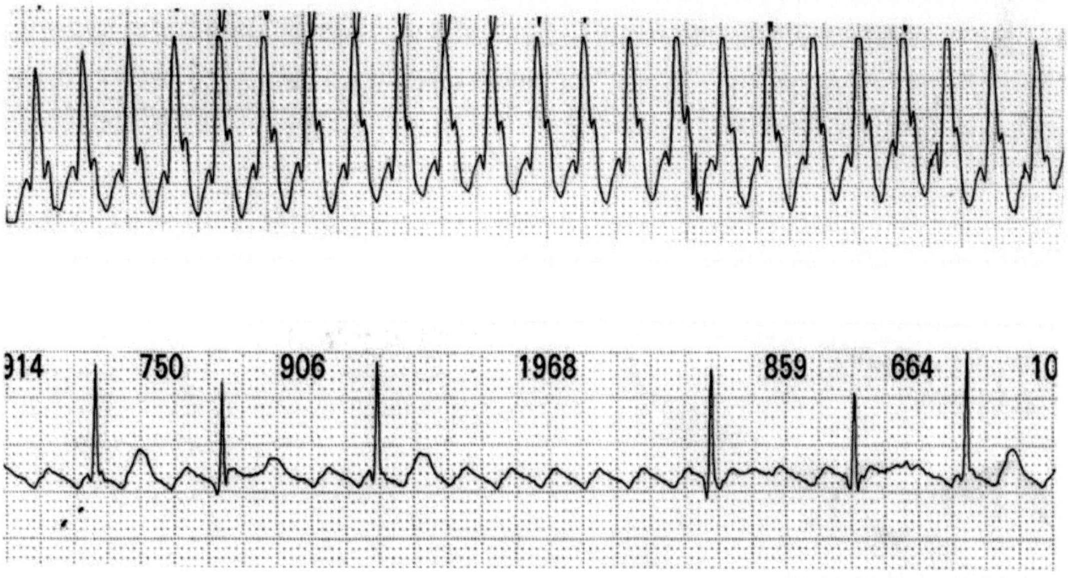

图 5-7-3　心房扑动伴室内差异性传导心电图

心房扑动动态心电图，房室 1∶1 下传伴室内差异性传导，呈宽 QRS 波心动过速，心室率 250 次 /min；夜间房室 3∶1～7∶1 下传，可见心房扑动波，心房扑动频率为 250 次 /min

二、电生理机制

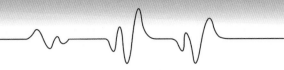

心房扑动的电生理机制为心房内大折返，通常为围绕具有缓慢传导以及单向传导性质的功能性或器质性屏障的大折返。折返环通常在右房。激动从窦房结区域出发，沿着右房前游离壁到达房室瓣环，在这个传导过程中，Koch 三角或三尖瓣峡部存在延迟传导，使头尾相接顺序激动通过房间隔完成折返，可以是逆钟向折返或顺钟向折返，分别对应典型心房扑动和非典型心房扑动的临床分型。典型心房扑动的折返激动在房间隔是尾头方向，在右房游离壁则为头尾方向，即逆时针方向；非典型心房扑动为顺时针方向。心房扑动的折返环后下方多有一个缓慢传导区，多位于冠状静脉窦口、下腔静脉瓣和三尖瓣环周围的峡部。另外，先天性心脏病手术后心房瘢痕处也可形成缓慢传导区而引起折返。

三、临床表现

患儿的症状和体征与心脏病的轻重和心室率的快慢有关。轻者可无症状，重者可发生心力衰竭、晕厥、抽搐及心源性休克等。如心率快，持续时间长，发作频繁的心房扑动可引起心动过速性心肌病。体检时，心音低钝、心音强弱不等，可有脉搏脱漏。

四、诊断

心房扑动的临床诊断依据主要是临床症状及心电图等相关检查，要特别注意儿童患者有无器质性心脏病史，特别是先天性心脏病及先天性心脏病手术史。心电图诊断仍是可靠的诊断依据。儿童典型心房扑动心房率 200 ~ 300 次 /min，多在 300 次 /min 左右，P 波消失代以锯齿样 F 波，在Ⅱ、Ⅲ、aVF 及 V_1 导联可见到较为明显负向波，呈 2 : 1 或 3 : 1 下传心室。由于小婴儿的房室结传导能力强，可以出现 1 : 1 传导，通常会发生心室内差异性传导使 QRS 波群增宽（图 5-7-3）。先天性心脏病儿童心房扑动的心房率较快，通常 250 ~ 350 次 /min，心房扑动波可不明显。常规心电图检查诊断不明时，可采用特殊检查。如动态心电图、经食道心脏电生理及心腔内电生理检查。静脉推注 ATP 是临床帮助诊断与鉴别诊断简单易行的方法（图 5-7-2）。

五、鉴别诊断

鉴别诊断包括窦性心动过速、房性心动过速、心房纤颤及室性心动过速等。

六、心房扑动的特殊性

1. 胎儿 / 新生儿心房扑动

与成人明显不同，在心脏结构正常的儿童中发生心房扑动较为少见，多见于特殊情况。胎儿及新生儿时期发生的心房扑动被认为特发性心律失常[2]。心房扑动是围绕三尖瓣环峡部折返的锯齿波，在该年龄组的周期长度极短（< 150 ms），房室传导可能极快。胎儿心房扑动持续发作时可能会导致胎儿水肿，甚至死亡。孕妇可服用抗心律失常药物（如索他洛尔、氟卡尼）通过胎盘转复心房扑动[3-4]。如果胎儿发育已足够成熟，可耐受外部环境，可考虑选择早产。分娩后可应用多种方式转复为窦性心律，包括同步直流电复律、食道超速起搏或抗心律失常药物。胎儿或新生儿转复为窦性心律后可持续维持窦性心律，复发的极为罕见。但作为预防措施，可予以服用相对安全的抗心律失常药物维持窦性心律至少 3 个月，如 β 受体阻滞剂或索他洛尔。

2. 先天性心脏病与心房扑动

随着儿童先天性心脏病手术技术的发展及术前、术后管理的进步，先天性心脏病患者的生存得到显著改善，并存活至成年。但血流动力学的改善，并不能降低所有患者的病死率，其中主要问题是心律失常。术后发生的心律失常会导致患者死亡，是解剖矫治术带来的不良并发症。长期的血流动力学改变加上一些先天性心脏病需反复多次手术干预，这些患者更容易发生心动过速，最常见的心律失常类型为心房扑动和心房内折返性心动过速，常见于术后晚期，可发生于术后数月至数年。大多数的先天性心脏病，解剖畸形可以通过手术建立双心室循环，包括房间隔缺损和室间隔缺损、法洛四联症、肺静脉异位引流、动脉导管未闭和大动脉转位，多为峡部依赖大折返或右房切口依赖折返性房性心动过速 / 心房扑动[3-4]，两种机制可分别单独存在，也可同时存在。

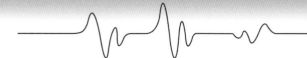

心房调转术（Mustard 或 Senning 手术）是治疗大动脉转位的首选手术策略，峡部依赖性典型心房扑动仍是最常发生的机制，但也有涉及峡部以外的部位，包括下腔静脉和肺静脉口及 Senning 手术中的后方吻合部位。在完全性肺静脉异位引流中，4 条肺静脉的血流汇流至左房后方，通过 1 条垂直静脉和上腔静脉或下腔静脉汇流至右房。汇合处与左房后方吻合处，可能会形成传导阻滞线，促发大折返性房性心动过速。术后心律失常发生与先天性心脏病复杂程度、手术术式数量、血流动力学状态及术后时间等因素相关。而术后晚发房性心动过速主要是由手术瘢痕的折返引起，诱发因素包括异物组织的存在和心房结构的电生理病理改变。导致发生心房折返性心动过速的危险因素包括右房扩大、心房压增高、心房不应期离散度增加、窦房结功能障碍、手术时年龄偏大、肺动脉高压、低氧饱和度、术前心律失常及术后时间延长。导管的使用，较长的缝合线路和瘢痕组织作为折返环路的屏障。心律失常的发生率随着术后时间推移有所增加。Mustard 术、Senning 术和 Fontan 循环的术后发生率可达 21% ~ 50%。

传导功能正常的患者因 1 : 1 房室传导而引起导致血流动力学障碍的快速心室率，可致患者昏迷甚至猝死。早期大规模随访研究显示，先天性心脏病术后心房内折返性心动过速超过 6.5 年的致死率为 17%，其中约 10% 为猝死。有 Fontan 循环、Mustard 术和 Senning 术史且合并房性心动过速的患者随访> 3 年，心源性猝死率高达 6%，与猝死相关的危险因素包括持续的和（或）难以控制的心动过速。抗心律失常药物治疗总体效果不理想，而经导管消融是治疗先天性心脏病术后心房内折返性心动过速最有效的治疗方法，尤其是近年来随着三维标测技术的发展、冷盐水灌注消融导管的应用，导管消融心房内折返性心动过速的即时成功率达 90%，极大地提高了这一类患者的生存率。

3. 心房扑动与病态窦房结综合征的相关性

窦房结功能障碍，特别是持续性心动过缓，是心房扑动的相关和诱发因素。目前关于儿童心房扑动合并病态窦房结综合征的发病情况极少文献报道[5]。近期一项较长随访时间的研究表明，成人心房扑动射频消融术后平均随访 57 个月，有 4% 的患者因病态窦房结综合征接受了起搏治疗，多因素回归分析表明手术当时的心率水平低是其预测因素[5]。

清华大学第一附属医院心脏小儿科报道了 50 例心房扑动患儿中 36% 合并病态窦房结综合征。其中 66.7% 为射频消融术前即明确诊断为病态窦房结综合征；33.3% 为持续性心房扑动，于射频消融术后明确诊断。在心脏结构正常的心房扑动患儿中 28% 合并病态窦房结综合征，而在先天性心脏病术后心房扑动患儿中 50% 合并病态窦房结综合征[6]。

持续性心房扑动可掩盖窦房结功能而难以评价是否存在病态窦房结综合征。因此，在心房扑动行射频消融过程中应备心房 / 心室起搏，一旦在心房扑动终止时发生窦性停搏或严重窦性心动过缓应即刻给予起搏。本研究明确诊断为心房扑动合并病态窦房结综合征的患儿中 72.2% 植入了永久起搏器[6]。

七、治疗

心房扑动的治疗包括抗心律失常药物治疗、直流电复律、食道调搏治疗、射频消融治疗等。

1. 抗心律失常药物治疗

洋地黄：洋地黄可抑制房室结的传导减慢心室率，改善心功能，减轻症状。洋地黄对于阵发性心房扑动是首选药物。β 受体阻滞剂：如美托洛尔或普萘洛尔，是通过抑制房室结的传导减慢心室率达到治疗效果，可单独使用或与其他抗心律失常药物联合应用以增加疗效。索他洛尔作为Ⅲ类抗心律失常药物，具有广谱的抗心律失常作用，也可与 β 受体阻滞剂联合用药。胺碘酮对复发性心房扑动疗效较好，但基于其对甲状腺功能及肝功能等脏器的毒副作用，在儿童作为二线用药。普罗帕酮易引起心室内差异性传导，在心房扑动慎用。

2. 直流电复律

直流电复律是一种有效的心房扑动转复方法，最适合于持续性心房扑动而用药无效者，成功率为 90% ~ 100%。特别是血流动力学不稳定的心房扑动首选直流电复律。直流电复律有两种方法：经胸电击转复和心腔内电击转复，均由心电图 R 波触发放电。经胸电击转复放电功率一般 1 ~ 2 J/kg，但需镇静或全身麻醉。心腔内电击转复需经静脉放置电极导管至右心房及冠状静脉窦，转复能量较小，一般 2 ~ 3 J。两种方法成功率均较高。

3. 食道调搏治疗

食道调搏是转复心房扑动的另一种有效方法。可经食道放置电极导管行心房超速起搏。心房超速起搏有两种方法，①固定频率快速起搏：起搏频率比心房扑动频率快 20% ~ 30%，一般起搏 15 ~ 20 s，如不能中止心房扑动，可每次增加频率 5 ~ 15 次，直到心房扑动终止。②递增性心房起搏：以比心房扑动频率快 10 ~ 20 次的频率开始起搏，并逐渐缩短起搏周长（增加起搏频率），直到心房扑动终止。起搏前可应用抗心律失常药物以增加转复成功率，并可避免转复时心房纤颤的发生。

4. 射频消融治疗

射频消融治疗心房扑动为根治性疗法，近年来已积累了成熟丰富的经验，心脏结构正常的心房扑动射频消融成功率极高，目前射频消融成功率与成人接近，约 90%，无论患儿是否合并先天性心脏病。但儿童心房扑动 28% ~ 48% 合并病态窦房结综合征，在消融过程中应备心房 / 心室起搏，心房扑动终止时一旦发生窦性停搏或严重窦性心动过缓即给予起搏（图 5-7-4）。

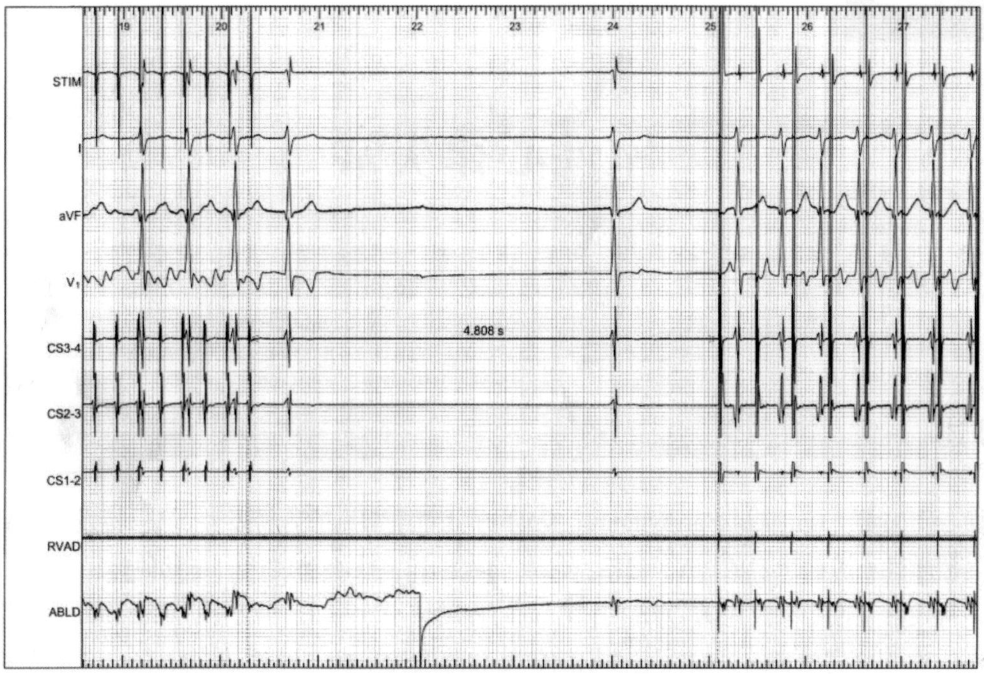

图 5-7-4 心房扑动合并病态窦房结综合征射频消融心内电图

心内电图示心房扑动房室 2∶1 下传，成功射频消融房扑终止时表现为窦性停搏，即刻行心房起搏保驾

典型心房扑动为折返环围绕三尖瓣环，其缓慢传导区位于三尖瓣峡部，消融该关键部位造成双向性阻滞可阻止心房扑动的发生。若此处消融失败，在三尖瓣环和 Eustachian 嵴之间进行线性消融可进一步提高成功率。先天性心脏病患儿，心房扑动可为三尖瓣峡部依赖或心房切口瘢痕依赖，两种机制可单独存在，也可共同参与形成折返。在持续心房扑动下经三维电解剖标测系统及拖带技术检验折返路径及关键缓慢传导区（折返所经关键缓慢传导区通常位于解剖屏障和（或）瘢痕区之间），进行线性双向性阻滞消融可获得成功。同时三维电解剖标测系统可明显减少术中辐射量。

（李小梅 江 河）

参考文献

[1] 李小梅 . 小儿心律失常学 [M]. 北京 : 科学出版社 , 2004: 198-201.

[2] Texter KM, Kertesz NJ, Friedman RA, et al. Atrial flutter in infants[J]. J Am Coll Cardiol, 2006, 48: 1040-1046.

[3] Anderson RH, Brown NA, Moorman AF. The sinus node, isomerism, and heterotaxy[J]. Cardiovasc Pathol, 2013, 22(3): 243-244.

[4] Epstein MR, Saul JP, Weindling SN, et al. Atrioventricular reciprocating tachycardia involving twin atrioventricular nodes in patients with complex congenital heart disease[J]. J Cardiovasc Electrophysiol, 2001, 12(6): 671-679.

[5] Rodríguez-Mañero M, González-Melchor L, Ballesteros G, et al. Risk of pacemaker implantation after uneventful successful cavotricuspid isthmus radiofrequency ablation in patients with common atrial flutter[J]. Int J Cardiol, 2016, 202(1): 285-288.

[6] Jiang H, Li X, Zhang Y, et al. Electrophysiological characteristics and outcomes of radiofrequency catheter ablation of atrial flutter in children with or without congenital heart disease[J]. Pediatric Cardiol, 2020, 41: 1509-1514.

第六章 Chapter 6

室性心律失常

一、概述

室性心律失常（ventricular arrhythmia，VA）在儿童最常见的为特发性 VA。特发性 VA 是发生在无明显器质性心脏病患者的 VA，包括室性期前收缩和室性心动过速。与其他类型的室性心动过速相比，特发性室性心动过速的 QRS 时限增宽的程度较小。早在 1922 年，Gallvadian 等报道了发生在无器质性心脏病患者的频发性室性期前收缩和阵发性室性心动过速。此后，越来越多的作者报道了类似的病例。1979 年 Zipes 等报道心动过速呈右束支传导阻滞（right bundle-branch block，RBBB）伴电轴左偏，其对维拉帕米敏感的特点[1]。1988 年 Ohe 等报道了室性心动过速呈 RBBB 伴电轴右偏的亚型[2]。特发性室性心动过速发作时血流动力学是稳定的，可认为是良性的，一般不会导致晕厥或猝死，经过较长期的随访，证实与继发于器质性心脏病或离子通道病的室性心动过速不同，这类患者的预后良好。

二、室性心律的定义

（1）心室逸搏：室律慢于窦性节律。

（2）室性自主心律：室律同窦性节律。

（3）加速性室性自主心律：室律稍快于窦性心律，通常幅度＜ 10%。

（4）室性心动过速：室性心动过速指连续≥ 3 个起源于心室的搏动。比基础的窦性心律快＞ 10%，或静息状态下＞ 120 次 /min。关于婴幼儿室性心动过速时的最低心率界限目前意见尚不统一。≤ 30 s 的室性心动过速为短阵室性心动过速，持续＞ 30 s 的定义为持续性室性心动过速。

三、诊断

通常分析 12 导联体表心电图即可作出室性心动过速的诊断，单导联或双导联的 24 h 心电监测可能会漏掉室性心动过速的一些诊断性特征。室性心动过速的明显心电图特征为异常的 QRS 波和室房分离。室性心动过速的 QRS 波大多宽大畸形，但也可以很窄（图 6-0-1），新生儿期 QRS 时程甚至可短至 60 ms。QRS 形态一般不具有诊断意义，最具有诊断意义的征象是室房分离，即 P

波频率慢于 QRS 波频率且与 QRS 波群无关联（图 6-0-2）。多数情况下，室性心动过速发作时存在室房分离，即使在小儿也是如此，但有时难以辨认（图 6-0-3）。室房分离的间接征象是心室的心房夺获产生心室融合波（图 6-0-4），夺获图形是一个早期出现的正常 QRS 波群与后续的室性心动过速 QRS 波融合所致。其形成是由于房室结脱离不应期而 P 波激动恰巧到达房室结得以下传至心室，即心室的心房夺获。融合波的 QRS 形态介于正常与室性心动过速之间。部分患儿房室结的逆传功能非常好，可表现为稳定的 1∶1 逆向传导而无室房分离和心房夺获的特征（图 6-0-4），颈动脉窦按摩或静脉注射腺苷产生室房阻滞，而心动过速持续，此时可明确诊断室性心动过速。有的室房分离现象通过体表心电图难以辨认，P 波可重叠于 ST 段或 T 波上（导致形态改变），有时 T 波和 QRS 波的起始或终末部可类似于心房电活动，伪差可被误认为 P 波，心内电图易于识别（图 6-0-5）。

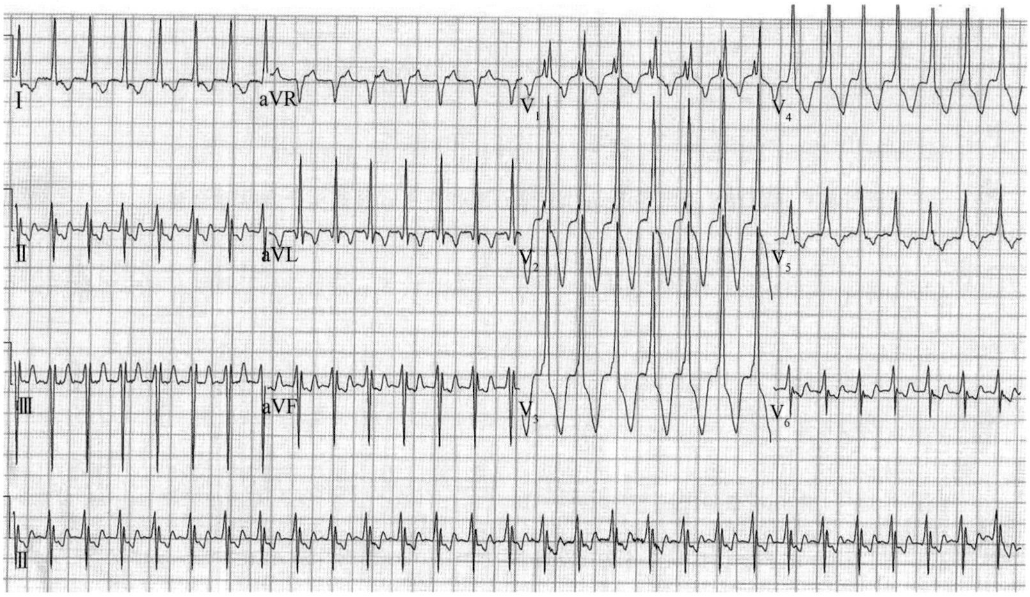

图 6-0-1　窄 QRS 波室性心动过速（QRS 时程 104 ms）

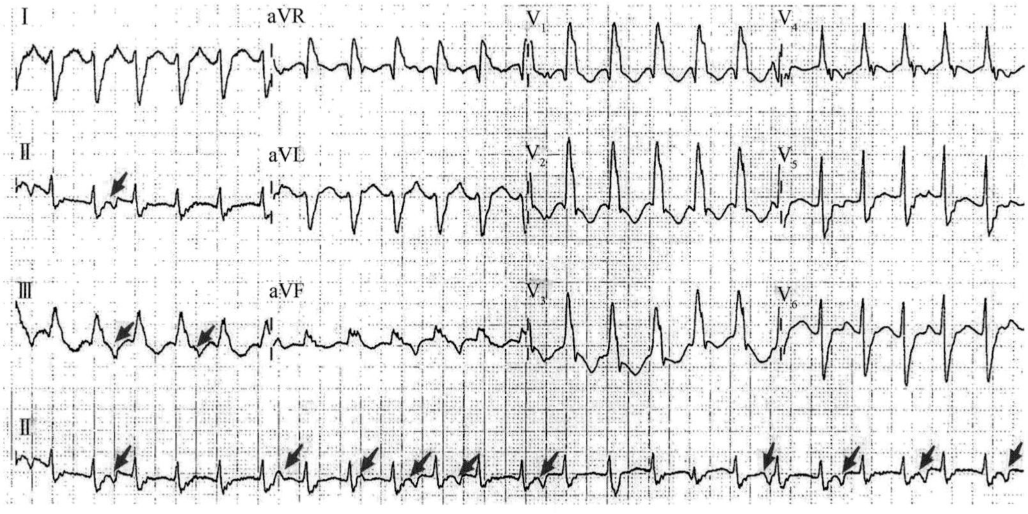

图 6-0-2　室性心动过速伴室房分离

规则的宽 QRS 心动过速，心室率 150 次 /min。肢体导联可见慢的、分离的 P 波（红色箭头）

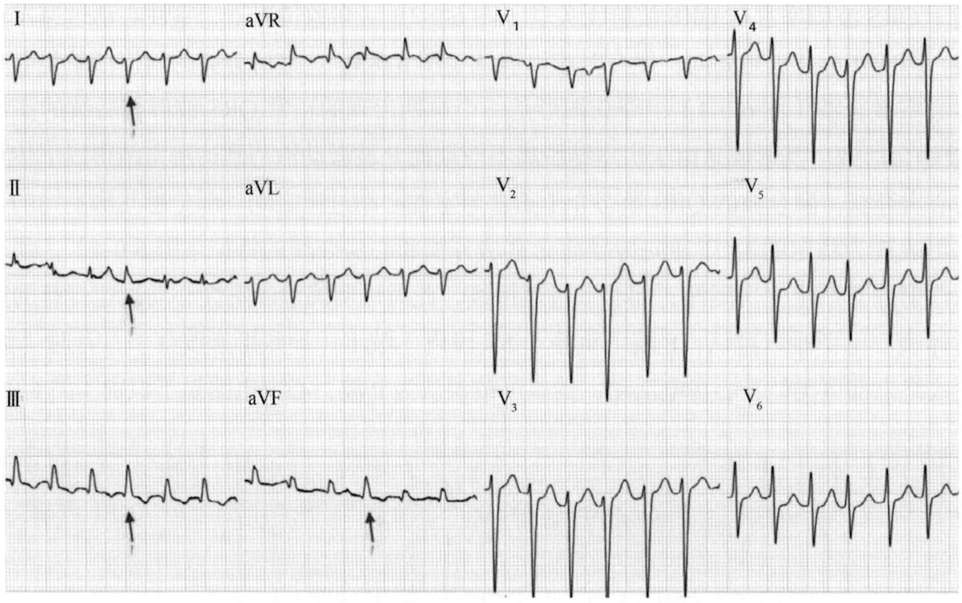

图 6-0-3　窄 QRS 波室性心动过速伴心室夺获（红色箭头示室性融合波）

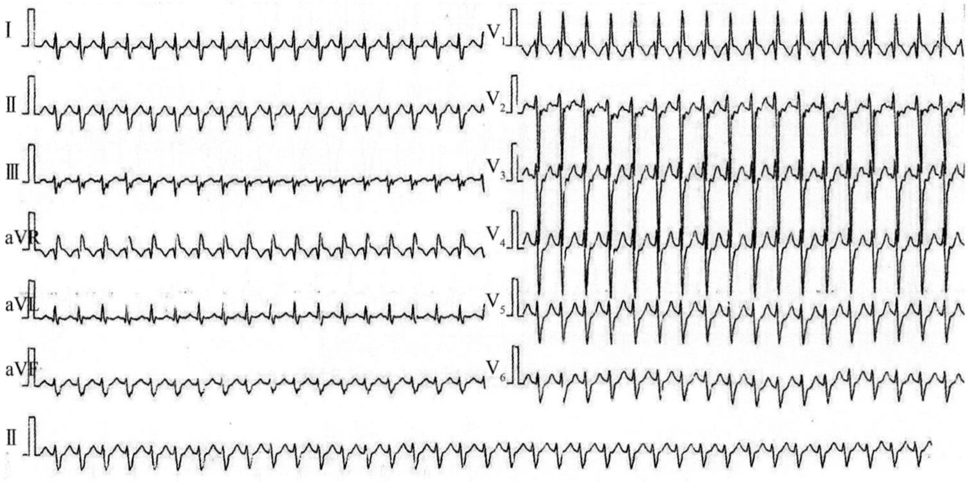

图 6-0-4　室性心动过速伴室房 1：1 传导

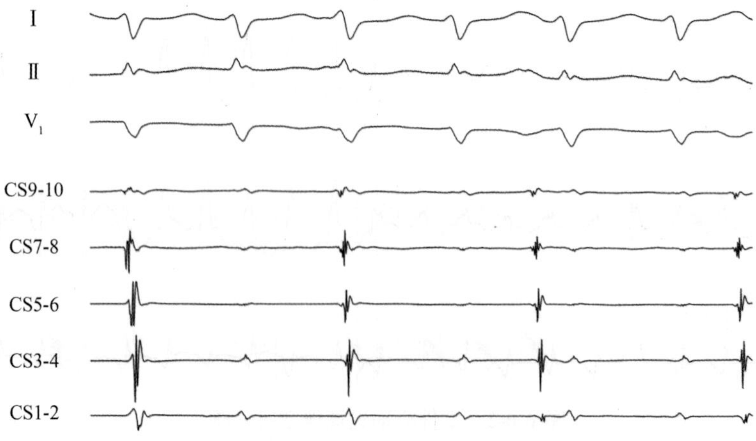

图 6-0-5　室性心动过速时心内电图示 VA 分离

四、鉴别诊断

小儿特发性室性心动过速时的心室率在 120～300 次 /min，发作时通常血流动力学稳定。因此，以症状与心率快慢难以将室性与室上性心动过速相鉴别。QRS 波形的宽窄与是否规则对诊断也无多大帮助，明显不规则的宽 QRS 波心动过速见于多形性室性心动过速或预激综合征伴心房纤颤；而窄 QRS 波心动过速也可见于室性心动过速或室上性心动过速，应参照室性心动过速的核心特征作出诊断。除了通过心动过速时心电图诊断室性心动过速外，应仔细检查窦性心律时的心电图表现，尤其注意有无 QRS 形态、QT 间期和 U 波的异常或预激波的存在等。

（一）宽 QRS 的室性心动过速需与以下鉴别

（1）室上性心动过速（supraventricular tachycardia，SVT）伴束支传导阻滞或差异性传导：若窦性心律时即存在束支传导阻滞，心动过速时的 QRS 波形态与窦性心律时相同，则考虑为 SVT 伴束支传导阻滞。窦性心律时无束支传导阻滞，心动过速时若心动周期短于束支的不应期，心动过速时的 QRS 波形态常表现为典型的左束支或右束支传导阻滞图形，此为差异性传导。应用 aVR 单导联鉴别宽 QRS 心动过速较简便，诊断室性心动过速的准确率为 91.5%，流程图见图 6-0-6。SVT 伴差异性传导时，起始的快速间隔激动和晚期主要的心室激动扩布的方向背离 aVR 导联，因而在 aVR 导联产生负向的 QRS 波。起始和终末心室激动速度比（Vi/ Vt）的合理性在于 SVT 间隔的起始激动是恒定快速的，而室内传导延迟导致的 QRS 波增宽往往出现在 QRS 波的中后部。室速激动开始在肌 - 肌间缓慢传播，直到冲动抵达希蒲系统，随后剩余心肌会很快激动，因此 QRS 后半部分除极较快。此流程的局限性在于不易鉴别预激性心动过速和室性心动过速，因为预激性心动过速时 aVR 导联可能存在起始 R 波。

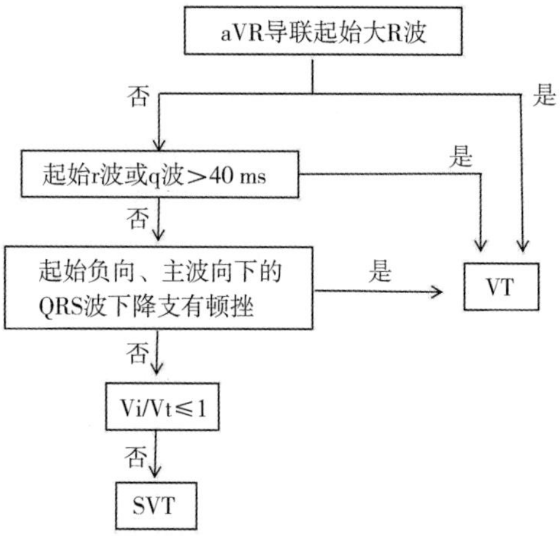

图 6-0-6　aVR 导联鉴别诊断宽 QRS 心动过速的流程图

Vi/ Vt：起始和终末心室激动速度比；VT：室性心动过速；SVT：室上性心动过速

（2）逆传型房室折返性心动过速：旁路和房室结分别作为前传支和逆传支，心动过速时 QRS 波表现为宽大畸形且具有很长的固定顿挫切迹，与窦性心律时为显性预激的图形相似。

（3）预激综合征合并心房纤颤：极少见于儿童，QRS 波节律不规整但心电轴恒定（与多形性室性心动过速不同），窦性心律时表现显性预激综合征。预激综合征合并心房纤颤可以出现晕厥，因此与室性心动过速鉴别很重要。

（二）希氏束起源的室性心动过速与室上性心动过速相鉴别

当室速的室房呈 1∶1 传导时，静脉注推 ATP 阻断房室结传导有助于鉴别。对于房室结折返性心动过速来说，折返无需心房参与，AVRT 极小概率的情况下也可表现为室房分离，当窄 QRS 心动过速的室房分离且室多于房，可比较窦性心律与心动过速的 HV 间期有助于诊断，因为室性心动过速的 HV 间期短于窦性心律。

（三）特发性室性心动过速的鉴别诊断

特发性室性心动过速需与致心律失常性右室心肌病（arrhythmogenic right ventricular cardiomyopathy，ARVC）、束支折返性室性心动过速、先天性心脏病矫治术后的室性心动过速及其他器质性心脏病继发的室性心动过速相鉴别。部分 ARVC 早期心脏影像学改变不明显，室性心动过速通常由儿茶酚胺诱发，其 QRS 波形态特别像右室流出道起源，但不能被腺苷终止。静息心电图上若存在右胸导联 T 波导致，V_1 和 V_2 导联存在 Epsilon 波，将有助于 ARVC 的诊断。此外，典型 ARVC 患者的室性心动过速形态多变。束支折返性室性心动过速通常发生于合并器质性心脏病的患者，特别是扩张型心肌病，在 Ebstein 畸形及肥厚型心肌病患者中也有报道。

五、不同类型 VA 的临床特点及预后

（一）加速性室性自主心律

加速性室性自主心律（accelerated idioventricular rhythm，AIVR）是临床上罕见的心律失常，是指心电图上连续≥ 3 个的单形性室性搏动，频率 50 ~ 120 次 /min，缓慢起始、缓慢终止的一种心电现象，常与窦性心律竞争出现。其机制可能与迷走神经张力增加，交感神经张力降低有关。绝大多数 AIVR 随着诱发因素的去除而消失，没有潜在的心脏病理学证据的儿童、青少年和运动员也可发生，通常被认为是一种良性节律 AIVR。然而，当 AIVR 负荷＞ 73.8%，预测发生心功能不全的敏感度达 100%，特异性达 94.8%，且对于负荷不高的患者也存在交感兴奋时室律明显增快，临床可表现为心悸，严重者可有晕厥甚至心源性猝死。因此，AIVR 患者应行风险评估。AIVR 起源点多位于希蒲系如右束支、左前分支及左后分支，调节束、主动脉左窦、三尖瓣环等位置也有报道[3]。

AIVR 可发生于自新生儿至年长儿各年龄阶段。在出生后即可因心律不齐发现，儿童期常因其他原因就诊时发现。如不合并结构性心脏病、代谢和电解质异常，多为良性现象。良性 AIVR 一般无须治疗，但应进行长期随访观察。新生儿 AIVR 多在 1 岁内自愈[4]，年长儿也有自愈倾向。少数 AIVR 可能导致心功能下降，对无症状患者应随访监测心功能，一旦发生心功能损伤，经射频消融治疗成功后心功能可恢复正常。

（二）婴儿持续性室性心动过速

发病率低，室性心动过速通常是单形态的，最常起源于左心室。50% 的患者没有明确的病因，为特发性，部分与心室肿瘤有关，心动过速的机制被认为是自律性。临床特征为持续性室性心动过速，心率通常＞ 200 次 /min。持续性室性心动过速负荷＞ 80% 可引起心动过速性心肌病，静脉注射地高辛极易诱发心室纤颤[5-8]。

此型室性心动过速心电图诊断困难，QRS 波时程可正常或明显延长（60 ~ 212 ms），在室性心动过速持续存在而 QRS 波群时程正常时，QRS 形态的轻微异常难以被察觉；如间歇出现窦性心律，QRS 波异常则较容易辨认。多数病例体表心电图或食道电图可显示室房分离；如果无室房分离，应用腺苷阻断室房传导后可表现出来。超声心动图可以正常但常显示非特异性球形心，有时可见心脏肿瘤但无明显的心脏结构异常。活检发现多数为错构瘤畸形（也称蒲肯野纤维瘤、组织细胞样心肌病等），少数为横纹肌瘤。

多数人不必进行长期治疗，持续性室性心动过速的婴儿可能在 1 ~ 2 年自愈，但有报道死亡率高达 15%[5, 9-11]。因此临床需根据心动过速持续时长、频率及对心功能的影响决定是否需要抗心律失常药物治疗。无论心脏是否存在结构异常，Ⅰc 类或Ⅲ类抗心律失常药物治疗可能有效，多选用氟卡尼、普罗帕酮或胺碘酮。

（三）特发性单形性 VA

特发性 VA 是儿童 VA 的主要形式，占比＞ 60%，其他可为儿茶酚胺敏感性室性心动过速、先天性心脏病及致心律失常性心肌病等相关的 VA。这不同于成人 VA，成人 VA 大部分为心肌缺血所致，特发性 VA 在成人中占 10% 左右。

特发性 VA 主要起源于心室流出道，这部分 VA 表现形式多为非持续室性心动过速，主要机制是环磷酸腺苷调节钙离子通道所致的延迟后除极触发所致。特发性 VA 还可起源于左后分支，心电图特征为类右束支传导阻滞图形，这部分 VA 对维拉帕米或腺苷敏感，其机制为自律性增高或触发机制。

特发性流出道室性心动过速的自然病史通常是良性的，病程具有自限性，长期预后良好。5% ~ 65% 的患者可能会出现自发缓解。持续性室性心动过速患者，其室性心动过速的负荷通常会随着时间的推移而下降。不同研究的自发缓解率似乎与发病年龄有关，几乎所有婴儿都能自发缓解，年龄较大的儿童更为持久。有特发性 VA 室性心动过速猝死的病例报告，但非常罕见，可能与室性期前收缩联律间期短于 350 ms，R-on-T 现象触发了快速性恶性 VA 有关[12-13]。持续的室性心动加速可导致心动过速性心肌病。对这部分儿童，射频导管消融是重要的治疗手段。在有经验的中心，射频消融已成为大龄儿童特发性 VA 的一线治疗。

1. 流出道起源的 VA

60% ~ 80% 的特发性 VA 起源于心室流出道，患者可表现为心悸，部分有头晕，极少数出现晕厥。症状与频发的室性期前收缩或持续时间较长或频率较快的室性心动过速有关。

流出道 VA 起源于右室流出道者约占 70%，主动脉窦者约占 20%，其他起源点包括左室流出道、肺动脉瓣上及对应的心外膜。这些不同位置起源的流出道 VA 电生理机制和特点类似。表现为持续的或反复发作的单形性室性心动过速，临床以频发单发或成对室性期前收缩及短阵非持续性室性心动过速者为多。许多患者无症状且心动过速可被运动（运动中或恢复阶段）或情绪激动诱发。流出道 VA 的心电图特点为 QRS 波呈左束支传导阻滞图形，下壁导联高大 R 波（图 6-0-7）。

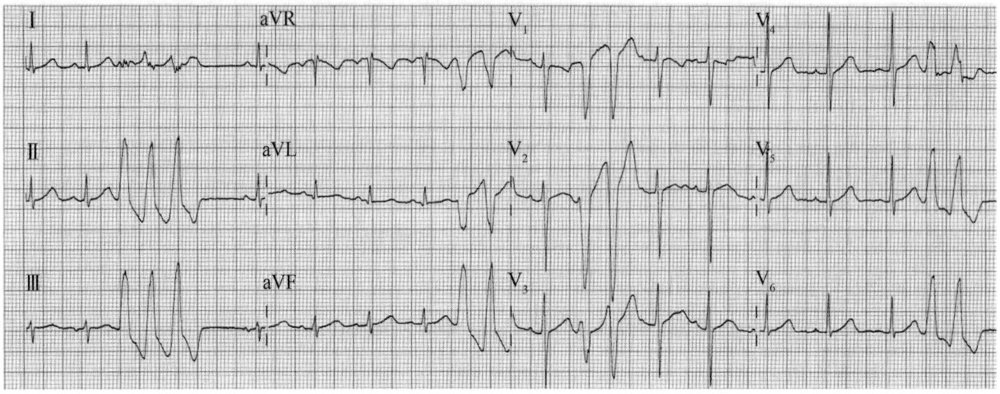

图 6-0-7　流出道起源的短阵室性心动过速心电图

（1）电生理机制和特点：电生理机制为触发激动及局灶性。支持这一机制的主要依据是本型室性心动过速可被腺苷终止，又被称为腺苷敏感性室性心动过速，提示环磷腺苷（cAMP）介导的延迟后除极参与室性心动过速的发作。临床上 40% ~ 70% 的流出道室性心动过速的发作与运动有关，有运动诱发史的病例在程序刺激时也易诱发心动过速，静脉滴注异丙肾上腺素后可进一步提高诱发率。儿茶酚胺对肾上腺素能受体的刺激导致细胞内 cAMP 和 L 型钙通道增加，促发钙从肌浆网释放从而激发延迟后除极过程。因为腺苷酸环化酶和 L 型钙通道对多种抗心律失常药物敏感。因此，流出道室性心动过速可被腺苷、维拉帕米、β 受体阻滞剂、Valsalva 动作终止。心房、心室短阵快速起搏刺激较心室期前刺激更易诱发流出道室性心动过速支持其局灶机制。

（2）流出道起源的 VA 的心电图定位：流出道起源的 VA 的心电图表现为左束支传导阻滞形态，下壁导联呈高大 R 波，根据胸前导联移行（即第 1 个 R/S ＞ 1）的导联初步判断 VA 起源于右室流出道或左侧主动脉窦。Ⅰ导联有助于区分 VA 起源于前后及左右。图 6-0-8 可见右室流出道游离壁起源 VA 下壁导联 QRS 波有切迹，呈双峰顿挫，胸前导联移行于 V_4 后；间隔侧起源的 VA 下壁导联 QRS 波无切迹，胸前导联移行于 V_3 前，QRS 波时限较游离壁起源更窄。Ⅰ导联的除极方向从右至左，起源于后间隔或右侧游离壁的 VA Ⅰ导联呈 R 波；起源于前间隔或左侧的 VA Ⅰ导联呈 QS 型；介于两者之间区域起源的 VA 在Ⅰ导联表现为双相或多相波。

10% ~ 15% 的流出道 VA 起源于主动脉窦（图 6-0-9、图 6-0-10），其特点为胸导联 QRS 波的移行区位于 V_2 ~ V_3 导联（不晚于窦性心律）。Ouyang 等报道主动脉窦起源 VA V_1 导联 QRS 波的 R 波时限指数（R 波时限 /QRS 波时限）≥ 50% 及 R 波振幅指数（R/S 波振幅）≥ 30% 时强烈提示 VA 起源于主动脉窦[15]。

4% ~ 6% 的 VA 起源于肺动脉瓣上距肺动脉瓣 5 ~ 21 mm 的位置。没有确切的心电图指标区分右室流出道为瓣上还是瓣下起源。与瓣下起源的 VA 相比，肺动脉瓣上起源的 VA 下壁导联 R 波更高大，Ⅲ导联 R 波振幅超过Ⅱ导联，这与肺动脉瓣位于心脏偏左的位置有关。

掌握儿童流出道不同位置起源的 VA 心电图特征有助于定位（表 6-0-1），对射频消融术有一定指导意义，但仅依靠心电图难以完全准确定位，不可完全依赖，需要标测才能明确其起源点。

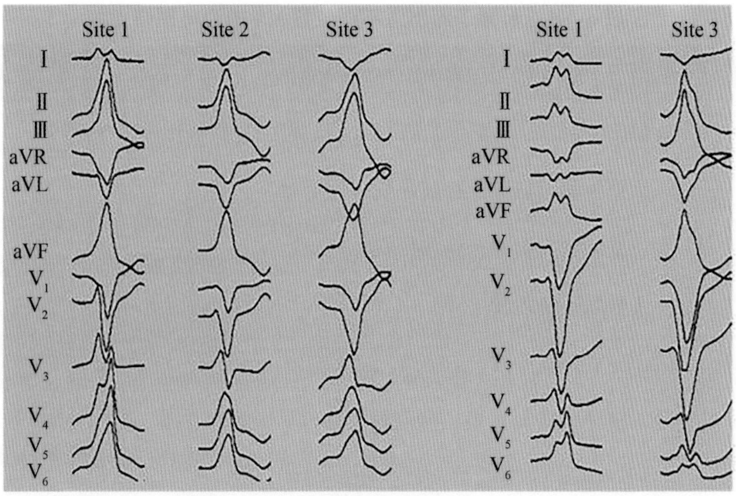

图 6-0-8　右室流出道不同起源位置的 VA 的 12 导联心电图

左侧 1、2、3 分别为后、中、前部间隔起源的 VA 心电图；右侧 1、3 分别代表游离壁后部及前部起源的 VA 心电图

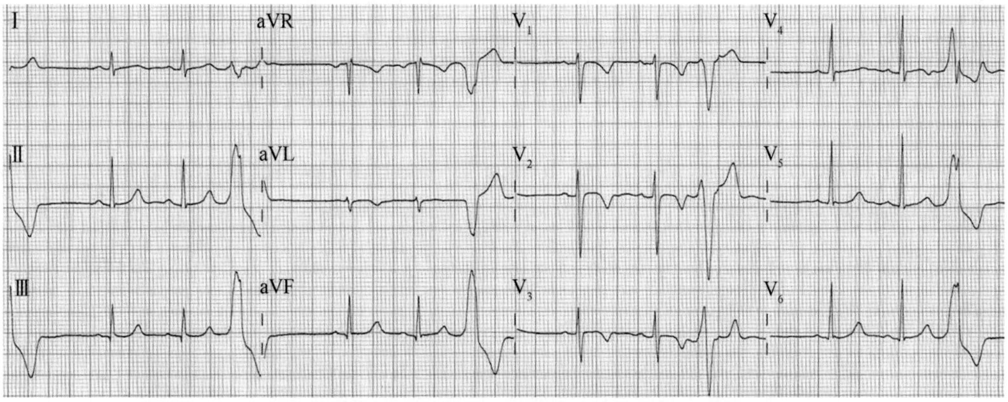

图 6-0-9　主动脉右窦起源室性期前收缩心电图

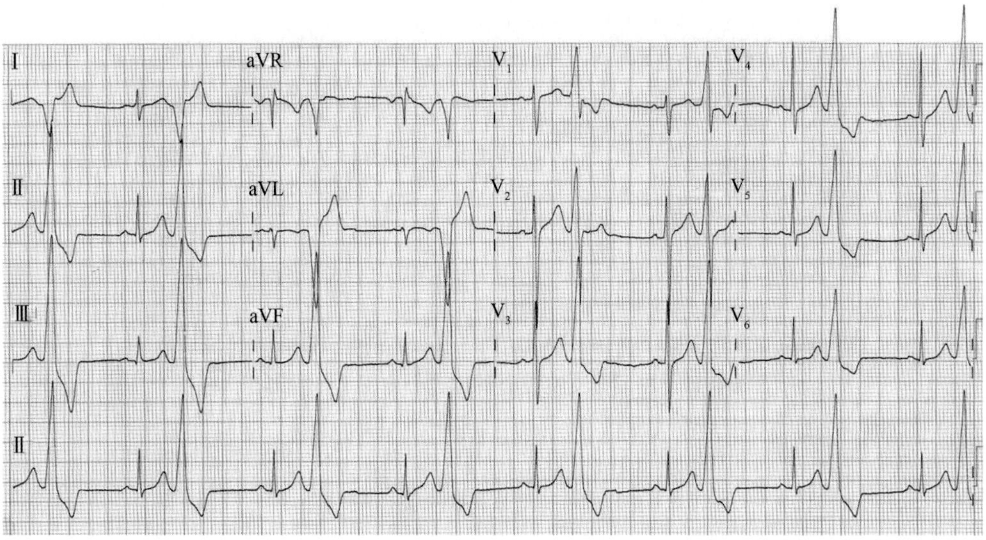

图 6-0-10　主动脉左窦起源室性期前收缩心电图

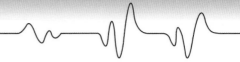

表 6-0-1　起源于流出道不同位置 VA 的心电图特点

起源位置	心电图特点
右室流出道起源	LBBB 形态，下壁导联高大 R 波，胸前导联移行晚于 V_3
间隔	下壁导联无切迹；胸前导联移行于 < V_4
游离壁	下壁导联无切迹；胸前导联移行于 ≥ V_4
前壁	Ⅰ导联呈负向波
后壁	Ⅰ导联呈正向波
主动脉窦起源	下壁导联高大 R 波，胸前导联移行早于窦性心律
左窦	V_1 导联呈 rS 型或 Rs 型
右窦	V_1 导联呈 QS 型或 rS 型
左、右窦交界	V_1 导联呈 QS 型，下降支有切迹
AMC 起源	RBBB 形态，下壁导联高大 R 波，V_1 导联呈 qR
左室顶部起源	下壁导联高大 R 波，Ⅱ导联上升支除极缓慢，Ⅰ导联呈 QS 型，V_2 导联 R/S < 1

2. 分支型的 VA

（1）分型：可分为三型。左后分支起源，RBBB 图形合并电轴左偏（图 6-0-11）；左前分支起源，RBBB 图形合并电轴右偏（图 6-0-12）；高位间隔支起源，QRS 波窄，电轴不偏或右偏，QRS 形态极似窦性心律（图 6-0-13）。左后分支室性心动过速常见，约占 90%，左前分支室性心动过速少见，间隔支室性心动过速罕见[15-16]。

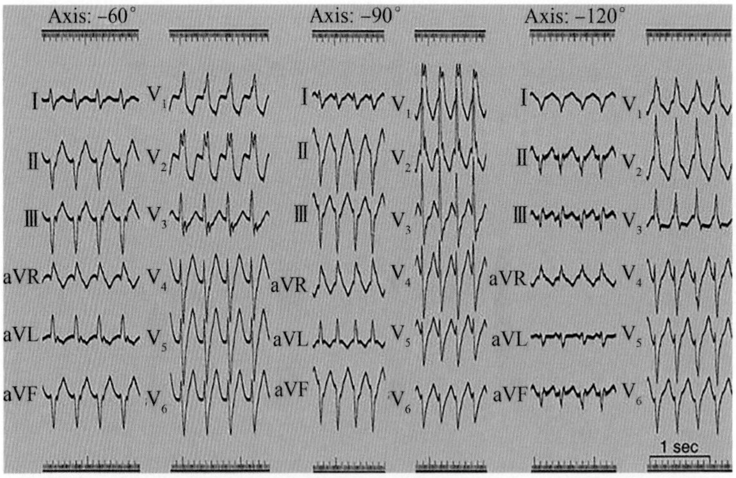

图 6-0-11　左后分支室性心动过速心电图（3 种形态）

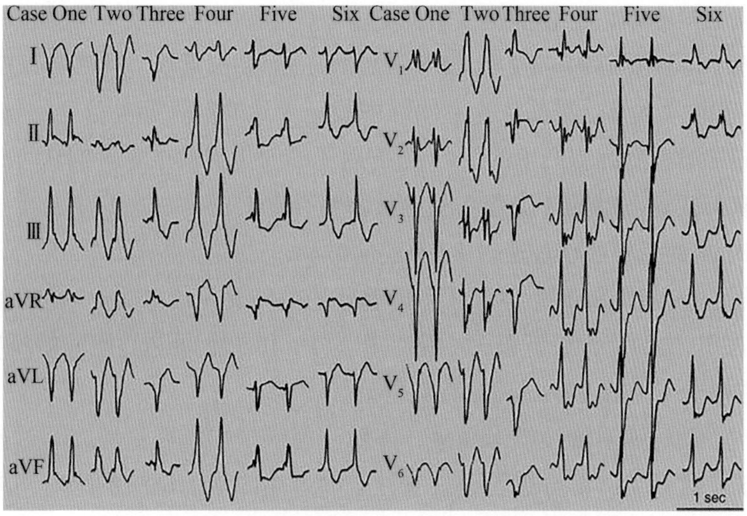

图 6-0-12　6 例患者左前分支室性心动过速心电图

（Nogami A, Naito S, Tada H, et al. Verapamil-sensitive left anterior fascicular uentricular tachycardia: results of radiofrequency ablation in six patients[J]. J Cardiovasc Electrophysiol, 1998, 9(12): 1269-1278.）

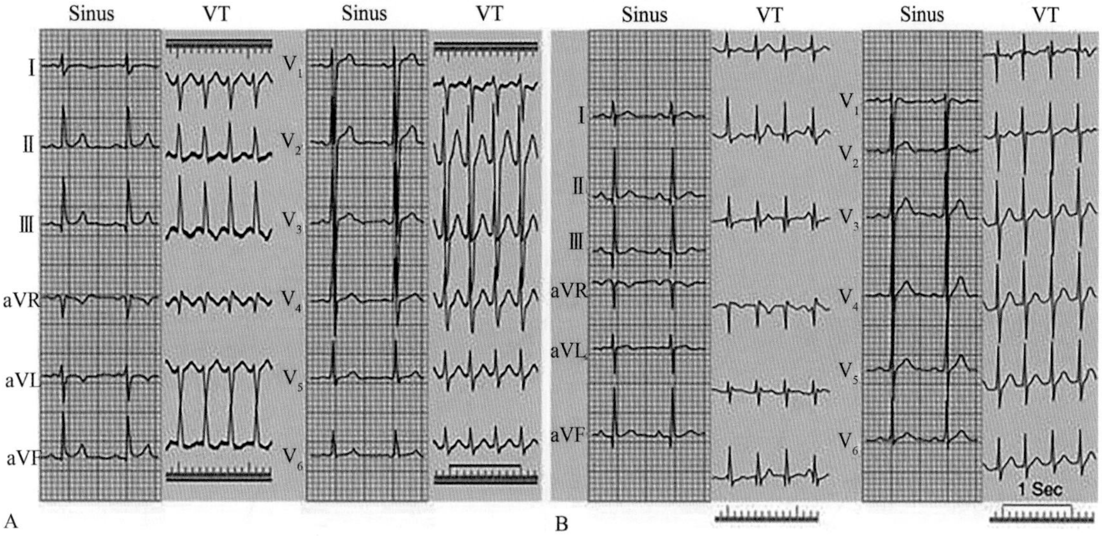

图 6-0-13　高位间隔支起源的室性心动过速心电图

A. 室性心动过速时 QRS 极窄（100 ms），形态与窦性心律很相似，除了Ⅰ、V_5、V_6 的 S 波较窦性心律深; B. 室性心动过速时 QRS 极窄（90 ms），形态与窦性心律极相似，除了 V_1 呈 rSr′，患者 2 年前曾行左后分支室性心动过速消融

（图 6-0-11、图 6-0-13 引自 Nogami A. Idiopathic left ventricular tachycardia: assessment and treatment[J]. Card Electrophysiol Rev, 2002, 6(4): 448-457.）

（Nishiuchis, Nogami A, Nai to S. A cose with occvrrence of antidromic tachycardia offer ablation of idiopathic left fascicular tachycardia: mechanism of left opper septal ventricular tachycardia[J]. J Cardiovasc Electrophysiol, 2013, 24(7): 825-827.）

（2）机制：左室分支室性心动过速的机制为折返，折返示意图见图 6-0-14。Nogami 等在左室间隔放置极间距 3 mm 的八极导管，左后分支室性心动过速发作时记录到舒张期的 P1 电位和远端早于近端的收缩前期的 P2 电位（图 6-0-15）。P1 电位由近及远，而 P2 电位远端早于近端，近心尖处的心室肌被最早激动，与心室肌在窦性心律下的激动顺序相反。静脉注推维拉帕米使心动过速周长延长过程中可观察到P1～P2及QRS波到P1的间期被延长，但P2到QRS波的间期不变，说明P1在折返环里非常关键。目前认为室间隔中段记录到的舒张期电位P1是由有递减特性的对维拉帕米敏感的异常浦肯野细胞产生的。P1为折返环的前传支已被学者们认可，左后分支浦肯野细胞（P2）是否参与折返环的逆传支存在争论。窦性夺获时心动过速并未被重整，从心房或心室起搏可顺向夺获P1从而重整心动过速时P2被逆向激动，这两点都提示P2是心动过速的旁观者，逆传支是左室间隔心肌。Ouyang等学者认为折返环的前传支是能产生P1电位的浦肯野纤维，逆传支是产生逆传P2电位的浦肯野纤维，心室肌作为P1和左室间隔心肌间的桥梁[17]。学术界对假腱索是否参与左室分支室性心动过速也存在争论[18-19]。

左室分支室性心动过速对维拉帕米敏感，静脉注射维拉帕米后室性心动过速逐渐减慢而后终止，程序刺激不能使之诱发；部分患者诱发室性心动过速的期前刺激的配对间期与回波间期（自期前搏动至诱发室性心动过速的第1个搏动的间期）成正比关系，这两点提示除了折返机制外，触发激动为另一机制。两种机制都依赖于细胞膜慢通道的活动，折返激动的折返环路中包含慢通道组织，触发激动由延迟后除极造成。Bhandari等报告1例特发性左室分支型室性心动加速患者于室性心动过速发作时记录的左室心内膜单相动作电位，4相上出现高振幅的延迟后除极，是触发激动的直接证据[24]。

左室分支型室性心动加速的自然病史通常是良性的，可以自发缓解。心动过速性心肌病导致心脏性猝死非常罕见。

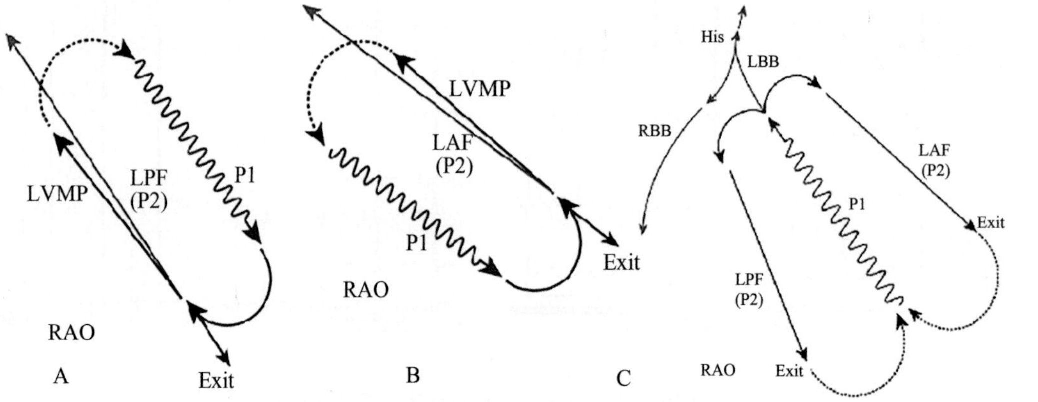

图6-0-14　维拉帕米敏感性左室室性心动过速折返环示意图

A. 左后分支室性心动过速：P1从基底向心尖传导，P2和左室间隔电位（LVMP）传导方向与P1相反，P1为折返环的前传支，逆传支由LVMP组成，而非P2；B. 左前分支室性心动过速：P1为折返环的前传支，逆传支由LVMP组成，折返环到心室肌的出口在左前分支（LPF）的远端；C. 左室高位间隔支室性心动过速：P1是高位间隔特殊的浦肯野纤维产生的电位，P2代表LPF和LAF的电位，LPF和LAF都是折返环的前传支。LAF：左前分支；LBBB：左束支；LPF：左后分支；LVMP：左室心肌电位；P1：舒张期电位；P2：收缩前期浦肯野电位；RBBB：右束支

（Stephen Huang SK, Miller JM. Catheter ablation of cardiac arrhythmias[M]. Third edition. Oversea Pubishing House, 2015: 834.）

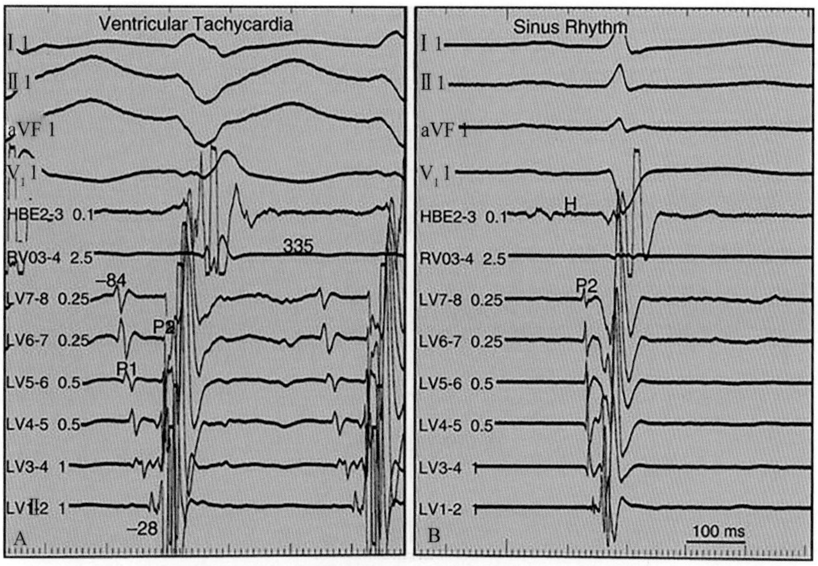

图 6-0-15　八极电生理导管记录的心内电图[23]

A. 心动过速下记录到舒张期的 P1 电位和收缩前期的 P2 电位，P1 电位近端早于远端，P2 电位远端早于近端；B. 窦性心律下该位置可记录到 P2 电位，但激动方向与心动过速时相反

（Nogami A, Naito S, Tada H, et al. Demonstration of diastolic and presyst olic Purkinje potentials as critical potentials in a macroreentry circuit of Verapamil-sensitlue idiopathic left ventriculdr tachycardia[J]. J Am call Cardiol, 2000, 36(3): 811-823.）

3. 左室乳头肌起源的 VA

左室的乳头肌分为前后两组，前乳头肌起源于左室前壁中部，后乳头肌起源于后壁的内侧部。乳头肌通过腱索连接于房室瓣膜上，与纤维环、瓣膜、腱索组成功能上的一个整体。前组乳头肌起源 VA 心电图特征如下：①下壁导联 QRS 波主波朝上，但 QRS 波矮而宽，其 R 波有切迹；②胸导联呈右束支传导阻滞图形，V_1 的 R 波有明显的切迹；③ aVL 的 Q 波大于 aVR 的 Q 波。此部位室性期前收缩要与左前分支起源室性期前收缩鉴别（图 6-0-16）。后组乳头肌起源的 VA 心电图特征如下：①下壁导联 QRS 波主波朝下，但 QRS 波矮而宽，其 S 波有切迹；②胸导联呈右束支传导阻滞图形，V_1、V_2 的 R 波有明显的切迹；③ aVL 的 QRS 波大于 aVR 的 Q 波。此部位室性期前收缩要与左后分支起源室性期前收缩鉴别（图 6-0-17）。

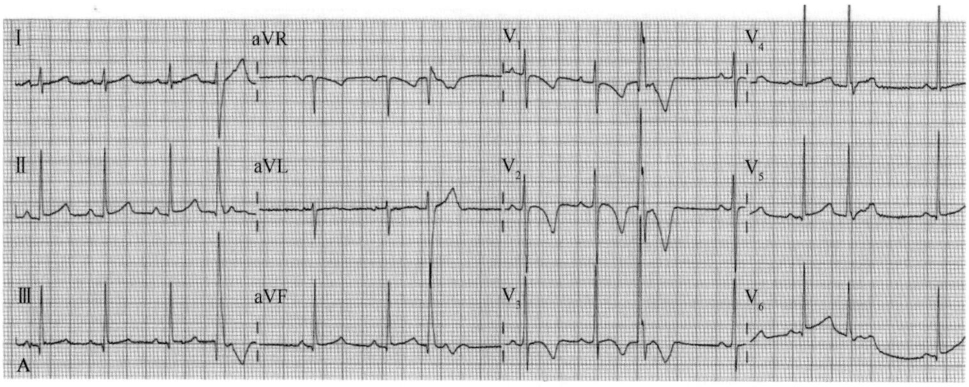

图 6-0-16　左前分支与左前乳头肌起源室性期前收缩心电图

A. 左前分支起源室性期前收缩心电图；B. 左前乳头肌起源室性期前收缩心电图

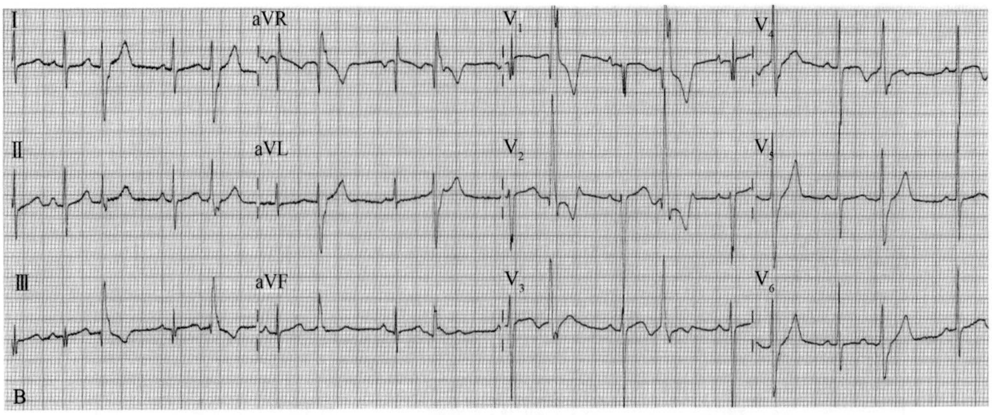

图 6-0-16 （续）

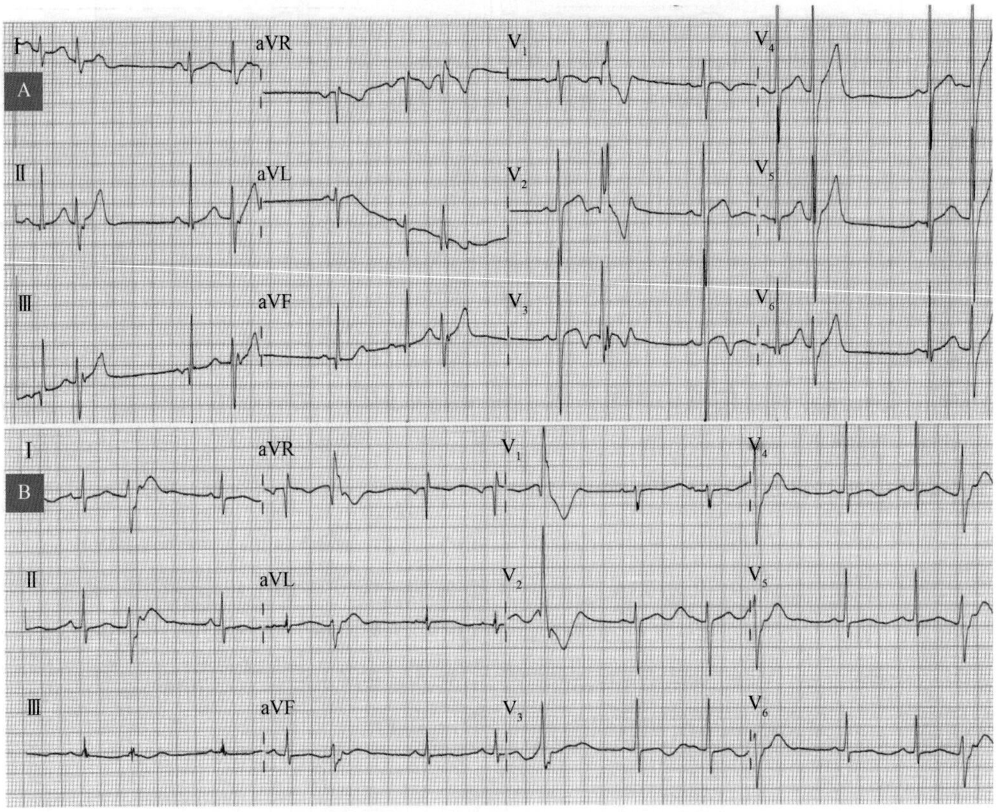

图 6-0-17 左后分支与左后乳头肌起源室性期前收缩心电图

A. 左后分支起源室性期前收缩心电图；B. 左后乳头肌起源室性期前收缩心电图

近来假腱索相关的特发性室性心动过速逐渐被报道。心腔内超声不仅可以清晰显示心腔内乳头肌、假腱索等结构，还可以指导消融导管的到位及贴靠，提高左室特发性 VA 的标测与消融的效果。

4. 三尖瓣环起源的 VA

三尖瓣环起源的 VA 也比较常见，其心电图特点如下：①Ⅰ、aVL 导联呈 R 型；②下壁导联至少有 1 个导联 S 波，靠三尖瓣环前壁的 R 波比较高而 S 波比较小，靠后壁的 R 波比较小而 S 波比较深；③胸导联呈左束支传导阻滞图形，一般 V_4 开始移行，靠游离壁的 QRS 波宽，靠间隔部的 QRS 波较窄（图 6-0-18）。射频消融操作时消融导管需要从心室侧倒勾于三尖瓣下，靶点图为小 A 大 V 波，提示大头导管位于三尖瓣环心室侧。

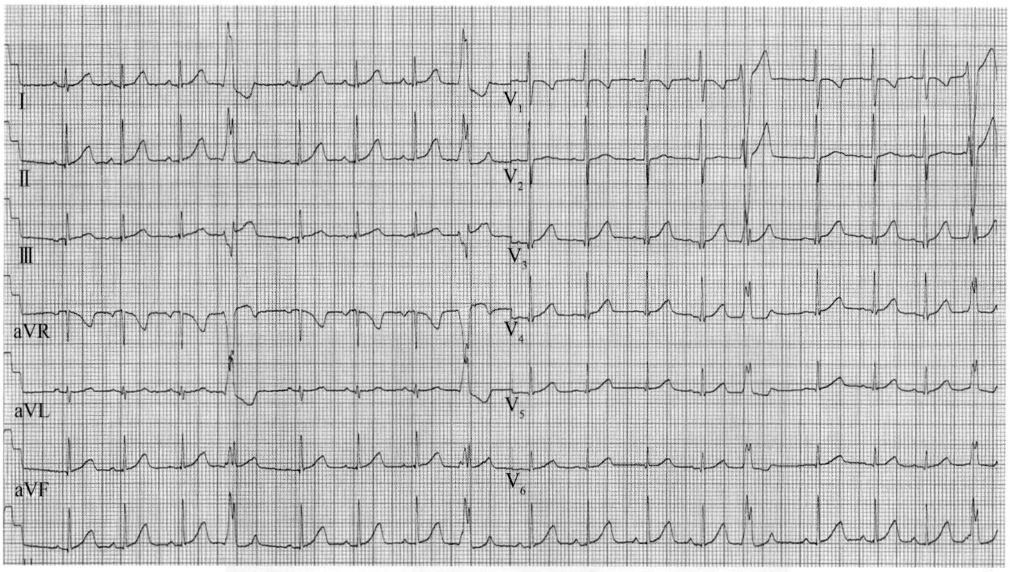

图 6-0-18　三尖瓣环（9：00）起源的室性期前收缩心电图

5. 其他少见起源部位的 VA

（1）右室调节束起源的 VA：调节束是右心室内特殊的肌束结构，功能是用于维持三尖瓣环稳固。其走行方向与右束支平行，在此区域可以记录到远端的右束支电位。由于束支系统传导快，因此该部位起源的 VA 心电图 QRS 波形态具有一定的特征：①早搏时的 QRS 波起始部分陡峭（尤其 $V_1 \sim V_3$ 导联），整体 QRS 波的宽度小于三尖瓣环起源的室性期前收缩；②调节束的位置位于右心室的下部，因而下壁导联的 QRS 波比较矮，多有 S 波，QRS 波多呈 rS 型；③胸导联呈左束支传导阻滞图形，且 R 波移行晚于窦性心律（图 6-0-19）。此部位的消融策略与三尖瓣环部位类似，此区域的靶点图往往记录到右束支远端的分支电位，消融可能出现右束支传导阻滞。因为调节束在心腔内为悬空，消融导管的贴靠良好是消融成功的重要因素，心腔内超声导管的应用可构建调解束并指导消融时贴靠，有助于提高消融成功率。

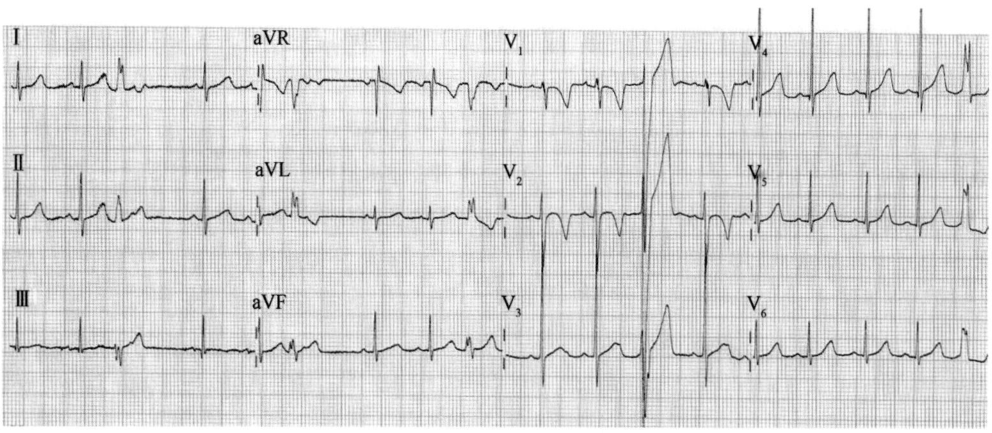

图 6-0-19　调解束起源的室性期前收缩心电图

（2）右室乳头肌起源的 VA：右室乳头肌是从室壁突入室腔的椎体形肌隆起，右室乳头肌有前、后、内侧 3 组，其基底分别附于前壁、后壁和室间隔侧（图 6-0-20）。该部位 VA 也具备一定的特征，因为乳头肌传导缓慢，QRS 波“矮而胖”，胸导联移行可早可晚，起源于间隔组乳头肌的上部位置，由于位置高且靠近间隔部位，其 QRS 波相对较窄，胸导联移行一般在 V_3 导联，起源于后组和前组乳头肌，其胸导联移行一般在 V_5 和 V_6 导联，下壁导联的 QRS 波多有 S 波，靠近后下部位置的可以呈 QS 型，Ⅰ和 aVL 导联正向，这个部位的 VA 要与三尖瓣环附近起源鉴别。此部位消融策略与调解束类似，消融时建议使用心腔内超声引导下消融，消融过程中可以清楚观察到大头导管位于乳头肌附近的具体位置，可以提高成功率，降低复发率。

右室乳头肌起源的 VA 较少，儿童报道更少。

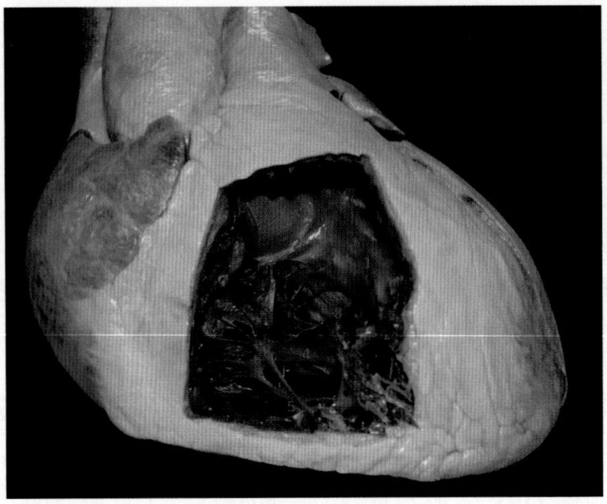

图 6-0-20　右室乳头肌图解

1. 隔缘肉柱；2. 圆锥乳头肌；3. 隔侧乳头肌；4. 前乳头肌；5. 后组乳头肌

（董军 . 胸心外科解剖图谱 [M]. 北京：中国医药科技出版社 , 2021.）

（3）左室流出道起源的 VA：左室流出道即主动脉瓣下、二尖瓣前叶与室间隔之间的区域，需要在主动脉瓣下消融的左室流出道 VA 发病率较低。其心电图特点与主动脉窦起源的 VA 特点相同，缺乏特异性的鉴别点，诊断依据是消融成功的靶点位于主动脉瓣以下。

（4）二尖瓣起源的 VA：二尖瓣环起源的 VA 体表心电图具备一定的特征，但处于瓣环不同部位的 VA 形态差异较大，主要是表现在下壁导联的形态差别较大：①胸导联的主波方向都朝上，V_5、V_6 导联可以有 S 波；②Ⅰ导联呈 QS 型或 rS 型；③靠二尖瓣前游离壁 VA 下壁导联的 QRS 波主波朝上，越靠前 R 波越高，靠近后间隔的下壁导联 QRS 波呈 QS 型，后游离壁的呈 rS 型，越靠后 S 波越深（图 6-0-21）。此部位 VA 消融并不难，跟左侧旁道消融类似，关键是对此部位 VA 特征要有足够的认识且术前做出提前判断，术中建立二尖瓣环解剖模型，靶点图必须具备小 A 大 V 波的特征，提示靶点位于二尖瓣环。

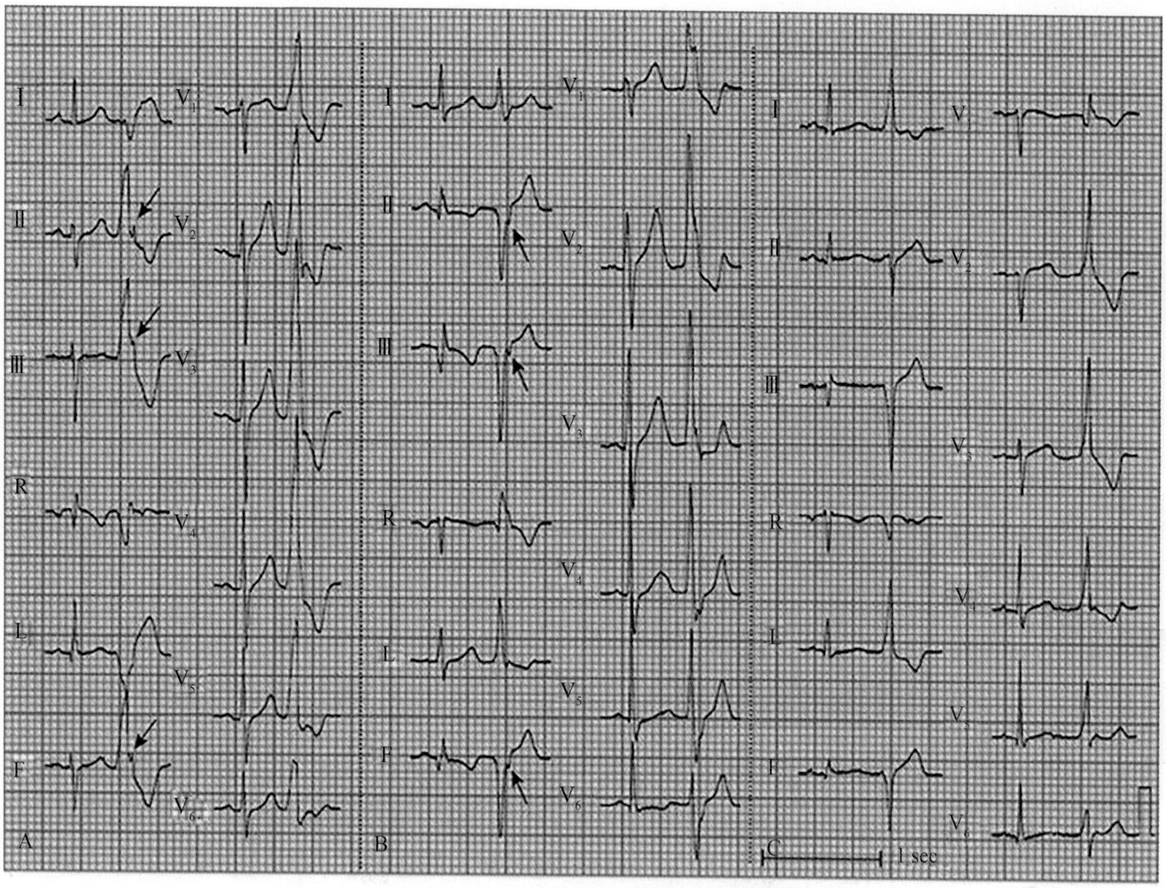

图 6-0-21　二尖瓣环起源 VA 心电图

A. 二尖瓣环前侧壁起源室性期前收缩心电图；B. 二尖瓣环后侧壁起源室性期前收缩心电图；C. 二尖瓣环后间隔起源室性期前收缩心电图。箭头所指处为切迹

（Tada H, Ito S, Naito S, et al. Idiopathic ventricular arrhythmia arising from the mitral annulus: a distinct subgroup of idiopathic ventricular arrhythmias[J]. J Am Coll Cardiol, 2005, 45(6): 827-886. ）

（5）主动脉 - 二尖瓣结合部（aortomitral continuity，AMC）起源的 VA：AMC 为左冠状动脉窦及二尖瓣前叶之间三角形区域，该部位起源的 VA 以室性期前收缩和（或）非持续性室性心动过速多见，其体表心电图通常表现为右束支传导阻滞型（少部分患者可表现为左束支传导阻滞型），额面电轴朝下，Ⅰ导联 QRS 波呈正向或正负双向，V_1 或 V_2 导联移行。AMC 不同部位起源者其体表心电图形态也各具特征，起源于 AMC 中部者有特殊的心电图表现，即 V_1、V_3 导联均表现为主波向上（右束支传导阻滞型），但 V_2 导联呈现“RS”型，这种特殊形态被称之为“回转移行模式”（图 6-0-22）。由于 AMC 及邻近区域解剖关系紧密，依据心电图来精确预测 AMC 起源颇具挑战性。怀疑 VA 起源于 AMC 及二尖瓣环区域者，建议术中放置冠状静脉窦导管至心大静脉远处，如果经动脉逆行途径导管较难到位、贴靠不稳定或消融失败，则可考虑行穿刺房间隔顺行途径至主动脉窦下方、AMC 及二尖瓣环处。最早激动点一般较体表 QRS 波提前约 30 ms。多数 AMC 起源者“靶图”处可记录到领先于局部双极 V 波的单独电位组分[21]。

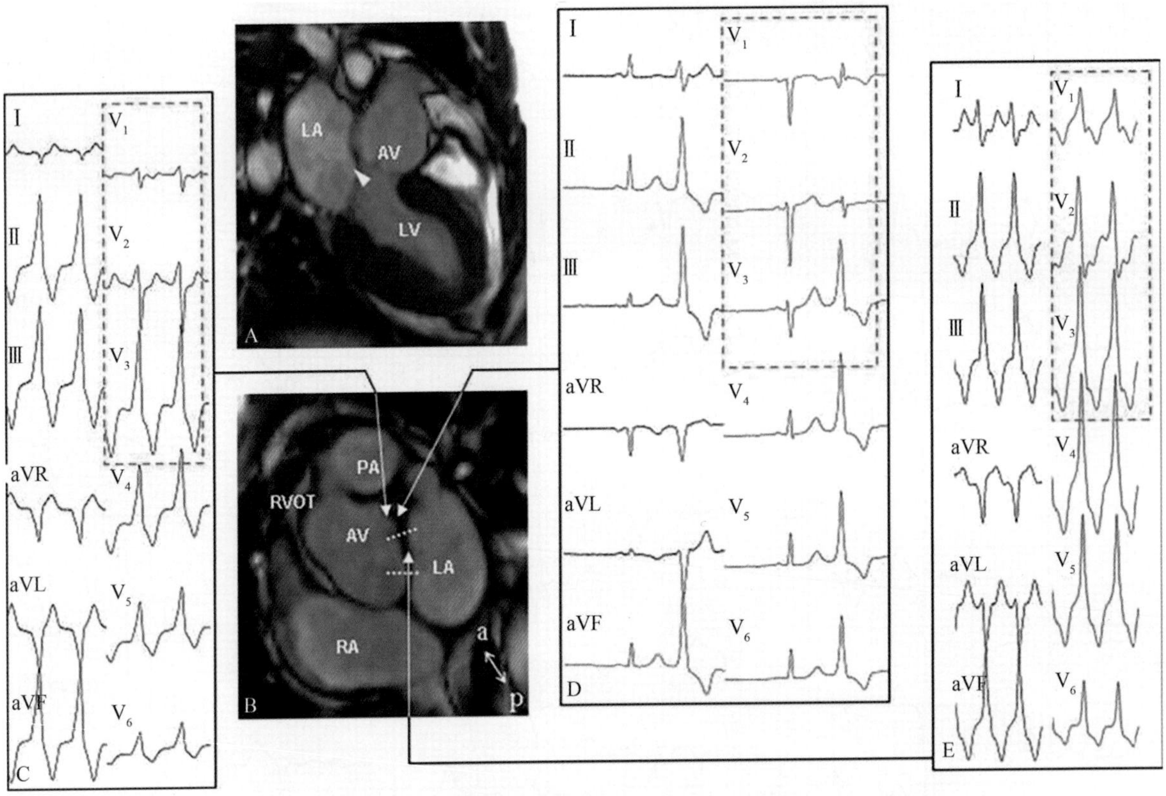

图 6-0-22　AMC 区域的 MRI 影像及 AMC 不同区域起源 VA 的心电图

A. 三腔心切面，箭头所致处即为 AMC；B. 短轴观，点线将 AMC 区域分为前中后 3 个部分；C、D. AMC 前部起源 VA 胸前导联移行于 V_3；D. V_1 呈 qR；E. AMC 中部起源的 VA 在 V_2 导联表现为回转移行模式

（Chen J, Hoff PI, Rossvoll O, et al. Ventricular arrhythmias originating from the aortomitral continuity: an uncommon variant of left ventricular outflow tract tachycardia[J]. Europace, 2012, 14(3): 388-395. ）

（6）希氏束旁起源的 VA：希氏束旁起源的 VA 心电图特征为：① I 导联为单相高 R 波；② aVL 导联表现为 R 波；③ Ⅱ 导联呈单相高大 R 波，Ⅲ 导联和 aVF 导联 R 波振幅明显低于 Ⅱ 导联；④ V_1 导联多表现为 QS 型；⑤ QRS 波时限相对较窄。希氏束旁 VA 的心电图特征与希氏束解剖结构是密切相关的。与右室流出道相比，在解剖上希氏束更偏后偏右，使起源于希氏束的 VA 的向量轻度左偏，故导致 I 导联表现为单相的高 R 波，aVL 导联表现为 R 波，而 Ⅲ 导联表现为 R 波偏低。

左侧希氏束附近起源的 VA 较少见，但并不罕见，其肢体导联特征与右侧希氏束旁类似，但 I 导联呈负向或 R 波振幅较低，aVL 呈负向，V_1 导联呈 QS 或有小 r 波。

希氏束旁起源的 VA 射频消融发生房室传导阻滞并发症的风险较高，需谨慎选择。消融时能量应偏小、消融时间应偏短，但可能使消融不彻底，故导致消融失败率及复发率较高。图 6-0-23 为左侧希氏束起源的无休止室性心动过速致严重心功能不全，滴定消融成功。图 6-0-24 为左侧希氏束起源的室性期前收缩，靶点处希氏束电位较大，10 W 放电室性期前收缩消失，偏离靶点处放电无效，因患者心功能及心脏大小正常，放弃进一步消融。

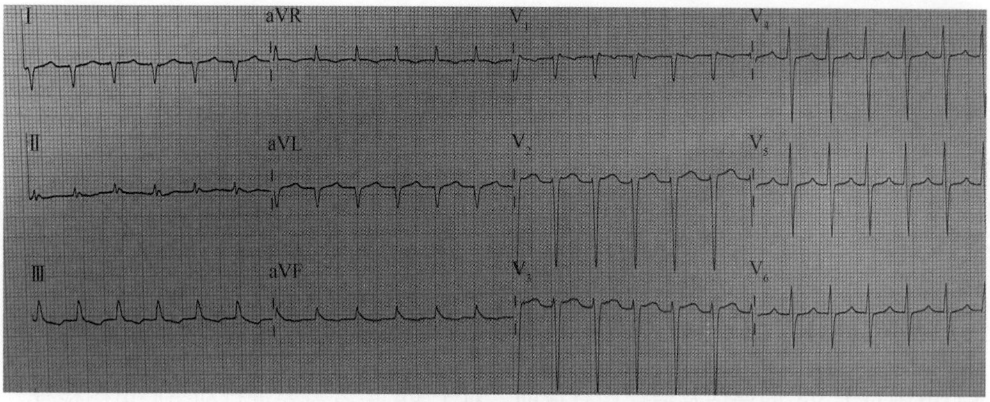

图 6-0-23　左侧希氏束起源的室性心动过速心电图

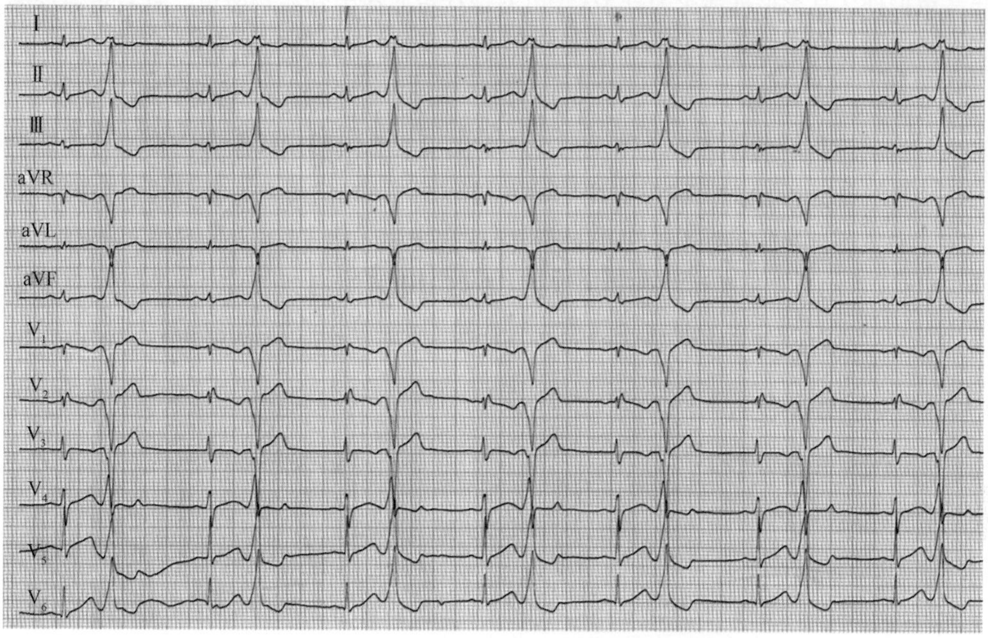

图 6-0-24　左侧希氏束起源的室性期前收缩心电图

六、对 VA 的评估

对于青少年特发性 VA 需要进行综合、全面的评估检查。①首先是寻找引起 VA 的病因。完善心电图、动态心电图、超声心动图及运动负荷试验除外先天性长 QT 间期综合征、短 QT 间期综合征、Brugada 综合征、儿茶酚胺敏感性室性心动过速（catecholamine sensitive ventricular tachycardia，CPVT）、ARVC 及心肌病等；②分析心律失常导致临床症状的严重程度，VA 的分类（包括单形性室性心动过速、多形性室性心动过速、阵发性室性心动过速、持续性室性心动过速等），室性心动过速起源位置的评估（心室流出道、特发性左室室性心动过速或其他）及发生室性心动过速时其血流动力学是否受到影响。

（一）心电图

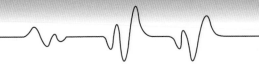

对于 VA 的患者，初诊时记录好患者基线状态下的心电图。心电图检查能够为医生提供很多重要信息。根据标准的 12 导联心电图 VA 时 QRS 波在 12 导联的极向、形态及胸前的移行导联等判断室性期前收缩起源部位较动态心电图准确。还可以提供 QT 间期、心室肥厚和其他器质性心脏病的信息，有助于除外长 QT 间期综合征、Brugada 综合征、ARVC、短 QT 间期综合征及心肌病。

（二）动态心电图（Holter）

动态心电图对于 VA 的评估及治疗均有帮助。对于 VA 患者需要进行动态心电图检查，判断室性期前收缩的负荷，是否存在短阵室性心动过速及数量、时间段的分布情况，与自主神经张力变化的关联、单形性还是多形性或多源性 VA，以及评估抗心律失常药物效果，具有重要诊断信息。

（三）运动负荷试验

对于这些疾病，传统的体表心动图及动态心电图检查无法明确诊断，需要进行运动负荷试验进一步明确诊断。①运动负荷试验可以评估运动对特发性 VA 的影响，指导患儿是否需要限制体育运动。②运动负荷试验是诊断 CPVT 的金指标，约 70% 的 CPVT 可经运动负荷试验诱发出双向或多形性 VA。③运动负荷试验可用于随访评估 CPVT 药物治疗效果及安全性评价。④运动负荷试验心率增快时 QTc 的异常延长有助于不典型先天性长 QT 间期综合征的诊断等。

（四）超声心动图

对于特发性 VA 患者的评估，超声心动图是一项重要的检查，可以排除结构性心脏病，评估 VA 对左室大小及心功能的影响。超声心动图评估应包括室壁厚度测量、心脏各腔室的大小、LVEF、舒张功能指标测量，同时要排除瓣膜损害、冠状动脉异常和心脏占位。同时超声心动图也有助于排除任何原因引起的心肌病或典型 ARVC 的诊断。对于频发 VA 的患儿需定期随访超声心动图，以及早发现可能发生的心律失常性心肌病。

（五）心脏磁共振

心脏磁共振（MRI）可以检测组织异常，这是其他检查方法无法实现的。钆延迟显像技术可以提示心肌炎造成的瘢痕区域或纤维组织，这些组织可能是室性心动过速发展的基质。MRI 对于诊断心电图提示或不能排除的冠状动脉异常或心脏肿瘤也是非常有价值的。

（六）实验室检查及基因检测

①对于复杂的、多形性或多源性室性心动过速，需行实验室评估，包括检测是否有急性心肌炎，排除药物毒性、代谢和电解质紊乱。

②基因检测对于评估 VA 是否继发于遗传性离子通道病及遗传性心肌病如长 QT 间期综合征、短 QT 间期综合征、CPVT、Brugada 综合征和 ARVC 等在分子水平的诊断是很有价值的。

七、治疗

（一）一般管理

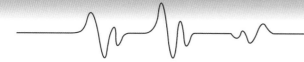

制订VA的治疗方案要以患儿的年龄、症状、特殊诊断和心律失常对血流动力学的影响为基础。鉴于患儿特发性VA通常是良性的，通过全面评估，绝大多数患儿不需要治疗。大部分儿童随着时间推移，VA负荷会下降，直至完全消失。抗心律失常药物治疗并不能缩短VA的病程，如果没有相关症状，不推荐应用抗心律失常药物。当频发VA的患儿出现左室功能降低的证据时，治疗策略应选择抗心律失常药物或射频消融消除心律失常。

欧洲心脏病学会共识声明中对慢频率的单形性室性心动过速、维拉帕米敏感性的分支型室性心动过速及流出道起源的室性心动过速的建议：在无结构性心脏病、致心律失常的离子通道病和心肌病、猝死家族史和症状（晕厥前兆、头晕和劳累性乏力）的情况下，欧洲心脏病学会建议除晕厥高风险的人群外均可参加所有运动[22]。

（二）药物治疗

药物治疗的目的是减轻VA的症状，提高儿童的生活质量和预防严重的心律失常。药物可选择β受体阻滞剂、普罗帕酮或美西律。伴有血流动力学改变、先天性心脏病术后、急性心肌炎、心肺复苏后、持续性室性心动过速复律后、长QT间期综合征、扩张型或肥厚型心肌病的室性VA需要药物治疗。

（1）药物治疗应首选相对安全毒副作用较轻的药物。如果心功能无明显降低，β受体阻滞剂和普罗帕酮一般是首选。婴儿和心功能降低的患者选择钙通道阻滞剂应谨慎，Ⅲ类抗心律失常药物如胺碘酮在该类患者中可能有用。

（2）起源于流出道部位的VA，对于有症状的和（或）频发、持续时间长或频率快的患儿需要接受治疗。当需要治疗时，选择药物治疗还是导管消融需要由专业人员进行评估。初始治疗选择风险低的药物，室性心动过速的大年龄儿童应用β受体阻滞剂或钙通道阻滞剂效果不好的话，可以选择Ⅰc类和Ⅲ类抗心律失常药物。

（3）左室分支型VA急性发作时对静脉应用维拉帕米高度敏感，但口服维拉帕米预防后续发作在＞20%的患者中是无效的。在这种情况下，可增加另一种抗心律失常药物联合应用，如β受体阻滞剂或Ⅲ类抗心律失常药物，或导管消融。

（三）导管消融治疗

导管消融对于许多室性心律失常都是有效的。它的有效性和风险主要取决于合并的心脏疾病、VA起源部位和患儿年龄体重的大小。特发性VA通常来说耐受性好，症状轻微，猝死风险极低。权衡风险和收益后，当需要治疗时，导管消融是非常合理的选择。＜3岁的患儿，当VA危及生命时（常为持续性室性心动过速）可选择射频消融。对于婴儿的射频消融，通常为持续性室性心动过速或已经导致心室功能不全，并且药物治疗不能控制的最后选择。年长儿决定射频消融时要评估与其他治疗相比选择的风险和获益。

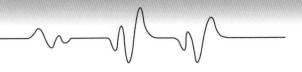

对于导管消融的详细内容参见“快速性心律失常的导管消融”章节。

2014 年 PACES/HRS 关于“心脏结构正常患儿 VA 评估和治疗的专家共识声明”的治疗推荐如下[9]：

1. Ⅰ类

（1）无症状、心功能正常，频发但孤立的室性期前收缩或加速性 VA 的婴幼儿和儿童，不需要药物或消融治疗（证据级别：B）。

（2）婴幼儿和儿童耐受较好的特发性流出道室性心动过速，如果发作不频繁、心率慢和能自行终止，应监测随访，不应药物或消融治疗（证据级别：B）。

（3）室性心动过速或频发室性期前收缩的患儿，如果被证明为引起心功能不全的原因，应用药物或导管消融治疗（证据级别：C）。

（4）血流动力学改变的特发性流出道室性心动过速的儿童，推荐应用药物或导管消融治疗（证据级别：C）。

（5）维拉帕米敏感性分支折返性心动过速，有症状的婴儿或儿童＞ 1 岁，推荐优先选择钙离子通道阻滞剂或导管消融（证据级别：C）。

（6）婴儿和儿童的急性多形性室性心动过速，推荐立即纠正病因的治疗，比如电解质异常或药物毒性（证据级别：C）。

2. Ⅱ a类

（1）无症状婴幼儿和儿童的频发复杂或多形的室性期前收缩，β 受体阻滞剂的治疗可能是有效的。如果这些不能控制心律失常，钙通道阻滞剂的治疗也可能是有效的。如果这些心律失常是耐受性好和不频发的，仅推荐观察治疗（证据级别：C）。

（2）对有症状的特发性流出道的室性心动过速或有症状的室性期前收缩或加速性特发性室性节律，β 受体阻滞剂或导管消融可能是有用的（证据级别：C）。

（3）＜ 1 岁的儿童维拉帕米敏感性的分支折返性心动过速，β 受体阻滞剂的药物治疗可能是有效的（证据级别：C）。

3. Ⅱ b类

（1）婴幼儿和儿童频发的复杂或多形性室性期前收缩，如果应用 β 受体阻滞剂和（或）钙通道阻滞剂失败的，应用其他药物（Ⅰ类或Ⅲ类）治疗是合理的（证据级别：C）。

（2）对于复杂的 VA 以一种单形性为主时或考虑触发机制可以被标测到靶点的可以选择导管消融（证据级别：C）。

（3）在儿童或年长儿的多形性室性心动过速，除外急性可治疗的病因如果仍有猝死的风险，植入 ICD 是合理的（证据级别：C）。

4. Ⅲ类

（1）导管消融在婴幼儿中是不推荐的，除非不能用药物控制且血流动力学不稳定的室性心动过速（证据级别：C）。

（2）对于心功能正常、无或轻微症状、耐受性好和（或）控制良好的单形性 VA 的儿童，不建议限制运动（证据级别：C）。

（3）无论症状如何，不建议对特发性室性心动过速患儿植入 ICD，除非室性心动过速不能被药物治疗和（或）导管消融术控制，且根据专家的判断，患者猝死的风险高于该人群的预期（证据级别：C）。

（戴辰程）

参考文献

[1] Zipes DP, Foster PR, Troup PJ, et al. Atrial induction of ventricular tachycardia: reentry versus triggered automaticity[J]. Am J Cardiol, 1979, 44: 1-8.

[2] Ohe T, Shimomura K, Aihara N, et al. Idiopathic sustained left ventricular tachycardia: clinical and electrophysiologic characteristics[J]. Circulation, 1988, 77(3): 560-568.

[3] Wang L, Liu H, Zhu C, et al. Clinical characteristics and therapeutic strategy of frequent accelerated idioventricular rhythm[J]. BMC Cardiovasc Disord, 2021, 21(1): 425.

[4] Freire G, Dubrow I. Accelerated idioventricular rhythm in newborns: a worrisome but benign entity with or without congenital heart disease[J]. Pediatr Cardiol, 2008, 29: 457-462.

[5] Ruszkiewicz AR, Vernon-Roberts E. Sudden death in an infant due to histiocytoid cardiomyopathy. A light-microscopic, ultrastructural, and immunohistochemical study[J]. Am J Forensic Med Pathol, 1995, 16: 74-80.

[6] Gelb AB, Van Meter SH, Billingham ME, et al. Infantile histiocytoid cardiomyopathy--myocardial or conduction system hamartoma: what is the cell type involved?[J]. Hum Pathol, 1993, 24: 1226-1231.

[7] Garson A Jr, Smith RT Jr, Moak JP, et al. Incessant ventricular tachycardia in infants: myocardial hamartomas and surgical cure[J]. J Am Coll cardiol, 1987, 10: 619-626.

[8] Davis AM, Gow RM, McCrindle BW, et al. Clinical spectrum, therapeutic management, and follow-up of ventricular tachycardia in infants and young children[J]. Am Heart J, 1996, 131(1): 186-191.

[9] Crosson JE, Callans DJ, Bradley DJ, et al. PACES/HRS expert consensus statement on the evaluation and management of ventricular arrhythmias in the child with a structurally normal heart[J]. Heart Rhythm, 2014, 11(9): e55-e78.

[10] Levin MD, Stephens P, Tanel RE, et al. Ventricular tachycardia in infants with structurally normal heart: a benign disorder[J]. Cardiol Young, 2010, 20(6): 641-647.

[11] Pfammatter JP, Paul T. Idiopathic ventricular tachycardia in infancy and childhood: a multicenter study on clinical profile and outcome. Working Group on Dysrhythmias and Electrophysiology of the Association for European Pediatric Cardiology[J]. J Am Coll Cardiol, 1999, 33(7): 2067-2072.

[12] Darden D, Hsu JC, Shah S, et al. Ventricular tachycardia storm originating from moderator band requiring extracorporeal membrane oxygenation[J]. JACC Case Rep, 2020, (6): 946-950.

[13] Hayama Y, Kaitani K, Onishi N, et al. Ablation of idiopathic ventricular fibrillation targeting short coupled ventricular premature contractions originating from a right ventricular papillary muscle[J]. J Gardial Cases, 2014, 9(3), 113-116.

[14] Ouyang F, Fotuhi P, Ho SY, et al. Repetitive monomorphic ventricular tachycardia originating from the aortic sinus cusp: electrocardiographic characterization for guiding catheter ablation[J]. J Am Coll Cardiol, 2002, 39(3): 500-508.

[15] Nogami A. Idiopathic left ventricular tachycardia: assessment and treatment[J]. Card Electrophysiol Rev, 2002, 6(4): 448-457.

[16] Talib AK, Nogami A, Nishiuchi S, et al. Verapamil-sensitive upper septal idiopathic left ventricular tachycardia: prevalence, mechanism, and electrophysiological characteristics[J]. JACC Clin Electrophysiol, 2015, 1(5): 369-380.

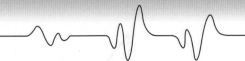

[17] Ouyang F, Cappato R, Ernst S, et al. Electroanatomic substrate of idiopathic left ventricular tachycardia: unidirectional block and macroreentry within the purkinje network[J]. Circulation, 2002, 105(4): 462-469.
[18] Liu Q, Wang Y, Ehdaie A, et al. False tendons in the left ventricle: implications for successful ablation of left posterior fascicular tachycardias[J]. JACC Clin Electrophysiol, 2023, 9(9): 1914-1929.
[19] Lin FC, Wen MS, Wang CC. Left ventricular fibromuscular band is not a specific substrate for idiopathic left ventricular tachycardia[J]. Circulation, 1996, 93(3): 525-528.
[20] Bhandari AK, Hong RA, Rahimtoola SH. Triggered activity as a mechanism of recurrent ventricular tachycardia[J]. Br Heart J, 1988, 59(4): 501-505.
[21] Chen J, Hoff PI, Rossvoll O, et al. Ventricular arrhythmias originating from the aortomitral continuity: an uncommon variant of left ventricular outflow tract tachycardia[J]. Europace, 2012, 14(3): 388-395.
[22] Pelliccia A, Fagard R, Bjornstad HH, et al. Recommendations for competitive sports participation in athletes with cardiovascular disease: a consensus document from the study group of sports cardiology of the working group of cardiac rehabilitation and exercise physiology and the working group of myocardial and pericardial diseases of the european society of cardiology[J]. Eur Heart J, 2005, 26: 1422-1445.

Chapter 7 第七章

胎儿心律失常

第 1 节 胎儿心电图对心律失常的诊断

胎儿心电图（fetal electro cardiogram，FECG）指在母体上记录的胎儿心脏电位变化，最早于 1906 年由 Cremer 在一孕妇阴道腹壁导联上采集到，1957 年 Southern 应用向量原理和示波器测出完整的 FECG 波形（P-QRS-T），但由于 FECG 振幅小（微伏级），常掩盖在母体心电图（毫伏级）及肌电图中，有时较难区分。直到 1961 年，Surean 和 Trocellier 才从母体心电图中分离出纯粹的胎儿心电图，从此，胎儿心电图在诊断多胎、胎儿宫内生命状态及胎儿心律失常等方面逐渐得以应用[1]。

FECG 的心电信号采集分为直接采集法和间接采集法两种：直接采集法是在产时，胎膜已破或穿刺胎膜，将电极接触胎儿头皮而获取的胎儿心电信号；间接采集法是将电极贴片放在孕妇腹部所采集到的母胎混合电信号，经过处理后分离出的母体和胎儿电信号[2]。直接采集法可以采集完整的胎儿心电信号，即 P-QRS-T 波群，但只有在产时才能获取，临床应用局限；而间接采集法虽然是非侵入性，对母胎均无害，但很难采集并分离出清晰的 P 波和 T 波，往往只能分辨出胎儿 QRS 波。因此对胎儿心律失常诊断有局限。

由于胎儿心脏是逐渐发育的，其心电信号强度也随孕期不同有所变化；胎位不同对心电信号的传导也有影响，因此，FECG 检查在临床应用上也受到很大限制。如胎心率，胎儿心电图各波的时限、振幅等均无统一标准。FECG 信号随孕期而不断增强，FECG 在＞孕 16 周才能采集到可靠信号，但在孕 28～34 周时，由于胎心电流主要由胎儿口鼻传至母亲腹壁，此时电流传导不均匀，导致振幅较小，采集成功率较低[3]。

但近几年由于信号提取算法的研究进展和采集信号硬件的改进，干扰噪声逐渐被消除，胎儿心电信号获取成功率越来越高，其对胎儿心律失常的诊断价值也逐渐提升，目前 FECG 主要在多胎、期前收缩、心动过速和心动过缓等诊断方面有较大价值[4-5]。

一、胎儿心电图

1. 胎心率的测量

在任一导联上出现时限 0.02～0.05 s，且振幅＞ 5 μV 有规律的波，与母体心电图无关，持续

15 s 的记录中存在，可认为是胎儿心电波。测量若干 RR 间期求平均值，即可获得胎儿心率，正常胎儿胎心率为 120 ~ 160 次 /min，胎心率有短程变异，波动在< 30 次均属正常。

$$\text{胎心率} = \frac{60}{\text{平均 RR 间期（s）}}$$

2. 胎儿心电图 QRS 波（FQRS）时限、振幅和 ST 段

由于胎儿发育及胎位不同，不同孕龄胎儿心电图的检出率不同，孕龄 18 ~ 22 周和孕龄 37 ~ 41 周时，检出率最高；孕龄 28 ~ 32 周，由于胎心电传导方式不同，检出率最低。

胎儿心电图上 P 波和 T 波较难测出，因此，分析胎儿心电图时，多数只分析 FQRS，研究发现 FQRS 振幅为 15.0 ~ 23.3 μV，在妊娠 28 ~ 32 周最小，孕龄 37 ~ 41 周最大，时限为 0.03 ~ 0.05 s（图 7-1-1）。虽然 T 波较难分离，但胎儿心电图上常可见 ST 段，研究认为胎儿心电图 ST 段抬高或压低> 5 μV 为 ST 上抬或下移，可能预示心肌缺血或心肌损害。临床重度妊娠高血压、胎盘功能不全、羊水过少及脐带受压时，可出现 ST 段改变[6]。

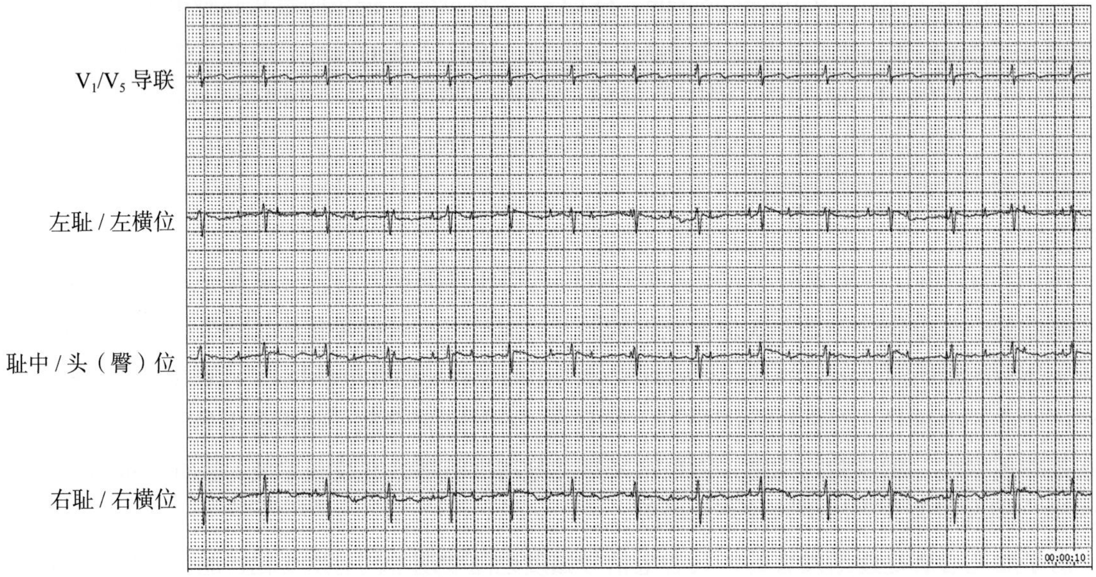

图 7-1-1　正常胎儿心电图

第 1 行为母体心电图，第 2 ~ 4 行为母胎混合心电图，由于胎儿心电向量在不同导联上的投影不同，其 FQRS 在不同导联上振幅也不同，母亲心率 87 次 /min，胎儿心率 138 次 /min

二、胎儿心电图诊断心律失常

由于胎儿心电图信号受母体心电信号及肌电信号的影响，有时对完全分离处理较困难，尤其是较小波形如 P 波或 T 波等，故胎儿心电图对心律失常的诊断还存在局限。目前胎儿心电图对心律失常的诊断主要集中于以下几种。

（一）期前收缩

常规体表心电图根据期前收缩的波形和 P 波关系及代偿间期等可分为房性、交界性和室性等

几种。

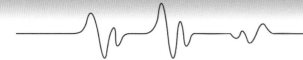

首先，由于胎儿心电图多数无清晰的 P 波和 T 波，往往仅能见到 FQRS 波（图 7-1-2），因此，期前收缩基本无法定性，常需结合胎儿心脏超声血流频谱或参考出生后新生儿心电图才能确诊。

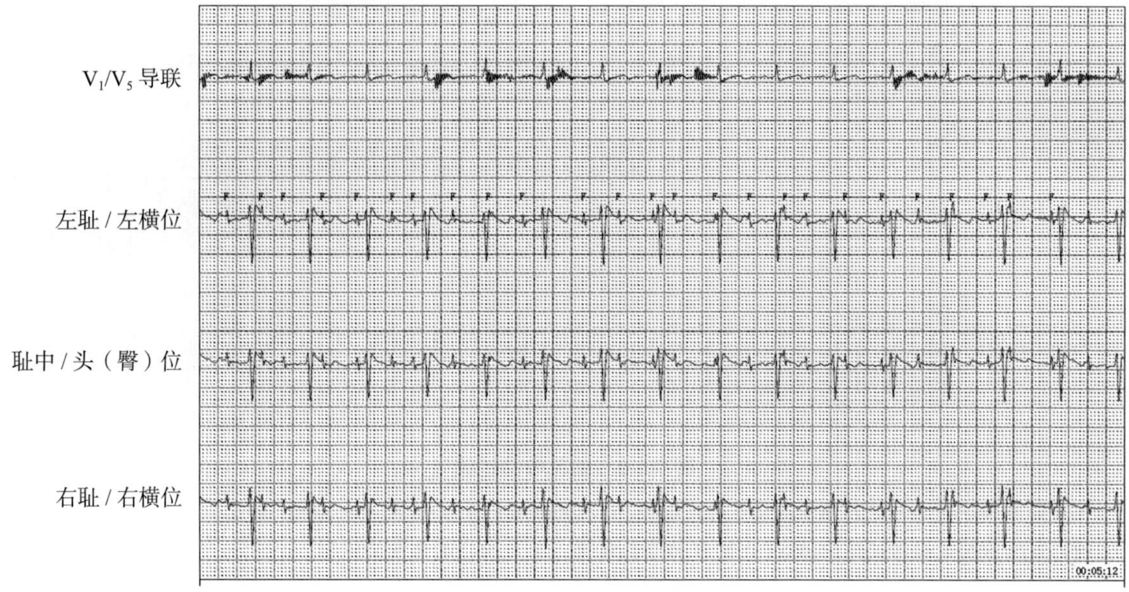

图 7-1-2　胎儿期前收缩

第 2 行母胎心电图导联上，可见 FQRS 节律不齐，有明显提前的 FQRS 波；母亲心率 96 次 /min，胎儿心率 151 次 /min（图片由华南医电提供）

其次，由于胎儿心电活动可以出现短时的心率变异，其心率可出现 10 ~ 25 次 /min 的变异，因此，RR 间期并非固定，所以在诊断期前收缩时，一定要长时程观察并记录心电图，并排除宫缩、孕妇运动或用药等带来的影响。

（二）心动过速

正常胎儿心率波动在 120 ~ 160 次 /min，短时＞ 160 次 /min 并非意味有心动过速，宫缩、缺氧、胎动等都可导致胎儿心跳增快。只有心率＞ 160 次 /min 并持续＞ 10 min 才考虑有心动过速（图 7-1-3）。因此，一次检查有异常，需让孕妇安静休息 10 min 再测，仍＞ 160 次 /min 考虑为胎儿心动过速。

如果胎儿心率持续＞ 180 次 /min，可能造成心功能不全，严重者可以导致胎儿水肿、死胎、流产等现象，因此，持续的心动过速，尤其是发现有胎儿水肿，需及时进行医疗干预。

如同期前收缩一样，心动过速由于无法清晰分离出 P 波和 T 波，仅凭 QRS 波的宽度难以定性为室上性心动过速、室性心动过速还是心房扑动。虽然胎儿心脏超声可以通过各瓣膜血流频谱关系来定性，但操作复杂。

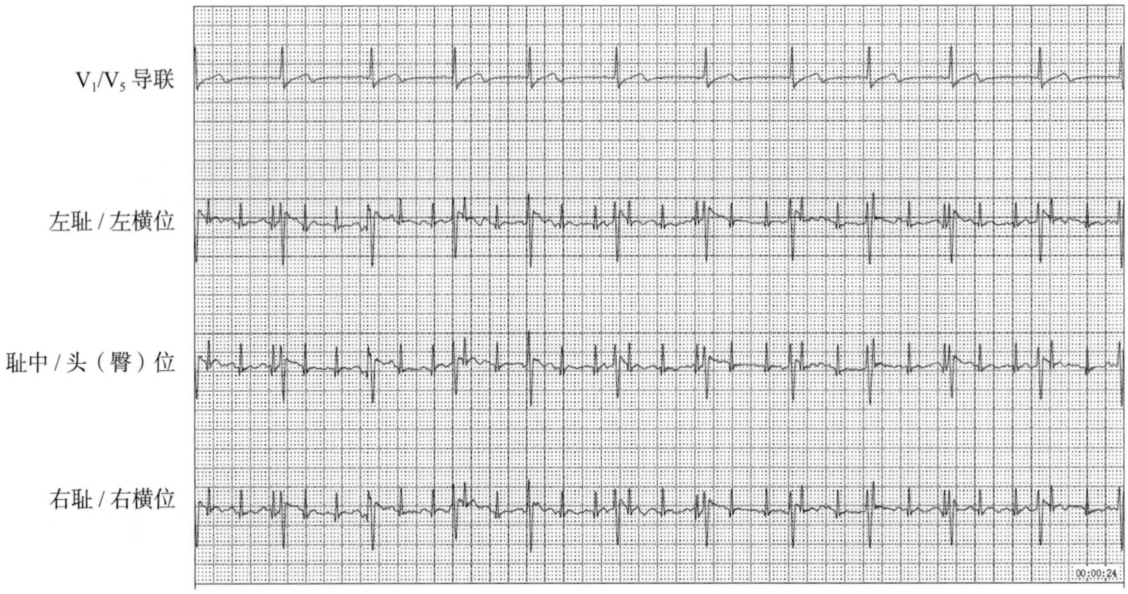

图 7-1-3　胎儿心动过速

在母胎混合导联上可见 FQRS 波频率明显增快，心电图显示：母亲心率 65 次 /min，胎儿心率 173 次 /min；胎儿虽然有明显心动过速，但 ST 无明显抬高或压低（图片由华南医电提供）

（三）心动过缓

持续＞ 10 min 心率＜ 120 次 /min 可考虑有胎儿心动过缓（图 7-1-4）。如同诊断心动过速一样，必须排除由宫缩、缺氧、孕妇是否服药物等情况所致。由于难以清晰分辨 P 波，有时单纯凭借胎儿心电图很难给心动过缓定性，但通过分析 FQRS 变化，可以推测可能的原因，同时结合胎儿心脏超声检查，分析二尖瓣和主动脉瓣血流频谱关系可以定性。

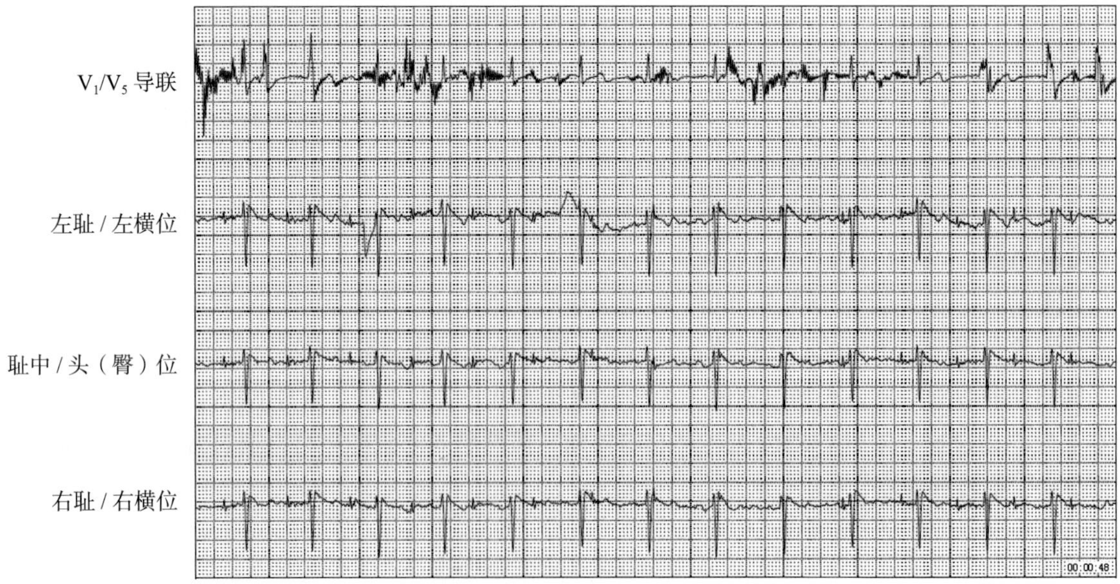

图 7-1-4　胎儿心动过缓

在母胎混合导联心电图显示，FQRS 频率较慢，心电图显示：母亲心率 80 次 /min，胎儿心率 89 次 /min（图片由华南医电提供）

（四）多胎

通过胎儿心电图诊断多胎并不困难，因为多数胎儿心电图在母胎混合的心电图导联上均能显示出两种不同的胎儿心电信号，无论是形态和周期都有所不同（图 7-1-5）。通过这种节律的分析，再咨询孕妇，多胎的诊断多不会出现错误。

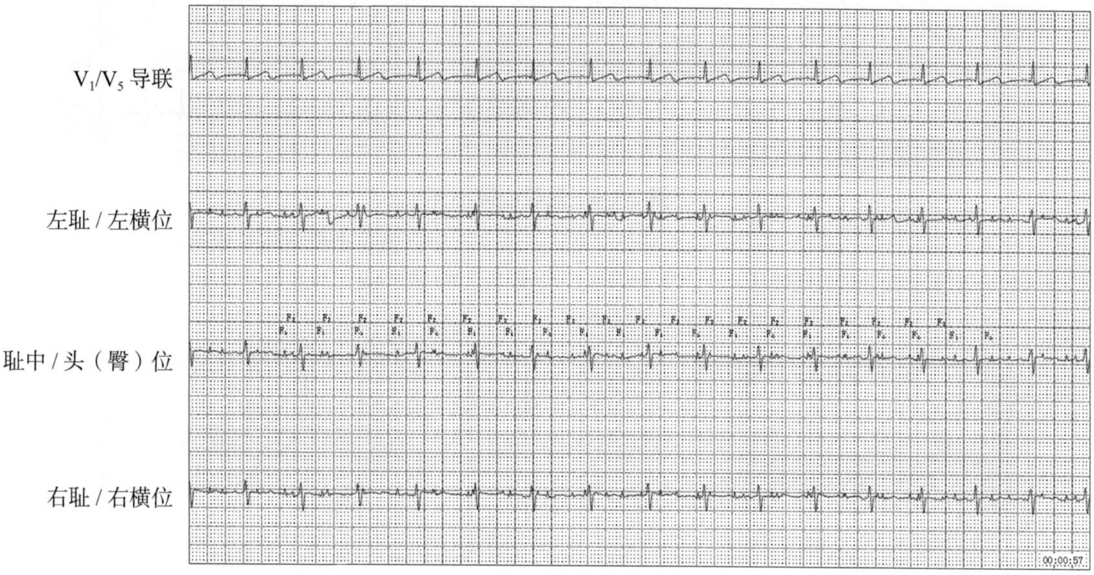

图 7-1-5　多胎心电图

从母胎混合导联可发现，有两组节律和形态相对固定的 FQRS 波群，心电图显示：母亲心率 93 次 /min，胎儿心率分别为 158、146 次 /min（图片由华南医电提供）

三、胎儿心电图临床研究最新进展

胎儿心电图临床应用的局限在于，间接采集法虽然方便、快捷，但无法采集完整的 P-QRS-T 波群，对于复杂心律失常的诊断难以定性。如何有效分离和提取混杂在母体心电图里的胎儿心电信号是未来发展方向，国内专家做了一些尝试，其中南京大学刘红星教授团队取得了一些突破，他们通过算法改进如基于重构相空间的非线性分离提取方法和多导信号融合方式分离提取胎儿心电图[7-8]，使胎儿心电信号完整性得到较大提升（图 7-1-6），使得胎儿心律失常如期前收缩（图 7-1-7）、心动过速（图 7-1-8）、ST 段改变（图 7-1-9）等一些常见心电异常的定性成为可能。

和前面间接体表胎儿心电图比较，经过算法改进分离出来的胎儿心电图有明显优势，它不仅可以显示心电节律类型，而且对心动过速的分型，以及当母体存在心动过速等病理改变时，胎儿是否存在心肌缺血等都提供了有用的信息，对临床医师做出准确判断并制订正确治疗方案提供了有力支持。当然，这种技术还处于实验研究阶段，仍需不断完善，尚未应用于临床，但毕竟给我们指明了一个方向和可能。如果今后制作出能实时、动态、准确地反映胎儿心电图变化的心电图机，将更有利于其临床推广和应用。

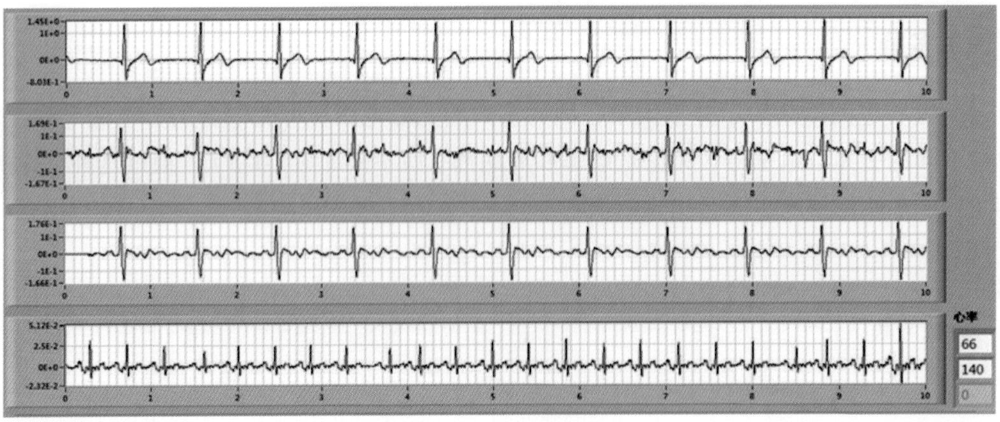

图 7-1-6　窦性心律不齐

第 1 行为母亲心电图，第 2～3 行为母胎混合心电图，第 4 行为分离出来的胎儿心电图，分离出来的胎儿心电图有完整波群（P-QRS-T）；心电图显示：母亲心率 66 次 /min，胎儿心率 140 次 /min，表现为窦性心律不齐（此图由南京大学刘红星教授提供）

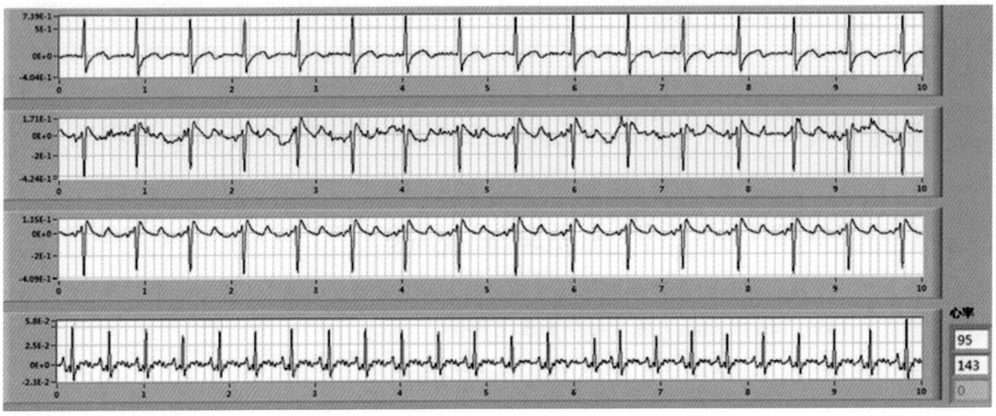

图 7-1-7　房性期前收缩

第 4 行胎儿心电图可以看到提早出现的 FQRS 波，FQRS 波前有 P 波，形态和其他节律 P 波不同，考虑为房性期前收缩。心电图显示：母亲心率 95 次 /min，胎儿心率 143 次 /min（此图由南京大学刘红星教授提供）

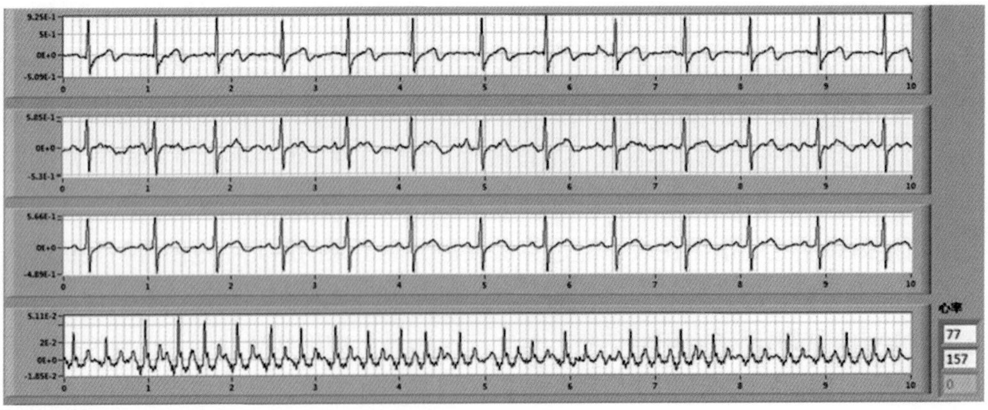

图 7-1-8　心动过速

第 4 行胎儿心电图显示：锯齿样 F 波，FQRS 节律不齐；心电图显示：母亲心率 77 次 /min，胎儿心率 157 次 /min（此图由南京大学刘红星教授提供）

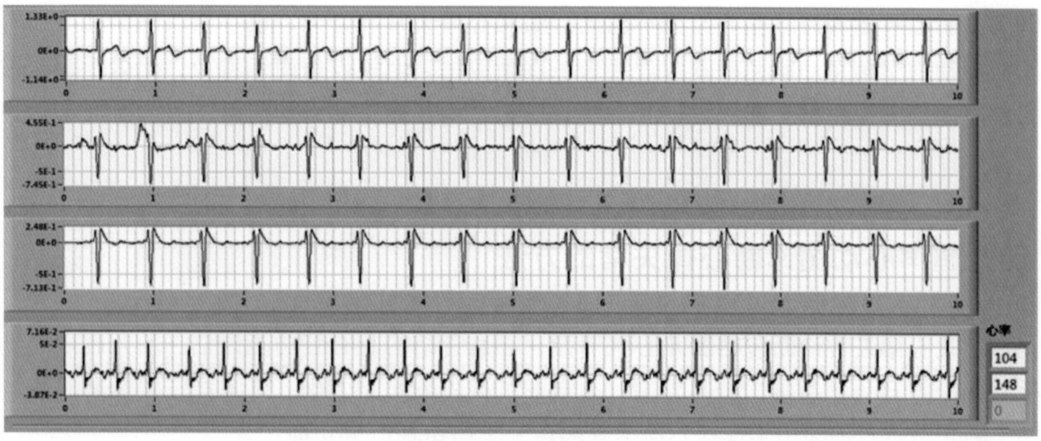

图 7-1-9 ST 段改变

第 4 行胎儿心电图显示：胎儿为窦性心律，但 ST 明显压低，＞5μV；心电图显示：母亲心率 104 次 /min，胎儿心率 148 次 /min（此图由南京大学刘红星教授提供）

（赵鹏军）

参考文献

[1] 卓晶如 . 临床胎儿心电图 [M]. 北京 : 北京医科大学中国协和医科大学联合出版社 , 1995.

[2] Peters M, Crowe J, Pieri JF, et al. Monitoring the fetal heart noninvasively: a review of methods[J]. J Perinat Med, 2001, 29: 408-416.

[3] Vullings R, Verdurmen KMJ, Hulsenboom ADJ, et al. The electrical heart axis and ST events in fetal monitoring: a post-hocanalysis following a multicentre randomised controlled trial[J]. PLoS ONE, 2017, 12(4): e0175823.

[4] 张宁 . 胎儿心电图的临床应用价值探讨 [J]. 中国优生与遗传杂志 , 2008, 16(4): 71.

[5] 陈燕玲 . 胎儿心电图检测分析胎儿心律失常的临床意义 [J]. 湖南师范大学学报 (医学版), 2017, 14(5): 53-55.

[6] Behar J, Zhu T, Oster J, et al. Intrapartum st segment analyses (STAN) using simultaneous invasive and non-invasive fetal electrocardiography: a report of 6 cases[J]. Z Geburtsh Neonatol, 2014, 218: 1-5.

[7] 张宋诚 , 司峻峰 , 黄晓林 , 等 . 高通滤波器积分反馈实现方式的拓展 [J]. 仪器仪表学报 , 2013, 34(7): 1634-1639.

[8] 宋琳 , 肇莹 , 刘红星 , 等 . 基于大样本临床数据的胎儿心电分离技术评估 [J]. 世界医疗器械 , 2015, 21(2): 55-56.

第 2 节 胎儿超声心动图对心律失常的诊断

胎儿心律失常在产科门诊常见，多为一过性表现，没有明显病理性影响，但约 10% 的胎儿心律失常可持续存在或进展，使重要脏器继发性损伤及胎儿心力衰竭，甚至可致胎儿早产及死亡。准确诊断并对严重胎儿心律失常进行及时恰当干预，对于改善胎儿预后具有重要意义。

胎儿心律失常的诊断方法包括胎心听诊、持续胎心监护、胎儿心电图、胎儿超声心动图及胎儿心磁图。胎心听诊和持续胎心监测不能进行胎儿心律失常的分类，也不能反映胎儿心血管形态结构及血流动力学信息。胎儿心磁图近年来虽逐渐应用，但该设备尚未普及，仍处于研究阶段。胎儿超声心动图方便易行，能提供胎儿心血管形态结构及血流动力学信息，成为胎儿心律失常诊断的主要手段。

一、胎儿超声心动图诊断心律失常的方法

完整胎儿心律失常诊断包括胎儿心脏节律、心血管结构及心脏功能评估。胎儿超声心动图对心律失常的诊断及分类是基于胎儿心房、心室壁机械收缩次序变化，可间接反映胎儿心房、心室电激动。胎儿超声心动图用来评估心律失常的技术手段包括以下几种。

1. 二维超声心动图

在胎儿心脏超声检查中，二维超声可以评估心脏解剖结构和功能，以及寻找胎儿水肿的征象。评估胎儿心律失常时，首先使用二维超声心动图实时目测法定性观察胎儿心率的快慢、心律是否整齐、房室壁运动是否协调等，然后使用M型超声心动图和脉冲多普勒技术作进一步的分析和评价。

2. M 型超声

M 型超声是评价胎儿心律失常的经典和常用方法，将 M 型取样线置于通过心房壁、房室瓣和心室壁的方向，可同时记录三者的运动曲线，描述房室运动，帮助区分心脏异常收缩来源，但是 M 型技术不能对房室间期进行测量，因此对于胎儿一度房室传导阻滞诊断价值有限。图 7-2-1 为正常胎儿心律时 M 型超声显示规律、顺序发生的心房、心室曲线。

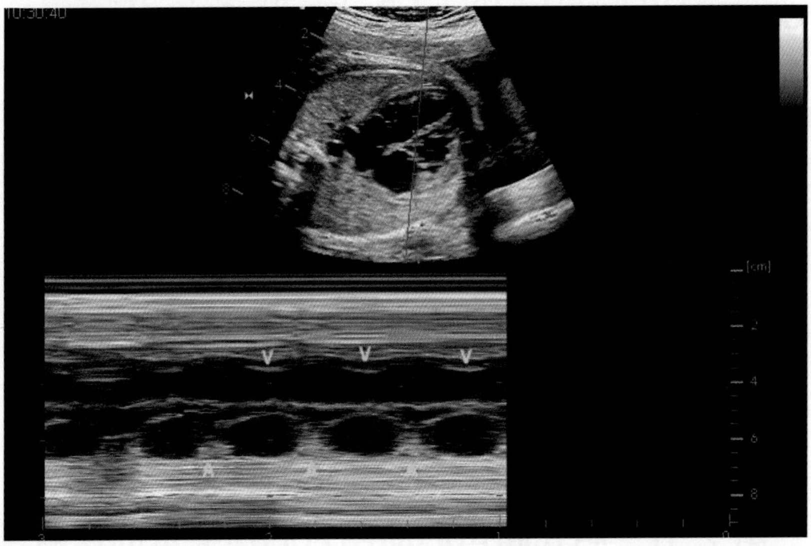

图 7-2-1　正常胎儿房室 M 型超声

M 型取样线穿过左室及右房，心房波（A）及心室波（V）顺序出现，可借此观察房室波发生的规律，并分别计算心房率及心室率

3. 频谱多普勒

频谱多普勒技术通过同时记录左心室流入道 / 流出道或上腔静脉 / 升主动脉血流频谱，能同时记录房室活动，并反映心脏收缩、舒张时间，从而区分胎儿心律失常的类型及房室传导时间。也

可以通过同时评估肺动脉和肺静脉血流或脐动静脉血流获取类似的信息帮助诊断。图 7-2-2 为正常胎儿心律时记录左心室流入道 / 流出道脉冲多普勒频谱。

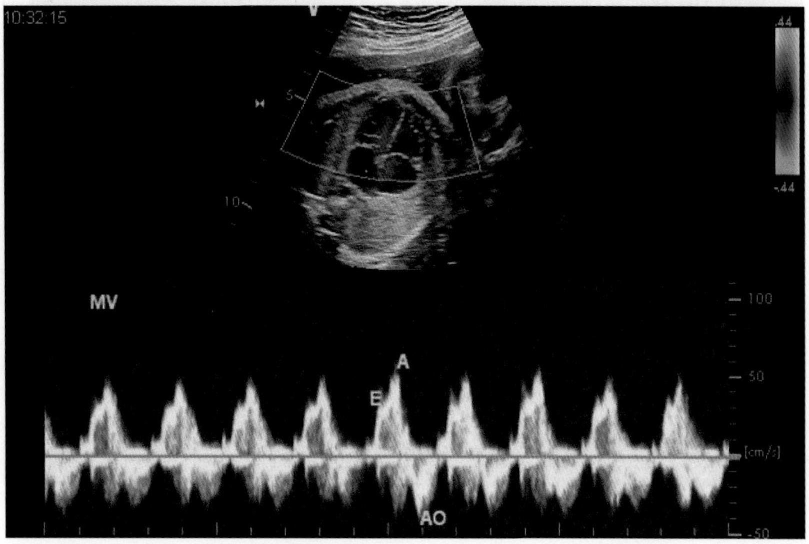

图 7-2-2　胎儿左心室流入道 / 流出道脉冲多普勒频谱

E/A 为二尖瓣前向频谱，A 为心房收缩产生的舒张充盈波，AO 为左室收缩期频谱，可据此观察心房收缩和心室收缩的规律

4. 组织多普勒成像

组织多普勒成像技术记录整个心动周期心肌组织运动，有脉冲频谱及彩色编码两种显示模式。组织多普勒彩色成像比脉冲多普勒组织成像更敏感，可在同一时相对不同节段心肌在数个心动周期内的速度波形进行比较，也可对同一例胎儿不同时期心肌组织彩色成像任意取样，对获得心肌组织运动曲线进行比较分析，可以更加清晰测量心肌等容收缩期、射血期、等容舒张期、舒张早期和舒张晚期的时间及运动速度，使确定心律失常的来源更加容易，在其他方式不能做出诊断时非常有用。

虽然组织多普勒诊断心律失常的能力较传统超声技术提高，但仍无法全面评估胎儿心律失常，因为超声心动图测量的是心律失常的机械后果，而不是心律失常或传导本身。此外，超声检查及多普勒技术不允许长时间连续监测，可能会错过短暂的心律失常和心率趋势变化。

二、不同胎儿心律失常的超声诊断特点

胎儿正常心率为 120～160 次 /min，若胎心率低于正常胎心率下限 20% 持续＞ 10 s，则被诊断为胎儿心动过缓；若高于正常胎心率上限 20% 持续＞ 10 s，则为心动过速；胎儿不规则心律是指胎心率在正常范围，但是最快心率与最慢心率之差为 25～30 次 /min，主要包括胎儿期前收缩、二度房室传导阻滞等。下面简述几种主要胎儿心律失常的超声诊断特点。

1. 胎儿期前收缩

提前发生的房性及室性期前收缩，根据发生频率分为偶发（＜ 5 次 /min）及频发（≥ 6 次 /min）。图 7-2-3 显示 1 例房性期前收缩。期前收缩是临床上最常见的心律失常。据报道，1%～2% 的妊娠

会发生胎儿期前收缩，属于相对良性的情况，房性期前收缩较室性更多见。

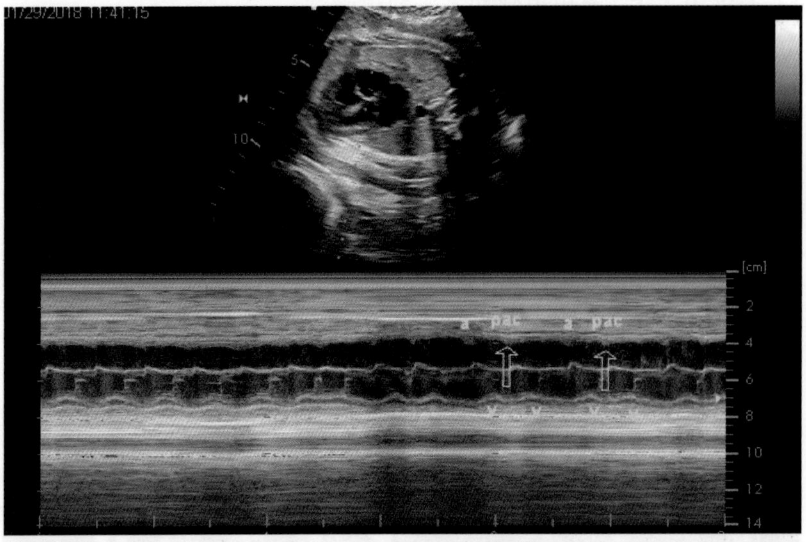

图 7-2-3　胎儿房性期前收缩

胎儿房性期前收缩，a 为心房波，v 为心室波，pac 为提前发生的心房收缩，其后的心室波顺次发生

2. 胎儿心动过速

（1）室上性心动过速（supraventricular tachycardia，SVT）：胎儿心率＞ 180 次 /min，心房率与心室率一致，心房、心室壁运动曲线对应、规整（图 7-2-4），根据 VA 间期与 AV 间期关系，可进一步分为短 VA 间期 SVT（VA 间期＜ AV 间期）及长 VA 间期 SVT（VA 间期＞ AV 间期）两种。短 VA 间期 SVT 主要包括房室折返性心动过速及房室结折返性心动过速，后者在胎儿期少见；长 VA 间期 SVT 主要包括异位性房性心动过速及交界性心动过速。

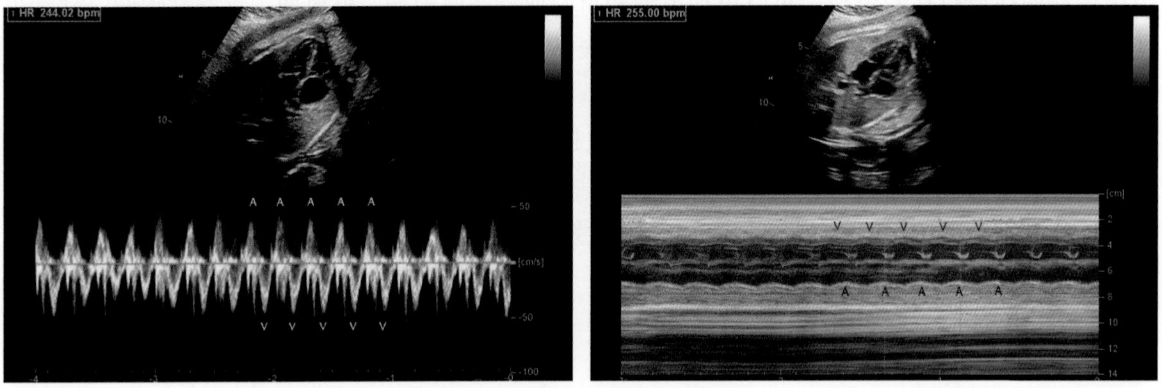

图 7-2-4　胎儿室上性心动过速

频谱多普勒及 M 型超声均显示快速胎儿心率（244～255 次 /min），心房率与心室率一致，心房、心室壁运动曲线对应、规整。A. 心房波形；V. 心室波形

（2）胎儿室性心动过速：胎儿心室率＞ 200 次 /min，心室率＞心房率，心室壁运动曲线规整，心房壁曲线规整或不规整。

（3）胎儿心房扑动：胎儿心房率为 300～500 次 /min，心房率＞心室率，心房壁运动曲线规整，心室壁曲线可以不规整（图 7-2-5）。

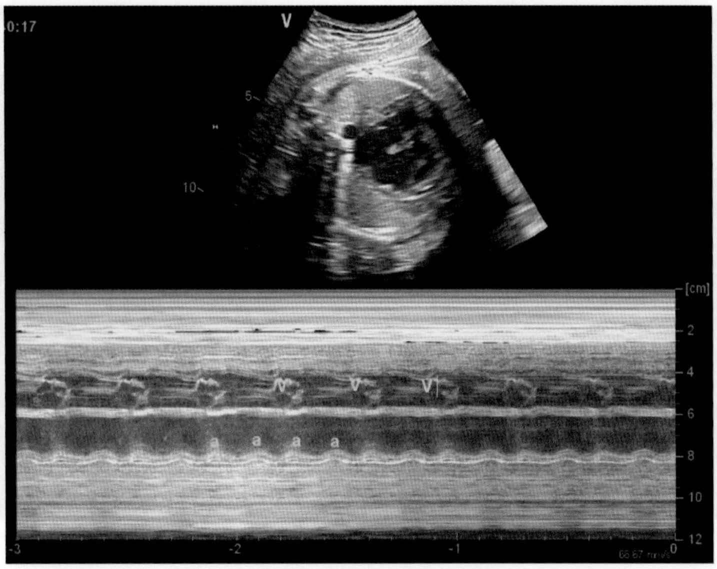

图 7-2-5　胎儿心房扑动

胎儿心房率为 330 次 /min，心室率 165 次 /min，心房壁运动曲线规整，以 2 : 1 下传

（4）胎儿心房纤颤：胎儿心房率＞ 400 次 /min，心房率＞心室率，心房及心室壁曲线均不规整。

3. 胎儿心动过缓

（1）胎儿窦性心动过缓：胎心率＜ 100 次 /min，心房率 = 心室率，心房、心室壁运动曲线对应、规整（图 7-2-6）。

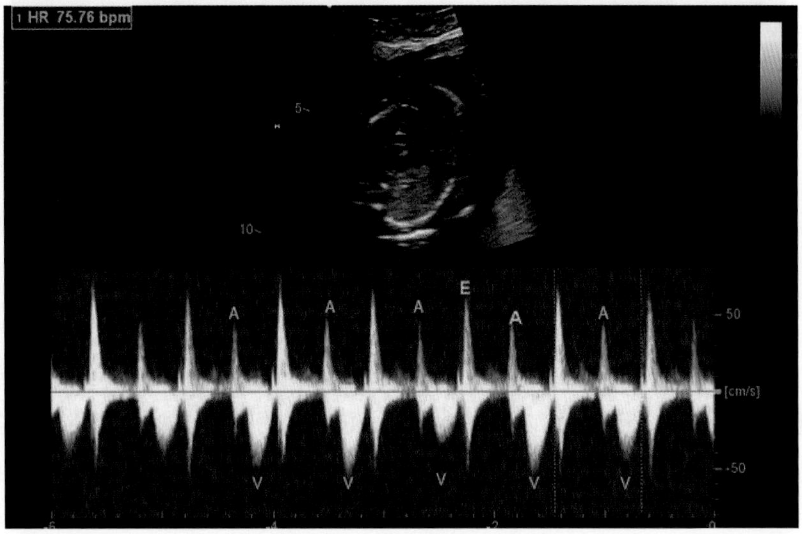

图 7-2-6　胎儿窦性心动过缓

胎心率 76 次 /min，心房率 = 心室率，心房（A）、心室（V）波形对应、规整

（2）完全性房室传导阻滞：胎儿心房收缩与心室收缩不一致，无相关性（图 7-2-7）。

（3）二度房室传导阻滞：胎儿心房波呈一定比例下传，与心室波具有一定相关性，心房率＞心室率（图 7-2-8）。

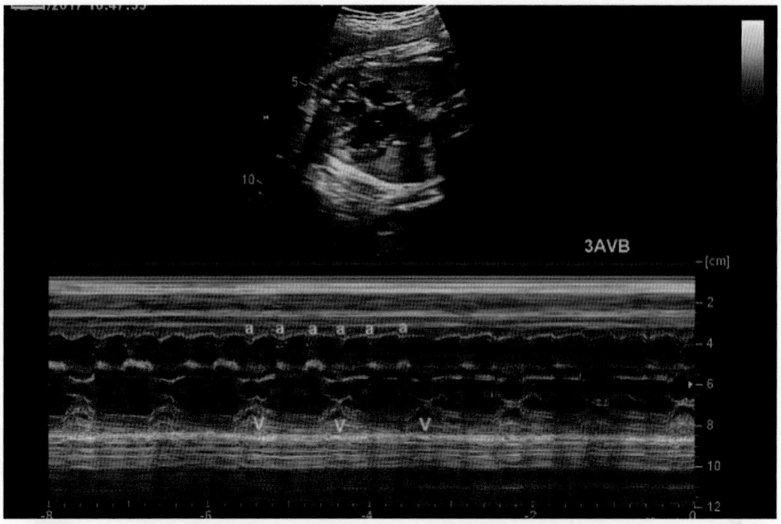

图 7-2-7　胎儿完全性房室传导阻滞

完全性房室传导阻滞，心房率 168 次 /min，心室率 56 次 /min，均规整，但心房运动与心室运动无关联性

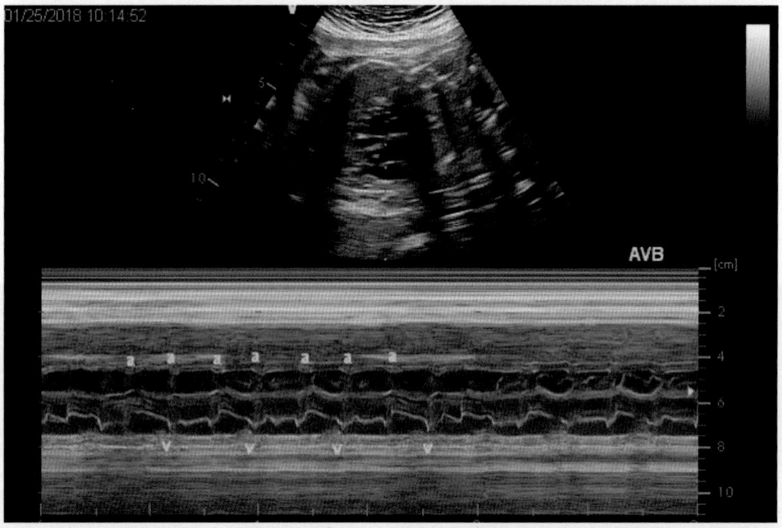

图 7-2-8　二度房室传导阻滞

胎儿心房率 146 次 /min，心室率 73 次 /min，呈 2∶1 下传，房室律均规整

（4）一度房室传导阻滞：胎心率及节律正常，心房率 = 心室率，但是反映房室传导时间的机械性 AV 间期延长。目前对于胎儿 AV 间期的测量，可通过频谱多普勒超声及组织多普勒超声技术检测。但不同方法的测量值均受到胎心率、胎龄等因素影响。迄今对于诊断胎儿一度房室传导阻滞的最佳 AV 间期临界值尚不统一，目前较为常用的标准，是通过频谱多普勒超声测量的 AV 间期＞150 ms。

胎儿心律失常的最早诊断时间为胎龄 16 周左右，最佳诊断时间为胎龄 18 ~ 22 周。中孕期胎心听诊检查，有助于及早发现病理性胎儿心律失常，避免延误诊断，错过治疗最佳时间。

（王廉一）

参考文献

[1] 中华医学会儿科学分会心血管学组胎儿心脏病协作组，中华医学会儿科学分会心血管学组围产期先天性心脏病诊疗协作组，周开宇，等．胎儿心律失常产前治疗及管理专家指导意见 [J/OL]．中华妇幼临床医学杂志（电子版），2022, 18(1) : 15-29.

[2] Alvarez SGV, Khoo NS, Colen T, et al. The incremental benefit of color tissue doppler in fetal arrhythmia assessment[J]. J Am Soc Echocardiogr, 2019, 32(1): 145-156.

[3] Wacker-Gussmann A, Strasburger JF, Cuneo BF, et al. Diagnosis and treatment of fetal arrhythmia[J]. Am J Perinatol, 2014, 31(7): 617-628.

[4] Tutschek B, Schmidt KG. Pulsed-wave tissue Doppler echocardiography for the analysis of fetal cardiac arrhythmias[J]. Ultrasound Obstet Gynecol, 2011, 38(4): 406-412.

[5] Levine JC, Alexander ME. Fetal arrhythmias[EB/OL]. https: //www. uptodate. com/contents/fetal-arrhythmias, 2024.

第 3 节　胎儿期心律失常概述

胎儿原始心脏心房肌和心室肌是连续的，于胚胎 21 d 可以看到血液蠕动经过原始心管，一般于妊娠第 9 周可以探及胎儿心脏搏动；正常胎儿心率妊娠第 4 ~ 5 周逐步增加为 90 ~ 120 次 /min，第 8 ~ 10 周继续增加至 180 次 /min；此后由于窦房结逐步发育成熟，副交感神经影响逐渐增加，胎儿心率逐步减少，第 11 ~ 20 周平均为 160 次 /min，第 21 ~ 30 周为 150 次 /min 左右，第 31 ~ 40 周降至≤ 140 次 /min。正常胎儿窦房结心率为 120 ~ 160 次 /min（平均 140 次 /min），房性心率为 100 ~ 120 次 /min，房室结或交界区心率为 70 ~ 100 次 /min，室性心率为 45 ~ 70 次 /min，心律规则，每搏相差＜ 80 ms，有节律的周期性变化。如果胎儿心率过快＞ 180 次 /min，胎儿心率过缓＜ 100 次 /min，或心律不规则都称为胎儿心律失常[1-2]。

胎儿心律失常是产科及儿童心血管科门诊常见的胎儿疾病，发生率为妊娠数的 1% ~ 2%[3]。大多数胎儿心律失常呈一过性，属胎儿心脏发育过程中的良性过程，无需紧急处理，预后良好[4]，但仍有约 10% 快速或缓慢性胎儿心律失常持续性存在或进展，致继发性重要脏器损伤，常伴胎儿心力衰竭及水肿，甚至可致胎儿早产及死亡[3]。对持续性胎儿心律失常进行及时有效的处理，往往可控制胎儿心律失常及心力衰竭，显著降低因血液动力学改变导致的重要脏器继发损伤，改善预后；对终末期胎儿心律失常，应在准确评估基础上，于医师监护下及时终止妊娠，防止及减轻对母体的威胁及损伤，同时避免置孕妇于不恰当产前治疗所导致的风险中。因此，在准确的产前诊断基础上，对胎儿心律失常原因及严重程度进行甄别，对严重患儿予以及时恰当的干预，为罹患家庭及准父母提供专业建议及心理辅导，具有极大社会学及医学意义。

一、胎儿心律失常的诊断方法

胎儿心律失常常用的诊断方法包括胎心听诊、持续胎心监护（fetal heart monitoring，FHM）、胎儿心电图及胎儿超声心动图（fetal echocardiography，fECG）。胎心听诊和持续 FHM

不能进行胎儿心律失常分类，与胎儿心电图一样，不能反映胎儿心血管形态结构及血流动力学信息[5]，而 fECG 则兼具上述特点，成为胎儿心律失常产前诊断的主要手段。近年，胎儿心磁图（fetal magnetocardiography，fMCG）也逐渐开始应用于胎儿心律失常的诊断中[6]。

（一）胎儿心电图

胎儿心电图可以对胎儿心动过速、心动过缓、早搏等常见胎儿心律失常进行诊断，并可描述胎儿 QRS 增宽等异常心电活动。但是，目前经母体腹壁检测的胎儿心电图信号弱、干扰大，对胎儿心房电活动（P 波等）记录困难，难以诊断复杂类型的胎儿心律失常，目前临床应用尚有限[7]。

（二）持续 FHM

持续 FHM 作为传统的胎儿宫内安危检测方法，在产科临床非常重要，同时在胎儿心律失常诊断中也很重要，尤其对快速和缓慢性胎儿心律失常的诊断价值非常高。持续 FHM 可以直观显示胎心率快慢，其图像的上、下心率区间为 120 ~ 160 次 /min，如果心率增快＞ 160 次 /min，心率曲线位于上限之上，心率减慢＜ 120 次 /min，心率曲线位于下限之下，判断胎心率非常容易。持续 FHM 在产科应用于胎龄≥ 30 周胎儿，持续 FHM 时间为 20 ~ 30 min。对心律失常胎儿，可在较小胎龄（16 ~ 20 周）进行 FHM，并延长持续 FHM 时间，使临床能更好地判断胎儿心律失常持续时间，FHM 被视为胎儿心律失常诊断的“小 Holter”，对胎儿心律失常持续时间判断具有非常高的价值。胎儿心律失常药物治疗中，FHM 结果可作为非常直观的疗效判断指标[8]。

（三）fMCG

fMCG 是近年发展起来的一种新的无创性检测心脏电生理活动技术。人体中的生物电及其产生磁场在心肌组织中最强，磁场可以毫无阻碍穿透人体组织，而且无信号衰减。人体某一部位发生变化时，体内电流及磁场可发生变化，通过探测心脏磁场变化，可探测心脏电生理变化。对进行药物治疗的心律失常胎儿及孕妇可采取 fMCG 检测，但是其不足之处在于测量复极时间受多种因素影响。随着噪声水平改变、显示时间延长等，fMCG 监测胎心复极时间也发生变化，因此有待建立统一的 fMCG 测量标准[9]。

（四）fECG

fECG 既可检查胎儿心脏结构及功能，又可协助判断胎儿心律失常性质，因而成为目前诊断胎儿心律失常最有价值的方法。尽管目前 fECG 对某些复杂类型胎儿心律失常的诊断还存在困难，但是其有效性及相对准确性可提示胎儿预后，并指导治疗。fECG 对胎儿心律失常诊断及分类是基于胎儿心房、心室壁机械收缩次序变化，可间接反映胎儿心房、心室电激动，但是对胎儿心脏电活动描记准确性，fECG 较生后心电图差。M 型超声心动图是评价胎儿心律失常最经典和最常用方法，通过将 M 型超声心动图取样线置于通过心房壁、房室瓣和心室壁方向，可同时记录三者运动曲线，描述房室运动，可区分心脏异常收缩来源，但是 M 型超声不能对房室间期进行测量，因此对于胎儿一度房室传导阻滞诊断价值有限。频谱多普勒技术通过同时记录左心室流入道 / 流出道，或上腔静脉 / 升主动脉血流频谱，可同时记录房室活动，并反映心脏收缩、舒张时间，从而甄别胎儿心律失常类型及房室传导时间。组织多普勒成像技术通过描记整个心动周期心肌组织运动，可在同一时相对不同节段心肌在数个心动周期内的速度波形进行比较，也可对同一例胎儿不同时期心肌组织彩色成像任意取样，对获得的心肌组织运动曲线进行比较分析，可以更加清晰测量心肌等容收缩期、射血期、等容舒张期、舒张早期及舒张晚期的时间及运动速度，在鉴别诊断胎儿心律失常类型的同时，可以同时评价胎儿心功能变化。但是该技术可能受胎儿体位、胎动及超声检测角度限制[10]。

二、胎儿心律失常的诊断标准

完整胎儿心律失常诊断包括胎儿心脏节律、心血管结构及心脏功能评估。胎儿心律失常是指无宫缩时，胎心节律不规则或胎心率在正常范围（120～160 次 /min）外[11]。若胎心率低于正常胎心率下限 20% 持续＞ 10 s，则被诊断为胎儿心动过缓；若高于正常心率上限 20% 持续＞ 10 s，则为心动过速；胎儿不规则心律是指胎心率在正常范围，但是最快心率与最慢心率之差为 25～30 次 /min，主要包括胎儿胎心期前收缩、二度房室传导阻滞和长 QT 间期综合征等。各种类型胎儿心律失常超声诊断标准[5]。

1. 胎儿期前收缩

提前发生的房性及室性期前收缩，根据发生次数分为偶发（5 次 /min）及频发（＞ 6 次 /min）期前收缩。

2. 胎儿室上性心动过速（supraventricular tachycardia，SVT）

SVT 指胎心率＞ 180 次 /min，心房率＝心室率，心房、心室壁运动曲线对应、规整（图 7-3-1）。根据 VA 间期与 AV 间期的关系可进一步分为短 VA 间期的 SVT（VA ＜ AV）及长 VA 间期的 SVT（VA ＞ AV）。从发病机制区分，短 VA 间期 SVT 主要包括房室折返性心动过速及房室结折返性心动过速，房室结折返性心动过速在胎儿期少见；长 VA 间期 SVT 主要包括异位性房性心动过速及交界性心动过速。

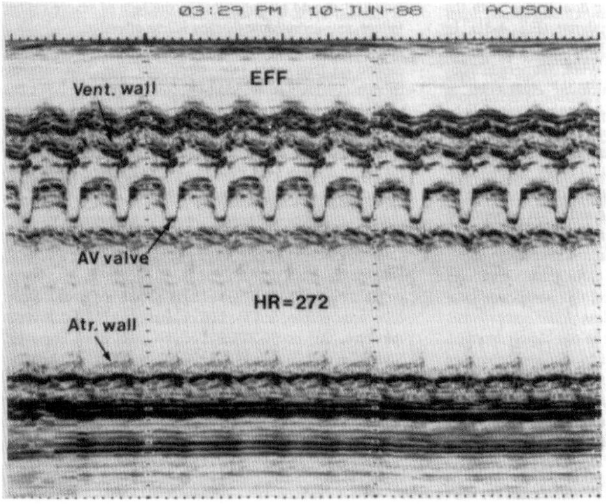

图 7-3-1 胎儿室上性心动过速的 M 超声心动图

心率 272 次 /min，1∶1 传导。Atr.：心房；AV：房室；EFF：心包积液；Vent.：心室

3. 胎儿室性心动过速（ventricular tachycardia，VT）

VT 指胎儿心室率＞200 次 /min，心室率＞心房率，心室壁运动曲线规整，心房壁曲线规整或不规整（图 7-3-2）。

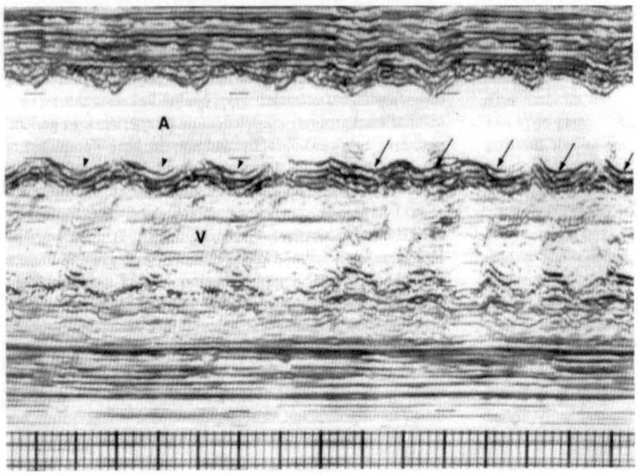

图 7-3-2　胎儿阵发性室性心动过速的 M 超声心动图

当胎儿是室性心动过速时（大箭头），心室率（V）超过心房率（A）；当胎儿是窦性心律时，心室率＝心房率（小箭头）

4. 胎儿心房扑动

心房扑动指胎儿心房率 300～500 次 /min，心房率＞心室率，心房壁运动曲线规整，心室壁曲线不规整（图 7-3-3）。

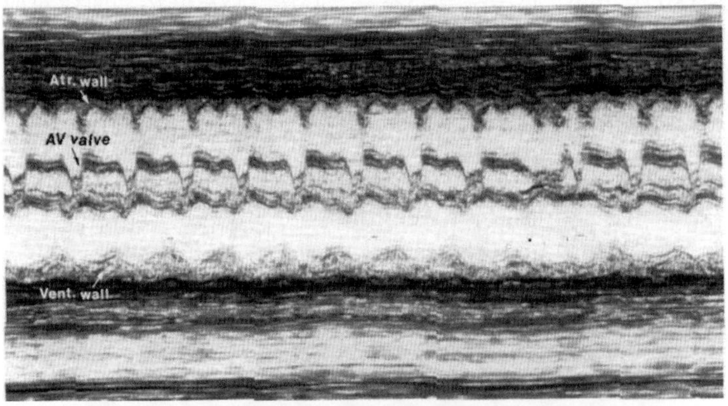

图 7-3-3　胎儿心房扑动的 M 超声心动图

心房率≥400 次 /min，心室率为 200 次 /min。Atr.：心房；AV：房室；Vent.：心室

5. 胎儿心房纤颤

心房纤颤指胎儿心房率＞400～500 次 /min，心房率＞心室率，心房及心室壁运动曲线均不规整。

6. 胎儿窦性心动过缓

胎儿窦性心动过缓指胎心率＜100 次 /min，心房率＝心室率，心房、心室壁运动曲线对应、规整。

7. 完全性房室传导阻滞

完全性房室传导阻滞是指胎儿心房收缩与心室收缩不一致，无相关性（图 7-3-4）。

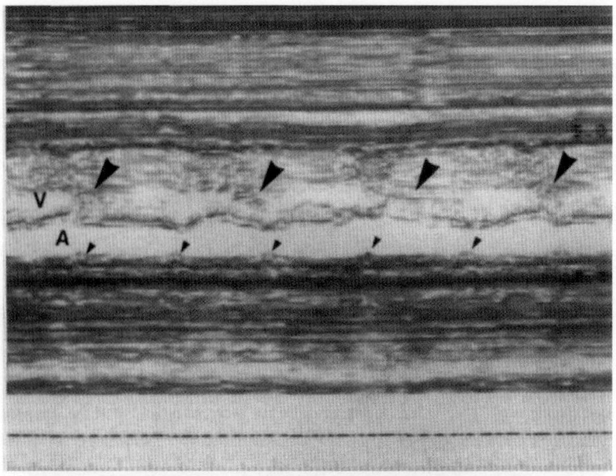

图 7-3-4　胎儿完全性房室传导阻滞的 M 超声心动图

小箭头表示房收缩，大箭头表示室收缩

（图 7-3-1 ～图 7-3-4 引自：李小梅 . 小儿心律失常 [M]. 北京：科学出版社，2004.）

8. 二度房室传导阻滞

胎儿心房收缩呈一定比例下传，与心室收缩具有一定的相关性，心房率＞心室率；但是，在诊断二度Ⅱ型房室传导阻滞（2∶1 下传）时，需要注意与房性期前收缩二联律伴阻滞进行鉴别（图 7-3-5）[12]。

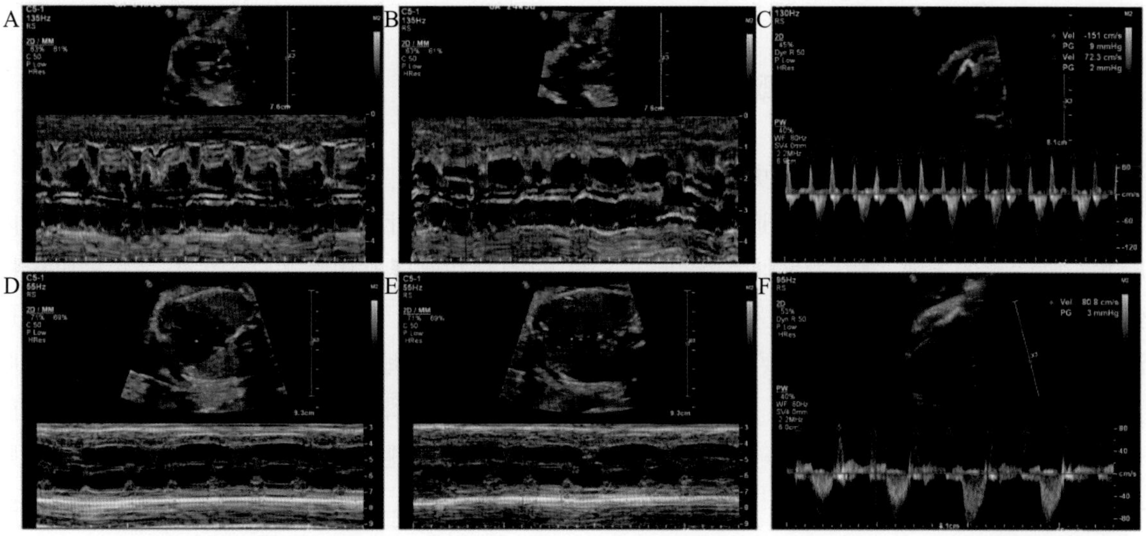

图 7-3-5　胎儿二度Ⅱ型房室传导阻滞（D ～ F）与房性期前收缩二联律（A ～ C）伴阻滞鉴别

9. 一度房室传导阻滞

胎儿心率及节律正常，心房率＝心室率，但是反映房室传导时间的机械性 AV 间期延长；对于胎儿 AV 间期的测量可通过频谱多普勒及组织多普勒技术进行测量。频谱多普勒可通过同时记录左室流入道 / 流出道或上腔静脉 / 升主动脉血流频谱，测量 A 峰起始点至收缩期起始点的时间差反映 AV 间期；组织多普勒通过在心尖四腔切面记录右室游离壁与三尖瓣交界处组织的时间速度曲线进行 AV 间期测量，目前常用的方法有 2 种，分别为心房收缩（atrial contraction，Aa）起始点至等容收缩期（isovolumetric contraction，IV）起始点的时间差（Aa-IV）或 Aa 起始点至心室收缩射血期（ventricular systole，Sa）起始点（Aa-Sa）。尤其值得注意的是，上述不同方法的测量值均受到心率、孕龄等因素的影响，关于不同人群、不同孕龄及不同心率下不同方法测量所得 AV 间期的正常值仍没有建立，对于相同个体、同一孕龄及同一心率下，不同方法测量的 AV 间期存在较大差异，故目前对于诊断胎儿一度房室传导阻滞的最佳 AV 间期界值仍不统一，临床常用的诊断标准为通过频谱多普勒方法测量的 AV 间期＞ 150 ms（图 7-3-6）[13]。

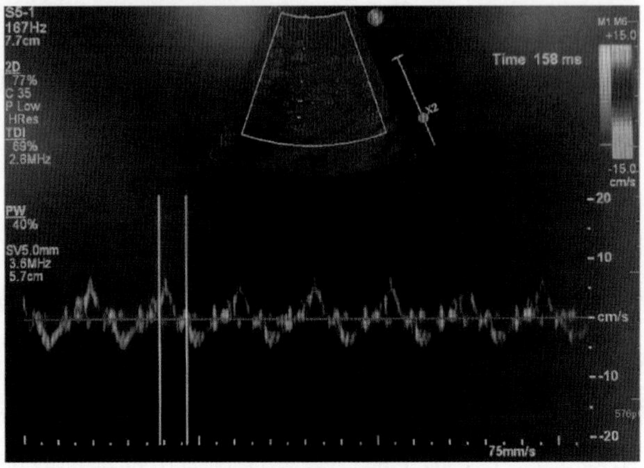

图 7-3-6　组织多普勒方法

测定 Aa-Sa 间期 158 ms，诊断胎儿一度房室传导阻滞

三、胎儿心律失常的治疗概述

1. 胎儿心律失常药物治疗历史及现状

1975 年，Eibschitz 等[14]报道了 1 例母亲口服普萘洛尔治疗胎儿室性心动过速，开创了宫内胎儿心脏治疗的先河，随后有学者尝试胎儿 SVT 的治疗并取得成功[15]。经历 40 余年的临床探索，随着对胎儿心律失常诊断及相关病理生理状况的深入认识，目前这一领域的研究范围已经逐渐拓宽，特别是近 10 年，从主要集中在孕母口服一线治疗药物地高辛、索他洛尔及氟卡尼治疗胎儿 SVT 和胎儿心房扑动的研究，发展到对一些复杂类型胎儿心律失常、难治性胎儿心律失常产前干预方案制订及治疗药物评价等方面，特别是对胎儿房室传导阻滞、长 QT 间期综合征、不规则心律的临床研究取得了可喜成果[16]。基于多家中心的研究数据，2014 年美国心脏协会（American Heart Association，AHA）发布了“胎儿心血管疾病诊断治疗科学声明”[5]，对胎儿心律失常的干预原则、指征、药物选择、药物使用方法、药物剂量等均进行了相关推荐，供各国胎儿心脏病学临床工作者参考。但是，在不同人种背景的妊娠妇女中使用时，上述药物的剂量及疗程应结合针对其人种背景的药理遗传学背景及药代动力学特点制订。2016 年[17]和 2017 年加拿大（https://clinicaltrials.gov/ct2/show/NCT02624765）及日本学者[18]分别开展了胎儿快速性心律失常不同给药方案的多中心前瞻性随机对照研究，其研究结果的发布为胎儿快速性心律失常宫内个体化药物治疗提供了重要参考。

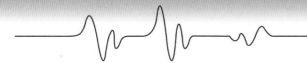

2. 胎儿心律失常药物治疗指征及原则

胎儿心律失常治疗需要考虑的因素包括妊娠时间、胎儿心功能状况、心律失常类型和机制、孕妇及胎儿接受治疗的风险效益评估等。就妊娠时间而言，治疗后尚有足够的宫内继续妊娠时间诚然是最好的；对于伴有严重心血管畸形和（或）已经出现心功能不全、心力衰竭的患胎，应紧急进行干预；对于已处于终末期的心律失常患胎，应及时进行恰当的终止妊娠措施，避免对母体带来风险，造成母体损伤。如果胎儿已有足够肺成熟度，提前结束妊娠并在生后治疗是最明智的选择，基于此，进行医学干预的对象应为孕 35 周前的高危胎儿。在决定采用药物干预胎儿心律失常之前，应对进行心律转复的利益及药物可能对母胎造成的不利影响进行充分评估。不同类型心律失常由于发生机制、持续时间及对胎儿血液动力学不同程度影响而对药物治疗反应不同、预后不同。目前对治疗胎儿心律失常药物的药代动力学研究尚少，在合并胎儿水肿、胎儿低蛋白血症等病理状态下，药物的分布容积、半衰期等指标可能存在很大差异，迄今尚无有关胎儿期抗心律失常药物稳态动力学的实验及理论研究。此外，临床医师还应充分意识到几乎所有抗心律失常药物均有不同程度的致心律失常不良反应。

胎儿心律失常的治疗目标分为维持心室率在正常范围和（或）转复心律，针对患胎个体开始治疗前，治疗目标应有明确考虑，并尽可能采用具有较宽治疗窗和对母体及胎儿致心律失常作用最低的药物。胎儿心律失常产前干预的总体治疗原则：在保证孕妇安全前提下，有效控制心律失常，将心律失常相关胎儿血流动力学负性影响降至最低，最大限度恢复胎儿正常宫内生长环境，减少对重要脏器的继发性损伤；对宫内治疗效果欠佳的病例，由产科医师在对胎儿生长发育综合评估后适时结束妊娠，争取产后继续治疗机会。

胎儿心律失常产前治疗方式[19]：①经胎盘转运药物治疗；②经脐静脉注射药物治疗；③经胎儿腹腔给药治疗；④经羊膜腔给药治疗；⑤胎儿肌内注射治疗。由于脐静脉穿刺术本身存在导致心动过缓潜在风险，可能会进一步加重胎儿心力衰竭，因而应用极为有限。胎儿肌内注射可能会带来坐骨神经损伤、皮肤裂伤及其他注射损伤，经胎儿腹腔、羊膜腔给药同样存在不确定胎儿创伤风险。除经胎盘药物治疗外，其他手段都因侵入性实质而限制了其临床应用的广泛性。因此，经胎盘转运药物治疗仍然是治疗的首选方式，仅在合并严重水肿胎儿其胎盘转运率极低的情况下考虑使用其他途径。

对胎儿心律失常治疗前，需对胎儿心功能即严重度进行准确的评估。胎儿心力衰竭评估方法主要包括胎儿心室 Tei 指数及胎儿心血管评分（cardiovascular profile score，CVPS）[20]。胎儿心室 Tei 指数评估具有不受心室几何形状、心率及胎龄影响，测量方法简便、重复性强等优点。但是，早孕期胎儿心脏体积小，检测心室 Tei 指数评估胎儿心功能较困难，而使其应用受限。CVPS 是较为完善的胎儿心功能不全和心力衰竭半定量评价指标，由胎儿水肿、心 / 胸面积比值、房室瓣膜反流、脐静脉和静脉导管血流频谱及脐动脉血流频谱这 5 项组成，每项赋值为 2 分，总计为 10 分。CVPS 评分结果不正常可先于胎儿心律失常出现，对于临床选择有价值胎儿心律失常进行治疗具有重要指导作用，若 CVPS ≤ 7 分，且无胎儿水肿，则采取针对病因学的治疗措施；若 CVPS ≤ 4 分，则显示胎儿心律失常围生期死亡率高，治疗意义不大，甚至风险大。

（华益民　周开宇　王　川）

参考文献

[1] 李小梅 . 小儿心律失常 [M]. 北京：科学出版社 , 2004.

[2] Amiel-Tison C, Cabrol D, Denver R, et al. Fetal adaptation to stress. Part i: acceleration of fetal maturation and earlier birth triggered by placental insufficiency in humans[J]. Early Hum Dev, 2004, 78: 15-27.

[3] Lopriore E, Aziz MI, Nagel HT, et al. Long-term neurodevelopmental outcome after fetal arrhythmia[J]. Am J Obstet Gynecol, 2009, 201: 46. e41-46. e45.

[4] Kleinman CS, Nehgme RA. Cardiac arrhythmias in the human fetus[J]. Pediatr Cardiol, 2004, 25: 234-251.

[5] Donofrio MT, Moon-Grady AJ, Hornberger LK, et al. Diagnosis and treatment of fetal cardiac disease: a scientific statement from the american heart association[J]. Circulation, 2014, 129: 2183-2242.

[6] Yu S, Van Veen BD, Wakai RT. Detection of t-wave alternans in fetal magnetocardiography using the generalized likelihood ratio test[J]. IEEE Trans Biomed Eng, 2013, 60: 2393-2400.

[7] Zhang Y, Gu A, Xiao Z, et al. Wearable fetal ECG monitoring system from abdominal electrocardiography recording[J]. Biosensors(Basel), 2022, 12(7): 475.

[8] Nageotte MP. Fetal heart rate monitoring[J]. Seminars Fetal Neonatal Med, 2015, 20: 144-148.

[9] Kiefer-Schmidt I, Lim M, Wacker-Gussmann A, et al. Fetal magnetocardiography (fmcg): moving forward in the establishment of clinical reference data by advanced biomagnetic instrumentation and analysis[J]. J Perinatal Med, 2012, 40: 277-286.

[10] Behera SK, Ding VY, Chung S, et al. Impact of fetal echocardiography comprehensiveness on diagnostic accuracy[J]. J Am Soc Echocardiogr, 2022, 35: 752-761. e711.

[11] D'Alto M, Russo MG, Paladini D, et al. The challenge of fetal dysrhythmias: echocardiographic diagnosis and clinical management[J]. J Cardiovasc Med, 2008, 9: 153-160.

[12] Sonesson SE, Eliasson H, Conner P, et al. Doppler echocardiographic isovolumetric time intervals in diagnosis of fetal blocked atrial bigeminy and 2: 1 atrioventricular block[J]. Ultrasound Obstet Gynecol, 2014, 44: 171-175.

[13] Friedman DM, Kim MY, Copel JA, et al. Prospective evaluation of fetuses with autoimmune-associated congenital heart block followed in the pr interval and dexamethasone evaluation (pride) study[J]. Am J Cardiol, 2009, 103: 1102-1106.

[14] Eibschitz I, Abinader EG, Klein A, et al. Intrauterine diagnosis and control of fetal ventricular arrhythmia during labor[J]. Am J Obstet Gynecol, 1975, 122: 597-600.

[15] Newburger JW, Keane JF. Intrauterine supraventricular tachycardia[J]. J Pediatr, 1979, 95: 780-786.

[16] Jaeggi ET, Fouron JC, Silverman ED, et al. Transplacental fetal treatment improves the outcome of prenatally diagnosed complete atrioventricular block without structural heart disease[J]. Circulation, 2004, 110: 1542-1548.

[17] Sridharan S, Sullivan I, Tomek V, et al. Flecainide versus digoxin for fetal supraventricular tachycardia: comparison of two drug treatment protocols[J]. Heart Rhythm, 2016, 13: 1913-1919.

[18] Miyoshi T, Maeno Y, Sago H, et al. Antenatal antiarrhythmic treatment for fetal tachyarrhythmias: a study protocol for a prospective multicentre trial[J]. BMJ Open, 2017, 7: e016597.

[19] McElhinney DB, Tworetzky W, Lock JE. Current status of fetal cardiac intervention[J]. Circulation, 2010, 121: 1256-1263.

[20] Dionysopoulou A, Pirih E, Macchiella D, et al. The cardiovascular profile score in patients with non-immune hydrops fetalis and cardiac anomalies-a pilot study[J]. Reprod Sci, 2023, 30: 2805-2812.

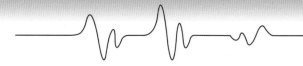

第 4 节 胎儿期快速性心律失常治疗

胎儿快速性心律失常主要为室上性心律失常（supraventricular arrhythmia，SVA），而室性心动过速少见。在启动SVA药物治疗前，需详细评估快速性心律失常是间歇性（心律失常发作时间＜监测时间的50%）或持续性（心律失常发作时间≥监测时间的50%），心室率，孕龄，胎儿心功能情况，是否合并胎儿水肿等基线资料。对于间歇性胎儿 SVA 或持续性 SVA 但心室率＜ 180 次 /min，同时胎儿心功能良好，未并发胎儿水肿者，因这些胎儿很少进展为胎儿心力衰竭，因此，可选择密切监测胎儿心率、心律及心功能变化，暂不需要进行药物干预。

对于持续性胎儿 SVA、心室率＞ 180 次 /min，且孕龄＞ 35 周者，胎儿已有足够肺成熟度，提前结束并在生后治疗是最好的选择；对于持续性 SVA、心室率＞ 180 次 /min，且孕龄＜ 35 周者，心血管系统评分（CPVS）≤ 4 分，提示患胎已处于心力衰竭终末期，即使进行产前干预，胎儿预后也不佳，且可能增加母体相关风险，应考虑终止妊娠。

对于持续性胎儿 SVA，心室率＞ 180 次 /min、孕龄＜ 35 周且 CVPS 评分≥ 5 分，可尝试母体口服药物经胎盘转运治疗胎儿 SVA。药物治疗的效果（包括转律成功率、转律时间等）主要与首次药物的选择及是否合并胎儿水肿相关。目前治疗胎儿 SVA 的一线药物包括地高辛、索他洛尔及氟卡尼，结合 2014 年 AHA“胎儿心血管疾病诊断治疗科学声明”[1]中的推荐用法和中国人群药代动力学特点[2-3]，建议的药物及剂量选择。①地高辛：起始剂量 0.25 mg/ 次 po q8h 或 q12h，48 ~ 60 h 查母体血地高辛浓度，并根据浓度及母胎情况调整地高辛剂量；如果 48 ~ 72 h 达到有效血药浓度但未有效控制心室率，考虑换药或联合用药。②索他洛尔：初始剂量 80 mg/ 次 po bid，48 ~ 72 h，未转律可加量至 120 mg/ 次 bid，48 ~ 72 h，未转律可再加量至 160 mg/ 次 bid，根据胎儿心律失常控制情况调整药物剂量；如果药物达到最大使用量后 48 ~ 72 h 仍未能有效控制心室率，则考虑换药或联合用药；胎儿心律失常控制后可逐渐减量或减停。③氟卡尼：初始剂量 100 mg/ 次 po bid，48 ~ 72 h，未转律可加量至 150 mg/ 次 bid，如果药物达到最大使用量后 48 ~ 72 h 仍未能有效控制心室率，考虑换药或联合用药；胎儿心律失常控制后可逐渐减量或减停。

不同研究表明，单用地高辛治疗未并发胎儿水肿者的成功率为 50% ~ 100%，对并发水肿者，转律成功率显著降低，甚至＜ 20%；单用索他洛尔治疗无水肿患胎的成功率为 40% ~ 100%，并发水肿者 33% ~ 50%；单用氟卡尼治疗无水肿患胎的转律成功率为 58% ~ 100%，合并水肿者为 43% ~ 58%[4-6]。对于不同 SVA 而言，Jaeggi 等[7]研究报道氟卡尼、索他洛尔及地高辛对胎儿 SVT 的转律成功率分别为 90% ~ 100%、60% ~ 70% 及 80%，对胎儿心房扑动的转律成功率分别为 50%、50% ~ 60% 及 40%。2017 年 1 篇纳入 21 项研究的 Meta 分析结果[8]表明，对于胎儿 SVA，氟卡尼及索他洛尔转律成功率高于地高辛；对于合并胎儿水肿者，氟卡尼和索他洛尔在转律成功率方面较地高辛优势更为明显；此外，对于胎儿房室折返性心动过速，氟卡尼优于地高辛及索他洛尔。随后，另一项 Meta 分析结果[9]提示，对于无水肿的胎儿 SVA，氟卡尼转律成功率高于地高辛，而地高辛与索他洛尔之间无显著差异；对于合并胎儿水肿者，氟卡尼同样优于地高辛；在对胎儿 SVA 按照类型进行亚组分析后发现，氟卡尼对于胎儿 SVT 的转律成功率高于地高辛，索他洛尔与地高辛及氟卡尼之间无显著差异，对于胎儿心房扑动而言，地高辛与索他洛尔之间无差异，没有研究直接比较地高辛与氟卡尼或索他洛尔与氟卡尼对胎儿心房扑动治疗效果的差异。此外，随着近年来超声诊断技术的进步，胎儿 SVT 根据 VA 间期与 AV 间期的关系，可分为短 VA 间期的 SVT 及长 VA 间期的 SVT[10-12]。小样本的研究发现对于长 VA 间期的 SVT，地高辛与氟卡尼效果不佳，索他洛尔有较高的转律成功率[13]。

基于上述研究结果及我们的临床实践，对于胎儿 SVA，应根据不同 SVA 类型及是否合并胎儿水肿进行有针对性的个体化治疗：①对于胎儿短 VA 间期的 SVT、未合并胎儿水肿者，优先选择氟卡尼进行单药治疗，不能获得氟卡尼的地区可选择地高辛或索他洛尔，单药治疗不能转律者可考虑联合治疗，如地高辛 + 索他洛尔或地高辛 + 氟卡尼；②对于胎儿心房扑动、未合并胎儿水肿者，可首选索他洛尔、氟卡尼及地高辛进行单药治疗，单药治疗不能转律者可考虑联合治疗，如地高辛 + 索他洛尔或地高辛 + 氟卡尼；③对于合并胎儿水肿的 SVA，鉴于上述 3 种药物在胎儿水肿时单药治疗转律成功率均降低，在首次药物选择时可尝试地高辛 + 索他洛尔或地高辛 + 氟卡尼联合治疗；④对于长 VA 间期的 SVT，可优先选择索他洛尔进行治疗。对于经上述治疗均不能转律或有效控制心室率的难治性 SVA，可尝试短期使用胺碘酮治疗。开始治疗后 1 周，每 2 ~ 3 d 进行 1 次胎儿超声心动图评估，同时监测母体血药浓度、电解质、心电图及相关药物副作用的发生；转律后可每 1 ~ 2 周进行 1 次评估，调整母体药物剂量，持续转律后每 2 周进行药物剂量减量 1 次，可停药，如在药物减量或停药过程中出现复发，可根据上述原则重新开始治疗。胎儿 SVA 的干预流程图可参考图 7-4-1。

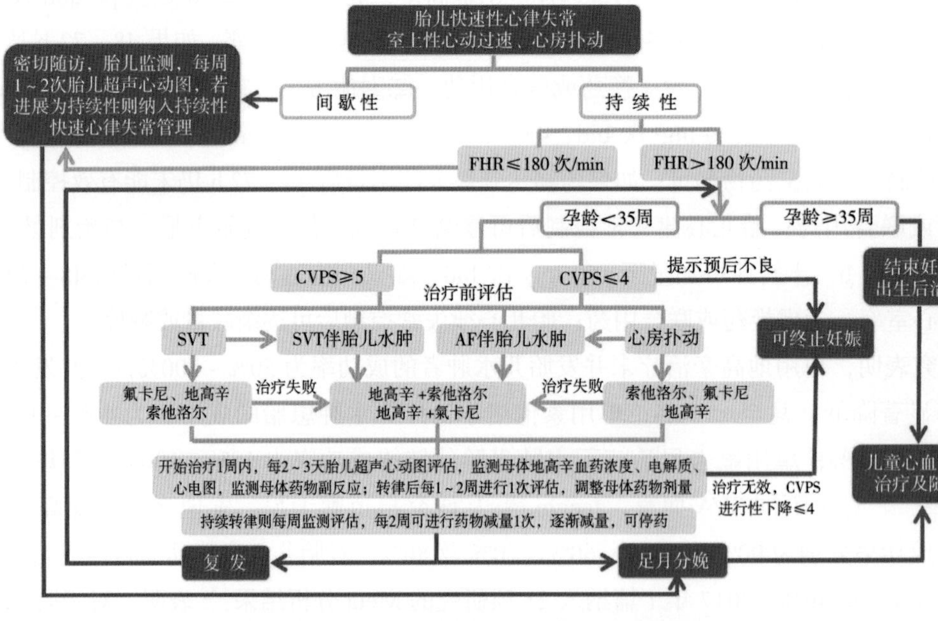

图 7-4-1　胎儿快速性心律失常干预流程

对于一些药物干预无效的难治性胎儿 SVA，在有条件的心脏中心可尝试食道调搏，Stirnemann 等[14]报道 1 例 27^{+5} 周的心房扑动胎儿，心房率 440 次 /min，心室率 220 次 /min，存在轻度三尖瓣及二尖瓣反流，少量心包 / 胸腔 / 腹腔积液，入院后给予地高辛联合氟卡尼治疗，但超声提示胎儿水肿逐渐加重，心房扑动持续存在，在治疗第 7 天换用胺碘酮进行治疗，5 d 后胎儿水肿继续加重，并出现皮肤水肿，二尖瓣及三尖瓣反流加重，最后征得患胎父母知情同意，29^{+4}周时在胎儿镜引导、超声监测下成功行经食道胎儿心脏食道调搏，恢复为窦性心律，未再复发，38^{+2}周顺产1名男婴，体重3880 g，Apgar评分10分，出生后1个月心电图及动态心电图均正常，提示胎儿食道调搏可作为胎儿SVA药物治疗无效的挽救性治疗手段。

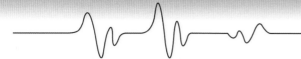

目前文献报道胎儿室性心动过速发生率低，可能的原因是因为胎儿室性心动过速进展迅速，就诊时已经处于终末期或已经发生胎儿宫内死亡，因而对其宫内治疗尚缺乏经验。对于胎儿室性心动过速，可尝试孕妇静脉或口服胺碘酮、孕妇口服普萘洛尔或静脉滴注硫酸镁治疗。此外，在治疗胎儿室性心动过速的同时需要通过胎儿心磁图或基因检测排除长QT间期综合征的可能[15-16]。

（华益民　周开宇　王　川）

参考文献

[1] Donofrio MT, Moon-Grady AJ, Hornberger LK, et al. Diagnosis and treatment of fetal cardiac disease: a scientific statement from the american heart association[J]. Circulation, 2014, 129: 2183-2242.

[2] Zhou K, Hua Y, Zhu Q, et al. Transplacental digoxin therapy for fetal tachyarrhythmia with multiple evaluation systems[J]. J Matern Fetal Neonatal Med, 2011, 24: 1378-1383.

[3] Zhou KY, Zhu Q, Hua YM, et al. successful treatment of fetal atrial flutter and hydrops by maternal administration of oral digoxin: a case report[J]. Zhongguo Dang Dai Er Ke Za Zhi, 2009, 11: 1023-1024.

[4] Kleinman CS, Nehgme RA. Cardiac arrhythmias in the human fetus[J]. Pediatr Cardiol, 2004, 25: 234-251.

[5] van den Heuvel F, Bink-Boelkens MT, du Marchie Sarvaas GJ, et al. Drug management of fetal tachyarrhythmias: are we ready for a systematic and evidence-based approach?[J]. Pacing Clin Electrophysiol, 2008, 31 Suppl 1: S54-S57.

[6] Oudijk MA, Michon MM, Kleinman CS, et al. Sotalol in the treatment of fetal dysrhythmias[J]. Circulation, 2000, 101: 2721-2726.

[7] Jaeggi ET, Carvalho JS, De Groot E, et al. Comparison of transplacental treatment of fetal supraventricular tachyarrhythmias with digoxin, flecainide, and sotalol: results of a nonrandomized multicenter study[J]. Circulation, 2011, 124: 1747-1754.

[8] Hill GD, Kovach JR, Saudek DE, et al. Transplacental treatment of fetal tachycardia: a systematic review and meta-analysis[J]. Prenat Diagn, 2017, 37: 1076-1083.

[9] Alsaied T, Baskar S, Fares M, et al. First-line antiarrhythmic transplacental treatment for fetal tachyarrhythmia: a systematic review and meta-analysis[J]. J Am Heart Assoc, 2017, 6(12): e007164.

[10] D'Alto M, Russo MG, Paladini D, et al. The challenge of fetal dysrhythmias: echocardiographic diagnosis and clinical management[J]. J Cardiovasc Med, 2008, 9: 153-160.

[11] Fouron JC, Fournier A, Proulx F, et al. Management of fetal tachyarrhythmia based on superior vena cava/aorta doppler flow recordings[J]. Heart, 2003, 89: 1211-1216.

[12] Jaeggi ET, Nii M. Fetal brady-and tachyarrhythmias: new and accepted diagnostic and treatment methods[J]. Semin Fetal Neonatal Med, 2005, 10: 504-514.

[13] Miyoshi T, Maeno Y, Hamasaki T, et al. Antenatal therapy for fetal supraventricular tachyarrhythmias: multicenter trial [J]. J Am Coll Cardiol, 2019, 74: 874-885.

[14] Stirnemann J, Maltret A, Haydar A, et al. Successful in utero transesophageal pacing for severe drug-resistant tachyarrhythmia[J]. Am J Obstet Gynecol, 2018, 219: 320-325.

[15] Strasburger JF, Wakai RT. Fetal cardiac arrhythmia detection and in utero therapy[J]. Nat Rev Cardiol, 2010, 7: 277-290.

[16] Cuneo BF, Ovadia M, Strasburger JF, et al. Prenatal diagnosis and in utero treatment of torsades de pointes associated with congenital long qt syndrome[J]. Am J Cardiol, 2003, 91: 1395-1398.

第 5 节　胎儿期缓慢性心律失常治疗

胎儿缓慢性心律失常类别的诊断、病因的搜索、心室率及心功能的评估对于治疗效果及预后判断十分重要。合并胎儿心脏结构异常、完全性房室传导阻滞（CAVB）、胎儿水肿、心内膜弹力纤维增生症、扩张型心肌病及心室率< 55 次 /min 是胎儿缓慢性心律失常预后不良的危险因素。胎儿缓慢性心律失常的病因可分为以下几个方面。

一、母体因素

（1）免疫因素：母亲自身抗体尤其是抗 SSA/Ro、SSB/La 抗体可与胎儿心肌细胞结合，使受累细胞钙稳态失调，导致心脏免疫球蛋白沉积增加，渐进性损伤传导系统组织，诱导细胞凋亡，炎症在有遗传背景的胎儿体内逐步蔓延，可使房室结纤维化、钙化，引起胎儿缓慢性心律失常的发生。

（2）特殊病原体感染：TORCH、细小病毒、腺病毒及柯萨奇病毒等病原体的感染及继发的免疫损伤可能导致胎儿缓慢性心律失常的发生。

（3）药物：母体药物的使用，如镇静药物、β 受体阻滞剂、ACEI 及 SSRI 等药物的使用可导致胎儿缓慢性心律失常尤其是胎儿窦性心动过缓的发生。

二、胎儿因素

（1）心脏结构异常：心房内脏异构、矫正型完全性大动脉转位、完全性心内膜垫缺损等均可并发胎儿缓慢性心律失常，心脏结构异常是胎儿缓慢性心律失常死亡的独立风险因素，其中以左房异构的胎儿死亡率最高。

（2）基因异常：胎儿缓慢性心律失常尤其是窦性心动过缓、二度房室传导阻滞，是长 QT 间期综合征、儿茶酚胺敏感性多形性室性心动过速及 Brugada 综合征在胎儿期的最早且具有一定特征性的表现，因此，对于缓慢性心律失常的胎儿，产前相关基因的筛查尤为重要。

（3）中枢神经系统发育异常：除了心脏结构异常外，其他系统尤其是中枢神经系统畸形的筛查与评估同样重要。

（4）先天性甲状腺功能减退：个案报道胎儿窦性心动过缓是先天性甲状腺功能减退的早期表现。

三、特发性

特发性是指原因不明，母体血清自身抗体阴性且不伴有心脏结构异常的胎儿缓慢性心律失常。研究表明此类胎儿长期预后良好，对于特发性胎儿一度、二度房室传导阻滞（AVB），甚至有自行转为正常心律的可能，推测可能与孕早、中期交感神经发育尚未完善有关。

四、非免疫相关

对于非免疫相关的胎儿缓慢性心律失常，目前尚无针对性治疗方案，产前干预的目的以提高心室率和改善心力衰竭为目标，对于心室率＜ 55 次 /min 和（或）出现胎儿心力衰竭者，可尝试使用拟交感药物提高心室率，控制心力衰竭，保证胎儿有效心输出量及重要脏器灌注，常用的拟交感药物包括特步他林（2.5 mg/ 次 po q8h）及舒喘灵（2.4 mg/ 次 po q8h）；对于合并胎儿心力衰竭者，可尝试使用地高辛（0.25 mg/ 次 po bid）治疗。

五、免疫介导

对于免疫介导的胎儿缓慢性心律失常，部分研究认为产前糖皮质激素治疗可在一定程度上减轻免疫介导的炎症损伤，逆转不完全性 AVB 或改善 CAVB 的远期预后；此外，如果同时合并其他免疫损伤的征象，比如心内膜弹力纤维增生症、扩张型心肌病、瓣膜反流等，则推荐使用糖皮质激素产前干预[1]；虽然糖皮质激素的类型、使用剂量、减量的标准、减量的速度、使用持续时间及减停的标准在不同中心之间差异较大，大部分中心仍然首选地塞米松进行产前干预，剂量为 4～8 mg po qd，使用过程中需要密切监测胎儿生长发育情况、胎儿羊水量、母体感染及母体血糖、血压等，如果出现明显胎儿生长发育落后、羊水量减少、母体严重感染及妊娠糖尿病，应酌情快速减少地塞米松剂量[2]。国外研究及中国系统性红斑狼疮患者围产期管理建议中均提示羟氯喹（HCQ）可以降低抗 SSA 和（或）抗 SSB 抗体阳性母亲妊娠胎儿发生心脏传导阻滞的发生率[3]，因此，建议在这些患者中使用 HCQ，剂量为 200 mg/ 次，bid，鉴于抗 SSA/SSB 抗体及 HCQ 均可能导致 QT 间期延长，因此，在使用 HCQ 过程中应密切监测母体 QT 间期，根据情况调整用药。部分学者推测丙种球蛋白（intravenous immunoglobulin，IVIG）可能通过减少母体循环中自身抗体的滴度从而降低抗 SSA/SSB 抗体对胎儿的免疫损伤[4]。但是，目前关于缓慢性心律失常胎儿是否能够获益于 IVIG 的使用，仍存在较大争议，因此在临床工作中应持谨慎态度，尤其是 IVIG 使用的剂量、频次及使用时间的长短有待进一步探究。

六、免疫介导胎儿缓慢性心律失常的药物治疗

（1）窦性心动过缓：目前国内外仅有数例免疫介导的胎儿窦性心动过缓的报道，Chockalingam 等[5]报道 3 例免疫介导的窦性心动过缓，诊断孕龄 21～25 周，心室率波动于

70 ~ 95 次 /min。1 例并发右室功能不全，产前未给予干预，出生后随访 2 个月 ~ 5 年。3 例患儿均为窦性心动过缓，心室率波动于 50 ~ 80 次 /min，无相关临床症状；目前未见产前糖皮质激素治疗免疫介导的窦性心动过缓的报道，仍有待进一步探究。

（2）一度 AVB：如前所述，目前由于测量胎儿 AV 间期诊断方法不同及不同时期胎儿 AV 间期正常值的缺失，尚无统一的一度 AVB 诊断标准。对于胎儿一度 AVB 的报道基本为个案报道，这些局限性导致免疫相关胎儿一度 AVB 的产前干预同样存在争议[6]。对于未并发其他免疫损伤表现的一度 AVB，支持产前干预的研究者认为胎儿一度 AVB 是免疫介导胎儿心脏损伤的早期表现，基于一度 AVB 有可能进展为 CAVB，及时干预可预防胎儿 AVB 的进程，甚至可促使延长的 AV 间期恢复正常[7]；而不支持的学者认为，胎儿一度 AVB 的诊断标准不明确，机械性 AV 间期并不完全等同于电活动相关的 PR 间期，两者间相关性较差，大部分胎儿期通过测量机械性 AV 间期诊断为一度 AVB 的患胎在出生后 PR 间期均正常。此外，产前使用糖皮质激素对母体及胎儿均具有确切的药物副作用[8]。为了探讨糖皮质激素对于免疫相关一度 AVB 治疗的有效性和安全性，我们对 2004—2019 年文献中报道的 48 例免疫相关性一度 AVB 进行了总结性分析，结果[9]表明，文献中对于一度 AVB 的诊断方法及诊断标准差异较大，大部分采用 PW 多普勒方法测量 AV 间期＞150 ms 进行诊断，诊断孕龄位于 16 ~ 28 周。48 例患胎中，20 例接受产前糖皮质激素干预，28 例未接受干预，不同中心糖皮质激素用量差异较大。干预组中 13 例（65.0%）患胎 AV 间期恢复正常，6 例（30.0%）维持一度 AVB，1 例（5.0%）进展为 CAVB，1 例胎儿出现发育迟滞，1 例出现羊水减少；未干预组 16 例（57.14%）AV 间期自行恢复正常，10 例（35.71%）维持一度 AVB，1 例（3.57%）进展为 CAVB，1 例结局不详。虽然两组患者在宫内结局无显著差异，但笔者认为这可能与样本量小及不同研究中心之间治疗方案差异较大有关。我们的胎儿心脏病学中心近期报道[10]，5 例免疫介导胎儿一度 AVB 在产前接受地塞米松及 HCQ 规律治疗后，全部胎儿 AV 间期恢复正常，治疗过程中部分胎儿出现宫内发育迟滞，但经过调整激素用量及出生后追赶生长，所有患儿体格及精神运动发育均正常[10]。因此，鉴于一度 AVB 有进展为 CAVB 的可能性，在获得患胎父母知情同意及严格监测母胎副作用的前提下，可尝试糖皮质激素治疗，其有效性及安全性有待进一步探究。此外，对于抗 SSA/SSB 抗体阳性且滴度较高的母体，尤其是既往有胎儿 AVB 妊娠史的母体，孕期应密切监测胎儿 AV 间期动态变化，如果 AV 间期渐进性延长，及时产前糖皮质激素干预对于预防 AVB 的进展可能更有价值。

（3）二度 AVB：产前诊断的 AVB 中，80% ~ 90% 为 CAVB，关于胎儿二度 AVB 的报道较少。与胎儿一度 AVB 相似，目前关于糖皮质激素产前治疗免疫相关二度 AVB 的有效性及安全性仍缺乏前瞻性大样本随机对照研究。Saleeb 等[3]研究者 1999 年首次报道 6 例免疫相关的二度 AVB，其中 4 例接受产前糖皮质激素治疗后均转为一度 AVB，2 例未接受治疗的患胎均进展为 CAVB。随后未见相关报道，直到 2009 年，Fredman 等[11]报道 6 例免疫相关二度 AVB，均接受激素治疗，其中 1 例在产前进展为三度 AVB，出生后死亡；3 例维持二度 AVB，该 3 例患胎在出生后 2 例进展为三度且均安装永久起搏器；另外 2 例在宫内转为窦性心律，出生后仍维持窦性心律。2016 年西班牙的 Doti 等[12]报道 5 例免疫相关二度 AVB，虽然均接受了产前糖皮质激素干预，仍有 4 例患胎进展为三度，1 例胎儿转为窦性心律。目前关于胎儿免疫相关二度 AVB 产前糖皮质激素治疗最大的两项研究分别来自美国和法国。2011 年 Izmirly 等[13]报道 21 例胎儿免疫相关二度 AVB，其中13例接受产前干预，4例转为窦性心律或一度，4例进展为三度，出生后均接受永久起搏器治疗；另外8例未进行产前干预，1例自行转律，3例维持二度，4例进展为三度，出生后安置永久起搏器。2015年Levesque等[14]报道24例免疫相关二度AVB病例，13例治疗的病例中，9例进展为三度，2例维持不变，1例转为窦性心律，1例转为一度；11例未治疗的病例中，8例进展为三度，2例维持二度，1例转为窦性心律。2018年1篇Meta分析[15]共纳入来自5项研究的71例免疫相关二度AVB胎儿，糖皮质激素干预组和非干预组宫内进展为三度AVB的发生率分别为52%及73%，转为一度AVB及窦性心律的发生率分别为25%及23%，新生儿期完全恢复为窦性心律的比例分别为21%及9%，两组间均没有统计学差异。综上，糖皮质激素是否可以改善胎儿免疫相关二度AVB的预后转归仍缺乏有力的证据支持。但是我们认为鉴于免疫相关二度有进展为三度AVB的风险及糖皮质激素干预后仍有部分患胎转律的可能，在获得患胎父母知情同意及严格监测母胎副作用的情况下，可尝试糖皮质激素治疗，但其有效性及安全性有待进一步探究。

（4）三度AVB：现有的证据表明，三度AVB一旦发生，往往不可逆转，且短期及长期预后均较差，除了上述拟交感药物及地高辛外，如果并发其他心脏免疫损伤表现，如心脏膜弹力纤维增生症、瓣膜反流、心脏长大，可加用糖皮质激素治疗[16]；对于无其他心脏免疫损伤表现的免疫相关三度AVB，少量研究提示产前糖皮质激素干预可以预防宫内其他心脏免疫损伤的发生、减少新生儿红斑狼疮非心脏表现的发生，甚至延后出生后首次起搏器植入时间等。基于三度AVB的不良预后及不可逆转性，及时发现一度和二度AVB并进行早期干预成为可能改善这一疾病群体的关键。2018年1项研究[17]共纳入273例抗SSA阳性的孕妇，在孕18～26周每天监测2次胎儿心率及心律，21例孕妇发现异常，其中5例在发现异常后3 h就诊，9例在发现异常后＞3～12 h就诊，7例在发现异常后＞12 h就诊。1例孕妇在＜12 h发现胎儿二度AVB，并开始接受地塞米松及IVIG治疗，后恢复为窦性心律，证实及时发现、及时处理的重要性；另外2例孕妇，其胎儿心律从完全正常到三度AVB的检出分别＜12 h、＜24 h，然而，即使积极接受激素及IVIG治疗，也未能逆转其进展；2例胎儿出生后均接受起搏器治疗。这项研究提示从窦性心律进展为三度AVB可以发生在＜12 h，常规的监测方案（每周1～2次）往往不能监测早期发生的三度AVB，如何真正做到早期发现，掌握最佳的治疗时间窗，有待进一步探究。胎儿缓慢性心律失常干预流程可参考图7-5-1。

七、胎儿心脏起搏治疗

1986年Carpenter等[18]经外科方式完成了第1例胎儿CAVB的起搏器植入。2003年，Assad等[19]经母体腹部、子宫、胎儿胸壁穿刺胎儿左心室心肌，通过18G穿刺鞘组植入新型T形起搏电极进行胎儿心脏起搏，胎儿起搏心率140次/min。尽管上述研究结果不理想，最终都出现胎儿死亡，但这种治疗方式激励学者们进行相关探索。2005年，Fayn等[20]在人类胎儿进行了超声指导下胎儿起搏器植入的可行性研究，研究中对起搏器大小、电池要求、不同胎龄胎儿剑突至心包距离和穿刺角度、不同胎儿心力衰竭状态下的起搏指征及模式等临床问题进行探索，这些经验的积累无疑将促进胎儿心脏起搏治疗技术的进步。

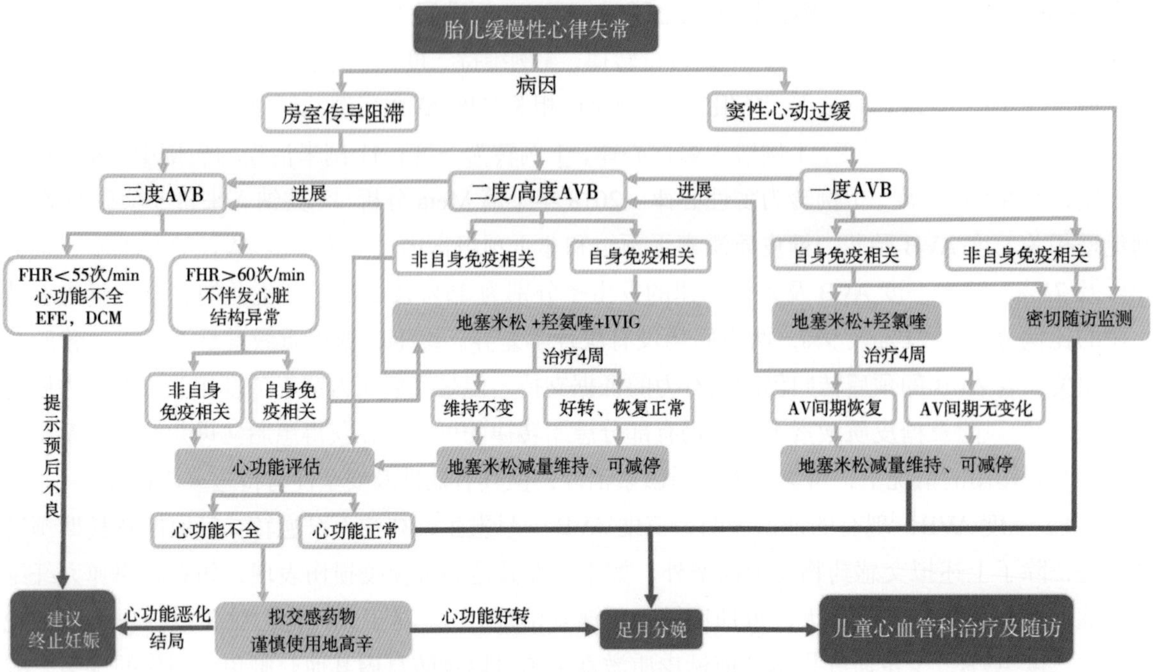

图 7-5-1　胎儿缓慢性心律失常干预流程

八、总结与展望

妊娠早、中期胎儿的交感神经系统发育尚不健全，可导致胎儿心脏搏动异常，随着心脏交感神经逐渐发育完善，大部分胎儿心脏异常搏动会逐渐消失。对于一过性、不造成胎儿血液动力学改变的胎儿心律失常，无需特殊干预，密切随访其演变。必须认识到，持续性、可造成胎儿血液动力学明显改变及重要脏器继发性损伤的严重胎儿心律失常，往往藏匿于普通心律失常患儿中，且多由简单、无血液动力学影响的心律失常逐渐发展及恶化，甚至还可表现为紊乱性、多源性心律失常，并可导致胎儿心力衰竭发生。因此，临床工作中应加强对高危胎儿监护，及时发现需产前干预的心律失常胎儿；对于已经发现的心律失常胎儿应定期随访，明确其演变方向；对于一过性、非持续性、不造成致胎儿血液动力学改变的胎儿心律失常应加强监测，为孕妇及其家庭提供正确的咨询及指导，增强他们的信心；对于随访甄别出来的持续性、可能造成或已经造成了胎儿血液动力学明显改变的严重心律失常胎儿应及时治疗，尽量减少异常血液动力学持续时间，防止胎儿重要脏器损害；对于发现时已经处于终末期的心律失常胎儿，或经治疗无效或病情恶化的胎儿，应在医师的监护下协助孕妇及其家庭做出终止妊娠的决策。

尽管胎儿心律失常产前诊断及产前干预已取得较大进步，但仍存在较多不足：①不同测量方法、不同孕龄及不同心率下胎儿 AV 间期正常值的缺乏导致目前尚无统一胎儿一度 AVB 的诊断标准，常规的超声心动图技术尚不能很好鉴别短 VA 间期及长 VA 间期的 SVT，对于二度Ⅱ型 AVB（2∶1 下传）与房性期前收缩二联律伴阻滞的鉴别同样存在难点，此外，胎儿长 QT 间期综合征产前诊断仍存在较多困难，这些困境限制了部分胎儿心律失常产前干预方案的完善；②对于胎儿快速性心律失常，如何根据不同 SVA 类型、是否合并胎儿水肿选择个体化治疗方案，提高宫内转律成功率及缩短转律时间，尚有待进一步探究；③糖皮质激素及 IVIG 在不同类别免疫介导胎儿缓慢性心律失常产前干预中的有效性及安全性尚不明确，如何早期发现免疫介导的早期损伤征象并进行干预，避免三度 AVB 的发生，这些问题目前均尚未明确。相信随着部分多中心前瞻性随机对照实验结果的累积，各国学者结合临床实际，制订符合统一标准的可行性方案，一定能促进胎儿心脏病学的极大进步。

（华益民 周开宇 王 川）

参考文献

[1] Jaeggi ET, Fouron JC, Silverman ED, et al. Transplacental fetal treatment improves the outcome of prenatally diagnosed complete atrioventricular block without structural heart disease[J]. Circulation, 2004, 110: 1542-1548.

[2] Krapp M, Baschat AA, Gembruch U, et al. Flecainide in the intrauterine treatment of fetal supraventricular tachycardia[J]. Ultrasound Obstet Gynecol, 2002, 19: 158-164.

[3] Saleeb S, Copel J, Friedman D, et al. Comparison of treatment with fluorinated glucocorticoids to the natural history of autoantibody-associated congenital heart block: retrospective review of the research registry for neonatal lupus[J]. Arthritis Rheum, 1999, 42: 2335-2345.

[4] Clancy RM, Neufing PJ, Zheng P, et al. Impaired clearance of apoptotic cardiocytes is linked to anti-ssa/ro and-ssb/la antibodies in the pathogenesis of congenital heart block[J]. J Clin Investig, 2006, 116: 2413-2422.

[5] Chockalingam P, Jaeggi ET, Rammeloo LA, et al. Persistent fetal sinus bradycardia associated with maternal anti-ssa/ro and anti-ssb/la antibodies[J]. J Rheumatol, 2011, 38: 2682-2685.

[6] Sonesson SE, Salomonsson S, Jacobsson LA, et al. Signs of first-degree heart block occur in one-third of fetuses of pregnant women with anti-ssa/ro 52-kd antibodies[J]. Arthritis Rheum, 2004, 50: 1253-1261.

[7] Vesel S, Mazić U, Blejec T, et al. First-degree heart block in the fetus of an anti-ssa/ro-positive mother: reversal after a short course of dexamethasone treatment[J]. Arthritis Rheum, 2004, 50: 2223-2226.

[8] Tunks RD, Clowse ME, Miller SG, et al. Maternal autoantibody levels in congenital heart block and potential prophylaxis with antiinflammatory agents[J]. Am J Obstetr Gynecol, 2013, 208: 64. e61-e67.

[9] Liao H, Tang C, Qiao L, et al. Prenatal management strategy for immune-associated congenital heart block in fetuses[J]. Front Cardiovasc Med, 2021, 8: 644122.

[10] Tang C, Yu H, Shao S, et al. Case report: prenatal diagnosis and treatment of fetal autoimmune-associated first-degree atrioventricular block: first report from china[J]. Front Cardiovasc Med, 2021, 8: 683486.

[11] Friedman DM, Kim MY, Copel JA, et al. Prospective evaluation of fetuses with autoimmune-associated congenital heart block followed in the pr interval and dexamethasone evaluation (pride) study[J]. Am J Cardiol, 2009, 103: 1102-1106.

[12] Doti PI, Escoda O, Cesar-Díaz S, et al. Congenital heart block related to maternal autoantibodies: descriptive analysis of a series of 18 cases from a single center[J]. Clin Rheumatol, 2016, 35: 351-356.

[13] Izmirly PM, Saxena A, Kim MY, et al. Maternal and fetal factors associated with mortality and morbidity in a multi-racial/ethnic registry of anti-ssa/ro-associated cardiac neonatal lupus[J]. Circulation, 2011, 124: 1927-1935.

[14] Levesque K, Morel N, Maltret A, et al. Description of 214 cases of autoimmune congenital heart block: results of the french neonatal lupus syndrome[J]. Autoimmun Rev, 2015, 14: 1154-1160.

[15] Ciardulli A, D'Antonio F, Magro-Malosso ER, et al. Maternal steroid therapy for fetuses with second-degree immune-mediated congenital atrioventricular block: a systematic review and meta-analysis[J]. Acta Obstetr Gynecol Scand, 2018, 97: 787-794.

[16] Eliasson H, Sonesson SE, Sharland G, et al. Isolated atrioventricular block in the fetus: a retrospective, multinational, multicenter study of 175 patients[J]. Circulation, 2011, 124: 1919-1926.

[17] Cuneo BF, Sonesson SE, Levasseur S, et al. Home monitoring for fetal heart rhythm during anti-ro pregnancies[J]. J Am Coll Cardiol, 2018, 72: 1940-1951.
[18] Carpenter RJJr, Strasburger JF, Garson AJr, et al. Fetal ventricular pacing for hydrops secondary to complete atrioventricular block[J]. J Am Coll Cardiol, 1986, 8: 1434-1436.
[19] Assad RS, Zielinsky P, Kalil R, et al. New lead for in utero pacing for fetal congenital heart block[J]. J Thorac Cardiovasc Surg, 2003, 126: 300-302.
[20] Fayn E, Chou HA, Park D, et al. Ultrasonic biophysical measurements in the normal human fetus for optimal design of the monolithic fetal pacemaker[J]. Am J Cardiol, 2005, 95: 1267-1270.

第 6 节　先天性完全性房室传导阻滞的治疗时机

先天性完全性房室传导阻滞（congenital complete atrioventricular block，CCAVB）指子宫内、出生时或出生后 28 d 发现的完全性房室传导阻滞[1]，依据其病因分类如下。①心脏结构异常累及传导束：如矫正型大动脉转位、左房异构、房室间隔缺损、右室双出口等；②免疫性：母体抗 SSA/Ro 等自身抗体阳性介导免疫炎症反应导致的传导束损伤[2]；③基因突变导致的遗传性离子通道病：如进行性心脏传导系统障碍（PCCD）、长 QT 间期综合征（LQTS）等；④特发性：无明确的致病原因。

一、流行病学特点

CCAVB 临床较为罕见，发生率为 1/22000 ~ 1/15000，其中免疫性介导的 CCAVB 占 60% ~ 90%[3]。自身抗体阳性的妇女，初次妊娠胎儿 CCAVB 的发病率为 2% ~ 5%，再次妊娠发病率为 12% ~ 25%[4]，第 3 胎时发生 CCAVB 的风险更高[5]。CCAVB 各病因的构成比详见图 7-6-1[6]。

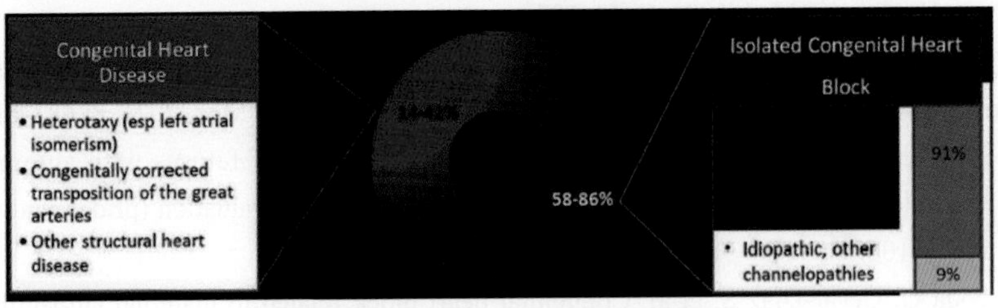

图 7-6-1　CCAVB 各病因的构成比

CCAVB 中先天性心脏病占 14% ~ 42%（Brucato 等，2003），其余为孤立性 CCAVB。孤立性 CCAVB 中 91% 为免疫介导的胎儿房室阻滞，特发性或离子通道病占 9%（Brucato 等，2011；Buyon 等，1995）（Pruetz J, Miller J, Loeb G, et al, Prenatal diagnosis and management of cong enital complete heart bloclc[J]. Birth defects research, 2019, 111(8): 380-388.）

在母亲患有结缔组织病时，自身抗体可损伤发育中的心脏传导系统，使其胎儿从妊娠约 20 周即可发生完全性房室传导阻滞。CCAVB 可导致胎儿或出生后死亡，其围产期死亡率 16% ~ 19%，< 1 岁死亡率达 20%[3]，< 20 岁死亡率高达 45%[7]。预后不良的风险因素包括早产（< 32 周）、孕早期发生房室传导阻滞（孕龄< 20 周）、心室逸搏心率过低（心室率≤ 55 次 /min），胎儿水

肿或左心室功能受损[4, 8-9]。此外，CCAVB 的患儿，当心室率＜ 60 次 /min 时，发生扩张型心肌病的风险增加；当心室率＜ 50 次 /min 时，不仅扩张型心肌病的风险增加，而且猝死和心脏停搏依赖的室性心动过速风险增加[10]。

二、临床表现

CCAVB 的患儿临床症状轻重不一。胎儿期多为产检时发现胎心慢，轻者可无明显表现，重者表现为胎儿水肿、胎死宫内。生后轻者无明显症状，重者可出现全心增大、心功能不全、生长发育受限、活动耐力下降、晕厥和猝死[11]。起搏治疗可以降低 CCAVB 相关症状和风险的发生[11]。李小梅等报道 3 例免疫性 CCAVB 的新生儿，孕龄 20 ~ 24 周起病，胎心 35 ~ 55 次 /min，分别于生后 24 h、出生即刻及生后 44 d（孕龄 31 周剖宫娩出）植入心外膜永久起搏器，随访 3 个月 ~ 2.5 年心功能及生长发育正常，儿童神经心理行为检查量表评估在正常范围[12]。

CCAVB 患儿，胎儿期主要通过胎儿超声心动图评估房室收缩的关系明确诊断（图 7-6-2）[6]。生后可通过心电图、24 h 动态心电图（Holter）明确诊断。

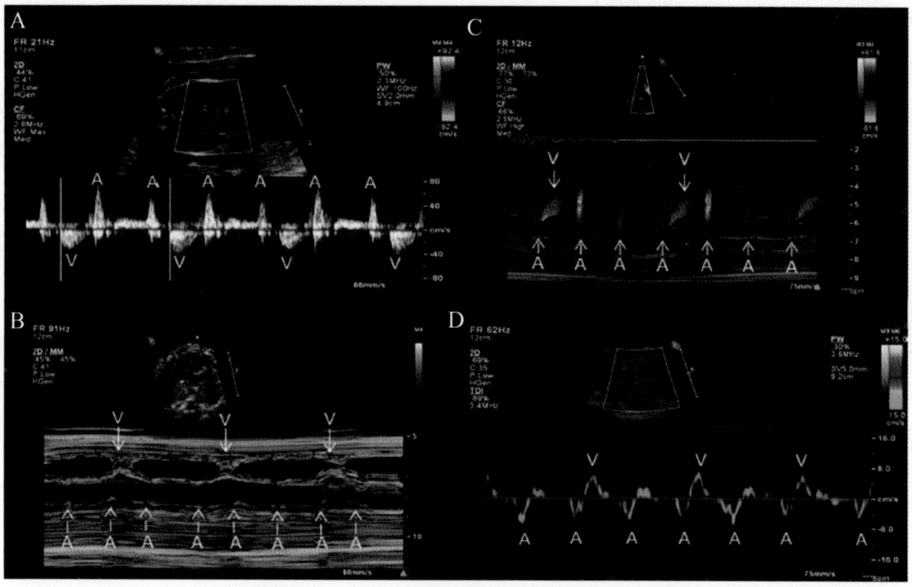

图 7-6-2 先天性房室阻滞胎儿超声心动图

胎儿超声心动图显示为二度（房室 2：1 ~ 3：1 下传）及三度（房室无相关性）房室传导阻滞。A. 脉冲多普勒；B. M 超；C. 彩色多普勒中 M 超；D. 组织多普勒。A 为心房，V 为心室

三、免疫性 CCAVB 的宫内治疗

一旦胎儿宫内发生 CCAVB，母亲应用地塞米松等药物并不能逆转传导阻滞或改善胎儿预后[4, 13]。

四、起搏治疗

CCAVB 患儿不仅面临早产的风险，而且有年龄小、体重低、外周血管细小及部分免疫导致多

系统受累等特点，因此起搏治疗面临诸多的难点和挑战，新生儿期需起搏治疗时更为突出。

（一）宫内胎心监测及心功能评估

① CCAVB 的胎儿应定期监测胎心率；②每 1 ~ 2 周行胎儿超声心动图检查，评价心脏大小、心功能及是否存在心包积液；③同期行系统胎儿超声检查评估胎儿是否存在胎儿水肿，如胸腔、心包、腹腔积液及皮肤水肿（≥ 5 mm）、胎盘增厚（> 6 cm）或羊水过多等。

（二）胎儿期起搏

有文献报道胎儿期试图通过微创技术将起搏电极直接置入心室，通过脐静脉放置于右心室或外科手术切口将电极缝在心室表面。该类操作为有创性、技术难度大和风险高，植入后因易发生起搏电极移位或手术相关并发症而失败[5-6]，提示宫内起搏治疗风险大而获益小甚至不能获益。若紧急剖宫产提前分娩胎儿，早产叠加 CCAVB 的风险，患儿将面临更加巨大的风险和挑战。

（三）娩出时机的选择

胎儿 CCAVB 选择提前娩出的指征：①胎儿心功能正常状态下，胎龄 37 周左右；②宫内发育迟滞 / 停止生长；③胎儿心功能不全和（或）胎儿水肿；④胎儿宫内窘迫或其他紧急娩出指征。当心室逸搏节律在 50 ~ 80 次 /min，多足以支持胎儿正常的生长发育至足月，但需仔细监测妊娠情况。与先天性心脏病相关的胎儿房室传导阻滞往往对缓慢心率难以耐受，当胎儿的肺已经发育到相对成熟状态（可适应宫外生活）时，可选择提前分娩并植入起搏器。李小梅等报道 3 例免疫性 CCAVB 患儿，其中 2 例于胎儿较早期（孕龄 20 ~ 22 周）发生 CCAVB，持续胎心过缓（35 ~ 50 次 /min），不同程度的心功能不全，分别至孕龄 37^{+4} 周和 36^{+6} 周娩出，出生体重分别为 2270 g 和 2500 g，提示 CCAVB 患儿宫内即使是非常慢的逸搏心室率，且全心代偿性扩大，绝大多数胎儿还是能维持血流动力学的稳定，可能与胎儿在宫内生长发育主要依赖母体的循环系统有关。接近足月分娩的胎儿，将有条件在其被娩出后对其行起搏治疗[12]。因此，将择期分娩推迟到妊娠足月和选择具有相关经验和条件的心脏中心的综合医院分娩可以改善新生儿的整体状况和结果[14]。

（四）起搏治疗时机的选择

随着对 CCAVB 认识的不断进步和循证医学证据的增加，2021 年 PACES 儿童器械植入和 2023 年我国儿童心血管植入性电子器械专家共识中指出：CCAVB 的新生儿和婴儿平均心室率可以为起搏器植入决策提供客观依据，但决定起搏治疗时机尚需考虑出生体重、心功能和并发症等因素[15-16]。以下情况需要接受起搏器植入：①有心动过缓症状；②出现宽 QRS 逸搏心律、复杂心室逸搏或心功能不全；③左室扩大（Z 值≥ 3）伴随显著的二尖瓣关闭不全或收缩功能障碍；④< 3 个月婴儿平均心室率< 55 次 /min，> 3 个月婴儿平均心室率< 50 次 /min，心室率长间歇或合并变时心功能不全或合并先天性心脏病时平均心室率< 70 次 /min[15-16]。

（五）新生儿期起搏治疗路径及方式的选择

胎儿心动过缓是公认的围产期死亡的重要危险因素，鉴于胎儿期心室率较新生儿期心室率差异不大，胎儿期心动过缓的严重程度可以作为新生儿期起搏器植入的预测指标[1]。

（1）新生儿期起搏电极植入路径：基于新生儿期的整体条件，植入永久起搏器需选择心外膜途径。根据出生前对胎心的评估，如需出生即刻植入起搏器者，可选择出生即刻植入永久起搏器或即刻行临时起搏后择期行心外膜永久起搏器植入。常规临时起搏电极经股静脉途径植入，但新生儿股静脉过细而缺乏植入临时起搏电极路径。李小梅等报道采用经脐静脉为临时起搏电极入路，成功植入临时起搏电极至右心室，待数日患儿状态稳定后植入永久起搏器（图 7-6-3）[12]。临时起搏电极存在的问题是电极头端不易固定，容易脱位导致起搏失败。娩出即刻直接行心外膜永久起搏植入，可避免临时起搏电极脱位的风险[12]。

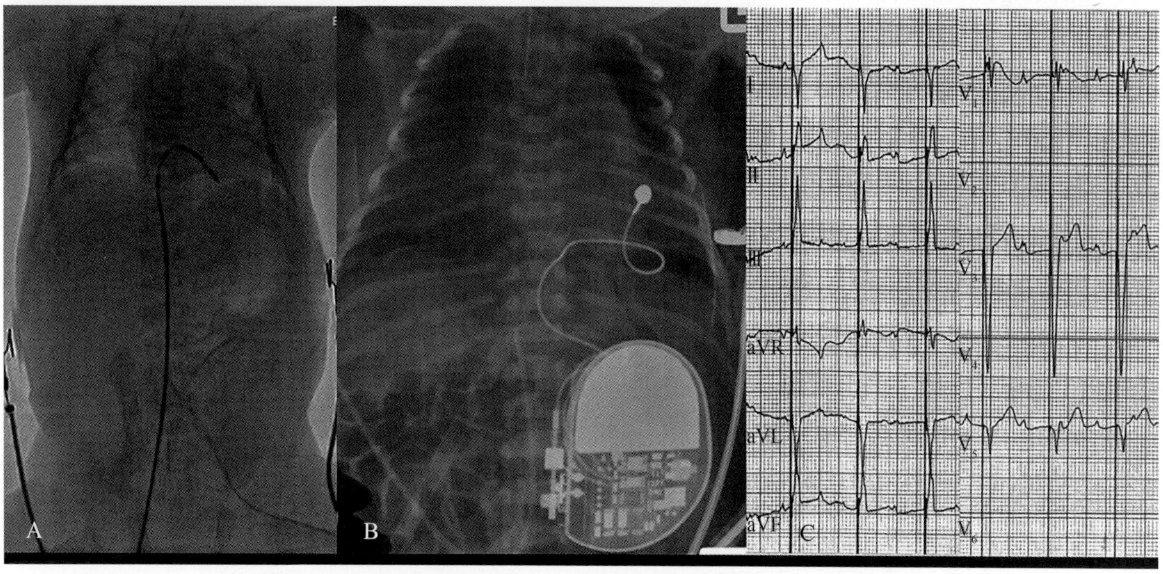

图 7-6-3 经脐静脉临时起搏、心外膜永久起搏影像及起搏心电图

A. 经脐静脉植入临时起搏器；B. 剑突下小切口心外膜永久起搏器植入，起搏器放置于腹部皮下囊袋中；C. 心外膜永久起搏心电图，显示心室起搏心律，QRS 时限 90 ms

（2）新生儿期起搏功能的选择：低龄儿窦性频率较快，过早植入双腔起搏器 DDD 模式导致的心室高频率起搏会造成心室功能下降，治疗策略为选择 VVIR 起搏模式而延缓双腔起搏。在低龄儿应选择单腔心室起搏直到患儿成长为青少年或有明确的临床适应证再升级为双腔起搏[3]。

（3）新生儿心外膜起搏电极植入部位：目前公认且欧洲心律学会 / 欧洲儿科和先天性心脏病协会“儿童心律失常药物与非药物治疗专家共识”推荐的心外膜起搏部位为左室心外膜起搏，可防止长期起搏引起的起搏器综合征[17-18]。但左室心外膜起搏需左侧开胸及腹部制作囊袋 2 个切口，创伤相对较大。新生儿身长较小，剑突下正中小开口即可暴露肺动脉瓣下心室间隔位置，故可以考虑剑突下切口作为心外膜起搏电极植入及腹部起搏器囊袋的路径[12]。李小梅等报道 3 例患儿均经剑突下小切口行心外膜起搏器植入，此方法优势在于：①起搏电极位于右室流出道间隔部位，可获得良好的心室同步性；②剑突下小切口，心包内电极预留弯度，经原切口向下分离左上腹皮肤及皮下组织，制作囊袋，将起搏器置于腹部皮下囊袋中，电极放置与腹部起搏器囊袋为同 1 个切口，以减少创伤；③缩短起搏电极至起搏器囊袋的距离，降低随生长起搏电极断裂的风险；④随访电极起搏阈值等参数稳定且良好，提示当前心外膜起搏电极工艺及该部位起搏可以维持良好的远期起搏阈值，心功能保持正常提示该起搏部位可有效保护心功能。因此，新生儿期通过剑突下切口将永久起搏电极固定于近右室流出道中后间隔部位是良好选择[12]。

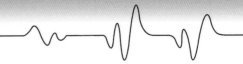

（张　仪　李小梅）

参考文献

[1] Pick J, Silka MJ, Bar-Cohen Y, et al. Third trimester fetal heart rates in antibody-mediated complete heart block predict need for neonatal pacemaker placement[J]. Pediatr Cardiol, 2022, 43(2): 324-331.

[2] Steinberg L. Congenital Heart Block[J]. Card Electrophysiol Clin, 2021, 13(4): 691-702.

[3] Chandler SF, Fynn-Thompson F, Mah DY. Role of cardiac pacing in congenital complete heart block[J]. Expert Rev Cardiovasc Ther, 2017, 15(11): 853-861.

[4] Liao H, Tang C, Qiao L, et al. Prenatal management strategy for immune-associated congenital heart block in fetuses[J]. Front Cardiovasc Med, 2021, 8: 644122.

[5] Brito-Zerón P, Izmirly PM, Ramos-Casals M, et al. Autoimmune congenital heart block: complex and unusual situations[J]. Lupus, 2016, 25(2): 116-128.

[6] Pruetz J, Miller J, Loeb G, et al. Prenatal diagnosis and management of congenital complete heart block[J]. Birth Defects Res, 2019, 111(8): 380-388.

[7] Jaeggi E, Hamilton R, Silverman E, et al. Outcome of children with fetal, neonatal or childhood diagnosis of isolated congenital atrioventricular block. A single institution's experience of 30 years[J]. J Am Coll Cardiol, 2002, 39(1): 130-137.

[8] Brito-Zerón P, Izmirly P, Ramos-Casals M, et al. The clinical spectrum of autoimmune congenital heart block[J]. Nat Rev Rheumatol, 2015, 11(5): 301-312.

[9] Hernstadt H, Regan W, Bhatt H, et al. Cohort study of congenital complete heart block among preterm neonates: a single-center experience over a 15-year period[J]. Eur J Pediatr, 2022, 181(3): 1047-1054.

[10] Breur JM, Kapusta L, Stoutenbeek P, et al. Isolated congenital atrioventricular block diagnosed in utero: natural history and outcome[J]. J Matern Fetal Neonatal Med, 2008, 21(7): 469-476.

[11] Balmer C, Fasnacht M, Rahn M, et al. Long-term follow up of children with congenital complete atrioventricular block and the impact of pacemaker therapy[J]. Europace, 2002, 4(4): 345-349.

[12] 张仪，李小梅，靳永强，等. 新生儿期起搏治疗免疫性先天性完全性房室阻滞 3 例 [J]. 中华儿科杂志，2022, 60(2): 144-146.

[13] Lopes L, Tavares G, Damiano A, et al. Perinatal outcome of fetal atrioventricular block: one-hundred-sixteen cases from a single institution[J]. Circulation, 2008, 118(12): 1268-1275.

[14] Al Bizri A, Boghossian N, Nassar A, et al. Timing of term elective cesarean section and adverse neonatal outcomes: A multi-center retrospective cohort study[J]. PLoS One, 2021, 16(4): e0249557.

[15] Writing Committee M, Shah MJ, Silka MJ, et al. 2021 PACES expert consensus statement on the indications and management of cardiovascular implantable electronic devices in pediatric patients[J]. Heart Rhythm, 2021, 18(11): 1888-1924.

[16] 中国生物医学工程学会心律分会. 中国儿童心血管植入性电子器械专家共识 [J]. 中国心脏起搏与心电生理杂志，2023, 37(1): 1-11.

[17] Janoušek J, van Geldorp I, Krupičková S, et al. Permanent cardiac pacing in children: choosing the optimal pacing site: a multicenter study[J]. Circulation, 2013, 127(5): 613-623.

[18] Brugada J, Blom N, Sarquella-Brugada G, et al. Pharmacological and non-pharmacological therapy for arrhythmias in the pediatric population: EHRA and AEPC-Arrhythmia Working Group joint consensus statement[J]. Europace, 2013, 15(9): 1337-1382.

Chapter 8 第八章

遗传性心律失常

第1节 概述

遗传性心律失常是由于编码心肌细胞离子通道的基因突变导致心肌细胞离子通道功能异常，心脏电生理异常和心律失常的一类疾病。心律失常以快速性常见，也可为缓慢性。常见的遗传性心律失常类型包括长QT间期综合征、短QT间期综合征、Brugada综合征、早复极综合征、儿茶酚胺敏感性室性心动过速、进行性心脏传导疾病、特发性心室纤颤及婴幼儿猝死综合征等。

这些疾病虽然发病率低，为1/10000～1/2000，但当合并恶性心律失常，特别是心脏骤停时，预后差，可导致意识丧失和心源性猝死，是专科医生需要识别的重要疾病之一[1]。心源性猝死在中国每年发生54.4万例[2]，遗传性心律失常是各年龄段占第3位的致病原因。在青少年患者尸检中，40%～50%无法明确死因[3]，对这些没有明确器质性心脏病的猝死者，遗传性心律失常相关的筛查有重要诊断价值[4]。

遗传性心律失常患者可长期无症状，但也可初发症状是心脏骤停甚至心源性猝死，部分患者可在一定时间内多次发生晕厥或心脏骤停，因此早期诊断和积极治疗是预防心源性猝死的重要手段。特征性临床表现和心电学（包括常规、动态和运动心电图及事件记录器等）改变是明确诊断的基本手段。基因检测及对检测结果的合理判读是重要的辅助诊断手段，检测到明确的致病突变对长QT间期综合征的诊断和分型有重要意义，但检出率约为80%。其他类型遗传性心律失常则检出率可能＜30%。

对这些患者不能单纯依靠基因学结果作为确定或否定诊断的依据。此外，基因突变的复杂性、基因突变的外显率差异性及基因型和表型的不一致性，造成携带相同致病基因的不同患者临床表现可轻可重，甚至无异常表现[5]，有些临床表现典型的患者也可无法找到明确的致病基因[6]。在过去的10年中，8.4%的有临床意义的与遗传性心律失常相关的基因突变发生了根本变化[7]，新的基因不断被发现或需要更多功能学研究，对这类疾病遗传背景的认识也需要深入，对基因检测的诊断价值及其指导治疗和评估预后的意义都需要进一步研究。

遗传性心律失常的鉴别诊断经常较为困难，原因：①多数不合并心脏结构改变；②心电学改变和心律失常的发生有时间性，并受多种生理（如自主神经功能异常、运动等）、病理（如电解质紊乱、惊吓、自身或环境温度改变等）和药理（如延长QT间期的药物和钠通道阻滞剂加重

Brugada 表型[8]等）的影响；③合并心律失常发作时的临床表现与癫痫和血管迷走性晕厥等众多疾病的有一定相似性，且可能合并出现，临床医生在诊断与鉴别过程中应避免把遗传性心律失常造成的晕厥或心脏骤停造成的阿斯综合征当成原发性癫痫，避免把可能致死的心律失常性晕厥当成预后相对较好的血管迷走性晕厥；当心律失常造成心脏较长时间搏出量不足以维持器官需要时，可能合并心、脑、肾和肝损伤的多器官损害的特征，临床应避免把心脏骤停继发的器官损伤误认为是原发性疾病。

遗传性心律失常一经诊断，最重要的是要根据具体疾病类型进行合理的危险分层，不同类型的疾病有不同的危险分层。分层原则有很大不同，掌握并进行合理的危险分层对确定治疗方案有极为重要的价值，临床应避免遗漏高危患者或对高危患者治疗不充分，同时也应避免对低危或亚临床患者进行过度治疗。单纯进行植入式心脏转复除颤器（implantable cardioverter-defibrillator，ICD）治疗而忽视药物治疗或忽视对危险因子等因素的综合管理都需要及时发现并纠正。

这一类疾病合并的心律失常一般为恶性心律失常，心源性猝死发生率高，有些类型如儿茶酚胺敏感性室性心动过速、短 QT 间期综合征、LQT3 和 LQT8 等，死亡率可能＞ 50%。正确的诊断及分型、依据合理的危险分层进行恰当的处理，可大幅度改善患者的预后[4]。治疗手段主要分为患者教育、药物治疗及非药物治疗（包括介入治疗、ICD 或起搏治疗、颈交感神经切除术等）。患者教育包括避免诱发和加重因素（如儿茶酚胺敏感性室性心动过速患者避免高强度运动，Brugada 综合征患者避免使用钠离子通道阻滞剂等），定期随访等。由于患者多为青少年乃至婴儿，应优先考虑使用抗心律失常药物，非药物治疗如 ICD、射频消融术等往往不作为首选治疗方案。同时，由于这类疾病与遗传相关，在发现先证者之后还应对患者家系进行筛查，以找出所有潜在的高风险患者并及时干预。对生育期妇女，可能需要遗传咨询和生育（包括三代试管婴儿等）咨询。

（李檳汛　徐鸿轩　吴　林）

参考文献

[1] Schwartz PJ, Ackerman MJ, Antzelevitch C, et al. Inherited cardiac arrhythmias[J]. Nat Rev Dis Primers, 2020, 6: 58.

[2] Zaveri S, Qu YS, Chahine M, et al. Ethnic and racial differences in Asian populations with ion channelopathies associated with sudden cardiac death[J]. Front Cardiovasc Med, 2023, 10: 1253479.

[3] Bagnall RD, Weintraub RG, Ingles J, et al. A Prospective study of sudden cardiac death among children and young Adults[J]. N Engl J Med, 2016, 374: 2441-2452.

[4] 何培欣，吴林，蒋捷 . 青少年心脏性猝死的病因、预防与治疗 [J]. 中华心血管病杂志，2018, 46: 665-667.

[5] Probst V, Wilde AA, Barc J, et al. SCN5A mutations and the role of genetic background in the pathophysiology of Brugada syndrome[J]. Circ Cardiovasc Genet, 2009, 2: 552-557.

[6] Scrocco C, Bezzina CR, Ackerman MJ, et al. Genetics and genomics of arrhythmic risk: current and future strategies to prevent sudden cardiac death[J]. Nat Rev Cardiol, 2021, 18: 774-784.

[7] Rosamilia MB, Lu IM, Landstrom AP. Pathogenicity assignment of variants in genes associated with cardiac channelopathies evolve toward diagnostic uncertainty[J]. Circ Genom Precis Med, 2022, 15: e003491.

[8] 吴林，彭军，李檳汛 . Brugada 综合征：传统认识与更新 [J]. 临床心电学杂志，2020, 29: 161-170.

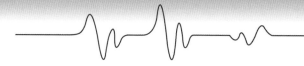

第 2 节　心律失常的遗传学基本概念

许多医学疾病的遗传基础在过去的数十年中取得了重大进展。现在有 40 多种不同的心血管疾病直接由编码心脏蛋白的基因变异所导致。这些心血管疾病包括遗传性心肌病、遗传性心律失常综合征、代谢紊乱、家族性主动脉病和先天性心脏病。确定心血管疾病的遗传病因可以及早发现有风险的无症状家庭成员，而且在某些情况下还有助于指导治疗和提示预后。本章节概述了目前在心脏病中基因检测和遗传咨询的相关知识，特别关注致心律失常的疾病。

一、遗传学基础

（一）DNA、基因和变异

随着人类基因组序列的完成和随后基因技术的进步，我们现在对人类的基因组成及基因组变异如何导致心血管疾病有了更清晰的了解[1]。

1. 基因

人类基因组由大约 32 亿个碱基对的 DNA 组成（由 4 种碱基组成：腺嘌呤、胸腺嘧啶、鸟嘌呤和胞嘧啶），总计大约 22000 个基因。每个基因被定义为 1 个分子单元，可以编码代表人体功能单元的 RNA 和蛋白质序列。在心血管疾病中，这些可以编码 RNA 和蛋白质的基因可产生变异，并导致疾病表型。在功能上，导致心血管疾病的致病基因编码了一系列蛋白质，包括与肌节、离子通道、细胞骨架结构和胚胎心脏发育相关的蛋白质。

2. DNA 变异

人类的 DNA 序列可能会发生变异或变化。这些变异可以广义地定义为单核苷酸变异。单核苷酸变异通常在特定种族人群中以可测量的低频率发生（$<$ 0.5% 等位基因频率）。然后，单核苷酸变异可以进一步分为改变蛋白质序列的（非同义变异）和不改变蛋白质序列的单核苷酸变异（同义变异）。每个人都可以出现罕见的变异，因此确定哪些可导致疾病是一个重大挑战。为了界定致病性的罕见变异，美国医学遗传学和基因组学学院（ACMG）制定了严格的分类标准[2]。

3. 致病性或可能致病性变异

目前已鉴定出许多类型的致病性变异[3]。心脏血管疾病中的绝大多数是错义变异，其中单个碱基对的变化导致一个氨基酸的变化或替换。其他变异可能会对编码的蛋白造成更显著的破坏，如导致阅读框移位和（或）下游蛋白出现截断，这可能导致蛋白质序列的重大变化或氨基酸的丢失而导致蛋白质缩短。后一种变异通常是由编码区中核酸的插入或缺失引起的。致病性或可能致病性这两个术语意味着对无症状亲属进行级联基因检测有预测可信度（表 8-2-1）。

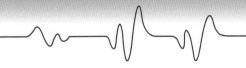

表 8-2-1　心脏基因检测的概率结果

可能的结果	对先证者的后果	对家庭的后果
未发现具有潜在临床重要性的变异（良性）	不确定的基因结果不能排除心脏遗传疾病，但应考虑重新评估表型	不能向家庭提供级联基因检测；建议高危亲属根据现行指南进行临床评估
发现意义不明的变异	需进一步鉴定变异的致病性，包括涉及表型的家庭成员的共分离研究	尽管变异的致病性存疑，但它不能用于为家庭成员的临床管理提供信息；不能提供级联基因检测；建议有风险的亲属根据指南进行临床评估
确定的致病性变异（致病性或可能致病性）	确认临床诊断；除家族性长 QT 间期综合征外，对治疗和预后的应用有限	在遗传咨询后，可对无症状的家庭成员进行级联基因检测
确定多种致病变异	确认临床诊断；可能解释严重的临床表型	必须讨论一级亲属的复杂遗传风险；无症状家庭成员的级联基因检测可在遗传咨询后进行
确定偶发或继发性致病变异	如何应对发现的偶发或继发性致病变异必须与先证者预先讨论	可以进行遗传咨询，以确定对家庭成员的临床和遗传影响

Ingles J, Semsarian C. Conveying a probabilistic genetic test result to families with an inherited heart disease[J]. Heart Rhythm, 2014, 11: 1073-1078.

（二）遗传方式

图 8-2-1 总结了 4 种主要的遗传模式。在大多数心血管遗传病中，遗传是常染色体显性遗传的，当变异仅存在于 1 个等位基因中时，疾病即可表达。因此，基因变异从父母传给后代的概率为 50%。大多数原发性心律失常和遗传性心肌病都是以这种方式遗传的。图 8-2-1 中的其他 3 种遗传模式明显更罕见。常染色体隐性遗传要求个体遗传 2 个等位基因上的变异才能发展为疾病（即从父母双方各遗传 1 个变异）。将基因变异从父母双方传给后代的概率为 25%。家族性长 QT 间期综合征的 Jervell-Lange-Nielsen 亚型是以常染色体隐性遗传方式遗传。X 连锁遗传是指基因变异位于 X 染色体上的情况。因此，男性会发展出表型，而女性通常是无症状的基因变异携带者。某些罕见的扩张型心肌病已被证明具有 X 连锁遗传模式。线粒体遗传是一种非孟德尔模式，其中疾病的传播完全通过女性传播，并涉及突变线粒体 DNA 遗传给后代。虽然不常见，但这种遗传形式常见于线粒体疾病，临床表现为肥厚型心肌病（HCM）的表型或基因型。

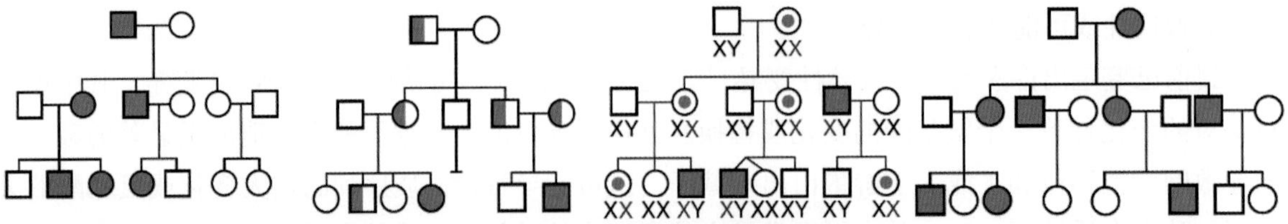

常染色体显性遗传　　常染色体隐性遗传　　X 关联隐性遗传　　线粒体遗传

图 8-2-1　心血管遗传病中最常见的 4 种遗传模式

常染色体显性遗传占遗传性心脏病＞90%。正方形：男性；圆圈：女性；未填充符号：临床上不受影响；填充符号：受到影响；符号中间的点：肯定携带者；半填充符号：常染色体隐性遗传家族中的杂合子基因携带者

二、心血管疾病的基因检测

（一）一般原则

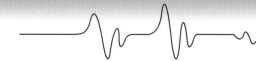

基因检测不是简单的血液检测，而每个家庭都会考虑许多因素。需要进行全面的心脏遗传学评估，包括对先证者透彻的心脏检查和明确诊断，需要遗传咨询以确保家属了解基因检测的可能结果，并获取详细的家族史，以了解疾病的外显率和疾病模式[1, 4]。

1. 详细和准确的表型分析的重要性

进行遗传学评估的基石是准确定义个体患者和家庭的临床表型。基因检测的最高产出通常基于已确诊疾病的患者队列。如在临床 HCM 中，密切关注家族史、临床症状及确定肥大的范围、分布和严重程度，对于临床鉴别 HCM 与其他 HCM 拟表型（或拟基因型）都至关重要。如法布雷病或糖原贮积病，具有不同的遗传病因。

2. 遗传咨询和知情同意

在所有患有遗传性心脏病的患者和家庭中，遗传咨询是必不可少的。基因检测的时间范围涵盖人生的各个阶段，从预先植入的胚胎或胎儿，到儿童和成人。适当的检测前和检测后遗传咨询是基因检测的重要组成部分。除了基因检测在家族中的诊断效用外，特定的基因结果还可以指导治疗并提供有关预后的信息。因此，心脏遗传咨询师在测试过程中起关键作用，确保个人能够理解每个可能结果的临床和社会心理影响、测试的局限性（包括解释结果的困难）及其他问题的讨论，如儿童基因检测、产前和植入前遗传学诊断及获得保险等。

3. 市售基因检测

自 2006 年以来，心脏病基因检测的速度缓慢、成本高昂，且只关注少数心脏基因。包括 50～100 个或更多基因的综合心脏基因检测包现在是常态，通常检测时间为 6～8 周。第二代测序技术的进步，使筛选大量基因的能力迅速提高，成本也在不断降低。事实上，现在临床水平上已经可以使用全外显子组测序（WES；所有 22000 个基因的整个编码区）或全基因组测序（WGS；整个基因组，包括编码区和非编码区）[5]。

（二）先证者基因检测

基因检测过程通常从先证者（或首例病例）开始。这通常是家族中第 1 个就诊的诊断明确的人。在基因咨询和知情同意后，可进行基因检测。结果可分为以下几类：①识别出具有致病性或可能致病性的变异体（具有致病性）；②未发现致病性变异（不确定的结果）；③在基因检测中目前尚不清楚该变异是致病性的还是良性的变异（意义不明的变异）。

1. 确定的致病性变异

确定 DNA 变异是否致病是具有挑战性的。大多数基因检测报告都会提供证据来证明变异在疾病致病性方面的特征，通常分为 5 类：从致病性、可能致病性、意义不明的变异、可能良性和良性变异进行分级。帮助对疾病因果关系进行分类的证据（即致病性和可能的致病性的统计数据）通常包括以下的因素，如一般人群数据库中不存在或频率非常低；基因组聚合数据库（gnomAD），来自与变异分类有关的文献或公共档案不相关个体的变异发生率报告（ClinVar）[6]；以及家庭中受影响的亲属的变异共分离现象的分析。PolyPhen 和 SIFT 等计算工具预测变异的保守性评分和功能后果是有用的，但在致病性方面它们都被认为只是支持性的，且只能提供低级别的证据。严格和持续更新的变异分类对于确保信息在家族中得到适当使用至关重要。

2. 意义不明的变异

在应用前面列出的标准后，可能存在不充分或相互矛盾的证据，这意味该变异体的致病性是不确定的。基因筛查技术的最新进展已经确定，在正常人群和特定心脏病人群的基因中，意义不明的变异发生率存在显著差异。鉴于目前的这种模糊性，意义不明的变异被认为是不确定的结果，且被认为用于其他家族成员的级联基因检测并不可靠。

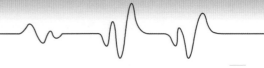

（三）家庭成员的级联基因检测

1. 家族基因检测

基因检测的最大用途是对其他家族成员的诊断用途（图 8-2-2）。一旦在先证者中鉴定出致病性或可能的致病性变异，这些信息可用于无症状的一级亲属及其他亲属，以识别携带该基因变异的人和不携带该基因变异的人，后者同样重要。这一过程称为级联基因检测，是在家庭中进行基因检测的主要用途。基因检测结果为阴性意味着个人不再需要持续的临床筛查，无需根据当前的临床指南进行数十年的昂贵心脏检查；阳性基因结果允许采用更有针对性的筛查方法，目的是预防严重的心脏事件。同样重要的是，级联基因检测可以明确其一级亲属（如儿童）的风险状况。对儿童进行级联基因检测是有用的，然而为了避免伤害，应谨慎待之。这其中心脏遗传咨询师的专业知识是必不可少的。在这种情况下，儿童心理学家可能有助于评估儿童理解遗传结果的能力，并确保测试不会产生不良的心理影响。

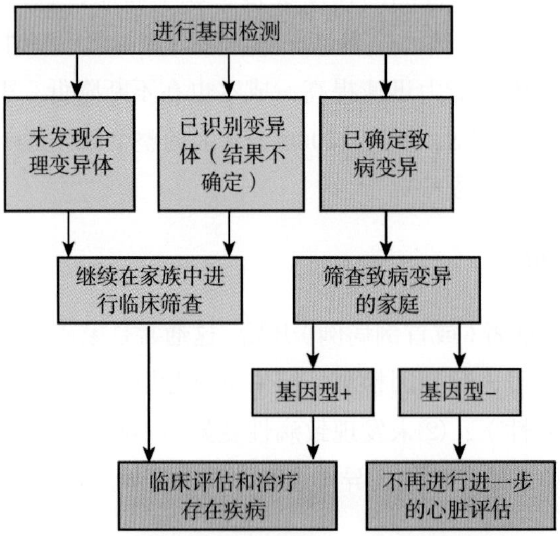

图 8-2-2　基因检测在遗传性心脏病家族中的作用

+：阳性遗传结果；-：阴性遗传结果

2. 沉默的基因变异携带者

由于遗传性心血管疾病家庭基因检测的增加，我们将识别出携带特定致病基因变异但没有临床表型的无症状亲属[7]。关于如何最好地管理这些无症状患者或他们是否会发展为临床疾病，人们知之甚少。对于以临床检测为金标准的疾病诊断（如遗传性心肌病），人们普遍认为不应将这些个体视为患者，而应仅将其视为未来发生疾病的易感性。在 HCM 中，该群体呈现出一个精彩纷呈的临床前人群。有些药物可能会被证明能有效预防和“治愈”疾病，而沉默的基因变异携带者将成为这些预防性药物随机对照试验的明确对象[8]。相比之下，遗传性心律失常综合征在诊断方面存在挑战，通过基因检测进行诊断是早期发现这类疾病的重要一步。

三、基因与心血管疾病

迄今为止，已经在 40 多种不同的遗传性心脏病中发现了数千种致病基因变异。表 8-2-2 提供了迄今为止发现的最常见的致病基因（发生在≥ 5% 的基因分型先证者中）。从广义上讲，在遗传性心肌病和致心律失常综合征中都发现了许多基因，这些基因都是以孟德式方式遗传的。多因素疾病（如心房纤颤和冠状动脉疾病）的遗传基础仍然是深入研究的焦点，尽管迄今为止在＞ 5% 的基因分型患者中尚未发现明确的致病基因。

（一）遗传性心律失常综合征

总的来说，遗传性心律失常综合征在遗传学上被定义为离子通道病，其中大多数变异发生在编码关键离子通道的蛋白和它们相关的结合蛋白上。具体来说迄今为止，主要发现了编码钾、钠和钙通道的基因变异。因此，这些变异定义了家族性长 QT 间期综合征、Brugada 综合征、儿茶酚胺敏感性多形性室性心动过速（CPVT）和短 QT 间期综合征的遗传基础。虽然这些疾病的临床特征各不相同，但从遗传学的角度来看，有一些要点需要说明。第一个关键点是基因检测的阳性率。在长 QT 间期综合征和 CPVT 中，基因检测的诊断率达 60% ~ 75%，大多数长 QT 间期综合征的变异集中存在 3 个基因（LQT 1 ~ 3），而 1 个基因（RYR2）占据了 CPVT 的大部分。相比之下，Brugada 综合征和短 QT 间期综合征的阳性率目前较低[9]，如在大约 20% 的 Brugada 综合征患者中找到 *SCN5A*。第 2 个关键点是遗传病因学中有趣的重叠现象。*SCN5A* 中的变异（表 8-2-2）已被证明会导致 LQT3 和 Brugada 综合征、心脏传导疾病和一些病例婴儿猝死综合征。这种共性可能反映了这些不同综合征中心律失常发展的一些机制重叠。

最近，遗传性 J 波综合征（如 Brugada 综合征和早期复极化综合征）的遗传学显示出一些进展[10-11]，尽管它代表了潜在遗传学方面最大的不确定性领域之一。Brugada 综合征的遗传学已经变得特别复杂，存在显著的临床异质性问题，且大型全基因组关联研究表明存在复杂的遗传[12]。有研究已发现早期复极化综合征的常染色体遗传的大家族，然而，有很少的基因参与其中[13]。笔者领导的团队近期发现 *SCN5A* 是导致心源性猝死的早期复极综合征的主要致病基因，尤其是 ERS3 型[14]。

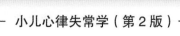

表 8-2-2 具有强致病性证据的基因

疾病	关键基因	基因检测的诊断率
遗传性心律失常		
长 QT 间期综合征（LQTS）	*KCNQ1*，*KCNH2*，*SCN5A*	60%～70%
儿茶酚胺敏感性多形性室性心动过速（CPVT）	*RYR2*，*CASQ2*	50%
Brugada 综合征（BrS）	*SCN5A*	20%
早期复极综合征（ERS）	*SCN5A*	10%（ERS3 型中比例最高）
短 QT 间期综合征（SQTS）	*KCNH2*，*KCNQ1*，*KCNJ2*	10%～20%
遗传性心肌病		
肥厚型心肌病（HCM）	*ACTC1*，*MYBPC3*，*MYH7*，*MYL2*，*MYL3*，*TNNI3*，*TNNT2*，*TPM1*	30%～50%
其他导致可能类似于肥厚型心肌病的疾病（HCM 拟表型）	*ACTN2*，*FLNC*，*GLA*，*LAMP2*，*PLN*，*PRKAG2*，*TTR*	
扩张型心肌病（DCM）	*BAG3*，*DES*，*DMD*，*DSP*，*EYA4*，*FLNC*，*LMNA*，*MYH7*，*PLN*，*RBM20*，*SCN5A*，*TNNC1*，*TNNI3*，*TNNT2*，*TTN*，*TPM1*，*VCL*	20%～30%
致心律失常性心肌病（AMC）	*DSC2*，*DSG2*，*DSP*，*JUP*，*PKP2*，*PLN*，*TMEM43*	50%

（二）遗传性心肌病

尽管对心肌病各亚型之间的认识范围和深度各不相同，但是目前能确定的具有遗传病因的心肌病主要有 5 种（目前关于遗传因果关系的背景知识见表 8-2-2）。研究最充分和最普遍的心肌病是 HCM[15]。迄今为止，8 个肌小节相关基因对 HCM 具有明确的临床有效性，另外 3 个基因（*JPH2*、*CSRP3* 和 *TNNC1*）显示出中等证据[16]。HCM 基因检测（P/LP 的变异）的诊断率约为 40%。

致心律失常性心肌病（AMC）已被重新定义为桥粒和闰盘的疾病，两者对细胞间黏附都很重要。尽管已经鉴定出许多基因，但最近的研究表明，这些基因中的背景 DNA 变异率很高，导致高信噪比。这使确定在这些基因中发现的变异是否具有致病性的过程变得复杂。家族性扩张型心肌病的遗传研究已鉴定出 30 多个携带致病基因变异的基因。要考虑的关键基因包括 *TTN*、*LMNA*、*SCN5A*、*DSP*、*RBM20*、*MYH7*、*PLN*、*FLNC* 和 *BAG3*。左心室致密化不全心肌病（LVNC）也是一种心肌病，有趣的是，孤立的左心室致密化不全心肌病（即不是某综合征的部分特征）可能由常染色体显性遗传、X 连锁基因和线粒体基因变异引起，突出了这种肌病机制的复杂性[17]。

四、基因检测的临床应用

基因检测在心血管疾病中的主要临床应用是诊断。除了确认先证者的疾病外，在所有遗传性心脏病中，关键应用是通过预测性基因检测以明确家庭成员的风险状况。在患有常染色体显性遗传性心脏病的先证者中，一级亲属有 50% 的概率获得阳性基因结果。在携带基因变异的患者中，应遵循特定疾病指南要求进行定期的临床监测。在 50% 的基因检测阴性的检测者中，不需要进一步的临床评估，检测者可以和其孩子们一起从潜在的数十年临床筛查中解脱出来（图 8-2-2）。在这种环境中进行基因检测对健康、经济的影响已被证明是一种非常具有成本效益比的策略。

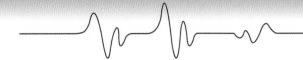

（一）疾病的早期发现

在某些情况下，基因检测结果可能会预示最佳治疗策略和预后。表 8-2-3 总结了基因检测对指示病例诊断、预后和指导治疗的影响。如在长 QT 间期综合征中，确定患者的基因型是 *LQT1*（*KCNQ1*）、*LQT2*（*KCNH2*）或 *LQT3*（*SCN5A*）可能会影响患者是否会受益于 β 受体阻滞剂及总体上可能如何影响预后，还需考虑其他临床因素，如性别、症状和 QT 间期延长的严重程度。预计随着越来越多的患者和家属进行基因分型，开展更多基于基因型的长期临床研究，将对基因型如何影响治疗反应和预后有更多的了解。

表 8-2-3　基因检测在疾病诊断、治疗和预后方面的比较

疾病	诊断价值	治疗价值	预后价值
LQTS	+++	++	+++
CPVT	+++	–	+
BrS	+	–	+
CCD	+	+	+
HCM	+++	+	++
ARVC	+	–	+/–
DCM	+	–	–
DCM + CCD	++	+	++
LVNC	+	–	–
RCM	+	+	+

基因检测的相对影响［–（可忽略不计）~+++（强）］。AMC：致心律失常性心肌病；BrS：Brugada 综合征；CCD：心脏传导疾病；CPVT：儿茶酚胺敏感性多形性室性心动过速；DCM：扩张型心肌病；HCM：肥厚型心肌病；LQTS：长 QT 间期综合征；LVNC：左心室致密化不全心肌病；RCM：限制性心肌病[1]

（二）不同年龄段的基因检测

儿童基因检测的综合指南考虑了与儿童、父母和家庭及潜在遗传性心脏病的医疗情况相关的许多因素。基因检测既可以在产前（即怀孕早期）进行，又可以在受孕时进行，这被称为植入前遗传学诊断。这些方法基于识别携带基因变异的胚胎，并仅植入那些未受基因变异影响的胚胎。尽管目前已有产前和植入前方法，但需要与家属广泛讨论，提供适当的咨询，并以知情的方式做出决定。由于遗传性心脏病的标志具有显著的临床异质性，因此大部分家庭通常不会做出这类选择。

（三）死后的基因检测

不明原因猝死的遗传学是一个备受关注的领域。在心源性猝死的病例中，如果未诊断为心脏病，且死后未确定死因，则通常怀疑为遗传性心律失常综合征[18]。对死后 DNA 进行基因检测（即“分子尸检”）可能有用，在 10%～15% 的病例中可提供基因诊断。尽管阳性率较低，但在这种情况下，基因诊断的效用很大（即为死者提供死亡原因，为家庭成员确定疾病风险的工具）。

五、家庭管理

（一）临床多学科的方法

先证者的基因诊断对家庭和亲属有重大影响。在发现遗传性心脏病的所有情况下，都应进行适当的临床筛查，并在可能的情况下进行基因筛查。对家庭成员进行临床和基因筛查的明确目标是识别那些有疾病临床证据的人或那些可能携带与先证者相同的致病变异但未表达临床表型的个体。如前所述，早期识别这些高危个体旨在预防疾病并发症，为早期治疗提供机会。如长 QT 间期综合征的基因携带者可能需要改变活动方式；避免使用延长 QT 间期的药物；开始 β 受体阻滞剂治疗；在某些情况下，考虑植入式心律转复除颤器。

因此，遗传性心脏病家族的管理是复杂的。有许多不同的问题需要考虑，如临床评估和管理；协调服务，包括遗传咨询和检测；患者教育和支持；对心理、社会和潜在法律问题的认识。因此，理想的护理模式是心脏病专家领导的多学科心脏遗传专科[18]。利用许多包括心脏病专家、临床遗传学家、心理学家和遗传咨询师等在内的卫生专业人员的专业知识，建成患者支持小组和研究中心等服务机构。这种类型的多学科模型已被证明可以改善遗传性心脏病患者的社会心理影响，特别是减少担忧和降低焦虑水平。

（二）基因咨询的关键作用

多学科团队的一个关键成员是心脏遗传学委员会。心脏遗传咨询师参与患者个体和更广泛家庭护理的许多方面[4]。遗传性心脏病的诊断会带来许多社会影响和情感后果，包括可能需要植入式心律转复除颤器、预后的不确定性、身体活动受限及将突变遗传给儿童的高风险和基因检测选择的遗传咨询问题。心脏遗传咨询师的关键作用之一是为所有接受基因检测的患者提供测试前和测试后的遗传咨询。随着基因结果的复杂性解释越来越难，这一点变得越来越重要。

六、道德、法律和社会影响

基因检测更广泛的伦理、法律和社会影响超出了本章的范围，且存在各种国家法规和规范。然而，围绕心脏病基因检测有几个常见问题，必须考虑伦理、法律和社会影响。其中许多都与使用这项技术的潜在危害有关，阐明在这些领域具有相当专业知识的多学科中心的重要性。

举个简单的例子就是涉及在生育决策中使用遗传信息。关于基因检测的可能性，特别是在生命早期，越来越多的人提出了疑问，包括对辅助生殖技术产生的胚胎进行植入前基因检测的作用。如果主治心脏病专家没有能力讨论这些问题，则应与遗传咨询师和（或）临床遗传学家合作提供遗传咨询。如前所述，这种多学科方法将有助于更全面地满足患者及其家人的需求，并将促进关于基因检测的伦理、法律和社会影响的公开和知情的讨论。因此，在这些对遗传性心脏病的遗传评估和家庭管理方面经验丰富的中心，进行遗传前检测咨询、基因检测和基因检测结果的解释尤为重要。

七、结论与期望

我们对心脏病遗传原因的理解已经取得了重大进展。目前，基因检测的广泛商业可用性促进了基因检测在临床心脏病学实践中的迅速引入。总体而言，基因检测的最大用途是通过预测性基因检测筛查和诊断高危相关患者。还有一些证据表明，潜在的基因型可能有助于指导治疗，并有助于评估预后。此外，最近开发的多基因风险评分结合了一系列易感基因的遗传变异，将对更复杂的心血管疾病（如冠状动脉疾病和心房纤颤）进行遗传评估。

随着我们的深入研究，所面临的挑战将是从更全面的基因测试中鉴定出大量变异。运用适当的生物信息学策略，从背景遗传噪声中识别出关键的 DNA 变异，并了解这些 DNA 变异所导致的功能变化，其中制订更全面的心血管疾病基因检测策略至关重要。

（胡 丹 江 洪）

参考文献

[1] Ackerman MJ, Priori SG, Willems S' et al. HRS/EHRA expert consensus statement on the state of genetic testing for the channelopathies and cardiomyopathies this document was developed as a partnership between the Heart Rhythm Society (HRS) and the European Heart Rhythm Association (EHRA)[J]. Heart Rhythm, 2011, 8: 1308-1339.

[2] Richards S, Aziz N, Bale S et al. Standards and guidelines for the interpretation of sequence variants: a joint consensus recommendation of the American College of Medical Genetics and Genomics and the Association for Molecular Pathology[J]. Genet Med, 2015, 17: 405-424.

[3] Ingles J, Semsarian C. Conveying a probabilistic genetic test result to families with an inherited heart disease[J]. Heart Rhythm, 2014, 11: 1073-1078.

[4] Ingles J, Yeates L, Semsarian C. The emerging role of the cardiac genetic counselor[J]. Heart Rhythm, 2011, 8: 1958-1962.

[5] Dewey FE, Grove ME, Pan C, et al. Clinical interpretation and implications of whole-genome sequencing[J]. JAMA, 2014, 311: 1035-1045.

[6] Landrum MJ, Lee JM, Riley GR, et al. ClinVar: public archive of relationships among sequence variation and human phenotype[J]. Nucleic Acids Res, 2014, 42: D980-D985.

[7] Maron BJ, Semsarian C. Emergence of gene mutation carriers and the expanding disease spectrum of hypertrophic cardiomyopathy[J]. Eur Heart J, 2010, 31: 1551-1553.

[8] Olivotto I, Ashley EA. I NHERIT (INHibition of the renin angiotensin system in hypertrophic cardiomyopathy and the Effect on hypertrophy-a Randomised Intervention Trial with losartan)[J]. Glob Cardiol Sci Pract, 2015, 2015: 7.

[9] Mazzanti A, Kanthan A, Monteforte N, et al. Novel insight into the natural history of short QT syndrome[J]. J Am Coll Cardiol, 2014, 63: 1300-1308.

[10] Huang Y, Chen XM, Barajas-Martinez H, et al. Common variants in SCN10A gene associated with Brugada syndrome[J]. Hum Mol Genet, 2021, 31: 157-165.

[11] Zeng B, Zhang X, Schimpf R, et al. Functional identification of hot-spot mutations in cardiac calcium channel genes associated with the J wave syndromes[J]. Philos Trans R Soc Lond B Biol Sci, 2023, 378: 20220286.
[12] Bezzina CR, Lahrouchi N, Priori SG. Genetics of sudden cardiac death[J]. Circ Res, 2015, 116: 1919-1936.
[13] Haissaguerre M, Chatel S, Sacher F, et al. Ventricular fibrillation with prominent early repolarization associated with a rare variant of KCNJ8/KATP channel[J]. J Cardiovasc Electrophysiol, 2009, 20: 93-98.
[14] Zhang ZH, Barajas-Martinez H, Xia H, et al. Distinct features of probands with early repolarization and brugada syndromes carrying SCN5A pathogenic variants[J]. J Am Coll Cardiol, 2021, 78: 1603-1617.
[15] Gersh BJ, Maron BJ, Bonow RO, et al. 2011 ACCF/AHA Guideline for the diagnosis and treatment of hypertrophic cardiomyopathy: a report of the American College of Cardiology Foundation/American Heart Association Task Force on Practice Guidelines. Developed in collaboration with the American Association for Thoracic Surgery, American Society of Echocardiography, American Society of Nuclear Cardiology, Heart Failure Society of America, Heart Rhythm Society, Society for Cardiovascular Angiography and Interventions, and Society of Thoracic Surgeons[J]. J Am Coll Cardiol, 2011, 58: e212-e260.
[16] Ingles J, Goldstein J, Thaxton C, et al. Evaluating the clinical validity of hypertrophic cardiomyopathy genes[J]. Circ Genom Precis Med, 2019, 12: e002460.
[17] Hussein A, Karimianpour A, Collier P, et al. Isolated noncompaction of the left ventricle in adults[J]. J Am Coll Cardiol, 2015, 66: 578-585.
[18] Semsarian C, Ingles J, Wilde AA. Sudden cardiac death in the young: the molecular autopsy and a practical approach to surviving relatives[J]. Eur Heart J, 2015, 36: 1290-1296.

第 3 节　先天性长 QT 间期综合征

长 QT 间期综合征（long QT syndrome，LQTS）是一种遗传性离子通道疾病，主要表现为心电图显示 QT 间期延长，常伴恶性室性心律失常、晕厥或心源性猝死的发生。LQTS 分为先天性（遗传性）和获得性两类，本文主要讨论先天性 LQTS。

一、LQTS 的遗传学基础

先天性（遗传性）LQTS 包括如下：① Romano-Ward 综合征（R-W 综合征），常染色体显性遗传；② Jervell-Lage-Nielsen 综合征（JLN 综合征），常染色体隐性遗传，可伴感觉性神经性耳聋。

先天性 LQTS 根据相关联基因及其所在染色体上位置的不同分为不同亚型。 R-W 综合征分为 LQT1 ~ 16 型[1]，其中以 LQT1、LQT2、LQT3 最多见，JLN 综合征分为 JLNT1 和 JLN2（表 8-3-1）。

1. LQT1

LQT1 亚型是由位于染色体 11p15.5 上的 *KVLQT1*（*KCNQ1*）基因突变所致。*KVLQT1* 基因编码延迟整流钾离子通道亚基，包括 16 个外显子，全长约 400 kb；人组织中有广泛表达包括心脏、肾、肺、内耳和胎盘表达，不表达于骨骼、肝或脑。正常情况下，*KVLQT1* 基因调控心肌复极化过程中延迟整流钾电流慢速激活的整流钾电流，缓慢延迟整流钾电流是心室肌动作电位时程（APD）、3 相中主要外向钾电流。

KVLQT1 基因突变包括缺失、插入、剪接突变、移码突变、无义突变和错义突变，以后者最常见，

造成缓慢延迟整流钾电流的α亚基离子通道功能障碍，使缓慢延迟整流钾电流减少，APD 延长，导致心电图 QT 间期延长。

2. LQT2

LQT2 亚型是由位于染色体 7q35 ~ 36 上的 *HERG* 基因突变所致。*HERG* 基因编码延迟整流钾离子通道亚基，包括 16 个外显子，全长约 55 kb；*HERG* 基因调控整流钾电流的快速激活电流，与缓慢延迟整流钾电流一样，快速延迟整流钾电流是心室肌 APD（3 相）中主要外向钾电流，但也存在于 2 相后期的外向钾电流。

HERG 基因突变（包括拼接错误、缺失、无义突变、移码突变和错义突变）造成快速延迟整流钾电流的α亚基离子通道功能障碍，使快速延迟整流钾电流减少，即外向钾电流减少或消失，APD 延长，导致心电图 QT 间期延长。

3. LQT3

LQT3 亚型是由位于染色体 3p21 ~ 24 上的 *SCN5A* 基因突变所致。正常情况下 *SCN5A* 基因编码心脏钠离子通道，包括 28 个外显子，全长约 80 kb，*SCN5A* 基因高表达于人的心脏。除极时，钠离子通道快速开放（0 相），钠离子内流。

SCN5A 基因突变（包括缺失和错义突变），心脏钠通道失活机制障碍，形成复极时的钠通道反复开放，使钠离子通道失活减慢，钠离子持续内流，干扰心室肌 APD 2 相内外电流平衡，APD 延长（平台期），导致心电图 QT 间期延长。

4. LQT4

LQT4 亚型已被定位于染色体 4q25 ~ 27 上，但基因尚未被克隆，编码的蛋白质特性尚不清，有待研究。基因连锁分析，目前仅在一个法国家系中发现与该基因连锁。

5. LQT5

LQT5 亚型是由位于染色体 21q22.1 上的 *KCNE1*（mink）基因突变所致。*KCNE1* 基因编码钾离子通道β亚基，包括 3 个外显子，全长约 40 kb；*KCNE1*（mink）与 *KVLQT1* 共同调控快速延迟整流钾电流，*KCNE1* 基因突变，使快速延迟整流钾电流减少，APD 延长，导致心电图 QT 间期延长。

6. LQT6

LQT6 亚型是由位于染色体 21q22.1 上的 *KCNE2*（MiRP1）基因突变所致。*KCNE2*（MiRP1）基因编码钾离子通道β亚基，与 HERG 共同控制快速延迟整流钾电流；*KCNE2* 基因突变，由突变的 *KCEN2* 与 *HERG* 构成的快速延迟整流钾电流通道，表现为激活减慢，失活加快，使快速延迟整流钾电流减少，APD 延长，导致心电图 QT 间期延长。

7. LQT7

LQT7 也称为 Andersen-Tawil 综合征（ATS），由 KCNJ2 基因突变导致心肌内向整流钾电流减小、延长心肌细胞动作电位时程，引起 U 波增大，导致复极间期延长。该病除表现为恶性室性心律失常外，可有面部畸形如眼间距过宽、小下颌、并指、手指弯曲变形、周期性麻痹、骨结构发育不良。

8. LQT8

LQT8 也称为 Timothy 综合征，由 *CACNA1C* 基因突变引起 L 型钙离子电流增大，表现为 QT

间期延长，并指（趾）、窦性心动过缓（房室传导阻滞）、孤独症、脸部异常是较常见的体征。

9. LQT9

LQT9 由 *CAV3* 基因突变引起晚钠电流增加，与 LQT3 相关的 *SCN5A* 突变类似。

10. LQT10

LQT10 由 *SCN4B* 基因突变引起，可表现为晚钠电流增大、房室传导阻滞、QT 间期延长等。

11. LQT11

LQT11 由 *AKAPs* 基因突变引起，与 *KCNQ1* 基因共同起作用，突变后降低了 cAMP 引起的通道磷酸化，消除了缓慢延迟整流钾电流通道对 cAMP 的功能反应，延长动作电位时程。

12. LQT12

LQT12 由编码 α- 互生蛋白的 *SNTA1* 基因突变引起，*SNTA1* 可将神经一氧化氮合酶（nNOS）连接到 nNOS 抑制子质膜 Ca-ATP 酶亚型 4b（PMCA4b），*SNTA1* 基因突变后可干扰 PMCA4b 与复合物的连接释放 nNOS，影响 *SCN5A* 的 S- 亚硝基化，导致晚钠电流增加、QT 间期延长。

13. LQT13

LQT13 由编码 ATP 敏感钾电流通道基因 *KCNJ5* 突变引起，*KCNJ5* 基因编码 Kir 3.4，与其他亚单位共同构成多聚体复合物而起作用，突变后可导致晕厥、QT 间期延长。

14. LQT14 ~ 16

LQT14 ~ 16 分别由 *CALM1*、*CALM2*、*CALM3* 基因突变导致，均可引起 L 型钙离子电流增强，导致 QT 间期延长。

15. JLN1 和 JLN2 亚型

JLN1 是由位于染色体 11p15.5 上 *KVLQT1* 基因（纯合）突变所致。JLN2 是由位于 21q22 上 *KCNE1* 基因（纯合）突变所致。可表现为 QT 间期延长、先天性耳聋，易发生晕厥或恶性室性心律失常。

表 8-3-1　LQTS 和基因异常

分型	基因定位	致病基因	离子通道类型
Romano-Ward 综合征			
LQT1	11p15.5	*KVLQT1*	缓慢延迟整流钾电流（I_{Ks}）↓
LQT2	7q35-36	*HERG*	快速延迟整流钾电流（I_{Kr}）↓
LQT3	3p21 ~ 24	*SCN5A*	钠离子通道（I_{Na}）↑
LQT4	4q25 ~ 27	*ANK2*	钠钙交换电流（$I_{Na/Ca}$）↓ 钠钾交换电流（$I_{Na/K}$）↓
LQT5	21q22	*KCNE1*	缓慢延迟整流钾电流（I_{Ks}）↓
LQT6	21q22	*KCNE2*	快速延迟整流钾电流（I_{Kr}）↓
LQT7（ATS）	17q23	*KCNJ2*	内向整流钾电流（I_{K1}）↓
LQT8（TS）	12p13.3	*CACNA1C*	L 型钙离子电流（I_{Ca-L}）↑
LQT9	3p25	*CAV3*	钠离子通道（I_{Na}）↑
LQT10	11q23.3	*SCN4B*	钠离子通道（I_{Na}）↑
LQT11	7q21 ~ q22	*AKAP-9*	缓慢延迟整流钾电流（I_{Ks}）↓

续表

分型	基因定位	致病基因	离子通道类型
LQT12	20q11.2	*SNTA1*	钠离子通道（I_{Na}）↑
LQT13	11q24	*KCNJ5*	乙酰胆碱敏感钾电流（I_{K-Ach}）↓
LQT14	14q24 ~ q31	*CALM1*	L 型钙离子电流（I_{Ca-L}）↑
LQT15	2p21	*CALM2*	L 型钙离子电流（I_{Ca-L}）↑
LQT16	19q13	*CALM3*	L 型钙离子电流（I_{Ca-L}）↑
Jervell-Lange-Nielsen 综合征			
JLN1	11p15.5	*KVLQT1*	钾离子通道亚基（I_{KS}）
JLN2	21q22	*KCNE1*	钾离子通道亚基（I_{KS}）

α 亚基为离子孔道的主要亚基；β 亚基为亚基的调节亚基

二、临床表现和诊断

先天性 LQTS 临床表型各异，部分先天性 LQTS 患者终身无症状。根据梅奥诊所的统计数据[2]，仅 27% 的患者在首次临床评估前出现症状，首次出现临床症状的年龄为 12 岁。LQTS 可发生心悸、黑矇、晕厥，晕厥发作时可伴有强直阵挛运动，因此被误诊为癫痫[3]。其原因为恶性室性心律失常的发生，典型表现为尖端扭转型室性心动过速，甚至恶化为心室纤颤。少数先天性 LQTS 患者可表现为窦性心动过缓、房室传导阻滞、房性心律失常等[4]。JLN 综合征患儿多合并先天性耳聋。

发病者多见于幼儿和青少年，晕厥发作多数在情绪激动或运动应激时，也可因游泳、噪声（唤醒钟、门铃、雷、电话及手枪声音）诱发恶性室性心律失常发生。

先天性 LQTS 的诊断评估包括详细个人史（包括晕厥、癫痫发作、心脏骤停史）及家族史（包括猝死、不明原因的溺水、癫痫发作或意外死亡等）采集、体格检查（有无耳聋、面部及骨骼畸形）、12 导联心电图、24 h 动态心电图并计算 LQTS 诊断评分（改良 Schwartz 评分）（表 8-3-2）。在初始诊断评估期间，应排除继发性病因导致的获得性 LQTS。当高度怀疑先天性 LQTS 诊断时，建议患者进行平板运动试验、LQTS 基因检测以明确诊断。依据 2022 年 ESC 室性心律失常与猝死指南[5]，在排除继发性 QT 延长因素后，符合以下标准之一可考虑诊断：① QTc ≥ 480 ms、不论有无临床症状或 Schwartz 评分≥ 3.5 分（表 8-3-2）；② QTc 为 460 ~ 480 ms，伴不明原因晕厥；③存在确定 LQTS 致病基因突变，不论 QTc 间期。由此可见，LQTS 诊断主要依据患者的临床、心电及遗传特征进行。

表 8-3-2　2011 年改良后的 Schwartz 评分细则

项目	记分（分）
心电图检查 *	
QTc ≥ 480 ms	3.5
460 ~ 479 ms	2
450 ~ 459 ms（男性）	1

续表

项目	记分（分）
运动试验恢复期第 4 分钟 QTc ≥ 480 ms	1
尖端扭转型室性心动过速	2
T 波电交替	1
3 个导联 T 波切迹	1
心率缓慢（休息状态心率＜正常同龄的 2%）	0.5
临床表现	
晕厥	
伴应激状态	2
不伴应激状态	1
先天性耳聋	0.5
家族史	
家族成员中有 LQTS	1
直系亲属中＜ 30 岁不明原因心脏性猝死	0.5
基因检测	
基因检测证实存在明确的致病基因突变	3.5

注：评分≤ 1 分，LQTS 的诊断可能性小；2～3 分，LQTS 的诊断为临界型；≥ 3.5 分，LQTS 的诊断可能性大。QTc（经心率校正后的 QT 间期），采用 Bezett 公式计算：$QTc=QT/\sqrt{RR}$。尖端扭转型室性心动过速与晕厥同时存在，计分只取两者之一。家族史中 2 项同时具备，计分只取两者之一。T 波交替指 T 波振幅、形状或极性随心率逐渐发生改变。* 排除对心电图改变有影响的药物或其他疾患

三、基因型 – 表型的关系

遗传性 LQTS 的不同基因突变可有不同临床表现[6]。LQT1 晕厥发作多在情绪激动或运动应激状态下发生；LQT2 患者多发生在铃声刺激、噪声或经期女性；而 LQT3 易发生在安静、睡眠时，可伴有心动过缓，运动可缩短 QTc 间期。LQT1 和 LQT2 可早期出现心脏事件（如晕厥发作等），但心脏事件导致猝死率较低；而 LQT3 出现心脏事件较少，但导致猝死率较高（表 8-3-3）。

表 8-3-3　LQTS 亚型临床特征

项目	LQT1	LQT2	LQT3
突变基因			*SCN5A*
	KVLQT1	*HERG*	
离子通道	I_{Ks}	I_{Kr}	I_{Na}
估测患病率（%）	35	30	10
晕厥发作状态			
运动、情绪激动（%）	88	56	33
安静 - 睡眠（%）	3		39

续表

项目	LQT1	LQT2	LQT3
其他诱因	游泳	铃声刺激	
ECG（QTc）			
平均（ms）	490 ± 43	495 ± 43	510 ± 48
范围（ms）	400 ~ 620	410 ~ 640	430 ~ 630
＜ 15 岁诊断（%）	33	29	40
高危人群	5 ~ 20 岁男性	＞ 12 岁女性	婴幼儿 / 成年男性
心动过速对 QT 间期影响	增加	无变化 / 缩短	缩短
美西律对 QT 间期作用	–	轻度缩短	明显缩短
β 受体阻滞剂预防作用	+++	++	+（?）
心脏事件			
≥ 1 次	62%	46%	18%
≥ 2 次	37%	36%	5%
心脏事件死亡	4%	4%	20%

心脏事件包括晕厥发作、心脏停搏（复苏）、心源性猝死

四、基因型 – 心电图特征

LQTS 不同基因型心电图 ST-T 波图形可各有其特点（图 8-3-1）。

LQT1：T 波早期出现，T 波宽大，时限延长伴基底部增宽。

LQT2：T 波振幅低，伴或不伴有双峰（hump and bump）。

LQT3：ST 段平直延长，T 波延迟出现（T 波时限和振幅正常或 T 波狭窄高耸）和心动过缓，部分患者可出现房室传导阻滞。

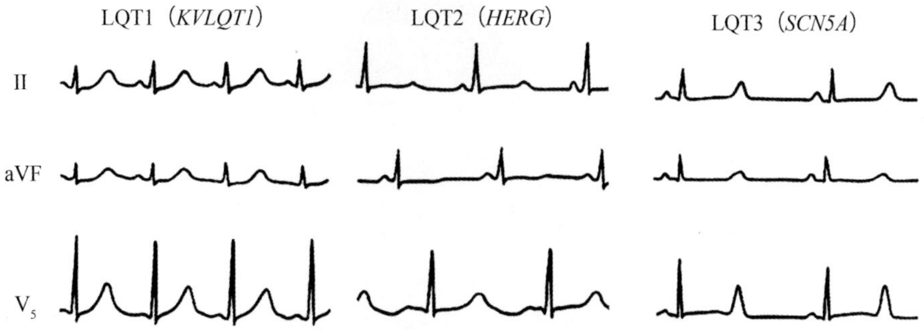

图 8-3-1　LQTS 不同基因型的体表心电图特征

资料表明：LQT1 和 LQT2 具有典型心电图图形者均占 88%，LQT3 具有典型心电图图形者仅占 65%

不同基因型间的 ST-T 波形，在 LQT1 和 LQT2 之间可出现某种程度重叠，有时 LQT1 和 LQT2 为正常 ST-T 波形。

五、危险分层

由于 LQTS 患者的高猝死发生率，如何将明确诊断的 LQTS 患者进行危险分层、筛选出猝死高危人群对于指导临床处理非常重要，早期识别高危猝死患者，并针对性治疗能够有效降低心脏性猝死发生率。

（一）LQTS 胎儿 / 新生儿患者危险分层

2020 年 Moore 等团队[7]纳入了来自多中心的 84 例诊断 LQTS 的胎儿 / 新生儿，其中 LQT1 型 12 例，LQT2 型 35 例，LQT3 型 37 例，随访中位时间为 5.2 年，发现 LQT3 为发生心脏事件的独立危险因素（风险比 8.4；95% 置信区间为 2.6 ~ 38.9；$P < 0.001$）。

（二）指南中的 LQTS 危险分层

2013 年 HRS 遗传性心律失常指南中提到，＜ 7 岁发生晕厥或心源性猝死、QTc ＞ 500 ms、携带有 2 种非等位基因突变、存在 T 波电交替、药物治疗后仍有心律失常事件为猝死高危人群[8]。2017 年 AHA 室性心律失常指南中提及，初发症状年龄＜ 10 岁、既往晕厥或心源性猝死、QTc ＞ 500 ms、女性 LQT2、LQT3 为猝死高危人群[9]。

（三）目前报道的 LQTS 危险分层模型

2019 年 Shimizu 等研究（图 8-3-2）入选 1124 例 LQTS 患者（521 例 LQT1、487 例 LQT2、116 例 LQT3），结果示 QTc ≥ 500 ms 的 LQT1、LQT2、LQT3 患者属于猝死高危风险；QTc ＜ 500 ms 的女性 LQT2、＜ 13 岁男性及≥ 13 岁女性的 LQT1 患者属于猝死中危风险；QTc ＜ 500 ms 的≥ 13 岁男性及＜ 13 岁女性的 LQT1、男性 LQT2 患者、突变携带者属于猝死低危风险[13]。

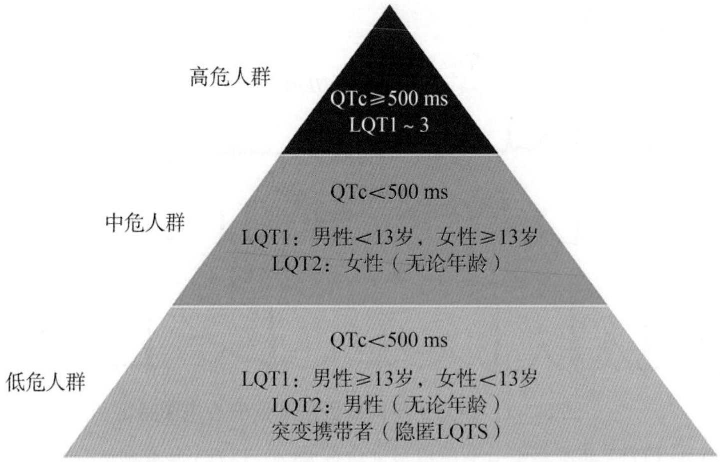

图 8-3-2　Shimizu 等研究提出的 LQTS 危险分层

2018 年意大利 Priori 教授基于心电图 QTc 间期与基因分型提出了针对 LQT1 ~ 3 型患者的金字塔危险分层，通过多变量 Cox 模型计算患者未口服药物治疗时晚期不良事件的 5 年发生风险，结果提示心电图 QTc 持续时间每增加 10 ms，晚期不良事件的估计风险就会增加 15%；基因型间比较显示，与 LQT1 患者相比，LQT2 和 LQT3 患者的发病风险分别增加了 130% 和 157%（图 8-3-3）[8]。

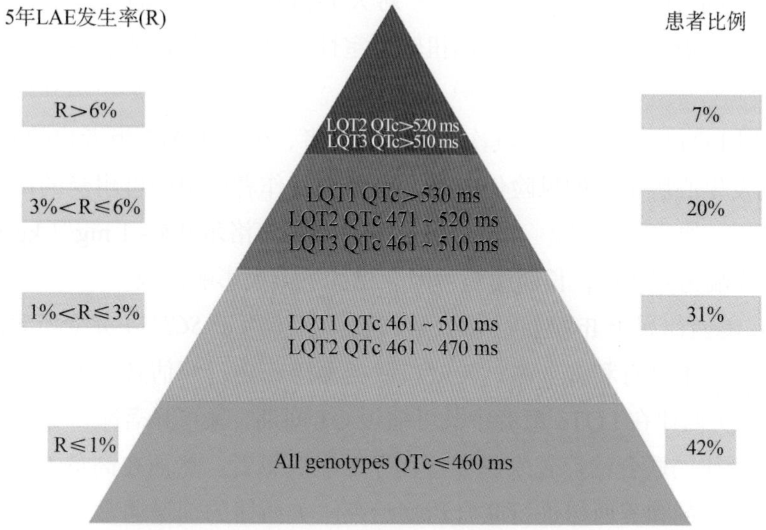

图 8-3-3　意大利 Priori 教授基于心电图 QTc 间期与基因分型提出了 LQT1 ~ 3 型患者的金字塔危险分层

六、治疗

未经治疗的有症状患者首次晕厥发作后第 1 年的死亡率＞20%，10 年内死亡率高达 50%。近年，以 β 受体阻滞剂药物为主，辅以植入式心律转复除颤器（implantable cardioverter defibrillator，ICD）植入及颈胸交感神经节切断术治疗，已使 5 年死亡率降至 3% ~ 4%。遗传性 LQTS 的治疗原则：防止心律失常引起的晕厥或猝死。治疗包括生活管理、药物治疗、器械治疗。

LQTS 是由离子通道不同遗传基因异常所致。以分子遗传学手段了解 LQTS 产生的不同机制，从而为建立完善治疗策略开辟新途径。基因治疗无疑为 LQTS 治疗展示了良好的发展前景。此外，根据目前对 LQTS 亚型的研究，有助于考虑新的治疗对策。但 LQTS 的根治，将有赖于基因治疗。

（一）生活方式管理

生活应有规律，避免劳累，若运动后诱发晕厥者，应适当限制运动。避免使用延长 QT 间期的药物。

（二）药物治疗

（1）β 受体阻滞剂：目前 LQTS 的首选治疗仍为 β 受体阻滞剂。研究表明，应用 β 受体阻滞剂作为治疗方法可将患者心脏事件发生率从 0.97 次 / 年显著降低至 0.31 次 / 年[12]。根据目前指南[5]，如果没有禁忌证，建议所有有症状的先天性 LQTS 患者使用 β 受体阻滞剂；由于难以评估发生 LQTS 相关心脏事件的风险，因此建议对多数无症状 LQTS 患者进行 β 受体阻滞剂治疗；然而对于 QTc ＜ 470 ms 无症状 LQTS 患者，可以暂不加用药物治疗。

β 受体阻滞剂抗心律失常作用与其抑制触发心律失常机制有关。尖端扭转型室性心动过速的发生是由 APD 延长，引起早期后除极（EAD）和触发激动所致。肾上腺素的应激可促进钙离子内流，使 EAD 触发恶性心律失常。Shimizu 等[13]对犬 LQT1 实验模型的研究表明，普萘洛尔可预防异丙肾上腺素诱发复极离散度增加和尖端扭转型室性心动过速。说明 β 受体阻滞剂对 LQTS 的有效干预作用。

β 受体阻滞剂对 LQT1 疗效较好，其次为 LQT2 患者，但对 LQT3 患者疗效有限，JLNS 患者口服 β 受体阻滞剂发生心脏事件的风险仍较高。有晕厥发作者应服用可耐受的最大剂量。常用非选择性 β 受体阻滞剂，如普萘洛尔 2 ~ 4 mg/（kg・d）和纳多洛尔 0.5 ~ 1 mg/（kg・d）。β 受体阻滞剂不宜用于合并哮喘为其缺点，长期用药可因 β 受体下调而影响疗效。

（2）美西律：美西律属于 Ib 类抗心律失常药物，可应用于 *SCN5A* 突变所致的 LQT3 患者。建议在连续心电图监测下进行利多卡因试验或口服美西律药物，评估其在 LQT3 患者中的治疗有效性。据文献报道，美西律在 LQT3 患者中既可缩短 QT 间期，又可显著减少心脏事件的发生[14]。目前普萘洛尔和美西律的联合治疗越来越多应用于 LQT3 患者。然而在高危 LQT2 患者中，也可以考虑使用 β 受体阻滞剂和美西律进行联合药物治疗。美西律的剂量通常为从小剂量开始，逐渐增加至 4 ~ 6 mg/（kg・次），每 8 小时给药 1 次。

（3）钾盐补充：LQT2 的 HERG 突变，使快速延迟整流钾电流减少，APD 延长。快速延迟整流钾电流的一个重要电生理特性，若适度提高细胞外钾离子浓度，则促进快速延迟整流钾电流外流，使 APD 缩短。LQT2 患者补充钾盐（血钾浓度＞ 4 mmol/L）可使 LQT2 患者复极异常被纠治。

（4）尼可地尔：具有开放 KATP 通道作用。研究表明，尼可地尔可以改善 LQTS 患者的复极异常，加用普萘洛尔可增强尼可地尔作用。电生理显示，LQTS 患者口服尼可地尔，3 d 后 QTc 明显缩短，有效不应期延长；静脉注射尼可地尔可以抑制尖端扭转型室性心动过速的频繁发作。

（三）埋植式心脏复律除颤器（ICD）植入治疗

目前的国际指南建议[5]：由室性心动过速或心室纤颤引起的心脏骤停，除外短暂性或可逆性原因建议 ICD 植入（Ⅰa 类推荐）；不耐受或 β 受体阻滞剂无效的高危 LQTS 患者，建议 ICD 植入（* 高危 LQTS 包括：QTc ＞ 500 ms，2 型和 3 型 LQT，女性 2 型 LQT，发病年龄＜ 10 岁，年龄＜ 40 岁，既往心脏骤停或反复晕厥史）（Ⅰ类推荐）；无症状 LQTS、口服 β 受体阻滞剂后静息心电图 QTc ＞ 500 ms，可以考虑加用其他药物、LCSD 或 ICD 植入（Ⅱb 类推荐）。

在儿童时期植入 ICD 存在缺点[15]，包括导线植入、脉冲发放器尺寸相对较大的植入困难、需要长时间 ICD 保护（需要多次更换手术和导联重置等问题）、不适当放电治疗发生率较高及 ICD 植入或治疗带来的心理问题等。Priori 等[8]研究表明 LQT1（*KCNQ1* 突变）患者口服 β受体阻滞剂后发生心脏事件的比例较 LQT2（*KCNH2* 突变）、LQT3（*SCN5A* 突变）低，对于 LQT1 患者可优先使用最大耐受剂量 β 受体阻滞剂，再评估 ICD 植入指征。

（四）左侧颈胸交感神经节切断术（left cardiac sympathetic denervation，LCSD）

β 受体阻滞剂无效或有禁忌证者可采用。LCSD 切除包括左侧星状神经节下 1/3 及 T2 ~ T4 交感神经链，导致心脏中去甲肾上腺素主要来源的释放中断，阻止交感神经触发恶性室性心律失常的作用。该手术并不复杂，可通过胸腔镜进行操作。

目前国际指南推荐[5]：不耐受或β受体阻滞剂无效的高危 LQTS 患者，建议根据 LQTS 分型加用其他药物，行 LCSD 术和（或）ICD 植入（Ⅰ类推荐）；口服最大耐受剂量β受体阻滞剂的 LQTS 患者植入 ICD 后反复发生放电，需加强药物治疗，根据分型加用其他药物或进行 LCSD 术（Ⅰ类推荐）；无症状 LQTS、口服β受体阻滞剂后静息心电图 QTc ＞ 500 ms，可以考虑加用其他药物、LCSD 或 ICD 植入（Ⅱb 类推荐）。

（五）基因治疗

遗传性 LQTS 的发病机制在分子生物学水平研究，基本阐明了 LQTS 的疾病本质，并建立起以基因型为基础的治疗方法。

LQTS 的机制在各亚型中各不相同，对治疗也应有所不同。LQTS 亚型的分子损害、功能影响和可能的干预见表 8-3-4。另外，将 LQTS 的治疗靶点分为触发靶和基质靶两个水平。

表 8-3-4　LQTS 亚型的分子损害、功能影响和可能的干预

亚型	分子损害	功能影响	可能的干预		
			特异性	靶机制 *	非特异性
LQT1	*KVLQT1* 突变→ IKS ↓	APD ↑，EAD 引起触发激动	I_{ks} ↑	β受体阻滞剂或 LCSD	增加其他离子外流，减少内流；阻止触发激动延长
LQT2	*HERG* 突变→ IKr ↓	同上	I_{Kr} ↑	β受体阻滞剂或 LCSD	同上
LQT3	*SCN5A* 突变 → INa ↑（平台期）	同上	阻滞晚期钠通道开放	β受体阻滞剂或 LCSD 钠通道阻滞剂（ⅠB 类）钙通道阻滞剂	增加离子外流

* 治疗靶分为“触发靶”和“基质靶”两个水平。如β受体阻滞剂通过抑制触发心律失常机制发挥作用；美西律（钠通道阻滞剂）通过直接纠治异常通道功能而改变疾病的基质

（六）心脏移植

心脏移植很少用于治疗 LQTS 患儿。kelle 等团队[16]对 3 例难治性 LQT3 患儿进行了心脏移植，对于胎儿 / 新生儿的 LQT3 患者使用标准治疗方案失败的风险最高，可能从这种治疗方案中获益。

获得性（间歇依赖性）LQTS 治疗：获得性 LQTS 的原因主要为药物诱发、电解质紊乱和心动过缓，故治疗原则应包括去除诱因和消灭长间歇。

（1）纠正或解除病因 如药物诱发者停药，电解质紊乱引起者则应及时纠正。

（2）消灭长间歇后尖端扭转型室性心动过速时可提高基础心率，缩短 QT 间期而改善心室复极不平衡。可用异丙肾上腺素以 0.05 ~ 0.5 μg/（kg · min）静脉滴注，也可用阿托品。最有效的治疗是快速心房或心室起搏。

如果有严重心动过缓（完全性房室传导阻滞、病态窦房结综合征）可考虑安装心脏起搏器，使心率调整＞ 90 次 /min。

（3）禁用ⅠA、ⅠC 及Ⅲ类抗心律失常药，可使用ⅠB 类药。

（4）静脉补钾、补镁（电解质紊乱所致）。

（5）持续发作者，以直流电击终止发作。

（杨 靖 张 萍）

参考文献

[1] Giudicessi JR, Wilde A, Ackerman MJ. The genetic architecture of long QT syndrome: a critical reappraisal[J]. Trends Cardiovasc Med, 2018, 28(7): 453-464.

[2] Rohatgi RK, Sugrue A, Bos JM, et al. Contemporary outcomes in patients with long QT syndrome[J]. J Am Coll Cardiol, 2017, 70(4): 453-462.

[3] Moss AJ, Schwartz PJ, Crampton RS, et al. The long QT syndrome. Prospective longitudinal study of 328 families[J]. Circulation, 1991, 84(3): 1136-1144.

[4] Garson AJ, Dick MN, Fournier A, et al. The long QT syndrome in children. An international study of 287 patients[J]. Circulation, 1993, 87(6): 1866-1872.

[5] Zeppenfeld K, Tfelt-Hansen J, de Riva M, et al. 2022 ESC Guidelines for the management of patients with ventricular arrhythmias and the prevention of sudden cardiac death[J]. Eur Heart J, 2022, 43(40): 3997-4126.

[6] Schwartz PJ, Priori SG, Spazzolini C, et al. Genotype-phenotype correlation in the long-QT syndrome: gene-specific triggers for life-threatening arrhythmias[J]. Circulation, 2001, 103(1): 89-95.

[7] Moore JP, Gallotti RG, Shannon KM, et al. Genotype predicts outcomes in fetuses and neonates with severe congenital long QT syndrome[J]. JACC Clin Electrophysiol, 2020, 6(12): 1561-1570.

[8] Priori SG, Wilde AA, Horie M, et al. HRS/EHRA/APHRS expert consensus statement on the diagnosis and management of patients with inherited primary arrhythmia syndromes: document endorsed by HRS, EHRA, and APHRS in May 2013 and by ACCF, AHA, PACES, and AEPC in June 2013[J]. Heart Rhythm, 2013, 10(12): 1932-1963.

[9] Al-Khatib SM, Stevenson WG, Ackerman MJ, et al. 2017 AHA/ACC/HRS Guideline for management of patients with ventricular arrhythmias and the prevention of sudden cardiac death: a report of the American College of Cardiology/American Heart Association Task Force on Clinical Practice Guidelines and the Heart Rhythm Society[J]. J Am Coll Cardiol, 2018, 72(14): e91-e220.

[10] Aiba T. Recent understanding of clinical sequencing and gene-based risk stratification in inherited primary arrhythmia syndrome[J]. J Cardiol, 2019, 73(5): 335-342.

[11] Mazzanti A, Maragna R, Vacanti G, et al. Interplay between genetic substrate, QTc duration, and arrhythmia risk in patients with long QT syndrome[J]. J Am Coll Cardiol, 2018, 71(15): 1663-1671.

[12] Moss AJ, Zareba W, Hall WJ, et al. Effectiveness and limitations of beta-blocker therapy in congenital long-QT syndrome[J]. Circulation, 2000, 101(6): 616-623.

[13] Shimizu W, Antzelevitch C. Cellular basis for long QT, transmural dispersion of repolarization, and torsade de pointes in the long QT syndrome[J]. J Electrocardiol, 1999, 32 Suppl: 177-184.

[14] Ruan Y, Liu N, Bloise R, et al. Gating properties of SCN5A mutations and the response to mexiletine in long-QT syndrome type 3 patients[J]. Circulation, 2007, 116(10): 1137-1144.

[15] Schwartz PJ, Spazzolini C, Priori SG, et al. Who are the long-QT syndrome patients who receive an implantable cardioverter-defibrillator and what happens to them?: data from the European Long-QT Syndrome Implantable Cardioverter-Defibrillator (LQTS ICD) Registry[J]. Circulation, 2010, 122(13): 1272-1282.

[16] Kelle AM, Bos JM, Etheridge SP, et al. Cardiac transplantation in children and adolescents with long QT syndrome[J]. Heart Rhythm, 2017, 14(8): 1182-1188.

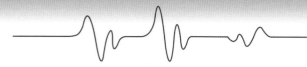

第4节 儿茶酚胺敏感性室性心动过速

遗传性心律失常是具有明显家族聚集性，由编码心脏离子通道或调节亚单位的基因突变导致离子通道功能障碍进而引发心脏电活动异常的一类疾病，是年轻人甚至儿童猝死的主要原因。自从1995年首次发现与心脏复极异常相关的基因突变，基因筛查方法的进展进一步揭开了遗传性心律失常的遗传病因，常见的疾病包括长QT间期综合征、短QT间期综合征、Brugada综合征、儿茶酚胺敏感性多形性室性心动过速(catecholaminergic polymorphic ventricular tachycardia,CPVT)等。

一、流行病学

CPVT是一种遗传性离子通道疾病，于1995年首次被报道，其特征在于没有结构性心脏病的情况下，运动或情绪紧张后由肾上腺素介导的多形性室性心动过速，导致晕厥和心源性猝死[1]。CPVT的男女发病率相近，但男性发病可能更早(儿童期或青春期)，而女性可能略晚(平均20岁)。根据研究人群的不同，患病率为1/10000～1/5000，CPVT的真实患病率可能更高，因为大多数患者在心脏检查后表现为正常的静息心电图和结构正常的心脏，因此经常很多CPVT尚未被诊断。CPVT多发生在儿童或青春期（2～21岁），发病年龄7～9岁，也有少量个案报道＞40岁的成人发生CPVT。约有1/3的患者以心脏骤停为首发症状，这表明CPVT是遗传性心律失常的更恶性形式之一。此外，在接受治疗的患者中，CPVT的致命和致命事件发生率分别为1.9%和0.8%，年龄＜40岁的患者中有25%～30%的患者有心源性猝死的家族史。室上性心律失常，如心房纤颤，也存在于多达1/4的患者中，且可能引发室性心律失常。此外，约有20%的患者发现窦性心动过缓。

二、遗传学及发病机制

CPVT有常染色体显性遗传［兰尼碱受体2（ryanodine receptor 2，RyR2）基因突变和钙调蛋白（calmodulin，CaM）基因突变］和常染色体隐性遗传［钙储蛋白（calsequestrin 2，CASQ2）基因和三联蛋白（tridin）基因突变等］两种方式。最新提出了一种新的CPVT分类，典型CPVT是指由功能获得的*RyR2*突变或*CASQ2*突变所致，非典型CPVT是指由功能缺失的*RyR2*突变或其他基因（如caM、tridin、tecrl）突变所致[2]。CPVT最常见的突变基因是*RyR2*基因，约占70%[1]，大多数基因突变位于*RyR2*线性序列的3个明确定义的片段，即残基77～466（N端结构域或结构域Ⅰ），残基2246～2534（中央结构域或结构域Ⅱ），残基3778～4959（C端结构域或结构域Ⅲ）[3]。

既往研究已确认心肌细胞内钙离子调节和释放异常是CPVT发病的本质，CPVT患者携带的致病基因编码蛋白质参与兴奋-收缩偶联过程中肌浆网钙离子释放的调节[4]。CPVT发病主要在运动或情绪激动时，体内儿茶酚胺物质，包括肾上腺素、去甲肾上腺素等分泌增多，通过β肾上腺素受体-三磷酸鸟苷结合蛋白-腺苷酸环化酶-环磷酸腺苷-蛋白激酶A和钙离子/CaM依赖的蛋白激酶Ⅱ信号通路增强，引起肌浆网释放钙离子增加或肌浆网回收钙离子减弱，通过细胞膜上的 NCX 形成内向钠离子流，引起心肌细胞延迟后除极，当达到内向钠离子激活阈值时触发活动，从而导致室性心动过速。

RyR2 突变使心肌细胞上的 *RyR2* 通道对肾上腺素的敏感性增加，导致交感兴奋条件下肌质网的钙泄漏，这种持续细胞内钙离子浓度的增加导致电基质不稳定，继而出现延迟后除极和触发活动。*CASQ2* 突变造成肌质网储存钙离子的能力下降，引起钙离子的异常释放，同样会引起延迟后除极的发生。其他相关基因包括编码 Kir2.1 通道的 *KCNJ2* 基因、编码 triadin 衔接蛋白的 *TRDN* 基因突变及编码钙调蛋白的 *CALM1* 基因突变。近期研究发现，携带 *KCNJ2* 或 *Ank2* 突变基因的患者临床可表现为儿茶酚胺介导典型双向性室性心动过速（bilateral ventricular tachycardia，bVT）。另一个新发现的可能与 CPVT 有关的基因是 *TRDN* 基因，编码 triadin 蛋白。研究者在两个有心律失常史和心脏猝死史的家族中证实了 3 个以隐性方式遗传的 *TRND* 基因突变。此外，*CALM1* 基因编码钙调蛋白激酶，在一个家系中发现有一种突变与儿茶酚胺介导的心律失常发生共分离，另外一种突变在 CPVT 散发病例中发现。此外，部分患者并不存在基因突变，对其病因和发病机制目前所知甚少。

三、临床表现

（1）症状和体征：CPVT 的临床表现多变，部分患者没有症状，是在家族筛查中被发现的。有轻微的症状包括运动后引起的心悸、头晕，严重者可表现为情绪或剧烈活动后应激性晕厥或心脏骤停，大约 30% 的患者在＜ 10 岁会出现症状，监测或诱发（运动或肾上腺素激发试验）记录到的典型 bVT 或多形性室性心动过速（polymorphic ventricular tachycardia，pVT）是 CPVT 的特征性临床表现。室性心动过速导致的症状类型和程度取决于室性心动过速的频率、持续时间，以及有无严重并发症。心室纤颤发作少见，但可能以猝死为首发表现。*RyR2* 突变也与神经发育障碍相关，在 421 例携带 *RyR2* 突变的 CPVT 患者中，34 例（8%）合并智力障碍，占比显著高于一般人群（1%）[5]。

（2）心电图特征：所有疑似 CPVT 的患者都应完善 12 导联心电图检查。现今的研究发现 CPVT 患者的静息心电图也存在一定的特征。部分表现为轻度窦性心动过缓，但也有少部分患者出现严重的窦性心动过缓、窦性停搏或房室传导阻滞。可有 T 波形态改变，如切迹、双向，也可存在明显的 U 波，以 $V_1 \sim V_3$ 导联为著。症状发作期间，可表现为 bVT/pVT，多数情况下为非持续性室性心动过速（约 70%），约 20% 为持续性室性心动过速，而少数（约 7%）还表现为心室纤颤。通常患者的 QT 间期正常，但在运动期间患者突然的心率变化和显著 U 波也会导致异常的 QT 反应。患者对运动及异丙肾上腺素输注的反应可重复，且几乎为诊断性：随心率增快，房 / 室性心律失常的严重程度从期前收缩到心室性二联律、多灶性期前收缩、bVT、快速非持续性 pVT（较少诱发心室纤颤）。

（3）运动负荷试验：运动负荷试验是诊断 CPVT 的金标准，为首选检查。运动试验是诊断无症状 CPVT 最有价值的检查，不仅用于诊断，还用于治疗效果的评价。在运动负荷试验时，室性心律失常的出现是高度可重复的，发生室性心律失常的心率阈值一般在 110 ~ 130 次 /min。随着运动负荷的增加，室性心律失常也变得越来越复杂，心率在 110 ~ 130 次 /min 时，出现偶发的联律间期约为 400 ms 的室性期前收缩，多呈右束支传导阻滞图形；随着心率增快，单形性室性期前收缩可变为双形性室性期前收缩，最终出现单形或多形室性期前收缩二联律，或非持续性室性心动过速。如果患者继续运动，部分 CPVT 患者室性心动过速持续时间也将延长，最终变成持续性室性心动过速，如果运动不停止最终可以演变为心室纤颤；也有部分患者随着运动及心率的增加，已发生的室性心律失常并未恶化，而是自行缓解。图 8-4-1 为 1 例 CPVT 患者在做运动平板试验时诱发室性心动过速的典型过程。CPVT 的室性节律＞50% 的病例来源于右心室流出道，His-Purkinje 系统是 CPVT 中局灶性心律失常的重要来源[6]。在运动试验中常伴发快速性房性心律失常，如心房扑动、心房纤颤，且多出现在室性心动过速、心室纤颤发生之前。

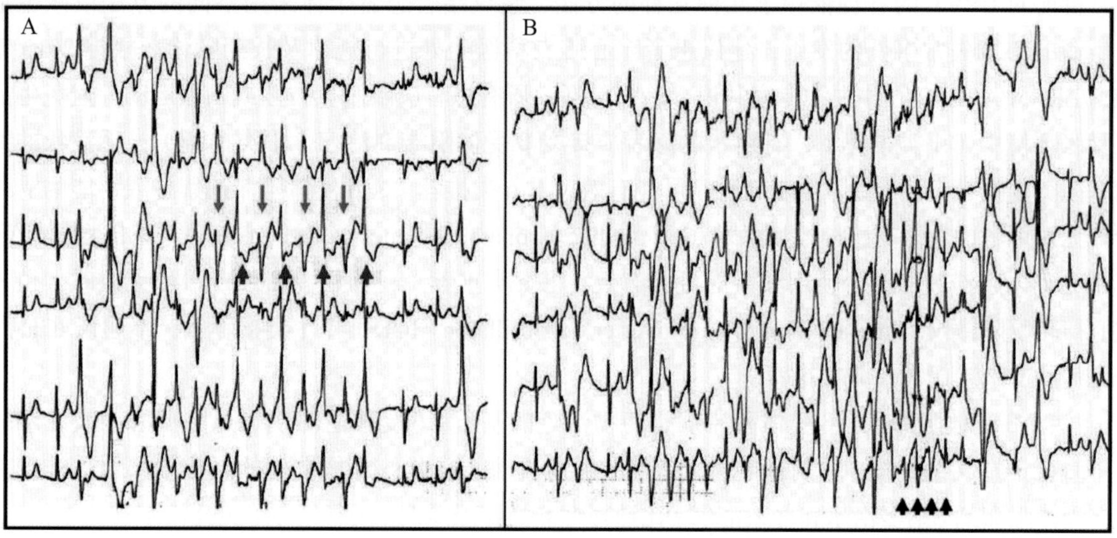

图 8-4-1　1 例 CPVT 患者在做运动平板试验时诱发室性心动过速的过程

1 例 6 岁男童运动试验期间的心电图，表现为运动性晕厥，诊断为 CPVT。A. 在次极量运动期间出现双向室性心动过速（蓝色和红色箭头）；B. 最大运动量期间的多形性室性心动过速（黑色箭头）

四、诊断标准

2013 年 HRS/EHRA/APHPS 心律失常专家共识提出了 CPVT 的诊断标准，符合以下任意 1 条，即可诊断 CPVT：①发病年龄＜40 岁，心脏结构、冠状动脉正常，静息心电图无明显异常，无法解释的由运动或儿茶酚胺诱导的 bVT 或 pVT；②携带 CPVT 相关的致病基因突变；③ CPVT 先证者的家属无结构性心脏结构异常，并表现为运动诱发的 bVT 或 pVT 的患者；④心脏结构、冠状动脉结构正常，心电图正常，无法解释的由运动或儿茶酚胺诱导的 bVT 或 pVT 的患者，年龄＞40 岁，可以诊断 CPVT[7]。

运动心电图、动态心电图监测或植入式动态心电图对于诊断具有重要意义，对于不能进行运动的患者可应用肾上腺素或异丙肾上腺素进行模拟。程序刺激无诊断及预后价值。除此之外，还可以通过 24 h 动态心电图、药物激发试验、植入式循环记录器等辅助检查提高诊断的敏感度和特异性。

基因检测是疑似 CPVT 的患者在没有明显临床症状的情况下进一步诊断的重要方法。猝死和心脏骤停可能是 CPVT 的首发症状，对患者生命构成了严重威胁，因此，早期对 CPVT 先证者的家庭成员进行 CPVT 相关基因检测非常重要，有利于在出现恶性心脏事件前进行评估和诊断，以进行合理的遗传咨询及药物治疗。指南还建议对于有症状或有可疑家族史的患者均可进行 CPVT 基因的基因检测，一旦鉴定出致病基因突变，推荐在所有一级亲属中进行疾病基因筛查，且在所有一级亲属和二级亲属都进行临床情况和遗传学评价[8]。

五、治疗现状

目前对 CPVT 的管理依赖于几种互补的方法，建议结合患者个体采用不同的方法以减少危及生命的心律失常事件的发生，建议患者至心脏专科医生处进行规律及长期随诊。根据 2013 年 HRS/EHRA/APHPS 心律失常专家共识，治疗包括：所有患者应限制竞技性或剧烈运动，避免生活在紧张环境中（Ⅰ类推荐）；有症状的患者应接受 β 受体阻滞剂治疗（Ⅰ类推荐）；无症状的致病基因突变携带者，β 受体阻滞剂治疗可能有效（Ⅱ a类推荐）；β 受体阻滞剂禁忌或不能耐受或治疗无效可考虑左侧交感神经切除术（left cardiac sympathetic denervation，LCSD）（Ⅱ b类推荐）；使用β受体阻滞剂，联合使用氟卡尼可能有效（Ⅱ a类推荐）；药物和 LCSD 治疗无效时，植入式心律转复除颤仪（implantation of cardioverter defribrillator，ICD）（Ⅰ类推荐）；不建议 ICD 用于无症状 CPVT 患者（Ⅲ类推荐）。

（1）β 受体阻滞剂：β 受体阻滞剂是药物治疗的基石，β 受体阻滞剂通过降低心率及在细胞水平直接拮抗儿茶酚胺，抑制肾上腺素依赖的触发活动，减少心律失常和降低死亡率[9]。非选择性β受体阻滞剂（纳多洛尔和普萘洛尔）比选择性β受体阻滞剂（阿替洛尔、美托洛尔和比索洛尔）对有症状的 CPVT 患者在减少心律失常发生上更有效，国际专家共识推荐纳多洛尔是 CPVT 患者首选药物，常规剂量为每天 1 mg/kg，最高耐受剂量安全性的数据表明有可能使标准推荐方案增加 1 倍[10]。对于经基因诊断的患者，无临床症状也推荐接受 β 受体阻滞剂治疗。目前 β 受体阻滞剂治疗面临的问题是依从性不足，药物不耐受，治疗剂量不足及治疗失败。

（2）钙通道拮抗剂和氟卡尼：在单独服用β受体阻滞剂的情况下，确诊 CPVT 的患者仍反复发生晕厥或 bVT/pVT。钙通道拮抗剂主要指维拉帕米，目前尚缺乏长期获益的证据。当β受体阻滞剂治疗效果不佳时，指南将氟卡尼作为联合用药给予了Ⅰ类推荐，氟卡尼是钠通道阻滞剂，可以阻滞钠离子通道的活性，降低钙离子内流频率，还可以直接抑制 *RyR2* 通道的开放时间，有效地减少肌质网自发性钙释放和心律失常性钙波，减少 CPVT 患者心律失常的发生。因此，这种多重作用可以解释为什么氟卡尼在某些β受体阻滞剂效果不佳患者可以获益。然而，也有研究表明氟卡尼对 *RyR2* 通道的阻断不是突变特异性的，钙超载或高剂量儿茶酚胺激发会降低氟卡尼的功效。

（3）植入式心律转复除颤仪：已确诊 CPVT 的患者，尽管接受了最佳药物治疗和（或）LCSD，仍有心脏骤停、反复晕厥或 bVT/pVT，建议植入 ICD。PACES（2015）纳入的 226 例 CPVT 患儿中，121 例植入 ICD，56 例（46%）发生合理放电，21 例（22%）发生不合理的放电，17 例患者仅经历 1 次合理放电；58 例患者（48%）ICD 植入后未发生心律失常事件；30 例仍有持续性室速；13 例患者经历晕厥及随后的心室停搏；3 例患者死亡。ICD 本身也有致心律失常风险，因为合理及不合理的放电均会导致儿茶酚胺释放，从而导致多次放电，引发心律失常风暴，甚至死亡。因此，对于 CPVT 患者是否行 ICD 植入应衡量其利弊。为了避免这种恶性致死事件，Moray 等建议在 ICD 植入前可同时行 LCSD。另外，ICD 植入后必须合理程控，因为 CPVT 患者因室上性心律失常致误放电发生率较高。部分患者植入 ICD 后出现焦虑、压抑，需药物干预。

（4）左侧交感神经切除术：确诊 CPVT 后，在单独服用 β 受体阻滞剂的情况下，仍反复发生晕厥或 bVT/pVT，有数次 ICD 恰当放电记录，不能耐受 β 受体阻滞剂或有 β 受体阻滞剂禁忌证建议行 LCSD。PACES（2015）纳入的 226 例 CPVT 患儿中 18 例接受 LCSD 治疗，术后室性心律失常发生明显减少，12 例术后无症状，仅 2 例仍有持续性室性心动过速，2 例在随访中分别出现心脏停搏及晕厥。另一项纳入 14 例患者的研究中，13 例患者显示有效，但只有 1 例有长期随访结果，此患者经 10 年随访结果显示能显著减少 ICD 误放电。其长期效果仍需更大样本研究进行确证。

（5）基因治疗：基因治疗是未来最具吸引力的前瞻治疗，可以恢复不同致病突变所致的蛋白分子学改变。基因治疗广义上定义为将遗传物质引入细胞的治疗，包括病毒载体、寡核苷酸和修饰的 mRNA。Silvia G. Priori 教授团队先后在 *CASQ2* 突变小鼠模型和 *RyR2* 突变小鼠模型上进行基因治疗，发现基因治疗小鼠的基因表达水平正常化、心肌细胞超微结构和电生理异常恢复、儿茶酚胺诱导的心律失常发生减少，证实了基因治疗在 CPVT 动物模型的有效性。近年来临床前研究发现，基因治疗方法在动物和人诱导多能干细胞来源心肌细胞的 CPVT 模型中显示了有希望的结果[2]。由于多种因素的结合，对 *RyR2* 和 *CASQ2* 突变的病理生理学的广泛理解、重现人类疾病的动物模型的可用性、开发允许靶向特定器官基因和通路的递送策略等的实现使基因治疗的进步成为可能。

（李思源　张　萍）

参考文献

[1] Connell P, Word TA, Wehrens XHT. Targeting pathological leak of ryanodine receptors: preclinical progress and the potential impact on treatments for cardiac arrhythmias and heart failure[J]. Expert Opin Ther Targets, 2020, 24: 25-36.

[2] Priori SG, Mazzanti A, Santiago DJ, et al. Precision medicine in catecholaminergic polymorphic ventricular tachycardia: JACC Focus Seminar 5/5[J]. J Am Coll Cardiol, 2021, 77: 2592-2612.

[3] Priori SG, Chen SR. Inherited dysfunction of sarcoplasmic reticulum Ca^{2+} handling and arrhythmogenesis[J]. Circ Res, 2011, 108: 871-883.

[4] Wleklinski MJ, Kannankeril PJ, Knollmann BC. Molecular and tissue mechanisms of catecholaminergic polymorphic ventricular tachycardia[J]. J Physiol, 2020, 598(14): 2817-2834.

[5] Lieve KVV, Verhagen JMA, Wei J, et al. Linking the heart and the brain: neurodevelopmental disorders in patients with catecholaminergic polymorphic ventricular tachycardia[J]. Heart Rhythm, 2019, 16: 220-228.

[6] Perez-Riera AR, Barbosa-Barros R, de Rezende Barbosa MPC, et al. Catecholaminergic polymorphic ventricular tachycardia, an update[J]. Ann Noninvasive Electrocardiol, 2018, 23: e12512.

[7] Priori SG, Wilde AA, Horie M, et al. HRS/EHRA/APHRS expert consensus statement on the diagnosis and management of patients with inherited primary arrhythmia syndromes: document endorsed by HRS, EHRA, and APHRS in May 2013 and by ACCF, AHA, PACES, and AEPC in June 2013[J]. Heart Rhythm, 2013, 10: 1932-1963.

[8] 中华医学会心血管病学分会．遗传性心脏离子通道病与心肌病基因检测中国专家共识 [J]. 中华心血管病杂

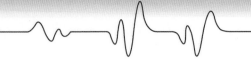

志, 2011, 39(12): 1073-1082.
[9] Winbo A, Paterson DJ. The brain-heart connection in sympathetically triggered inherited arrhythmia syndromes[J]. Heart Lung Circ, 2020, 29, (4): 529-537.
[10] Ackerman MJ, Priori SG, Dubin AM, et al. Beta-blocker therapy for long QT syndrome and catecholaminergic polymorphic ventricular tachycardia: are all beta-blockers equivalent?[J] Heart Rhythm, 2017, 14: e41-e44.

第5节 Brugada综合征

一、前言

Brugada综合征（Brugada syndrome，BrS）是一种遗传性心律失常，与早复极综合征（early repolarization syndrome，ERS）同属于J波综合征，其发病率约为1/2000，常见于青中年男性。患者的临床表现异质性大，大多数无症状，少部分高危患者首发症状即为晕厥甚至心脏骤停（sudden cardiac arrest，SCA）/心源性猝死（sudden cardiac death，SCD），心脏事件多发生于夜间，与运动无明确相关。迄今为止，共发现18种突变基因与BrS相关，其影响钠通道、钙通道或钾通道的功能，从而导致心肌细胞除极和（或）复极过程的异常，导致恶性心律失常的发生。BrS常受多种突变基因的共同影响。BrS的发病基质位于右室流出道（right ventricular outflow tract，RVOT）的心外膜，故典型的心电图表现为右胸导联ST段穹隆样抬高≥2 mm及T波倒置。这种心电图表现往往间歇出现，可能被发热或药物所诱发。以心律失常性晕厥、SCA甚至SCD为临床症状的BrS患者无疑是高危的，而无症状性BrS患者的预后存在差异，因此对后者进行危险分层对于评估预后及治疗决策至关重要。植入型心脏复律除颤器（implantable cardioverter defibrillator，ICD）是目前预防SCD的唯一有效方法，此外，药物、射频消融也是可供选择的治疗手段。本章节将对BrS的发展历史、临床特征、发病机制、诊断、危险分层及管理策略进行系统性阐述。

二、BrS的发展历史

自1953年起就有病例报道在无器质性心脏病患者的心电图上发现右胸导联ST段的穹隆样抬高，并认为这是心电图的一种正常变异，并未引起重视[1-2]。1989年意大利的Martini等[3]发表病例系列报道，发现6例心室纤颤（ventricular fibrillation，VF）复苏生还的患者中有3例的心电图可见V_1～V_2导联ST段抬高，1例行电生理检查诱发出起源于ROVT的VF，影像学检查发现5例右室运动异常，心内膜活检及尸检发现心肌纤维化、脂肪替代及右室心肌病等表现。1992年，比利时的Pedro Brugada和Josep Brugada兄弟总结8例反复SCD复苏生还的病例，首次描述了一种以“右束支传导阻滞（right bundle branch block，RBBB）、ST段抬高及SCD”为特征的临床综合征[4]。1996年该临床综合征被命名为BrS。

三、BrS 的临床特征及流行病学

据统计，约 2/3 的 BrS 患者在确诊时并无临床症状，其中＞ 1/3 系家族筛查确诊。约 1/3 的 BrS 患者首发症状表现为晕厥（可以是心律失常性晕厥或迷走反射性晕厥）或 SCA/SCD，通常发生于夜间或静息状态下。发热、酗酒或用药可能增加心律失常的发生风险，暴露典型的 BrS 心电图表现[5]。

BrS 的典型心电图表现包括 3 种类型（图 8-5-1）。1 型 Brugada 波（穹隆样）：J 点抬高≥ 2 mm，终末 ST 段抬高≥ 2 mm，T 波倒置；2 型 Brugada 波（高马鞍样）：J 点抬高≥ 2 mm，终末 ST 段抬高≥ 1 mm，T 波直立或双向；3 型 Brugada 波（低马鞍样）：J 点抬高≥ 2 mm，终末 ST 段抬高＜ 1 mm，T 波直立。其中，只有 1 型 Brugada 波具有诊断意义，不同波形之间可以相互转换。上 1 肋、上 2 肋可增加 1 型 Brugada 波的检出率（图 8-5-2）[6]。

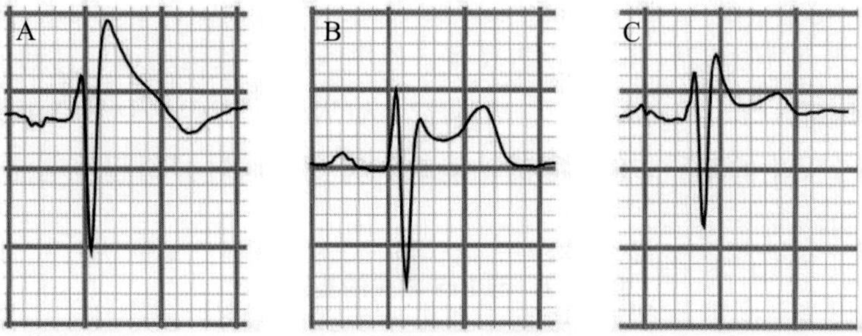

图 8-5-1　1 型（A）、2 型（B）及 3 型（C）Brugada 波

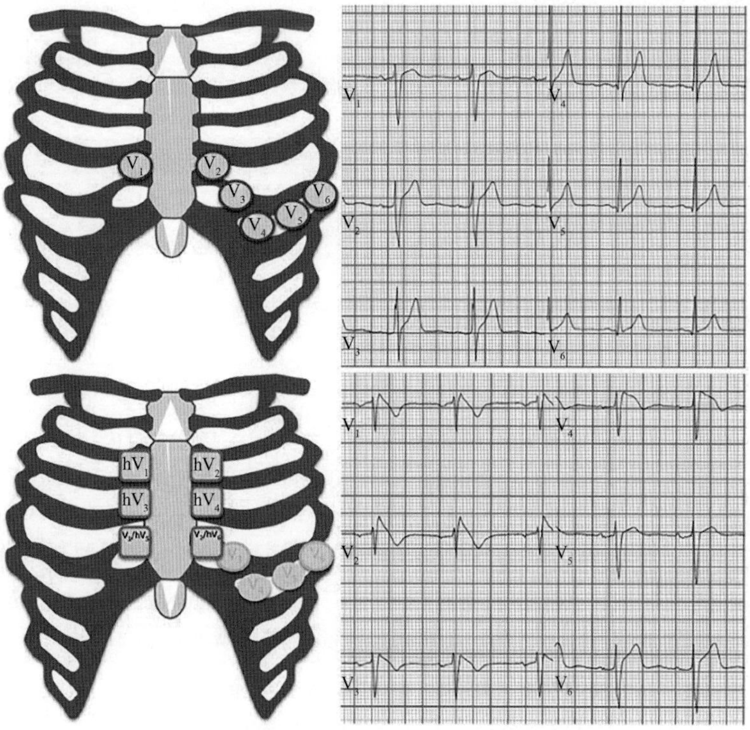

图 8-5-2　标准导联及上 1 肋、上 2 肋心电图

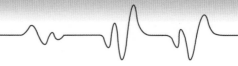

据统计，表现为 1 型 Brugada 波的 BrS 患者发病率约为 1/2000，而表现为 2/3 型 Brugada 波的发病率约为 1/500[7]。因为大部分 BrS 患者可能因无症状而被漏诊，故实际发生率可能更高。儿童中 BrS 的发病率极低，约为 1/20000[8]。BrS 具有明显的地域分布特征，最常见于亚洲，其次是欧洲和美国。事实上，BrS 被认为与东南亚地区的不明原因猝死综合征（sudden unexplained death syndrome，SUDS）同属于一种疾病，在菲律宾称为“Bangungot”，在日本称为“Pokkuri”，在泰国称为“Lai tai”[9]。男性多见，占 80% ~ 90%。BrS 是导致 SCA/SCD 的重要病因之一，据统计，BrS 在无器质性心脏病的 SCD 者中占比 28% 左右，在 SCA 者中占比 5% ~ 10%[10-11]。

四、BrS 的发病机制

（一）遗传学机制

截至目前，共发现 18 种基因突变与 BrS 相关（表 8-5-1），其中常见的包括 *SCN5A*、*SCN10A*、*CACNA1C*、*CACNB2b*、*CACNA2D1* 等。这些突变导致钠通道和钙通道功能缺失（INa、ICa）或钾通道功能增强（Ito、IK-ATP）。*KCNH2*、*KCNE5* 和 *SEMA3A* 等基因的变异不是直接致病，但可以调节 BrS 发生的基质。HCN4 的功能缺失突变则通过抑制起搏电流 If、从而减慢心率而使患者显示 BrS 的特征[12]。

表 8-5-1　与 BrS 相关的基因突变

分型	定位	基因 / 蛋白	离子通道	先证者发生率
BrS1	3q21	*SCN5A*，*Nav1.5*	↓ INa	11% ~ 18%
BrS2	3p24	*GPD1L*	↓ INa	罕见
BrS3	12p13.3	*CACNA1C*，*Cav1.2*	↓ ICa	6.6%
BrS4	10p12.33	*CACNB2b*，*Cavβ2b*	↓ ICa	4.8%
BrS5	19q13.1	*SCN1B*，*Navβ1*	↓ INa	1.1%
BrS6	11q13 ~ 14	*KCNE3*，*MiRP2*	↑ Ito	罕见
BrS7	11q23.3	*SCN3B*，*Navβ3*	↓ INa	罕见
BrS8	12p11.23	*KCNJ8*，*Kir6.1*	↑ IK-ATP	2%
BrS9	7q21.11	*CACNA2D1*，*Cavα2δ1*	↓ I Ca	1.8%
BrS10	1p13.2	*KCND3*，*Kv4.3*	↑ Ito	罕见
BrS11	17p13.1	*RANGRF*，*MOG1*	↓ INa	罕见
BrS12	3p21.2 ~ p14.3	*SLMAP*	↓ INa	罕见
BrS13	12p12.1	*ABCC9*，*SUR2A*	↑ IK-ATP	罕见
BrS14	11q23	*SCN2B*，*Navβ2*	↓ INa	罕见
BrS15	12p11	*PKP2*，*Plakophillin-2*	↓ INa	罕见
BrS16	3q28	*FGF12*，*FHAF1*	↓ INa	罕见
BrS17	3p22.2	*SCN10A*，*Nav1.8*	↓ INa	5% ~ 16.7%
BrS18	6q	*HEY2*（*transcriptional factor*）	↑ INa	罕见

（亚太心脏节律协会（APHRS）/ 欧洲心律协会（EHRA）/ 美国心律协会（HRS）/ 拉美心脏起搏和心电生理协会（SOLAECE）. J 波综合征专家上海共识：概念与认知的更新 [J]. 临床心理杂志，2016，25(3)：161-179.）

（二）离子和细胞学机制

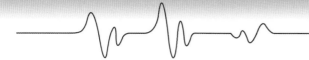

关于BrS的发病机制尚存在争议。目前主要分为两类假说——除极异常假说、复极异常假说。支持除极异常假说的学者们认为BrS及心律失常的发生主要由于I_{Na}下降及ROVT区域传导延迟，后者与ROVT局部晚电位是一致的，这会导致除极的不均一性，从而构成心律失常的发生基质。而拥护复极异常假说的学者们则认为2相平台期I_{to}增强导致复极异常及复极离散度增加可导致2相折返，构成心律失常的始动因素。也有一些研究认为BrS患者同时存在除极和复极异常[6]。

五、BrS的临床诊断及危险分层

（一）BrS诊断标准的变迁和更新

根据《2013年遗传性心律失常专家共识》[13]和《2015年ESC室性心律失常及心脏性猝死防治指南》[14]，BrS的诊断标准：在第2、3和4肋间的右胸导联V_1、V_2中，≥1个导联记录到自发性或静脉应用Ⅰ类抗心律失常药物诱发的1型Brugada波；在第2、3和4肋间的右胸导联V_1、V_2中，≥1个导联记录到2型或3型Brugada波，静脉应用钠通道阻滞剂（激发方法见表8-5-2）后演变为1型Brugada波者，也可诊断BrS。然而，既往研究已证实，药物诱发1型Brugada波的患者危险性低，假阳性率较高，故前述诊断可能导致BrS的过度诊断。因此，2016年《J波综合征专家上海共识》[15]对诊断标准进行了修正，提出：①在第2、3和4肋间的右胸导联V_1、V_2中（标准12导联心电图或动态心电图），≥1个导联记录到自发性或发热诱发1型Brugada波的患者可诊断为BrS；②钠通道阻滞剂激发出1型Brugada波的患者，须具备以下至少1项表现方可诊断BrS：记录到VF/PVT，可疑心律失常性晕厥，表现为夜间濒死样呼吸，＜45岁SCD家族史且尸检阴性，家族成员表现为自发性1型Brugada波。《2022年ESC室性心律失常及心脏性猝死防治指南》[16]也对BrS的诊断标准更新如下：①无器质性心脏病，在第2、3和4肋间的右胸导联V_1、V_2中，≥1个导联记录到自发性1型Brugada波的患者可诊断为BrS（Ⅰ类推荐）；②无器质性心脏病，在第2、3和4肋间的右胸导联V_1、V_2中，≥1个导联记录到钠通道阻滞剂诱发的1型Brugada波，并记录到VF/PVT的心脏骤停生还者可诊断为BrS（Ⅰ类推荐）；③无器质性心脏病，在第2、3和4肋间的右胸导联V_1、V_2中，≥1个导联记录到诱发的1型Brugada波，且具备以下至少1项表现可考虑诊断为BrS（Ⅱa类推荐）：心律失常性晕厥或夜间濒死样呼吸；BrS家族史；猝死家族史（＜45岁）且尸检阴性。

此外，2016年《J波综合征专家上海共识》中还依据既往文献及专家组成员的临床经验，提出BrS诊断的上海共识评分标准，对心电图改变、病史、家族史及基因检测结果等赋予不同的评分权重（权重是基于队列研究为依据的专家意见进行，不包括全部变量，权重系数的大小系该共识作者的推测，并非来源于大规模危险因素和临床预后为依据的研究），该共识认为≥3.5分极可能/确诊BrS，2~3分可能为BrS，＜2分无诊断意义（表8-5-3）。

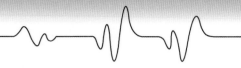

表 8-5-2　1 型 Brugada 波的激发药物及方法

药物	剂量	给药途径
普罗帕酮	首剂 1 ~ 1.5 mg/kg，5 min，观察 20 min 后若无阳性反应，再给予 0.5 mg/kg，2.5 min，必要时可重复 1 次，总量≤ 2 mg/kg	静脉
阿义马林	1 mg/kg 持续＞ 10 min 2 mg/kg 持续＞ 10 min	静脉
氟卡尼	200 ~ 300 mg	口服（＞ 1 h）
普鲁卡因酰胺	10 mg/kg 持续＞ 10 min	静脉
吡西卡尼	1 mg/kg 持续＞ 10 min	静脉

表 8-5-3　BrS 诊断的上海共识评分标准[13]

项目	分值（分）
心电图改变（标准 12 导联心电图 / 动态心电图）	
A. 标准位置或导联上移后记录到自发的 1 型 Brugada 波	3.5
B. 标准位置或导联上移后记录到发热诱发的 1 型 Brugada 波	3
C. 2 或 3 型 Brugada 波经钠通道阻滞剂激发后演变为 1 型	2
* 本范围内的指标按评分最高的 1 项计算，3 项标准中必须具备 1 项	
病史	
A. 不能用其他原因解释的心脏骤停或已记录到的 VF/PVT	3
B. 夜间濒死样呼吸	2
C. 疑似心律失常性晕厥	2
D. 机制或病因未明的晕厥	1
E. ＜ 30 岁发生的病因不明的心房扑动 / 心房纤颤	0.5
* 本范围内的指标按评分最高的 1 项计算	
家族史	
A. 一级或二级亲属中有确诊的 BrS	2
B. 一级或二级亲属中有疑诊为 SCD 者（发热、夜间发生或应用激发 BrS 的药物）	1
C. ＜ 45 岁的一级或二级亲属发生不明原因的 SCD，且尸检阴性	0.5
* 本范围内的指标按评分最高的 1 项计算	
基因检测结果	
BrS 可能易感致病基因的突变	0.5
总分（具备至少 1 项心电图改变）≥ 3.5 分极可能 / 确诊为 BrS，2 ~ 3 分可能为 BrS，＜ 2 分无诊断意义	

（二）BrS 的鉴别诊断

确诊 BrS 前需要除外其他原因导致的 Brugada 波。此外，一些特定因素不仅会影响患者的心电图形态，还会影响室性心律失常甚至猝死的风险，如果存在这些影响因素，应尽快给予纠正（表 8-5-4）。导致 Brugada 波的因素详见 www.brugadadrugs.org 网站，BrS 患者应尽量避免。

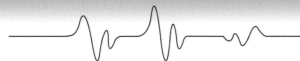

表 8-5-4 BrS 的鉴别诊断及影响因素

鉴别诊断	影响因素
• 不典型右束支传导阻滞	• 电解质紊乱：
• 心室肥厚	- 高钾血症
• 早复极（特别是运动员）	- 低钾血症
• 急性心包炎 / 心肌炎	- 高钙血症
• 急性心肌缺血或梗死（特别是右心室）	- 低钙血症
• 肺栓塞	• 体温过高或过低
• 变异性心绞痛	• 睾丸激素增多
• 夹层主动脉瘤	• 药物：
• 中枢或自主神经系统异常	- 抗心律失常药：钠通道阻滞剂（ⅠA、ⅠC 类）、钙拮抗剂、β 受体阻滞剂
• 杜氏肌营养不良症（DMD）	- 抗心绞痛药：钙拮抗剂、硝酸酯类、钾通道开放剂
•Friedreich 共济失调	- 精神类药：三环 / 四环类抗抑郁药、吩噻嗪类、选择性 5- 羟色胺重吸收抑制剂、锂制剂、苯二氮䓬类
• 脊延髓肌萎缩症	- 麻醉 / 镇痛剂：丙泊酚、布比卡因、普鲁卡因
• 强直性肌营养不良症	- 其他：组胺 H_1 受体拮抗剂、酒精中毒、可卡因、大麻类、麦角新碱
• 致心律失常性右室心肌病 / 发育不良	
• RVOT 的机械性压迫损伤（如漏斗胸、纵膈肿瘤、心包积血等）	
• 低体温	
• 除颤后心电图	

环境因素诱发的 1 型 Brugada 波，没有明显的遗传学异常。具有以下特征：① Brugada 样心电图改变；②存在可确定的基础疾病；③基础疾病纠正后 Brugada 样心电图消失；④无年轻（≤ 45 岁）的一级亲属猝死或 1 型 BrS 心电图改变家族史；⑤无晕厥、癫痫或夜间濒死呼吸等病史；⑥钠通道阻滞剂激发试验阴性。2016 上海专家共识建议将这种改变定义为“获得性 BrS”[12]。

（三）BrS 的危险分层

以心律失常性晕厥、SCA 甚至 SCD 为临床症状的 BrS 患者无疑是高危的，但临床少见。而临床多见的无症状性 BrS 患者的预后存在差异，因此对后者进行危险分层对于评估预后及治疗决策至关重要。综合分析临床表现、心电图及电生理特点等可以帮助评估患者发生不良心脏事件的风险。

（1）临床特征：既往 VF 或 SCA 史无疑是再发恶性心律失常甚至 SCD 的最强有力预测因素。研究证实，曾有 SCA 史的患者再发 VF 的风险相当大：分别为 35%/4 年，44%/7 年，48%/10 年[12]。合并心源性晕厥史的 BrS 患者发生恶性心律失常的风险增加 2.5 ~ 5 倍，合并晕厥史的 BrS 患者发生恶性心律失常的年发生率为 2.5%，而无晕厥史患者的发生率仅为 0.7%[6]。需要强调的是，BrS

患者发生晕厥的原因可能不同，非心源性晕厥对危险分层影响不大。多因素分析发现，年龄及性别对 BrS 的危险分层无影响。心律失常家族史或 SCD 家族史是否影响 BrS 患者的心律失常风险尚需更多临床研究证实，虽然这通常很容易被接受为一个重要的危险因素。

（2）心电图：研究证实，自发性 1 型 Brugada 波与恶性心律失常风险独立相关。心电图记录到自发性 1 型 Brugada 波的患者发生恶性心律失常的风险增加 2 ~ 6 倍。自发性 1 型 Brugada 波的患者发生恶性心律失常的年发生率为 2.4%，而钠通道阻滞剂诱发者仅为 0.65%[6]。但因为仅有小部分患者在反复进行的心电图检查中持续存在自发性 1 型 Brugada 波，故应慎重对待单次心电图结果在危险分层中的意义。有学者提出“Brugada burden”的概念[17]，认为“Brugada burden”的时间及空间分布与临床预后不良相关（即 24 h Holter 中观察 Brugada 波的比例越高，长期随访出现 1 型 Brugada 波的次数越多，发生恶性心律失常的风险越高，预后不良风险越高）。此外，有研究证实一些心电图特征可能对 BrS 患者的预后产生影响，包括碎裂 QRS 波、QRS 时限、S 波时限、rJ 间期、早复极图形、Tp-e 间期、QTc 间期、心房纤颤等[6]。

（3）程序心室刺激（programmed ventricular stimulation，PVS）：PVS 在 BrS 患者风险评估中的地位尚存在争议。Brugada 兄弟是支持 PVS 用于 BrS 患者危险分层的早期拥护者，研究发现 PVS 诱发室性心律失常的患者随访过程中自发 VF 的比例显著高于 PVS 未诱发的患者（28% *vs* 2%）[18]。随后部分研究也得出了相似的结论。然而，2 项大型前瞻性多中心注册研究（FINGER 研究[19]及 PRELUDE 研究[20]）并未证实 PVS 在危险分层中的价值。

（4）基因突变：来自日本和泰国的 2 项研究发现，*SCN5A* 基因突变是恶性心律失常事件的独立预测指标，但欧洲 FINGER 注册队列研究并无类似发现。考虑到 BrS 患者基因检测阳性率低，基因突变在危险分层中的地位仍需进一步研究。

六、BrS 的诊疗策略（图 8-5-3、图 8-5-4）

（一）患者教育及生活方式调整[12]

对 BrS 患者进行教育并指导生活方式的调整对于心律失常的预防至关重要。患者及其家属应被告知其可能发生晕厥、恶性心律失常甚至心脏性猝死的风险及诱发加重因素。如前所述，BrS 患者应维持电解质平衡，积极使用退热药物治疗发热，避免使用可能影响 ST 段的药物等（详见表 8-5-4 及 www.brugadadrugs.org）。推荐与患者一同生活的家庭成员接受心肺复苏的训练并建议购买家用自动体外除颤仪（automated external defibrillator，AED）。BrS 患者的心脏事件通常发生于夜间，与体力活动无明确相关性，目前尚无证据禁止 BrS 患者进行体育运动。因患者存在意识丧失风险，故应避免参与竞技类运动及危险作业。值得注意的是，BrS 的心电图改变在运动后即刻有加剧现象，推测与迷走神经张力增加相关。

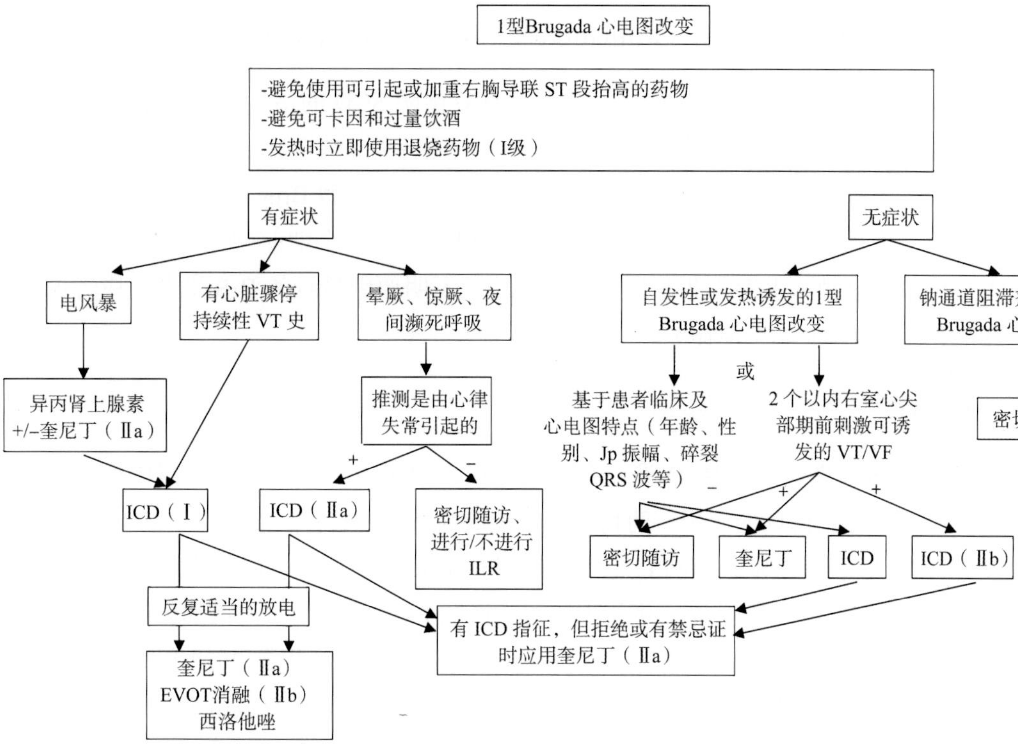

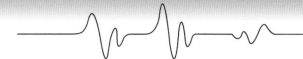

图 8-5-3　2016 年上海专家共识 BrS 患者的治疗推荐

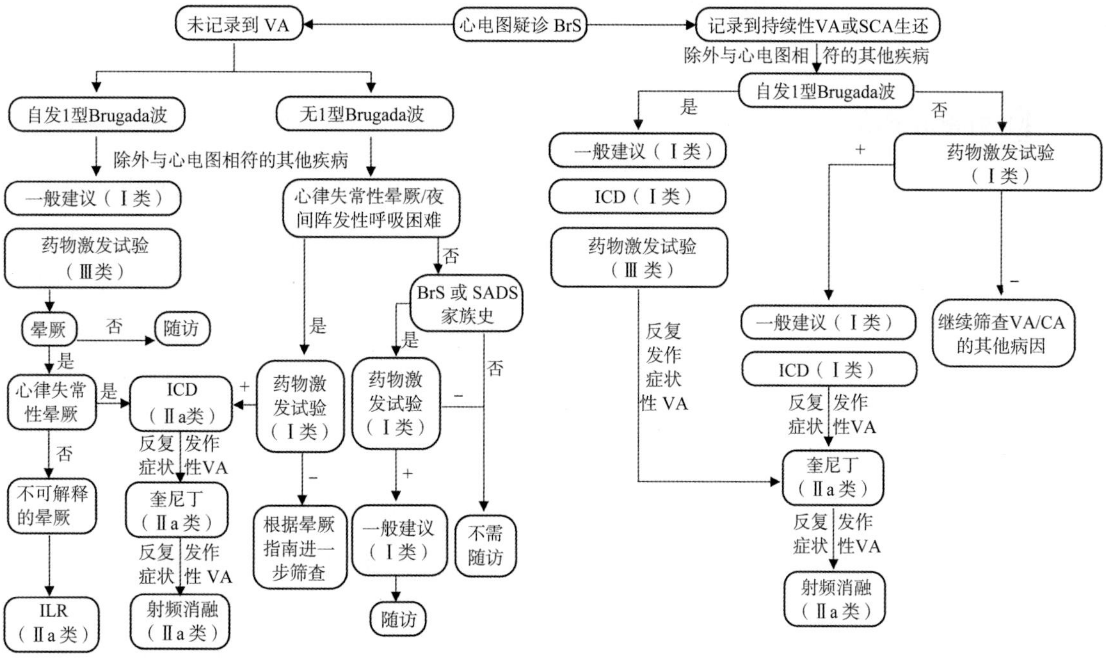

图 8-5-4　2022 年 ESC 室性心律失常及心脏性猝死防治指南有关 BrS 的诊疗流程推荐

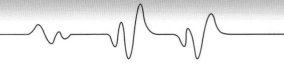

（二）ICD 及植入式循环记录仪（implantable loop recorder，ILR）[16]

对于 BrS 高危患者而言，ICD 是目前唯一证实能有效预防 SCD 的治疗措施。根据《2022 年 ESC 室性心律失常及心脏性猝死防治指南》，对于 SCA 生还者和（或）记录到自发性持续性室性心动过速的 BrS 患者，推荐植入 ICD（Ⅰ类推荐）；对于表现为 1 型 Brugada 波伴心律失常性晕厥的 BrS 患者，应考虑植入 ICD（Ⅱ a 类推荐）；对于 PES 使用 2 个期前刺激可诱发 VF 的无症状性 BrS 患者，可以考虑植入 ICD（Ⅱ b 类推荐）。对于不明原因晕厥的 BrS 患者，应考虑植入 ILR 进一步明确晕厥病因（Ⅱ a 类推荐）。

（三）药物治疗[12，16]

虽然 ICD 植入是 BrS 患者预防 SCD 唯一有效的手段，但患者发病年龄小、器械植入相关并发症及经济因素等仍限制了 ICD 的应用，药物治疗可能成为另一种选择。

（1）奎尼丁：奎尼丁可以显著抑制 I_{to} 电流。基础研究发现奎尼丁可以使心外膜动作电位的穹顶恢复正常，从而使 ST 段恢复正常，并预防 2 相折返和 PVT 的发生。大量临床研究显示，奎尼丁可使 BrS 患者抬高的 ST 段恢复正常和（或）预防心律失常事件。根据 2022 ESC 指南推荐，对于有 ICD 植入适应证但患者拒绝或有 ICD 禁忌证时，以及 ICD 术后反复放电者，应考虑使用奎尼丁（Ⅱ a 类推荐）。然而，由于奎尼丁存在药物副作用，且在许多国家（包括我国、泰国等）无法获取，故临床使用受到限制。

（2）异丙肾上腺素：β 肾上腺素能激动剂通过增加 L 型钙通道电流，从而降低 BrS 患者发生恶性心律失常的风险。当 BrS 患者合并电风暴时，异丙肾上腺素是治疗的Ⅱ a 类推荐。

（四）射频消融治疗

BrS 最初被认为是一种原发性心电疾病。2003 年波尔多团队首次在症状性 BrS 患者中尝试导管消融 VF 的触发点，并取得良好临床结局，但因为触发自发性 VF 的期前收缩在电生理检查中很难被标测出，因此临床可行性受影响。这也驱使研究者们对 BrS 消融的基质进行探索。随着电解剖标测及导管消融技术的发展，结合临床电生理标测结果及解剖学研究结果，越来越多的学者赞同 RV/RVOT 心外膜是 BrS 的致心律失常基质，其在电解剖标测中表现为异常低电压碎裂电位（abnormal low-voltage fractionated electrograms，Abn-Egm）。对致病基质进行射频消融可以改善心电图表现，降低 VF 发作风险 /ICD 放电，改善高危 BrS 患者的预后[21]。

BRAVO 研究（Brugada ablation of VF substrate ongoing）奠定了射频消融在 BrS 患者中的治疗地位。该研究共纳入 159 例（平均 42 岁，156 例为男性）伴有 VF 自发发作的高危 BrS 患者，80% 患者有反复 VF 发作，将其分为两组，一组接受 ICD 治疗，另一组接受 ICD 及心外膜射频消融治疗（消融部分包括电解剖标测低电压区、碎裂电位及延迟电位区域，消融终点为无法诱发 VF 或心电图正常化）。平均随访 4 年发现射频消融可显著降低高危 BrS 患者 VF 发生风险，术前心脏事件发生率＞ 2000 次 VF［（15 ± 21）次 VF/ 人］，单次消融后降低至 48 次 VF/31 人，重复消融后进一步降低至 7 次 VF/6 人，约 83% 患者术后心电图正常化，且与长期无 VF 发作的临床结果相关，而术后无法诱发 VF 与长期预后无关。根据指南推荐，BrS 患者植入 ICD 后反复放电且药物治疗效果欠佳时，应考虑射频消融触发灶和（或）RVOT 心外膜基质（Ⅱ a类推荐），无症状 BrS 患者不推荐行射频消融术（Ⅲ类推荐）[16]。

（罗江滢 张 萍）

参考文献

[1] Osher HL, Wolff L. Electrocardiographic pattern simulating acute myocardial injury[J]. Am J Med Sci, 1953, 226(5): 541-545.

[2] Edeiken J. Elevation of the RS-T segment, apparent or real, in the right precordial leads as a probable normal variant[J]. Am Heart J. Sep, 1954, 48(3): 331-339.

[3] Martini B, Nava A, Thiene G, et al. Ventricular fibrillation without apparent heart disease: description of six cases[J]. Am Heart J, 1989, 118(6): 1203-1209.

[4] Brugada P, Brugada J. Right bundle branch block, persistent ST segment elevation and sudden cardiac death: a distinct clinical and electrocardiographic syndrome. A multicenter report[J]. J Am Coll Cardiol, 1992, 20(6): 1391-1396.

[5] Gourraud JB, Barc J, Thollet A, et al. Brugada syndrome: diagnosis, risk stratification and management[J]. Arch Cardiovasc Dis, 2017, 110(3): 188-195.

[6] Krahn AD, Behr ER, Hamilton R, et al. Brugada syndrome[J]. JACC Clin Electrophysiol, 2022, 8(3): 386-405.

[7] Mizusawa Y, Wilde AA. Brugada syndrome[J]. Circ Arrhythm Electrophysiol, 2012, 5(3): 606-616.

[8] Oe H, Takagi M, Tanaka A, et al. Prevalence and clinical course of the juveniles with Brugada-type ECG in Japanese population[J]. Pacing Clin Electrophysiol, 2005, 28(6): 549-554.

[9] Vatta M, Dumaine R, Varghese G, et al. Genetic and biophysical basis of sudden unexplained nocturnal death syndrome (SUNDS), a disease allelic to Brugada syndrome[J]. Hum Mol Genet, 2002, 11(3): 337-345.

[10] Krahn AD, Healey JS, Chauhan V, et al. Systematic assessment of patients with unexplained cardiac arrest: Cardiac Arrest Survivors With Preserved Ejection Fraction Registry (CASPER)[J]. Circulation, 2009, 120(4): 278-285.

[11] van der Werf C, Hofman N, Tan HL, et al. Diagnostic yield in sudden unexplained death and aborted cardiac arrest in the young: the experience of a tertiary referral center in the Netherlands[J]. Heart Rhythm, 2010, 7(10): 1383-1389.

[12] Antzelevitch C, Yan GX, Ackerman MJ, et al. J-wave syndromes expert consensus conference report: emerging concepts and gaps in knowledge[J]. Heart Rhythm, 2016, 13(10): e295-e324.

[13] Priori SG, Wilde AA, Horie M, et al. HRS/EHRA/APHRS expert consensus statement on the diagnosis and management of patients with inherited primary arrhythmia syndromes: document endorsed by HRS, EHRA, and APHRS in May 2013 and by ACCF, AHA, PACES, and AEPC in June 2013[J]. Heart Rhythm, 2013, 10(12): 1932-1963.

[14] Priori SG, Blomström-Lundqvist C, Mazzanti A, et al. 2015 ESC Guidelines for the management of patients with ventricular arrhythmias and the prevention of sudden cardiac death: The Task Force for the Management of Patients with Ventricular Arrhythmias and the Prevention of Sudden Cardiac Death of the European Society of Cardiology (ESC). Endorsed by: Association for European Paediatric and Congenital Cardiology (AEPC)[J]. Eur Heart J, 2015, 36(41): 2793-2867.

[15] 亚太心脏节律协会，欧洲心律协会，美国心律协会，等. J 波综合征专家上海艺波：概念与认知的更新 [J]. 临床心电学杂志，2016, 25(3): 161-179.

[16] Zeppenfeld K, Tfelt-Hansen J, de Riva M, et al. 2022 ESC Guidelines for the management of patients with ventricular arrhythmias and the prevention of sudden cardiac death[J]. Eur Heart J, 2022, 43(40): 3997-4126.

[17] Viskin S, Adler A, Rosso R. Brugada burden in Brugada syndrome: the way to go in risk stratification?[J] Heart Rhythm, 2013, 10(7): 1019-1020.
[18] Brugada P, Brugada R, Mont L, et al. Natural history of Brugada syndrome: the prognostic value of programmed electrical stimulation of the heart[J]. J Cardiovasc Electrophysiol, 2003, 14(5): 455-457.
[19] Probst V, Veltmann C, Eckardt L, et al. Long-term prognosis of patients diagnosed with Brugada syndrome: results from the FINGER Brugada Syndrome Registry[J]. Circulation, 2010, 121(5): 635-643.
[20] Priori SG, Gasparini M, Napolitano C, et al. Risk stratification in Brugada syndrome: results of the PRELUDE (PRogrammed ELectrical stimUlation preDictive valuE) registry[J]. J Am Coll Cardiol, 2012, 59(1): 37-45.
[21] Nademanee K. Radiofrequency ablation in Brugada syndrome[J]. Heart Rhythm, 2021, 18(10): 1805-1806.

第 6 节　早复极综合征

早复极模式（early repolarization pattern，ERP）心电图以特征性 J 点及 ST 段抬高为主要表现，ERP 在人群中占 5.8%，在年轻男性和运动员中更为常见。多数情况下 ERP 被认为是一种良性的心电图表现，但少部分早复极图形与恶性室性心律失常、心源性猝死（sudden cardiac death，SCD）发生相关[1]，这部分患者称为早期复极综合征（early repolarization syndrome，ERS）。在人群中 ERS 的患病率估计为 0.5/10000[2]。ERS 较其他遗传性心律失常的发病年龄较晚，多见于青年男性或运动员。

由于早复极图形增加 SCD 发生率，正确识别早复极图形与 ERS 有重要的临床意义。本章重点介绍 ERS 的心电图特点、危险分层、治疗等内容。

一、ERP 与 ERS 的概念

2013 年遗传性心律失常指南中将 ERP 与 ERS 的概念明确区分[3]。

ERP 主要表现为≥ 2 个下壁或侧壁相邻导联 J 点抬高≥ 1 mm，运动或心率增快可使 ST 段回降到基线，目前认为是部分心室肌提前复极，由于复极不均匀而形成的一种心电图表现。这部分患者常无器质性心脏病，多数无任何症状，而在查体时被发现。部分患者可以伴有自主神经功能紊乱或迷走神经张力增高的表现，包括心悸、胸闷、心前区不适、刺痛或闷痛（甚至少数可向左肩胛区、腋部左胸部放射）等，与体力活动无关，服硝酸甘油不缓解，个别症状明显者服用地西泮、阿托品或谷维素可缓解。

ERS 为早复极图形，同时伴有不明原因的 VF 和（或）多形性室性心动过速；发生猝死，尸检结果阴性；需排除长短 QT 间期综合征、Brugada 综合征、特殊药物服用史，无器质性心脏疾病。下壁和（或）侧壁导联早复极图形改变者，在特发性 VF 患者中达 15% ~ 70%。

二、ERS 的遗传学

目前多项研究发现导致 ERS 的 7 种变异基因（表 8-6-1），属常染色体显性遗传，导致 I_{to} 电流的绝对或相对增大（图 8-6-1）[4]。编码 I_{K-ATP} 通道的成孔和 ATP 感应亚基的 *KCNJ8* 和 *ABCC9* 基因，编码 I_{to} 通道的 *KCNE5* 基因，编码 I_{to} 通道亚基的 *KCND2* 和 *KCND3* 基因的功能获得性突变；编码 L 型钙离子通道的 α_1、β_2、$\alpha_2\delta$ 亚基的 *CACNA1C*、*CACNB2*、*CACNA2D1* 基因，编码 Nav1.5、Nav1.8 的 α1 亚基的 *SCN5A*、*SCN10A* 的功能缺失性突变均可引起 ERS。

表 8-6-1　ERS 的分子学机制

分型	基因	蛋白质	离子通道效应	先证者百分比
ERS1	*KCNJ8*	Kir 6.1	↑ I_{K-ATP}	罕见
ERS2	*CACNA1C*	$Ca_v1.2$	↓ I_{CaL}	4.1%
ERS3	*CACNB2B*	$Ca_v\beta 2b$	↓ I_{CaL}	8.3%
ERS4	*CACNA2D1*	$Ca_v\alpha 2\delta$	↓ I_{CaL}	4.1%
ERS5	*ABCC9*	SUR2A	↑ I_{K-ATP}	罕见
ERS6	*SCN5A*	Na_v 1.5	↓ I_{Na}	罕见
ERS7	*SCN10A*	Na_v 1.8	↓ I_{Na}	

注：I_{CaL} 为 L 型 Ca^{2+} 电流；I_{K-ATP} 为 ATP 激活的内向整流 K^+ 电流；I_{Na} 为 Na^+ 电流；ERS1-ERS7 为 ERS 1～7 型

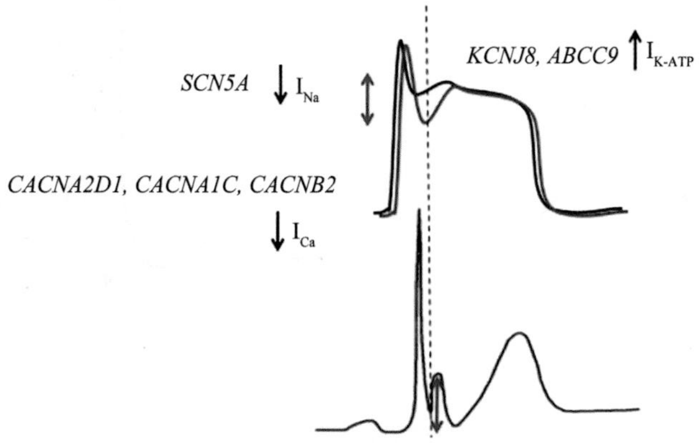

图 8-6-1　ERS 的基因突变后的功能变化

早复极图形改变患者的亲属心电图也可能合并 ERP，应进行详细的家系筛查、有无 SCD 家族史进行综合评估，作为风险分层评估的一部分。

三、心电图表现

（一）早复极图形的诊断标准

根据 2015 年发布的早复极图形专家共识[5]，符合以下标准可诊断为早复极图形：①在 R 波（伴或不伴 ST 段抬高）的降支上 QRS 波末端存在切迹或光滑延续，且需高于基线；②不包括 V_1 ～ V_3 右胸导联的超过两个相邻导联中切迹或 J 波（Jp）的峰值≥ 0.1 mV；③ QRS 波时限（在没有切迹或光滑延续的导联）＜ 120 ms。

由此可见，右胸导联被排除在 ERP 的定义中，避免与 Brugada 模式混淆，且 ST 段抬高不是诊断的必要标准。

（二）典型早复极心电图

（1）J 点抬高，J 波明显：QRS 波群终点与 ST 段起点连接处的 J 点抬高，可见明显的 J 波。J 波在 $V_2 \sim V_5$ 或Ⅱ、Ⅲ、aVF 导联最为明显。由于 J 波的出现，使 QRS 波群的下行支有 2 种类型的改变：① R 波下行支出现切迹或粗钝（图 8-6-2A）；②明显 J 波表现为 QRS 波群远侧支出现切迹、粗钝，构成 ST 段起始部分（图 8-6-2B）。2015 年发布的早复极图形专家共识[5]提出了标准化的术语：建议将 QRS 波末端切迹的峰值和（或）QRS 波末端顿挫的起始点定义为 Jp（J peak，J 波峰点），将 QRS 波末端切迹或 J 波的起始点定义为 Jo（J onset，J 波起点），将切迹的末端定义为 Jt（J termination，J 波终点）。在光滑延续的情况下，Jo 和 Jp 在心电图上是相同的（图 8-6-2B）。

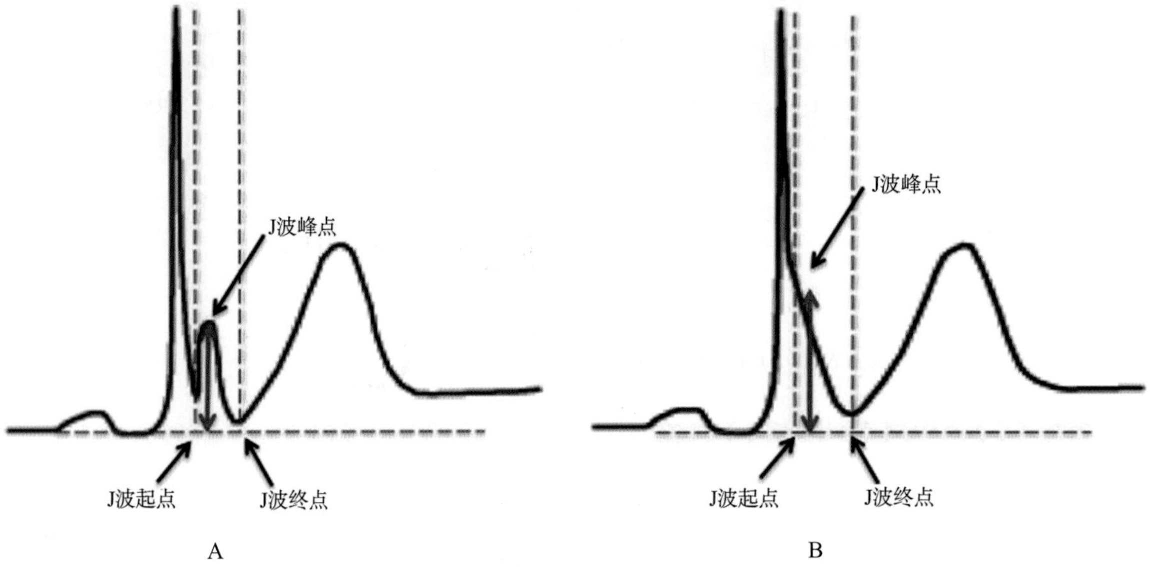

图 8-6-2　根据 J 波后的 QRS 波群的下行支分为 2 种类型

A. R 波下行支出现切迹或粗钝；B. 明显 J 波表现为 QRS 波群远侧支出现切迹、粗钝，构成 ST 段的起始部分

（2）ST 段抬高：

① ST 段抬高不是诊断 ERP 的必要标准[5]（图 8-6-3）。

② 出现导联：通常在 $V_4 \sim V_6$ 导联及Ⅱ、Ⅲ、aVF 导联表现明显。V_4 导联多见（占 80%），其次标准Ⅰ导联（占 75%），V_5 导联（占 60%），aVR 导联绝对不抬高。

③ 形态：根据 J 点后的 ST 段抬高形态可分为水平或下斜型：ST 段在 Jt 后 100 ms 的振幅≤ Jt 处的振幅，该类型被描述为“水平型或下斜型的早期复极化”；上斜型：ST 段在 Jt 后 100 ms 的振幅＞ Jt 处的振幅，该类型被描述为“上斜型的早期复极化”。

④ ST 段抬高不伴对应导联的 ST 段压低。

⑤ 动态变化：ST 段抬高可持续多年，复查时 ST 段抬高程度可以变化较大。随着年龄增大，ST 段抬高的程度可以逐渐减轻。

（3）T 波高耸：在 ST 段抬高的导联上 T 波高耸，两支不对称，上升支缓慢，下降支陡直回到基线。

（4）基本节律：多为窦性心动过缓，也可为正常窦性心律，少数为心房扑动及心房纤颤。

（5）心电图改变：ERS 图形可持续存在，但运动、过度换气及心率加快后，ST 段可暂时回到基线。

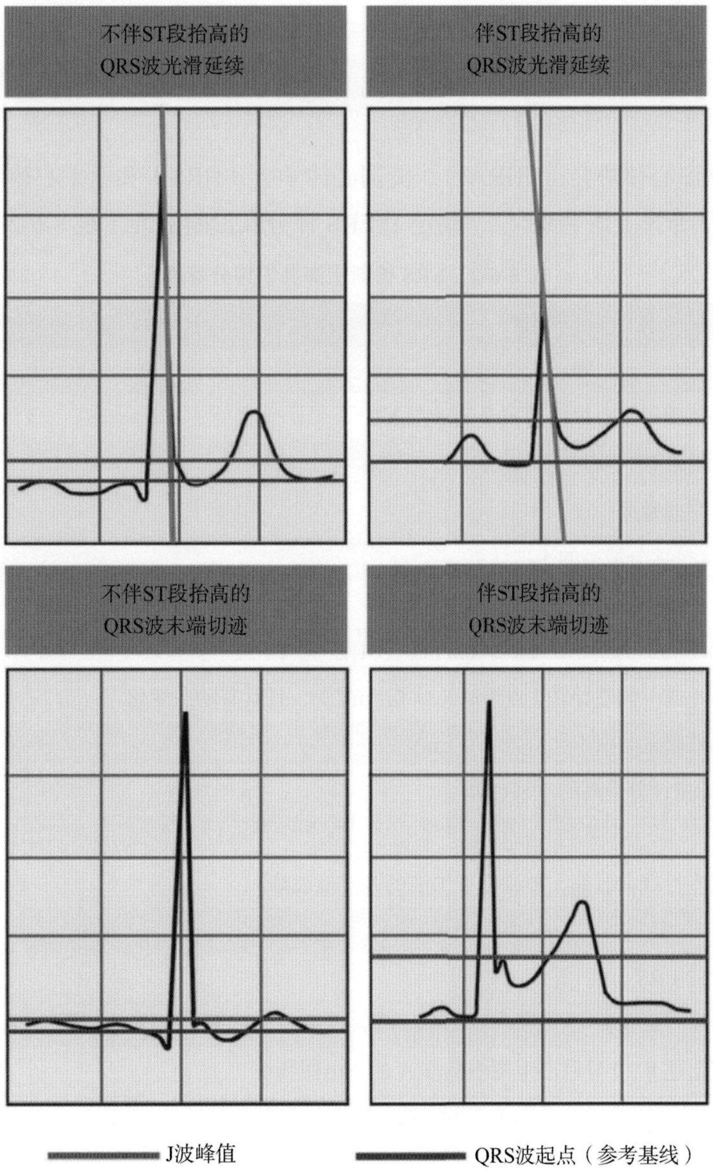

图 8-6-3　ERP 心电图

伴或不伴 ST 段抬高的 QRS 波光滑延续和末端切迹。红色线表示光滑延续或切迹的振幅，J 波峰值，紫色线表示参考基线、用于测量振幅；蓝色线表示 R 波降支起始部分的切线

（三）ERP 的心电图分型

近年来有学者主张，根据早复极心电图的累及导联不同，可将 ERP 的心电图分为以下 3 型：

Ⅰ型：ERS 特征性心电图改变出现在侧壁胸前导联（V_4 ~ V_6 导联），此类型多见于年轻成人及运动员，在特发性 VF 患者中较少见，心律失常事件发生风险较低。

Ⅱ型：ERS 特征性心电图改变出现在下壁或下侧壁导联，此类型在普通人群中较少见，但可见于约 50% 的特发性 VF 患者。

Ⅲ型：早期复极累及广泛导联，包括下壁、侧壁和右胸导联。这种分型罕见且发生恶性室性心律失常的风险最高。

四、诊断标准

根据 2017 年欧洲心律协会（EHRA）、美国心律学会（HRS）和亚太心律学会（APHRS）共同制定的 J 波综合征专家上海共识[6]，制定了 ERS 评分式诊断标准（表 8-6-2）。

表 8-6-2　ERS 诊断上海共识评分标准

项目	分值（分）
Ⅰ临床病史	
A. 不明原因的心脏骤停、心电图曾记录到 pVT/VF	3
B. 疑似心律失常性晕厥	2
C. 机制或病因不明的晕厥	1
* 本范围内的指标按评分最高的 1 项计算	
Ⅱ 12 导联心电图	
A. ≥ 2 个下壁和（或）侧壁导联 ER ≥ 0.2 mV，ST 段呈水平或下斜型改变	2
B. ≥ 2 个下壁和（或）侧壁导联 J 点抬高（≥ 0.1 mV），且具有动态变化	1.5
C. ≥ 2 个下壁和或侧壁导联 J 点抬高≥ 0.1 mV	1
* 本范围内的指标按评分最高的 1 项计算	
Ⅲ动态心电图监测	
A. 短联律间期的室性期前收缩，R 波位于 T 波的升支或波峰	2
Ⅳ家族史	
A. 亲属中有确诊的 ERS	2
B. ≥ 2 个一级亲属有上述Ⅱ 12 导联心电图中标准 A 的心电图特征	2
C. 一级亲属中有上述Ⅱ 12 导联心电图中标准 A 的心电图特征	1
D. 一级或二级亲属中有＜ 45 岁之前发生的不明原因 SCD	0.5
* 本范围内的指标按评分最高的 1 项计算	
Ⅴ基因检测结果	
A. ERS 可能易感基因的致病突变	0.5
总分（需要至少 1 项是心电图改变）：≥ 5 分很可能或确诊为 ERS，3 ~ 4.5 分可能为 ERS，＜ 3 分无诊断意义	

ER：早复极，ERS：早复极综合征，PVC：室性期前收缩，VF：心室纤颤，VT：室性心动过速

五、危险分层

早复极图形改变与 SCD 有关，但仅有少数（1∶10000）ERP 的患者发生恶性室性心律失常。如何将 ERP 的患者进行危险分层仍是临床挑战。Haissaguerre 等[7]对 206 例发生过特发性 VF 的 ERS 患者进行研究，发现 ERS 更常发生于男性，发生 VF 组和 ERP 组的患者年龄更小[（37.1 ± 13.1）岁 *vs*（50.4 ± 10.9）岁，*P*=0.001][8]。因此，基于这些发现，当早复极图形存在时，男性或年轻患者发生 VF 和 SCD 风险增加。

目前 ERP 的风险分层依赖于多个参数，包括水平 / 下斜型 ST 段抬高、J 点抬高＞ 0.2 mV、广泛导联早复极、J 波振幅的自发变化及随心率变化的波动、频发短联律间期室性期前收缩、合并有猝死家族史（图 8-6-4），此外有创性电生理检查及基因筛查尚未能指导 ERP 危险分层[6]。

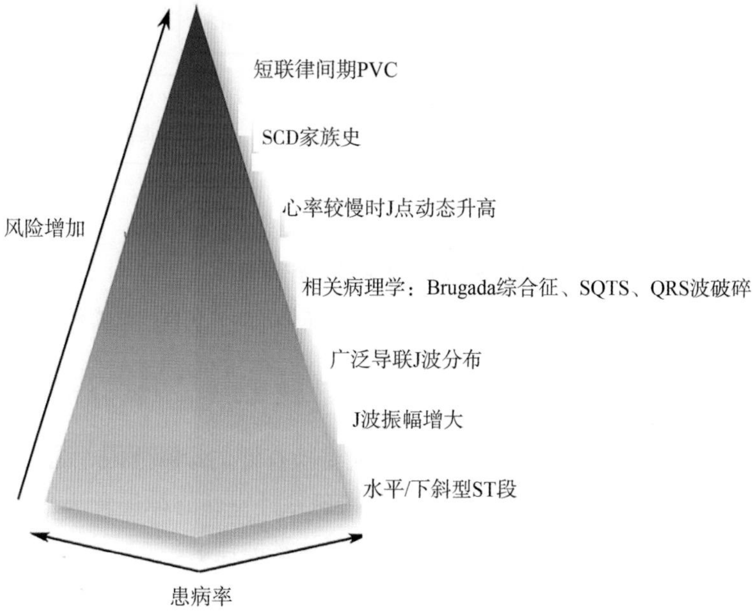

图 8-6-4　ERP 心电图患者的危险分层

最高风险位于金字塔顶部，最低风险位于金字塔底部，估计的风险因素患病率对应于金字塔的宽度

六、治疗原则

1. ERS 患者的治疗

SCD 生还或伴有持续性室性心动过速的 ERS 患者建议植入 ICD 进行 SCD 的二级预防（Ⅰ类推荐）；若患者拒绝 ICD 或存在禁忌证时可考虑使用奎尼丁（Ⅱ a 类推荐），当奎尼丁不能耐受时可考虑西洛他唑和苄普地尔联合治疗作为替代方案（图 8-6-5）[6]。

ERS 发生电风暴时，急性治疗需通过异丙肾上腺素或心房 / 心室快速起搏（心率增加 20% 或绝对心率＞ 90 次 /min）可能有效，在难治病例中可以考虑深度镇静。

对于短联律间期室性期前收缩诱发 VF 的患者，可考虑对室性期前收缩进行射频消融治疗（Ⅱ a 类推荐）。

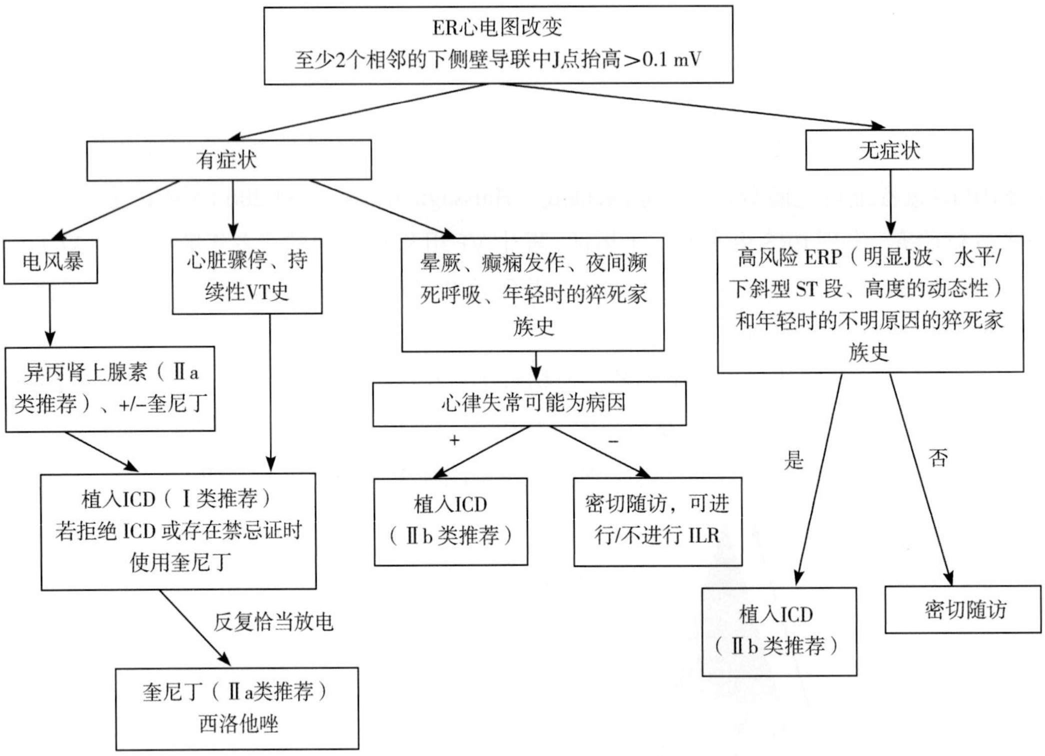

图 8-6-5　ERS 患者的治疗原则

注：ER：早期复极；ERP：早复极模式；ILR：植入式循环记录器；ICD：埋藏式心脏复律除颤器；VT：室性心动过速

2. ERP 伴晕厥患者的治疗

ERP 伴晕厥、SCD 家族史的患者治疗原则：应完善检查评估晕厥原因，是否为心律失常诱发，应注意血管迷走性晕厥在 ERP 患者中不少见。如果考虑恶性室性心律失常为晕厥病因，这部分人群可考虑 ICD 植入（Ⅱ b 类推荐）或植入式 Holter（Ⅱ a 类推荐）。

3. ERP 的无症状患者的治疗

无症状的高风险 ERP 人群合并有年轻时的不明原因的猝死家族史时，可考虑 ICD 植入（Ⅱ b 类推荐），无晕厥或 SCD 猝死家族史的无症状 ERP 患者建议密切随访。

（杨　靖　张　萍）

参考文献

[1] Shu J, Zhu T, Yang L, et al. ST_segment elevation in the early repolarization syndrom, idiopathic ventricular fibnllation, and the Brugada syndrom: cellular and clinical linkage[J]. J Electrocardiol, 2005, 38(4 Suppl): 26-32.

[2] Martinez-Barrios E, Cesar S, Cruzalegui J, et al. clinical genetics of in herited arrhythmogenic diseosein the pediatric population[J]. Biomedicines, 2022, 10(1): 106.

[3] Priori SG, Wilde AA, Horie M, et al. HRS/EHRA/APHRS expert consensus statment on the diagnosis and management of patients with in herited pri mary arrhythmia sydromes: document endorsed by HRS, EHRA and APHRS in May 2013 and by ACCF, AHA, PACES and AEPC in June 2013[J]. Heart Rhythm, 2013, 10(12): 1932-1963.

[4] Mercer BN, Begg GA, Page SP, et al. Early repolarization syndrome: mechanistic theories and clinical correlaty [J].

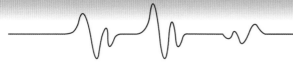

Front Physiol, 2016, 7: 266.
[5] Macfarlane PW, Antzelevitch C, Haissaguerre M, et al. The early repolarization pattern: a consensus paper[J]. J Am Coll Cardiol, 2015, 66(4): 470-477.
[6] Antzelevitch C, Yan GX, Ackerman MJ, et al. J-wave Byndromes expert consensus conference report: emerging concepts and gaps in knowledge[J]. Europace, 2017, 19(4): 665-694.
[7] Haissaguerre M, Derval N, Sacher F, et al. Sudden cardiac arrest associated with early repolarization[J]. N Engl J Med, 2008, 358(19): 2016-2023.
[8] Roten L, Derval N, Maury P, et al. Benign vs. malignant inferolateral early repolarization: focus on the Twave[J]. Heart Rhythm, 2016, 13(4): 894-902.

第 7 节　进行性心脏传导疾病

进行性心脏传导疾病（progressive cardiac conduction disease，PCCD）是一种遗传性进行性加重的心脏传导系统疾病，特征是希氏 - 浦肯野系统冲动传导进行性延迟，伴有右束支传导阻滞或左束支传导阻滞，易发生完全性房室传导阻滞，造成晕厥，甚至心源性猝死（sudden cardiac death，SCD）[1]。

这类疾病过去有很多名称，包括特发性双束支纤维化、原发性房室传导阻滞、原发性心脏阻滞、原发性慢性传导阻滞、原发性传导障碍疾病等，现以 PCCD 较为公认。PCCD 一词涵盖先天性或后天性的两种疾病形式，可不伴有或伴有结构性心脏病。这种原发性退行性疾病的病理生理基础是心脏传导系统退行性变、心肌内胶原更新幅度增大和传导系统纤维化，导致不同程度的电传导异常。通常是进行性加重，目前是起搏器植入的主要适应证之一。

在没有结构性或先天性心脏病和全身性疾病的情况下，家族性 PCCD 的发生通常是由编码心肌细胞的离子通道基因突变引起的，如 *SCN5A*、*SCN1B*、*SCN10A*、*TRPM4* 和钾、钙通道基因等，参与心脏电活动的传导；而结构性心脏病患者合并的 PCCD 通常是由编码心脏转录因子、酶或结构蛋白的基因突变引起的，如 *LAMP2*、*PRKAG2*、核纤层蛋白（LMNA）、*TBX5* 等。然而，相当大比例的患者对目前发现的 PCCD 相关基因改变测试呈阴性，提示许多与 PCCD 致病相关的基因需要进一步发现。PCCD 也可见于其他类型遗传代谢病，如 Fabry 病、糖原贮积症、结节病等。

一、临床表现

（一）心电表现

PCCD 的心电图早期改变多集中在束支传导障碍，此外也可出现 PR 间期延长、P 波增宽等。典型的心电图表现为束支传导阻滞的进行性加重，即初期为单束支传导阻滞（以右束支为主）可呈逐渐加重表现，也可发展为双束支传导阻滞，最后到高度或完全性房室传导阻滞。

（1）右束支传导阻滞：常是 PCCD 最早的心电图改变，呈完全性或不完全性，可进行性加重，QRS 逐渐增宽，逐渐出现左束支受累而表现为双束支或三束支传导阻滞。PCCD 患者的右束支传导阻滞与单纯右束支传导阻滞的不同之处在于，后者没有传导阻滞的逐渐进展。

（2）双束支传导阻滞：可在右束支传导阻滞基础上发展为双束支传导阻滞，也可在早期就表现为双束支传导阻滞，受累部位多在希氏 - 浦肯野系统的远端，以右束支传导阻滞加左前分支传导阻滞较常见。根据传导系统的受累特点，可以分为两型。Ⅰ型：右束支伴左前分支传导阻滞，最后发展为完全性传导阻滞；Ⅱ型：仅有左后分支传导阻滞伴窦性心动过缓，最后发展为完全性传导阻滞。如进行电生理检查可发现 HV 间期＞ 60 ms，发展为高度房室传导阻滞的可能性较高。

（3）高度房室传导阻滞：呈间歇性或持续性，在常规心电图出现束支传导阻滞者，动态心电图可能发现间歇性高度房室传导阻滞。

（4）PR 间期延长、P 波增宽、窦性心动过缓：呈进行性加重的特点，可能与 PCCD 相关的 *SCN5A* 及 *TRPM4* 等基因突变引起的窦房结细胞内钠钙离子异常和去极化速率减慢等有关。合并心脏结构改变和快速心律失常时，可出现相应的心电学改变。

（二）临床特征

PCCD 患者发病主要有 3 个危险阶段[2]：新生儿期、青春期和中年期。发病越早的患者严重传导阻滞出现得越早，新生儿发病可引起新生儿猝死。性别上男性多于女性。仅有束支传导阻滞时常无任何症状，而发展为高度以上房室传导阻滞可有活动后心悸、胸闷、晕厥甚至猝死等表现。PCCD 可单独存在，不合并结构性心脏病；也可合并有传导系统以外的疾病，如肥厚型心肌病、扩张型心肌病等，可发展为心力衰竭，晕厥及猝死的危险性更高。

（三）危险分层[3]

（1）双束支传导阻滞伴一度房室传导阻滞、高度房室传导阻滞的患者猝死率高。

（2）高度或三度房室传导阻滞，有晕厥史者，猝死率高。

（3）应用基因型预测危险分层的证据尚不充分，LMNA 的致病突变合并恶性快速性心律失常，如室性心动过速和心室纤颤的风险更高；*SCN5A* 基因编码 N 末端突变的危险性更高，而 C 末端突变则相对危险性低；突变引起钠电流幅度降低＞ 90%，猝死的危险性可能更高。

二、辅助检查

（1）常规 12 导联心电图：常用于检测心电异常，特别是从首次检查开始的连续心电图随访结果，确定进行性加重的束支传导阻滞及 PR 间期延长等特征性心电图表现；双束支传导阻滞时需要行动态心电图，明确否存在不同程度的房室传导阻滞。

（2）经胸心脏超声心动图：明确结构性心脏病，存在器质性心脏病不能排除 PCCD，必要时行心脏磁共振检查以确定心肌及传导束纤维化。

（3）基因测序：对于儿童及青少年发病，有严重传导异常、起搏器植入、猝死等家族史的患者，建议做基因测序，包括 *SCN5A* 和 *LMNA* 等基因突变。目前推荐主要检测 *SCN5A*。

三、诊断

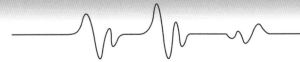

诊断标准[2]：年龄＜ 50 岁，无明确原因的心脏传导异常，呈进行性加重，心脏结构正常或合并结构心脏病，有家族史更支持诊断。

明确诊断需考虑以下几个方面。

1. 发病特征　发病年龄偏低，常在＜ 40 岁甚至在新生儿和儿童期出现右束支传导阻滞，并随年龄增长，传导阻滞进行性逐渐加重。可有明显的家族史和家族聚集性，对患者家族成员应进行筛查。

2. 心电图特征　早期常见右束支传导阻滞，进行性加重表现在两个方面：可表现为右束支传导阻滞逐步进展为双束支传导阻滞和三度房室传导阻滞；也可表现为右束支传导阻滞的 QRS 波时限逐渐增宽。这些特征应作为诊断依据。PR 间期的进行性延长也是常见特征。

3. 临床特征　在单束支及双束支传导阻滞阶段，一般无临床症状。发生间歇性或慢性高度和三度房室传导阻滞时，可能突然出现脑缺血症状，发生黑矇、晕厥、阿 - 斯综合征，甚至 SCD 等。

4. 排除其他心血管疾病　多不合并其他心血管疾病，合并结构心脏病者多起病年龄较大。当存在结构性心脏病，特别合并心力衰竭时，需基因检测明确相关致病基因突变，如有 *LMNA* 基因突变等。

5. 遗传学方面背景　常见的 PCCD 相关基因检出率不高，常见为 *SCN5A*、*TRPM4*（合并心脏结构异常）和 *LMNA*（可合并扩张型心肌病、心力衰竭和室性快速心律失常）。

四、鉴别诊断

（1）单纯右束支传导阻滞：普通人群中常见，中青年人群的单纯右束支传导阻滞可有遗传倾向，但阻滞程度一般不会进展加重。PCCD 患者在无症状时可记录到心电图异常，有进展性特征，需要定期进行心电图检查。

（2）Lenegre 病与 Lev 病：Lenegre 病与 Lev 病是 PCCD 的两种亚型，前者的发病年龄一般＜ 40 岁，甚至在新生儿期出现束支传导阻滞，阻滞部位在右束支及左束支分支或更远端，病变范围弥漫，出现逸搏心律时心室率较低，遗传倾向较明显。Lev 病则多见于中老年，＞ 40 岁起病，束支传导阻滞发生于左束支相对近端及邻近希氏束，范围较局限，可无明显遗传倾向。但两者界限常不是很清楚，如果鉴别困难，可统一诊断 PCCD。

（3）母体抗体相关自身免疫性先天性心脏传导阻滞[4]：由于母体存在的抗 SSA/Ro 和抗 SSB/La 抗体，这些抗体分子量小，妊娠期可通过胎盘进入胎儿，损害胎儿心脏传导系统，引起传导异常，甚至永久心脏传导阻滞，可增加宫内死亡率和新生儿死亡率。胎儿和（或）新生儿的总体发病率为 1/30000 ~ 1/20000。母体抗体阳性者首胎发病率为 1% ~ 2%，但再次怀孕的发生率上升，达 15.8%。因此应对孕妇进行抗体检测，对高危胎儿特别是第 1 胎发病后的第 2 胎进行严密的超声心动图和胎儿心电学检测。从孕 10 周到出生给予羟氯喹可减少本病发生，激素对部分进展快速者有效。

（4）原发性扩张型心肌病伴束支传导阻滞：原发性扩张型心肌病患者可伴发传导系统受损，远端的束支系统易受损，与 PCCD 类似，两者的鉴别主要依靠疾病发展过程结合心脏影像学特征。

五、治疗

患者在起病早期，可能很长一段时间仅有右束支传导阻滞，或合并左前分支传导阻滞的双支传导阻滞，不会引起明显的血流动力学异常，无需也无特异性治疗。随年龄增大，传导阻滞可进行性加重，故应至少每年1次常规心电图检查，发病年龄早的预后更差，应缩短检查的间隔。

（1）药物治疗[2]：本病可合并其他类型 *SCN5A* 基因突变相关的疾病，以 Brugada 综合征最为常见，部分患者可有房性或室性期前收缩，当患者需要应用抗心律失常药物时，应注意药物特别是钠通道阻滞作用对心脏传导系统的影响，造成室内传导阻滞的加重，尽量不使用或在监护条件下使用，必须应用时宜从小剂量开始，必要时予起搏保护，一旦出现严重房室传导阻滞，应立即停药。Ⅰb 类药物主要抑制晚钠电流，对心室内传导影响相对较小，大剂量应用也可诱发加重传导阻滞。因为 PCCD 对传导系统的影响范围大，可累及窦房结、房室结等部位，尽管Ⅱ类药物对室内传导影响小，也应慎用。Ⅲ类抗心律失常药物延长心肌细胞动作电位时程和有效不应期，延长 QT 间期和不应期，可能诱发房室传导阻滞等，应禁忌使用。Ⅳ类药物（维拉帕米等）不加重束支传导阻滞，但可能加重房室传导阻滞。

血管紧张素转换酶抑制剂或血管紧张素Ⅱ受体拮抗剂、他汀类药物、醛固酮受体拮抗剂可能抑制心肌纤维化进程，但疗效不确切。病情进展迅速者，可考虑激素治疗，可增加钠离子内流，改善传导功能。

（2）起搏器治疗[5]：有以下情况时应考虑植入永久心脏起搏器。

①高度或三度房室传导阻滞，有症状的二度Ⅰ型或Ⅱ型房室传导阻滞，均属Ⅰ类适应证；②双束支传导阻滞，无论是否合并一度房室传导阻滞，都可能受益。

（3）埋藏式心脏复律除颤器（ICD）：携带 *LMNA* 基因突变合并左室功能不全，伴或不伴室性心动过速患者，早期植入 ICD 可能获益[6]。

（4）家族成员筛查：对 *PCCD* 基因突变阳性的家族成员进行筛查有重要性，目前对家族成员的临床和基因筛查的阳性率尚不明确。先证者一旦确诊，需要对一级家族成员进行充分的检查。对亲属进行基因比对和分析，可以排除患病成员。对家族成员的综合性临床和基因检测，有利于了解其遗传方式和合并的心脏其他及非心脏性异常特征。

（徐鸿轩　吴　林）

参考文献

[1] 贺鹏康，程冠良，吴林．进行性心脏传导疾病 [J]. 心血管病学进展，2014, 35(6): 645-647.

[2] 中华心血管病杂志编辑委员会心律失常循证工作组．遗传性原发性心律失常综合征诊断与治疗中国专家共识 [J]. 中华心血管病杂志，2015, 43(1): 5-21.

[3] Priori SG, Wilde AA, Horie M, et al. Executive summary: HRS/EHRA/APHRS expert consensus statement on the diagnosis and management of patients with inherited primary arrhythmia syndromes[J]. Europace, 2013, 15(10): 1389-1406.

[4] 林明杰，熊丁丁，吴林．母体自身抗体相关先天性心脏传导阻滞的检测与预防 [J]. 中华心血管病杂志，2021, 49(12): 1272-1276.

[5] Mulpuru SK, Madhavan M, McLeod CJ, et al. Cardiac pacemakers: function, troubleshooting, and management:

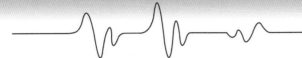

part 1 of a 2-part series[J]. J Am Coll Cardiol, 2017, 69(2): 189-210.
[6] van Rijsingen IA, Arbustini E, Elliott PM, et al. Risk factors for malignant ventricular arrhythmias in lamin a/c mutation carriers a European cohort study[J]. J Am Coll Cardiol, 2012, 59(5): 493-500.

第 8 节 遗传学检测及基因检测报告解读

自从 1944 年，肺炎双球菌实验确定了 DNA 为遗传物质，而非蛋白质之后，1953 年，Watson 和 Crick 通过对 DNA 分子的 X 射线衍射数据进行分析，提出 DNA 分子的双螺旋结构模型，从此，便开启了人类对细胞及 DNA 研究探索的大门，发展出了多种检测技术，如核型分析技术、FISH 技术、各种 PCR 技术、核酸测序技术及短串联重复序列分析等，这些技术的出现极大提高了临床疾病的诊断水平。下面对临床常用的一些遗传学检测方法进行简单介绍。

一、常见的遗传学检测方法

（一）测序技术

DNA 测序技术经过几十年的迅速发展，已经从一代测序发展到三代测序，每种测序技术都有各自的技术特点和应用场景，下面简单介绍技术原理和应用。

（1）一代测序技术原理和应用：一代测序技术又称为“Sanger 测序”，是一种涉及电泳的 DNA 序列测序方法，基于体外 DNA 复制过程中由 DNA 聚合酶随机掺入双脱氧核苷酸使 DNA 链复制终止。因此，也被称为“双脱氧终止法测序”。

一代测序技术自 1977 年由 Frederick Sanger 及其同事首次发明，成为近 50 年来使用最广泛的测序技术。与近十年应用较多的下一代测序技术相比，一代测序技术仍然具有优势，因为它可以产生＞500 个核苷酸的 DNA 序列信息，并保持非常低的错误率，准确度可达到 99.99%。基于此，一代测序技术被认为是验证 DNA 序列变异的“金标准”，包括那些已经通过 NGS 测序的序列。目前，一代测序技术仍广泛用于公共卫生领域，如：*SARS-CoV-2* 的刺突蛋白基因序列测定[1]及通过疾病控制和预防中心（CDC）检测诺如病毒[2]等。

（2）二代测序技术原理和应用：二代测序技术，又称为下一代测序技术，是几种使用大规模平行测序方法对 DNA 进行序列测定概念的方法合称。其中一些技术出现在 1993—1998 年，2005 年以来可供科研和临床研究使用。二代测序技术的核心思想是边合成边测序，即通过捕捉新合成的末端标记的片段来确定 DNA 的序列信息。在前述一代测序原理的基础上，通过技术创新，用不同波长的荧光标记 4 种不同的 dNTP，当 DNA 聚合酶合成互补链时，每添加 1 种 dNTP 就会释放不同波长的荧光，根据捕捉的荧光信号并经过特定的计算机软件处理，将荧光信号转化为序列信息，从而获得待测样本的 DNA 序列信息。

二代测序技术在成本可控的前提下，能进行大规模并行的高通量测序；大幅缩短了测序周期，尤其在物种基因组测序方面表现优秀。但是与一代测序技术相比，测序错误率较高；测序前的样本处理、文库构建等流程烦琐；海量数据的产生，对存储、分析处理、信息挖掘的能力要求很高。

（3）三代测序技术原理和应用：三代测序技术（也称为长读长测序技术、纳米孔测序技术）是一类目前正在积极开发的 DNA 测序方法。三代测序技术能够产生比二代测序技术更长的测序数据，这种优势对基因组研究具有重要意义。然而，三代测序技术数据的错误率比以前的技术高得多，可能会使接下来的基因组组装和结果数据的生物信息分析工作复杂化。这些技术正在开发过程中，高错误率正在逐步改善。在原理上，三代测序技术与前两代技术有显著不同，在操作过程中不需要 PCR 扩增的环节，而是基于单分子的电信号或化学反应信号检测，实现了对每 1 条 DNA 分子的单独测序。

（二）多重连接探针扩增技术

多重连接探针扩增技术（multiplex ligation dependent probe amplification，MLPA）是一项针对待检 DNA 序列进行定性和半定量分析的技术方法，目前广泛应用于科研与临床检验中。整体而言，MLPA 是一种多重 PCR 的技术。能够同时检测多达 50 个基因组 DNA 位点的拷贝数目异常，甚至能区分 1 个核苷酸的序列差异。

MLPA 技术可用于诊断由基因组缺失 / 重复或由表观遗传异常所导致的遗传性疾病，如脊髓性肌萎缩症、假性肥大型肌营养不良、Prader-Willi/Angelman 综合征等[3]；还可以在产前诊断中发挥重要作用，通过对羊水或绒毛样本进行检测，可以及时发现胎儿是否存在染色体异常或其他遗传缺陷[4]；此外，MLPA 技术还可以完成甲基化定量检测。

（三）短串联重复序列技术

短串联重复序列（short tandem repeats，STR），也称为微卫星 DNA 或简单重复序列，通常是指基因组中由 1 ~ 6 个碱基单元组成的一段 DNA 重复序列，由于核心单位重复数目在个体间呈高度变异性且数量丰富，构成了 STR 基因座的遗传多态性[5]。

目前，用于 STR 检测的方法主要是 STR PCR 技术，而在后续检测方法中，主要涉及基于平板胶（聚丙烯酰胺凝胶）和毛细管电泳的检测方法、基于基因芯片的检测方法及基于质谱分析的检测方法。

目前，检测技术飞速发展，产生了海量的数据，这些数据中包含大量的个人遗传信息，其中主要以二代测序技术产生的基因组数据最为显著，面对这些遗传数据，已经形成了专业的解读指南和报告指南。下面对这两个方面内容做简单介绍，方便在临床中使用基因检测报告。

二、基因检测报告的解读

根据《临床基因检测报告规范与基因检测行业共识探讨》[6]及《临床单基因遗传病基因检测报告规范》[7]的规定，一般的基因检测报告应包含两个部分：一部分是正文，主要包括检测机构信息、受检者个人信息、检测方法、检测结果及解读；另一部分为附录部分，为正文的补充部分，一般包括测序质量信息、Sanger 测序图及其他技术方法的峰图、检测范围及局限性等，便于医生参考和咨询（图 8-8-1）。通过正文，我们了解检测结果，包括基因、位点、对应的疾病，致病性等重要信息，通过附录文件，便于我们评估报告质量和方法学是否合适等。

报告的具体结构，一般包含以下内容（图 8-8-1）。

受检者姓名：×××
报告编号：

遗传病全外显子检测报告

一、受检者信息

姓名：	×××	样本类型：	EDTA全血	送检科室：	×××
ID号：	-	样本编号：	-	送检医生：	×××
年龄：	×岁	检测项目：	遗传病全外显子测序	样本接受日期：	××××-××-××
性别：	女/男	检测方法：	二代基因测序	报告发送日期：	××××-××-××
临床症状：	心悸，QT间期延长，晕厥				
家族史：	父母无相似症状				

二、检测结论：检测到与受检者表型/疾病相关的致病或可能致病变异

三、检测结果及解读

1）该样本在*SCN5A*基因上检测到一个可以解释临床表型的致病性杂合突变。请结合临床表型进一步分析。

基因	变异位点	转录本号 外显子号	合子状态	变异类型	ACMG变异评级	相关疾病（遗传模式）	变异来源
SCN5A	chr3: 38645490G>Ac.1603C>T(p.Arg535Ter)	NM_000335.5 Exon12/27	杂合	无义变异	致病	Brugada Syndrome(AD)	新发

注：染色体版本hg19，转录版本；参考MANESelect转录本

2）检测结果解读

疾病及基因介绍：

Brugada综合征（BrS）是一种遗传性心律失常病，主要累及男性青壮年，男性患病率是女性的8~10倍，BrS以ECG上特征性的Brugada波，即右胸前V_1 ~ V_3导联以ST段穹隆型抬高为特征，伴恶性室性心律失常或心源性猝死或家族史，并具有遗传异质性的心脏电紊乱疾病。受累者常无冠心病心肌缺血，也无明显的其他器质性心脏病。心源性猝死常因室颤引发，多发生在夜间。该类患者首发症状多为晕厥或猝死，美国疾病预防控制中心的回顾性分析表明，与冠心病患者的猝死不同，BrS患者平素无心绞痛、胸闷、呼吸困难等症状，且常无发作先兆，多在夜间睡眠或静息状态时猝死，20% ~ 30%的Brugada综合征患者的基因学检查能发现*SCN5A*基因突变。据美国国家医学图书馆（GHR）统计的数据显示，BrS在世界范围内的发病率约为5/10 000，常见于亚洲，尤以东南亚国家发病最高。

*SCN5A*基因定位于染色体3p22.2，编码心脏电压门控钠通道α亚基，该蛋白在细胞膜上形成，4个类似的同源结构域，每个区域虫6个跨膜片段组成，4个结构域在胞内通过肽链连接。钠通道在特定的时间开和关来控制钠离子流入细胞，在细胞产生和运输电信号方面发挥了重要的作用。这些钠离子通道在心脏跳动、心室收缩和有维持正常的心率方面也发挥了重要的作用，是治疗房性心律失常的药物靶点。*SCN5A*基因与遗传性的心室心律异常相关（LOTS.BS，以及先天性的心室纤维性颤动）。*SCN5A*突变导致钠通道失活不稳定，形成了动作电位时限中反复的通道开放，钠离子内流，动作电位时限延长（QT延长），并出现快速心律失常。

致病性分析：

该变异为*SCN5A*基因上的无义变异，变异发生在12号外显子，理论上可导致无义介导的mRNA降解（NMD），导致蛋白功能丧失，LOF（loss of function）为该基因导致BrS的致病机制（PVS1）。受检者家系一代测序结果显示父母均未携带该变异，提示该变异为新发变异（PM6），该变异在东亚人群等位基因频率为0.005%，有1例杂合子检出，未见纯合子变异，Brs患者存在不完全外显的情况，可能存在携带致病变异但无临床表现的情况（PM2_supporting），文献报道在多例Brs患者中检测到该变异（P54_Moderate），并在多个家系中存在共分离现象（PP1_Moderate）。根据现有证据（PVS1+PM6+PS4_Moderate+PP1_Moderate+PM2_Supporting），该变异被评级为致病变异。

第1页，共3页
检测机构地址及联系方式

A

图 8-8-1　全外显子测序示例报告

A. 第 1 页；B. 第 2 页；C. 第 3 页

受检者姓名：×××
报告编号：

医学建议:
该变异为新发变异，建议临床医生根据上述疾病特征，完善受检者相关临床检查及病史回顾，以进一步解释本报告结果。虽然为新发变异，但无法排除受检者父母存在生殖细胞嵌合或体细胞低嵌合的可能，建议父母进行再生育时，进行生育遗传咨询。建议该家系根据疾病特点进行遗传咨询。

3）次要发现

未发现ACMG次要发现指南中相关致病/可能致病变异。

四、附录

附录一、目标区域高通量测序参数

Q30	目标区域覆盖度（%）	目标区域20×覆盖度（%）	目标区域平均测序深度（×）
0.93	99.70%	97.40%	96.850

附录二、Sanger验证图：检测位点：*SCN5A* c.1603C>T，p.Arg535Ter

先证者：c.1603C/T，杂合子

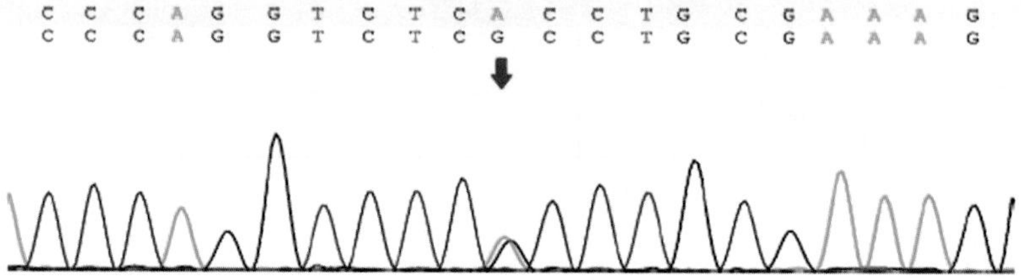

先证者父亲：c.1603C/C，未变异

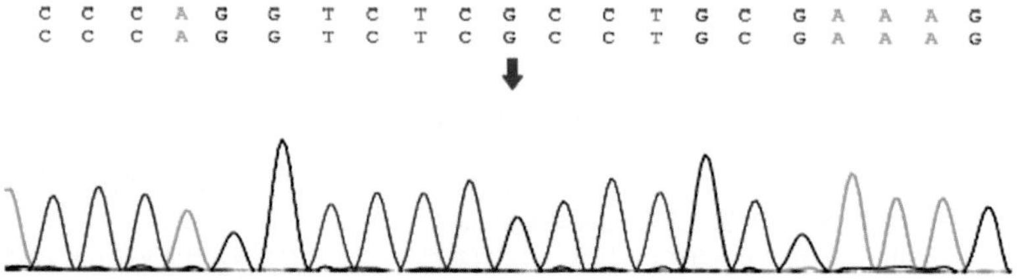

先证者母亲：c.1603C/C，未变异

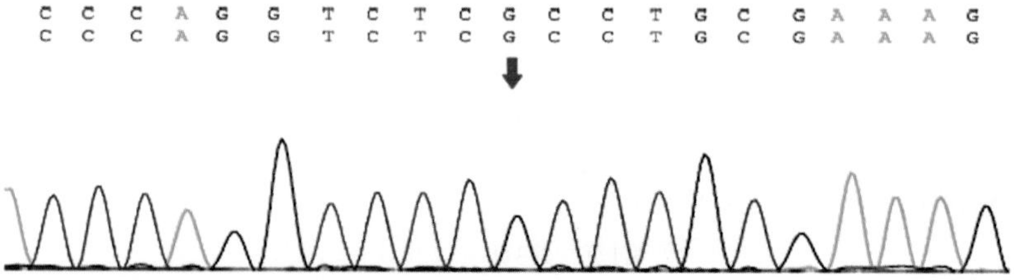

第2页，共3页
检测机构地址及联系方式

B

图 8-8-1 （续）

受检者姓名：×××
报告编号：

附录三、检测局限性及相关说明

1）本方法适用于点突变及20bp以内的缺失插入突变（微小实变）以及外显子水平的纯合型缺失检测，不适用于杂合性基因大片段拷贝数变异、大片段杂合插入突变（如Alu介导的插入）、动态突变及复杂重组等特殊类型突变的检测，也不适用于检测基因组结构变异（例如大片段缺失、复制与倒位重排）及位于基因调节区和深度内含子区的突变。

2）由于部分基因存在高重复区及低复杂度区域或假基因，以致检测不能完全覆盖其所有外显子区，但总体覆盖度可达95%以上。

3）随着研究的深入和相关报道的增加，部分变异的评级结果可能发生变化，本次检测使用的数据库及文献为报告发送之时所能检索到的内容。

4）本报告仅对送检样本负责，结果仅供参考，不代表临床决策意见，不作为临床诊断的依据。

5）本报告根据临床表现及怀疑疾病相关基因进行分析，分析基因主要基于HPO数据库中表型匹配基因及OMIM数据库中该疾病相关基因。如患者表型发生变化，应根据新增表型进行进一步分析。

检测人：　　　　检测日期：　　　　审核人：　　　　审核日期：

第3页，共3页
检测机构地址及联系方式

C

图 8-8-1　（续）

第一部分：患者的基本信息，包含个人信息、样本信息及疾病的临床表现或临床怀疑疾病等，是进行测序结果分析的依据，所以应尽量完整的填写。第二部分：检测结论，可以快速了解患者基因检测的结果，阳性、阴性或临床意义未明。第三部分：检测结果及解读，这部分是报告的核心内容，也是支持第二部分结论的依据，一般应包含变异位点的详细信息和结果解释两个部分。第四部分：附录，包括检测方法及检测范围说明，局限性介绍等。用于辅助医生了解检测技术相关信息。

下面以示例报告为例，详细介绍第二部分检测结论和第三部分检测结果及解读。

（一）检测结论部分

一般会有以下 3 种情况之一：检测到与临床相关的致病 / 疑似致病变异（阳性）；与临床相关的意义未明变异；未检测到与临床相关的变异（阴性）。以上检测结果首先都是基于临床表现或临床怀疑疾病进行的报告，所报告的位点都是与临床相关的。检测到与临床相关的致病 / 疑似致病变异，可以理解为一份阳性报告，可以结合患者临床表现及家系信息进行报告解释，对家系成员进行相关位点验证，可以进行家系成员的风险管理。与临床相关的意义未明变异，虽然不是明确的阳性报告，但是也要谨慎对待，这种报告结果往往说明该患者携带了与临床表现相关的变异，需要进一步分析，如该位点的遗传来源是否与疾病遗传性吻合，若携带该位点的其他家系成员未患病或无疾病表现，那么这个位点的可疑性就会降低，但需要排除基因相关疾病是否存在外显不全的情况；反之，如果携带该变异的其他家系成员也有疾病表现，只是在严重程度上可能存在差异，那么该位点的可疑性可能会升高，还可通过追加这部分证据条目，将临床意义未明的报告升级为可能致病的变异。未检测到与临床相关的变异，一般可以理解是一份阴性报告，此时，需要结合附录中的检测范围来确定该患者是否有其他类型的变异，或未被该检测方法所覆盖的可能性，进而进行进一步的检测，如 *FBN1* 基因，有 5% 的患者可能是由拷贝数变异所致的，需要加做 MLPA 检测来排除这种变异的可能性；如果是基因 *panel* 进行的检测，需要明确检测范围内的基因是否包含临床怀疑疾病的全部致病基因；最后要考虑的可能是检测质量是否能保证基因位点的全覆盖，可以参考测序质量数据。

（二）检测结果及解读部分

该部分应包含变异位点的完整信息表格，及对该基因、疾病及致病性评估的详细解释。这部分信息的完整性及准确性对于评估报告质量是至关重要的，使用标准的基因命名规则和转录本，可以有效地获得相关的数据库和文献中该变异位点的信息，所以，基因的信息是变异位点解读的基础。

1. 检测结果表格介绍

根据现行的指南和规范，我们一般使用 HGNC 数据库的基因名称，使用 MANE Select 的转录本，使用 OMIM 数据库进行基因和疾病关系的注释，其他具体信息如下。

基因：使用 HGNC 数据库中的标准命名。

变异位点：变异位点包括染色体位置、核酸变异、氨基酸变异。染色体位置应包含所使用的基因组版本号，以示例报告中的变异为例，chr3：38645490 G ＞ A，c.1603C ＞ T（p.Arg535Ter），这些信息分别代表在基因组上 3 号染色体的第 38645490 位置上发生了鸟嘌呤 G 到腺嘌呤 A 的变异，核酸第 1603 位置发生了碱基胞嘧啶 C 到胸腺嘧啶 T 的变异，导致氨基酸 535 位发生了精氨酸到终止密码子的无义变异。Ter 代表终止密码子，其他的表示方法还包括 * 或 X，这 3 种符号都表示发生了终止变异，说明氨基酸的合成在这个位置终止，不再继续向下合成。

转录本号及外显子：转录本指的是一个基因，可能有多种不同的转录产物，每种产物都可以命名 1 个转录本号。在这个转录本号中，对应转录产物的序列也就固定了，所以在谈到某个核酸变异时，一定要确定是在哪个转录本中的确定位置，不然可能会产生千差万别的差异，如我们示例报告中 *SCN5A* 基因，在 NCBI 的 gene 数据库中收录了 10 个转录本，如果我只是告诉你发生了 c.1603C > T 的变异，你是很难确定具体的变异位置和对蛋白编码的影响，一般要求报告中应使用 MANE Select 转录本；除了参考转录本号外，外显子也是参考的一个重要指标，尤其在发生无义变异和移码终止变异时，可根据变异所在的外显子是否为最后 1 个或倒数第 2 个外显子来评估无义变异的致病性，一般发生在这两个位置的无义变异，在使用相关的评级证据时可能需要降低使用，但也要具体位点具体分析。

合子状态：合子状态一般包括杂合、纯合、半合 3 种结果。杂合指该位点只有 1 个等位基因发生变异，另外 1 个没有变异。纯合指该位点两个等位基因均发生变异。半合一般指男性 X 染色体携带变异。合子状态需与遗传模式结合使用，如杂合变异发生在遗传模式为常染色体显性遗传病（AD）上，则该变异很可能会导致疾病的发生；但如果杂合变异发生在遗传模式为常染色体隐性遗传病（AR）上，则该变异很可能不会导致疾病的发生，患者只是该位点的携带者，如 *SCN5A* 基因对应的 Brugada 综合征就是常染色体显性遗传，所以，在这个基因上如果发生了 1 个杂合的致病变异，会导致受检者出现疾病表现。

变异类型：变异类型一般包括错义变异、同义变异、无义变异、移码变异、框内缺失 / 插入、剪切变异及内含子变异。错义变异指氨基酸发生改变，由 1 个氨基酸变异为另外 1 个氨基酸，如精氨酸变异为蛋氨酸；同义变异指只是核酸发生变异，编码的氨基酸并未发生变异；无义变异指原来的氨基酸变异为终止密码子；移码变异指发生了非 3 及 3 的整数倍的碱基插入或缺失，导致从变异位置开始编码的氨基酸都发生改变；框内缺失 / 插入一般指发生了 3 及 3 的整数倍的碱基插入或缺失，导致阅读框内插入 / 缺失了 1 个或多个氨基酸，改变蛋白编码长度；剪切变异一般还分为剪切位点变异和剪切区域变异，剪切位点变异一般指经典剪切位点发生的变异，即 GT-AG，剪切区域变异一般指在内含子和外显子交界处 3 ~ 5 bp 的区域内发生的变异；内含子变异指在内含子区域发生的变异，这部分变异报告中比较少见，一般只有明确致病或可能致病的位点才会体现在报告中，另外外显子组测序对于内含子的检测也存在局限性。不同的变异类型，对疾病的致病性也存在差异，在很多基因上，无义变异对基因的功能影响较大，很可能会导致该变异在评级过程中评为致病变异，但具体还要看变异所在基因及所处的外显子位置（最后两个外显子一般认为影响较小）；另外两种对蛋白序列和功能影响较大的变异就是剪切变异和阅读框内的非 3 及 3 的整数倍的插入或缺失，常见的剪切变异是发生在外显子和内含子交界处的经典剪切位点（± 1, 2 位置的 GT-AG 二核苷酸序列），发生在剪切位点的变异，一般会影响相邻外显子，导致在翻译成蛋白时，外显子被跨过，如果受影响的外显子刚好为整码外显子（该外显子核酸数量可以被 3 整除），那么在最终合成的蛋白质中，可能只是缺少了该外显子，其他氨基酸序列不会受到影响，但是如果受影响的外显子不是整码外显子（该外显子的核酸数量不能被 3 整除），那么最终可能会发生移码终止变异，对蛋白序列及功能影响较大，与无义变异作用类似，具体情况也要根据基因和变异所在的外显子位置综合考虑；其他的非 3 整倍数的插入或缺失，也会导致移码终止变异，对蛋白功能影响也较大，往往在评级过程中能达到致病的等级。上面 3 种变异是影响较大的变异，但是其实比较常见的变异为错义变异。错义变异的致病性一般需要结合基因功能及报道的文献来具体分析，致病性的差别较大。不能一概而论，与错义变异对应的就是同义变异，指的是只有核酸发生变异，但氨基酸没有变成其他的氨基酸，一般同义变异的致病性可能相对较小，只需注意一些特殊的同义变异，虽然没有影响编码的氨基酸，但是可能在剪切层面起作用，也可能会产生致病性的变异。

ACMG 变异评级：一般是根据 ACMG 评级指南[8]进行评级后得到的致病性结论，包括致病、可能致病、临床意义未明、良性、可能良性，后两种情况不会在报告中体现，所以一般只能看到前 3 种结论。

相关疾病：相关疾病指该基因所对应的疾病，一般参考 OMIM、Clingen 及 GenCC 数据库中该基因所对应的疾病。

遗传模式：遗传模式一般包括常染色体显性遗传（AD）、常染色体隐性遗传（AR）、X 连锁隐性遗传（XLR）、X 连锁显性遗传（XLD）、体细胞突变（Si）、线粒体变异（Mi）。AD 和 AR 的遗传模式是大家比较熟悉的两种遗传模式。AD 模式的疾病，只要有 1 个致病变异，就会导致受检者患病，下一代可能需要遗传阻断，不然有 50% 的概率生育患儿；AR 模式的疾病，要有 2 个致病变异，而且是分别来自父母的变异，才会导致受检者患病，但隐性疾病患者的下一代一般只是携带者，患病的概率不高（取决于其配偶是否也为患者或携带者）。X 连锁疾病比较复杂，除了警惕 XLR 疾病女性携带者生育男孩时的患病率外，还要考虑有些女性携带者可能也会出现症状较轻的疾病表现，可能主要是由 X 染色体失活偏移导致，使携带正常等位基因的染色体并未正常表达。体细胞突变指的是在生殖细胞中并未发生变异，但在后面的细胞分化和分裂过程中发生的变异，一般在遗传病中较少见，可能在肿瘤患者中较常见，有些遗传病患者，父母可能没有症状，但是却携带了变异，这种情况下可以考虑是否为父母的生殖腺细胞发生了变异，这属于体细胞变异，可能是平时会遇到的情况之一。线粒体遗传指的是线粒体发生变异，导致疾病发生的一种特殊类型的遗传方式，一般只限于母亲向子女的传递，存在随机性和异质性。

变异来源：一般为父亲或母亲，也可能为新发变异，即父母都未携带该变异，但需确定父母与子女的亲缘关系是否正常，每个个体都会产生新发变异，但有些新发变异位于重要的功能基因上，往往会导致疾病的发生，一般如果是散发病例的患者，发现新发变异需要重点关注，很可能是疾病的病因。

以上是变异位点的基本信息，是一个概括，我们还可以通过结果解读来具体了解基因、疾病以及位点致病性情况。

2. 检测结果解读介绍

一般包括基因描述、疾病描述、位点致病性证据及描述。基因描述一般参考 NCBI 数据库，介绍基因的基本信息和功能，帮助了解疾病的发生机制。疾病描述部分一般参考 GHR、OMM、GeneRiew 等数据库或发表的文献，主要介绍疾病的临床表现，外显性等疾病特点，一般可以通过这部分内容了解该疾病与本次检测的受检者吻合度有多高，特异性的表现是否存在，及是否需要增加临床检查内容等。最后一部分是位点的致病性证据及描述，一般会根据 ACMG 指南为标准，进行致病性判断，并提供判断的依据，包括在数据库中是否有收录，是否有文献报道等。这些内容可以作为了解致病性可靠性及致病性程度的依据，以示例报告中的位点为例，这个位点发生了无义变异，对无义变异位点是否能给到 PVS1 证据，需要根据指南进行评估。首先评估基因与疾病的关系是不是明确的，这一点在进行分析时就已经确定，不需要再次评估；其次需要评估基因导致疾病的致病机制是否为 Loss of Function，一般可以通过文献或 ClinGen 等数据库中的数据来进行确认。对于 *SCN5A* 基因，有文献研究认为 LOF 是其致病机制（PMID：20129283，22789973），且 ClinGen 数据已明确该基因为单倍剂量不足基因，发生截短变异会导致疾病的发生，满足 PVS1 的使用条件，按照 PVS1 决策树，该位点发生截短的位置位于 12/28 号外显子，预测该变异会发生 NMD（无义介导的 mRNA 降解），可以给到 PVS1 的证据；第 2 条证据 PM6 一般用于发生新发变异，且父母与孩子的亲缘关系未确定的变异，我们检测到的变异只进行了父母的一代验证，确认是新发变异，但未进行亲缘关系验证，综合患者的临床表现和诊断，可以使用 PM6 证据，如果进行了亲缘关系确定，就可以升级到 PS2 的证据；第 3 条证据 PM2 是基于等位基因频率给到的，一般对于显性遗传病要求是在 GnomeAD Exon/genome 数据中未收录可以使用该证据，但因为 BrS 具有不完全外显的情况，所以在人群数据库中可能会存在一些无症状的携带者，所以，结合疾病特点，对 PM2 降级使用，给到了 PM2_Supporting；第 4 条证据 PS4 是 1 条基于患者人群频率显著高于对照人群频率来使用的证据，本变异是因为有多篇文献报道，在＞ 7 个 BrS 患者中检测到该变异，结合疾病外显率及检测到的患者个数，对 PS4 降级使用，给到 PS4_Moderate（PMID：12106943，20129283，34076677，25757662）；第 5 条证据 PP1 是针对疾病与变异共分离的证据，一般共分离次数越多，可以使用的等级就越高，本变异在 1 个家系中存在 7 次共分离，可以使用到 PP1_Moderate 的证据强度，因为共分离数据只来自 1 个家系，所以不能使用更高的强度，避免因为该家系存在未被发现的其他变异导致疾病发生的可能，如果是多个家系存在＞ 7 次的共分离次数，可以考虑给到 PP1_Strong 的强度。综合以上可以给到的证据，1PVS1+3PM（PM6+PS4_Moderate+PP1_Moderate）+1PP（PM2_Supporting）可以达到致病水平，所以，该位点具有致病性，结合患者的家系情况，父母无相关疾病，且不携带该变异，符合疾病常染色体显性遗传的模式；对于该位点的后续遗传咨询，可以根据受检者年龄进行，如果已经进入生育期，要对其进行生育指导，即本患者在生育时可能会有 50% 的概率将变异遗传给后代，导致疾病的发生，建议进行孕前指导，避免生育相同疾病的患儿。

除了基于患者表型和疾病分析得到的以上变异外，ACMG 次要发现指南[9]还建议对 81 个基因进行报告，这部分变异称为次要发现；该部分疾病多对患者具有严重影响，致病机制明确，可以防控。如果发现受检者携带致病 / 可能致病变异，但还未出现临床表现，一般需要根据具体疾病进行相关的临床随访，早发现，早治疗。

三、变异位点评级指南介绍

二代测序技术通常会检测到上万个的变异位点，通过一系列的生信过滤流程后，也会剩余几百个位点，哪些位点需要报告及位点的致病性如何，都是需要通过位点解读来确定的，自 2015 年 ACMG 发布第一版基于二代测序变异位点解读指南后，ClinGen 专病的解读指南也陆续发布，在第一版框架指南的基础上，针对疾病及基因具体优化了每个证据条目的使用细则。最初的框架指南包含 28 条证据条目（图 8-8-2、图 8-8-3），PVS 代表极强的致病性证据，PS 代表强的致病证据，类似的，BS 代表强的良性证据，BP 代表支持性的良性证据，强度弱于 BS。对于每个位点的解读都要从 28 条证据条目出发进行逐个证据的分析（图 8-8-4）[10]，最后根据证据条目组合得到位点是否存在致病性的结论（图 8-8-5），如 1 条极强的致病证据（PVS1）加上 1 条中等强度的致病证据（PM），可达到可能致病的结论，当然，3 条中等强度的致病证据也可达到可能致病的结论。对于不满足致病 / 可能致病、良性 / 可能良性条件的位点，定义为临床意义未明。ClinGen 的 SVI 工作组在该指南的基础上发布了针对 PVS1、PS2\PM6、PS3/BS3、PM2、PM3、PP1、PP3/BP4、BA1、PP5/BP6 证据条目的细化指南，更便于指南的使用和统一。除了 SVI 工作组针对证据条目的优化外，心血管临床工作组（Clinical Domain Working Groups，CDWG）已经发布了多个针对心血管疾病的专病解读指南，包括 *MYH7* 基因[11]、*LDLR* 基因[12]、*FBN1* 基因等相关基因的解读指南，正在进行心肌病、钾离子通道相关心律失常基因位点解读指南制订，所以在进行这些基因位点的解读时需要使用专病指南。

四、基因检测报告结果的使用

根据不同的检测结论，结合患者的临床表现、家系验证情况，合理使用报告，有些样本可能需要增加额外检测，有些样本可能需要扩大家系验证，具体情况如下。

1. 检测到致病 / 可能致病的结果

（1）检测到致病 / 可能致病变异，基因相关疾病与患者临床表现吻合，遗传模式相符，家系验证结果符合共分离，则认为该变异为患者临床诊断疾病的病因。后续可根据该疾病进行相应的治疗和管理，如果该变异为遗传，则需对家系成员进行一代验证，对携带变异的家系成员进行风险管理及遗传咨询。

（2）检测到致病 / 可能致病变异，基因相关疾病与患者临床表现吻合，遗传模式相符，即显性遗传病存在 1 个致病 / 可能致病变异，但家系验证结果不符合共分离，如携带变异的家系成员无临床表现或不携带变异的家系成员存在与先证者类似的临床表现。针对第 1 种携带不患病的情况需要考虑疾病是否存在不完全外显的情况，如果存在该情况，则不排除该位点是先证者病因的可能性；如果不存在外显的问题，考虑是否存在修饰因子的作用及调控基因的可能，但仍不能排除该位点是先证者病因的可能性。如果排除上述情况，要考虑是否存在其他致病基因或位点未被发现的情况，需进一步分析或增加其他检测技术，完善检测策略。

（3）检测到致病 / 可能致病变异，但患者并未出现该疾病的临床症状，一般这种情况属于次要发现，可能会出现在 ACMG 指南列表对应的基因与疾病中。在基因疾病关系明确、致病性明确的情况下，受检者发生该疾病的可能性 / 风险很大，需要定期随访，对家系成员应考虑携带情况筛查，对携带者进行遗传咨询。

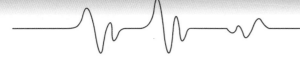

Criteria for Classifying Pathogenic Variants

<u>Very strong evidence of pathogenicity</u>

PVS1 Null variant (nonsense, frameshift, canonical +/−1 or 2 splice sites, initiation codon, single or multi-exon deletion) in a gene where loss of function (LOF) is a known mechanism of disease

Caveats:

- Beware of genes where LOF is not a known disease mechanism (e.g. *GFAP, MYH7*)
- Use caution interpreting LOF variants at the extreme 3' end of a gene
- Use caution with splice variants that are predicted to lead to exon skipping but leave the remainder of the protein intact
- Use caution in the presence of multiple transcripts

<u>Strong evidence of pathogenicity</u>

PS1 Same amino acid change as a previously established pathogenic variant regardless of nucleotide change

Example: Val->Leu caused by either G>C or G>T in the same codon

Caveat: Beware of changes that impact splicing rather than at the amino acid/protein level

PS2 *De novo* (<u>both</u> maternity and paternity confirmed) in a patient with the disease and no family history

Note: Confirmation of paternity only is insufficient. Egg donation, surrogate motherhood, errors in embryo transfer, *etc*. can contribute to non-maternity

PS3 Well-established *in vitro* or *in vivo* functional studies supportive of a damaging effect on the gene or gene product

Note: Functional studies that have been validated and shown to be reproducible and robust in a clinical diagnostic laboratory setting are considered the most well-established

PS4 The prevalence of the variant in affected individuals is significantly increased compared to the prevalence in controls

Note 1: Relative risk (RR) or odds ratio (OR), as obtained from case-control studies, is >5.0 and the confidence interval around the estimate of RR or OR does not include 1.0. See manuscript for detailed guidance.

Note 2: In instances of very rare variants where case-control studies may not reach statistical significance, the prior observation of the variant in multiple unrelated patients with the same phenotype, and its absence in controls, may be used as moderate level of evidence.

<u>Moderate evidence of pathogenicity</u>

PM1 Located in a mutational hot spot and/or critical and well-established functional domain (*e.g*. active site of an enzyme) without benign variation

PM2 Absent from controls (or at extremely low frequency if recessive) (see Table 6) in Exome Sequencing Project, 1000 Genomes or ExAC

Caveat: Population data for indels may be poorly called by next generation sequencing

PM3 For recessive disorders, detected in *trans* with a pathogenic variant

Note: This requires testing of parents (or offspring) to determine phase

PM4 Protein length changes due to in-frame deletions/insertions in a non-repeat region or stop-loss variants

PM5 Novel missense change at an amino acid residue where a different missense change determined to be pathogenic has been seen before

Example: Arg156His is pathogenic; now you observe Arg156Cys

Caveat: Beware of changes that impact splicing rather than at the amino

A

图 8-8-2　ACMG 指南致病性证据详细信息

A. 第 1 页；B. 第 2 页

acid/protein level

PM6 Assumed *de novo*, but without confirmation of paternity and maternity

Supporting evidence of pathogenicity

PP1 Co-segregation with disease in multiple affected family members in a gene definitively known to cause the disease

Note: May be used as stronger evidence with increasing segregation data

PP2 Missense variant in a gene that has a low rate of benign missense variation and where missense variants are a common mechanism of disease

PP3 Multiple lines of computational evidence support a deleterious effect on the gene or gene product (conservation, evolutionary, splicing impact, etc)

Caveat: As many *in silico* algorithms use the same or very similar input for their predictions, each algorithm should not be counted as an independent criterion. PP3 can be used only once in any evaluation of a variant.

PP4 Patient's phenotype or family history is highly specific for a disease with a single genetic etiology

PP5 Reputable source recently reports variant as pathogenic but the evidence is not available to the laboratory to perform an independent evaluation

B

图 8-8-2 （续）

Criteria for Classifying Benign Variants

Stand-Alone evidence of benign impact

BA1 Allele frequency is above 5% in Exome Sequencing Project, 1000 Genomes, or ExAC

Strong evidence of benign impact

BS1 Allele frequency is greater than expected for disorder (see table 6)

BS2 Observed in a healthy adult individual for a recessive (homozygous), dominant (heterozygous), or X-linked (hemizygous) disorder with full penetrance expected at an early age

BS3 Well-established *in vitro* or *in vivo* functional studies shows no damaging effect on protein function or splicing

BS4 Lack of segregation in affected members of a family

Caveat: The presence of phenocopies for common phenotypes (*i.e.* cancer, epilepsy) can mimic lack of segregation among affected individuals. Also, families may have more than one pathogenic variant contributing to an autosomal dominant disorder, further confounding an apparent lack of segregation.

Supporting evidence of benign impact

BP1 Missense variant in a gene for which primarily truncating variants are known to cause disease

BP2 Observed in *trans* with a pathogenic variant for a fully penetrant dominant gene/disorder; or observed in *cis* with a pathogenic variant in any inheritance pattern

BP3 In-frame deletions/insertions in a repetitive region without a known function

BP4 Multiple lines of computational evidence suggest no impact on gene or gene product (conservation, evolutionary, splicing impact, etc)

Caveat: As many *in silico* algorithms use the same or very similar input for their predictions, each algorithm cannot be counted as an independent criterion. BP4 can be used only once in any evaluation of a variant.

图 8-8-3 ACMG 指南良性证据

BP5	Variant found in a case with an alternate molecular basis for disease
BP6	Reputable source recently reports variant as benign but the evidence is not available to the laboratory to perform an independent evaluation
BP7	A synonymous (silent) variant for which splicing prediction algorithms predict no impact to the splice consensus sequence nor the creation of a new splice site AND the nucleotide is not highly conserved

图 8-8-3 （续）

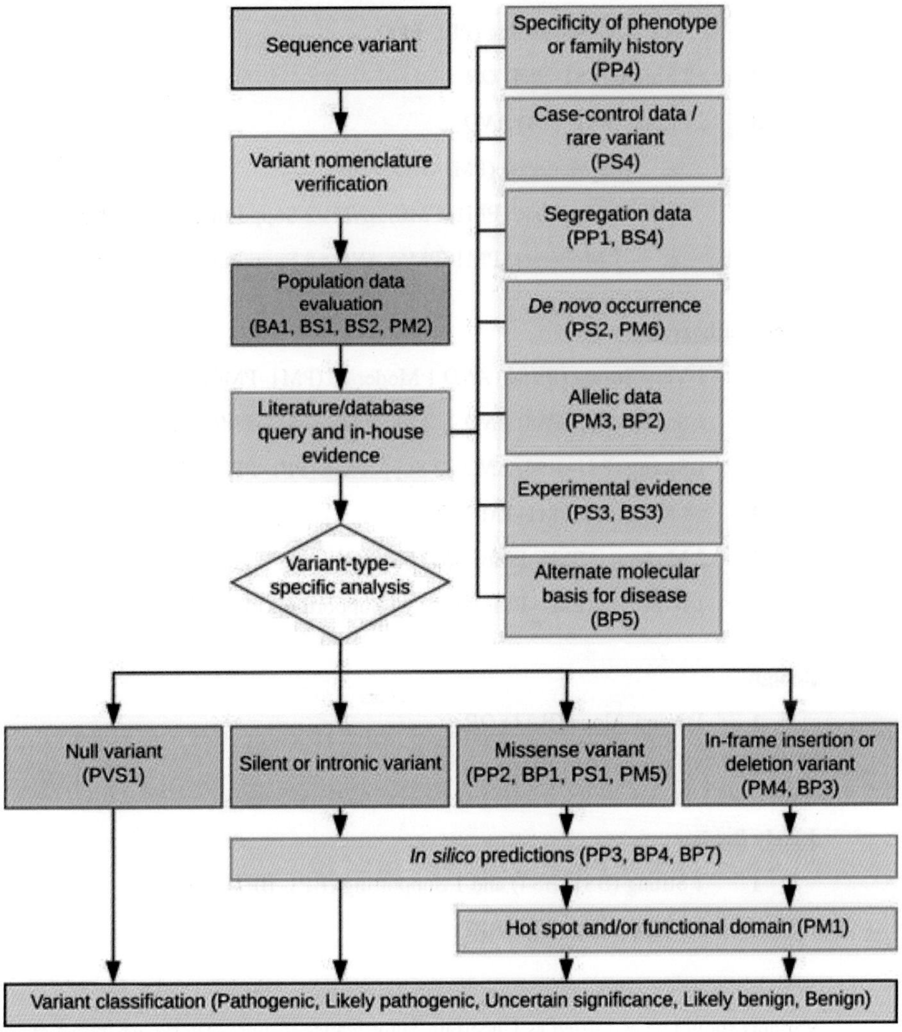

图 8-8-4 变异分析流程图

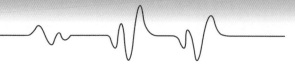

Rules for Combining Criteria to Classify Sequence Variants

Pathogenic

1 1 Very Strong (PVS1) *AND*
- **a.** ≥1 Strong (PS1~PS4) *OR*
- **b.** ≥2 Moderate (PM1~PM6) *OR*
- **c.** 1 Moderate (PM1~PM6) and 1 Supporting (PP1~PP5) *OR*
- **d.** ≥2 Supporting (PP1~PP5)

2 ≥2 Strong (PS1~PS4) *OR*

3 1 Strong (PS1~PS4) *AND*
- **a.** ≥3 Moderate (PM1~PM6) *OR*
- **b.** 2 Moderate (PM1~PM6) *AND* ≥2 Supporting (PP1~PP5) *OR*
- **c.** 1 Moderate (PM1~PM6) *AND* ≥4 Supporting (PP1~PP5)

Likely Pathogenic

1 1 Very Strong (PVS1) *AND* 1 Moderate (PM1~PM6) *OR*

2 1 Strong (PS1~PS4) *AND* 1~2 Moderate (PM1~PM6) *OR*

3 1 Strong (PS1~PS4) *AND* ≥2 Supporting (PP1~PP5) *OR*

4 ≥3 Moderate (PM1~PM6) *OR*

5 2 Moderate (PM1~PM6) *AND* ≥2 Supporting (PP1~PP5) *OR*

6 1 Moderate (PM1~PM6) *AND* ≥4 Supporting (PP1~PP5)

Benign

1 1 Stand-Alone (BA1) *OR*

2 ≥2 Strong (BS1~BS4)

Likely Benign

1 1 Strong (BS1~BS4) and 1 Supporting (BP1~BP7) *OR*

2 ≥2 Supporting (BP1~BP7)

* Variants should be classified as Uncertain Significance if other criteria are unmet or the criteria for benign and pathogenic are contradictory.

图 8-8-5 ACMG 指南变异分类组合规则表

2. 只检测到临床意义未明的位点

（1）报告中只检测到与患者临床表现相符、家系共分离情况吻合的变异，但变异位点的致病性评级只能评定临床意义未明。这种情况一般认为该位点的致病性可能性还是很大的，只是由于缺少临床研究所以导致证据不足，无法达到致病的等级，可以进行进一步的验证，如扩大家系筛查，增加家系共分离的证据或进行功能验证增加功能证据，以便于进行位点致病性的升级；如果扩大家系或功能验证发现位点在大家系筛查中发现不符合共分离或在功能试验中发现对功能无影响，那就可以对位点致病性降级，排除其致病的可能性。

（2）报告只检测到临床意义未明变异，与患者临床表现吻合，但家系共分离情况不相符。一般认为该位点是患者病因的可能性小，但需排除是否由于性腺嵌合、领养问题导致的家系共分离不相符的情况；如果排除上述两种情况，则该位点为患者病因的可能性较小，需要考虑非遗传因素致病和新基因致病的可能性。

3. 未检测到变异位点

该情况需要了解检测范围是否足够，是否需要新增其他检测，保证全面覆盖疾病相关遗传学改变。如果检测方法足够，但仍未检测到变异，可以重新评估临床表现，是否有所遗漏，是否需要扩大分析范围，但也不排除存在新基因尚未发现的可能，建议按照临床诊断进行治疗和管理，后续如果出现新的临床表现可考虑进行数据重新分析。

以上各种情况简单整理为表 8-8-1，可根据不同情况，参考使用。

表 8-8-1 检测位点情况及报告使用对照表

变异位点评级结果	临床症状吻合情况	家系共分离情况吻合情况	临床应用意义	后续指导建议
致病 / 可能致病	√	√	明确病因	对症治疗、患者及家系成员风险评估、生育指导
致病 / 可能致病	√	×	谨慎使用	对症治疗、患者风险评估、生育指导，考虑新发变异，领养问题及性腺嵌合情况，不排除新基因
致病 / 可能致病	×	–	提示该疾病高风险，不排除患病可能	考虑新发突变，延迟显性，外显不全的可能，建议长期随访
已知基因无发现	–	–	根据临床进行诊断，不参考遗传检测结果	考虑新基因可能，进行 Trio 家系检查或补充其他检测技术进一步检测
已知基因临床意义未明	√	√	考虑变异位点致病的可能性大，但证据不充分	扩大家系验证或进行功能验证进一步证明或排除其致病的可能性
已知基因临床意义未明	√	×	考虑变异位点致病的可能性小	考虑非遗传因素导致疾病发生的可能性，需要排除性腺嵌合、领养问题，考虑新基因的可能性

常用的遗传学网站

OMIM：https：//omim.org/

Clinvar：https：//www.ncbi.nlm.nih.gov/clinvar/

ClinGen：https：//clinicalgenome.org/

NCBI：https：//www.ncbi.nlm.nih.gov

SpliceAI：https：//spliceailookup.broadinstitute.org/

HGNC：https：//www.genenames.org/

HPO：https：//hpo.jax.org/app/tools/phenomizer

CHPO：https：//www.chinahpo.net/chpo/#/search

（冷　雪）

参考文献

[1] Daniels RS, Harvey R, Ermetal B, et al. A Sanger sequencing protocol for SARS-CoV-2 S-gene[J]. Influenza Other Respir Viruses, 2021, 15(6): 707-710.

[2] Vega E, Barclay L, Gregoricus N, et al. Novel surveillance network for norovirus gastroenteritis outbreaks, United States[J]. Emerg Infect Dis, 2011, 17(8): 1389-1395.

[3] Yang Y, Xia C, Song X, et al. Application of a multiplex ligation-dependent probe amplification-based next-generation sequencing approach for the detection of pathogenesis of duchenne muscular dystrophy and spinal muscular atrophy caused by copy number aberrations[J]. Mol Neurobiol, 2024, 61(1): 200-211.

[4] Jomoui W, Panyasai S, Sripornsawan P, et al. Revisiting and updating molecular epidemiology of α-thalassemia mutations in Thailand using MLPA and new multiplex gap-PCR for nine α-thalassemia deletion[J]. Sci Rep, 2023, 13(1): 9850.

[5] Jeffreys A, Wilson V, Thein S. Individual-specific'fingerprints'of human DNA[J]. Nature, 1985, 316(6023): 76-79.

[6] 黄辉，沈亦平，顾卫红，等．临床基因检测报告规范与基因检测行业共识探讨 [J]. 中华医学遗传学杂志，2018, 35(1): 1-8.

[7] 临床单基因遗传病基因检测报告规范 [S]. T/SZGIA 4-2018.

[8] Richards S, Aziz N, Bale S, et al. ACMG Laboratory Quality Assurance Committee. Standards and guidelines for the interpretation of sequence variants: a joint consensus recommendation of the American College of Medical Genetics and Genomics and the Association for Molecular Pathology[J]. Genet Med, 2015, 17(5): 405-424.

[9] Miller DT, Lee K, Abul-Husn NS, et al. ACMG Secondary Findings Working Group. Electronic address: documents@acmg. net. ACMG SF v3. 2 list for reporting of secondary findings in clinical exome and genome sequencing: a policy statement of the American College of Medical Genetics and Genomics(ACMG)[J]. Genet Med, 2023, 25(8): 100866.

[10] Zhang J, Yao Y, He H, et al. Clinical interpretation of sequence variants[J]. Curr Protoc Hum Genet, 2020, 106(1): e98.

[11] Kelly MA, Caleshu C, Morales A, et al. Adaptation and validation of the ACMG/AMP variant classification framework for MYH7-associated inherited cardiomyopathies: recommendations by ClinGen's Inherited Cardiomyopathy Expert Panel[J]. Genet, 2018, 20(3): 351-359.

[12] Chora JR, Iacocca MA, Tichý L, et al. ClinGen Familial Hypercholesterolemia Expert Panel. The Clinical Genome Resource (ClinGen) Familial Hypercholesterolemia Variant Curation Expert Panel consensus guidelines for LDLR variant classification[J]. Genet, 2022, 24(2): 293-306.

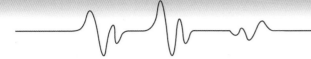

第 9 节　遗传性心律失常的管理

一、保守治疗（生活方式的管理）

（一）长 QT 间期综合征（long QT syndromes，LQTS）

LQTS 的保守治疗包括避免触发因素、避免使用延长 QTc 间期药物和避免电解质紊乱。对于无症状的 LQTS 和 QTc 间期正常（基因型阳性，表型很少或没有）的患者，只需要采取保守措施。

（1）避免触发因素：LQTS 患儿尖端扭转型室性心动过速常于运动、情绪激动等交感神经兴奋时诱发，可进一步发展为心室纤颤（VF）导致晕厥或猝死，因此，避免触发因素对于避免发生晕厥及猝死尤为重要。常见的 LQT1、LQT2 及 LQT3 发生恶性心律失常的诱因不同，其中 LQT1 常由剧烈活动（特别是游泳）诱发心脏事件，LQT2 患者可因突然出现的刺耳响声（如手机铃声或闹铃声）导致发病，LQT3 患者活动后较少发生心脏事件，而休息时心率减慢，QTc 间期可进一步延长，更易发作恶性心律失常。而 LQT1、LQT2 及 LQT3 于情绪应激时均可发病[1]。针对以上各型 LQTS 不同诱因应积极采取措施规避。

（2）避免使用延长 QTc 间期的药物：所有确诊的 LQTS 患者、无症状及基因检测阳性 QTc 正常者均应避免使用延长 QTc 间期的药物，特定的抗生素（如大环内酯类、喹诺酮类抗生素等）、抗精神病药、促胃动力药、抗组胺药、抗心律失常及麻醉镇静药物等，均可影响 QTc 间期，导致体表心电图 QTc 间期的进一步延长。其机制为这些药物通常影响 HERG 钾通道导致心肌细胞 3 期复极内向电流减少。此外，大环内酯类药物抑制 CYP3A4 的活性，若合用其他 CYP3A4 抑制剂，可使 QTc 间期延长进一步加重。CredibleMeds 网站（www.qtdrugs.org）提供有关延长 QTc 间期的药品的详细信息。

（3）避免电解质紊乱：保持相对较高的血钾浓度对 LQTS 患者，特别是 LQT2 的患者治疗有效。LQT2 致病基因为 *KCNH2*，编码的 HERG 钾通道负责心肌复极化过程中的快速延迟整流钾电流，血钾升高时快速延迟整流钾电流的电导斜率更加陡直，动作电位时程缩短，体表心电图 QTc 缩短。LQTS 患者应避免电解质紊乱，特别应避免低钾血症，低钾血症时心肌细胞复极经钾通道内流的钾电流进一步减少，导致 QTc 间期进一步延长，心律失常的风险也相应增加。LQTS 患儿呕吐和腹泻时要及时补充电解质。

（二）儿茶酚胺敏感性室性心动过速（catecholaminergic polymorphic ventricular tachycardia，CPVT）

CPVT 常由情绪激动或运动诱发双向及多形性室性心动过速，可蜕变为 VF，导致患者发生晕厥甚至猝死。因此，对确诊的 CPVT 患者均应避免情绪激动及剧烈活动所导致的血中儿茶酚胺类物质的急剧增加。CPVT 患者出现室性期前收缩通常具有“阈值”的特点，即运动负荷试验中，心率达到或超过预定值时即可诱发室性期前收缩，若此时负荷量进一步增加，则心率进一步增快，室性期前收缩可频繁出现，进而导致成对的室性期前收缩及室性心动过速。未接受药物治疗前阈值通常在 90～120 次 /min。根据运动负荷试验结果对 CPVT 患者体育活动进行指导，并使用便携式心率监测设备进行心率监测，使整个体育活动期间心率保持在安全范围内。

洋地黄可通过诱发延迟后除极（delay after depolarization，DAD）和触发活动导致心律失常，因此，所有 CPVT 患者都应避免使用洋地黄制剂[2，3]。

（三）Brugada 综合征（Brugada syndrome，BrS）

（1）生活方式：儿童 BrS 患者罕见，患者发热容易诱发心律失常，患儿发热时应积极治疗。

（2）避免使用诱发 Brugada 样心电图改变的药物：BrS 患者发生 VF 和心脏骤停（sudden cardiac arrest，SCA）的触发因素为Ⅰc 类抗心律失常药物、某些精神疾病用药、麻醉剂、可卡因、酒精及发热，应避免使用这些药物。www.brugadadrugs.org & illicit substances 网站提供应避免的药品的详细信息。

（四）早复极综合征（early repolarization syndrome，ERS）

仅心电图表现为早复极而无临床表现的患者不需要干预。

二、药物治疗

（一）β 肾上腺素能受体阻滞剂（简称 β 受体阻滞剂）

（1）LQTS：β 受体阻滞剂为 LQTS 治疗的一线药物，大型队列研究一致表明，β 受体阻滞剂治疗可显著降低心脏事件，其通过抵消交感神经兴奋引起的心脏局部电活动的异质性，减少早期后除极（early after depolarisation，EAD）诱发的恶性心律失常，从而有效减少 LQTS 患者的晕厥、心脏骤停及猝死的发生。其治疗具有基因特异性，LQT1 和 LQT2 疗效较好，LQT3 需要更多临床数据支持。

确诊的 LQTS 患者建议使用非选择性 β 受体阻滞剂进行治疗，纳多洛尔及普萘洛尔被认为是最有效的药物，其中普萘洛尔还可通过阻断晚钠电流进一步缩短 QTc 间期。美托洛尔及阿替洛尔有效性相对较差，只有在非选择性 β 受体阻滞剂不能耐受的情况下才考虑使用。对于 QTc 间期≥ 470 ms 的无症状患者使用 β 受体阻滞剂治疗仍可以获益。

关于儿童的目标剂量并无相关专家共识，但《β 肾上腺素能受体阻滞剂在心血管疾病应用专家共识》中 β 受体阻滞剂在心力衰竭的应用中有提到：一般以心率为准，清晨静息心率 55～60 次 /min（≥ 55 次 /min）即为达到推荐剂量或耐受剂量。有文献认为运动时峰值心率下降 30% 可能是 β 受体阻滞剂达到最大合适剂量的指标。纳多洛尔的建议目标剂量为 1～2 mg/（kg · d），晚间给药或分剂量给药，以最大限度地减少潜在副作用[1]。普萘洛尔推荐剂量为 2～4 mg/（kg · d），分 3～4 次口服[4]。在一项调查 LQTS 患者药房配药数据的研究中，Waddell-Smith 等发现，＞ 50% 的服用 β 受体阻滞剂患者的依从性不理想。因此，必须向患者及家长强调 β 受体阻滞剂治疗对 LQTS

患者的重要性，加强患者依从性教育[5]。

（2）CPVT：对于接受β受体阻滞剂治疗的CPVT患儿应强调尽量达到临床试验推荐剂量或患者能耐受的剂量。非选择性β受体阻滞剂中纳多洛尔及普萘洛尔被认为是最有效的治疗药物，且优于选择性β受体阻滞剂。纳多洛尔推荐剂量为1～2.5 mg/（kg·d），单独或分两次口服；普萘洛尔推荐剂量为2～4 mg/（kg·d），分3～4次口服[1, 6-8]。

（二）抗心律失常药物

（1）LQTS：美西律（Ⅰb类钠通道阻滞剂）作为辅助药物在治疗LQTS方面表现出良好的疗效，显著缩短了LQT3和LQT2患者队列中的QTc间期。在LQT3患者中，每天8 mg/kg的美西律治疗可显著缩短QTc间期60 ms，同时降低心脏事件。小型队列研究发现，可能缩短QTc间期的包括尼可地尔（增强钾通道）、雷诺嗪（阻断钠通道）治疗LQT3有效。其他如治疗囊性纤维化患者的鲁马卡福/伊凡卡福，可促进KV11.1离子通道向细胞膜转运，恢复离子通道功能。对LQT2患者的体内研究表明，鲁马卡福/伊凡卡福可能通过纠正突变钾通道的细胞膜转运恢复钾通道功能而导致QTc显著缩短[9]。但这些治疗方案需要在更大的队列中进行验证。

（2）CPVT：对于CPVT患者单独使用β受体阻滞剂治疗后仍有反复晕厥发作，或运动负荷试验仍可诱发恶性程度较高的心律失常时，需加用第2种抗心律失常药物治疗。最常推荐Ⅰc类钠通道阻滞剂氟卡尼与β受体阻滞剂联合使用[8]。部分文献报道普罗帕酮联合β受体阻滞剂对减少CPVT患者心律失常有效。氟卡尼及普罗帕酮除作用于RYR_2受体，减少舒张期肌浆网"钙泄露"外，还可阻滞钠通道，减少DAD的发生。此外，普罗帕酮还有微弱的β受体阻滞剂的作用，因此可长期用于CPVT患者的治疗。但并非所有Ⅰc钠通道阻滞剂均对CPVT治疗有效，也不推荐氟卡尼或普罗帕酮单独治疗CPVT。维拉帕米是典型的L型钙通道阻滞剂，通过阻止钙离子缓慢内流，从而使心肌兴奋-收缩解偶联。维拉帕米联合β受体阻滞剂治疗CPVT在短期随访中认为可有效减少室性心动过速的发生，但其长期有效性仍存在争议，儿童患者没有相关研究支持。胺碘酮对CPVT的治疗无效，不推荐使用[2]。

（3）BrS：成人对于因反复室性心律失常致ICD频繁电击的BrS患者，推荐奎尼丁治疗。有症状性室性心律失常的自发性Ⅰ型BrS样心电图改变、不适合或拒绝植入ICD的患者，也建议奎尼丁或导管消融治疗。

（4）ERS：对ERS患者的治疗目标为预防恶性心律失常及心源性猝死，从而提高生存率。药物治疗对改善ERS患者的预后效果有限。有研究表明，急性期将异丙肾上腺素以0.1 μg/min的初始剂量静脉注射，从而使患者基础心率提高20.0%或绝对心率＞90次/min，可有效阻止VF的发生。其机制为通过抑制外向电流I_{to}且激活内向电流I_{Ca}，从而降低跨室壁电压梯度。由于奎尼丁具有抑制外向电流I_{to}的作用，进而降低了J波振幅和ST段水平，甚至可将存在早复极波者的心电图恢复正常，因此，奎尼丁被推荐作为ERS慢性期VF的二级预防。有个别研究表明，苄普地尔（长效I_{Ca}阻滞剂）、丙吡胺（Ⅰa类抗心律失常药）可预防ERS VF的复发[10]。

三、植入性电子器械治疗

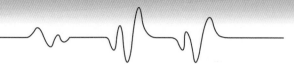

（一）植入式心脏复律除颤仪（implantable cardioverter defibrillator，ICD）

（1）LQTS：对于使用β受体阻滞剂有禁忌证或不能耐受的高风险患者，及使用β受体阻滞剂治疗后QTc间期仍≥500 ms或反复晕厥的患者可考虑使用ICD治疗。此外，伴有耳聋的LQTS、Jervell Lange-Nielsen综合征（Jervell Lange-Nielsen syndrome，JLNS）及LQT8恶性程度高，可于较小年龄出现恶性心律失常事件，并对药物治疗反应性差；而LQT2患者若编码HERG钾离子通道孔区位置的氨基酸发生突变，则外显率高，表型显著，恶性程度也成倍增加；≥2个致病基因携带者均存在较高的猝死风险；对于这类高风险人群，在权衡利弊的情况下谨慎使用ICD治疗。

（2）CPVT：对于有心脏骤停病史的CPVT患者需考虑ICD联合β受体阻滞剂进行治疗，建议同时使用氟卡尼以减少ICD放电。同时需注意ICD植入所带来的局部感染、血管及神经损伤、气胸及不适当放电等并发症及副作用。其中一项荟萃分析中认为CPVT患者中ICD的不适当放电较其他遗传性心律失常更为常见，并通常是在室上性心动过速发作期间出现，且高达85%的患者可出现不同程度的器械植入相关并发症。因此，最近有学者建议，左侧交感神经切除术对CPVT患者应优先于ICD[11]。

（3）BrS：对于有持续性室性心律失常病史、近期因室性心律失常致SCA接受过心肺复苏，且伴随自发性Ⅰ型BrS样心电图改变的患者，SCD风险高；若其预期寿命＞1年，推荐植入ICD。对于仅有诱发的Ⅰ型BrS样心电图改变的无症状患者，SCD风险低，建议随访观察。对于年龄较小的儿童，可考虑采用肋间植入ICD的心外膜路径。

（4）ERS：多个专家共识指出，ICD是对存在心源性猝死或VF的ERS患者最主要的治疗方法，适应证如下：①Ⅰ型ERS伴猝死的生还者适宜植入ICD；②Ⅱb型有晕厥家族史或临床症状的早复极波人群，具有高危早复极表现，但无家族史人群[12]。

（二）起搏器

起搏器应用于遗传性心律失常作为辅助治疗，尚无明确定论。目前研究主要基于LQTS患者。在某些高危LQTS患者中，永久性起搏器植入有助于减少心动过缓或心脏停搏依赖的室性心律失常的负荷（称为短-长-短现象），改善与心率变异性相关的动态QTc变化，长期心脏起搏也可能导致总体QTc间期的轻微缩短，有助于巩固β受体阻滞剂疗效。在LQT2患者中，恶性心律失常的出现几乎完全依赖于“长-短”周期现象，起搏器的植入可避免恶性心律失常的发生。起搏心律可避免LQT3患者因缓慢的心室率所致的QTc间期进一步延长，从而使患者获益。有研究显示QTc间期延长导致功能性房室2∶1传导阻滞的婴儿，植入起搏器联合其他治疗临床获益明显，且无猝死病例出现。有报道在部分猝死高危的LQTS患者，心房起搏频率的设置高于自身窦性心率，可缩短QTc间期并降低反复晕厥事件发生的比例，如JLNS的高危患儿中，心房起搏和β受体阻滞剂联合使用可有效预防心脏事件。

PCCD通常涉及遗传性疾病，传导系统进行性恶化，可单独发生或与其他心脏和代谢性疾病（包括神经肌肉和线粒体疾病）联合发生。心脏并发症的严重程度和发病率因疾病而异，可能出现不同程度的传导异常，从Ⅰ度房室传导阻滞进展到完全性房室传导阻滞。当遗传性心律失常患者存在窦房结功能障碍和(或)房室传导阻滞,或应用抗心律失常药物治疗后出现窦房结功能障碍和(或)房室传导阻滞时，可考虑植入起搏器。我国2023年发表了中国儿童心血管植入性电子器械专家共识，遗传性心律失常患儿安置心脏起搏器的推荐级别及证据水平见表8-9-1。

表 8-9-1　遗传性心律失常患儿安置心脏起搏器的推荐级别及证据水平[13]

推荐级别	推荐	证据水平
Ⅰ	有临床意义的长间歇依赖性VT的遗传性心律失常患儿，推荐永久起搏器的植入，或考虑选择ICD植入	C-LD
Ⅱb	①永久性起搏器植入可作为LQTS伴功能性2∶1房室传导阻滞患者的辅助治疗	C-LD
	②LQTS或其他遗传性心律失常患者伴有症状的心动过缓，永久性起搏器植入可作为辅助治疗	C-LD
Ⅲ	心房静止的患者由于心房失夺获率高，行单腔心房起搏	C-LD

（三）植入式环路记录器

皮下植入式环路记录器有助于发现遗传性心律失常患儿的恶性心律失常事件及进行性心脏传导阻滞患儿严重心动过缓和房室传导阻滞，从而协助明确诊断[13]。

四、射频消融

心律失常标测的最新进展表明，心外膜、心外膜下肌层局部电生理和超微结构异常在心脏遗传性疾病中具有关键的致心律失常作用。在BrS、ERS和LQTS中均发现了心外膜致心律失常基质，为射频消融治疗奠定了基础。

研究表明有症状的BrS患者具有明确的解剖学和电生理基质，左右心内/心外膜联合标测定位发现心外膜前右心室流出道（right ventricular outflow tract，RVOT）和右心室前游离壁上存在异常电生理分布，射频消融可消除典型的BrS心电图特征，且接受射频消融患者未再发生室性心律失常。其机制可能为BrS患者，特别是*SCN5A*突变患者，RVOT存在纤维化和局部传导阻滞，其超微结构异常部位相对明确，适合射频消融[14]。

ERS患者存在右心室和（或）左心室心肌局部延迟激活的表达异常。心外膜下心肌超微结构的不连续性可能导致电传导异常，进而产生J波，这些超微结构的改变导致单向传导阻滞和折返，促进触发活动和维持VF。对有VF复发发作症状的ERS患者进行广泛心内/心外膜标测显示，位于右心室和（或）左心室的心外膜层特征性电传导异常区域，射频消融后所有患者在随访时均未发生室性心律失常事件，并减少或消除了体表心电图的J波[14]。

最近，Pappone等研究发现LQTS患者也存在电生理结构异常。对11例有自发性恶性心律失常症状的LQTS患者进行右心室和左心室内/心外膜电标测，所有受试者均显示局部电解剖异常，其特征是具有多个碎片成分的延迟低振幅信号，局限于心外膜RVOT。从心外膜RVOT延伸到包括前壁在内的下外侧三尖瓣周围区域，可能对应于左心室心外膜下交感神经系统的解剖分布，神经支配密度失衡和肾上腺素能张力长期增加可导致功能和结构重塑，从而导致超微结构异常。在该系列研究中，RFA 后所有病例均无 VF 复发，同时 QTc 缩短。研究结果表明，局部心外膜结构异常可能是高危 LQTS 患者的重要亚群，这些区域可以作为消融治疗的靶点[14]。

虽然目前有少部分文献报道经导管消融可用于 CPVT 的治疗，但其有效性仍有待进一步研究。

五、外科治疗

（1）LQTS：国内外多家中心均曾对左心交感神经切除术（left cardiac sympathetic denervation，LCSD）的中短期疗效进行报道，认为 LCSD 用于治疗药物控制不佳的 LQTS 患者安全、可行。对于使用 β 受体阻滞剂有禁忌证、不能耐受 β 受体阻滞剂治疗的患者，及使用 β 受体阻滞剂治疗后仍有反复晕厥的高危患者可考虑 LCSD，尤其是对于婴幼儿及儿童患者，由于身高及体重安装 ICD 受限，LCSD 是较好的选择。2013 年 HRS/EHRA/APHRS 遗传性心律失常综合征患者诊断和治疗专家共识推荐 LCSD 治疗适应证为 ICD 植入禁忌或拒绝者、β 受体阻滞剂不耐受者（Ⅰ类推荐）或接受 β 受体阻滞剂和（或）ICD 植入后仍有心脏事件发生者（Ⅱa 类推荐）[1]。但 2015 年 ESC 室性心律失常和心脏猝死的预防管理指南对 LCSD 仅作Ⅱ类推荐，推荐范围为 β 受体阻滞剂禁忌或不耐受者、ICD 植入禁忌或拒绝者及使用 β 受体阻滞剂加 ICD 植入后仍出现多发性休克症状者[15]。2017 年 AHA/ACC/HRS 室性心律失常患者的管理与心脏猝死预防指南再次提高 LCSD 推荐级别，推荐有临床症状且 β 受体阻滞剂无效或不耐受者（Ⅰ类推荐）及接受 β 受体阻滞剂后 QTc 持续 > 500 ms 者（Ⅱb 类推荐）接受 LCSD 和（或）植入 ICD 治疗[16]。2021 PACES 专家共识再次将 LCSD 推荐级别提高[17-18]。

（2）CPVT：对于药物治疗无效、使用 β 受体阻滞剂有禁忌证或不能耐受的 CPVT 患者可考虑 LCSD 治疗，包括传统 LCSD 术式及 VATS-LCSD 术式，其均通过手术切除左星状神经节下 1/3 及胸 2 ~ 5 交感神经节阻断交感神经传导。

2008 年，LCSD 首次用于 CPVT 患者。2012 年，梅奥诊所报道了对 2015 例患者进行多中心研究，在 29 例行 LCSD 治疗前安装 ICD 的 CPVT 患者中，电击率从每人每年 93.3 次下降到 6.0 次，提示 LCSD 是 CPVT 患者有效抗 VF 的预防措施。有学者提出，在 CPVT 患者 β 受体阻滞剂治疗效果不理想的人群，应选择 LCSD[11]。LCSD 的手术并发症通常包括 Horner 综合征及气胸。

六、基因治疗

遗传性心律失常主要是由致病基因突变所致，基因治疗正在成为热点，基于患者诱导多能干细胞分化心肌细胞技术和基因修饰、编辑技术用于研发新的治疗策略，其主要包括以下方面：野生型基因替换突变等位基因，恢复突变等位基因所导致的蛋白质水平；沉默负显性作用的突变等位基因，消除其对野生型蛋白质的负面影响；*CRISPR/Cas9* 基因编辑技术纠正突变基因，恢复其正常功能；抑制下游信号通路分子，靶向治疗[19]。此外，发现 *KCNQ1* 抗体可纠正钾离子通道功能；*KCNQ1* 抑制和基因替代治疗有望缩短动作电位时程；血清和糖皮质激素激酶 -1 抑制，可改善 LQT3 相关的钠通道的功能。

七、遗传性心律失常遗传咨询门诊

遗传性心律失常是一组罕见而复杂的遗传疾病，BrS、LQTS、ARVC 和 CPVT 是 4 种最常见的遗传性心律失常，每种综合征都有独特 / 重叠的临床表现和遗传病因。基因检测是诊断、风险评估及协助精准治疗的重要手段，大多数遗传性心律失常的遗传方式是常染色体显性遗传，但表型存在很大的异质性，因此对患者及其家庭进行遗传咨询对决定基因检测类型、方法及准确的报告解读、指导诊断和治疗方案，甚至出生缺陷预防非常重要（图 8-9-1）。

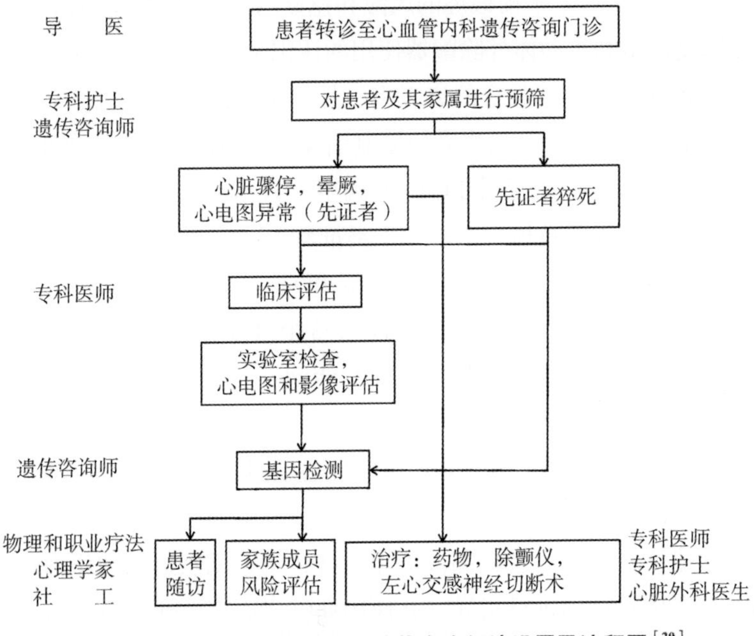

图 8-9-1　遗传性心律失常遗传咨询门诊设置及流程图[20]

儿童遗传性心律失常基因检测的阳性率如 LQTS 可达 80%[20]，对所有怀疑遗传性心律失常患儿行遗传病因学筛查，检测方法包括 Sanger 测序，心血管相关基因 panels、医学外显子、全基因组二代测序、基因芯片，必要时行线粒体基因组测序筛查。

遗传性心律失常应由临床遗传学专业人员和临床医生共同开展遗传咨询活动，遗传咨询内容包括向家长解释基因检测的意义，解读基因检测报告，解释相关疾病的遗传方式，提供先证者父母、兄弟姊妹等家系成员的危险性分析，提供家系基因检测阳性携带者或确诊者的管理措施，解释对先证者未来后代的影响、是否行下一胎产前遗传咨询及对胎儿基因检测的时机和方法等；同时定期复核基因变异结果，对无症状致病基因携带者宣教并定期随访。

遗传咨询门诊应由导医、专科护士、专科医生、遗传咨询师构成，患儿进入遗传咨询门诊，由专科护士及遗传咨询师进行登记和预筛，再由专科医生根据患儿的情况对患儿及其家属进行临床评估，开具相应的实验室检查，包括心电图、动态心电图、生化检查及影像学检查，并根据检查结果及临床拟诊，开具基因检测医嘱，遗传咨询师进行家系调查，绘制家系图，患儿和（或）家长（监护人）签署知情同意，护士采集标本。基因检测结果及报告完成后，遗传咨询师对患儿和（或）家长（监护人）解读及发放检测报告，专科医生进行诊治，必要时行多学科会诊决定治疗方案。

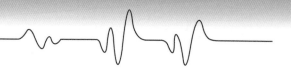

八、遗传性心律失常患儿的运动管理

儿童遗传性心律失常患者是否能参加体育活动备受关注，一直受到该领域专家的广泛争论。由于存在运动相关心脏事件的风险，以往通常限制患儿参加体育活动。运动限制会对孩子的整体生活质量和幸福感产生负面影响。越来越多的队列研究认为，接受充分治疗的 LQTS 患儿参加娱乐性或竞技性体育活动时，心血管事件的发生率并没有显著升高。多学科方法包括共同决策、适当的风险评估和随访及制订安全计划，可以带来更健康的生活方式。患者和医生在讨论运动参与时应共同决策，并通过仔细的沟通来平衡锻炼的风险和益处。找到最适合其病情和生活方式的运动。同时，提高社区对心肺复苏术和自动体外除颤器使用的认识是应对罕见突发性事件的重要措施。

因此，在接受充分评估、治疗和教育的患者中，鼓励接受治疗且病情稳定的患者进行娱乐性体育活动。但对于明确由运动诱发晕厥的患者应限制活动，如限制 LQT1 患者单独游泳。2013 年，HRS/EHRA/APHRS 专家共识建议，对于非 LQT1 基因型、QTc 延长、无 SCD 家族史的无症状患者，经全面临床评估后，可考虑参加竞技体育活动（Ⅰ类推荐）[1]。2015 年 AHA 指南建议，有症状或基线 QT 间期延长（男性 QTc > 470 ms，女性 QTc > 480 ms）的 LQTS 运动员可以参加体育运动，但 LQT1 运动员（Ⅱ b 级）需要谨慎评估，只有在治疗≥ 3 个月没有症状，不服用 QT 间期延长药物，并采取适当的预防措施时，才有限制地参加竞技体育活动[15]。2020 年 ESC 指南，LQTS 患者应避免参加高强度的娱乐和竞技体育活动。

CPVT 常由情绪激动或运动诱发双向及多形性室性心动过速，可蜕变为 VF，使患者发生晕厥甚至猝死。因此，对确诊的 CPVT 患者均应避免情绪激动及剧烈活动所导致的血中儿茶酚胺类物质的急剧增加。指南均建议 CPVT 患者限制或避免竞技运动、剧烈运动和压力环境。根据运动负荷试验结果对 CPVT 患者体育活动进行指导，并使用便携式心率监测设备进行心率监测，使整个体育活动期间心率保持在安全范围内。

九、随访

遗传性心律失常患儿均应定期随访，对携带致病基因但无症状者，每 1 ~ 2 年随访 1 次，复查心电图，审查遗传变异，进行生活方式、避免触发因素宣教及对家庭成员筛查。确诊且接受治疗的患儿，病情稳定，低风险，每年复查 12 导联心电图、运动测试、审查遗传变异、宣传教育、家庭成员筛查。有症状，且需要调整治疗方案，或安装 ICD、起搏器的患儿，应根据病情随时进行随访。

（张艳敏）

参考文献

[1] Priori SG, Wilde AA, Horie M, et al. HRS/EHRA/APHRS expert consensus statement on the diagnosis and management of patients with inherited primary arrhythmia syndromes: document endorsed by HRS, EHRA, and APHRS in May 2013 and by ACCF, AHA, PACES, and AEPC in June 2013[J]. Heart Rhythm, 2013, 10(12): 1932-1963.

[2] Claudio B, Alice M, Daniel S. A focus on pharmacological management of catecholaminergic polymorphic ventricular tachycardia[J]. Mini Rev Med Chem, 2018. 18(6): 476-482.

[3] Hashimoto K. Arrhythmia models for drug research: classification of antiarrhythmic drugs[J]. J Pharmacol Sci, 2007, 103(4): 333-346.

[4] Ackerman MJ, Priori SG, Dubin AM, et al. Beta-blocker therapy for long QT syndrome and catecholaminergic polymorphic ventricular tachycardia: are all beta-blockers equivalent?[J]. Heart Rhythm, 2017, 14(1): e41-e44.

[5] Waddell-Smith KE, Li J, Smith W, et al. β-blocker adherence in familial long QT syndrome[J]. Circ Arrhythm Electrophysiol, 2016. 9(8): e003591.

[6] Napolitano C, Mazzanti A, Bloise R, et al. Catecholaminergic polymorphic ventricular tachycardia[J]. GeneReriews®[internet], 2004.

[7] Mazzanti A, Kukavica D, Trancuccio A, et al. Outcomes of patients with catecholaminergic polymorphic ventricular tachycardia treated with β-blockers[J]. JAMA Cardiol, 2022, 7(5): 504-512.

[8] Bergeman AT, Lieve KVV, Kallas D, et al. Flecainide is associated with a lower incidence of arrhythmic events in a large cohort of patients with catecholaminergic polymorphic ventricular tachycardia[J]. Circulation, 2023, 148(25): 2029-2037.

[9] Krahn AD, Laksman Z, Sy RW, et al. Congenital long QT syndrome[J]. JACC Clin Electrophysiol, 2022, 8(5): 687-706.

[10] Bourier F, Denis A, Cheniti G, et al. Early Repolarization syndrome: diagnostic and therapeutic approach[J]. Front Cardiovasc Med, 2018, 5: 169.

[11] Schwartz PJ, Ackerman MJ. Cardiac sympathetic denervation in the prevention of genetically mediated life-threatening ventricular arrhythmias[J]. Eur Heart J, 2022, 43(22): 2096-2102.

[12] 杨钧国 . 早复极综合征 2017 年最新进展及专家共识解读 [J]. 临床心血管病杂志 , 2017, 33(11): 1027-1030.

[13] 李小梅 , 丁燕生 , 马长生 , 等 . 中国儿童心血管植入性电子器械专家共识 [J]. 中国心脏起搏与心电生理杂志 , 2023, 37(1): 1-11.

[14] Pappone C, Boccellino A, Ciconte G. Ablation of ventricular arrhythmias in cardiogenetic diseases[J]. Eur Heart J Suppl, 2023, 25(Suppl B): B123-B125.

[15] Priori SG, Blomström-Lundqvist C, Mazzanti A, et al. 2015 ESC Guidelines for the management of patients with ventricular arrhythmias and the prevention of sudden cardiac death: The Task Force for the Management of Patients with Ventricular Arrhythmias and the Prevention of Sudden Cardiac Death of the European Society of Cardiology (ESC). Endorsed by: association for European Paediatric and Congenital Cardiology (AEPC)[J]. Eur Heart J, 2015, 36(41): 2793-2867.

[16] Al-Khatib SM, Stevenson WG, Ackerman MJ, et al. 2017 AHA/ACC/HRS Guideline for management of patients with ventricular arrhythmias and the prevention of sudden cardiac death: a report of the American College of Cardiology/American Heart Association Task Force on Clinical Practice Guidelines and the Heart Rhythm Society[J]. J Am Coll Cardiol, 2018, 72(14): e91-e220.

[17] Shah MJ, Silka MJ, Silva JNA, et al. 2021 PACES Expert Consensus Statement on the indications and management of cardiovascular implantable electronic devices in pediatric patients[J]. Heart Rhythm, 2021, 18(11): 1888-1924.

[18] 李旭 , 李翠兰 , 刘文玲 , 等 . 左心交感神经切除术治疗长 QT 综合征的远期疗 [J]. 中华心血管病杂志 , 2022, 50(6): 556-562.

[19] Bezzerides VJ, Prondzynski M, Carrier L, et al. Gene therapy for inherited arrhythmias[J]. Cardiovasc Res, 2020, 116(9): 1635-1650.

[20] Ackerman MJ, Priori SG, Willems S, et al. HRS/EHRA expert consensus statement on the state of genetic testing for the channelopathies and cardiomyopathies this document was developed as a partnership between the Heart Rhythm Society (HRS) and the European Heart Rhythm Association (EHRA)[J]. Heart Rhythm, 2011, 8(8): 1308-1339.

第九章 Chapter 9

抗心律失常药物治疗

第1节 抗心律失常药物的分类

抗心律失常药物的临床应用已逾百年，其作用于心脏离子通道、受体、离子泵，通过改变心肌的兴奋性、有效不应期、传导速度或自律性起预防和治疗心律失常的作用。抗心律失常药物有不同分类方法，以 Vaughan Williams（VW）分类系统最为经典，临床应用最为广泛。但近年来国际和国内抗心律失常药物新分类方法陆续发表，在 VW 分类的基础上，从最初以药物对动作电位的影响作为分类依据，后来在新的分类方法中纳入了分子靶点。

一、VW 分类

1975 年英国牛津大学 Williams 根据药物的电生理特性将抗心律失常药物分为 4 类[1]：Ⅰ类为钠通道阻滞剂，包括Ⅰa、Ⅰb、Ⅰc类；Ⅱ类为β受体阻滞剂；Ⅲ类为钾通道阻滞剂；Ⅳ类为钙通道阻滞剂（表 9-1-1）。VW 分类易于理解，得到临床广泛认可和应用。然而，这种方法也存在重要的局限性[2]：①对药物治疗心律失常的作用进行分类，而不是对“药物”进行分类。大多数药物可对离子通道、受体、离子泵产生多种作用，并影响血流动力学、自主神经系统和心脏代谢。因此，一些药物可同时属于不同类别，同一类别包含的药物可显示出不同的电生理作用和抗心律失常功效。此外，一些抗心律失常药物被代谢成活性代谢物，其活性可能与母体药物的活性不同。②分类是基于药物对正常离体心肌组织作用，未考虑药物在不同的心脏病变组织中可有不同的电生理作用。③未包含某些已知的具有抗心律失常作用的药物及可能具有抗心律失常作用的离子通道和受体的激动剂。④动作电位持续时间延长可由多种机制产生，如阻断 K^+ 通道或激活 Na^+ 和 L 型 Ca^{2+} 通道。⑤提供了一个复杂问题的过于简单化的观点，以及药物作用机制、临床疗效与心律失常产生和持续的机制之间的不完善关联。

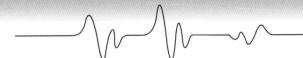

表 9-1-1　VW 抗心律失常药物分类

分类		药物
Ⅰ：钠通道阻滞剂	Ⅰa：与钠通道解离速度居中	奎尼丁、普鲁卡因胺、丙吡胺
	Ⅰb：与钠通道快速解离	利多卡因、美西律
	Ⅰc：与钠通道缓慢解离	普罗帕酮、氟卡尼
Ⅱ：β 受体阻滞剂		选择性：美托洛尔、比索洛尔、艾司洛尔 非选择性：普萘洛尔
Ⅲ：钾通道阻滞剂		胺碘酮、决奈达隆、多非利特、伊布利特、索他洛尔
Ⅳ：钙通道阻滞剂		地尔硫䓬、维拉帕米

二、西西里策略

VW 分类法基于实验性电生理，但分类难以指导临床选药，不能将心律失常机制 - 药物作用环节 - 临床疗效作统一考虑。欧洲心脏病学会心律失常专业学会在意大利西西里岛召开会议（1990 年），提出了新的分类方法，称为西西里策略[3]。西西里策略构建了 1 个二维框架，它将每种药物视为 1 个单元，描述了其对不同分子靶标（离子通道、受体、离子泵）的影响及其临床效果。该框架十分灵活，因为可以将新的分子靶标和药物添加为新的列 / 行。西西里策略不仅考虑了基本的心律失常机制，还考虑了电生理重塑的重要性，因为在疾病状态下，离子通道特性被改变，限制了“经典”抗心律失常药物的作用。它是一种整体方法，具有特殊的临床意义，涉及对抗心律失常药物整体效应（电生理、临床和心电图）的评估，但由于过于复杂，该分类法难以在临床推广。

三、抗心律失常药物国际最新分类

2018 年提出抗心律失常药物的现代分类[4-5]在 VW 分类和西西里策略的基础上，将抗心律失常药物扩展为 8 个大类，21 个亚类，涵盖了目前临床应用的主要药物和在研药物（表 9-1-2）。

表 9-1-2　2018 年抗心律失常药物现代分类

分类		药物
0 类：HCN 通道阻滞剂		伊伐布雷定
Ⅰ类：钠通道阻滞剂	Ⅰa：与钠通道解离速度居中	奎尼丁、阿吉马林、丙吡胺、普鲁卡因胺
	Ⅰb：与钠通道快速解离	利多卡因、美西律
	Ⅰc：与钠通道缓慢解离	普罗帕酮、氟卡尼
	Ⅰd：晚钠电流抑制剂	雷诺嗪

续表

分类		药物
Ⅱ类：自主神经抑制剂和激动剂	Ⅱa：β受体阻滞剂	非选择性：卡维地洛、普萘洛尔、纳多洛尔 选择性：阿替洛尔、比索洛尔、贝他洛尔、头孢洛尔、艾司洛尔、美托洛尔
	Ⅱb：非选择性β受体激动剂	异丙肾上腺素
	Ⅱc：毒蕈碱 M_2 受体抑制剂	阿托品、茴香胺、东莨菪碱、莨菪碱
	Ⅱd：毒蕈碱 M_2 受体激动剂	卡巴胆、毛果芸香碱、乙酰甲胆碱、地高辛
	Ⅱe：腺苷 A_1 受体激动剂	腺苷
Ⅲ类：钾通道阻滞剂和开放剂	Ⅲa：电压依赖的钾通道阻滞剂	安巴利特、胺碘酮、决奈达隆、多非利特、伊布利特、索他洛尔、维那卡兰
	Ⅲb：代谢依赖的钾通道开放剂	尼可兰地尔、蒲苓地尔
	Ⅲc：递质依赖的钾通道阻滞剂	无批准药物
Ⅳ类：钙离子触控调节剂	Ⅳa：膜表面钙通道阻滞剂	贝普地尔、地尔硫䓬、维拉帕米
	Ⅳb：细胞内钙通道阻滞剂	氟卡尼、普罗帕酮
	Ⅳc：肌浆网状 Ca^{2+}-ATP 酶激活剂	无批准药物
	Ⅳd：表面膜离子交换抑制剂	无批准药物
	Ⅳe：磷酸激酶和磷酸化酶抑制剂	无批准药物
Ⅴ类：机械敏感性通道阻滞剂		无批准药物
Ⅳ类：缝隙连接阻滞剂		无批准药物
Ⅶ类：上游靶点调节剂	血管紧张素转换酶抑制剂	
	血管紧张素受体阻滞剂	
	Omega-3 脂肪酸	
	他汀类药物	

四、“2023年抗心律失常药物临床应用中国专家共识”分类

国内专家共识[6]在VW分类的基础上，结合2018年新分类的部分内容，在Ⅰ类中增加了Ⅰd亚类，Ⅳ类中增加了Ⅳb亚类，其他类中增加了窦房结 I_f 抑制剂、其他自主神经调节剂及腺苷等，并结合中国实际补充了尼非卡兰等药物（表9-1-3）。

表9-1-3　2023年中国抗心律失常药物分类

分类		代表药物
Ⅰ类：钠通道阻滞剂	Ⅰa：与钠通道解离速度居中	奎尼丁、普鲁卡因胺、丙吡胺
	Ⅰb：与钠通道快速解离	利多卡因、美西律、苯妥英钠
	Ⅰc：与钠通道缓慢解离	普罗帕酮、氟卡尼
	Ⅰd：晚钠电流抑制剂	雷诺嗪

续表

分类		代表药物
Ⅱ：β 受体阻滞剂	选择性 $β_1$ 受体阻滞剂	美托洛尔、比索洛尔
	非选择性 β 受体阻滞剂	普萘洛尔、纳多洛尔
	兼有 β 和 $α_1$ 受体阻滞剂	卡维地洛
Ⅲ：钾通道阻滞剂	非选择性 K^+ 通道阻滞剂	胺碘酮、决奈达隆
	选择性 K^+ 通道阻滞剂	索他洛尔、伊布利特
	I_{Kur} 阻滞剂	维纳卡兰
	I_{to} 阻滞剂	奎尼丁
Ⅳ类：钙通道阻滞剂	Ⅳ a：非二氢吡啶类钙通道阻滞剂	维拉帕米、地尔硫䓬
	Ⅳ b：肌浆网 RyR2Ca^{2+} 释放通道阻滞剂	氟卡尼
其他	窦房结 If 抑制剂	伊伐布雷定
	β 受体激动剂	异丙肾上腺素、肾上腺素
	毒蕈碱 M_2 受体阻滞剂	阿托品、莨菪类
	毒蕈碱 M_2 受体激动剂	洋地黄类
	腺苷 A_1 受体激动剂	腺苷

（一）Ⅰ类抗心律失常药物（钠通道阻滞剂）

阻滞快钠通道，降低动作电位 0 相上升速率（V_{max}），减慢心肌传导，增高兴奋阈值，从而阻断折返激动和抑制异位自律性。I 类抗心律失常药物在钠通道激活（开放）时，与受体的结合能力最强（钠通道阻滞作用最强）；钠通道失活（关闭）时，药物与受体的结合能力也很强；而在钠通道静息状态，药物对受体亲和力明显下降，药物从受体解离。

由于药物与通道受体结合和解离的速度不同，其作用机制和作用持续时间也不同。目前根据药物与钠通道的结合 / 解离的时间常数可以将Ⅰ类药物细分为 3 个亚类：①Ⅰa 类药物与作用位点结合和解离的速度居中；②Ⅰb 类药物与作用位点结合和解离的速度最快，<1 s；③Ⅰc 类药物与作用位点结合和解离的速度最慢，$\geqslant 12$ s。当心率较快时，药物与受体分离的时间有限，从而导致被阻滞的通道数量增多，阻滞增强。这些药理学作用可能导致冲动传导速度进行性下降，QRS 波增宽。因此，这种特性称为“使用依赖性阻滞”，大多见于Ⅰc 类，偶见于Ⅰa 类，极少见于Ⅰb 类药物。

（1）Ⅰa 类药物：药物与作用位点结合和解离的速度居中，代表药物是奎尼丁、普鲁卡因胺和丙吡胺。可抑制 0 期（钠依赖性）除极，从而减慢传导。这类药物还具有中等的钾通道阻断活性，往往会减缓复极化速率并延长动作电位时程，奎尼丁尤其阻断钾电流 I_{to}，这对于抑制某些室性心律失常有用，如见于 Brugada 综合征的室性心律失常。Ⅰa 类药物还具有抗胆碱能活性，容易抑制心肌收缩力。当心率较慢时，钠电流的使用依赖性阻滞作用不显著，钾通道阻滞作用可能起主导（逆使用依赖性阻滞），导致动作电位时程和 QT 间期延长，自律性增加。

（2）Ⅰb 类药物：药物与作用位点结合和解离的速度最快，代表药物是利多卡因和美西律。Ⅰb 类药物对于健康心肌的 V_{max} 和不应期影响很小，但在病变心肌中可引起传导阻滞。

（3）Ⅰc类药物：药物与作用位点结合和解离的速度最慢，代表药物是氟卡尼和普罗帕酮。该类药物在舒张期与钠通道缓慢分离，因此在心率更快时效果更好（使用依赖性阻滞）。该特点是其抗心律失常作用的基础，尤其是治疗室上性心律失常时。使用依赖性阻滞也可能是这些药物有致心律失常作用的因素，尤其是对于病变的心肌，可导致无休止的室性心动过速。氟卡尼和普罗帕酮也具有钾通道阻断作用，可延长心室肌细胞的动作电位时程。普罗帕酮具有显著的β受体阻断作用。

（4）Ⅰd类：代表药物雷诺嗪。目前发现的另一抗心律失常作用靶点是晚期钠电流，其在获得性和遗传性心律失常中均增强。当晚期钠电流增强时，其会延长动作电位时程，并通过折返和触发活动（早期后除极和延迟后除极）产生心律失常的基质。

（二）Ⅱ类抗心律失常药物（β受体阻滞剂）

β受体阻滞剂，主要通过阻滞β受体，从而抑制儿茶酚胺所产生的各种生理效应。交感神经刺激具有如下潜在的致心律失常作用：①加快4期自动除极，从而增强自律性；②缩短不应期（动作电位的2～3期），从而增强细胞膜兴奋性；③加快0期上升支速度，从而加快心肌细胞膜的冲动传导；④增加延迟后电位的振幅，尤其是在细胞钙超载时，如地高辛中毒时。通过阻断儿茶酚胺和交感神经作用，β受体阻滞剂可降低窦房结及异位起搏点的放电频率，延长房室结的有效不应期。其也可减慢前向和逆向异常通路的传导。

β受体阻滞剂可分为3类：①β_1受体选择性阻滞药，如美托洛尔、比索洛尔，小剂量时仅作用于心脏上的β_1受体，而对血管、支气管上的β_2受体无影响或影响较小；大剂量时不仅阻滞β_1受体，同时也阻滞β_2受体。②非选择性β受体阻滞药，如普萘洛尔、纳多洛尔，既可以作用于β_1受体，又可作用于β_2受体。③卡维地洛是β受体阻滞剂，也具有其他特性。除阻断β和α肾上腺素能受体外，卡维地洛还可阻断钾（KCNH2）、钙、钠电流，轻微延长动作电位时程。然而，如果长期给药，卡维地洛可增加这些通道的数目，这对于病变心脏可能有利。

（三）Ⅲ类抗心律失常药物（钾通道阻滞剂）

阻滞钾通道可减少复极期K^+外流，分为非选择性K^+通道抑制剂，选择性I_{Kr}、乙酰胆碱敏感型钾通道电流（I_{KAch}）、I_{Kur}、三磷酸腺苷敏感型钾通道电流（I_{KATP}）和I_{to}抑制剂等。通过延长心房和（或）浦肯野和（或）心室肌细胞动作电位时程和有效不应期，终止或预防室上性和室性心律失常。延长QTc、增大复极离散度，可能诱发早后除极、促进折返和尖端扭转型室性心动过速的发生。

（1）非选择性K^+通道阻滞剂：同时阻滞多种K^+通道。胺碘酮可抑制I_{Kr}、I_{to}、缓慢激活延迟整流钾电流（I_{Ks}）、内向整流钾电流（I_{K1}）、I_{KAch}和I_{Kur}，还可抑制I_{Na}、钙电流（I_{Ca}）及α和β受体，兼有4类药物的作用。静脉给药时，Ⅰ、Ⅱ和Ⅳ类作用也比较突出，可终止房性和室性快速心律失常，降低心房纤颤时的心室率。不抑制心肌收缩力，不增大复极离散度，可用于合并器质性心脏病尤其是心力衰竭的心律失常。决奈达隆是胺碘酮的脱碘衍生物，抑制I_{Kr}、I_{KAch}和I_{Ks}，兼有β受体阻滞作用，用于心房纤颤终止后预防复发，降低再住院率。

（2）选择性K^+通道阻滞剂：主要抑制I_{Kr}，包括索他洛尔、伊布利特、多非利特、尼非卡兰等，索他洛尔兼有β受体阻滞作用。可延长心房和心室肌动作电位时程和有效不应期，用于心房纤颤复律和复律后维持窦性心律及治疗多类室性心律失常。但此类药物可引起 QTc 延长、跨膜复极离散度增大，有发生尖端扭转室性心动过速的风险，对于合并严重器质性心脏病或存在长 QT 基因突变人群有较高风险。

（3）I_{Kur} 阻滞剂：维纳卡兰，抑制心房特异性 I_{Kur} 电流，也可抑制 I_{to} 和 I_{Na}。延长心房肌动作电位时程和有效不应期，用于心房纤颤的转复。轻度延长 QTc 和 QRS 间期。

（4）I_{to} 阻滞剂：I_{to} 在心外膜表达较强，参与 J 波形成及 2 相折返引起的多形性室性心动过速。奎尼丁有抑制 I_{to} 作用，用于治疗 Brugada 综合征、早复极综合征和短 QT 间期综合征。

五、Ⅳ类抗心律失常药物（钙通道阻滞剂）

（1）Ⅳ a 类：维拉帕米和地尔硫䓬为非二氢吡啶类钙通道阻滞剂。可阻滞细胞膜 L 型钙通道，减低 I_{Ca}，降低窦房结自律性和房室结传导，延长房室结的有效不应期和 PR 间期，抑制早后除极或迟后除极。可加重窦房结功能不全和房室传导阻滞，抑制心肌收缩力。

（2）Ⅳ b 类：肌浆网 RyR2Ca^{2+} 释放通道阻滞剂。可降低细胞内 Ca^{2+} 浓度，抑制迟后除极参与的触发激动及心律失常。氟卡尼有这类作用，普罗帕酮可能有类似作用。

六、其他

（1）窦房结 I_f 抑制剂：HCN4 阻滞剂伊伐布雷定抑制窦房结起搏电流 I_f，降低 4 相去极化速率和窦房结自律性，减慢窦性心率。

（2）β 受体激动剂：异丙肾上腺素和肾上腺素。兴奋 β_1 受体，增大 I_f 幅度，增快窦房结频率及异位起搏点的逸搏频率，治疗心动过缓或慢频率依赖的心律失常。

（3）毒蕈碱 M_2 受体阻滞剂：阿托品和莨菪类。降低迷走神经兴奋性，使交感神经张力相对增强。增高窦房结、心房和房室结的自律性和传导性。用于迷走神经张力增高相关的、起源于窦房结或希氏束以上的缓慢性心律失常。

（4）毒蕈碱 M_2 受体激动剂：洋地黄类药物。抑制 Na^+、K^+-ATP 酶活性，增加心肌收缩力和心输出量，反射性兴奋 M_2 受体，增高迷走神经张力，减慢心率及房室结传导，延长房室结的有效不应期，增加隐匿传导。用于控制室上性快速心律失常的心室率。

（5）腺苷 A_1 受体激动剂：腺苷。激活腺苷 A_1 受体，降低窦房结、心房和房室结自律性，抑制房室结传导；在心室肌细胞降低肾上腺素能介导的腺苷酸环化酶活性，抑制触发激动，终止室上性心动过速及特发性室性心动过速。

（吴 琳）

参考文献

[1] Vaughan Williams EM. Classification of antidysrhythmic drugs[J]. Pharmacol Ther B, 1975, 1(1): 115-138.
[2] Dan GA, Martinez-Rubio A, Agewall S, et al. Antiarrhythmic drugs-clinical use and clinical decision making: a

consensus document from the European Heart Rhythm Association (EHRA) and European Society of Cardiology (ESC) Working Group on Cardiovascular Pharmacology, endorsed by the Heart Rhythm Society (HRS), Asia-Pacific Heart Rhythm Society (APHRS) and International Society of Cardiovascular Pharmacotherapy (ISCP)[J]. Europace, 2018, 20(5): 731-732.
[3] The 'Sicilian Gambit'. A new approach to the classification of antiarrhythmic drugs based on their actions on arrhythmogenic mechanisms. The Task Force of the Working Group on Arrhythmias of the European Society of Cardiology[J]. Eur Heart J, 1991, 12(10): 1112-1131.
[4] Lei M, Wu L, Terrar DA, et al. Modernized classification of cardiac antiarrhythmic drugs[J]. Circulation, 2018, 138(17): 1879-1896.
[5] Huang CL, Wu L, Jeevaratnam K, et al. Update on antiarrhythmic drug pharmacology[J]. J Cardiovasc Electrophysiol, 2020, 31(2): 579-592.
[6] 中华医学会心血管病学分会，中国生物医学工程学会心律分会．抗心律失常药物临床应用中国专家共识 [J]. 中华心血管病杂志，2023, 51(3) : 256-269.

第 2 节　儿童常用抗心律失常药物用法用量

作为一般原则，通过心电图记录才能得以明确诊断心律失常，医师才可以予以抗心律失常药物的治疗。心悸或其他疑似心律失常的症状并不是给予抗心律失常药物治疗的充分理由。

本章我们将详细介绍国内市场儿童常见的抗心律失常药物的用法用量，常用剂量见表 9-2-1。需要指出的是，目前关于抗心律失常药物剂量和疗效的前瞻性临床研究数据均来自成人。儿童的相关研究极其有限，且几乎都是回顾性临床研究，缺乏大样本的关于不同药物和不同剂量之间的对照研究。

一、儿童窄 QRS 心动过速的抗心律失常药物治疗[1]

1. 急性发作期抗心律失常药物治疗

诊断心动过速潜在的病理机制对治疗决策的选择十分重要。因此，在治疗前必须记录 12 导联心电图。除了一些罕见的婴儿期窄 QRS 的室性心动过速外，绝大多数窄 QRS 心动过速为室上性。其中在婴儿期和儿童早期，多为旁路介导的 AVRT，而在大年龄组儿童 AVNRT 发生率逐渐增加。

关于心动过速的急性期治疗，倘若患儿血流动力学稳定，通常建议在给予抗心律失常药物之前先尝试使用兴奋迷走神经的动作来终止发作。倘若失败，可选用腺苷快速推注。除腺苷外，也可选用普罗帕酮。胺碘酮也可被用于终止急性发作，尤其是在婴儿中。由于胺碘酮往往需要数小时才能转复为窦性心律，因此不作为一线药物。 维拉帕米可用于年龄较大的儿童，禁忌用于＜ 1 岁的婴儿。

2. 预防发作的抗心律失常药物治疗

新生儿和小婴儿的 SVT 发病率最高。由于在生长发育过程中大部分患儿可自愈，因此侵入性消融术仅限于在药物难以控制发作或发作时危及生命的患儿中使用。抗心律失常药物的使用目的是避免在自然消退前 SVT 反复发作，主要是出生后第 1 年。目前大多数临床医生对于 6 ~ 12 个月龄的婴儿给予预防性抗心律失常药物，但缺乏明确的证据显示哪种可能是最优药物。几乎所有抗心律失常药物都被尝试用于婴儿 SVT 的预防性治疗，但药物疗效和安全性的证据仅基于观察性研究，且大多是回顾性研究。近年来，SVT 预防发作更多采用Ⅲ类抗心律失常药物（索他洛尔和胺碘酮）或Ⅰc 类药物（氟卡尼和普罗帕酮），成功率与地高辛和 β 受体阻滞剂（普萘洛尔）相当，但氟卡尼和索他洛尔具有潜在致心律失常作用。对于单一药物难以有效控制的患儿，可使用药物的联合治疗，但必须考虑药物间的相互作用。

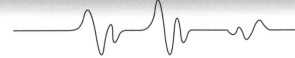

对于＞ 1 岁 SVT 仍反复发作或＞ 1 岁首次发作患儿，SVT 自愈的可能性较小，需根据发作的频率及发作时症状的严重程度制定个体化的长期治疗策略。对于发作次数少、持续时间短的 SVT 患儿，如果发作时临床耐受性良好、不存在心室预激且心脏结构正常，则无需予以预防性抗心律失常药物治疗，但应指导所有患者如何使用 Valsalva 动作终止 SVT 发作。定期治疗（又称“口袋药”方法）适用于发作频率少、发作时耐受性良好但持续时间长的 SVT，如 AVRT。发作时如单独兴奋迷走神经操作无效，给予起效时间短的单次药物口服以终止心动过速发作，但患者应不存在明显的左心室功能障碍、窦性心动过缓和心室预激。β 受体阻滞剂联合使用Ⅲ类抗心律失常药物（如索他洛尔）或钙通道阻断剂（如维拉帕米）是最常选用的药物。

对于发作时症状耐受性差且发作频繁者，需长期予以抗心律失常药物治疗直至患儿达到推荐进行侵入性消融治疗的年龄。对于＞ 5 岁长期 SVT 发作的儿童，基于消融手术的安全性与有效性，更推荐根治性的消融术而非抗心律失常药物治疗。

二、儿童宽 QRS 心动过速的抗心律失常药物治疗 [1]

室性心动过速可发生在所有年龄组儿童，包括新生儿和幼儿。由于考虑到室性心动过速的潜在危害，如果缺乏确诊依据，宽 QRS 心动过速的处理应按照室性心动过速对待。

1. 急性发作期抗心律失常药物治疗

持续性宽 QRS 心动过速需要紧急治疗。如果患儿血流动力学不稳定，电复律始终是首选治疗，起始能量选择为 1 ~ 2 J/kg。如果患儿情况稳定，可以尝试抗心律失常药物治疗，首先可快速推注利多卡因，然后持续静脉输注。如果无效，多数是折返型室性心动过速，可采用负荷剂量的胺碘酮，然后继之于静脉输注。

2. 预防发作的抗心律失常药物治疗

宽 QRS 心动过速的预防性抗心律失常药物治疗应根据心律失常的具体机制来选择。

三、儿童常用抗心律失常药物的用法用量 [2]

合理选择抗心律失常药物，必须在仔细评估患儿临床情况的基础上，掌握每个药物的适应证、药物副作用、禁忌证及药物间相互作用，以提高药物治疗的效果及减少药物的毒副作用。

（一）Ⅰ类抗心律失常药物

由于对钠通道抑制程度不同，因而对动作电位时程影响不同。这些药物已被广泛研究，正确使用时通常是有效而安全的。由于此类药物具有负性肌力作用和致心律失常的风险，因此在结构性心脏病和（或）心室收缩功能障碍时不推荐使用。大多数Ⅰ类药物经肝脏代谢，随尿液排泄，并具有不同的蛋白质结合曲线，但均随年龄而有所变化。连续检测QRS间期和PR间期变化有助于适当的药物剂量调整。

1. 利多卡因

Ⅰb类抗心律失常药物，钠通道阻滞剂，优先在病变组织内阻断传导和终止折返性心动过速。

（1）临床应用：适用于治疗室性心律失常，对室上性心律失常无效。目前利多卡因的临床运用已大大减少，因为胺碘酮更多地被作为术后室性异位节律的首选药物。

（2）副作用：中枢神经系统毒性是最常见的副作用，包括感觉异常、定向障碍和肌肉抽搐，严重者可发生精神病、呼吸抑制和癫痫发作。在非常高的剂量下可能出现心肌抑制。

（3）禁忌证：对酰胺类局部麻醉剂过敏（非常罕见）、严重肝功能不全和既往有利多卡因引起的大癫痫发作史。存在二度或三度房室传导阻滞者使用需谨慎，因为它可能会增加传导阻滞程度并抑制心室的自主心律。

（4）相互作用：利多卡因与西咪替丁同时给药，可能导致利多卡因血浆浓度增加。联合使用苯妥英钠，可加强利多卡因的心肌抑制作用。

2. 美西律

美西律是利多卡因的结构类似物，具有与利多卡因相似的特性。

（1）临床应用：可用于治疗急性和慢性室性心律失常。美西律可用于治疗*SCN5A*基因突变导致的先天性LQTS3。

（2）副作用：包括上消化道不适、震颤、头晕和共济失调。这些表现通常不严重，可随着下调药物剂量或随餐服用药物而缓解。心血管相关不良反应不常见，包括心悸、胸痛和心绞痛。

（3）禁忌证：如果患者存在心源性休克或先前存在二度或三度心脏传导阻滞尚未安装心脏起搏器者，禁忌使用美西律。对于窦房结功能障碍或室内传导异常的患者，美西律使用需谨慎。

（4）相互作用：当美西律与苯妥英钠或利福平一起使用时，由于美西律的肝脏代谢增加，需要上调剂量。

3. 普罗帕酮

Ⅰc类药物，钠通道阻滞剂，但同时具有轻度β受体阻滞、钾通道和钙通道阻滞的作用。

（1）临床应用：在不存在结构性心脏病的情况下，广泛用于室上性心律失常和危及生命的室性心律失常的治疗中。对于先天性心脏病患者（特别是在没有植入起搏器的情况下），普罗帕酮可能促使室性心律失常的发生，应谨慎使用。

（2）副作用：最常见的不良反应是头晕、金属味、恶心和呕吐。在欧洲的回顾性研究中，0.6%（5/772）出现心脏停搏或猝死，1.9%发生促心律失常作用[3]。有器质性心脏病和心力衰竭的患儿，普罗帕酮的副作用更多见，因此需在有监测设备的条件下使用。

（3）禁忌证：严重充血性心力衰竭、心源性休克、房室和心室内传导障碍及病窦综合征患者。严重心动过缓、低血压、阻塞性肺疾病及肝肾功能衰竭也禁忌使用。由于其β受体阻断作用，普罗帕酮可能引起剂量相关的支气管痉挛。

（4）相互作用：普罗帕酮与地高辛、华法林、普萘洛尔和美托洛尔同时给药可增加后4种药物的血清浓度。西咪替丁可略微增加普罗帕酮血清浓度。当利多卡因、普鲁卡因胺和奎尼丁与普罗帕酮联合使用时，可能会发生累加药理作用。

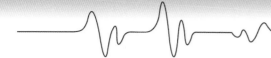

（二）Ⅱ类抗心律失常药物

β 受体阻滞剂，通过竞争性结合 β 受体来降低交感神经的作用。国内儿童最常用的药物是非选择性 β 受体阻滞剂——普萘洛尔和选择性 β_1 受体阻滞剂——美托洛尔（包括短效和长效美托洛尔）。

普萘洛尔

（1）临床应用：可广泛用于各种类型的心律失常。普萘洛尔、美托洛尔通常是所有年龄组 SVT 的初始治疗。对于部分室性期前收缩或室性心动过速也有效，包括有症状的 PVC 和儿茶酚胺敏感性室性心动过速。普萘洛尔是治疗先天性 LQTS 的首选药物。

（2）副作用：心脏不良反应包括心动过缓和低血压。普萘洛尔可能导致哮喘患者支气管痉挛而危及生命。普萘洛尔可穿过血脑屏障并与情绪变化和抑郁相关。普萘洛尔可能会引起婴儿低血糖。

（3）禁忌证：在心肌功能低下及哮喘患者中谨慎使用普萘洛尔。美托洛尔具有 β_1 选择性，因此可用于对其他药物治疗无效或不能耐受的支气管痉挛患者，但应尽可能使用其最低剂量，并考虑每天 3 次小剂量给药。

（三）Ⅲ类抗心律失常药物

钾通道阻滞剂，通过延长复极化导致 QT 间期增加，诱发有尖端扭转型室性心动过速的潜在风险。一般来说，它们不会影响收缩力[4]。

1. 胺碘酮

主要电生理作用是Ⅲ类抗心律失常药物特性，延长所有心肌细胞的不应期，同时它还具有Ⅰ、Ⅱ和Ⅳ类药物的作用。胺碘酮无负性肌力作用，适用于心功能不全的患儿。它的半衰期很长，达 3 ~ 15 周。

（1）临床应用：一种对 SVT 和室性心动过速均很有效的广谱抗心律失常药物，它具有较低的致心律失常的作用，即导致尖端扭转型室性心动过速，但其发生风险低于其他Ⅲ类抗心律失常药物。静脉注射胺碘酮已被广泛用于治疗各种类型的心律失常，特别是术后心律失常，包括室上性心动过速、心房扑动、心房纤颤、房内折返性心动过速、交界性异位性心动过速和室性心动过速。长期口服胺碘酮比静脉注射更有效。口服胺碘酮对大多数的 SVT 和室性心动过速有效，但其使用受到不良反应的发生率及严重程度的限制，因此胺碘酮用于治疗 SVT 时仅用于其他多种药物治疗失败的患者，且避免长时间使用，通常建议≤ 1 年。

（2）副作用：严重的不良反应包括药物性肝炎、窦房结功能障碍恶化、甲状腺功能亢进或减退、肺纤维化。肺纤维化通常是致命的，且在停用药物后不可逆转。关于甲状腺功能减退和甲状腺功能亢进的发生均有报道，但多数患者的甲状腺功能可维持在正常范围内。窦房结功能障碍患者在应用胺碘酮后可出现进一步恶化，经常需要植入起搏器。尽管胺碘酮可显著延长 QT 间期，但导致尖端扭转型室性心动过速的风险相对较低。角膜微沉积物很常见，但很少出现光晕或视力模糊。停药后角膜微沉积物是可逆的。皮肤的变化很常见，包括光敏反应和皮肤呈现蓝灰色变色，肤色白皙的患者风险增加。停用胺碘酮后，皮肤变色缓慢消退。此外，手震颤、睡眠障碍、共济失调、行走障碍及周围感觉和运动神经病变或严重的肌无力也罕见报道。神经系统症状在药物减量后数周内消退或改善。

（3）禁忌证：胺碘酮禁用于病态窦房结综合征和二度或三度房室传导阻滞患者，可能导致严重的心动过缓。胺碘酮可穿过胎盘引起胎儿心动过缓和甲状腺异常。该药物在母乳中分泌。

（4）相互作用：胺碘酮干扰许多药物的代谢，最明显的是华法林和地高辛。接受地高辛治疗的患者应减少 50% 的剂量。胺碘酮还干扰氟卡尼、普罗帕酮、普鲁卡因胺、苯妥英钠和奎尼丁的代谢和消除。

2. 索他洛尔

具有非选择性 β 受体阻滞剂特性，同时还具备钾通道阻断的Ⅲ类抗心律失常药物作用。在小剂量时其 β 受体阻滞剂作用明显，大剂量应用时表现为Ⅲ类药物的特性。血浆半衰期 10 ~ 20 h。

（1）临床应用：对于室上性和室性心律失常具有广谱的抗心律失常作用。由于存在潜在致心律失常作用，其使用受到限制。索他洛尔可顺利通过胎盘屏障，被用作胎儿心律失常治疗的常用药物。

（2）副作用：主要是致心律失常作用，如心动过缓与尖端扭转型室性心动过速。其他不良反应包括疲劳、呼吸困难、胸痛、头痛、恶心和呕吐。

（3）禁忌证：严重心力衰竭、低钾血症、QT 间期延长，因为会增加促心律失常的风险。

（4）相互作用：具有延长 QT 间期特性的药物（即噻嗪类利尿剂和特非那定）可增强索他洛尔的作用。

（四）Ⅳ类抗心律失常药物

阻断缓慢的 Ca^{2+} 电流（L 型钙通道）内流。最显著的电生理效应作用在依赖于 Ca^{2+} 通道启动动作电位的心肌细胞上，例如 SA 和 AV 结。Ⅳ类药物会减慢房室结的传导速度并增加不应期，从而降低房室结向心室传导快速冲动的能力。该作用可终止室上性心动过速，并可减缓心房扑动或心房纤颤期间的传导。

维拉帕米

（1）临床应用：有效终止房室结参与折返环的室上性心动过速急性发作，例如 AVNRT 和旁路介导的 AVNRT。对于由自律性增高导致的心律失常也有效，如异位性房性心动过速和特发性左室心动过速。维拉帕米可减缓房性快速性心律失常的心室率，如心房纤颤。

（2）副作用：口服维拉帕米多数患者耐受性良好。最主要的不良反应是便秘和胃部不适。其他还包括眩晕、头痛、紧张和瘙痒。

（3）禁忌证：对于正接受 β 受体阻滞剂治疗的患儿，维拉帕米的使用必须格外谨慎或避免使用，因为其可进一步增加对心率、房室结传导和心肌收缩力的抑制作用。维拉帕米在＜ 1 岁儿童及心室功能不全患儿中禁忌使用。

（五）其他药物

1. 腺苷

（1）临床应用：快速弹丸式推注用于终止室上性心动过速的发作，需要在持续心脏监测下使用。腺苷也有助于窄 QRS 波心动过速的诊断，可揭示心房扑动与房性心动过速。三磷酸腺苷（ATP）进入人体后可迅速分解生成腺苷发生上述作用。

（2）副作用：腺苷的不良反应并不少见，但是腺苷进入体内后被红细胞和血管内皮细胞快速代谢（半衰期＜ 10 s），因此持续时间很短。最常见的不良反应包括面色潮红、胸痛和呼吸困难。腺苷在患有反应性气道疾病者中可诱发严重的支气管痉挛，并可能持续长达 30 min。极少数情况下，由于缩短了心房不应期，腺苷可诱发心房纤颤，这在房室旁道患者中，可能会导致室性心律失常。

（3）禁忌证：有哮喘病史或对腺苷过敏的儿童。

（4）相互作用：甲基黄嘌呤（如茶碱）通过阻断腺苷受体来拮抗腺苷的作用，需要增加剂量。

2. 地高辛

（1）临床应用：主要用于室上性心动过速的终止或预防复发和减慢快速房性心律失常的心室率，保持血流动力学稳定。有器质性心脏病或心力衰竭患儿出现上述快速室上性心律失常时应首选地高辛。

（2）副作用：厌食、恶心、呕吐、房室传导阻滞、室性期前收缩。

（3）禁忌证：地高辛可缩短房室旁路（预激综合征）的有效不应期，加速其传导，故地高辛禁用于＞ 1 岁的显性预激综合征患儿，但仍未确定口服地高辛在＜ 1 岁婴儿中的应用是否存在 VF 的风险[1]。

（4）相互作用：胺碘酮、奎尼丁、维拉帕米、卡托普利等影响地高辛清除率，可使地高辛血药浓度升高。

总之，在儿童心律失常的治疗策略中，20 余年来的技术进步导致了越来越广泛的非药物手段的使用，包括经导管射频或冷冻消融、植入式起搏器和除颤仪，但抗心律失常药物治疗仍然是很有价值的治疗手段或辅助治疗手段。

表 9-2-1　小儿常用抗心律失常药物[1-2, 5]

分类	药物名称	急性静脉注射剂量	长期口服剂量
Ⅰa	奎尼丁 *		试验剂量 2 mg/kg，若无不良反应 15 ~ 60 mg（kg · d），q4 ~ 6h
Ⅰb	利多卡因	负荷量：1 mg/kg 静脉推注，最多 3 次 维持量：20 ~ 50 μg/（kg · min）	
	美西律	–	10 ~ 15 mg/（kg · d），分 3 次
Ⅰc	普罗帕酮	负荷量：1 mg/kg 静脉推注（10 min），最多 3 次 维持量：4 ~ 7 μg/（kg · min）	10 ~ 15 mg/（kg · d），分 3 次
	氟卡尼 *		3 ~ 6 mg/（kg · 次），每日 2 ~ 3 次

续表

分类	药物名称	急性静脉注射剂量	长期口服剂量
Ⅱ	普萘洛尔		1 ~ 3 mg/（kg · d），分 3 次
	美托洛尔		1 ~ 3 mg/（kg · d），分 3 次
	纳多洛尔 *		0.5 ~ 1.0 mg/（kg · d），每日 1 次
	艾司洛尔	负荷量：100 ~ 500 μg/kg 维持量：50 ~ 200 μg/（kg · min）	
Ⅲ	索他洛尔		2 ~ 8 mg/（kg · d），分 2 次
	胺碘酮	负荷量：5 mg/kg（30 ~ 60 min） 维持量：5 ~ 15 μg/（kg · min）	负荷量：10 mg /（kg · d），分 2 次 × 10 维持量：5 mg /（kg · d），每日 1 次
Ⅳ	维拉帕米	0.1 mg/kg（2 ~ 5 min）	4 ~ 8 mg/（kg · d），分 3 次
其他	腺苷	50 ~ 250 μg/kg	
	三磷酸腺苷	0.2 ~ 0.4 mg/kg	
	地高辛	* 负荷量：0.03 ~ 0.04 mg/kg（＜ 2 岁），0.02 ~ 0.03 mg/kg（≤ 2 岁）	负荷量：0.04 ~ 0.05 mg/kg（＜ 2 岁），0.03 ~ 0.04 mg/kg（≤ 2 岁） 维持量：1/4 负荷量
	伊伐布雷定		起始剂量：0.05 mg/（kg · 次），最大剂量 0.2 mg/（kg · 次），每日 2 次
	硫酸镁	10 ~ 25 mg/kg 缓慢滴注＞ 30 min	
	阿托品	0.01 ~ 0.02 mg/kg 快速静脉注射 最大剂量 0.4 mg，最小剂量 0.1 mg	
	异丙肾上腺素	0.01 ~ 0.10 μg/（kg · min）	

* 大陆市场无供应

（吴　琳）

参考文献

[1] Brugada J, Blom N, Sarquella-Brugada G, et al. Pharmacological and non-pharmacological therapy for arrhythmias in the pediatric population: EHRA and AEPC-Arrhythmia Working Group joint consensus statement[J]. Europace, 2013, 15(9): 1337-1382.

[2] Dick M II. Clinical cardiac electrophysiology in the Young[M]. Second edition. New York: Springer, 2015. 333-356.

[3] Janousek J, Paul T. Safety of oral propafenone in the treatment of arrhythmias in infants and children (European retrospective multicenter study). Working Group on Pediatric Arrhythmias and Electrophysiology of the Association of European Pediatric Cardiologists[J]. Am J Cardiol, 1998, 81, 1121-1124.

[4] Goldschlager N, Epstein A E, Naccarelli G, et al. Practical guidelines for clinicians who treat patients with amiodarone. Practice Guidelines Subcommittee, North American Society of Pacing and Electrophysiology[J]. Arch Intern Med, 2000, 160: 1741-1748.

[5] 杨思源 , 陈树宝 . 小儿心脏病学 (第四版)[M]. 北京 : 人民卫生出版社 , 2010: 706-712.

Chapter 10 第十章

快速性心律失常的导管消融

第 1 节　心内电生理检查技术

自 1887 年 WaHer 首次通过心电图（electrocardiogram，ECG）描记出人类心脏电活动，一百多年来 ECG 成为心脏检查的重要手段。1957 年美国科学家 Holter 发明动态心电图的记录方法，通过长程检测提高了 ECG 的诊断效能，然而对于发现一些隐匿性的疾病及揭示心律失常潜在的发病机制，ECG 仍存在明显的局限性。1967 年荷兰学者 Durrer 和法国学者 Coumel 分别发明了心电程控刺激技术。1968 年美国科学家 Benjamin J.Scherlag 建立了心内电极导管技术，并成功地记录希氏束电位及各种心腔内电位图，奠定了临床心电生理研究的基石。1971 年 Wellens 将程控电刺激技术和腔内电图记录技术相结合，由此电生理检查（electrophysiological study，EPS）在揭示心律失常的机制和治疗方面开创了一个新领域。自 20 世纪 90 年代，儿童和成人心律失常的 EPS 在设备、技术、研究目标及方法等多个方面发生了变化。随着近年来儿童射频导管消融（radiofrequency catheter ablation，RFCA）技术的迅猛发展，绝大多数快速性心律失常患儿可得到有效治疗。目前对儿童快速性心律失常，国内大多数儿童心脏中心常采用以诊断标测为目标的 EPS 联合 RFCA 的诊疗策略[1]。除此之外，EPS 是准确诊断各种心律失常的关键方法，常见的临床应用包括：①揭示证实心律失常导致的不明原因晕厥；②窦房结功能的评价；③传导阻滞的诊断与评价；④明确心动过速的诊断与机制；⑤恶性心律失常的危险分层与 ICD 指证；⑥评估药物治疗方案疗效 / 安全性。

由于心内 EPS 是一项有创性检查方法，相对于无创性检查如经食管 EPS，儿童患者的心内 EPS 有更多的困难及限制，临床医师应充分评估检查的指征与必要性（表 10-1-1），同时根据患儿个体情况考虑风险获益比和经济因素，与患儿家属充分沟通，并完善术前准备，在满足硬件及团队条件的心电生理检查室（手术室）进行。

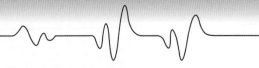

表 10-1-1　心内和经食管电生理学研究目标比较[2]

研究目标	心内 EPS	经食管 EPS
确定不明原因症状的病因，明确心律失常	+++	+
明确室上性心动过速	+++	++
明确房性心律失常	+++	+
明确室性心律失常	+++	±
终止室上性心动过速	+++	+
终止室性心动过速	++	±
评估抗心律失常药物的疗效 / 安全性	+	+
评估窦房结功能	++	+
评估房室传导功能	+++	+
评估阻滞平面	+++	−
评估患者潜在风险 / 危险分层	+++	+
1. 期前收缩	+++	+
2. 室性心动过速	+++	+
3. 预激综合征	+++	+
4. 遗传性心律失常	+++	+
5. 不适当的窦性心动过速	+++	+
确定心动过缓永久起搏器的指征和起搏模式	++	−
确定抗心动过速起搏治疗的有效性 / 安全性 / 最佳起搏模式	++	+
为快速心律失常导管消融确定消融靶点和策略	+++	−
评估导管消融的功效（排除并发症）	+++	+

+++：完全有效，++：大部分有效，+：部分有效，±：大部分无效，−：无效

一、心电生理检查的应用范围

（一）窄 QRS 波群心动过速

（1）了解心动过速的起源部位、异常传导途径和发生机制，是有效治疗和预防的基础，尤其是进行 RFCA 术必需的程序。

（2）心动过速伴有严重的或潜在生命危险的症状，如晕厥或明显的血流动力学改变应进行 EPS。

（3）为临床应用抗心律失常药物进行筛选及疗效评估。

（二）宽 QRS 波群心动过速

尽管目前有很多新的诊断流程辅助鉴别诊断，但对宽 QRS 波群心动过速（WCT）的确诊仍存在一定困难。EPS 可以揭示 WCT 的发病机制，纠正严重的诊断错误及潜在有害的治疗，如室性心动过速误诊为室上性心动过速伴室内差异性传导，逆向型房室折返性心动过速误诊为室性心动过速。

（三）心动过缓

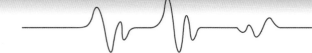

EPS 可以用以评估心脏传导系统的电生理特点，即自律性、传导速度、不应期。这些要素对于心动过缓的诊治尤为重要。

（1）EPS 用于检查窦房结功能。

（2）EPS 用于测定房室结功能，评估房室传导异常，确定传导阻滞水平。

（3）EPS 为植入抗心律失常起搏器的指征、起搏模式及参数设定提供电生理依据。

（4）先天性完全性房室传导阻滞最常继发窄 QRS 波群逸搏心律，对这种患者进行 EPS 临床意义不大。但如果先天性房室传导阻滞伴宽 QRS 波群逸搏心律者，EPS 可确定阻滞部位和是否存在结外病变。儿童获得性完全性房室传导阻滞已构成永久起搏治疗适应证，不必进行 EPS。EPS 对于判断手术引起的双束支传导阻滞患者的预后没有帮助。

（四）某些不明原因症状的鉴别诊断

心律失常所致的发作性心悸、晕厥，临床常因不能捕获阳性的 ECG 资料而难以确诊。当非创伤性检查方法不能明确诊断时，可选择 EPS 进行鉴别诊断。

（五）对高危患儿的预后判断

部分患有先天性心脏病或接受过先天性心脏病纠治手术的患儿，可能具有心律失常的高发性及心律失常导致的心源性晕厥或猝死（sudden cardiac death，SCD）的危险性。儿童心脏病学家建议用 EPS 来鉴别那些具有猝死高危因素的患儿。有些具有 SCD 家族史或基因异常的患儿，需要通过 EPS 发现潜在的风险。此外，没有器质性心脏病的儿童出现室性心动过速时，也具有发生猝死的危险性，但对这种儿童是否进行 EPS 尚存在争议。

（六）建议对儿童行心电生理检查的临床适应证

1. Ⅰ类适应证

①除了因抗心律失常药物中毒、电解质紊乱因素所致的持续性室性心动过速或心脏骤停外，基础室性期前收缩的数目太少，不足以用 ECG 监测来评估抗心律失常药物的功效；②病因不明的晕厥不能用非心脏性原因解释；③伴有症状的窦房结功能障碍，但根据其他方法不能确定窦性心动过缓、窦性停搏和窦房传导阻滞与症状的关系；④原因不定的 WCT；⑤窄 QRS 波群心动过速诊断不清且不能与窦性心动过速鉴别者；⑥频发的室上性心动过速，拟做导管消融术者；⑦二度房室传导阻滞而阻滞的部位不肯定。

2. Ⅱ类适应证

①可能具有心律失常性猝死高度危险的无症状患者，如先天性心脏病术后或伴有复杂性室性心律失常的正常心脏；②伴有宽 QRS 波群逸搏心律的先天性完全性房室传导阻滞者；③无症状的 WPW 综合征；④非持续性室性心动过速；⑤心肌病；⑥频发室性期前收缩；⑦任何室上性心动过速；⑧心房扑动而可能进行导管消融治疗。

3. Ⅲ类适应证

①无症状的窦性心动过缓；②无症状的束支传导阻滞；③伴有窄QRS波群逸搏心律的先天性完全性房室传导阻滞者；④获得性完全性房室传导阻滞者；⑤手术造成双束支传导阻滞的无症状患者；⑥三度房室传导阻滞或二度Ⅱ型房室传导阻滞。

二、仪器设备

1. 多道心脏电生理记录仪

目前临床采用的心电生理记录仪，都具备满足体表ECG及心内信号同时输入的多通道记录显示功能，一般可同步显示至少包括体表ECG V_3 ~ V_4 导联及多个心内导联。较为复杂、细致的心内EPS，如射频消融靶点标测，则可能需更多导联。具有放大器滤波性能的心内电图需要50 ~ 1000 Hz，体表ECG 0 ~ 100 Hz可记录到清晰的图形。具有不同档次的纸速25 ~ 200 mm/s，并具有不同电压增益显示。记录仪与起搏器由连接盒集成后可由计算机及EP工作站程序统一控制存储及进行精确测量。

2. 程序刺激器

程序刺激仪是专门为EPS设计的特殊起搏装置，能发放复杂序列的起搏脉冲，时间可精确到1 ms。在室上性心动过速或室性心动过速EPS必须配备至少能发放3个期前刺激的程序刺激器。简单的临时性体外起搏器可满足窦房结和房室结的功能测定。

3. 三维系统主机、定位板及背部贴片

一般心内EPS不需要采用三维标测系统，如同期行三维标测下RFCA术，术前根据不同三维系统连接贴片与系统主机。

4. DSA数字减影造影机

EPS也属于一种心导管检查，一般须在心导管室进行。进行EPS，尤其开展RFCA术需配有单臂或双臂可转动的C型臂X线造影机。

5. 急救器材

配备配有监视器的除颤器、临时起搏器、脉搏血氧计、血压监测仪、氧疗设备，并备有胸腔穿刺包及心包穿刺包，用于检查过程中可能诱发致命的心律失常或其他严重并发症的监测和急救。

三、EPS操作技术

（一）术前准备和术中用药

（1）术前停用所有抗心律失常药至少5个半衰期。如果患者患有严重的、有生命危险的心律失常，停药期间应住院监测等待EPS，以防发生意外。

（2）麻醉：术前应保持空腹，根据麻醉方案决定禁食时间。＜14岁或＞14岁但不能很好合作的儿童，术中给予适当的静脉镇静或全身麻醉，应由麻醉师监测和给药，选用对呼吸抑制较轻、对心脏传导系统无明显影响的镇静或麻醉用药。

（3）抗凝：涉及左心操作（穿刺动脉）或同一静脉插入多条导管时，应给予肝素抗凝，防止发生动 / 静脉栓塞。肝素用量：50 U/（kg·次），手术每延长 1 h，追加首次量的半量。

（4）药物：EPS 中常需要采用药物激发试验，常见的激发心律失常的药物包括异丙肾上腺素［0.01 ~ 0.1 μg/（kg·min）］、阿托品（0.01 ~ 0.04 mg/kg）；用于检验诱发预激旁道或心房纤颤的药物有腺苷（0.1 ~ 0.3 mg/kg 快速弹丸注射）、三磷酸腺苷；用于 Brugada 综合征诊断的药物有氟卡尼、阿义吗林、普罗帕酮、普鲁卡因胺；其他不太常用的激发药物包括肾上腺素、氨茶碱、去氧肾上腺素等。抗心律失常药物多用于术中诱发顽固性心律失常的复律，也可能用于诱发一些特殊状态下发生的心律失常。在电生理术中一般采用静脉用药，包括维拉帕米、普罗帕酮、艾司洛尔、利多卡因、胺碘酮等，新型抗心律失常药物伊布利特在成人心房扑动、心房纤颤的转复律中获得广泛应用，但目前在儿童患者尚缺乏经验数据。

（二）置入电极导管

（1）按心导管术进行消毒铺巾，常规采用改良 Seldinger 法穿刺置管。目前儿童诊断性心内 EPS 普遍为心内膜接触式标测，较少开展非接触标测或心外膜标测。根据不同电生理检查目标的需要进行不同血管穿刺，大多数 EPS 可选择右侧颈内静脉，右和（或）左股静脉通过静脉途径顺行到达上下腔静脉、右心房、冠状静脉窦、三尖瓣环、右心室及肺动脉窦；通过股动脉逆行或经静脉 - 房间隔顺行到达主动脉窦、左心室、二尖瓣环、左心房。儿童心内标测电极的置入应在 X 线投影和 ECG 监测下进行。如存在单心室、右侧上腔静脉缺如、永存左上腔静脉等其他解剖畸形，也可选择左上腔静脉、锁骨下静脉、股动脉等，多数儿童穿刺后每根血管置入 1 根 5F 或 6F 带阀血管鞘，可减少出血、血管创伤和避免血管并发症，较少如成年患者 1 根血管置入多根鞘管。经鞘管分别插入 5F 或 6F 的 4 极电极导管及 10 极电极导管，标测电极可分别置于冠状窦、高右房、希氏束和右室心尖或流出道等部位，部分病例需要采用高密度标测，如 20 极 Halo 电极、10 极 Lasso 环形标测电极、 20 极 PentaRAY 星形标测电极、双 10 极 DuoDeca 电极、16 极 Advisor HD Grid 网状磁电定位标测导管等（图 10-1-1）。

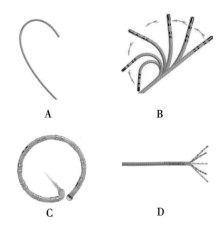

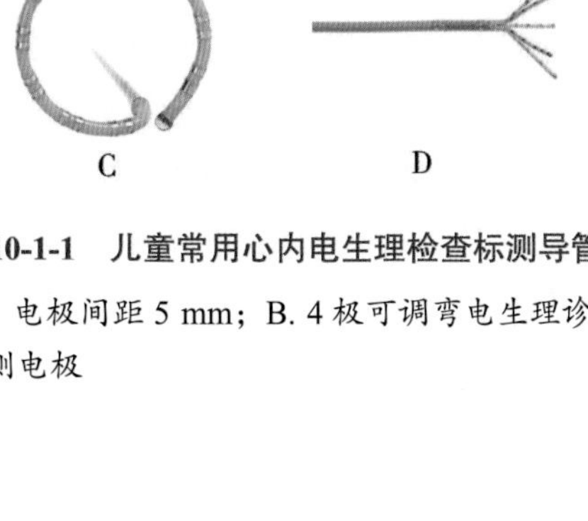

图 10-1-1　儿童常用心内电生理检查标测导管

A. 10 极固定弯冠状窦电极导管，电极间距 5 mm；B. 4 极可调弯电生理诊断电极导管；C. Lasso 环形标测电极；D. PentaRAY 高密度标测电极

（2）冠状窦（CS）电极具有重要的电解剖定位作用。CS 在影像右前斜投位可辅助标记心房底部、房室沟及房室分界，在左前斜体位可显示三尖瓣环和二尖瓣环的钟表盘展开位（图 10-1-2），在腔内电图可同时记录代表冠状窦口至二尖瓣环游离壁的房室激动顺序。CS 在房性心律失常、室上性心动过速特别是房室旁道的定位有重要的作用。与此同时，放置在冠状静脉窦的导管相对固定，可用作稳定的起搏及标测参考[3]。儿童患者可经右颈内静脉或左锁骨下静脉插入冠状窦电极导管至冠状静脉窦。颈内静脉路径优点在于安全且电极导管较易进入冠状静脉窦。由于小儿颈部较短，颈部与下颌形成一定角度，部分穿刺颈内静脉困难患儿可穿刺左锁骨下静脉，穿刺过程应小心避免误伤左锁骨下动脉或气胸[4]。儿童选用 5F（< 30 kg 儿童）或 6F（≥ 30 kg 儿童）10 极冠状窦电极导管，电极间距 5 mm，或选用 6F 4 极标测电极导管，电极间距 10 mm。如果颈内静脉及锁骨下静脉穿刺均失败或冠状窦导管不能到位，可以试用下述几种方法：①自下腔静脉插入顶端可调弯电极导管，较普通电极导管容易插入冠状静脉窦。缺点在于需占用股静脉及下腔静脉空间且造价高。②当存在卵圆孔未闭或房间隔缺损时，电极导管经房间隔插入左心房至二尖瓣环。③将电极导管置于主肺动脉接近右肺动脉处，记录左心房电位。

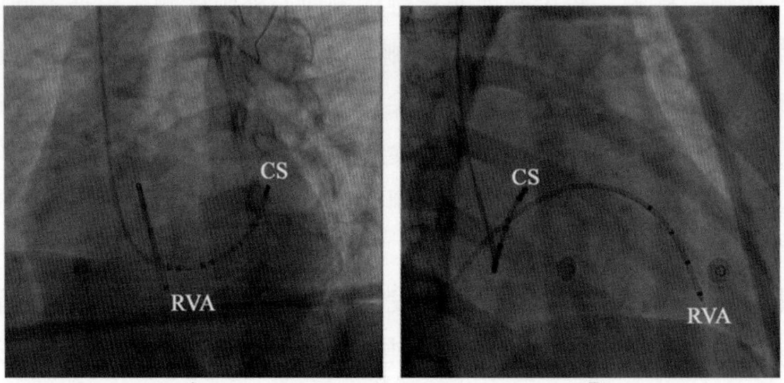

A　　　　B

图 10-1-2　儿童常用心内电生理检查冠状窦（CS）及右心室心尖部（RVA）导管位置

A. 左前斜投位 LAO 45° 下 CS 和 RVA 电极的显影；B. 右前斜投位 RAO 30° 下 CS 和 RVA 电极的显影

（3）右心室电极通常放置在右心室心尖部（RVA），一般选择弧度较大的“C”形固定弯电极，当电极通过下腔静脉到达心房后，旋转导管，使导管指向三尖瓣环，RAO 30° 透视下，右心房、右心室呈左右展开，导管指向心尖并基本为最大展开距离，LAO 45° 透视下，三尖瓣环展开呈钟表盘，导管指向三尖瓣的中间（11：00 ~ 12：00）。轻柔向前推送使电极跨越三尖瓣，多数情况为三尖瓣环的顶部，继续推送使心室电极到达右心室心尖部。如果需要沿瓣环标测或拖带刺激，可以适当后撤电极到同时显示小 A 大 V 波的心室侧瓣环区域。有时需顺时针转动使电极贴近室间隔标测右束支及右侧浦肯野电位（图 10-1-3）。如需进行右室流出道起搏标测，在导管跨越三尖瓣顶部后顺时针转动导管使头端向上指向流出道，同时轻柔推送即可。

（4）儿童希氏束电极的放置需在 X 线透视操作，如果有条件可选择间距较小的 10 极导管或可调弯电极。希氏束多数位于右室电极顶部，即三尖瓣环 12：00 前下方，约三尖瓣环 13：00 位置（图 10-1-4）。在右前斜或左前斜投位下，跨越三尖瓣环后，轻微顺时针旋转导管，使导管贴近间隔面，调整前后和上下位置时应避免导管用力贴近间隔的前顶后拖等操作，减少对希氏束及束支的刮擦损伤或引起希氏束旁旁道的机械阻断。标准的希氏束电图，应为清晰的大 A- 大 H- 大 V，如果未记录到明显的A波则为右束支电位。希氏束电图有一定的路径范围，在标测消融希氏束附近靶点或房室结慢径改良消融时，可采用三维标记显示希氏束分布路径，避免单纯采用一点代替希氏束（图 10-1-5）。注意在少数患儿，尤其合并复杂先天性心脏病发生心脏转位或房室连接异常，希氏束可以位移，如下移至冠状窦口顶部前缘。

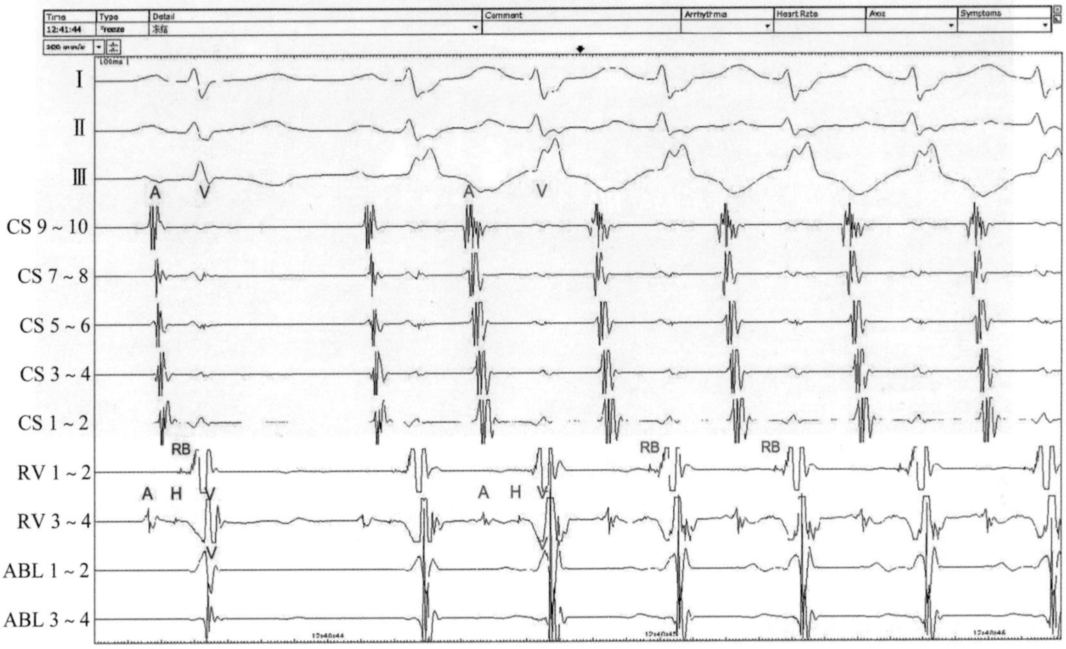

图 10-1-3　窦性心律及心动过速下的心腔内电图

图示导联自上而下分别为体表导联Ⅰ，Ⅱ和Ⅲ，冠状窦近端（CS 9 ~ 10），冠状窦远端（CS 1 ~ 2），右束支（RV 1 ~ 2），希氏束（RV 3 ~ 4），右心室（ABL 1 ~ 2、3 ~ 4）。A 代表心房电位波，V 代表心室电位波，H 代表希氏束电位波，RB 代表右束支电位波。红色标记窦性心律，蓝色标记心动过速，第 1 个蓝色 A 为心房回波诱发心动过速

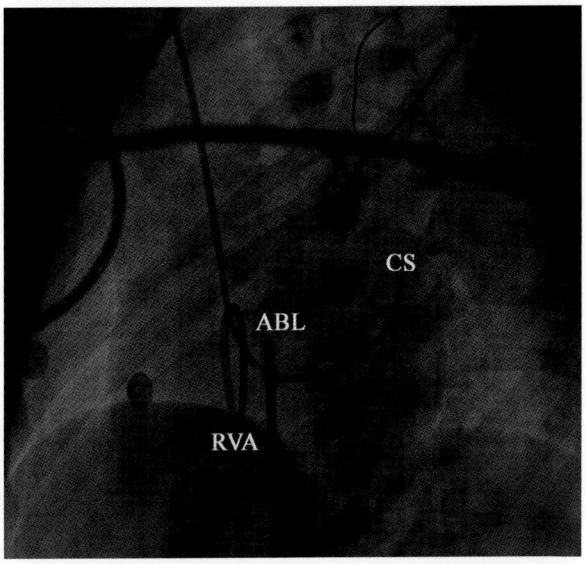

图 10-1-4　房室结慢径改良消融术中定位希氏束分布区域

左前斜投位 LAO 45°以消融导管 ABL 放置在希氏束区域

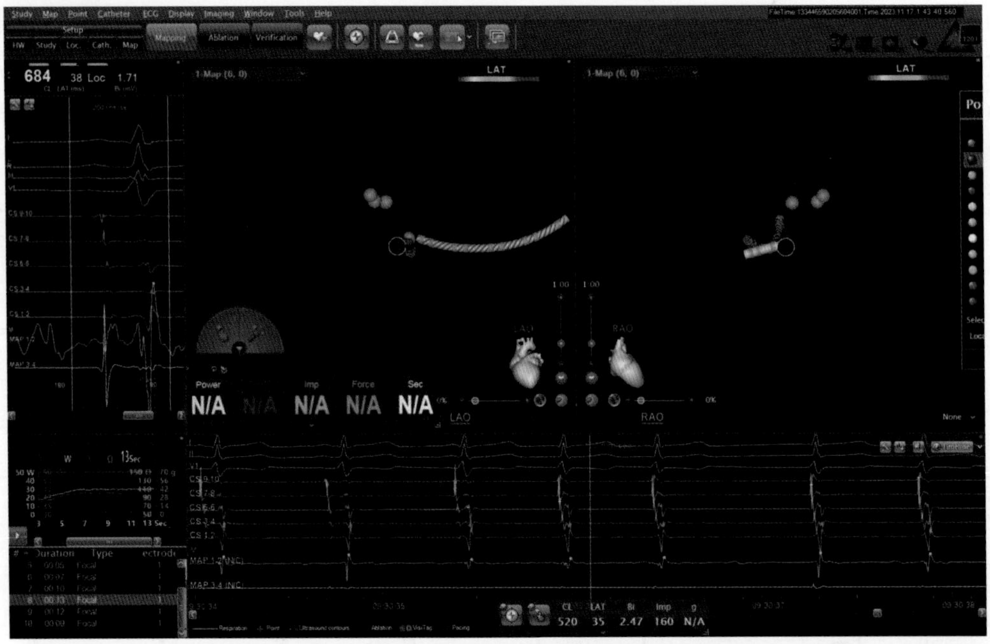

图 10-1-5　采用三维标记显示希氏束电位区域

在三维解剖图左右前斜体位以黄点标记希氏束分布路径，红点标记消融区域，腔内电图提示该处消融见结性心律反应

（三）EPS 的基本流程

EPS 的操作流程应根据具体的检查目的和类型，多数 EPS 遵循同样的基本流程：①测量基本的传导间期；②心房起搏；③心室起搏；④药物试验。

四、希氏束电图的测量方法及正常值

希氏束电图是记录房室传导信息最多的心腔内电图。通常应用 3 ~ 4 极电极间距 2 ~ 5 ms 的电极导管记录希氏束电图。导管电极经三尖瓣插入右心室，回撤至三尖瓣口，贴靠在前间隔，寻找希氏束电位（H 波），记录纸速为 100 ~ 200 mm/s。希氏束电图可同时反映低位右心房、房室结、希氏束及部分右心室的电活动。如图 10-1-6 所示，第 1 个电位波为心房激动的电位波，称 A 波。A 波为 1 个双相或多相的电位波，代表了低位右心房的除极。从体表 ECG P 波至希氏束电图 A 波之间距为 PA 间期，代表心房内传导时间。希氏束电图的第 2 个波为希氏束电位波，称 H 波。从 A 波至 H 波之间距称 AH 间期，代表房室结传导时间。希氏束电图的第 3 个波为心室激动之电位波，称 V 波。从 H 波之起始至 V 波之间距称 HV 间期，代表从希氏束、左 / 右束支、浦肯野系统至心室开始激动的时间（图 10-1-7）。儿童希浦系统的传导速度较成人偏快，不同年龄儿童的 AH、HV 间期正常值范围如表 10-1-2 所示[5]。

1. PA 间期

PA 间期自体表 ECG 之 P 波起始处至 HBE 的 A 波第 1 个陡峭波起始点，代表心房的传导时间。小儿正常值为 10 ~ 45 ms。由于心房内缺乏确定的解剖学标志，难以精确安放电极导管位置固定

A 波及 P 波起始点不够清楚，致使心房内传导时间的准确测定有一定的局限。

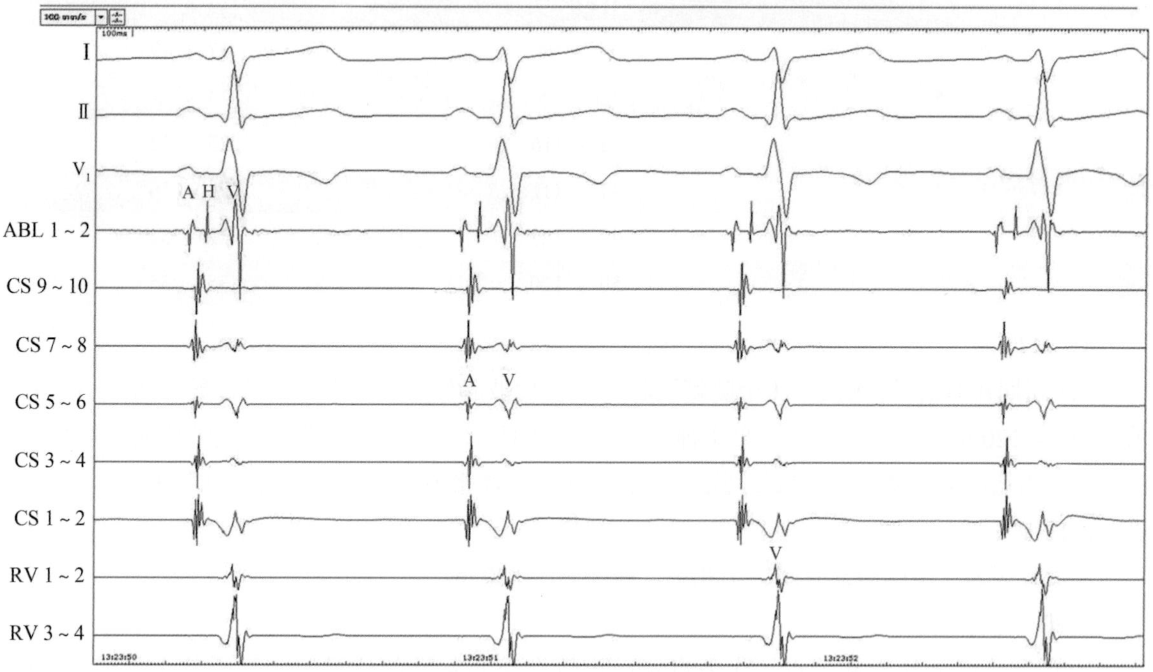

图 10-1-6 窦性心律下心内希氏电图

记录导联自上而下分别为体表导联Ⅰ，Ⅱ和 V_1，希氏束（ABL 1 ~ 2），冠状窦近端（CS 9 ~ 10），冠状窦远端（CS 1 ~ 2），和右室心尖部（RV 1 ~ 2、RV 3 ~ 4）

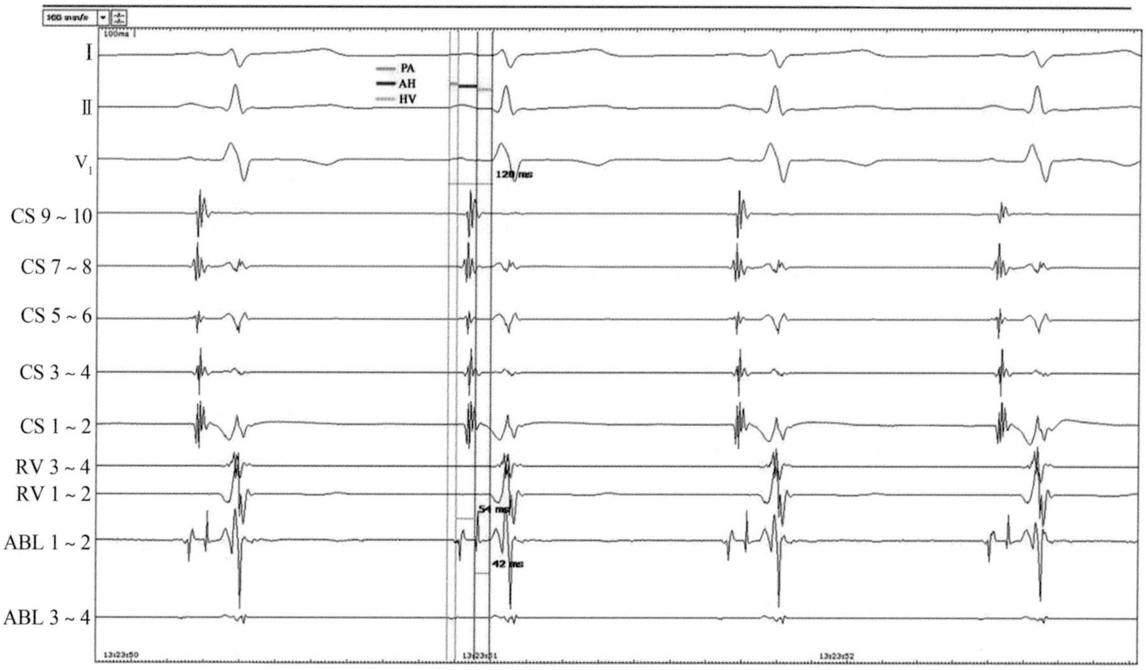

图 10-1-7 PR 间期、PA 间期、AH 间期、HV 间期的测量

表 10-1-2　各年龄组小儿 AH、HV 间期正常值

年龄（岁）	AH（ms）	HV（ms）
0 ~ 2	49 ~ 94	17 ~ 49
3 ~ 5	43 ~ 98	23 ~ 52
6 ~ 10	43 ~ 116	25 ~ 52
11 ~ 15	47 ~ 111	24 ~ 56
＞15	47 ~ 127	22 ~ 52
成人	50 ~ 120	35 ~ 55

2. AH 间期

AH 间期在 HBE 的 A 波第 1 个陡峭波起始点至 H 波起始点。代表房室结传导时间，小儿正常值为 50 ~ 120 ms（表 10-1-2）。自主神经状态可以明显地影响 AH 间期。房室结功能正常时，交感神经张力增高或心率增快使 AH 间期缩短，而迷走神经张力增高或心率减慢使之延长。

3. H 波

H 波代表希氏束的激动时间，小儿正常值为 10 ~ 20 ms。

4. HV 间期

H 波起始点至 V 波起始点，代表自希氏束近端至心室间的传导时间，小儿正常值为 30 ~ 50 ms。心率和自主神经张力的变化对 HV 间期通常无影响。洋地黄、β 受体阻滞剂、苯妥英钠、利多卡因和阿托品等常用药物不影响 HV 间期。

五、起搏刺激技术

（一）递增起搏

递增起搏一般指频率递增的连续起搏，是常用的一种非程控性 S_1S_1 刺激法。用比固有心率或基础心率快 10 ~ 20 次的频率（周长缩短 10 ~ 20 ms）开始起搏，每级递增 10 次，每次刺激 30 ~ 60 s，间隔 1 ~ 2 min，直至周长减至最短为 250 ms 和（或）出现房室文氏现象或 2∶1 房室传导阻滞。

（1）心房递增起搏：用于测定窦房结恢复时间和房室结功能（图 10-1-8），诱发或终止室上性心动过速。对心房起搏的正常反应是随起搏周长缩短，AH 间期逐渐延长直至出现文氏型房室传导阻滞。成人窦性心律时 AH 间期正常者文氏点＞150 次 /min（间期＜400 ms），小儿较成人正常值偏高。房室传导文氏点低于正常值提示可能存在潜在房室传导障碍。

（2）心室递增起搏：用于观察室房（VA）传导状况（图 10-1-9），诱发或终止室上性心动过速或室性心动过速（图 10-1-10）。

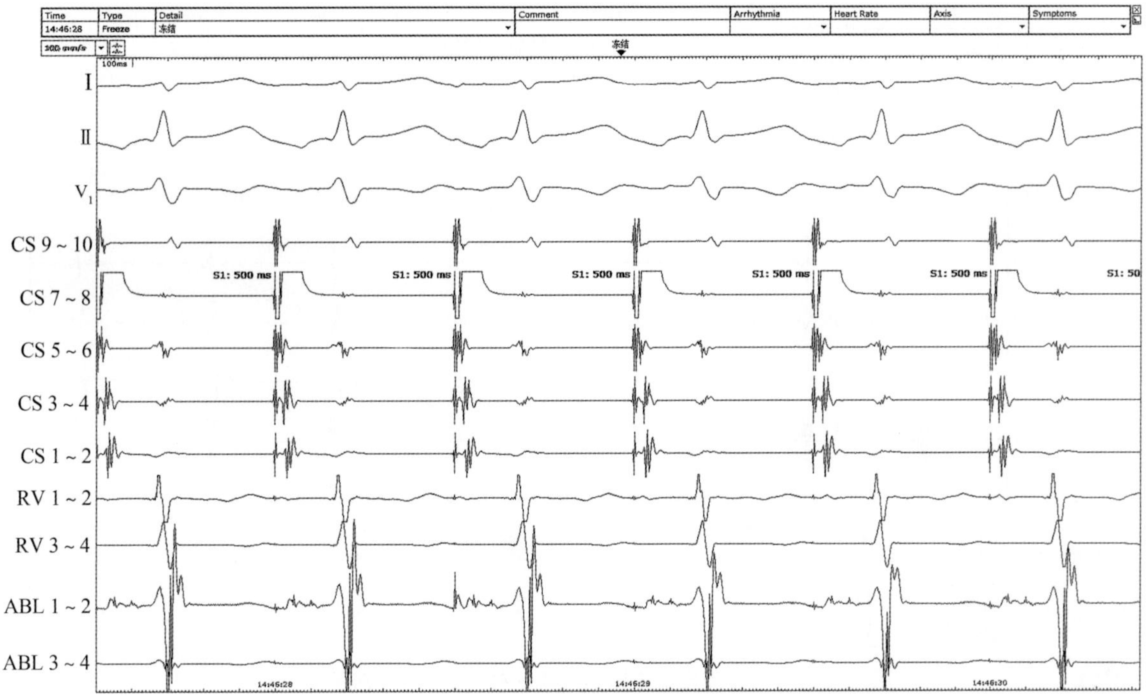

图 10-1-8　心房连续递增起搏

腔内电图 CS 及 RV 可见正常的 AV 传导顺序，ABL 1 ～ 2 可见希氏束电位，可用于各种间期测量

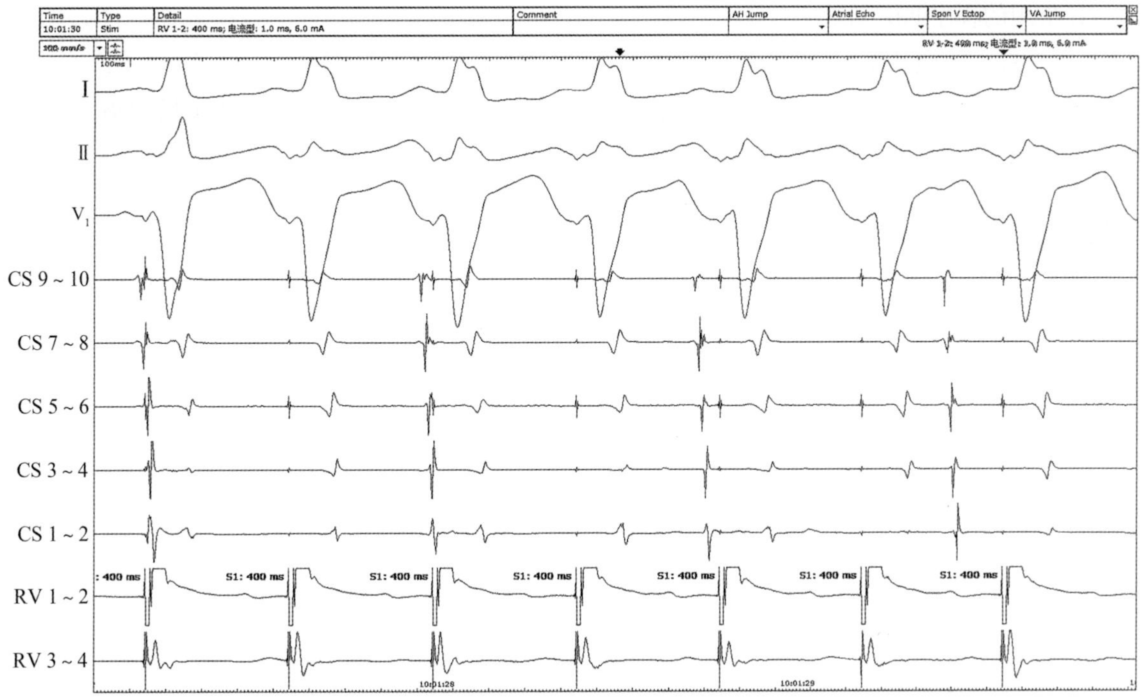

图 10-1-9　心室连续递增起搏

RV 1 ～ 2 心室起搏，室房分离，CS 导联可见起搏 V 波及窦律 A 波

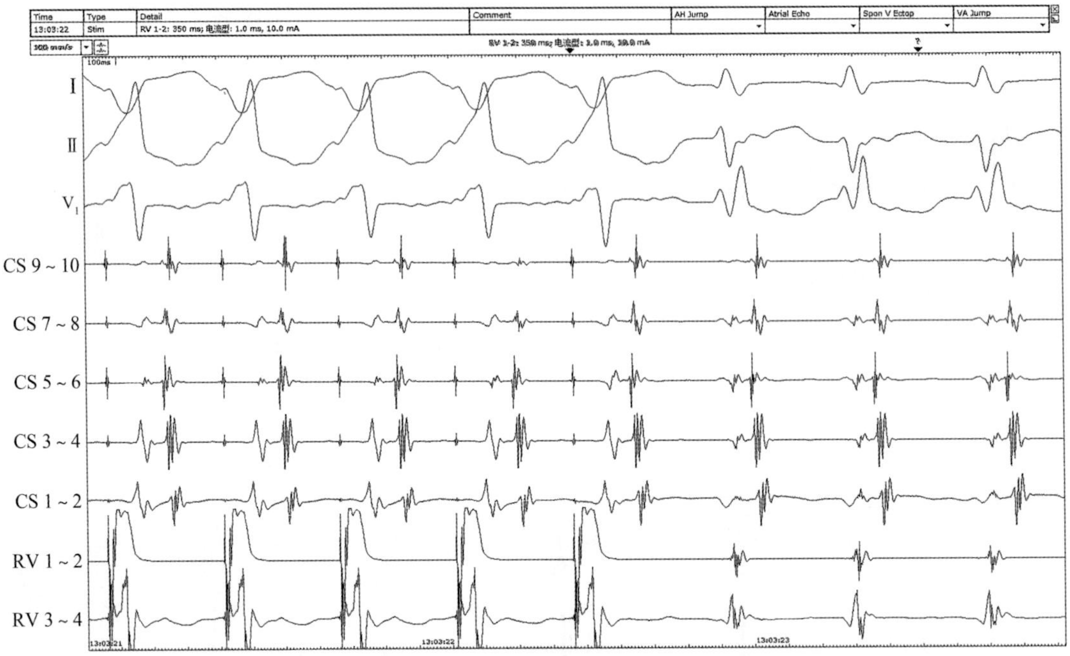

图 10-1-10　右室流出道连续刺激诱发右束支传导阻滞图形 WCT

（二）程序期前刺激

1. 常用的程序期前刺激

（1）S_1S_2 刺激：先给比基础心率快 5 ～ 10 次 /min 的 S_1 刺激 8 次后，再给 1 次 S_2 刺激（图 10-1-11 ～图 10-1-13），S_1S_2 间期可以每 5 ～ 10 ms 的时间逐次提前刺激（反扫描），也可以每 5 ～ 10 ms 的时间逐渐延期刺激（正扫描）。

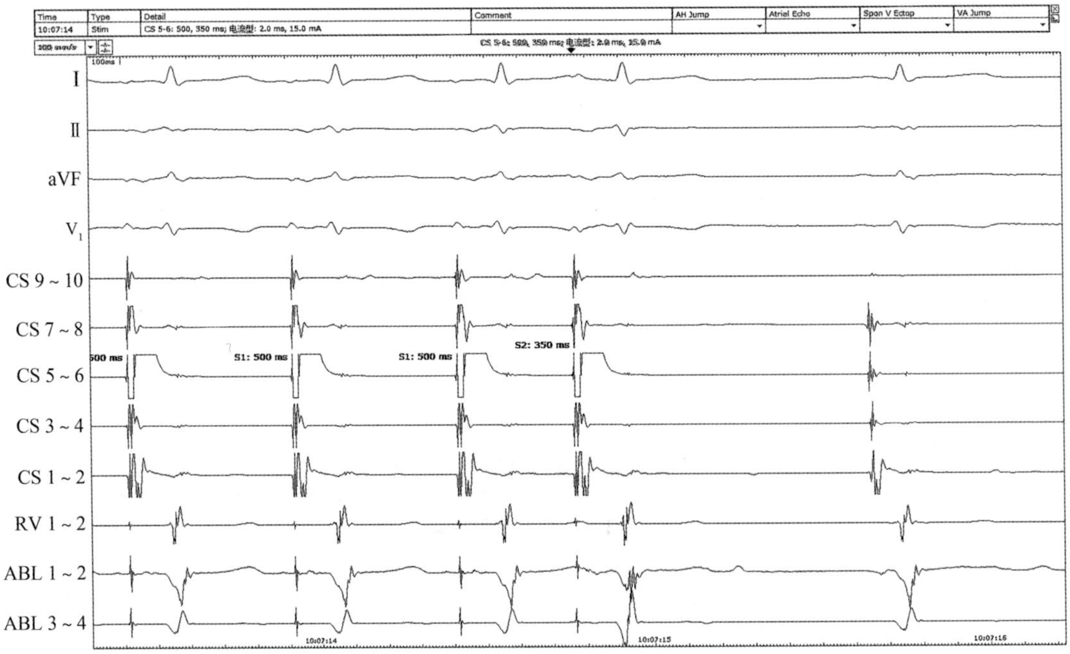

图 10-1-11　心房 S_1S_2 刺激

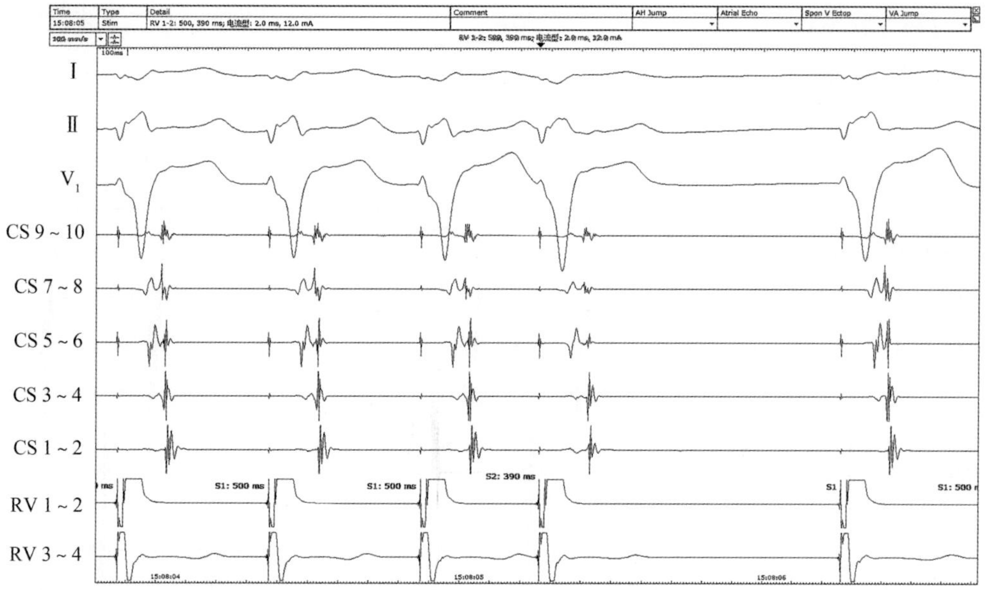

图 10-1-12 心室 S_1S_2 刺激

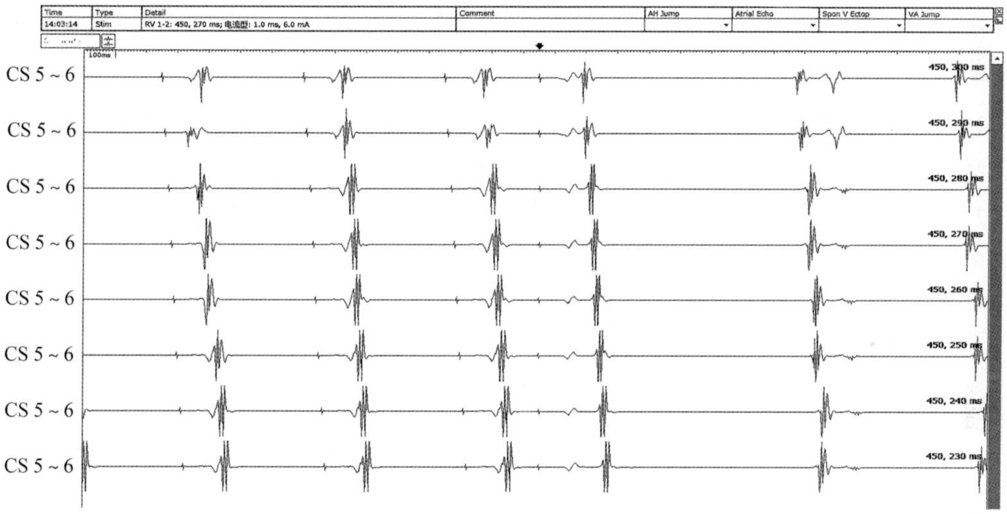

图 10-1-13 心室 S_1S_2 刺激

图示心室 S_1S_2 递减扫描，S_2 期前刺激后 VA 间期逐渐延长，室房递减传导

（2）S_2S_3 刺激或 $S_2S_3S_4$ 刺激：在 S_1S_2 的基础上，于 S_2 刺激后增加 S_3、S_4 刺激，目的是增加诱发和终止阵发性室性或室上性心动过速的成功率。

（3）心房 / 心室同步 S_2 刺激（AS_2/RS_2）：可在窦律下进行，但临床 EPS 更多在心动过速时进行，方法和原理同 S_1S_2 刺激法。不同处是由自身 A 波或 R 波触发 S_2 脉冲，AS_2/RS_2 间期可以 5 ~ 10 ms 的时间正扫描和反扫描。窦性心律下扫描终点为诱发心动过速、达到不应期或 AS_2 抵达 QRS 及 RS_2 抵达 T 波降支。心动过速下，当 AS_2/RS_2 刺激落在希氏束不应期时，观察心室、心房激动顺序及 AA 间期的变化，可判断心动过速的逆传途径，证实心室、心房及旁道是否参与折返（图 10-1-14）。如 RS_2 刺激可使 A 波提前，特别是当 RS_2 落于房室结不应期时，可证实房室旁道存在。此时若心房的激动顺序不变，则考虑为 AP 逆传的顺向型 AVRT；若心房的激动顺序改变，则需考虑 AT 或 AVRT 伴旁观 AP 的可能[6]。

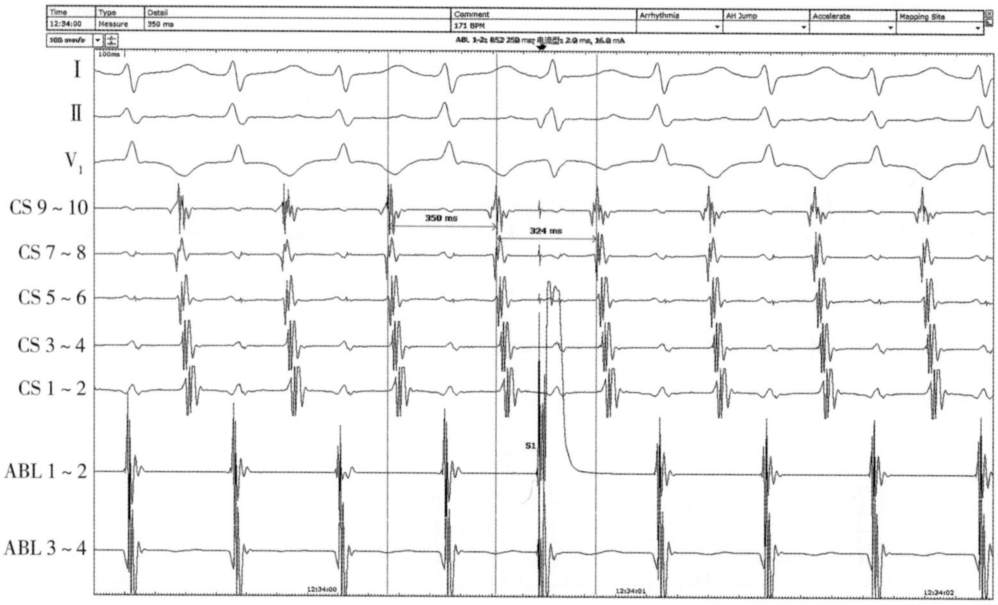

图 10-1-14　持续性心动过速下 RS_2 刺激出现融合波

提示期前收缩落在希氏束不应期，此时 A 波提前且心房的激动顺序不变，证实 AP 参与顺向型 AVNRT

2. 期前刺激的部位

（1）心房期前刺激：应用于房室结和旁道不应期测定、诱发和终止阵发性室上性心动过速、诊断预激综合征和房室结双径路、测定窦房传导时间。

（2）心室期前刺激：分析自心室至心房的逆向激动顺序，诱发和终止阵发性室性或室上性心动过速（图 10-1-15）。

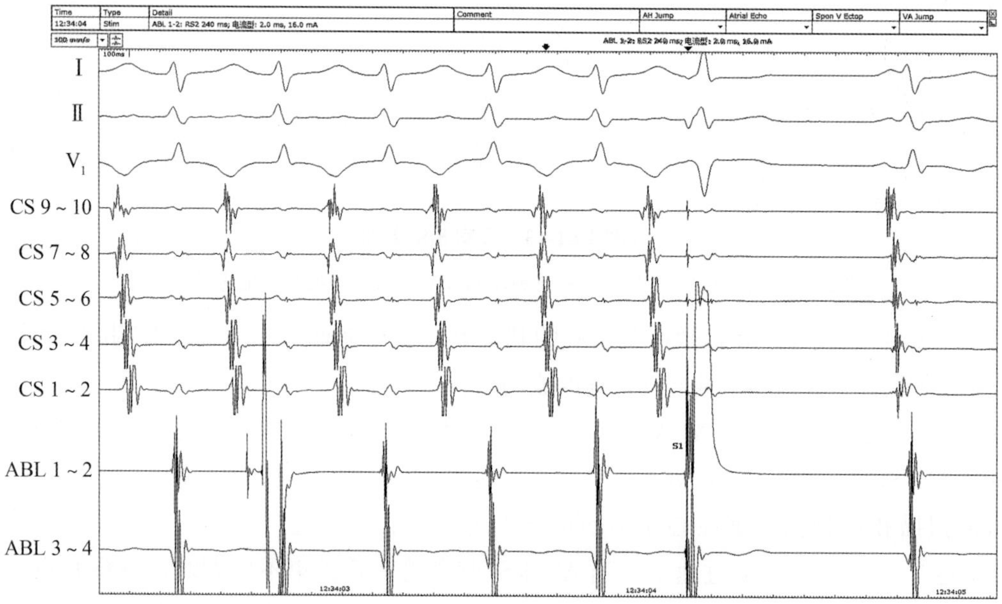

图 10-1-15　窄 QRS 心动过速行 RS_2 期前刺激

图示心室 RS2 期前刺激，伴 VA 逆传阻滞，可终止长 RP 室上性心动过速，更支持 AVNRT 诊断，因心室不在 AVNRT 及 AT 折返环中，特别是 AT 基本不能以室性期前刺激伴 VA 逆传阻滞终止

3. 鉴别诊断

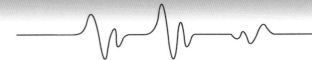

下列几种特殊的诊断性起搏方法用于心动过速发作时的鉴别诊断。基本原则下，在窄 QRS 波心动过速时，心室起搏（RS_2/ 心室拖带）更有诊断意义，而在 WCT 时，心房起搏更有诊断意义。

（1）拖带起搏：拖带现象常见于折返性心动过速的诊断[7]。拖带是指心动过速发作时，用比心动过速周期稍短的间期（一般＜ 30 ms）进行超速起搏，心动过速的频率能提高到起搏频率，停止超速起搏后，心动过速回到原来频率。拖带时心动过速能跟随起搏频率而 QRS 形态与自身心动过速一致称为隐匿拖带；若 QRS 形态发生改变则称为显性拖带。拖带起搏有助于明确心动过速的折返机制、判断折返环的组成及关键峡部。在窄 QRS 波心动过速时，进行心室拖带，如果起搏过程中心室激动与心动过速分离，可排除顺向型 AVRT；如果心室起搏时心房没有被除极，但心动过速能被终止，则可除外 AT（仅在极少数情况下即使心房没有除极，心室起搏也可通过电机械反馈终止房性心动过速）。此外，可以用不同起搏部位的起搏后间期 - 心动过速周长差值（PPI-TCL）来判断起搏部位与折返环的距离（图 10-1-16）。如在 AVNRT 与 AVRT 的电生理机制中，参与折返的组成不同，AVNRT 为房室结快慢径和局部心房组成的小折返环，而 AVRT 为心房、房室结、希浦系统、心室、旁道组成的大折返环。心室基底部和心尖部在两种心动过速中距离折返环的距离差异不同。AVRT 时基底部与心尖部均接近折返环路，而 AVNRT 时心室几乎不在折返环内，基底部距离折返环较远，更甚于心尖部。因此在心动过速时，分别在基底部和心尖部进行拖带，AVNRT 基底部 PPI-TCL 与心尖部 PPI-TCL 的差值＞ 30 ms，而 AVNRT 则＜ 30 ms，据此可进行 AVNRT 和 AVRT 的鉴别。

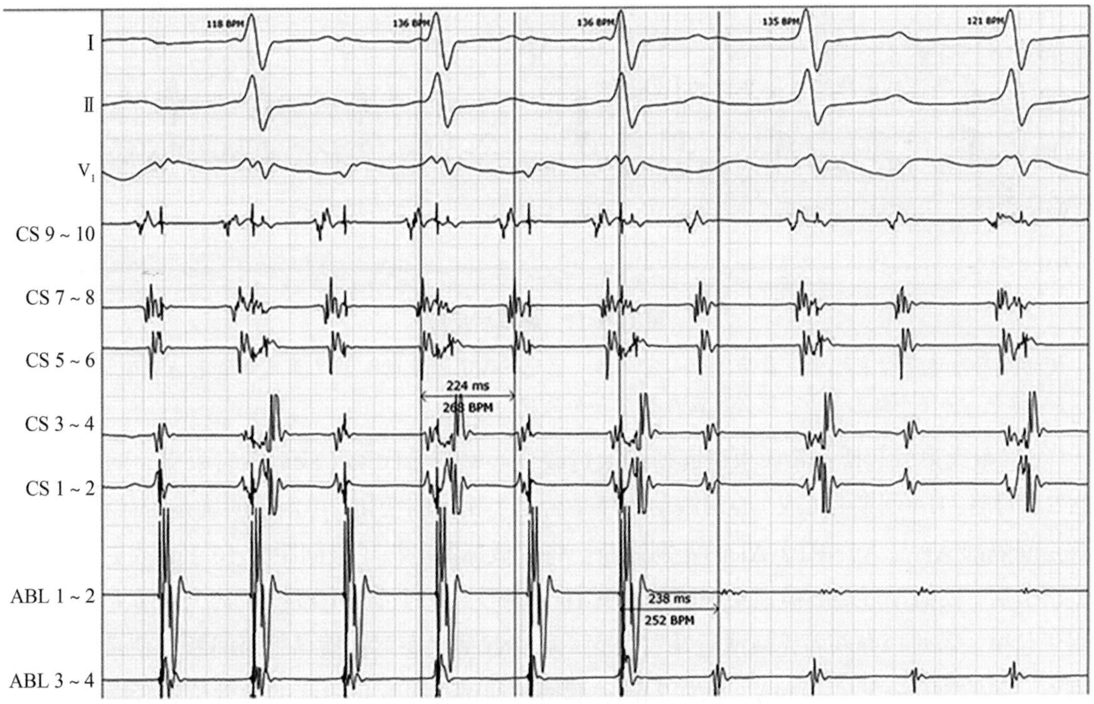

图 10-1-16　拖带起搏

起搏后间期 PPI 指最后 1 次刺激到产生同部位自身电活动的时长，PPI-TCL 为 14 ms

（2）起搏后反应：如果在心室超速起搏时，心动过速频率被加速到起搏频率，停止起搏后心动过速又恢复原来状态，那么这种心动过速的起搏后反应具有诊断价值。根据最后 1 个心室起搏后的即刻反应，可分为 A-V 型和 A-A-V 型。在房室结折返或顺向型房室折返性心动过速发作时，心室起搏后 VA 以 1∶1 比例逆传，由最后 1 个心室刺激产生的心房除极后面常跟随 AV 传导，因此心动过速的前传支没有处于不应期，这种反应又常称为房室 A-V 反应（图 10-1-17）。相反，在房性心动过速发作时，心室起搏后伴 1∶1 室房逆传，由最后 1 个心室除极后产生的心房除极紧跟房室传导阻滞，因为房室结由于前次逆传的关系而处于不应期中，而房性心动过速的第 1 个心房激动常跟随房室传导，这种反应又称为 A-A-V 反应。

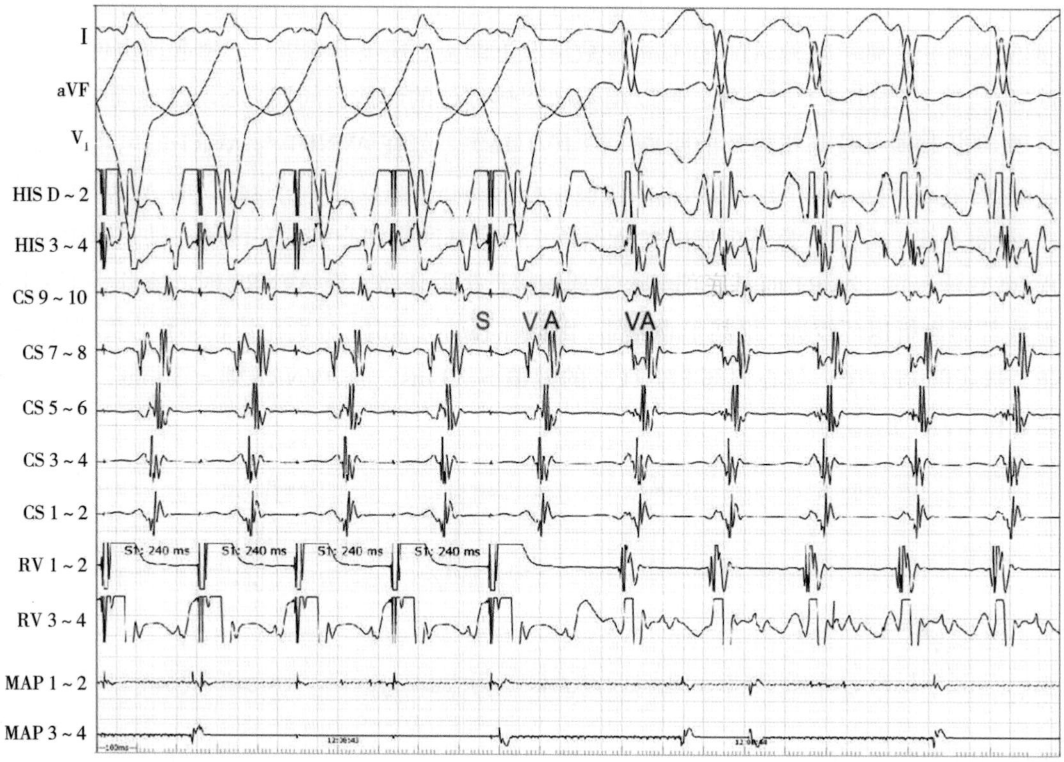

图 10-1-17　起搏后反应

图示心动过速下心室拖带，最后 1 个心室刺激（蓝色 S-V）产生的心房（第 1 个红色 A）除极后跟随 AV 传导（第 1 个红色 V），这种反应为房室 A-V 反应

（3）希氏束旁起搏：希氏束旁起搏是通过改变心室与希氏束（或近端右束支）的激动顺序，观察 SA 间期、HA 间期和（或）心房激动顺序是否发生相应的变化。可用于明确是否存在旁道逆传，尤其是间隔部 AP 与 AVNRT、AT 的鉴别诊断。将 4 极标测电极（极间距为 10 mm 或更短）置于右室流出道后，回撤至近端电极记录到清晰的 A-H-V 图形，此时远端电极位于希氏束前上方 1 ～ 2 cm 处用于起搏。若难以夺获希氏束或近端右束支，可在起搏状态下轻撤导管至间断夺获希氏束或近端右束支。起搏输出：5 ～ 20 mA，脉宽 2 ms；起搏时通过呼吸变化引起的导管位置轻微变化或起搏输出的调整（逐渐增高或减低），观察体表 QRS 波形态和宽度及 SH 间期，确定心室与希氏束的激动关系，判断是否发生希氏束夺获。注意起搏脉宽设置应尽可能在能夺获希氏束下最低，因过宽时刺激脉冲信号的方波将影响其后局部电位的判断和测量（图 10-1-18）。

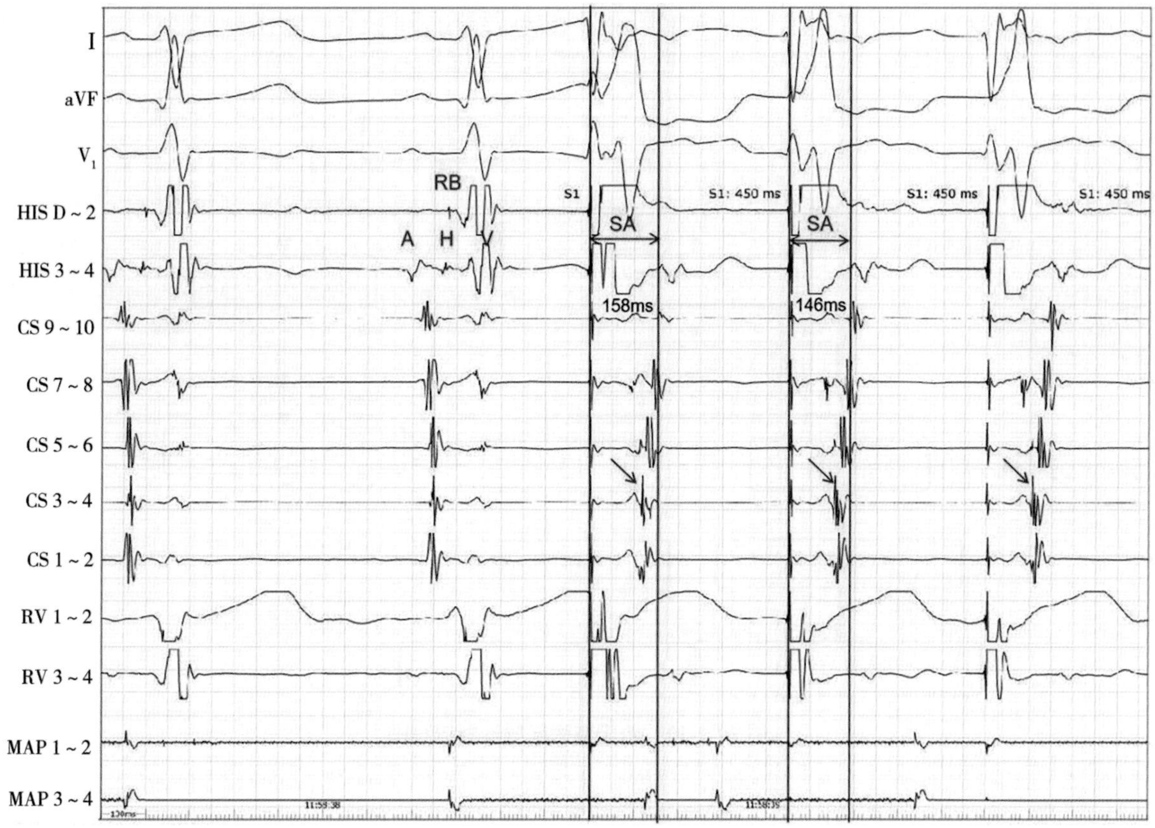

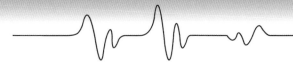

图 10-1-18　希氏束旁起搏

图示导联 HIS D-2 记录右束支电位（RB），HIS 3 ～ 4 记录希氏束电位（A-H-V），以希氏束电极远端起搏逐渐调整脉宽电压直到间歇夺获希氏束。起搏后第 1 个体表心搏为宽 QRS（未夺获希氏束）SA 158 ms，较第 2 个体表心搏为窄 QRS（夺获希氏束）SA 146 ms 延长，同时 A 波激动顺序不变，CS 3 ～ 4 最早局部电位（红色箭头）VA 间期不变，符合左侧游离壁 AP

Jackman 等学者对希氏束旁起搏进行了细致的研究和分类（图 10-1-19），下列几种临床常见的情形有助于 AP 的明确或排除[8]：

①与希氏束夺获时比较，希氏束未夺获时，逆传 A 波激动顺序和 SA 间期无变化，若 HA 间期缩短，提示 AP 逆传存在。

②与希氏束夺获时比较，希氏束未夺获时，逆传 A 波激动顺序无变化，SA 间期延长，若心房最早激动部位的 VA 间期一致，且 HA 间期缩短，提示 AP 存在，多见于距离起搏位置较远的旁道，如左侧游离壁 AP。

③心房逆传激动顺序的改变往往提示 AP 的存在，将起搏电极移至最早心房激动点对应的心室侧起搏，局部 VA 间期缩短或 VA 融合可进一步予以证实。

④无论希氏束夺获或未夺获，逆传的 HA 间期都不发生改变或仅有细微变化（可能为测量误差或房室结逆传时间不等引起），希氏束电极上 SA 间期改变与 SH 间期改变相同，可排除 AP。

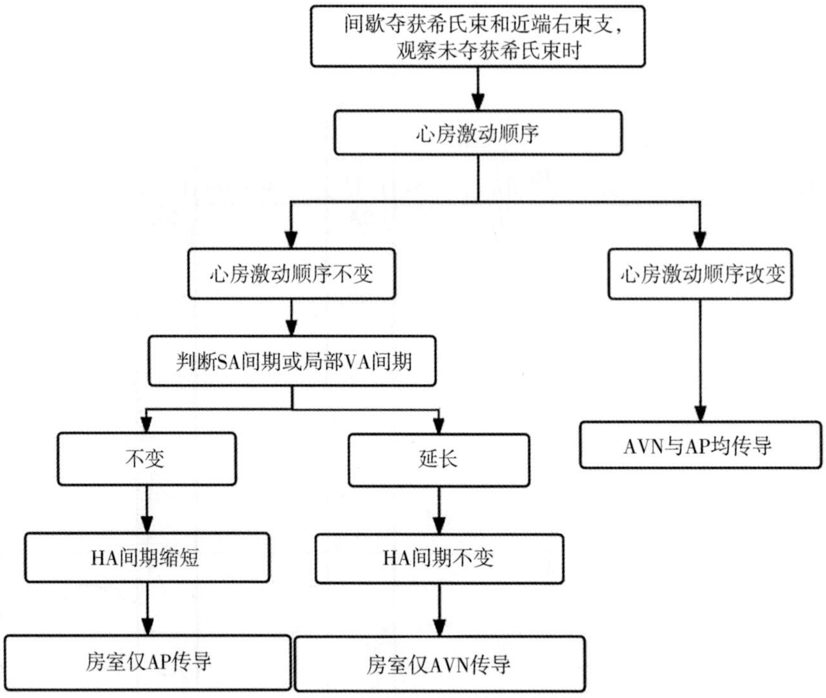

图 10-1-19　希氏束旁起搏诊断流程图

六、测定不应期

不应期是指细胞在一次除极后不能再次除极所持续的一段时间，细胞的不应期与动作电位相关[9]。临床 EPS 中，心脏组织的不应性可根据该组织对期前刺激的反应来定义和分类，包括有效不应期（ERP）、相对不应期（RRP）及功能不应期（FRP）。ERP 为期前刺激不能下传的最长配对间期，RRP 为期前刺激在组织中缓慢传导的最长偶联间期，FRP 为能下传的最短配对间期。一般对前向不应期的测量更为常见。表 10-1-3、表 10-1-4 列出了 EPS 常见测量的不应期的定义及小儿不应期正常值。

表 10-1-3　不应期的定义

名称	缩写	定义
前向有效不应期（ERP）		
心房	AERP	不能产生 A_2 的最长 S_1S_2 间期
房室结	AVNERP	不能产生 H_2 的最长 A_1A_2 间期
希浦系统		不能产生 V_2 的最长 H_1H_2 间期
房室传导系统		不能产生 V_2 的最长 S_1S_2 间期
前向功能不应期（FRP）		
心房	AFRP	对 S_1S_2 有反应的最短 A_1A_2 间期
房室结	AVNFRP	对 A_1A_2 有反应的最短 H_1H_2 间期
希浦系统		对 H_1H_2 有反应的最短 V_1V_2 间期

续表

名称	缩写	定义
房室传导系统		对 S_1S_2 有反应的最短 V_1V_2 间期
前向相对不应期（RRP）		
心房	ARRP	S_1A_2 间期超过 S_1A_1 间期最长 S_1S_2 间期
房室结	AVNRRP	A_2H_2 间期超过 A_1H_1 间期最长 A_1A_2 间期
希浦系统		H_2V_2 间期超过 H_1V_1 间期或引起差异传导 QRS 的最长 H_1H_2 间期
逆向有效不应期（ERP）		
心室		不能产生 V_2 的最长 S_1S_2 间期
希浦系统		S_2 或 V_2 不能产生 H_2 的最长 S_1S_2 或 V_1V_2 间期 *
房室结		H_2 不能产生 A_2 的最长 S_1H_2 或 H_1H_2 间期
室房传导系统		不能产生 A_2 的最长 S_1S_2 间期
逆向功能不应期（FRP）		
心室		对 S_1S_2 有反应的最短 V_1V_2 间期
房室结		对 H_1H_2 有反应的最短 A_1A_2 间期

S_1、A_1、H_1、V_1：分别为连续刺激信号、连续刺激的心房波、连续刺激的希氏束、连续刺激的心室波；
S_2、A_2、H_2、V_2：分别为期前刺激信号、期前刺激的心房波、期前刺激希氏束、期前刺激的心室波；
*：仅在发生希氏束以下阻滞前可记录到 H_2 时才测量

表 10-1-4 不同心动周期不应期正常值（ms）

周期长度	AERP	AFRP	AVNERP	AVNFRP
＞600	46 ~ 366	141 ~ 353	145 ~ 430	282 ~ 538
450 ~ 600	113 ~ 285	148 ~ 320	143 ~ 333	213 ~ 469
＜450	91 ~ 239	130 ~ 270	128 ~ 274	201 ~ 375

七、心电生理检查的临床应用

（一）诱发心动过速

诱发与临床相关的心动过速是心电生理研究的重要基础。诱发心动过速可按如下步骤进行。

（1）期前刺激：室上性心动过速通常可被心房或心室期前刺激诱发。

（2）超速起搏：如果期前刺激未能诱发心动过速，以发生二度 AV 或 VA 传导阻滞的周期长度的心房或心室超速起搏常可成功诱发心动过速（图 10-1-20）。

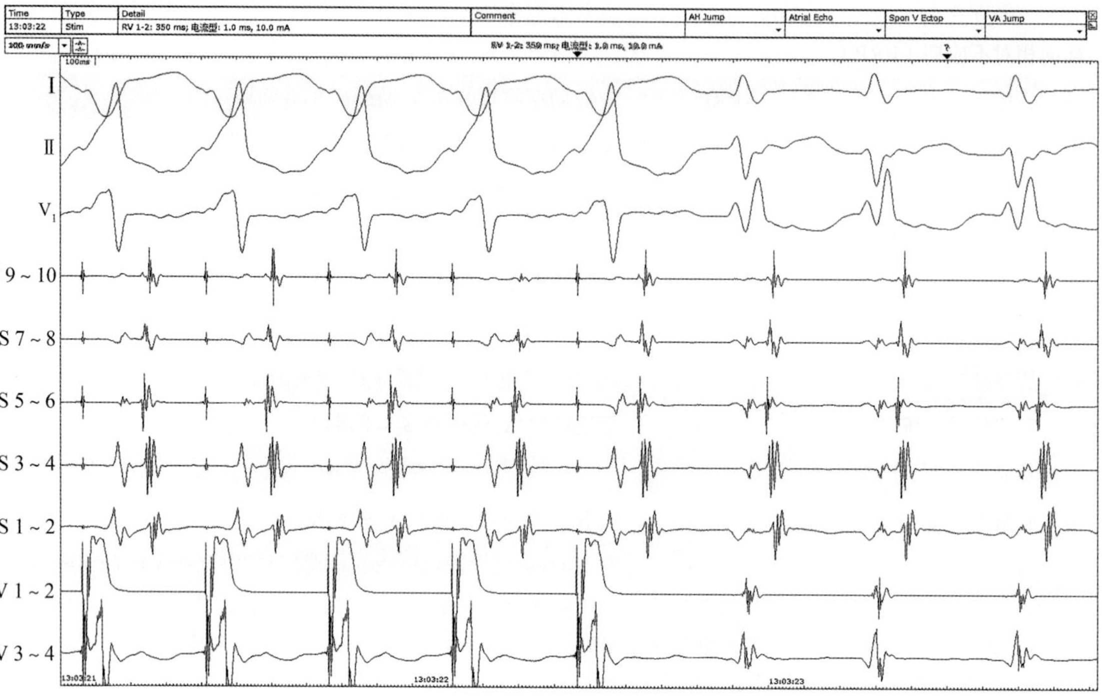

图 10-1-20　心室（RV 1 ～ 2）超速起搏诱发心动过速

（3）药物的应用：如果心动过速不能被上述方法所诱发，使用一些药物可增加诱发机会。常用药物有异丙肾上腺素［0.05 ～ 0.1 μg/（kg・min）］，当心率较前增快 30 ～ 40 次 /min 时，重复上述刺激方案。如果心动过速仍未能被诱发，可试用阿托品 20 μg/kg（弹丸式给药）。

（二）房室折返性心动过速的标测

同时将多跟电极导管分别置于 CS、RVA、希氏束及 HRA，可获得高质量腔内电图用于电生理诊断和标测。幼儿受血管及心脏空间限制，穿刺放置多根电极导管有一定困难，可适当减少电极导管数目，术中根据需要变换导管位置。

1. 前传房室旁路的标测[10-13]

（1）标测房室旁路心房端：将电极导管置于相应的房室瓣环进行连续起搏，寻找最短的刺激信号和 δ 间距部位，该部位即房室旁路的心房终端。

（2）标测房室旁路心室端：将电极导管置于相应的房室瓣环，心房起搏产生最大预激波时，心室最早激动点即房室旁路的心室终端。

（3）旁路电位：旁路电位的存在有助于旁路定位，然而在部分病例难以标测到（图 10-1-21）。

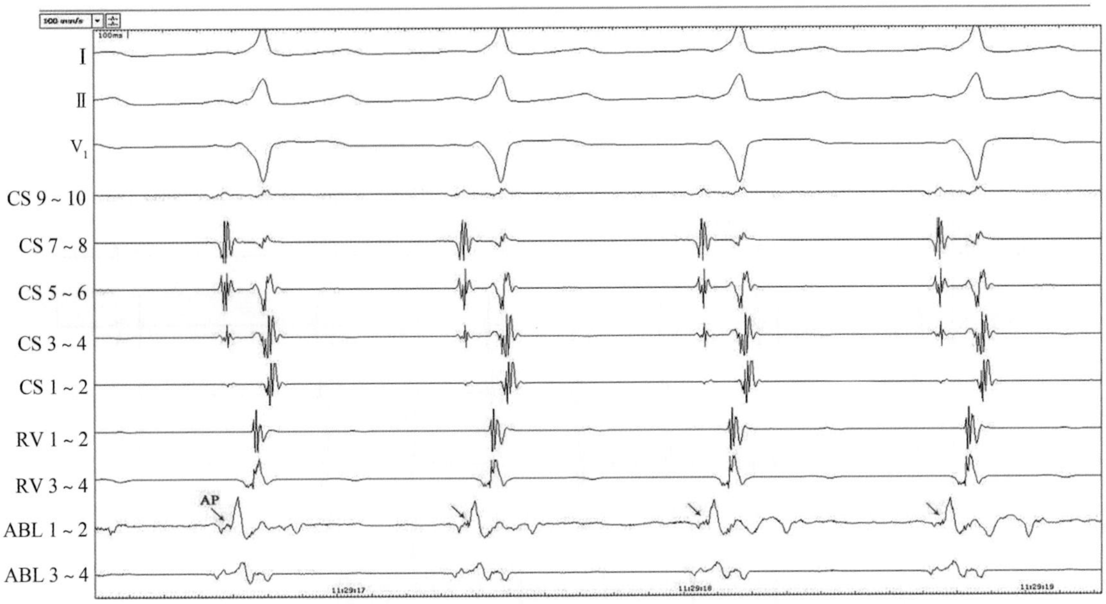

图 10-1-21 右前游离壁前传旁道的腔内靶点图

体表导联预激图形，ABL 在三尖瓣环 11：00 标测到最提早的 V 波，红色箭头示其前可见高频低幅旁道电位（AP）

2. 逆传房室旁路的标测[10-13]

将电极导管置于相应的房室瓣环，在顺传型 AVRT 时标测最早心房激动点。通常心动过速时标测最为准确，如心动过速不能维持或不耐受，可在心室起搏下标测，但需注意除外心室起搏激动通过房室结逆传至心房的可能性（图 10-1-22 ~ 图 10-1-24）。

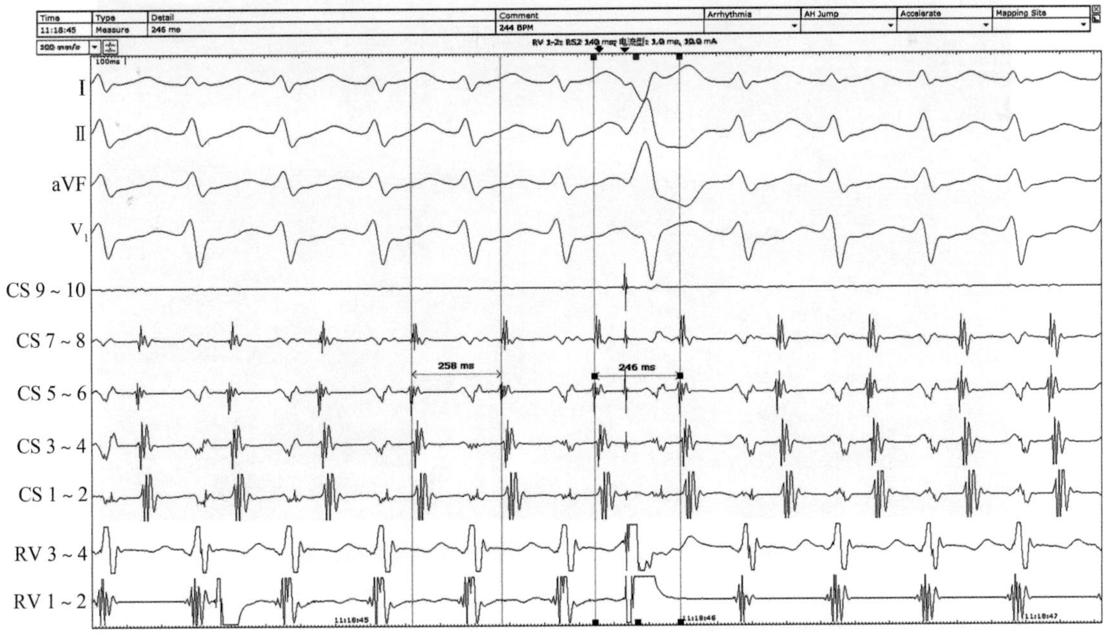

图 10-1-22 右侧旁道参与顺向型房室折返性心动过速

后间隔 CS 5 ~ 6 VA 间距最短，心房最早激动。给予 RS_2 扫描刺激，产生 QRS 融合波，由于希氏束和房室结处于不应期，心房激动被明显提前，且心房激动顺序不变，证实逆传旁路参与形成折返环

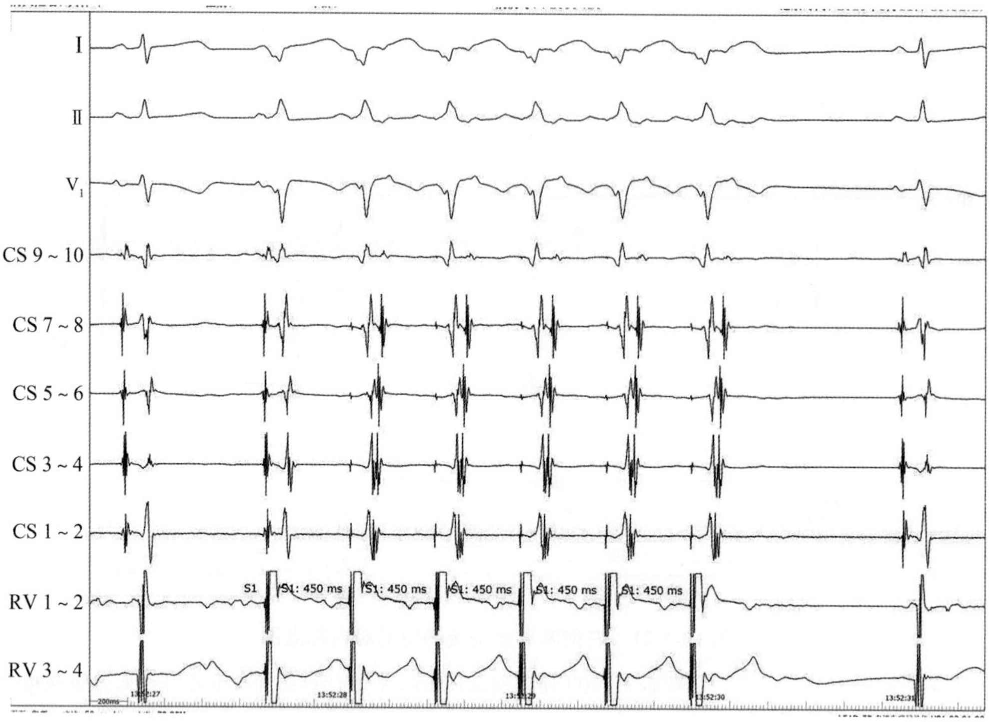

图 10-1-23　左侧逆传房室旁路标测

心室（RV 1 ～ 2）起搏时心房逆传激动顺序异常。腔内电图提示心房激动顺序呈偏心传导，先后依次为冠状窦远端（CS 1 ～ 2）至冠状窦近端（CS 9 ～ 10）

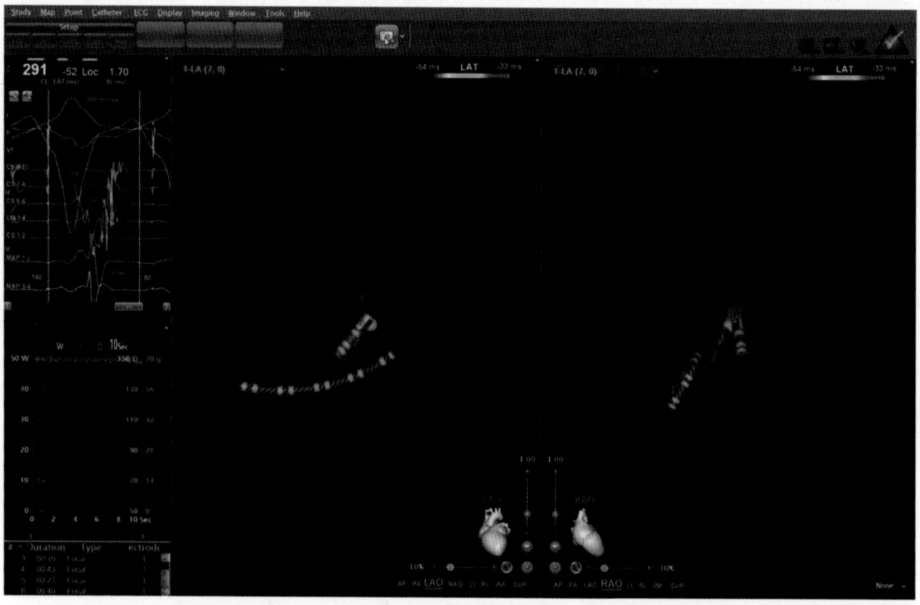

图 10-1-24　三维系统左侧游离壁逆传房室旁路标测

图示心室起搏时心房逆传激动顺序异常。腔内电图提示心房激动顺序呈偏心传导，先后依次为冠状窦远端（CS 1 ～ 2）至冠状窦近端（CS 9 ～ 10），三维解剖图 LAO/RAO 体位提示消融导管位于二尖瓣前侧壁（较 CS 1 ～ 2 更偏前），MAP 1 ～ 2 局部电位见最短 SA 间期及 VA 融合为逆传 AP 消融靶点

3. 特殊旁道

对于其他特殊旁道的电生理诊断标准与标测方法详见本书对应章节。

（三）AVNRT 的标测

AVNRT 可在 EPS 中通过心房期前刺激检查出来。随期前收缩联律间期（A_1A_2 间期）逐渐缩短，可见正常房室结 AH 间期逐步延长形成典型的圆滑曲线。而在房室结双径路的患者，表现为不连续曲线[14]。当一个临界期前收缩到达环路心房端时遇到快径路不应期，激动被阻滞在快径路改由慢径路下传，房室结传导曲线在这个临界期前收缩处发生跳跃现象，传导时间（AH 间期）延长＞50 ms（图 10-1-25）。单个或多个期前收缩、文氏点快速心房刺激，伴有快速室房传导的心室刺激都可引起 AH 间期的临界延长，最终诱发 AVNRT（图 10-1-26、图 10-1-27）。AVNRT 的电生理特点见表 10-1-5。

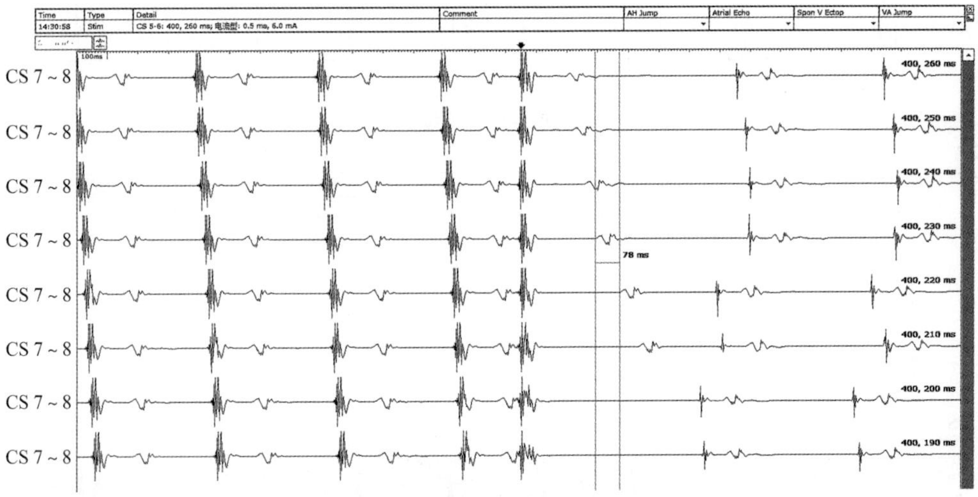

图 10-1-25　房室结双径路跳跃现象

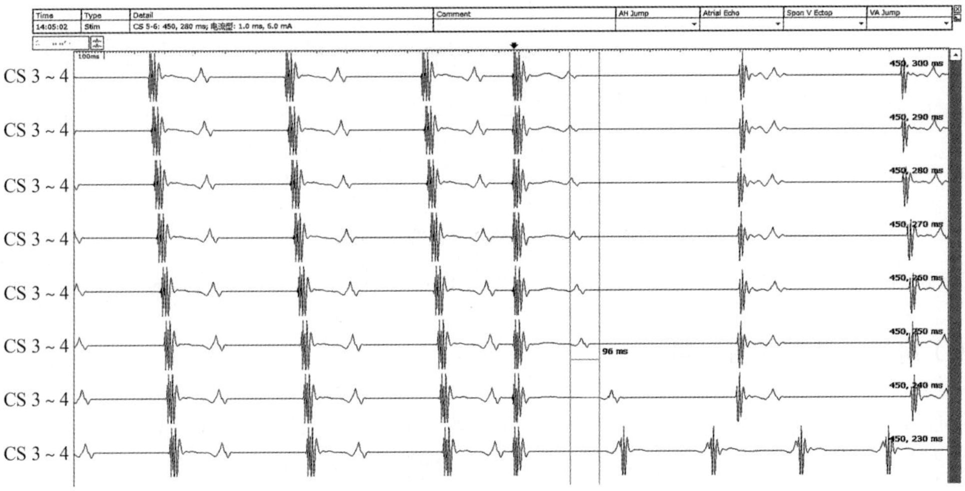

A

图 10-1-26　S_1S_2 期前刺激房室结慢径传导诱发 AVNRT

A. S_1S_2 为 450/240 ms，期前刺激达到快径路不应期，激动被阻滞在快径路改由慢径路下传，房室结传导发生跳跃现象；B. S_1S_2 为 450/230 ms，诱发慢 - 快型 AVNRT

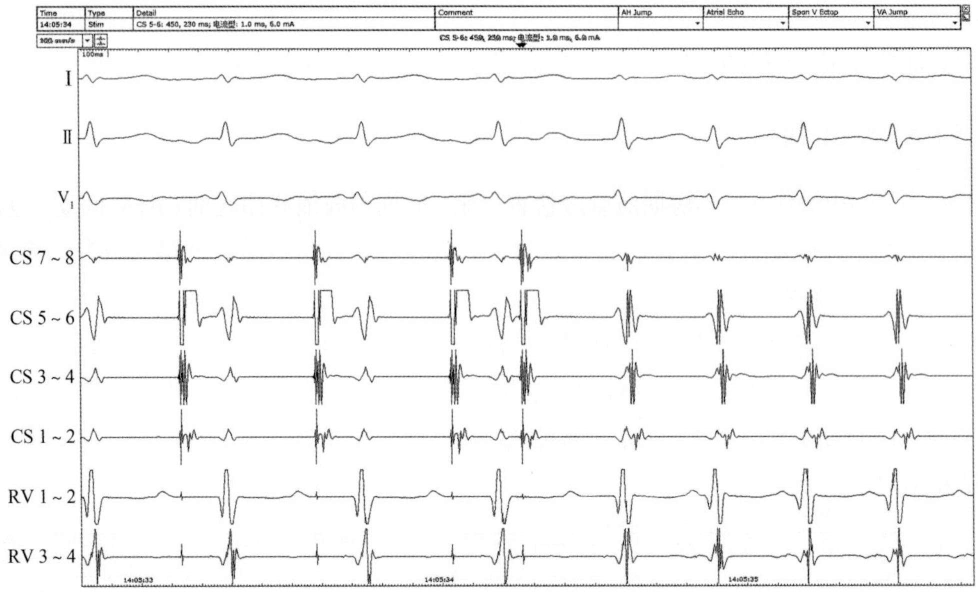

B

图 10-1-26 （续）

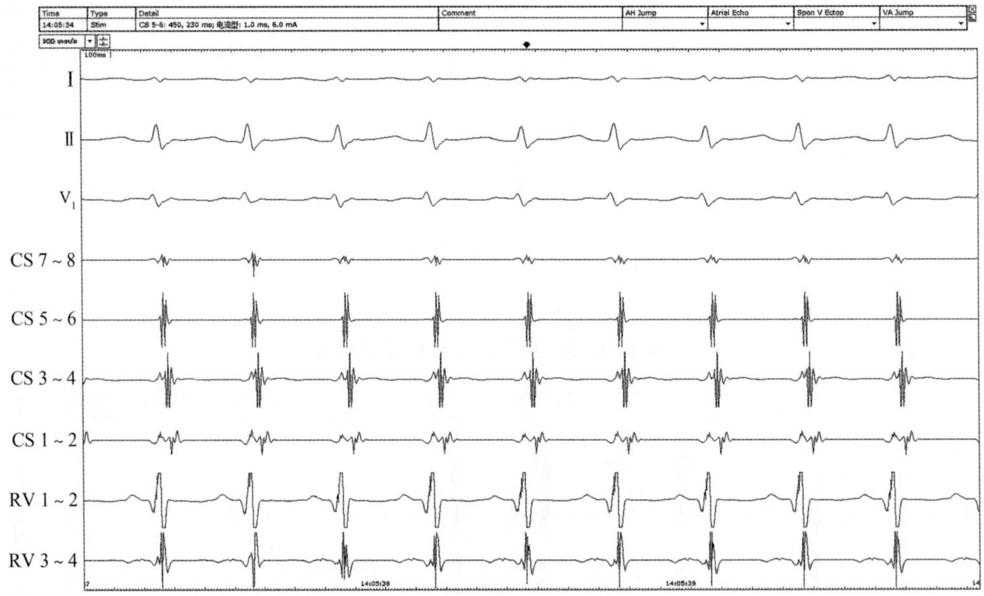

图 10-1-27 AVNRT 腔内电图

图示逆向性 P 波重叠在 QRS 波，腔内图冠状窦电极 CS 5 ~ 6、CS 3 ~ 4 见 A 波与 V 波 1 : 1 融合

（四）房性心动过速的标测

房性心律失常（房性期前收缩或房性心动过速）的电生理特征见表 10-1-6。房性心动过速最好应用多极标测导管环绕心房高密度标测，也可通过采用普通电极导管“点对点”进行标测（图 10-1-28）。左房心动过速的标测需将电极导管通过未闭合的卵圆孔、房间隔穿刺或穿刺股动脉逆行插入至二尖瓣环。

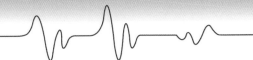

表 10-1-5 AVNRT 的电生理特征

分类			电生理特征
慢-快型折返	常见	慢径前传和快径逆传	1. 在房室结文氏周期内，房、室起搏或期前刺激可诱发和终止 SVT 2.AVN 不应期对房性期前刺激或心房起搏的反应曲线呈双相性（跳跃现象） 3. 发作依赖于慢通道传导时临界的 AH 间期 4. 逆向性心房激动通常在 Koch 三角区最早出现，可以有多个心房最早激动 5. 逆向性 P 波通常重叠在 QRS 波或其终末部，但 VA 间期可不固定（VA=42 ~ 70 ms）甚至不等比 6. 心房、希氏束和心室不是折返所必需，兴奋迷走神经可减慢，然后终止 SVT
快-慢型折返	少见	快径前传和慢径逆传	1. 房性或室性期前刺激可诱发和终止 SVT 2. 逆向性 AVN 不应期呈双相曲线 3. 发作取决于慢通道逆向传导时临界的 HA 间期 4. 逆向性心房激动通常在冠状窦口或 Koch 三角区最早出现，可以有多个心房最早激动 5. 逆向 P 波伴有长 RP 间期 6. 心房、希氏束和心室不是折返所必需，兴奋迷走神经可减慢，然后终止 SVT，且均能阻滞慢通道的逆向传导

表 10-1-6 房性心律失常的电生理特征

分类	电生理特征
局灶性或自律性	常呈持续性 不能被心房起搏诱发或终止 温醒现象：心动过速起始后周期长度变短 房室传导阻滞时心动过速仍持续 心房激动顺序异常
折返性房性心动过速	可被心房期前刺激或超速起搏诱发 发作依赖于临界的 A_1A_2 间期 发作与 AH 和 AV 间期无关 房室传导阻滞时心动过速可持续 房室传导阻滞时心动过速可持续

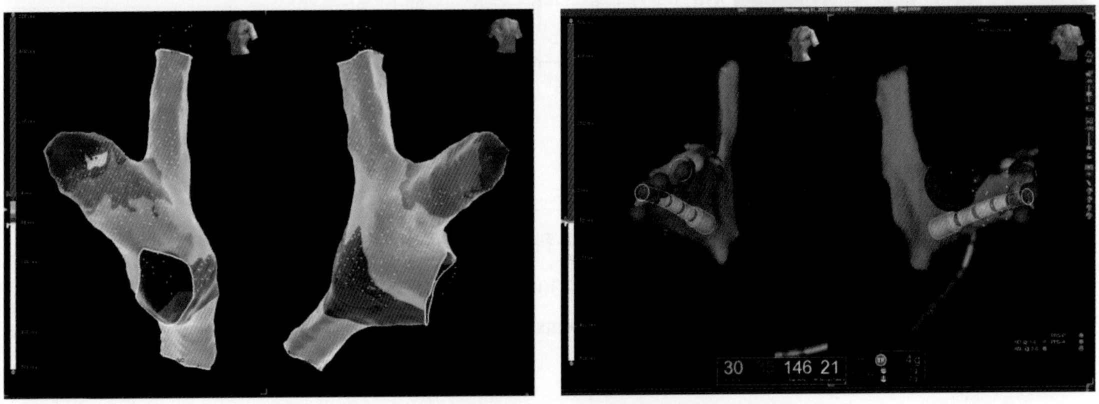

图 10-1-28 三维系统标测右心耳无休止房性心动过速

左图采用 HD Grid 网状标测电极快速解剖建模及高密度激动标测，右图采用 FlexAbility 消融导管点对点激动标测。三维系统以不同颜色对激动时间赋值，两者均提示最早靶点位于心耳尖部（红色区域内的灰白片状点）

（五）心房扑动的标测

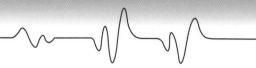

心房扑动是一种大折返环性心律失常。在折返环路形成的关键，需包括 1 个产生单向传导阻滞的屏障和 1 个使其他组织可以从不应期中恢复并再次兴奋的缓慢传导区域。心房扑动的诊断与消融成功的关键是识别折返环的解剖路径，尤其明确导致心律失常发生单向阻滞屏障和慢传导区域的基质。最常见的心房扑动是围绕右心房的大折返性心房扑动（典型心房扑动）。在典型心房扑动中界嵴发挥解剖屏障的作用，缓慢传导区位于下腔静脉口到三尖瓣环之间的峡部，使右房内形成围绕三尖瓣环的大折返环，因此又称为三尖瓣环峡部（CTI）依赖性心房扑动，其激动顺序可以是逆时钟方向（心电图Ⅱ、Ⅲ、aVF 导联表现为负向扑动波或锯齿波），也可以是顺时针方向（心电图Ⅱ、Ⅲ、aVF 导联表现为正向扑动波或锯齿波）。

CTI 依赖性心房扑动的 EPS 诊断有以下标准：①心房扑动时冠状窦电极顺序是从近端到远端。②心房扑动发作时，在三尖瓣峡部较心动过速周长快 20 ~ 30 ms 的间期起搏，可隐匿性拖带心动过速，起搏后间期（PPI）与心动过速周长相等或明显相近（图 10-1-29）。③三维电解剖标测显示围绕右心房内的激动传导。如逆钟向 CTI 依赖性心房扑动的三维电解剖显示电激动通过 CTI，在右房间隔部位从下向上传导，再在右心房侧壁从上向下扩散，而顺钟向心房扑动则相反（图 10-1-30）。

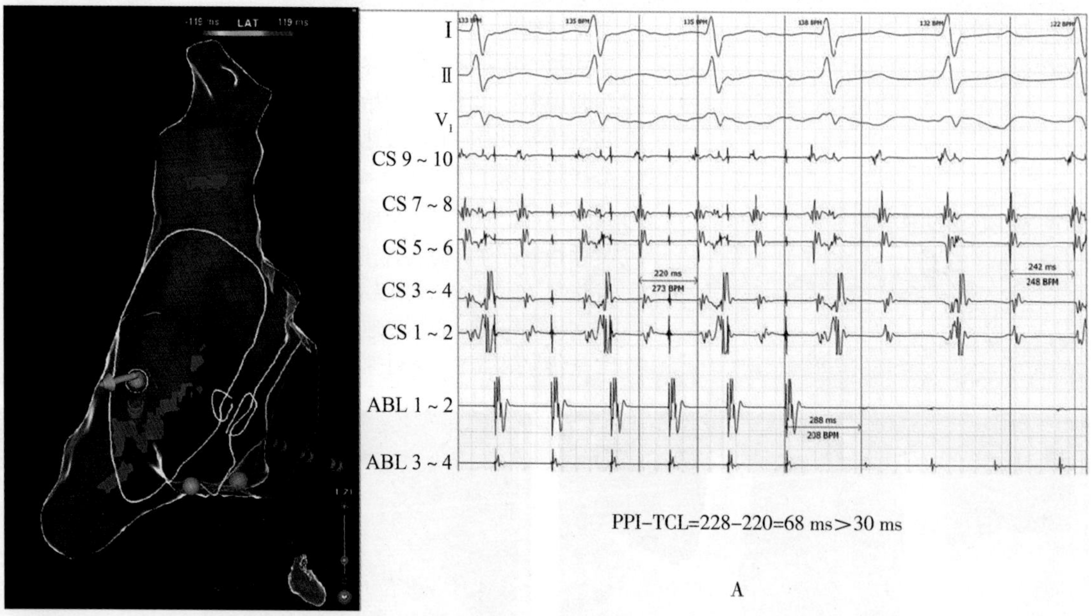

图 10-1-29　先天性心脏病外科术后心房扑动拖带起搏标测

A. 在切口游离壁侧拖带起搏，PPI–TCL=68 ms > 30 ms，提示折返环非切口相关，切口不参与折返；B. 在三尖瓣峡部拖带起搏，PPI–TCL=14 ms < 30 ms，提示三尖瓣峡部在心房扑动的折返环内。电生理诊断为三尖瓣峡部依赖心房扑动

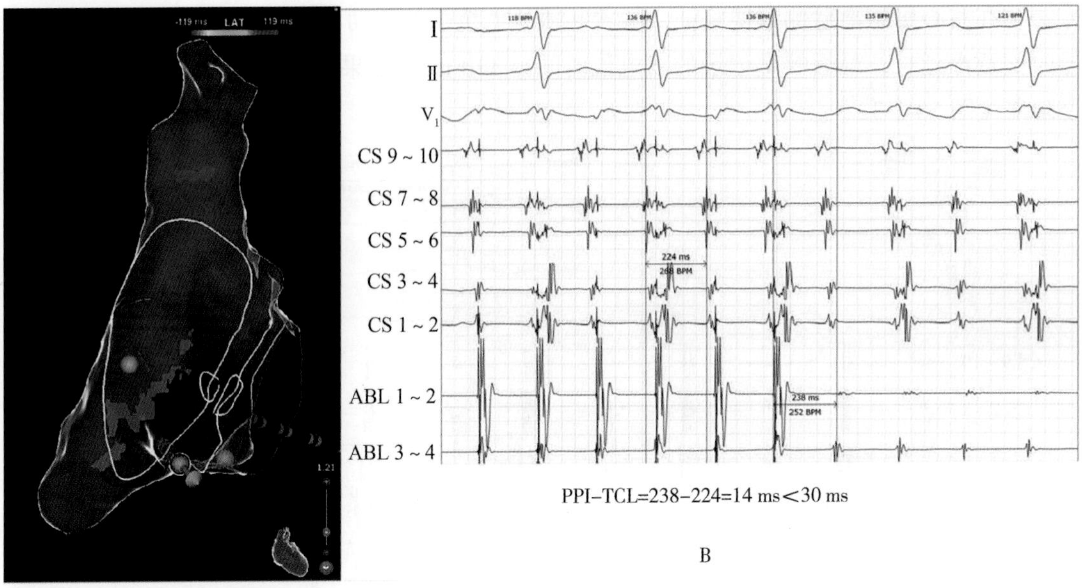

B

图 10-1-29　（续）

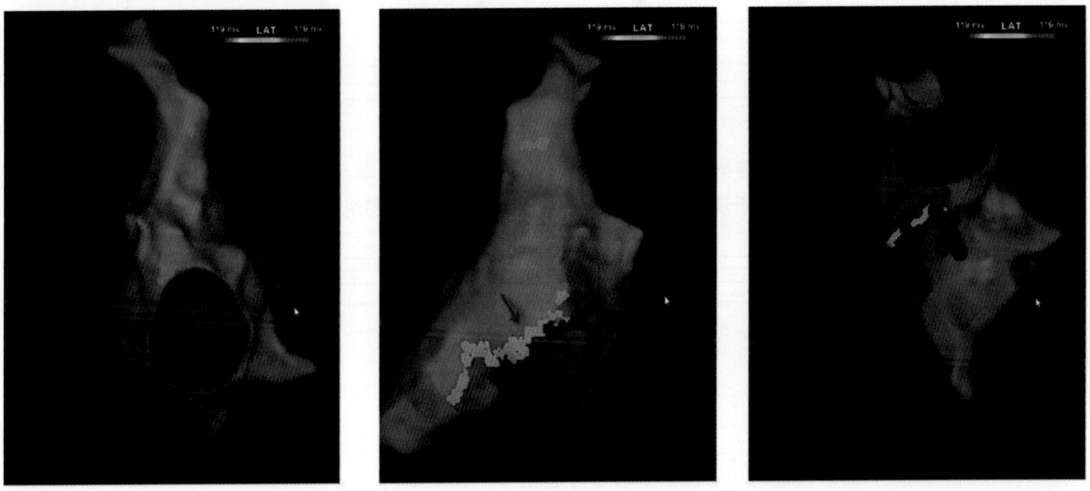

A　　B　　C

图 10-1-30　先天性心脏病外科术后顺钟向心房扑动的三维标测消融

A. 三维激动标测以颜色对激动时间赋值，兴趣窗设置覆盖 TCL（242 ms），激动顺序沿三尖瓣环呈红黄绿蓝紫分布且首尾相接显示围绕三尖瓣环的大折返性心房扑动；B. 电压标测以灰色点标记双电位及低电压瘢痕区，即外科切口（红色箭头）；C. 红色点为三尖瓣峡部消融阻滞线

进行心房扑动关键峡部线性消融后，需要证实阻滞线是否完全阻滞。如仅部分阻滞而导致传导延迟，可形成再发折返性心动过速的基质基础。验证 CTI 完全阻滞可以通过下列 EPS 方法进行，有术者使用两根多极导管，一根置于冠状窦内，另一根沿心房侧壁放置（如采用 Halo 电极）。当起搏冠状窦电极时，右房侧壁的激动顺序是从近端（高位）到远端（低位），则可证实消融线阻滞。最后激动的部位应位于消融线附近（图 10-1-31）。如果远端电极不是最后激动的部位，则提示仅为峡部传导延迟，未完全阻滞。从 CTI 两侧分别起搏证实双向阻滞是非常必要的。从右心房游离壁起搏至冠状窦的传导时间应是与从冠状窦起搏到右心房游离壁的传导时间相同。另外一种经典

的方法是在右心房游离壁侧起搏验证，随着起搏从上至下的移动，越接近阻滞线，其到冠状窦的传导时间逐渐延长，最后峡部记录的双电位时间≥ 110 ms，如果＜ 90 ms，则提示峡部有可能未完全阻滞（图 10-1-32）。

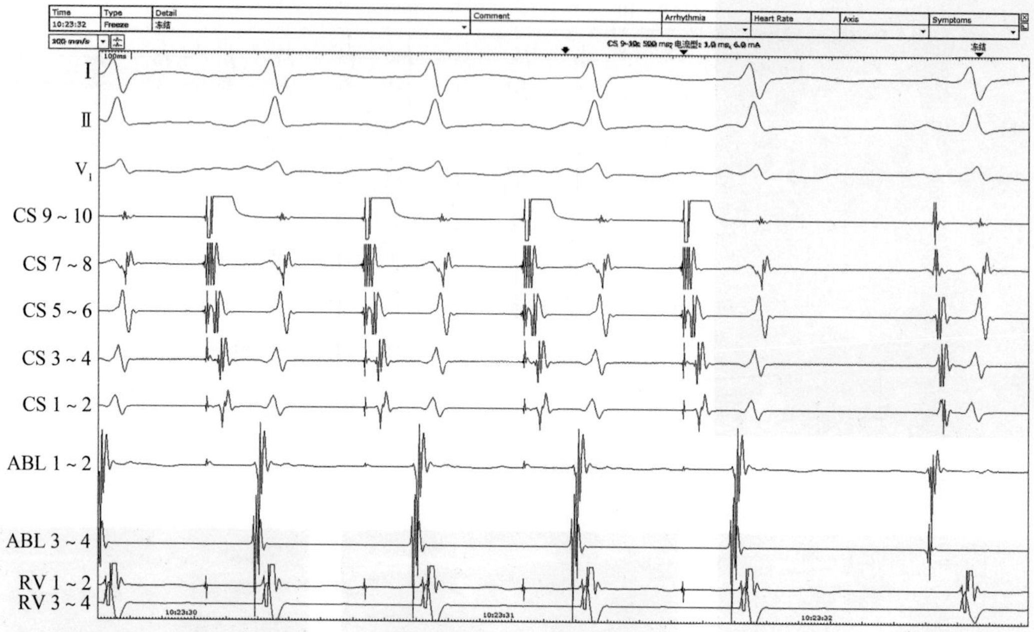

图 10-1-31　CTI 阻滞消融后

消融导管呈倒 U 形弯置于右房游离壁，起搏冠状窦电极，右房侧壁的激动顺序从近端（高位）到远端（低位）传导，图示 ABL 1 ～ 2 位于消融线附近为最晚激动的部位，证实消融线阻滞

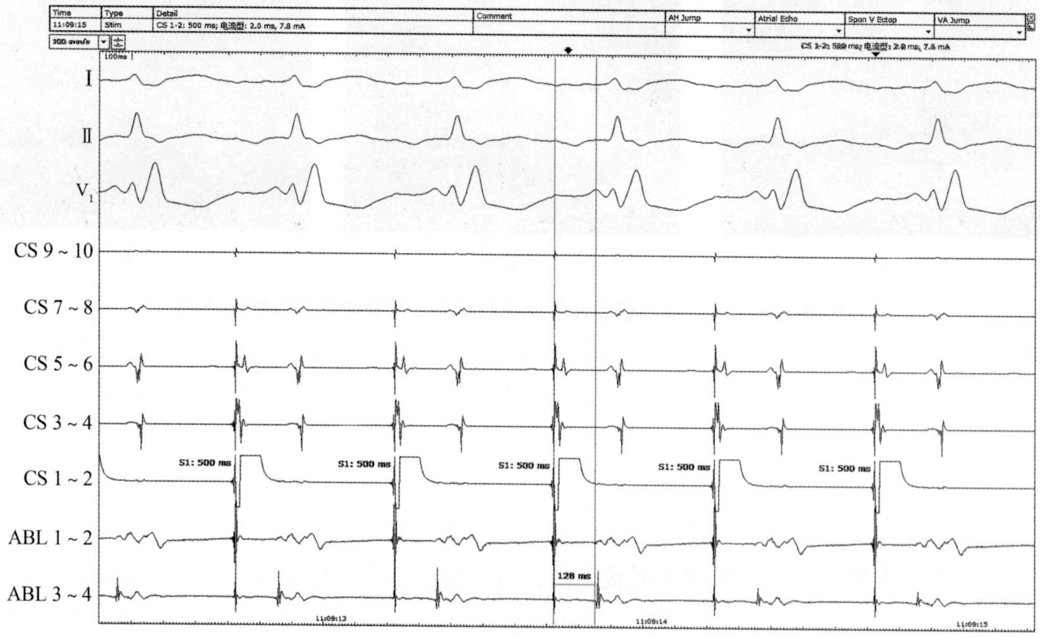

A

图 10-1-32　CTI 阻滞消融后

RL 起搏至 CS 的传导时间应是与从 CS 起搏到 RL 的传导时间相同。A. CS 起搏，ABL 于峡部记录的 SA 明显延长；B. 三维系统记录消融过程中 CTI 阻滞后双电位时间由 66 ms 延长为 122 ms

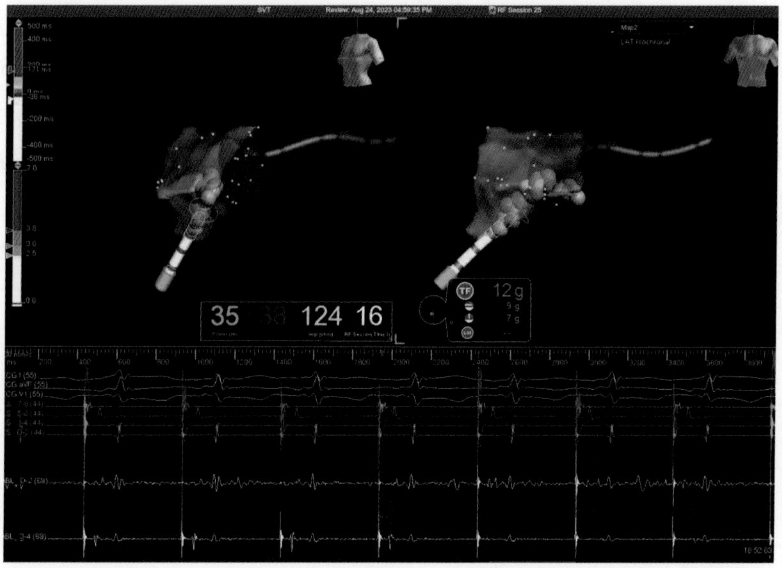

B

图 10-1-32　（续）

（六）室性心律失常的标测

室性心律失常的发生机制包括自律性增高、折返及触发活动，成人患者多见于心肌梗死或心肌病等器质性心脏病变。而儿童常见的室性心律失常病因主要有心脏结构正常的特发性室性心律失常、先天性心脏病修补术后切口相关室性心动过速、儿茶酚胺敏感性室性心动过速、致心律失常型右室心肌病、肥厚型心肌病、长 QT 间期综合征等，一些心内特殊结构如左室假腱索、多发性结节及心室肿瘤也可导致室性心律失常的发生（图 10-1-33）。

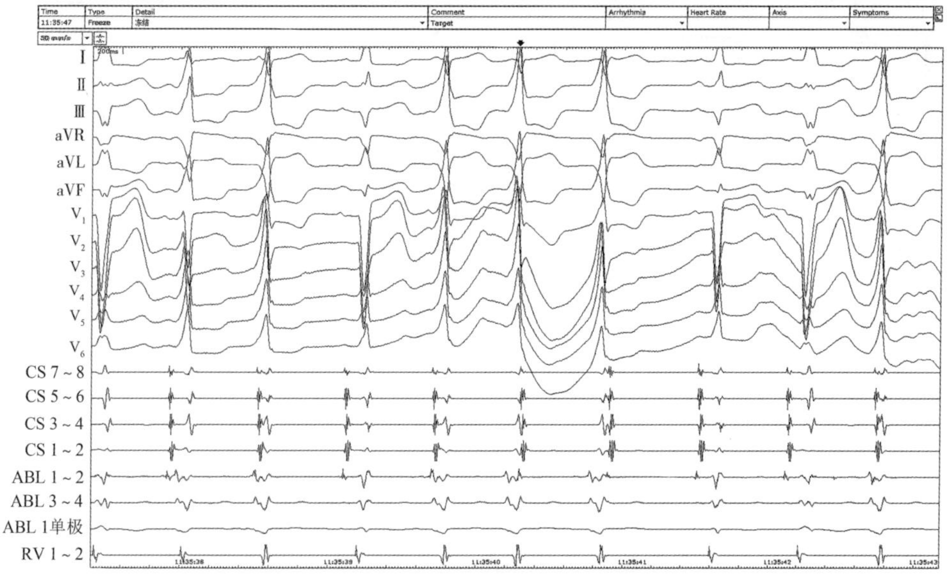

图 10-1-33 自律性室性心律失常的体表及腔内电图

可见窦性夺获，室性融合波及非持续性室性心动过速

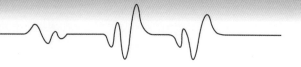

1. 儿童室性心律失常 EPS 的指征

①明确室性心动过速诊断（图 10-1-34），包括 WCT 的鉴别诊断（图 10-1-35）；②明确或除外室性心动过速所致不明原因晕厥；③为射频消融术标测室性心律失常激动起源点（图 10-1-36）；④筛选有效的抗心律失常药物；⑤明确 ICD 指征，优化参数设置，特别是 ATP 治疗方案。对于 EPS 对不同疾病 ICD 指征是否具有诊断价值存在争议，详见本书各章节。

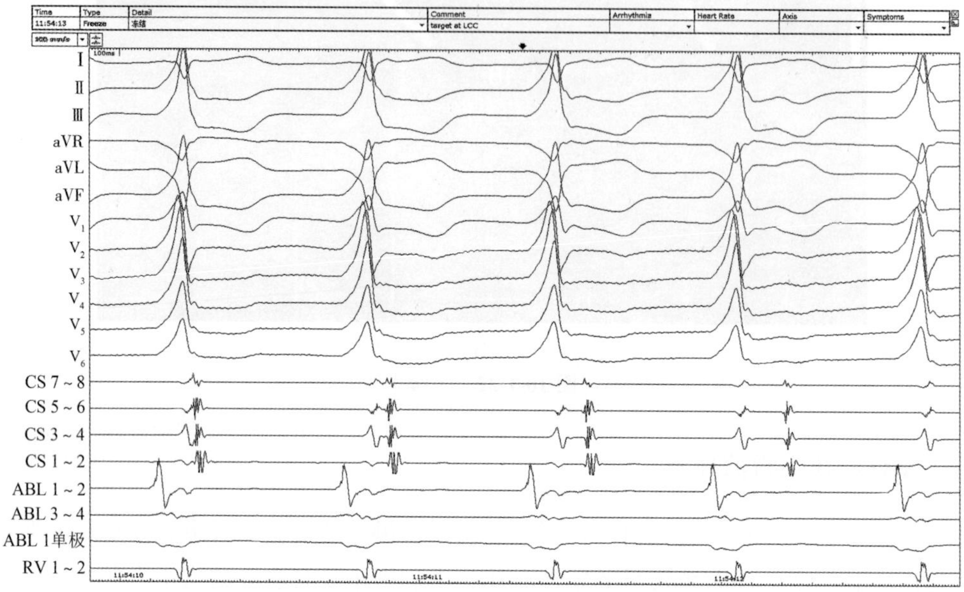

图 10-1-34　体表 ECG 示室性心动过速

见宽大畸形心动过速，心腔内电图室房分离，A 波和 V 波无固定关系，心室率（V）快于心房率（A）。电生理诊断为室性心动过速

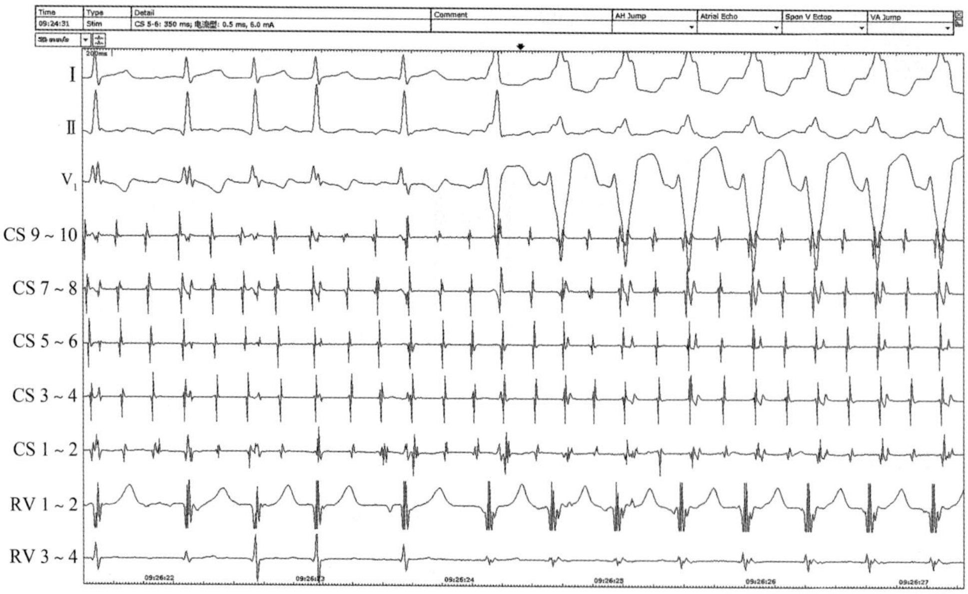

图 10-1-35　心内电生理诊断为心房扑动伴不等比差传

体表心电图见不同形态宽 QRS 心动过速伴室房分离，前 5 个 QRS 波为右束支传导阻滞图形（RR 间期不规则），后 8 个 QRS 波为左束支传导阻滞图形（RR 间期规则），心腔内电图 A 波和 V 波无固定关系，心房率（A）相对规则且快于心室率（V）

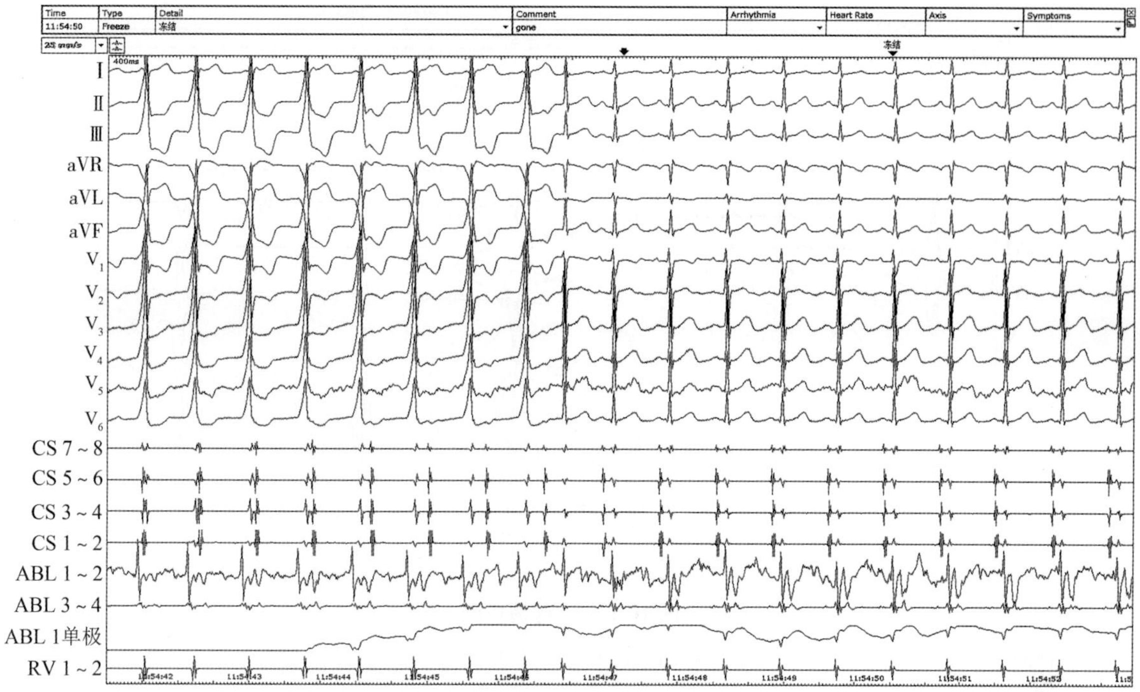

图 10-1-36　室性心动过速被射频消融终止

室性心动过速终止后体表 QRS 和腔内 AV 关系恢复正常

2. 建议诱发室性心律失常的刺激方法

① 3 个不同基础起搏周长下，以 S_1S_2、$S_1S_2S_3$、$S_1S_2S_3S_4$ 期前刺激直至心室不应期。S_1 可分别设置为 600、500、400 ms，S_2、S_3 可分别设置为上一级刺激不应期的基础增加 20 ms；② 8 ~ 12 个分级递增连续刺激直至心室不应期；③在右室心尖部刺激，如未能诱发，在右室流出道重复以上步骤刺激；④如 VT 不能被诱发，静脉滴注异丙肾上腺素 1 ~ 3 μg /min，使心率增加 40 次 /min，重复以上步骤刺激。

3. 室性心律失常的刺激方案终点

①可诱发持续性室性心动过速；②可重复诱发＞ 3 个室性心动过速（为减少假阳性结果，部分 EP 中心及术者认为需诱发＞ 10 个或持续＞ 10S 的室性心动过速才被判定为阳性结果，但笔者认为考虑儿童在全身麻醉下且多为心脏结构功能正常，如相同起搏条件下能重复诱发＞ 3 个且形态一致的室性心动过速，特别是仅在 1 个或 2 个期前刺激下诱发，具有临床意义）；③可重复诱发联律周期固定及形态一致自发性的室性期前收缩；④患儿不能耐受快速起搏，出现明显血流动力学异常；⑤药物试验后患儿自发出现明显心律失常，如频率依赖性的明显 TU 波改变、多形性室性心律失常、尖端扭转型室性心动过速等；⑥完成刺激标准方案并没有诱发室性心律失常（儿童在全身麻醉下可能存在假阴性结果）。

4. 室性心律失常的标测方法[15-17]

（1）起搏标测法：窦性心律下以消融导管心室内逐点标测，寻找≥ 11/12 导联起搏图形与自发室性心动过速的 QRS 波形完全一致点，即室性心动过速起源点（图 10-1-37）。

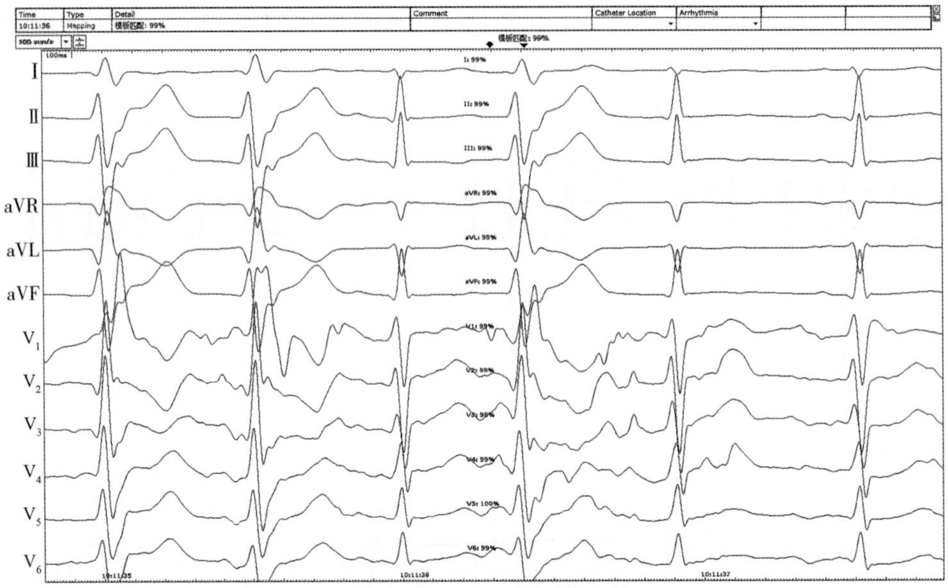

图 10-1-37　起搏标测

目前临床应用的智能 EP 工作站及三维标测系统具有自动匹配模板评分模块，辅助临床医师寻找起搏图形满意的靶点

（2）心内膜激动顺序标测法：室性期前收缩（PVC）患儿自发形态一致的 PVC，先设置 12 导联 PVC 波形模板，测量联律周期。根据形态初步确定 PVC 起源，在可能起源区域放置标测 / 消融导管用于测量导管远端局部电位的时相与起始。远端局部电位越提早提示导管远端越接近期前收缩起源，在三维标测系统下可赋予激动时间不同颜色值显示更直观。一般腔内电图需提早体表导联最早的 QRS 波起始＞ 25 ms，结合单极电图为 QS 型可考虑为消融靶点。标测激动时需注意 PVC 形态与模板保持一致，排除其他起源或标测导管触发的 PVC（图 10-1-38）。

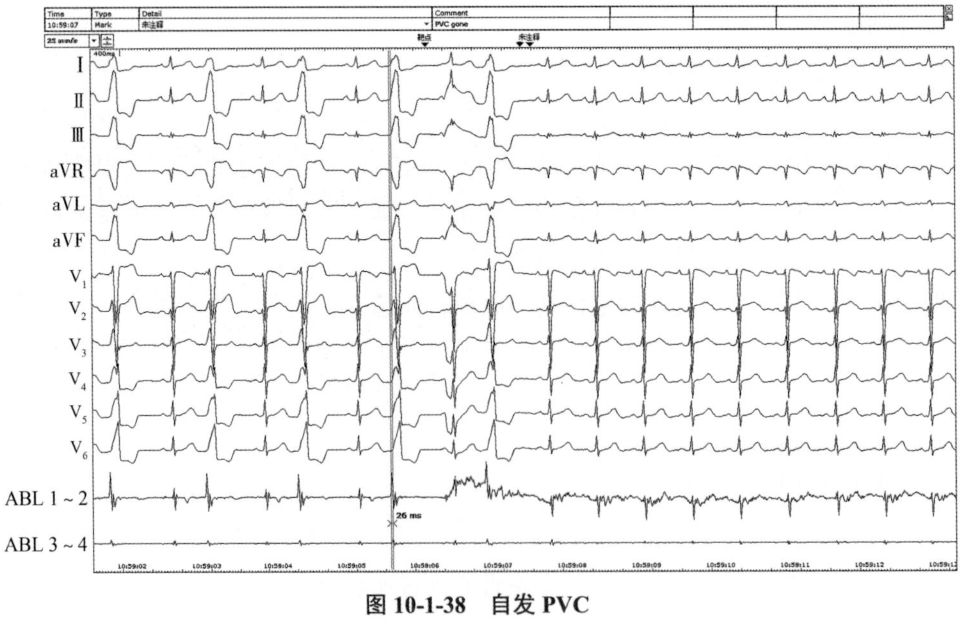

图 10-1-38　自发 PVC

以消融导管标测最早局部心室活动，ABL 1 ～ 2 局部电位较体表 ECG QRS 波起点提前 26 ms，开始消融后见明显期前收缩消失

特发性分支 - 乳头肌室性心动过速的发病机制包括大折返、微折返、局灶性、自律性、离子通道异常等。儿童患者的标测及消融方法仍存在争议和挑战，可选择的策略包括解剖区域消融、起搏标测、VAs 下激动标测、窦性心律下 P 电位标测、碎裂电位消融（图 10-1-39 ~图 10-1-43）等。

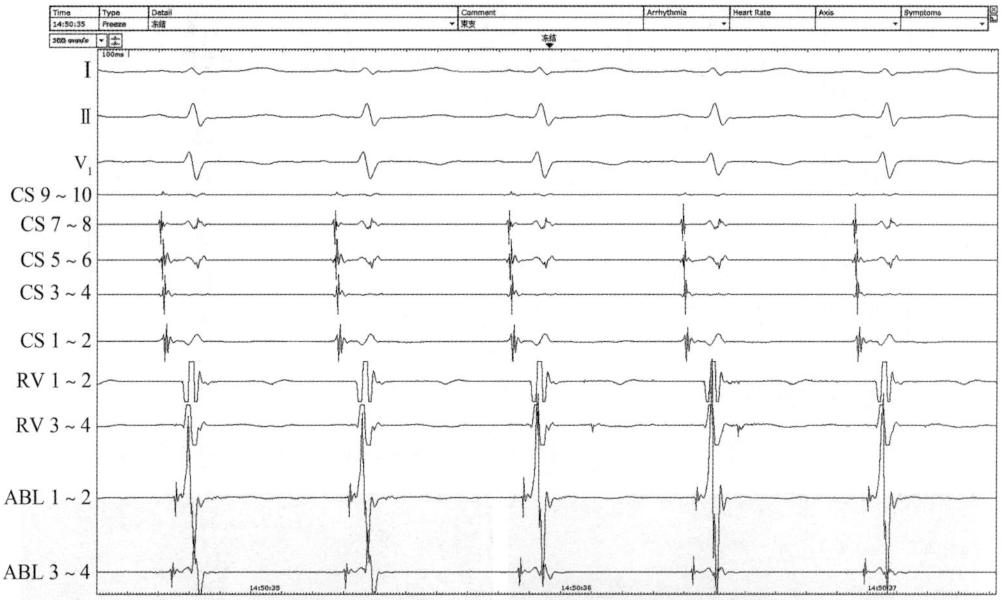

图 10-1-39　腔内电图显示左侧 P 电位

ABL 3 ～ 4 为近端 P 电位，ABL 1 ～ 2 为远端 P 电位，一般选择远端 P 电位行解剖消融，消融终点为新发心电图左后分支传导阻滞改变及心动过速不可诱发

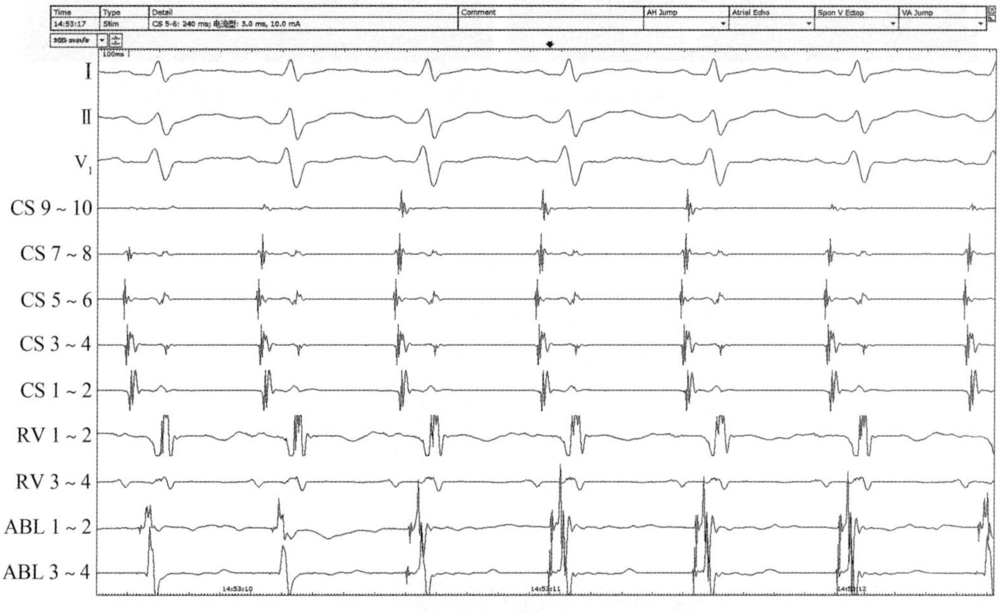

图 10-1-40　采用消融导管根据 P 电位定位左后分支分布

图示 ABL 1 ～ 2 可见远端末梢浦肯野电位（碎裂高频低幅电位）到远端分支电位

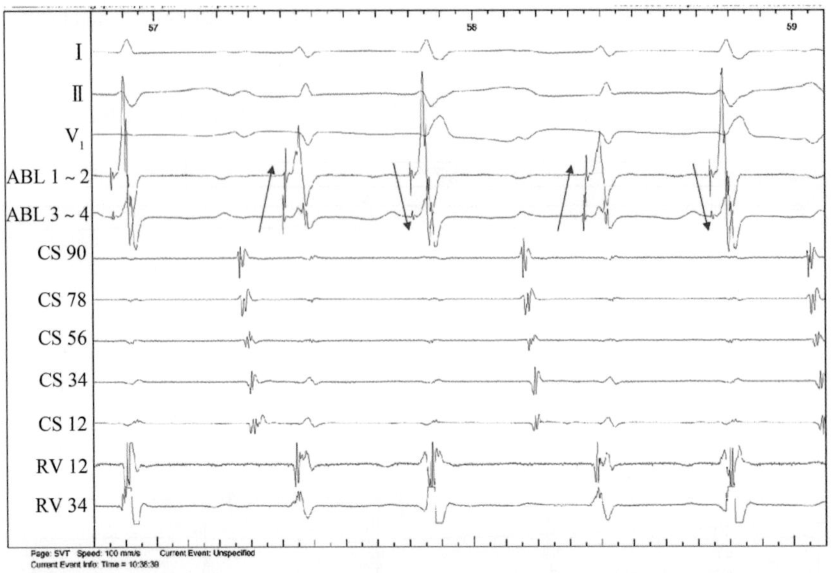

图 10-1-41　消融导管 ABL 在左侧希浦区域示异位心律时 P 电位激动顺序反转

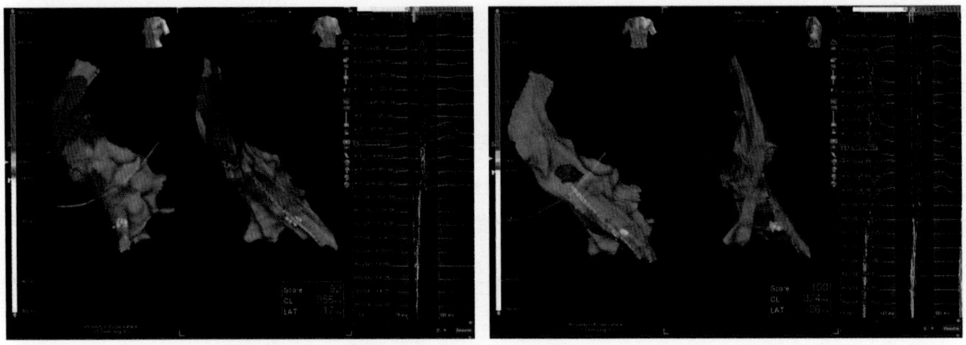

图 10-1-42　采用 20 极高密度标测导管定位左后分支分布及心内膜激动标测

左图示窦性心律下以黄点标记左后分支中远段，右图示左后分支折返性心动过速下激动顺序标测，一般选择窦性心律下尽可能晚 P 电位及心动过速最早电位两者交汇处为消融靶点

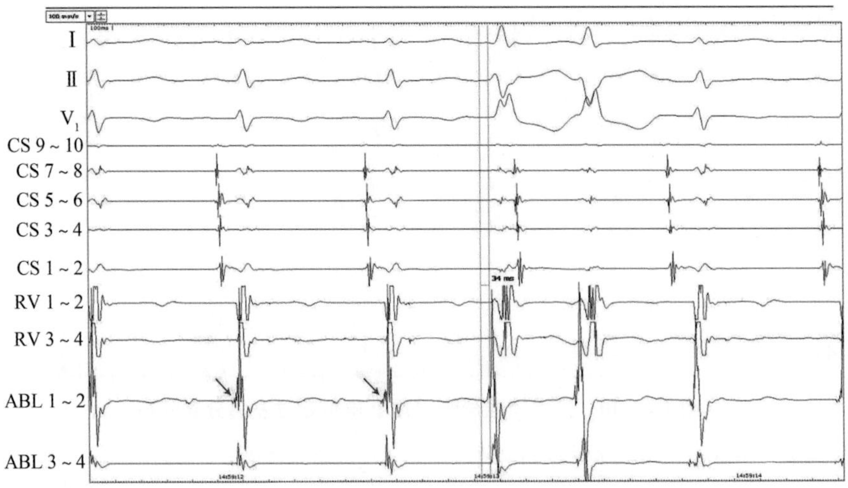

图 10-1-43　左室特发性室性心律失常心内膜激动顺序结合碎裂电位标测

图示在左室中后间隔部位（ABL 导联）标测到心室局部最早兴奋部位，较体表 ECG QRS 波提前 34 ms，其前伴有高频低幅的碎裂电位

（七）过缓性心律失常

1. 伴有症状的窦房结功能不良

窦房结功能障碍是缓慢性心律失常的常见病因[18]，儿童窦房结功能障碍的原因既包括窦房结本身病变，如原发性或获得性病态窦房结综合征（sick sinus symdrome，SSS），又可能是自主神经张力异常。通常可应用阿托品试验评价迷走神经张力，正常反应是心率＞90 次 /min 或增加 20% ~ 50%。如静脉推注阿托品 0.03 ~ 0.04 mg/kg 或同时联用普萘洛尔 0.01 ~ 0.02 mg/kg，未能达到该年龄段固有心率以上（自主神经阻滞后正常固有心率 =118–0.57 × 年龄）可诊断窦房结自律性减低。合并基因异常如 *SCN5A* 致病突变的 SSS，由于可能存在其他恶性心律失常的风险，预后欠佳，心内 EPS 可能有助于发现该类患儿潜在的恶性心律失常风险如 Brugada 综合征或频率依赖性 LQTS。获得性 SSS 在小儿常见于先天性心脏病术后，尤其是 Mustard、Senning 或 Fontan 手术，也可见于病毒性心肌炎、风湿免疫性疾病、药物中毒、右冠状动脉异常等疾病，对于这类患儿均应尽快明确纠治可逆性病因，此类病因明确的患儿心内 EPS 临床意义有限[19]。SSS 导致心动过缓的死亡率与相应年龄正常人群相比并无显著升高，但在儿童时期可能导致生长发育及精神心理的显著影响，特别是合并慢 - 快综合征时。随着起搏器技术和器械的发展，越来越多的 SSS 患儿愿意接受永久性起搏器以提高生活质量。对 SSS 的评估和干预指征主要通过其他临床资料包括症状、长程心率监测（如 Holter、植入式心电监测仪 ICM 等）、心脏药物试验 ECG、心脏大小功能的评估等[20]。基于以上原因，对于无症状的缓慢性心律失常，包括已知窦房结恢复时间或传导时间异常（可通过心电图或食道电生理明确）的患儿无须心内 EPS。对于排除可逆性病变的有症状缓慢性心律失常包括 SSS 患儿，应接受起搏治疗，无须心内 EPS。心内 EPS 仅用于有显著缓慢性心律失常症状（如晕厥）但无相关心电监测记录或根据体表 ECG 不能确定临床症状与窦房结功能之间的关系者。另外部分植入起搏器者需进行 EPS 评价房室传导或室房传导功能，为选择起搏器类型提供依据。窦房结功能测定方法见 SSS 章节。

2. 房室传导系统疾病

缓慢性心律失常的第二大病因是房室传导阻滞。儿童常见于心肌炎、心脏手术、母亲孕期患有干燥综合征等免疫性疾病等。心内电生理检查在临床的最早应用即在于对房室传导阻滞的研究。EPS 能对传导阻滞准确定位、分类及揭示机制，也可反映病变严重程度及预后，协助选择治疗方案[21-23]。但对儿童房室传导功能评价的临床意义目前尚存有争议。并非所有房室传导阻滞的患儿均需进行 EPS，选择 EPS 患者应考虑如下几点：①希浦系病变所致高度房室传导阻滞需植入起搏器者，一般不需要进行 EPS。②无症状的伴有窄 QRS 波群的二度Ⅰ型房室传导阻滞，阻滞部位多在房室结内，不需要进行 EPS。③伴有宽 QRS 波群的二度Ⅰ型房室传导阻滞或无症状的二度Ⅱ型房室传导阻滞应进行 EPS 明确阻滞在希氏束以内或以下，偶有阻滞在房室结内预后常是良好的。④伴有与房室传导阻滞明确相关的晕厥或近乎晕厥症状的患者，需植入起搏器者，一般不需要进行 EPS，但根据体表 ECG 不能确定临床症状与房室结传导阻滞之间的关系者，应进行 EPS。⑤无症状的伴有良好的窄 QRS 波群逸搏心律的先天性完全性房室传导阻滞通常不需要 EPS。如果阻滞水平、房室结功能或室性逸搏心律不明确，应进行 EPS。⑥先天性心脏病修补术后暂时的或永久的房室传导阻滞并不少见，如膜周部室间隔缺损、矫正型大动脉转位并室间隔缺损、法洛四联症和完全性心内膜垫缺损。术后发生高度房室传导阻滞持续> 2 周，应 EPS 确定阻滞部位，希氏束以内或以下阻滞需植入永久性起搏器。

（曾少颖　梁东坡）

参考文献

[1] 中华医学会心电生理和起搏分会小儿心律学工作委员会，中华医学会儿科学分会心血管学组，中国医师协会儿科分会心血管专业委员会．中国儿童心律失常导管消融专家共识 [J]. 中华心律失常学杂志，2017(6): 462-470.

[2] Allen HD. Moss and adams' heart disease in infants, children, and adolescent. including the fetus and young adult [M]. Ninth Edition. Lippincott Williams & Wilkins. 2016.

[3] Maros TN, Racz L, Plugor S, et al. Contributions to the morphology of the human coronary sinus[J]. Anat Anz, 1983, 154: 133-144.

[4] Melo WD, Prudencio LA, Kusnir CE, et al. Angiography of the coronary venous system. Use in clinical electrophysiology[J]. Arq Bras Cardiol, 1998, 70(6): 409-413.

[5] 李小梅，李万镇，胡大一，等．小儿心腔内传导系统功能及不应期测定 [J]. 中华儿科杂志，1993, 31(2): 85-87.

[6] Lau KC, McGuire MA, Richards DAB, et al. Perturbation of atrioventricular junctional an atrioventricular reentrant tachycardia circuits by a ventricular extrastimulus[J]. Aust NZ J Med, 1993, 23: 73.

[7] Henthorn RW, Okumura K, Olshansky B, et al. A fourth criterion for transient entrainment: the electrogram equivalent of progressive fusion[J]. Circulation, 1988, 77(5): 1003-1012.

[8] Hirao K, Otomo K, Wang X, et al. Para-Hisian pacing. A new method for differentiating retrograde conduction over an accessory AV pathway from conduction over the AV node[J]. Circulation, 1996, 94: 1027-1035.

[9] Zipes DP. Cardiac electrophysiology: from cell to bedside (sixth edition)[M]. Saunders/Elsevier, 1995.

[10] Josephson ME. Clinical cardiac electrophysiology [M]. (Fourth Edition) Lippincott Williams & Wilkins, 2008.

[11] Schreieckj, Ndrepepa G, Zrenner B, et al. Radiofrequency ablation of cardiac arrhythmias using a three-dimensional real-time position management and mapping system[J]. Pacing Clin Electrophysiol, 2002, 25(12): 1699-1707.

[12] Drago F, Silvetti MS, Pino AD, et al. Exclusion of fluoroscopy during ablation treatment of right accessory pathway in children[J]. J Ccardiovasc Electrophysiol, 2002, 13(8): 778-782.

[13] Lau KC, McGuire M, Ross DL, et al. The specificity and sensitivity of VA intervals and ventricular extrastimulus timing in the diagnosis of reentrant junctional and posteroseptal accessory pathway tachycardia[J]. Aust NZ J Med, 1989, 19: 545.

[14] Bauernfeind RA, Wyndham CR, Dhingra RC, et al. Serial electrophysiologic testing of multiple drugs in patients with atrioventricular nodal reentrant paroxysmal tachycardia[J]. Circulation, 1980, 62: 1341-1349.

[15] Morady F, Baerman JM, DiCarlo LAJr, et al. A prevalent misconception regarding wide-complex tachycardia[J]. JAMA, 1985, 254: 2790-2792.

[16] Stewart RB, Bardy GH, Green HL. Wide complex tachycardia: misdiagnosis and outcome after emergent therapy[J]. Ann Intern Med, 1986, 104: 766-771.

[17] Benson DWJr, Smith WM, Dunnigan A, et al. Mechanisms of regular, wide QRS tachycardia in infants and children[J]. Am J Cardiol, l982, 49: l778-1788.

[18] Rosen KM, Dhingra RC, Loeb HS, et al. Chronic heart block in adults: clinical and electrophysiological observations[J]. Arch Intern Med, 1973, 131: 663-672.

[19] Gulamhusein S, Naccarelli GV, Ko PT, et al. Value and limitations of clinical electrophysiologic study in assessment of patients with unexplained syncope[J]. Am J Med, 1982, 73: 700-705.

[20] Dubrow LW, Fisher EA, AmatyLeon F, et al. Comparison of cardiac refractory periods in children and adults[J].

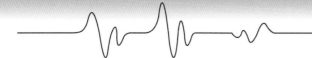

Circulation, 1975, 51: 48-91.
[21] Morady F, Higgins J, Peters RW, et al. Electrophysiologic testing in bundle branch block and unexplained syncope[J]. Am J Cardiol, 1984, 54: 587-591.
[22] Ezri ME, Lerman BB, Marchlinski FE, et al. Electrophysiologic evaluation of syncope in patients with bifascicular block[J]. Am Heart J, 1983, 106: 693-697.
[23] McAnulty JH, Murphy E, Rahimtoola SH. A prospective evaluation of intrahisian conduction delay[J]. Circulation, 1979, 59: 1035-1039.

第 2 节 三维电解剖标测技术

1992 年以色列人 Shlomo Ben-Haim 发明了 CARTO-TM 系统（即“心脏电解剖标测系统”），应用于临床心脏电生理介入诊疗工作中，对于那些需要获得心腔内逐点高密度电位信息和精确解剖空间定位的心律失常导管消融优势突出[1]。该系统的基本原理主要是法拉利原理，即利用磁场内运动过程中的金属线圈切割磁力线产生电流，该电流的强度能反映磁场的场强和线圈的方向。用于三维标测系统的导管在电极头端装有磁感受器，当导管位于患者身体下 3 个超低磁场发生器产生的磁场内时，CARTO 信号处理单元（计算机）实时采集超低磁场的强度、频率和时相的数据，并通过软件分析模拟导管顶端的位置和方向，从而构建出导管采集所得心腔的实时三维模型；采样位点还同时包含局部的电学信息；在心腔解剖模型上还能展示电位、激动传导等心律失常的信息；另外对一些特殊解剖结构，如希氏束、房室瓣环或消融靶点可以用特殊颜色的点进行标记以留作对照参考。

三维标测消融较传统的 X 线透视下的常规二维标测消融，具有如下优势[2]。①解剖定位：能模拟构建出心脏三维空间模型，实时地展现导管的方位，同时标记出标测、消融位点在心脏模型中的准确位置。②激动顺序标测：将心腔内采样点的空间位置及其相应心腔内电压图整合在模型之中，构建心脏电活动在三维方向上的传导图，为心律失常诊断或起源标测提供参考。③电压标测：可以获得心脏三维模型中各采样点的电压幅值，从而展现心律失常发生和维持的解剖基质。④能实时显示导管在三维心脏模型中的运动，因此可避免 X 线透视下导管的解剖定位，从而减少 X 线曝光量，保护术者和患者免受过量的辐射损害。

当前电生理发展迅猛，各个主流电生理厂家都推出了自己的三维电生理系统，如 CARTO 3、EnSite X™ 和 RHYTHMIA HDx™，近年国产厂家的三维系统也陆续有推出。在应对复杂心律失常上应用三维标测技术展示心动过速机制已经是临床上的有效手段，虽然各家三维系统在应用上各有所长，但是透过系统所展示出来的激动标测原理却是大体相同的，都能对心律失常的折返、自律性增高等机制进行鉴别和评估，对心动过速的折返环路或心动过速最早起源点进行识别，从而为导管射频消融快速精确的定位靶点提供很大帮助。特别是对房性或室性等复杂心律失常的标测消融具有独特优势，较常规二维标测消融提高了导管消融的成功率。同时显著减少了放射线暴露剂量[3]。本节内容主要是为各位读者阐述标测技术原理及常见的局灶、折返机制解读。

一、激动标测要素

1. 参考通道

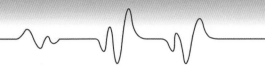

激动标测在做激动顺序早晚测量时会人为选取 1 个导联作为参考通道，因其作为激动时间顺序校准的零点也叫参考零点。所有取到的电解剖点其对应的激动时间信息都是与参考通道相比较得出，所以稳定准确的参考通道是标测的基础。

参考通道（图 10-2-1）选取要遵循以下原则：①波型尖锐，避免圆钝或有多峰（系统识别波形最高或最低点时最为准确）。②参考通道与标测通道选择通常为 1∶1 关系，且没有延迟传导，心房标测时参考通常以 CS-A 波为参考零点。心室标测时通常以体表 QRS 波为参考零点。③形态稳定，不能忽大忽小。

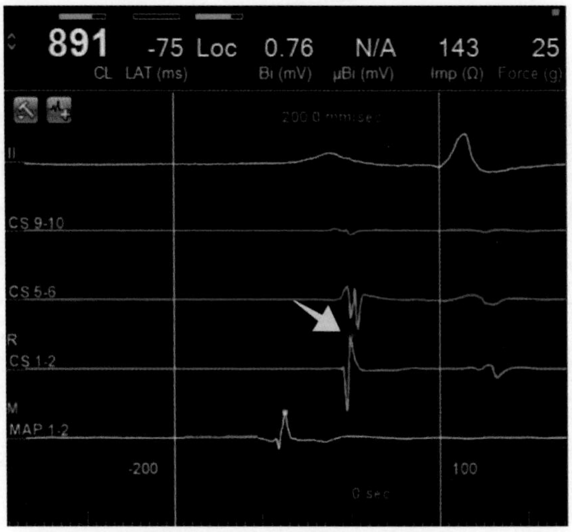

图 10-2-1　参考零点选择

图中黄色箭头所指的 CS 1 ～ 2 导联最高或最低点作为参考零点最为恰当（图中以最高点做参考）；近段导联 CS 9 ～ 10 A 波圆钝，参考无法准别识别；导联 CS 5 ～ 6 A 波多峰，参考无法准确识别

2. 兴趣窗

在有了参考“零值”后，告诉系统应该识别哪个通道去与“零值”进行对比，系统识别出来与参考通道的差值就是该点的局部激动时间，早于参考的值为正值，晚于参考的值为负值，设置兴趣窗的目的是关注标测的重点范围，避免发生用上一跳参考标测下一跳激动的情况。

兴趣窗（图 10-2-2）遵循以下原则：①不可过宽大于心动过速周长；②不可过窄丢失关键信息；③根据不同标测策略、心动过速种类要设置不一样的窗宽；④机制不明确时按大折返设置，窗宽等于心动过速周长。

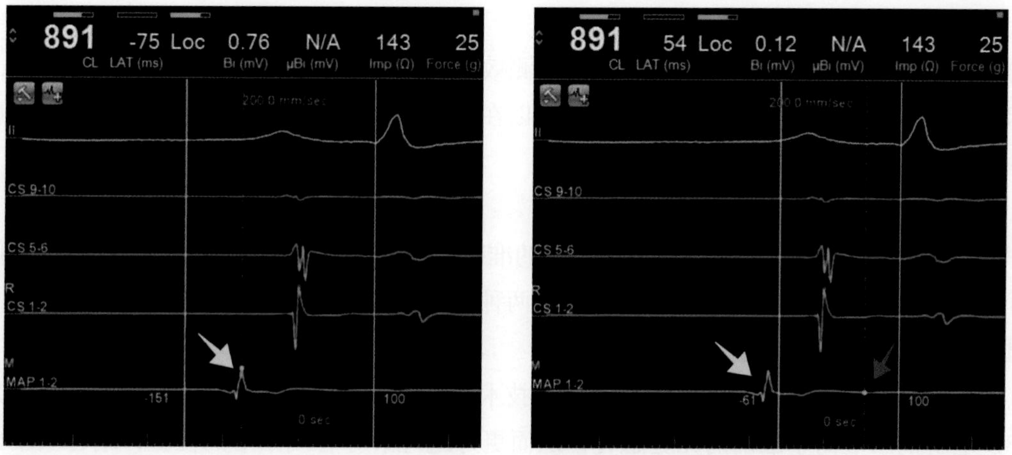

A　　　　　　　　B

图 10-2-2　兴趣窗选择

A. 兴趣窗为竖直 2 条白线，前窗为 –151，后窗为 100，当前窗口黄色箭头标测通道 MAP 1 ~ 2 和参考通道 CS 1 ~ 2 包含在兴趣窗内，是合适的兴趣窗设置，此时可在兴趣窗内测量 MAP 1 ~ 2 激动时间与参考零点 CS 1 ~ 2 的激动时间，图中可得到 MAP 1 ~ 2 提前参考零点 75 ms；B. 前窗为 –61，后窗为 100，当前兴趣窗 MAP 1 ~ 2 电位（黄色箭头）信息丢掉，前窗过窄，激动校准会自动落在兴趣窗内（红色箭头），兴趣窗设置不完善，在窗内无法得到准确的激动标测结果

3. 颜色

在三维系统里大多把激动的早晚数值附上颜色投影到三维模型上来显示激动的顺序，激动顺序为红、橙、黄、绿、青、蓝、紫。在实际应用中颜色能直观展示出来心动过速的机制，局部颜色占比的多少也能反映对应解剖位置的激动速度传导情况，准确理解颜色和激动的意义会帮助对心动过速机制的解读。一般情况下可以认为红色代表早，紫色代表晚，但是在折返机制下没有明确的早晚关系，只有相对早晚，此时应关注激动顺序，忽略早晚（图 10-2-3）。

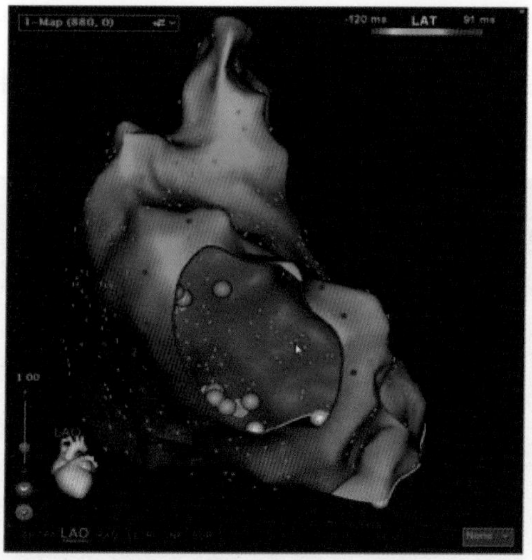

图 10-2-3　三维激动标测

图为典型的三尖瓣峡部依赖心房扑动的三维激动标测图，由红 - 紫颜色可以判断出来，该激动沿着三尖瓣（模型上圆形缺口）逆时针折返，颜色完整无缺失，是理想的标测结果

4. 取点校点

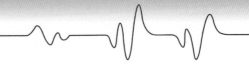

分为手动和自动。使用单大头手动逐点标测效率偏低，复杂心律失常机制展示不明确，使用多电极标测导管和自动取点校点标测系统，可以在短时间内取到上千个电解剖点的激动信息，通过高密度取点精准标测心动过速机制。

5. CARTO 与影像整合技术

虽然当前的三维系统已经相当成熟，模型的准确度可以精确到 1 mm，但经典的二维影像技术仍对小儿的电生理手术起积极作用，在此提到两种新的软件技术，它们结合了三维技术的实时、细致和经典技术的真实、灵敏。

（1）CARTO-UNIVU™：X 线影像与三维技术整合的系统，可以在 CARTO® 3 系统上 X 线影像与 3D 电解剖图形简单准确的无缝融合，从而更好地理解导管或图形的位置，结合三维也可以从主图和副图显示不同角度的 X 线图像（图 10-2-4）。

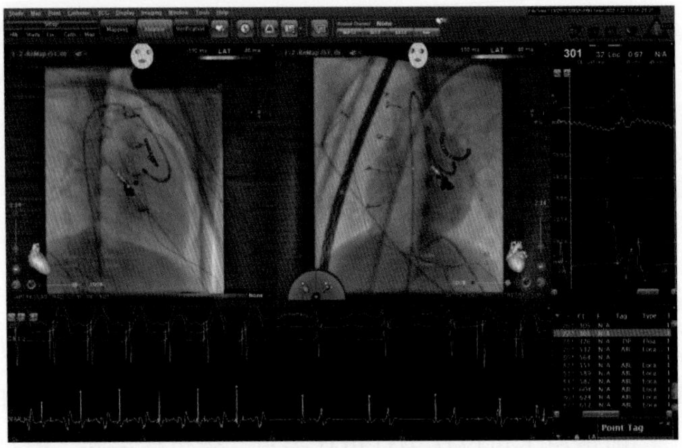

图 10-2-4 UNIVU 影像

UNIVU 可以将 X 线影像下 LAO，RAO 图像注册导入三维系统，将图像关系与三维关系整合，手术可以完全依赖三维系统里的 X 线影像完成，在完成注册导入图像后，术中几乎不用踩线

（2）CARTO-CT-MERGE™：CT 影像与三维技术整合的系统，将 CT 数据导如 CARTO 系统后，在建模、取点、消融等各个阶段都可以参考 CT 模型（图 10-2-5）。

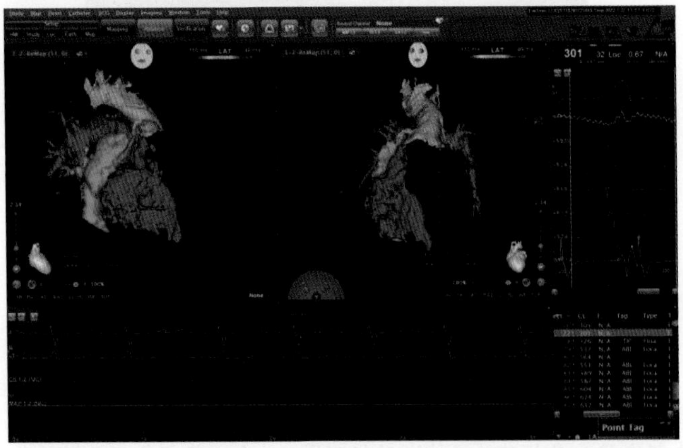

图 10-2-5 CT-MERGE 影像

将 CT 或 MRI 结果通过光盘，U 盘导入 CARTO 系统，在 CARTO 系统里完成关键解剖部分的分割，将结果导入术中界面

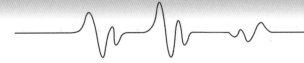

（3）CARTO-UNIVU 和 CT-MERGE 结合共同应用：图 10-2-6 中同时使用了 CARTO-UNIVU 和 CT-MERGE 技术，依托三维系统整合多种影像技术，明确解剖信息。

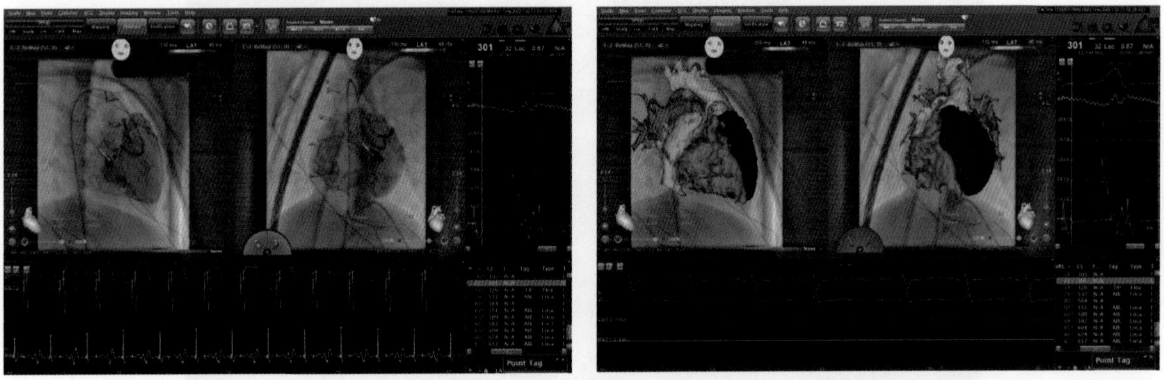

A　　　　　　　　B

图 10-2-6　CARTO-UNIVU 结合 CT-MERGE 影像

二、激动标测原理

心律失常的机制分 3 个大类：折返型、局灶型、触发型，其中折返型还分大折返和微折返。通过三维激动标测可以准确识别出心律失常机制是大折返还是局灶，但微折返标测的表现和局灶类似，仅使用标测手段难以区分。

1. 局灶 / 微折返（图 10-2-7）表现

①以最早激动区域为中心，向四周辐射依次延迟（一点红色为中心，周边按红橙黄绿青蓝紫扩布）；②整个心腔的激动时间取决于心肌传导的速度，与心动过速周长无关，一般≤周长的 80%；③三维系统下红色代表最早区域，紫色代表最晚区域，最晚点（紫色）远离最早点（红色）；④解读标测结果时也要考虑最早点毗邻结构，如最早点出现在右房间隔部，心动过速也有可能是左房心房扑动、房性心动过速。

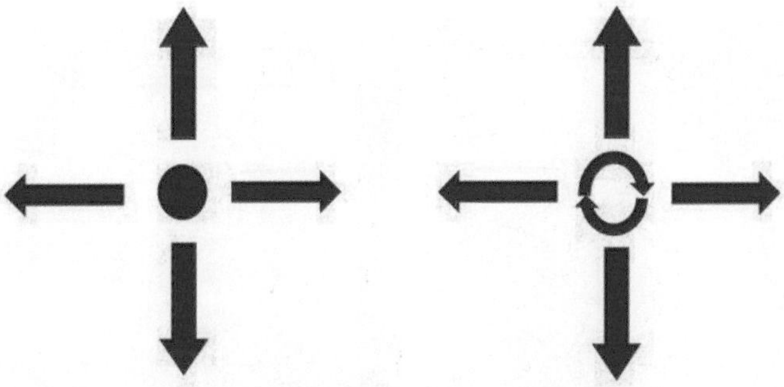

图 10-2-7　局灶 / 微折返示意图

图中红色圆圈，红色旋转箭头分别代表局灶和折返机制，4 个红色箭头代表激动扩布方向，由示意图可以看出，当折返环足够微小时，激动传导与局灶类似，此时难以判断两者差异

以房性心动过速（图 10-2-8）标测为例：心动过速时进行激动标测，参考通道选择冠状窦 A 波，腔内电极里 CS 电极位置相对固定，常作为参考电极。兴趣窗设置 - 前窗早过 P 波 100 ms，后窗

晚于参考零点或排除心室 V 波即可。

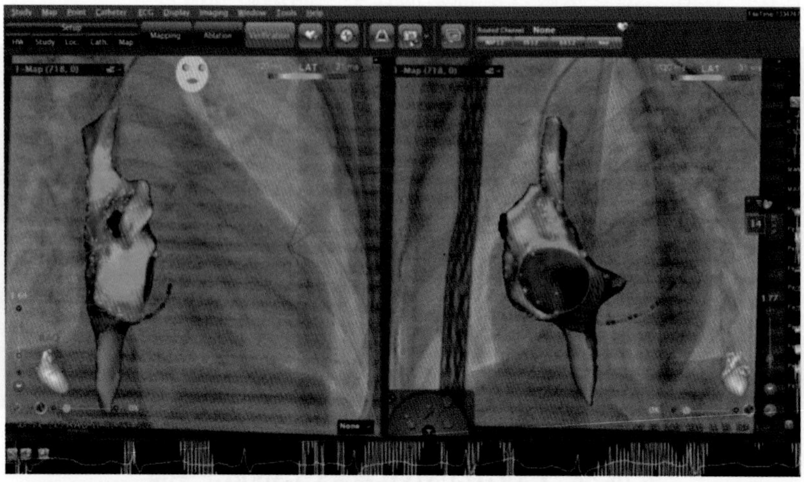

图 10-2-8　局灶三维示意图（右心耳房性心动过速）

图中是结合 UNIV 的右房三维标测图像，左侧为 RAO，右侧为 LAO；在此三维模型中可以看出激动最早红点在右心耳根部，且激动沿最早点向四周扩布，是局灶类型的特征

2. 大折返的表现（图 10-2-9）

①心腔的激动时间约等于心动过速周长，或至少标测到 90% 的心动过速周长；②红色到紫色围绕某解剖屏障或瘢痕区域逐渐过渡，且颜色头尾相接；③色块完整，完整的折返环对应的每块颜色都应存在，如有颜色缺失，在进行解读时应尤其注意，可能为某一地方激动未曾取到，也可能是机制上为局灶机制，还可能是外膜参与的大折返或双房折返。解读标测结果时除了依靠电解剖图外，还要灵活运用拖带进行鉴别诊断。

以心房扑动标测为例：心动过速下进行激动标测，参考通道选择冠状窦 A 波，兴趣窗设置，窗宽等于心动过速周长即可。标测要点：①注意激动的连续性，早晚之间不能有激动的缺失；②及时关注激动是否取到＞心动周长的 90%；③标测期间要注意 CS 传导顺序、心动过速周长、心电图形态是否稳定，确保标测过程中心动过速未曾发生改变。

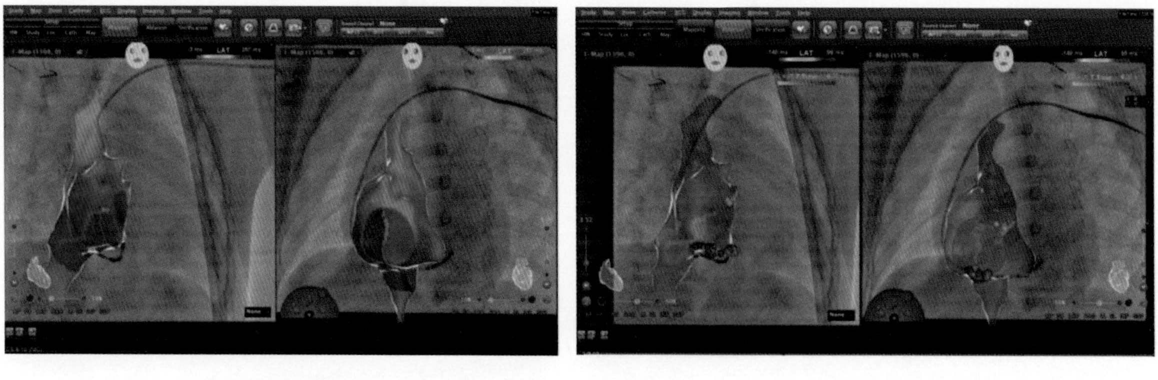

A　　　　　　　　　　　　　　　　B

图 10-2-9　折返三维示意图（三尖瓣峡部依赖心房扑动）

图中是结合 CARTO-UNIVU 的右房三维标测图像，A 为消融前，B 为消融后；在此三维模型中可以看出激动围绕三尖瓣环折返且红紫相接，是折返类型的特征，为三尖瓣峡部依赖的右房内大折返。消融线从三尖瓣环 6：00 拉至下腔静脉口

三维标测系统在成人心律失常射频消融中已有很好的应用，特别是对于复杂疑难的心律失常病例有较好的治疗效果。近年来，也应用于儿童快速性心律失常的射频消融中，涉及阵发性室上性心动过速、房性心动过速、室性心律失常等不同类型心律失常的消融[4]。对于合并心脏结构异常或先天性心脏病术后的心律失常可提高手术成功率，减少复发及并发症。三维标测系统能反映并标记激动顺序等重要的电生理参数，特别是对于患儿术中全身麻醉后室性心律失常不易被诱发或发作频度减少的情况，常规标测无法完成消融，三维标测系统中的非接触标测技术能通过捕捉有限的室性心律失常，再通过计算机处理单元可整合出心腔内所有包括室性心律失常的电学特征并标记，为后续消融提供参照指导[5-6]。

目前儿童患者及电生理手术医师消融过程中接受的 X 线辐射是该领域内关注的主要问题。如前所述，三维标测系统能在模型中通过计算机实时显示导管运动及心脏解剖模型，从而减少不必要的 X 线透视辐射，对儿童这一个特殊群体的心律失常导管消融来说意义重大。三维标测系统已在儿童不同机制的心律失常导管消融中开展，显示能提高儿童心律失常的射频消融成功率，并显著减少放射线暴露剂量和消融总时间[4, 7-9]。

（江　河　何奥林）

参考文献

[1] 张红蕾，李斌. 三维电生理标测与导航系统的原理与临床应用 [J]. 中国医疗设备，2009, 24(3): 58-59.
[2] 蒋晨阳. Carto3 和 Ensite Velocity 电生理标测系统——电生理标测新平台 [J]. 心电与循环，2011, 5: 437-438.
[3] Eitel C, Hindricks G, Dagres N, et al. EnSite Velocity cardiac mapping system: a new platform for 3D mapping of cardiac arrhythmias[J]. Expert Rev Med Devices, 2010, 7: 185-192.
[4] 叶钜亨，曾国洪，曾少颖，等. 三维标测系统指导儿童心律失常射频消融治疗 [J]. 临床儿科杂志，2011, 29(1): 76-81.
[5] 曾少颖，石继军，李渝芬，等. 心内接触与非接触性标测指导导管消融术治疗儿童频发室性早搏 [J]. 中国实用儿科杂志，2008, 23(10): 733-735.
[6] Schneider HE, Kriebel T, Jung K, et al. Catheter ablation of idiopathic left and right ventricular tachycardias in the pediatric population using noncontact mapping[J]. Heart Rhythm, 2010, 7(6): 731-739.
[7] Pflaumer A, Hessling G, Luik A, et al. Remote magnetic catheter mapping and ablation of permanent junctional reciprocating tachycardia in a seven-year-old child[J]. J Cardiovasc Electrophysiol, 2007, 18: 882-885.
[8] Schneider HE, Kriebel T, Jung K, et al. Catheter ablation of idiopathic left and right ventricular tachycardias in the pediatric population using noncontact mapping[J]. Heart Rhythm, 2010, 7: 731-739.
[9] He J, Yi Z, Meiting L, et al. A novel image integration technology mapping system significantly reduces radiation exposure during ablation for a wide spectrum of tachyarrhythmias in children[J]. Front Pediatr, 2023, 11: 1148745.

第 3 节　房室折返性心动过速

房室折返性心动过速（AVRT）是指由旁道介导，心房与心室均参与的折返性心动过速。射频导管消融术自应用于临床，由于具有安全、高效、根治的优势，已成为 AVRT 患者的治疗选择之一。

对 WPW 综合征前传旁道消融可以防止猝死（在较短不应期下快速心房率如心房纤颤可沿旁道前传导致快速心室率）或预激性心肌病的发生。此外，因为导管消融的并发症发生率较低，在绝大多数儿童心脏治疗中心远期成功率＞95%，所以现在对越来越多患儿采用导管消融治疗[1]。本章主要介绍 AVRT 的导管标测消融术，分析不同部位及类型房室旁道介导的 AVRT 采用的特殊策略，并强调儿童导管消融的限制性和并发症。

一、AVRT 导管消融的适应证[2]

1. Ⅰ类适应证

（1）体重≥ 15 kg 儿童反复发作的 AVRT 合并心功能下降，血流动力学障碍，抗心律失常药物无效或不能耐受（B）。

（2）曾出现心脏骤停的预激综合征患者，经复苏后（B）。

（3）有晕厥病史的预激综合征患者，合并的心脏骤停高危因素（B）。

预激综合征合并心脏骤停的高危因素：①快速心房率的房性心律失常或递增性心房刺激的情况下，房室旁道前传不应期（最短 RR 间期）≤ 250 ms；②多旁道。

2. Ⅱ a 类适应证

（1）体重≥ 15 kg 儿童心室预激引起的心室收缩不同步导致心功能不全。

（2）体重≥ 15 kg 儿童有反复发作的 AVRT，发作不伴有血流动力学障碍且药物有效，但患儿或家属有消融治疗的意愿。

（3）体重＜ 15 kg 儿童有反复发作的 AVRT、发作伴有血流动力学障碍的情况，药物无效或副作用不能耐受。

（4）体重≥ 15 kg 儿童无症状预激，但合并有心脏骤停高危因素（C）。

（5）体重≥ 15 kg 儿童有晕厥病史的预激，无心脏骤停高危因素（C）。

（6）体重≥ 15 kg 儿童无症状的心室预激，但需从事高危活动，心室预激是从事该项活动的高危因素（E）。

3. Ⅱ b 类适应证

（1）体重＜ 15 kg 儿童有反复发作的 AVRT，发作不伴有血流动力学障碍且药物有效，但患儿家属有消融治疗的意愿。

（2）体重≥ 15 kg 无症状性心室预激患儿，心脏骤停的风险较低，但患儿或家属有消融治疗的意愿（E）。

4. Ⅲ类适应证

（1）束 - 室旁道导致的心室预激（C）。

（2）体重＜ 15 kg 的无症状性心室预激患儿（C）。

二、术前检查和准备

1. 术前检查

常规 12 导联心电图、超声心动图、动态心电图及肝肾功能、甲状腺功能、凝血功能等必要性血管介入术前检查。具有预激图形或发作时体表心电图有助于术前初步判断旁道的定位。术前超声心动图有助于了解心脏功能，明确有无合并三尖瓣下移畸形等结构性心脏病变，如怀疑有预激性心肌病需进一步行组织多普勒显像及斑点追踪应变等心肌电 - 机械功能检查[3]。

2. 术前准备

术前停用所有抗心律失常药物至少 5 个半衰期。如果患者有严重的、有生命危险的心律失常，停药期间应住院监测等待电生理检查，以防发生意外。

3. 麻醉

根据各心脏中心手术及麻醉团队经验，建议＜ 12 岁或＞ 12 岁但不能很好合作的儿童术中给予插管全身麻醉或非插管静脉复合麻醉，术前按儿童麻醉常规评估及禁食。术中应由具有儿童心血管手术经验的麻醉师监测和给药，选用对呼吸抑制较轻、对心脏传导系统无明显影响的麻醉用药。目前多采用静脉复合麻醉方案，目标是缓解焦虑疼痛等不适，使患儿达到合作最大化，最大程度提高消融稳定性、手术安全性和减少麻醉及复苏期风险。一般麻醉镇静方案包括减少唾液腺和气道腺体分泌的选择性抗胆碱药戊乙奎醚（长托宁 0.01 mg/kg）、咪达唑仑（0.05 mg/kg）、氯胺酮（1 mg/kg）、芬太尼（1 ~ 2 μg/kg）/ 舒芬太尼（0.1 μg/kg）、丙泊酚（1 mg/kg 负荷剂量，5 ~ 10 mg/kg·维持剂量）、右美托咪定［0.5 ~ 1 μg/（kg·h）］，必要时给予中枢止吐药物如托烷司琼、帕洛诺司琼托等，但需注意 5- 羟色胺 3 受体拮抗剂具有一定诱发心律失常风险，特别是 QT 间期延长及尖端扭转型室性心动过速需尤为关注[4]。

4. 抗凝

涉及左心操作（穿刺动脉）或同一静脉插入多条导管时，应给予肝素抗凝，防止发生动 / 静脉栓塞。肝素用量：50 ~ 100 U/（kg·次），手术每延长 1 h，追加首次量的半量。或根据每小时检查活化全血凝固时间（目标值：250 ~ 300 s）调整追加；涉及右心系统操作，术中视消融情况给予肝素化。术后根据个体及手术情况 4 ~ 6 h 给予低分子量肝素 0.01 mL/kg 皮下注射。术后第 2 天开始予阿司匹林 3 ~ 5 mg/（kg·d）或氯吡格雷 1 mg/（kg·d）口服 1 ~ 3 个月。

5. 药物

术前常规留置静脉通道用于麻醉和术中可能需要的药物激发试验，常见的激发心律失常的药物包括异丙肾上腺素［0.01 ~ 0.1 μg/（kg·min）］、阿托品（0.01 ~ 0.04 mg/kg）；用于诱发预激旁道检验消融效果的药物有腺苷（0.1 ~ 0.3 mg/kg 快速弹丸注射）、三磷酸腺苷。

6. 预防使用抗生素

心电生理检查及射频消融术一般不需要预防使用抗生素，如手术时间延长（＞ 3 h）、消融时间长、面积广、具有感染高危因素，可酌情给予预防使用抗生素。

三、心脏电生理检查和旁道的诊断

儿童 AVRT 可通过经典的心房 / 冠状窦 + 心室 ± 希氏束电极在二维或三维系统下进行诊断和定位，目前已有几种新型的三维心脏标测系统应用于临床。电极导管通常放置在冠状静脉窦（CS）、右心室（RVA）、高位右房（HRA）、三尖瓣环附近的希氏束区域。心动过速通常由频率递增的心房或心室刺激或心房期前刺激诱发。部分病例需要静脉滴注异丙肾上腺素来诱发及维持持续性心动过速。AVRT 的电生理特点包括[5]在基础窦性心律下，对于可诱发的心动过速，支持 AVRT 的电生理诊断为旁道存在的证据。①窦性心律下预激现象或心房起搏至完全预激时 QRS 形态与宽 QRS 波心动过速一致（图 10-3-1）。②希氏束刺激的结外反应：与夺获希氏束相比，未夺获希氏束逆传 A 波激动顺序无变化，伴 HA 间期缩短，局部 VA 间期不变，提示旁道逆传存在（图 10-3-2）。③＞ 600 ms 间期起搏出现房室传导阻滞。④间隔部的 VA 间期大于 70 ms。⑤心室起搏呈偏心性心房激动：偏心性心房激动是指最早的心房激动位于 CS 的远端或三尖瓣环的侧壁 / 游离壁（图 10-3-3）。⑥心动过速时自发性房室传导阻滞，房室传导阻滞时心动过速自行终止（图 10-3-4）。⑦左束支传导阻滞。⑧出现束支传导阻滞时，VA 期增幅＞ 20 ms。⑨ Coumel 现象：顺向型 AVRT 时，如果发生旁道同侧的功能性束支传导阻滞，激动便沿对侧束支下传，折返环路增大致折返激动时间延长＞ 35 ms，造成心动过速周期长度延长而心率减慢的现象。临床上常在顺向型 AVRT 伴功能性束支传导阻滞时，观察心动过速周长有无延长来判断房室旁道的部位（图 10-3-5、图 10-3-6）。

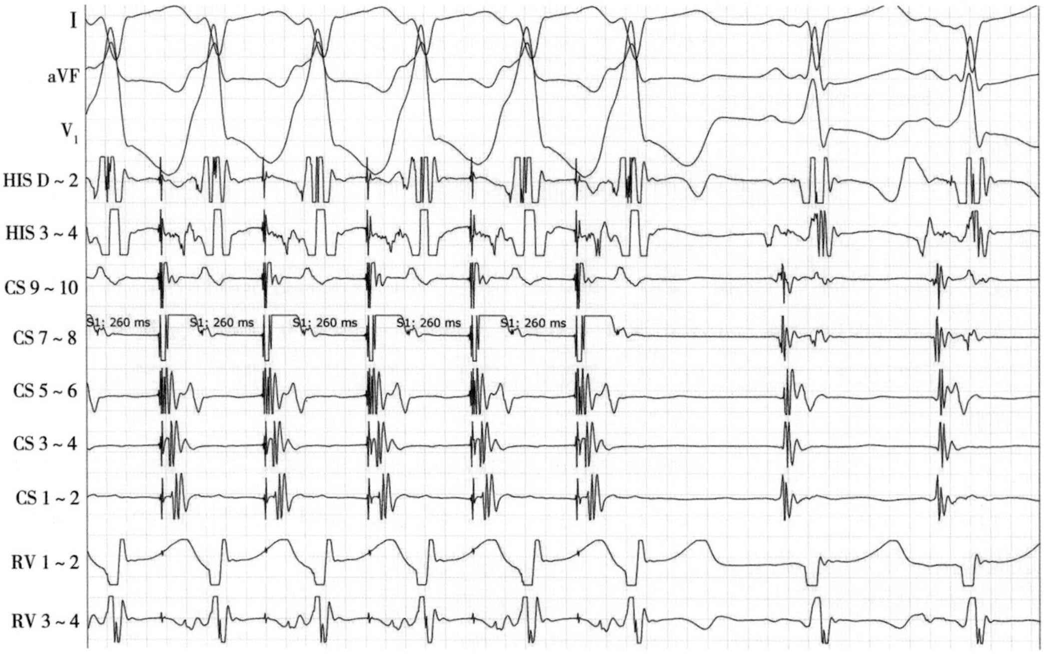

图 10-3-1　心房起搏下的完全预激及窦性心律下预激图形

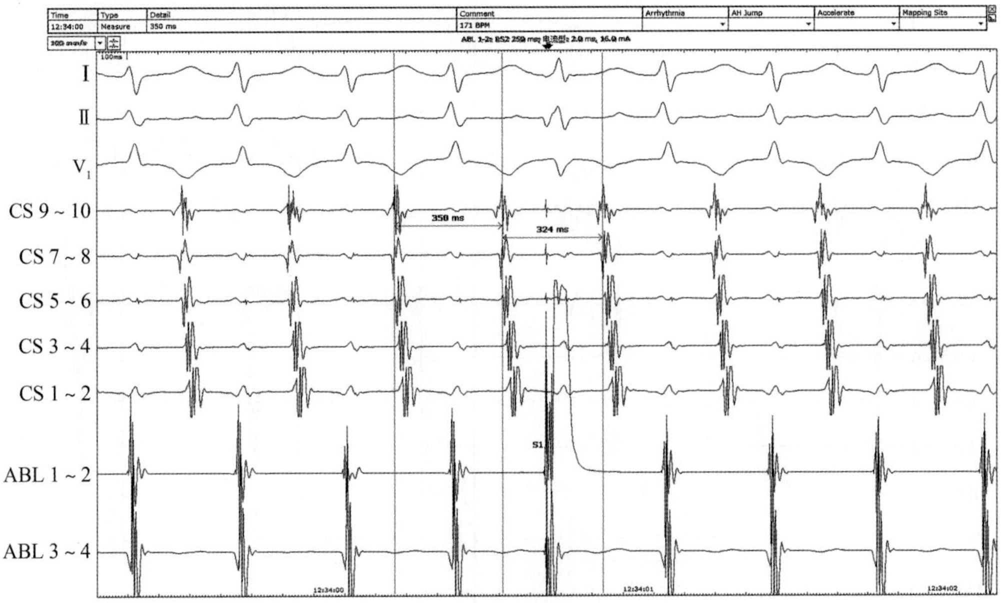

图 10-3-2　希氏束刺激的结外反应

图示以希氏束电极远端（希氏束 D-2）起搏间歇夺获希氏束。起搏后第 1 个体表心搏为宽 QRS（未夺获希氏束）SA=138 ms，第 2 个体表心搏为窄 QRS（夺获希氏束）SA=130 ms，同时 A 波激动顺序不变，CS 3 ～ 4 最早局部电位 VA 间期不变，符合左侧游离壁旁道

（Kenzo H, Kenichiro O, Xunzhang W, et al. Para-hisian pacing. A new method for differentiating retrograde conduction over an accessory AV pathway from conduction over the AV node[J]. Circulation, 1996, 94: 1027-1035.）

（Henthorn R W , Okumura K , Olshansky B , et al. A fourth criterion for transient entrainment: the electrogram equivalent of progressive fusion[J]. Circulation, 1988, 77(5): 1003-1012.）

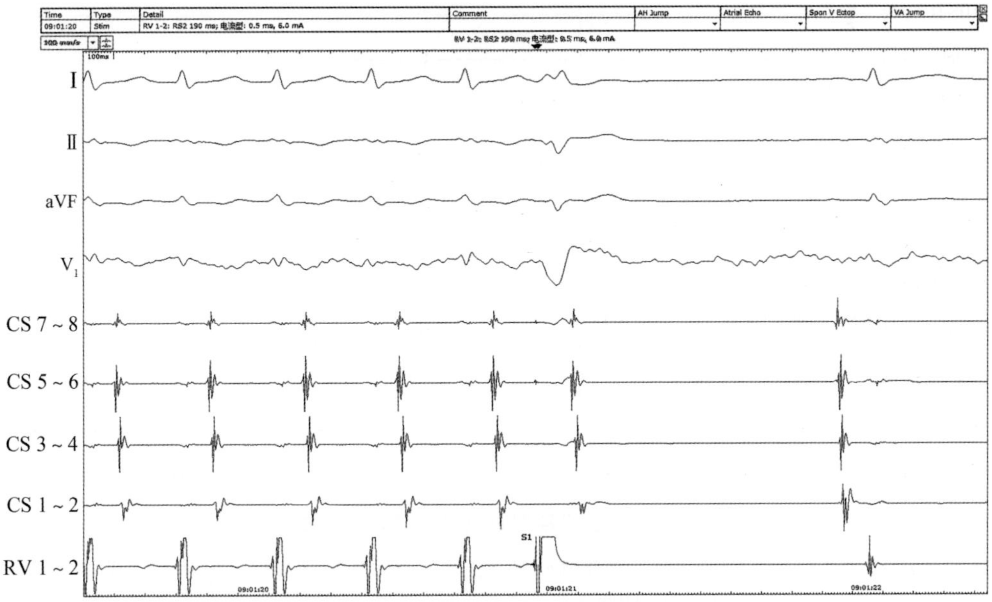

图 10-3-3　心室起搏呈偏心性心房激动

图示 RV 1 ～ 2 起搏，逆传 A 波最早激动在 CS 1 ～ 2，呈偏心性心房激动，提示左侧游离壁旁道

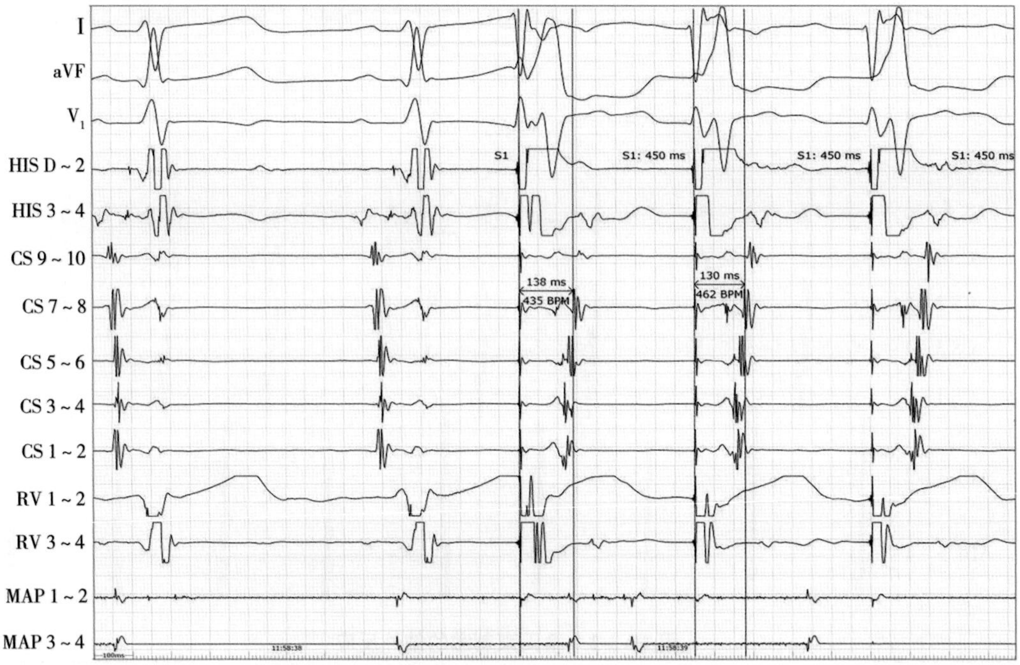

图 10-3-4　房室传导阻滞时心动过速自行终止

图示持续性室上性心动过速下给予右室心尖部期前刺激，逆传A波出现房室传导阻滞，可终止心动过速，更支持AVRT

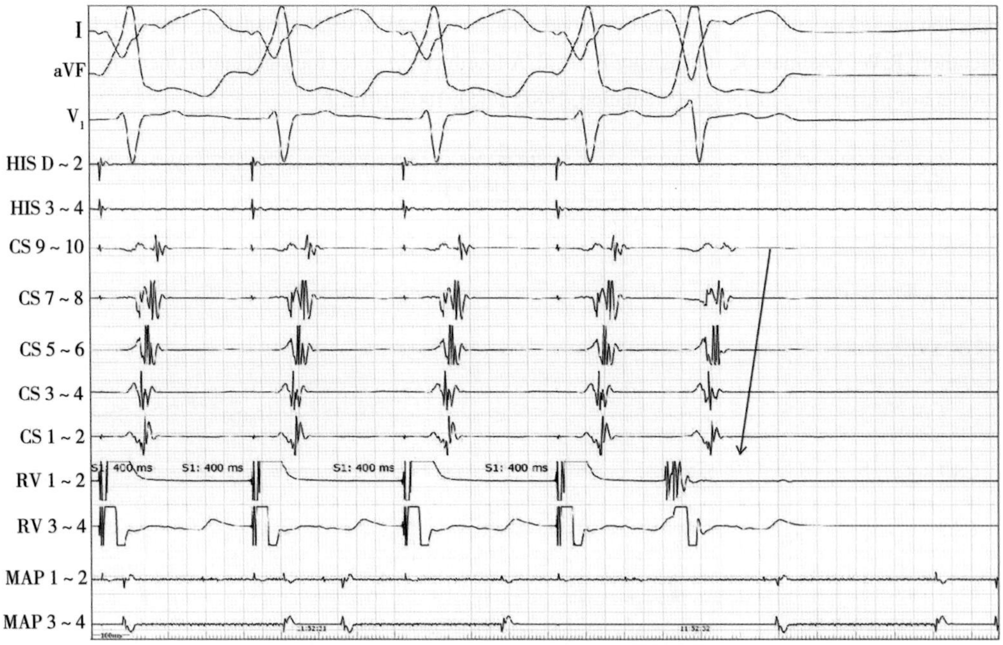

图 10-3-5　室性期前收缩鉴别室上性心动过速

图示持续性心动过速下利用RS2刺激出现融合波，提示落在希氏束不应期，此时A波提前且心房的激动顺序不变，证实旁道参与顺向型AVRT

（图 10-3-4、图 10-3-5 引自 Lau K C, McGuire M A, Richards D A B, et al. Perturbation of atrioventricular junctional an atrioventricular reentrant tachycardia circuits by a ventricular extrastimulus[J]. Aust NZ J Med, 1993, 23: 73.）

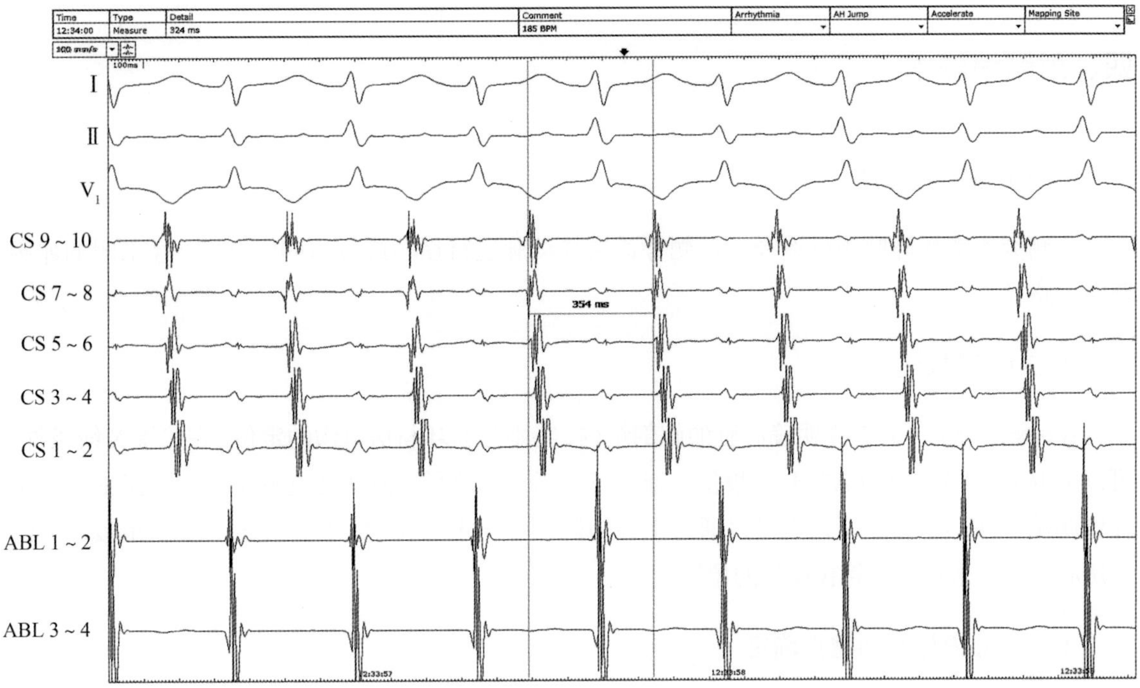

A

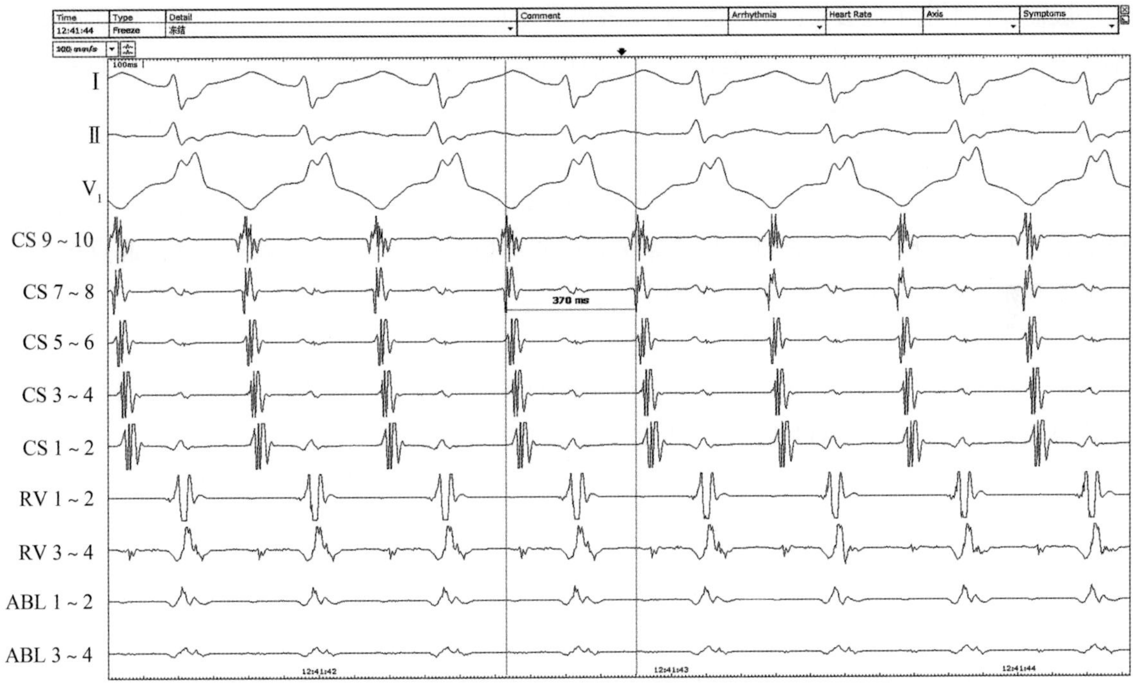

B

图 10-3-6　Coumel 现象

B 与 A 比较，当心动过速出现右束支传导阻滞图形时，心动过速周长 TCL 延长，符合右侧房室旁道诊断

四、射频消融术

（一）路径的选择

右侧旁道选择静脉顺行途径，左侧旁道选择动脉逆行途径或行房间隔穿刺 / 经未闭的卵圆孔至左房路径。

（二）解剖定位

在标测消融前，宜首先明确心脏的解剖结构，特别是瓣环与房室沟的定位。在二维 X 线条件下，可以采取 RAO 30° 及 LAO 45° 投位，通过三尖瓣活动负影、冠状窦电极及右室导管在 X 线下的显影明确。在三维模型下，也可以通过电磁矩阵图显示电极位置。同时通过双极 / 单极导管纪录心房心室电位来定位导管在瓣环的位置。

（三）心内标测和靶点确定

Jackman 等首先提出电激动图识别旁道顺向及逆向传导的准确位置[6]。旁道解剖学定位的确定一般需要以下电生理参数：①心房 / 心室最早激动时间；②局部房室 / 室房间期；③旁路电位。临床操作中一般通过预激或心房起搏经旁道前传中最短的 AV 间期及顺向型 AVRT 或心室起搏经旁道逆传的最短 VA 间期可定位旁道的心室 / 心房插入点。

1. 前传房室旁道的标测

（1）标测房室旁路心房插入点：将电极导管置于相应的房室瓣环进行连续起搏，寻找最短的刺激信号与 δ 波间距部位，该部位即房室旁路的心房插入端。由于心房侧辨识 δ 波起点难度较大且易受到刺激信号干扰，该方法较少应用。

（2）标测房室旁路心室插入点：将电极导管置于相应的房室瓣环，在完全预激或心房起搏产生最大预激波时，心室最早激动点即房室旁道的心室插入端（图 10-3-7）。在最早的心室激动点使用单极记录局部电位呈 QS 型可进一步证实预激波的心内膜突破点[7]。

（3）旁道电位：旁道电位的存在有助于旁道定位，然而在多数病例难以标测到。有学者认为旁道电位的电基础是分裂 A 波代表房室异常传导，类似电位在三尖瓣下移畸形伴发旁道的病例多见[5, 6-7]（图 10-3-8）。

2. 逆传房室旁道的标测

（1）将电极导管置于相应的房室瓣环，在顺向型 AVRT 时标测最早心房激动点。一般认为心动过速时标测最为准确，但心动过速不能稳定发作及患儿不能耐受长时间快速心率使该标测方法受到限制[8-9]。

（2）将电极导管置于相应的房室瓣环，进行心室起搏，标测最早心房激动点，但需排除外心室起搏激动通过房室结逆传至心房的可能[10]（图 10-3-9 ~ 图 10-3-11）。

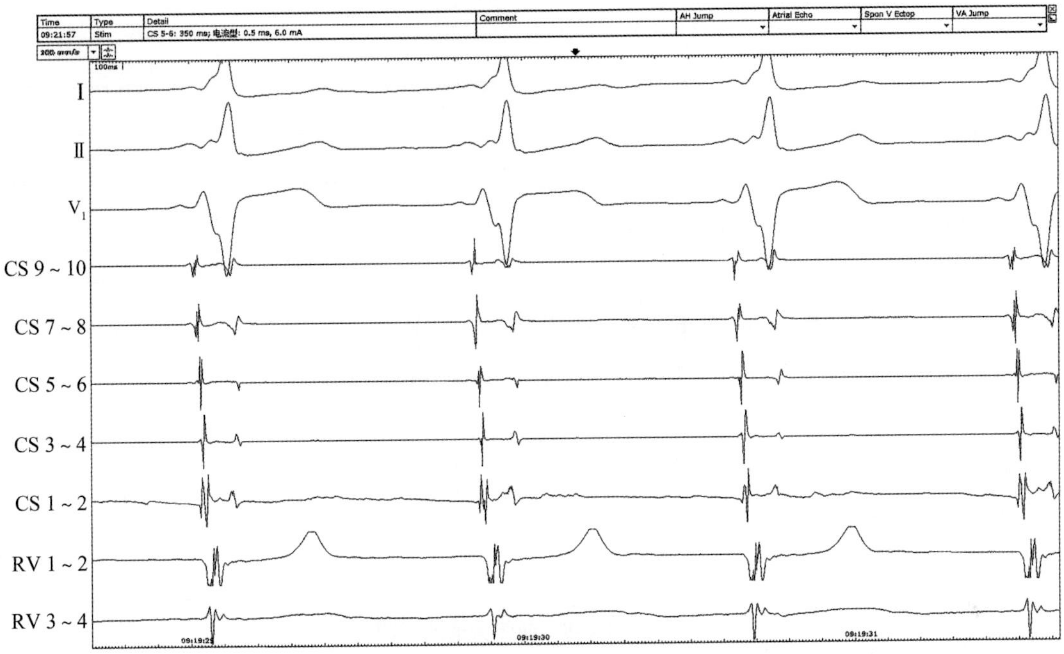

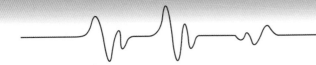

图 10-3-7　右侧显性旁道腔内电图

图示在完全预激下，右室电极位于心室最早激动点即房室前传旁道的心室插入端

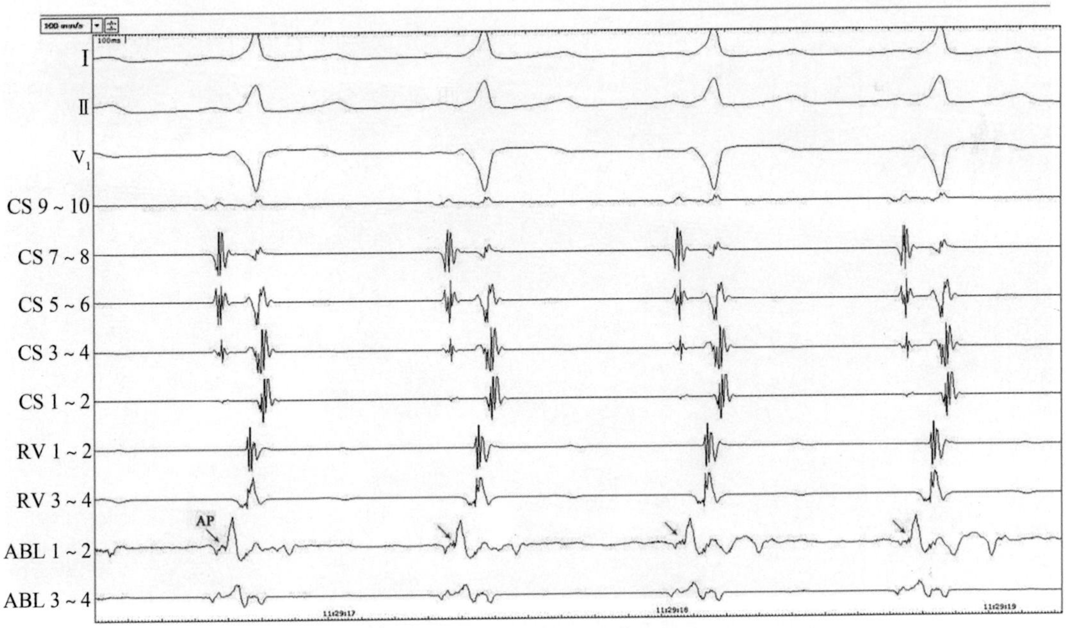

图 10-3-8　右侧显性旁道腔内电图

图示 ABL 1 ～ 2 在三尖瓣环 11：00 标测到最提早的 V 波，其前可见高频低幅旁道电位

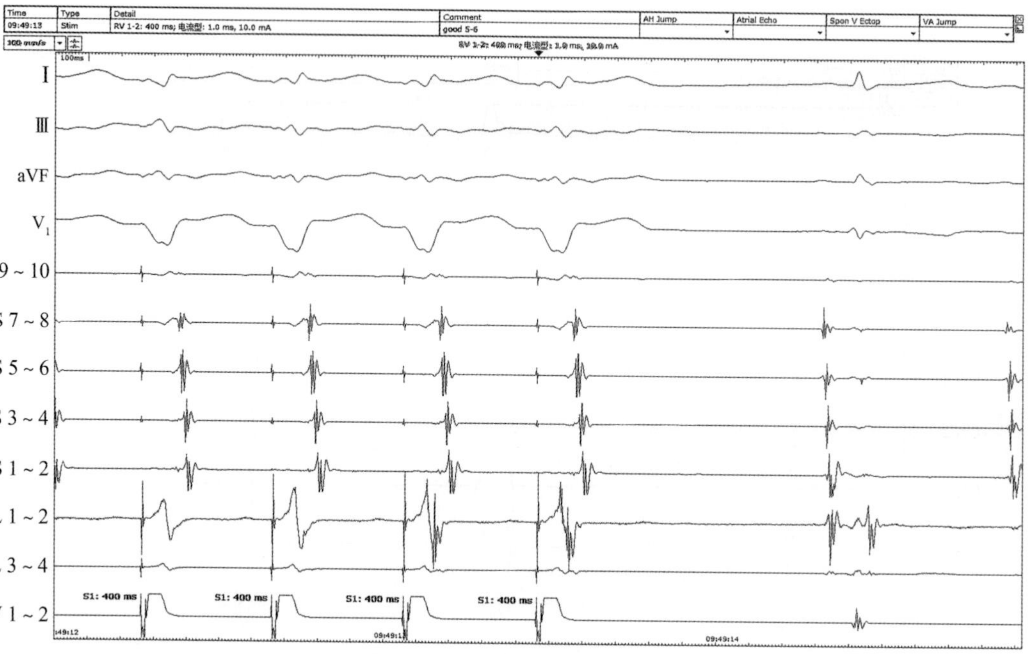

图 10-3-9　逆传旁道的标测

图示腔内电图 RV 1 ~ 2 心室起搏，消融导管 ABL 1 ~ 2 标测 VA 融合的最早心房激动点靶点

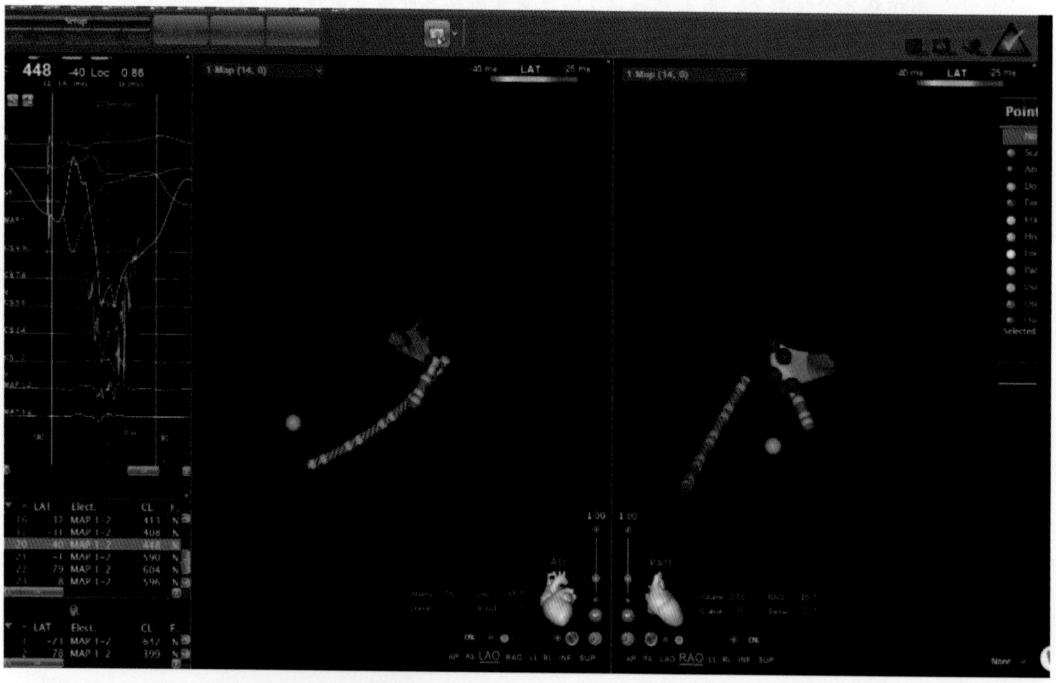

图 10-3-10　三维系统心室起搏下标测最早逆传心房激动点

图示三维系统标测左侧游离壁逆传旁道。腔内图见心室起搏，MAP 1 ~ 2 消融导管局部电位最早，以黄色点标记左侧希氏束电位，红色点标记消融点

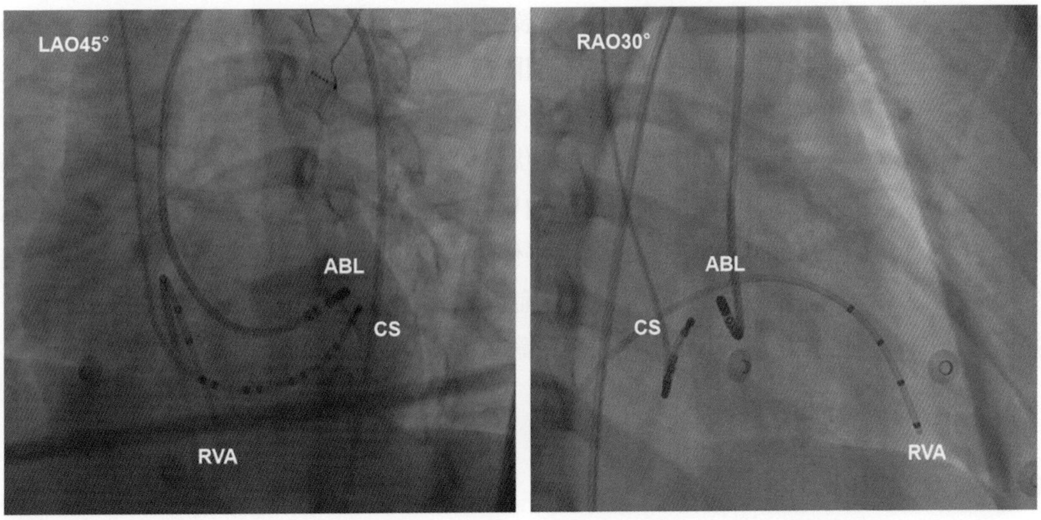

A B

图 10-3-11 X 线下靶点图

图示左侧游离壁房室旁道靶点。A. 左前斜 LAO 45° 下靶点对应 CS 1 ~ 2；B. 右前斜 RAO 30° 下靶点对应房室瓣环心室侧

（四）消融方式和功率

（1）温控模式：对于儿童患者 AVRT 的导管消融，应尽量采用温控模式保证手术安全。通常设置温控温度 50 ℃，在消融开始后监测导管头端温度到达 43 ~ 50 ℃。在 5 ~ 10 s 监测检验消融是否有效，如果表现为旁道阻断（预激消失、心动过速终止、房室传导顺序变化、局部电位分开等），则继续巩固消融 60 ~ 90 s，而对患儿根据年龄体重、靶点位置及个体情况缩短或延长；否则，应停止放电重新标测，以保证心肌损伤在最低程度。成人消融的最高温度可达 70 ℃，但患儿甚少，一般≤ 60 ℃。

（2）功控模式：射频消融通过控制射频功率调整导管头端的能量传递使局部组织温度升高达到生物变性的目的。在一定的功率下能否使头端组织达到特定的预设温度，和导管与组织贴靠的面积、角度、压力、阻抗、稳定性、周围液体的流速等因素相关。不同部位房室旁道的消融功率有所差异，游离壁旁道的功率比间隔部旁道功率要求较低。儿童消融功率一般设置在 30 W。

（3）冷盐水模式：儿童房室旁道消融一般较少采用冷盐水灌注模式，仅在部分病例靶点位于冠状静脉窦内部或瓣下消融心室插入点时，由于血流稀少缓慢造成升温较快而功率低时可考虑采用冷盐水模式，设置冷盐水走速 17 ~ 30 mL/min，功率 30 ~ 35 W，温度 43 ℃。如果温度上升过快＞ 40 ℃，可适当增加盐水流速或调整导管位置，降低局部温度。

（4）能量滴定：小婴儿旁道消融、高危的希氏束旁旁道消融及房室结慢径改良消融时需采用能量滴定法。可设置功率 5 ~ 10 W 起始，持续 5 ~ 10 s，密切监控消融反应，逐渐增加消融功率直至达到目标温度和功率。

（5）冷冻消融：基于球囊导管的冷冻消融在 2003 年被批准用于各种心律失常的消融。此后该技术出现越来越多应用于患儿的报道。经典的冷冻消融系统，允许在 –40 ~ –30 ℃的导管头端温度下进行冷冻消融，在这个温度下导管接触下及附近组织失去电活动功能。一般在冷冻温度下

4 min 后，组织细胞冻结，随后出现膨胀并且爆裂，典型的冷冻消融损伤病灶直径为 3 ～ 6 mm。冷冻消融技术常用于心房纤颤环肺静脉消融及间隔部病变的室上性心动过速。儿童冷冻消融主要集中在 AVRT，前、中间隔部的病变，如希氏束旁道介导的 AVRT 及室间隔部起源房性心动过速等。与射频消融相比，冷冻消融具有下列潜在的优势：①在永久损伤之前产生可逆性的冷冻损伤；②标测导管头端在冷冻后对心内膜的黏附可增加导管的稳定性；③明确的低温边缘对邻近冠状动脉的影响较少；④血栓形成的发生率较低。这些优势都跟高危部位病变及婴幼儿的消融安全性相关。在儿科患者中，射频消融最常见的主要并发症是房室传导阻滞，其次是穿孔及冠状动脉损害，这些并发症在冷冻消融组中的发生率都比射频消融组更低[4-5]。

（五）消融终点的判定和检验

1. 前传旁道的阻断

①δ 波的消失、预激图形及短 PR 改变；②窦性心律下及不同频率心房起搏未见 δ 波预激图形；③靶点局部电位分开，房室激动顺序正常（图 10-3-12）；④不同频率下心房起搏，提示符合房室结传导；⑤药物试验采用腺苷、ATP 及异丙肾上腺素不能诱发。

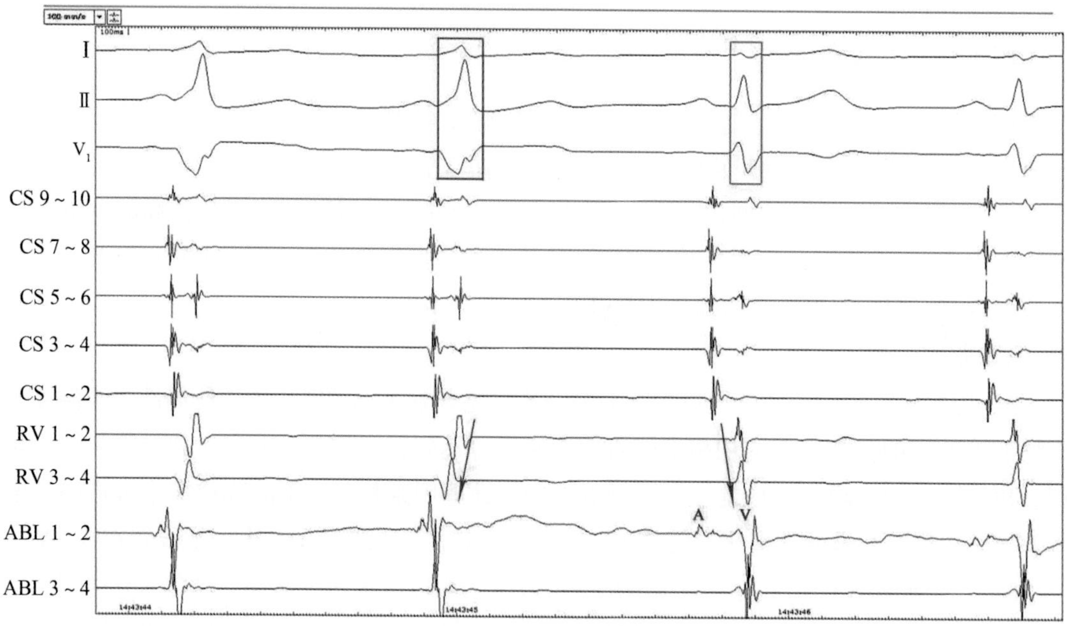

图 10-3-12　前传旁道的阻断

图示消融过程中自第 3 个心搏始，体表心电图见 δ 波及预激图形的消失，RV 心室激动顺序改变，ABL 1 ～ 2 局部电位 AV 分开，考虑顺传旁道阻断

2. 逆传旁道的阻断

①心室起搏，室房递减传导或室房分离（图 10-3-13）；②心室起搏，逆传心房顺序正常；③药物试验采用腺苷、ATP 及异丙肾上腺素不能诱发。

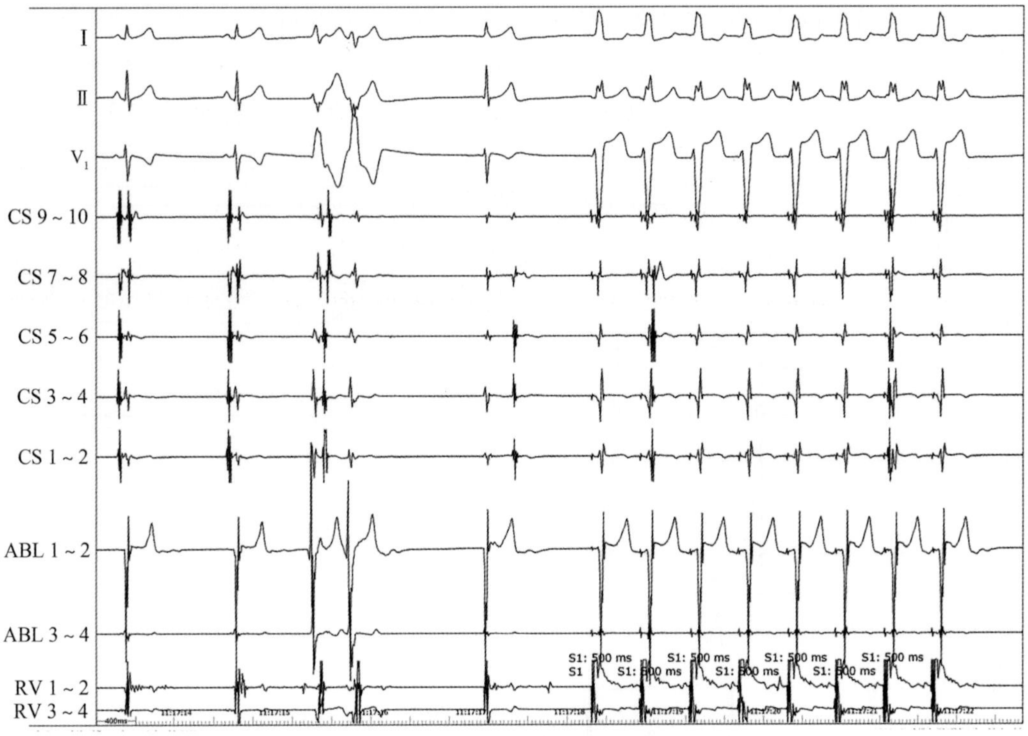

图 10-3-13　AP 消融后药物试验证实正逆向旁道阻断

图示腺苷注射后，房室结传导阻滞，未见房室传导（排除前传旁道）。心室起搏 VA 分离，未见室房逆向传导（排除逆传旁道）

（六）特殊旁道消融的策略

1. 三尖瓣下移畸形合并右侧房室旁道的消融

三尖瓣下移畸形（Ebstein 畸形）的病理解剖特点是三尖瓣隔瓣和后瓣的瓣环附着点下移而产生不同程度的房化心室，导致三尖瓣及右心室功能障碍。25% ~ 30% 的 Ebstein 畸形患者可能发生 AVRT。5% ~ 25% 的 Ebstein 畸形患者无心动过速临床症状，仅体表心电图可见预激波。而在所有旁道患者及仅右侧旁道患者中，Ebstein 畸形发生率为 2% 及 9%[11]。

50% 的 Ebstein 畸形合并旁道患者为多旁道，其中左侧旁道的标测消融同其他左侧旁道大致相同。右侧旁道多位于发育异常的三尖瓣环上，在影像学可表现为异常的解剖位置，在电解剖图上仍以相应的房室电位比例（AV 关系）明确瓣环定位。由 50% 的病例能记录到碎裂的心内膜电位，表现为持续 50 ms 的高频低幅尖峰电位，或分裂的 A/V 波，因此导致标测时难以辨认区分 AV 关系及最早的心房心室激动。可以采用心房心室期前刺激，当达到旁道不应期导致房室脱落，有助于区分房室激动。

2. 间隔旁道的消融

根据旁道与希氏束、房室结及冠状窦口的关系，可分为前间隔、中间隔、后间隔旁道。左前间隔旁道一般甚少见报道，发病率＜ 0.5%，部分病例见经房间隔途径或经心大静脉消融成功，因损伤风险较大对患儿需尤为谨慎。右前间隔旁道需注意为希氏束旁旁道，此时导管可同时记录到旁道电位及希氏束电位并满足旁道正逆向传导最早心室 / 心房激动（图 10-3-14、图 10-3-15）。该类旁道较易发生短暂机械性阻断，导致手术时间延长及远期成功率降低。操作时动作轻柔，消融过程注意导管稳定性及严密监测房室传导。相比传统二维标测，三维标测系统可精确标记希氏束分布及激动顺序图[12-13]，能提高希氏束旁旁道消融的成功率，减少并发症（图 10-3-16）。

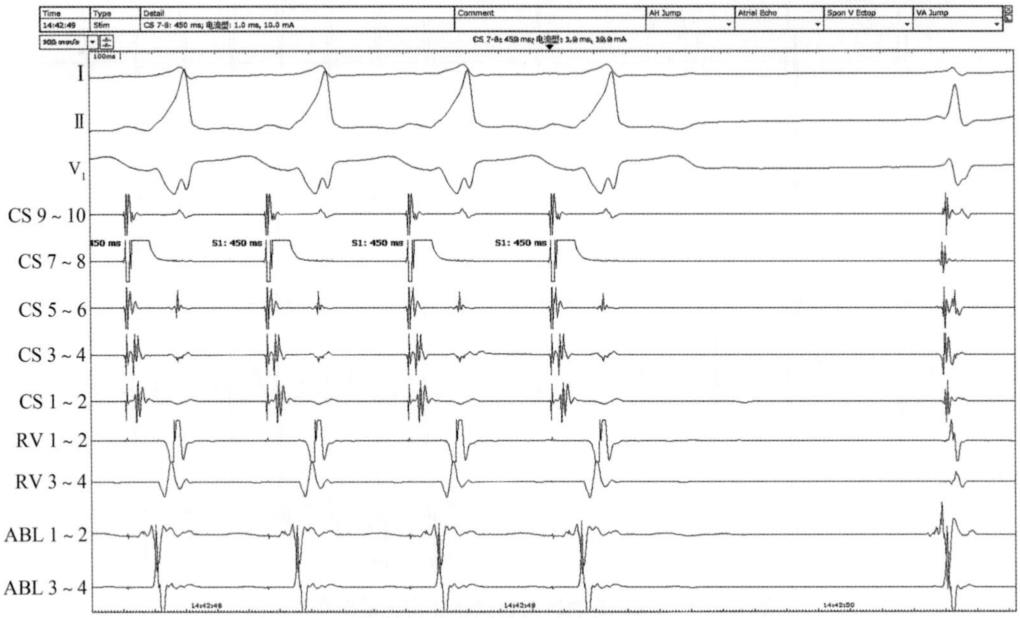

图 10-3-14　希氏束旁隐匿性旁道

图示心室起搏 ABL 局部电位为最早逆传 A 波，VA 融合，窦性心律下 ABL 局部见希氏束电位

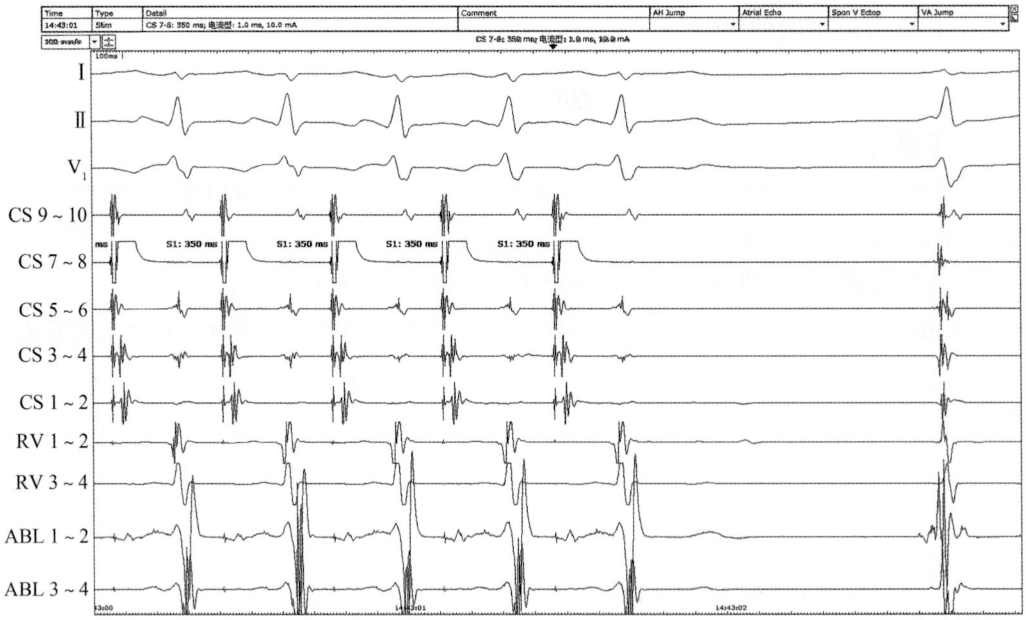

A

图 10-3-15　希氏束旁显性旁道

A. 窦性心律下体表心电图提示预激图形考虑前间隔旁道，CS 心房起搏完全预激下 ABL 位于最早激动顺序 V 波，此时 AV 融合无法判断希氏束电位；B. ABL 位于相同位置，CS 心房递减起搏至旁道不应期，房室经房室结传导，此时 ABL 局部电位可见 A-His-V，该处较易发生结性心律甚至房室传导阻滞

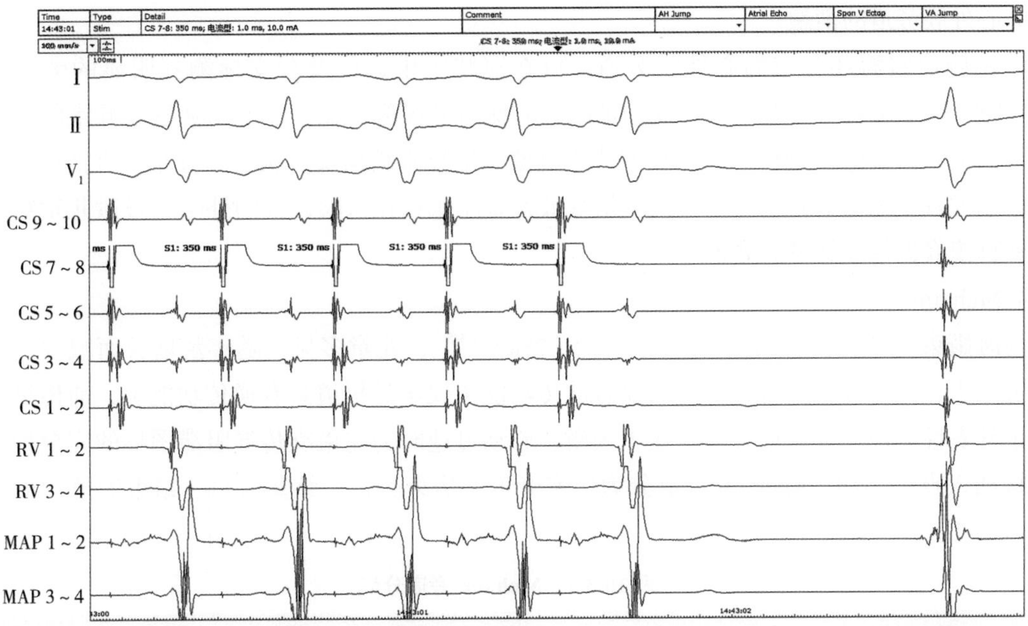

B

图 10-3-15　（续）

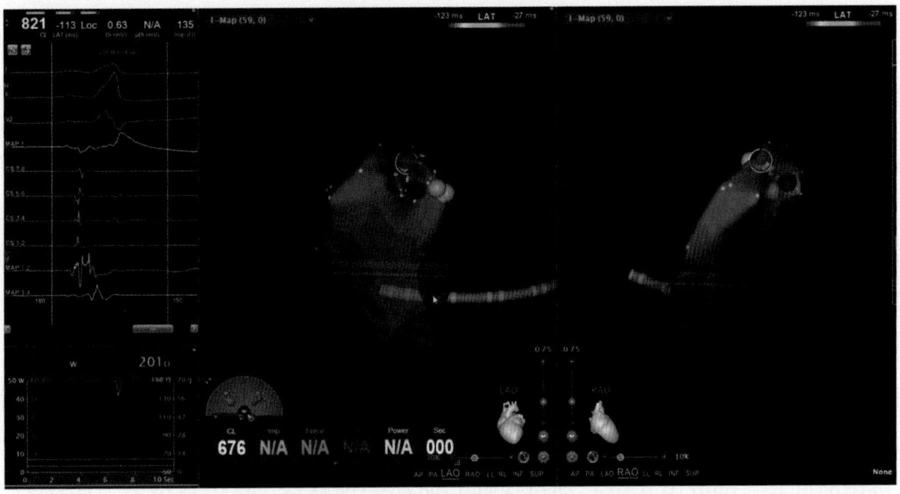

图 10-3-16　三维系统标测前间隔显性旁道

图示三维系统记录三尖瓣环电激动顺序标测图，以不同颜色为激动时间赋值，红色最早，紫色最晚。腔内图 MAP 1 ～ 2 局部最早激动 AV 融合电位，黄色点为希氏束电位分布，红色点为标测消融点

中间隔旁道可见于左侧及右侧，应考虑房室结旁旁道，消融时需尤为谨慎，应尽量选择房室瓣环的心室面，或考虑无冠窦内消融。

右后间隔旁道紧邻冠状窦口沿三尖瓣环分布，左后间隔旁道位于二尖瓣环心室面的后间隔部，部分病例可见冠状窦内部的心外膜、心中静脉等分支或憩室。儿童患者进行冠状窦内的操作需轻柔谨慎，当出现阻抗升高或消融时温度上升过快而功率无法上升时，需调整消融导管的贴靠张力，合理选择冷盐水灌注模式，避免穿孔的发生及冠状动脉损伤。需密切关注心电 ST-T 改变，注意冠状动脉损伤与心包炎性积液鉴别。

3. 心外膜旁道的消融

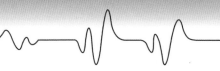

沿左侧房室瓣环分布的心外膜旁道，可在冠状窦中远段及分支标测到明显的旁道电位，4% ~ 10% 儿童患者可在冠状窦内成功消融。右侧心外膜旁道需注意心房憩室或异常的冠状动静脉血管引流，必要时可进行对应靶点的造影显象明确异常结构及冠状动脉分布。有报道通过心内膜冷盐水灌注消融心外膜旁道[14]，但儿童患者需注意穿孔风险，仅国外罕见报道儿童穿刺心包或内外科镶嵌进行心外膜消融病例。

4. Mahaim 旁道的消融

马海姆束（Mahaim 旁道）发病率较低（2%）[4-5]，儿童多见，随年龄增长而减少。成人少见，可见于正常心脏。其特点为一般仅有前传功能（仅罕见报道具有逆传功能），前传呈递减传导，正常窦性心律下预激成分较少或无预激，心动过速时为左束支传导阻滞图形的完全预激。根据连接插入点的不同，Mahaim 旁道分为房室旁道、房束旁道、结室旁道、结束旁道、束室旁道（表 10-3-1）。

表 10-3-1 Mahaim 旁道分型

分型	连接插入点
房室旁道（慢传导旁道）	起源于心房，止于心室肌
房束旁道（慢传导旁道）	起源于心房，止于右束支
结室旁路	起源于房室结慢径路，止于心室肌
结束旁路	起源于房室结慢径路，止于右束支
束室旁道	起源于左右束支的近端，止于心室肌

Mahaim 旁道好发于右侧，房室束的低位插入点一般位于瓣环下 2 ~ 3 cm 对应的下部心室深部，但有时也可能在三尖瓣环心室面。房束旁道由于前向传导缓慢，可见长 RP 心动过速表现，其低位插入点位于右束支的远端。结室 / 结束旁道标测消融策略为预激时最早心室激动点，可为瓣环、紧邻瓣环或在右束支远端，部分病例可考虑行房室结慢径消融。

5. 具有递减传导特性的房室旁道介导持续性交界性心动过速的消融

由具有逆向递减传导特“慢旁道”介导的顺向型 AVRT 既往被定义为持续性交界性心动过速（PJRT），其具有长 RP 心动过速的特点，由于传导缓慢、心动过速周长较长，导致心室率偏慢、起病隐匿、持续时间长，部分患儿以心动过速性心肌病表现就诊。除少数患者发生于左 / 右游离壁，80% 慢旁道位于冠状窦口附近，心电图可见下壁导联负向的 P 波，因此需与不典型（快 - 慢型）房室结内折返性心动过速及窦口附近起源的房性心动过速鉴别（见本书心电生理检查相关章节）。通过心动过速或心室起搏标测最早逆传心房波，大部分病例可在冠状窦口及冠状窦内近端消融成功，部分病例需行左侧心内膜消融。

五、成功率与复发率

李小梅等报道，我国 AVRT 患儿接受射频导管消融术首次消融成功率 97.7%，复发率 4.0%，其中原旁道复发率 2.4%，新发旁道 / 心动过速复发率 1.6%。右前 / 中间隔旁道首次消融成功率较低（88.2%），原旁道复发率较高（19.4%）[1-2]。根据国内外多中心文献报道，儿童 AVRT 消融后再次出现临床症状需要再次消融的比例为 5% ~ 10%，也有报道指出小部分复发患儿可能因无症状的“静止性旁道”而被低估。常见旁道复发的危险因素包括低年龄体重患儿、希氏束旁旁道、多旁道、合并三尖瓣下移畸形旁道、合并器质性心脏病及基因异常的肥厚型心肌病等。

六、并发症与预防

（1）AVRT 射频消融并发症总体发生率为 3.8%[1-2, 5]，最常见的并发症包括心包积液、外周血管损伤、瓣膜损伤、心脏传导阻滞、血栓。严重并发症主要为高度及完全性房室传导阻滞、心脏穿孔（心脏压塞）、中 - 重度主动脉瓣损伤、升主动脉夹层、冠状动脉损伤、严重心脑血管意外（大面积脑梗）。其中，消融前中间隔旁道所引发不可逆的完全性房室传导阻滞尤为受到术者及患者的关注。根据不同中心经验下列措施可减少该类并发症的发生：①严格把握儿童患者年龄体重及适应证；②选择获得最佳导管稳定性的途径及辅助鞘管；③采用能量滴定法从较低功率温度起始；④采用冷冻消融；⑤根据起搏夺获反应辨别远近场希氏束电位；⑥射频时严密监测，如果出现交界心律或逆传阻滞时立即停止放电；⑦把握消融靶点的 AV 比例关系；⑧避免在房室结 / 希氏束相关区域盲目多点消融[15-17]。

（2）儿童经静脉顺行途径进行操作，需注意避免右心耳和游离壁损伤，右房内使用长鞘管及消融导管打弯时动作要轻柔，消融时注意阻抗及控制功率温度，避免因肌层温度过高发生气泡爆破。如需行右房穿刺房间隔操作，需注意操作规范，必要时可在食道（TEE）或心腔内超声（ICE）监测下进行。应在 X 线下或三维系统解剖模上进行希氏束标记，避免反复在房室结 - 希氏束区域粗暴操作引起机械损伤阻断。

（3）经动脉逆行途径的主要风险较常见动脉血管并发症（股动静脉瘘、假性动脉瘤、动脉夹层）、瓣膜损伤、左冠状动脉主干损伤和房室传导阻滞。受儿童体型、血管条件及目前器械限制，一般＜ 15 kg 的患儿动脉途径需置入 6 ~ 8F 鞘管，避免引起动脉血管并发症。同时，在经主动脉瓣进入左室时，建议导管打弯并轻柔转动推进，避免导管损伤冠状动脉、升主动脉内膜和主动脉瓣。沿二尖瓣环标测消融注意避免缠绕二尖瓣腱索乳头肌，左后间隔旁路消融时注意避免损伤希氏束穿隔部及分叉部。

（4）血栓与抗凝：与射频消融引起栓塞风险相关的一个重要危险因素是血栓及焦痂，其形成的机制包括内皮破坏激活血栓形成；血液成分热变性促血栓与凝固物形成；过度加热导致病损焦痂、凝固物、血栓；电极、消融导管、鞘管等作为异物的放置与血小板黏附、凝血酶 - 抗凝血酶Ⅲ及 D- 二聚体水平升高相关。如果同时存在其他血栓形成特别是左心系统血栓高危因素，如心内 R-L 分流，发绀型先天性心脏病、血液系统高凝状态等需尤为谨慎[18]。操作过程中使用肝素抗凝可以减少血栓形成，儿童剂量为 50 ~ 100 U/kg。心内导管留置及消融时间延长，有必要经验性每小时追加首次积累的半量或通过监测全血凝固时间调正追加剂量。术后根据消融部位、范围、时间及高危因素，评估血栓风险，调整抗凝抗血小板方案[19]。

（5）X 线放射：对于儿童患者和术者的潜在危害还包括标测消融过程中射线照射的电离损伤。研究显示，在累积射线量＞ 60 min 人群中发生终身远期风险包括骨髓恶变 12%，乳腺恶变 15‰，肺部恶变 71‰，其他致死性恶变 0.7‰ 等[3-4]。因此对于患儿，应遵循“最低剂量原则”，尽量缩短 X 线曝光时间，采用三维标测辅助下的绿色消融有重要意义。

七、技术进展

随着三维标测技术进一步的发展，如电磁结合的 CARTO3 系统、FAM 建模、压力反馈技术、高精密度标测技术及 CARTO Univu、CARTO Sound 等模块的开发应用，能进一步显著缩短 X 线曝光时间和减少辐射剂量，为实现“绿色电生理”提供有力的技术支撑。目前代表三维心脏电生理标测系统国际领先水平的产品主要为 Biosense Webster 推出的 CARTO® 3 系统及雅培推出的 EnSite PRECISION 系统。CARTO 系统是三维电解剖标测系统的代表，通过磁导航导管在心脏中的位移位置与定位板的固定磁场两者相对的空间变化，重构心脏的三维立体解剖图。同时能通过电极导管在心内、外膜的接触记录心脏电流变化，在解剖图上描绘电位变化图，完成三维电解剖建模标测。该系统将心内电生理信息与腔内空间解剖结构结合在一起，可以确定激动的起源、传导序列、环形激动及瘢痕组织等，便于标测及消融心律失常病灶。EnSite 系统以电场定位功能为主，可同时获取局部解剖位置结合电激动图、电压图和电传导图等电信号的心脏三维标测系统，除此之外，EnSite 系统还具有更佳的开放兼容性，可连接不同的二维或三维电极导管并在三维系统上显示。

此外，以三维系统为核心的新型标测与消融导管材料包括冷盐水灌注导管、压力监测消融导管、三维心腔内超声导管、高精密度标测导管、三维鞘管、量化消融指数、自动标测技术等，都在不断提升儿童电生理手术效率和手术安全性。

（曾少颖　梁东坡）

参考文献

[1] 李小梅，李奋，曾少颖，等．全国儿童心内电生理检查及射频消融多中心资料分析 [J]. 中华心律失常学杂志，2014, 18(1): 9-16.

[2] 中华医学会心电生理和起搏分会小儿心律学工作委员会，中华医学会儿科学分会心血管学组，中国医师协会儿科分会心血管专业委员会．中国儿童心律失常导管消融专家共识 [J]. 中华心律失常学杂志，2017, 21(6), 462-470.

[3] Allen HD. Moss and adams heart disease in Infants, children, and adolescent. Including the fetus and young adult, 2vols[M]. Ninth Edition. Lippincott Williams & Wilkins, 2016.

[4] Zipes DP. Cardiac electrophysiology: from cell to bedside[M]. sixth edition Saunders/Elsevier, 1995.

[5] Josephson ME . Clinical cardiac electrophysiology[M]. fourth edition. Lippincott Williams & Wilkins, 2008.

[6] Jackman WM, Friday KJ, Yeung-Lai-Wah JA, et al. New catheter technique for recording left free-wall accessory atrioventricular pathway activation. Identification of pathway fiber orientation[J]. Circulation, 1988, 78(3): 598-611.

[7] Critelli G, Greco C, Ambrosini M, et al. Electrophysiolgical characterization of an accessory atrioventricular pathway using direct recording of electric potenotials[J]. Cardiology, 1988, 33(5): 541.

[8] Lau KC, McGuire M, Ross DL, et al. The specificity and sensitivity of VA intervals and ventricular extrastimulus timing in the diagnosis of reentrant junctional and posteroseptal accessory pathway tachycardia[J]. Aust NZ J Med, 1989, 19: 545.

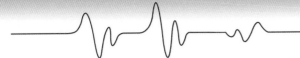

[9] O'Callaghan WG, Colavita PG, Kay GN, et al. Characterization of retrograde conduction by direct endocardial recording from an accessory atrioventricular pathway[J]. J Am Coll Cardiol, 1986, 7(1): 167-171.

[10] Benson DW Jr, Smith WM, Dunnigan A, et al. Mechanisms of regular, wide QRS tachycardia in infants and children[J]. Am J Cardiol, 1982, 49: 1778-1788.

[11] Philip Saul J, Kanter RJ, Writing Committee, et al. PACES/HRS expert consensus statement on the use of catheter ablation in children and patients with congenital heart disease[J]. Heart Rhythm, 2016, 13(6): e251-e289.

[12] Schreireck J, Ndrepepa G, Zrenner B, et al. Radiofrequency ablation of cardiac arrhythmias using a three-dimensional real-time position management and mapping system[J]. Pacing Clin Electrophysiol, 2002, 25(12): 1699-1707.

[13] Drago F, Silvetti MS, Pino AD, et al. Exclusion of fluoroscopy during ablation treatment of right accessory pathway in children[J]. J Cardiovasc Electrophysiol, 2002, 13(8): 778-782.

[14] Cronin EM, Bogun FM, Maury P, et al. 2019 HRS/EHRA/APHRS/LAHRS expert consensus statement on catheter ablation of ventricular arrhythmias[J]. J Arrhythmias, 2019, 35(3): 323-484.

[15] Rosen KM, Dhingra RC, Loeb HS, et al. Chronic heart block in adults: clinical and electrophysiological observations[J]. Arch Intern Med, 1973, 131: 663-672.

[16] DuBrow W, Fisher EA, Amaty-Leon G, et al. Comparison of cardiac refractory periods in children and adults[J]. Circulation, 1975, 51(3): 485-491.

[17] McAnulty JH, Murphy E, Rahimtoola SH. A prospective evaluation of intrahisian conduction delay[J]. Circulation, 1979, 59: 1035-1039.

[18] Page RL, Joglar JA, Caldwell MA, et al. 2015 ACC/AHA/HRS Guideline for the management of adult patients with supraventricular tachycardia: a report of the American College of Cardiology/American Heart Association Task Force on Clinical Practice Guidelines and the Heart Rhythm Society[J]. J Am Coll Cardiol, 2016, 67(13): e27-e115.

[19] Wu S, Yang Y, Zhu J, et al. Meta-analysis of efficacy and safety of new oral anticoagulants compared with uninterrupted vitamin K antagonists in patients undergoing catheter ablation for atrial fibrillation[J]. Am J Cardiol, 2016, 117(6): 926-934.

第 4 节 希氏束旁旁道的冷冻消融

一、概述

右前 / 中间隔旁道由于紧邻希氏束，射频消融手术易损伤心脏正常传导束[1]，特别对于儿童，由于心脏 Koch 三角区域小，希氏束旁旁道的射频消融房室传导阻滞的发生率高达 4%[2]。我国多中心儿童射频消融研究结果显示，儿童右前 / 中间隔旁道占房室旁道发生率的 7.4%[3]，多因高风险并发症而放弃射频消融。

面临困局，以冷冻为能源的消融术在希氏束旁旁道消融中逐渐发挥重要作用。冷冻消融主要利用低温效应及晚发的细胞凋亡造成组织损伤，从而阻断异常传导通路。冷冻消融自 1977 年就已用于心脏外科手术中治疗伴发的各种心律失常如房室结折返性心动过速、房室折返性心动过速及室性心动过速等[4]，经静脉导管行冷冻消融始于 1991 年[2]。2003 年前后采用冷冻能量替代传统射频能量应用于儿童右间隔旁道的消融，结果安全有效，能显著减少房室阻滞的发生[3]。这主要与冷冻消融的冷冻标测及冷冻黏附作用两大优势有关[4-5]。冷冻消融相对于射频消融的优势在于通过 –40 ℃ ~ –30 ℃的冷冻标测使心肌组织暂时失去电生理活性而找出最佳消融靶点，如果靶点安全有效，可将靶点组织进一步冷冻至 –80℃（冷冻消融）（图 10-4-1）。因此，在冷冻标测或冷冻消融的初始阶段，即可对冷冻产生的良好效应和不良效应进行评估。必要时，在永久性损伤形成之前，可随时终止冷冻能量的释放。冷冻消融过程中导管头端和心肌之间就会形成冰球紧密黏附于心肌，使消融过程中导管位置稳定，不会因导管移位而意外误伤希氏束。有研究报道 81 例儿童接受冷冻消融（其中希氏束旁旁道 20 例），平均随访 8 个月无房室阻滞发生[6]。基于安全性的考虑，欧洲心脏病协会及先天性心脏病心律失常联合工作组推荐该类室上性心动过速的患儿采用冷冻消融治疗[7]。

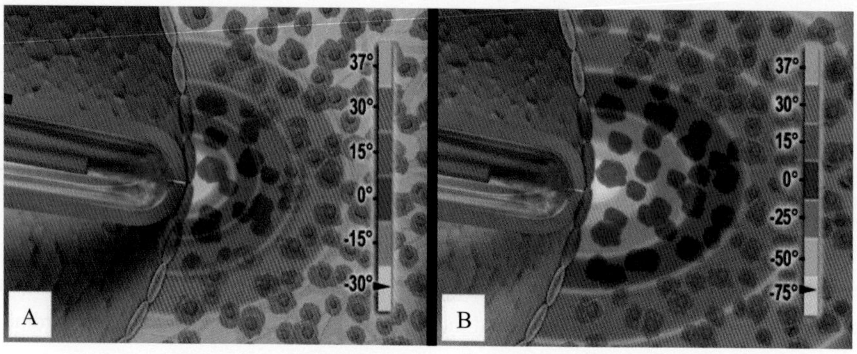

图 10-4-1　冷冻标测及冷冻消融组织损伤示意图

A. 冷冻标测（–30℃ ~ –40℃）可使心肌组织暂时失去电生理活性，停止冷冻标测后可恢复正常；B. 冷冻消融（–80℃）过程中导管头端和心肌之间就会形成冰球，从而紧密黏附于心肌，保持导管稳定贴靠

初期文献报道冷冻消融相对于射频消融的成功率偏低而复发率较高，间隔旁道冷冻消融成功率 78% ~ 90%，远期复发率 12% ~ 45%[6, 8]。采用以下方法可提高冷冻消融的有效性：①冷冻消融时间延长至 4 ~ 8 min，随后追加 1 次以巩固消融损伤；②选用 6 ~ 8 mm 冷冻大头消融导管；③对房室结折返性心动过速采用线性消融以扩大消融范围，由此冷冻消融与射频消融效果接近[7-8]。目前没有冷冻消融急性期及其后永久性房室传导阻滞并发症发生的报道，冷冻消融已成为射频消融外的另一种重要消融手段，较射频消融更具安全优势。2014 年 1 月冷冻消融设备正式获批进入我国。李小梅教授团队在国内率先应用冷冻消融治疗儿童希氏束旁旁道，已完成近 200 例儿童希氏束旁旁道的冷冻消融，中长期成功率为 88.6%，复发率 13.6%，无房室传导阻滞并发症发生[9]。冷冻消融成为传统射频消融的有益补充，对儿童快速型心律失常，特别是起源于房室结附近区域的各类型心动过速，提供了一个安全有效的消融方法。

二、冷冻消融方法和技术要点

（1）术前准备与心内电生理学检查方法：术前的准备工作、术中麻醉方法、放射防护方法、导管的选择、放置及电生理学检查对心律失常类型的诊断与射频消融方法相同[3]。

（2）消融靶点确定：经心内电生理检查确定为右前 / 中间隔旁道，采用冷冻消融导管精细标

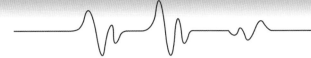

测。窦性心律或心室起搏时标测 AV/VA 融合点，靶点确定后精细调整消融导管位置，窦性心律时选择小 A 大 V 处作为消融靶点。

（3）冷冻消融方法：采用冷冻消融控制仪（N_2O 作为冷凝剂）及头端电极长度 6 mm 的 7Fr 冷冻消融导管（美敦力公司）。消融靶点确定后，窦性心律下进行消融。①冷冻标测：–40 ℃ ~ –30 ℃行冷冻标测，确认该靶点是否能阻断旁道，同时不损伤希氏束，每次冷冻标测时间＜ 30 s；②冷冻消融：冷冻标测确定有效靶点后，采用 –80 ℃消融，每次冷冻 4 ~ 8 min，重复 1 ~ 2 次。术毕观察半小时，行心内电生理检查验证疗效。

文献报道延长冷冻时间及增加消融次数可以降低复发率。李小梅教授团队资料中冷冻消融 4 min × 2 次对比 8 min × 1 次的方案，对消融效果及复发率并无明显影响[9]。消融靶点位于房室传导阻滞发生风险较高的位置，选择 8 min × 1 次的方案；因为冷冻复温过程中，导管尖端解冻后会脱离移位而难于再次精确复位冷冻，同时也增加了传导束的损伤。因此建议：对于相对安全靶点，选择 8 min × 2 次；对于风险较高的靶点，冷冻 8 min × 1 次即可达满意效果[9]。

（4）冷冻消融的安全性：冷冻消融的安全性是相对的。冷冻标测阶段未发生房室传导阻滞，正式冷冻消融阶段仍有发生的可能性，正式冷冻消融阶段仍需谨慎，出现损伤应立即停止消融，传导束功能仍可恢复。

消融靶点中记录到希氏束电位是发生房室传导阻滞的危险因素。研究表明[10]，靶点中希氏束电位＞ 0.1 mV，A/V 波比例＞ 1/10 是发生房室传导阻滞的预测因子。当消融靶点图记录到希氏束电位时，调整 A/V 波比例十分重要，A 波较大时，冷冻过程中常出现房室结受累反应致冷冻不能继续，在有效靶点处精细调整至极小 A 波大 V 波时一般可安全有效进行冷冻消融（图 10-4-2）。因为 A/V 波比例小，提示靶点接近 Koch 三角底部，同时靠近三尖瓣环室侧，离房室结和希氏束较远，消融相对更安全。

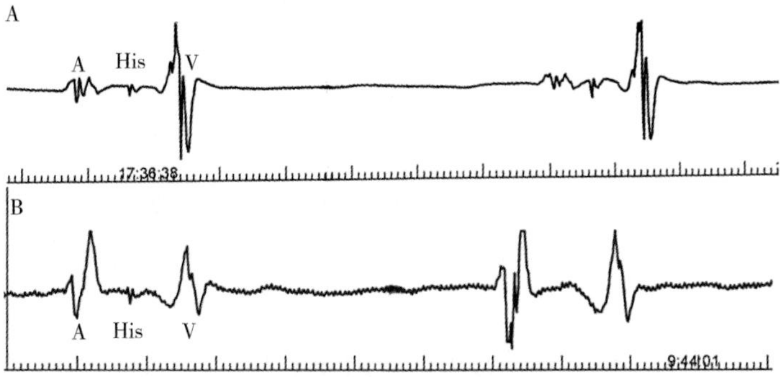

图 10-4-2　冷冻标测及冷冻消融组织损伤示意图

A. 冷冻消融相对安全靶点（A 波及希氏束电位较小）；B. 冷冻消融非安全靶点（A 波及希氏束电位较大）

由于国内冷冻消融治疗儿童快速性心律失常刚起步，目前手术例数较少，我们还需积累病例，增加手术经验并长期随访观察。

（江　河　李小梅）

参考文献

[1] Tai CT, Chen SA, Chiang CE, et al. Characteristics and radiofre-quency catheter ablation of septal accessory atrioventricular pathways[J]. Pacing Clin Electrophysiol, 1999, 22: 500-511.

[2] Van Hare GF, Javitz H, Carmelli D, et al. Prospective assessment after pediatric cardiac ablation: recurrence at 1 year after initially successful ablation of supraventricular tachycardia[J]. Heart Rhythm, 2004, 1: 188 -196.

[3] 李小梅，李奋，曾少颖，等．全国儿童心内电生理检查及射频消融多中心资料分析 [J]. 中华心律失常学杂志，2014, 18(1): 9-16.

[4] Wallace AG. Cryoablation: an idea with origins worth remembering[J]. Heart Rhythm, 2011, 8: 1861.

[5] Joel A, Gross GJ, O'Connors, et al. Transcatheter cryoablation of tachyarrhythmias in childern[J]. J Am Coll Cardiol, 2005, 45: 133-136.

[6] Yildirim Ⅱ, Karago ZT, Ertugˇ Rul IL, et al. Efficacy and safety of cryoablation of parahissian accessory pathways in children: a single institution study[J]. PACE, 2013, 36: 1495-1520.

[7] Brugadal J, Blom N, Sarquella-Brugada G, et al. Pharmacological and non-pharmacological therapy for arrhythmias in the pediatric population: EHRA and AEPC-Arrhythmia Working Group joint consensus statement[J]. Europace, 2013, 15: 1337-1382.

[8] Mandapati R, Berul CI, Triedman JK, et al. Radiofrequency catheter ablation of septal accessory pathways in the pediatric age group[J]. Am J Cardiol, 2003, 92: 947-950.

[9] Jiang H, Li XM. Cryoablation of the right anteroseptal or midseptal accessory pathways in pediatric patients: 2-year experience from a single Chinese institution[J]. Pacing Clin Electrophysiol, 2018, 41(9): 1123-1128.

[10] Pérez-Castellano N, Villacastín J, Moreno J, et al. High resistance of atrioventricular node to cryoablation: a great safety margin targeting perinodal arrhythmic substrates[J]. Heart Rhythm, 2006, 3: 1189-1195.

第 5 节　房室结折返性心动过速

一、概述

房室结折返性心动过速（AVNRT）占儿童射频消融病例总数的 25% ~ 29.3%[1-2]，AVNRT 占儿童室上性心动过速的构成比例随着年龄的增长而增加。典型的 AVNRT（慢快型）是最常见的形式，非典型 AVNRT（快慢和慢慢型）则＜ 10%。

目前，射频消融是 AVNRT 的首选治疗方法。国外多中心注册资料显示 AVNRT 消融成功率为 99%，复发率为 4.8%[1]。国内多中心的回顾性资料显示 AVNRT 消融成功率为 99.3%，复发率为 4.0%[2]。

二、电生理检查及标测消融方法

一旦确诊 AVNRT，采用慢径路改良消融技术。

（1）标测方法：心房 / 心室程序刺激可显示房室结跳跃传导，即以 10 ms 递减的 A_1A_2/V_1V_2 刺激时，AH/HA 跳跃＞ 50 ms，并可诱发 AVNRT 或符合 AVNRT 特征的 1 个或多个折返回波。如果无 AVNRT 发作，静脉滴注异丙肾上腺素后重复心房 / 心室程序刺激可诱发 AVNRT。

（2）消融方法：将标测导管放置于希氏束区域及冠状窦口，可明确 Koch 三角的解剖位置，通过影像及三维解剖定位来确定消融部位。从冠状窦口到希氏束之间的三尖瓣环高度可分为 3 个部分：下部（靠近冠状窦口）、中部和上部（靠近希氏束）。

首先标测希氏束电位，三维系统标测出希氏束云，无论体重及 Koch 三角大小，在希氏束云末端下方 10 mm 左右、冠状窦口附近标测到有效靶点且相对安全（图 10-5-1）[3]，有助于提高消融效率及安全性、缩短手术及透视时间、减少房室传导阻滞的严重并发症发生。

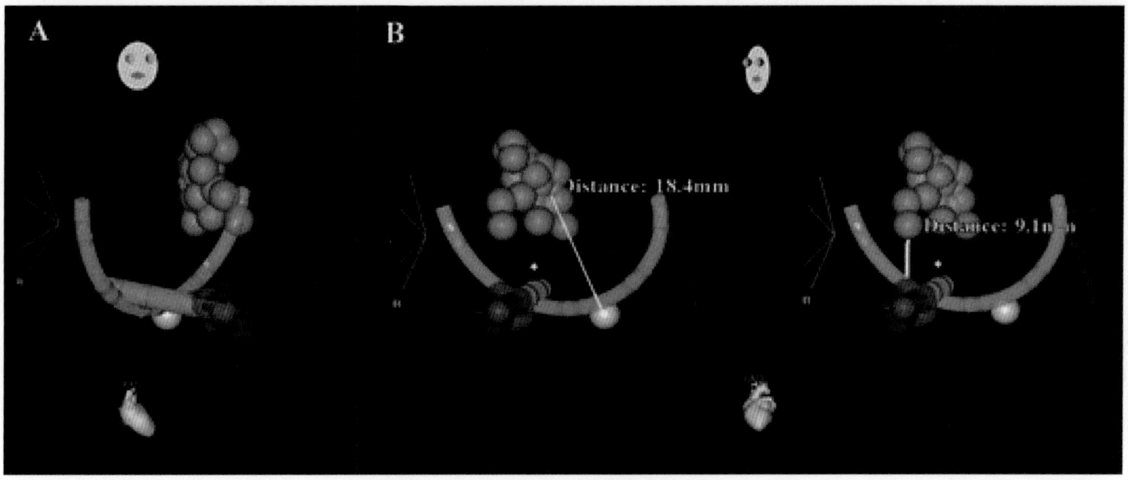

图 10-5-1 AVNRT 三维标测消融示意图

A. 右前斜位 30°；B. 左前斜位 45° 冠状静脉窦开口至最大希氏束电位处距离（18.4 mm），希氏束云末端最低点到有效消融靶点距离（9.1 mm）。黄球表示希氏束区域，粉球表示记录到最大希氏束电位处（希氏束位置），白球表示冠状静脉窦开口，红球表示消融区域，蓝球表示有效消融靶点

消融导管跨过三尖瓣环的下部后，缓慢回撤，在冠状窦口附近标测小 A 波和大 V 波，且 A 波碎裂，AV 之间无 H 波，可作为消融靶点（图 10-5-2）。预设温度为 50 ~ 55 ℃，功率 20 ~ 35 W。窦性心律下进行消融，放电时出现慢交界心律为可能成功消融标志，巩固放电 20 ~ 60 s。如果消融 10 ~ 15 s 后无交界性心律，应停止放电，重新标测靶点。放电过程需严密观察心律变化。放电过程中如果出现下述情况，应立即停止消融：① PR 间期或 AH 间期突然延长；②连发的快交界性心律，尤其是出现室房分离的快速交界性心动过速；③消融导管位置改变；④阻抗升高。

（3）AVNRT：根据参与前传的慢径路不同，将慢快型 AVNRT 分为 3 类（图 10-5-3）：①右下延伸 - 慢快型 AVNRT，临床上最为常见，右下延伸作为 AVNRT 的前传支，消融导管在冠状窦口和三尖瓣环间可记录到慢径路电位并作为消融靶点；②左下延伸 - 慢快型 AVNRT，对于右下延伸慢径路消融无效时，需考虑该型的可能性，消融靶点可以选择位于冠状窦口内 1 ~ 3 cm 的顶部区域（图 10-5-4）；③左房下外侧 - 慢快型 AVNRT，该型罕见，当右下延伸或左下延伸消融均无效时需考虑。通过在左房下外侧、二尖瓣环 4：30 ~ 5：00 处的晚发房性期前收缩可以重整心动过速予以证实该型的存在，消融靶点也位于该部位[4]。

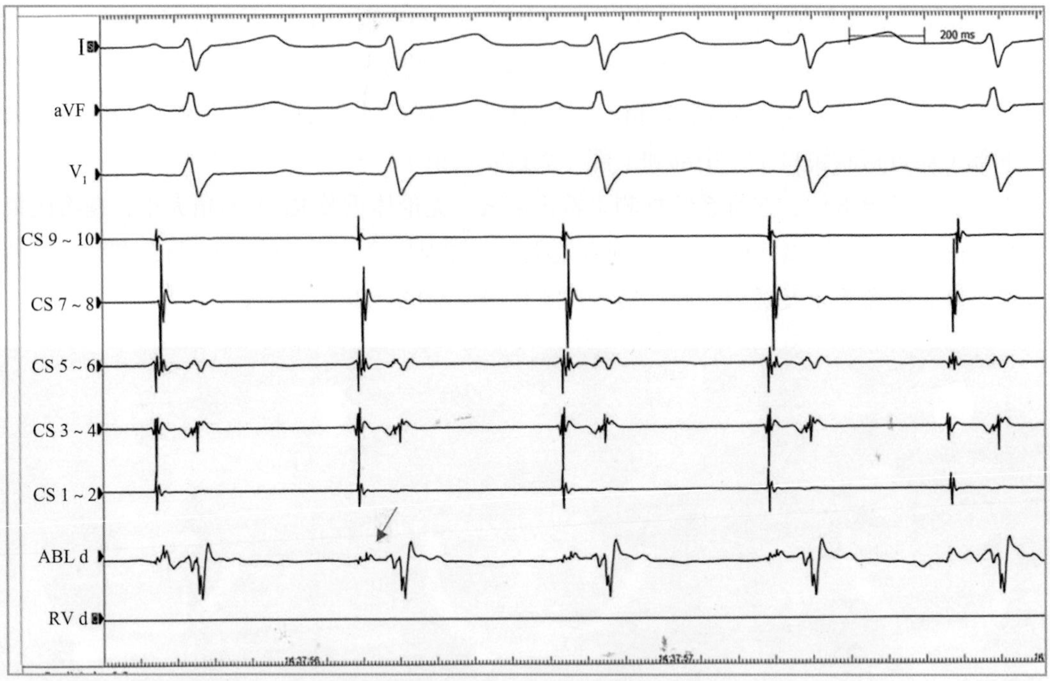

图 10-5-2　AVNRT 射频消融靶点图

ABL d 为消融电极导联，靶点部位为小 A 大 V 波，箭头所指为 A 波，A 波碎裂，AV 之间无 H 波

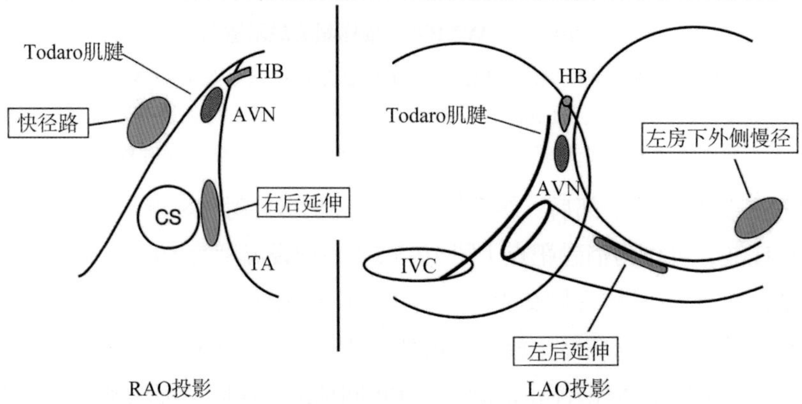

图 10-5-3　不同房室结径路逆传最早激活部位示意图

左侧示意图表示右前斜（RAO）投影，右侧示意图表示左前斜（LAO）投影。在右前斜影像下，房室结快径路的逆传最早激动点位于真正的房间隔上 Todaro 肌腱的后部，比记录到近端希氏束（HB）的水平低 1 ～ 1.5 cm。在房室结右下延伸的逆传过程中，最早的激动点位于三尖瓣环（TA）和冠状窦（CS）口之间的 Koch 三角下方。在房室结向左下延伸的逆传过程中，最早的激动点位于冠状窦的顶部，距离窦口 1 ～ 3 cm。在左前斜影像下，左房下外侧慢径逆传过程中最早的激动点位于左房基底下外侧，4：30 ～ 5：00 位置。在前上慢径逆传过程中，最早的激动点位于房间隔上 Todaro 肌腱后部，比记录到最近端希氏束电位水平高 2 ～ 4 mm，比记录到快径逆传过程中最早激活点高 1.5 ～ 2 cm

（图 10-5-2、图 10-5-3 引自：Jalife J, Stevenson W G. Cardiac electrophysiology: from cell to bedside [M]. 8th ed. Philadelphia: Elsevier, 2020: 829-830. ）

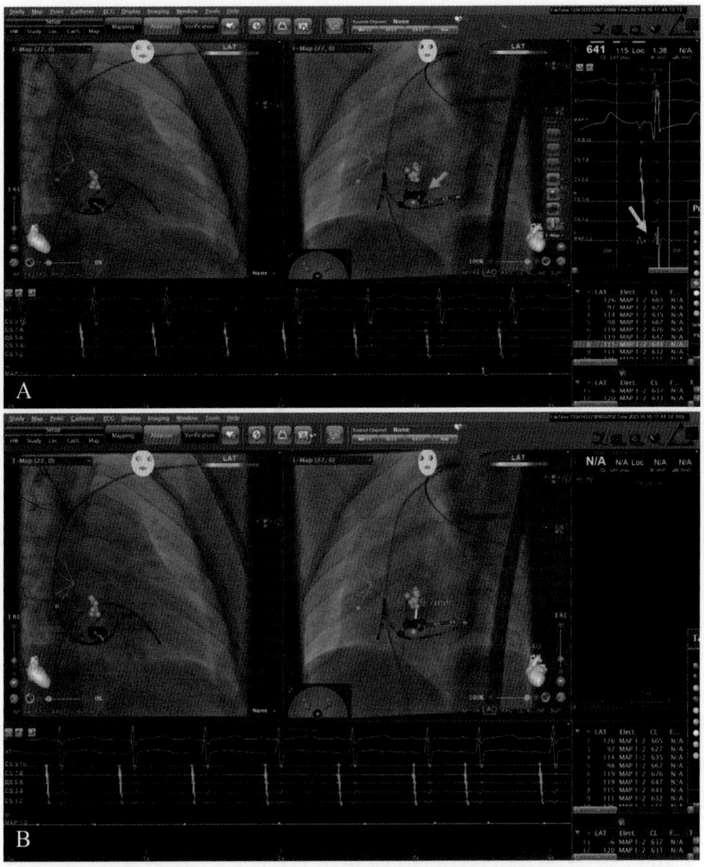

图 10-5-4　AVNRT Carto-Univu 指导标测消融图

A. 橙色箭头所指为消融电极导联靶点图：小 A 大 V 波，且 A 波碎裂，绿色箭头所指为于冠状窦口内的顶部区域成功消融靶点；B. 左前斜位 45° 测量希氏束云末端最低点到有效消融最高靶点距离为 9.7 mm，黄球表示希氏束区域，篮球表示冠状静脉窦开口，红球表示消融区域

（4）消融终点：①心房程序刺激及静脉滴注异丙肾上腺素后心房程序刺激 AVNRT 不能被诱发；②慢径传导消失，即心房程序刺激时无 AH 间期跳跃现象；③残留慢径传导（AH 间期跳跃仍存在），但不伴或仅伴单个心房回波。

（5）消融风险：房室传导阻滞是 AVNRT 射频消融最需警惕与避免的并发症，心动过速复发可以再消融，而房室结一旦损伤则难以恢复。AVNRT 射频消融术后发生房室传导阻滞的风险约为 1%[5]。精细标测消融靶点，在放电消融中需严密监测，如果出现下述表现之一：快交界心律、VA 阻滞、AV 延长或阻滞，应及时停止放电。短时多次放电可降低房室传导阻滞发生风险。＜7 岁儿童应谨慎操作，避免发生房室传导阻滞并发症。

三、儿童 AVNRT 消融的特殊性

尽管儿童的消融操作和流程与成人类似，但 AVNRT 的风险高于成人，因此儿童消融有其特殊性。

（1）AVNRT 在婴幼儿较少见，随着年龄增长，发病率逐渐增加。清华大学第一附属医院心脏

小儿科资料，AVNRT 患儿心动过速首发年龄＜3 岁的占比仅为 25%，75% 首次发作心动过速年龄＞3 岁，显示 AVNRT 更多见于年长儿[3]。AVNRT 发病具有明显年龄依赖性的可能原因与随年龄增长房室结解剖重构有关，如右侧后延伸（慢径路）变长增粗、纤维脂肪组织增多分隔房室结移行区细胞造成传导各向异性等，促成 AVNRT 的发生[6]。本组资料 AVNRT 儿童心内电生理检查显示房室结双径路 AH 跳跃现象约 65.3%，与文献报道 63% 类似[7]，90.5% 可诱发出 AVNRT，9.5% 诱发符合房室结双径路折返特征的心房折返回波。因此，AVNRT 的诊断并不能完全依赖于房室结双径路 AH 跳跃现象，当心内电生理检查未能诱发 AVNRT 或 AH 跳跃现象，如果获得与 AVNRT 一致的心房折返回波，以及室上性心动过速发作时记录到的体表心电图具有 AVNRT 特征可支持诊断。

（2）Koch 三角的大小影响消融的安全性和有效性[8]。1996 年 Ueng 等测量了 218 例 AVNRT 患者右前斜位 30° X 线影像下 CSo-HIS 的距离，即影像下 Koch 三角的高度为（25.9 ± 7.9）（9 ~ 46）mm[9]。McGuire 等根据对尸检或心外科手术对心脏 Koch 三角的高度测量发现 Koch 三角的高度大多数在 10 ~ 24 mm，在成年人中 Koch 三角大小基本一致，与性别、年龄、体重、身高无相关性[10]。儿童处于生长发育阶段，Koch 三角大小会存在变化，Caren 等报道 14 例＜5 岁儿童尸检结果提示 Koch 三角大小在儿童变异较大，平均 8.4（3 ~ 15）mm，与体重等生长发育指标相关[11]。应用三维标测技术构建心脏模型后，测量儿童 Koch 三角高度平均为 22.3（11.5 ~ 42.0）mm，且与体重明显相关，体重越大，Koch 三角高度也越大。这是与成人不同的儿童特点。

（3）清华大学第一附属医院心脏小儿科研究资料显示，虽然 Koch 三角高度与体重呈正相关，但消融的有效靶点至希氏束云末端的距离与体重大小无关，有效靶点至希氏束云末端的距离为（11.7 ± 2.6）mm，儿童有效靶点位置变异较小[3]，这与文献研究结果[9]类似。Ueng 等研究也发现希氏束到有效消融靶点的距离较恒定（平面影像距离约 13 mm）[9]。Kalbfleisch 等研究显示成人 AVNRT 患者消融有效靶点大多位于冠状静脉窦开口前方后间隔区域[12]，与 Koch 三角大小无关。儿童 AVNRT 消融研究[13-14]也有类似发现。因此，术中借助三维系统标测出希氏束云，无论体重及 Koch 三角大小，在希氏束云末端下方 10 mm 左右的范围可以寻找到有效靶点且相对安全，有助于提高消融效率及安全性、缩短手术及透视时间、减少房室传导阻滞的严重并发症。

（江 河 李小梅）

参考文献

[1] Ko JK, Deal BJ, Strasburger JF, et al. Supraventricular tachycardia mechanisms and their age distribution in pediatric patients[J]. Am J Cardiol, 1992, 69: 1028-1032.

[2] 李小梅，李奋，曾少颖，等．全国小儿心内电生理检查及射频消融多中心资料分析 [J]. 中华心律失常学杂志，2014, 18(1)9-16.

[3] 江河，李小梅，李梅婷，等．三维电解剖标测系统指导射频消融儿童房室结折返性心动过速分析 [J]. 中华儿科杂志，2018, 57(9): 674-679.

[4] Jalife J, Stevenson WG. Cardiac electrophysiology: from cell to bedside [M]. 8th ed. Philadelphia: Elsevier, 2020: 829-830.

[5] Backhoff D, Klehs S, M Ller MJ, et al. Long-term follow-up after catheter ablation of atrioventricular nodal

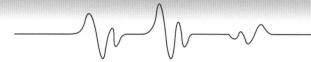

reentrant tachycardia in children[J]. Circulation, 2016, 9(11): e4264.
[6] Tseng TW, Hu YF, Tsai CF, et al. Paradoxical aging changes of the atrioventricular nodal properties in patients with atrioventricular nodal re-entrant tachycardia[J]. Circ J, 2011, 75: 1581-1584.
[7] Van Hare GF, Chiesa NA, Campbell RM, et al. Atrioventricular nodal reentrant tachycardia in children: effect of slow pathway ablation on fast pathway function[J]. J Cardiovasc Electrophysiol, 2002, 13: 203-209.
[8] Benezet-Mazuecos J, Rubio JM, Quiñones MA, et al. Angiographic characteristics of the triangle of koch in the ablation of av node reentrant tachycardia[J]. J Am Coll Cardiol, 2012, 59(13): E694-E694.
[9] Ueng KC. Chen SA. Chiang CE, et al. Dimension and related anatomical distance of Koch's triangle in patients with atrioventricular nodal reentrant tachycardia[J]. J Cardiovase Electrophysiol, 1996, 7: 1017-1023.
[10] McGuire MA, Johnson DC, Robotin M, et al. Dimensions or the triangle of Koch in humans[J]. Am J Cardiol, 1992, 70: 829-830.
[11] Goldberg CS, Caplan MJ, Heidelberger KP, et al. The dimensions of the triangle of Koch in children[J]. Am J Cardiol, 1999, 83: 117-120.
[12] Kalbfleisch SJ, Strickberger SA, Williamson B, et al. Randomized comparison of anatomic and electrogram mapping approaches to ablation of the slow pathway of atrioventricular node reentrant tachycardia[J]. J Am Coll Cardiol, 1994, 23(3): 716.
[13] Sumitomo N, Tateno S, Nakamura Y, et al. Clinical importance of Koch's triangle size in children: a study using 3-dimensional electroanatomical mapping[J]. Circ J, 2007, 71(12): 1918-1921.
[14] Hwang HK, Wolff GS, Sun FJ, et al. The most common site of success and its predictors in radiofrequency catheter ablation of the slow atrioventricular nodal pathway in children[J]. Pacing Clin Electrophysiol, 2010, 31(10): 1300-1306.

第 6 节　局灶性房性心动过速

一、概述

以往传统的二维标测下的房性心动过速（简称房速）射频消融成功率较低，即时成功率 74% ~ 82%，且 X 线辐射较大[1-2]。近年来，随着三维标测消融系统应用于临床，明显提高了手术安全性及疗效。三维标测技术可以帮助构建三维立体心脏模型，标记解剖结构、激动顺序及最早激动点，指导消融导管精准到位，较二维标测消融对房速消融有更多优势。国外和国内局灶性房速消融成功率分别为 86.7% 和 90%[3-5]。

二、儿童局灶性房速起源分布

局灶性房速在成人的发病率为 0.34% ~ 0.46%，儿童中的发病率更高[4, 6]。成人局灶性房速常见的起源部位为界嵴、三尖瓣环、冠状静脉窦口、房室结周围区和肺静脉[7]。而儿童房速起源部位以心耳部位最为多见（36.8%），其次依次为左 / 右心房壁（20.8%）、肺静脉（13.6%），特别是右上肺静脉、冠状静脉窦口（8.0%），房间隔（7.2%）及二 / 三尖瓣环（3.2%）[5, 8]。上述差异提示儿童发生局灶性房速的解剖基质结构与成人可能存在不同。心耳是由胚胎时期原始心房衍变而来的。De Bakker 等[9]发现心耳房速患者病灶处存在自律性增高的异常组织细胞结构。儿童心耳房速的异位兴奋点可能源自这些残存的具有自律性的原始胚胎细胞。这类细胞随年龄增长逐渐退化或自律性降低，这或许是儿童心耳起源的局灶性房速较成人更为常见的原因[8]。

三、术前准备及术中诱发房速方法

条件允许的情况下，术前停用抗心律失常药物≥ 5 d。所有儿童术前均由代理人签署手术知情同意书及麻醉同意书。所有儿童术中均接受全身麻醉。对于术中无自发房速的儿童，采用静脉输注异丙肾上腺素［0.01 ～ 0.15 μg/（kg · min）］和（或）心房刺激诱发房速。

四、术中置管及标测方法

改良 Seldinger 方法穿刺左锁骨下静脉及右侧股静脉，沿锁骨下静脉鞘管置入 5Fr 十级标测电极于冠状静脉窦。三维标测消融采用右侧股静脉鞘管置入 8FrB 弯或 D 弯 4 mm 冷盐水消融导管。应用三维标测系统在房速下采用 CARTO 或 CARTO-Univu 三维标测系统进行电解剖标测，构建心房三维模型，同时行心房激动顺序标测，标测房速最早起源点，标测过程在房速下取点建模，应用高精密度标测可以提高手术效率，特别是对短阵房速，在房速发作期间，可在较短时间内获取房速最早起源点信息。靶点定位：局灶性房速在心房电激动图上表现为由最早激动区域呈放射状向四周扩布，再在该区域内精细标测找到最早起源点即为靶点（图 10-6-1、图 10-6-2）。

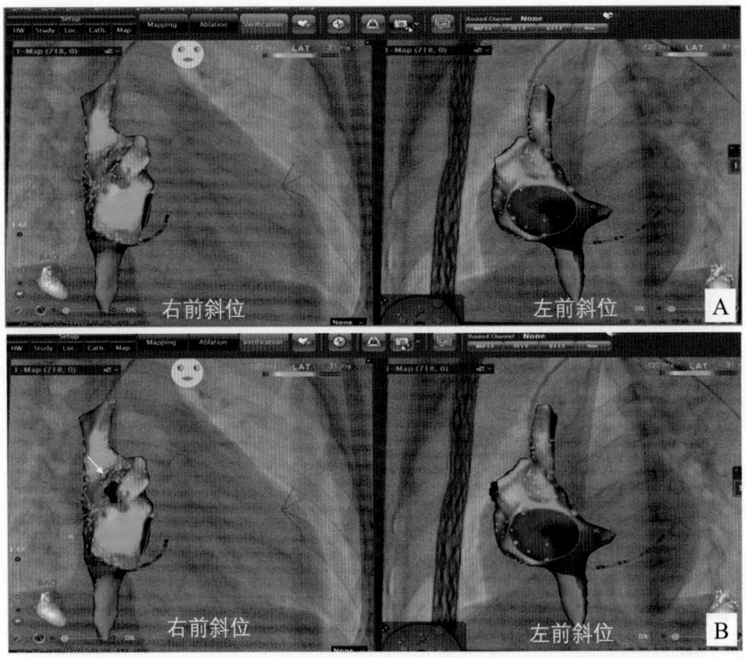

图 10-6-1　CARTO-Univu 三维电解剖标测构建心房三维模型及消融靶点图

A. 应用高精密度星形电极标测显示房速最早起源点位于右心耳根部，为局灶性房速；B. 箭头所指红点为精细标测成功消融点

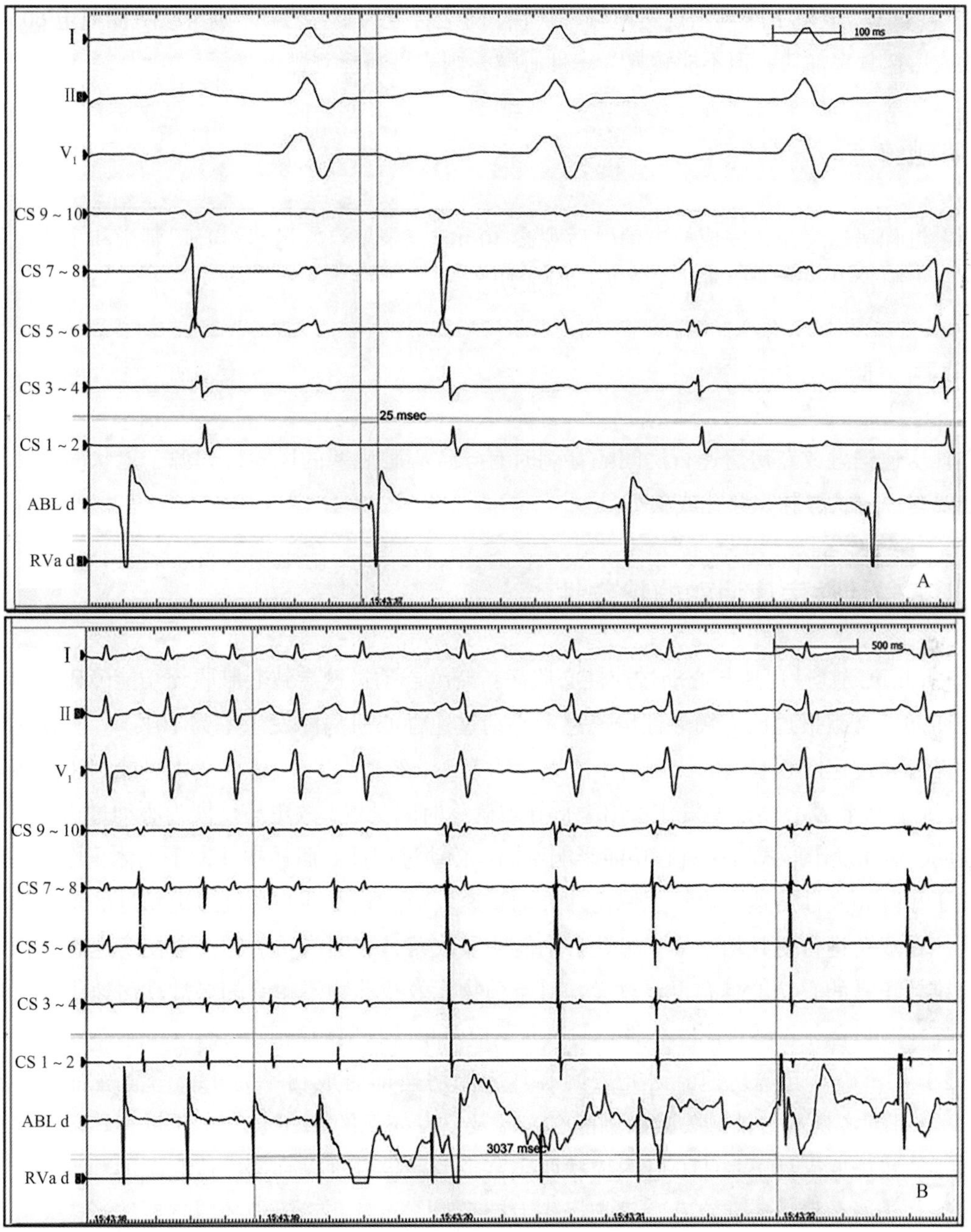

图 10-6-2 心内标测靶点图及成功消融效应图

A. 消融导管电极（ABL d）标测到心房最早起源点较体表心电图 P 波起始点提前 25 ms; B. 放电成功消融，房速转复为窦性心律

如果为左心房起源的局灶性房速，则进行房间隔穿刺或通过未闭的卵圆孔途径进入左心房进行标测消融，术中静脉给予 50 U/kg 普通肝素抗凝，手术时长＞ 1 h 追加初始剂量的半量普通肝素。

五、消融方法

建议使用冷盐水灌注消融导管在房速下标测最早起源点后，预设流量 17 mL/min，温度 43 ℃，功率 30 ~ 35 W，放电 10 s 内出现房速频率加快，随之转复为窦性心律，则继续巩固放电 60 ~ 90 s。若无效或房速频率加快，但不能转复为窦性心律，则需重新标测靶点。

六、消融终点

消融过程房速终止，完成放电消融后观察 30 min，未见自发房速，心房刺激和（或）静脉输注异丙肾上腺素未能诱发房速，定义为即时成功。

七、消融风险

心耳房速消融或左房房速行房间隔穿刺时有导致心脏压塞的风险，起源于冠状静脉窦内的房速消融要警惕冠状静脉窦穿孔或狭窄。

八、儿童局灶性房速消融的特殊性

（1）儿童局灶性房速与心动过速性心肌病：持续心动过速导致心脏收缩功能障碍，为心动过速性心肌病。文献报道成人局灶性房速患者心动过速性心肌病的发生率为 10%[10]。儿童局灶性房速并发心动过速性心肌病的比例高于成人，约为 21.6%[2, 8, 11]。主要原因可能为小儿表达能力较弱，其心悸症状及心动过速发作检出率低导致确诊时间延迟，故更易发展为心动过速性心肌病。研究表明，不同发作形式房速对心功能影响不同，心动过速性心肌病中并发于无休止性心动过速，显著高于短阵频发性房速，提示无休止性心动过速较短阵频发性心动过速更易进展至心动过速性心肌病。在成功进行射频消融后，患儿心功能明显改善，表明成功射频消融使房速患儿恢复窦性心律对维持正常的心功能具有重要意义。对于药物无效或药物不耐受的局灶性房速患儿可行射频消融治疗，对于合并心动过速性心肌病的患儿更应及早选择射频消融治疗。

（2）儿童心耳起源房速：研究表明心耳起源房速即时成功率为 93%，消融后的复发率为 37.2%。心耳起源房速占消融失败病例的 21.4% 及复发病例的 57.1%[5]。儿童心耳起源房速消融较为棘手，可能原因如下：①心耳内梳状肌丰富，消融导管难以到达房速起源的精准部位。②心耳壁较薄，为避免发生心肌穿孔，导管操作力度受限，而且儿童因为各器官系统尚未发育成熟，心耳壁组织较成人更为薄弱，更易发生心肌穿孔，所以更加限制了导管的操作力度。③射频能量受到心耳体部梳状肌的影响，不能有效到达心内膜局部异位兴奋灶。消融失败或复发的起源于心耳的局灶性房速行外科手术将患侧心耳切除取得极好疗效，术后无复发[4]。因此对于射频消融未成功或术后复发的起源于心耳部位的儿童局灶性房速，外科心耳切除术为安全有效的补充的根治方法。本研究经验提示选择心耳切除治疗心耳房速，要基于电生理精确标测明确房速起源于心耳极为重要。其诊治步骤如下：①体表心电图初步预判房速起源于左 / 右心耳；② CARTO 系统电解剖标测精细定位，确定房速起源于心耳；③心耳房速选用冷盐水灌注导管行射频消融术；④射频消融失败或复发者选择心耳切除[5, 12]。

（3）右心耳瘤所致右心耳起源的房速：对于右心耳起源房速射频消融失败或复发的患儿行右

心耳切除术中发现，部分存在右心耳瘤（图 10-6-3），术前心脏彩超检查多未能检出。发生于心耳瘤的房速，射频消融不易成功，发生心脏穿孔并发症的风险增大，需引起重视[13]。

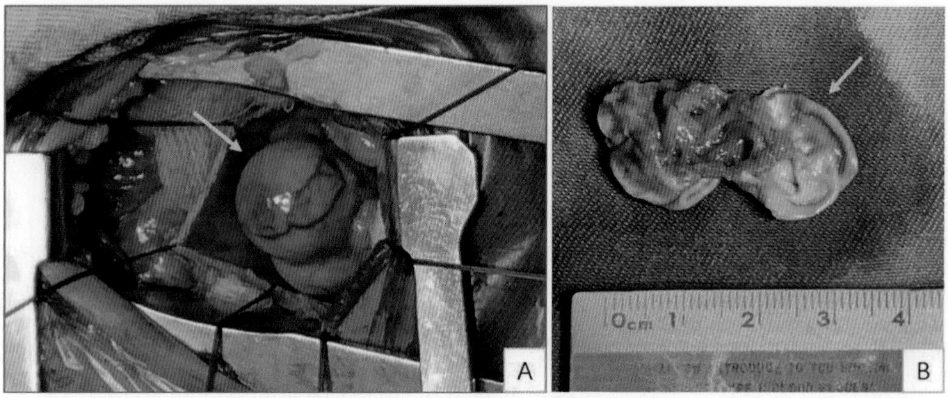

图 10-6-3　右心耳切除术中所见右心耳瘤

A. 术中在体右心耳瘤；B. 切除的右心耳及心耳瘤

（江　河　李小梅）

参考文献

[1] Salerno JC, Kertesz NJ, Friedman RA, et al. Clinical course of atrial ectopic tachycardia is age-dependent: results and treatment in children < 3 or arts[J]. J Interv Card Electrophysiol, 2009, 26(3): 225-229.

[2] Hafez M, Abu-Elkheir M, Shokier M, et al. Radiofrequency catheter ablation in children with supraventricular tachycardias: intermediate term follow up results[J]. Clin Med Insights Cardiol, 2012, 6: S8578.

[3] Oltedo JM, Cannon BC, Fenrich AL, et al. Radiofrequency ablation of nonautomatic focal atrial tachycardia in children with structurally normal hearts[J]. J Interv Card Electrophysiol, 2009, 26(3): 225-229.

[4] Poutiainen AM, Koistinen MJ, Airaksinen KE, et al. Prevalence and natural course of ectopic atrial tachycardia[J]. Eur Heart J, 1999, 20(9): 694-700.

[5] 江河，李小梅，李梅婷，等．儿童局灶性房性心动过速 125 例临床特征 [J]. 中华儿科杂志，2020, 58(11): 900-904.

[6] Roberts-Thomson KC, Kistler PM, Kalman JM. Atrial tachycardia: mechanisms, diagnosis, and management [J]. Curr Probl Cardiol, 2005, 30(10): 529-573.

[7] Lee G, Sanders P, Kalman JM. Cardiac arrhythmia 2 catheter ablation of atrial arrhythmias: state of the art [J]. Lancet, 2012, 380(9852): 1509-1519.

[8] Toyohara K, Fukuhara H, Yoshimoto J, et al. Electrophysiologic studies and radiofrequency catheter ablation of ectopic atrial tachycardia in children[J]. Pediatr Cardiol, 2011, 32(1): 40-46.

[9] De Bakker JM, Hauer RN, Bakker PF, et al. Abnormal automaticity as mechanism of atrial tachycardia in the human heart—electrophysiologic and histologic correlation: a case report[J]. J Cardiovasc Electrophysiol, 1994, 5(4): 335-344.

[10] Medi C, Kalman JM, Haqqani H, et al. Tachycardia-mediated cardiomyopathy secondary to focal atrial tachycardia[J]. J Am Coll Cardiol, 2009, 53(19): 1791-1797.

[11] 戈海延，李小梅，张宴，等．144 例儿童房性心动过速治疗及临床分析 [J]. 中华儿科杂志，2015, 53(3): 214-219.

[12] 李小梅，刘海菊，吴清玉，等．射频消融联合心耳切除术治疗儿童心耳部位房性心动过速疗效探讨 [J]. 中

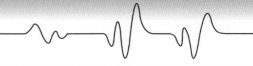

华心律失常学杂志, 2013, 17(1): 31-35.
[13] Zhang Y, Li XM, Jiang H, et al. Right atrial appendage aneurysm resection to cure aneurysm-related atrial tachyarrhythmia[J]. Pediatr Cardiol, 2019, 40(6): 1144-1150.

第7节　起源于心耳房性心动过速的特殊性

局灶性房性心动过速（简称房速）在成人的发病率为0.34% ~ 0.46%，儿童中的发病率更高[1-2]。成人局灶性房速常见的起源部位为界嵴、三尖瓣环、冠状静脉窦口、房室结周围区和肺静脉[3]。而文献报道的儿童房速以心耳起源最为常见[4]。李小梅团队报道125例接受射频消融的儿童房速中，36.8%起源于左/右心耳。上述差异提示儿童发生局灶性房速的解剖基质结构与成人可能存在不同。心耳是由胚胎时期原始心房衍变而来的。De Bakker等[5]发现心耳房速患者病灶处存在自律性增高的异常组织细胞结构。儿童心耳房速的异位兴奋点可能源自这些残存的具有自律性的原始胚胎细胞。这类细胞随年龄增长逐渐退化或自律性降低，这或许是儿童心耳起源的局灶性房速较成人更为常见的原因[4]。

一、临床特征

儿童心耳起源房速的发病年龄可见于各年龄阶段，部分患儿可早在胎儿期起病。临床症状多不典型，部分以心悸、食欲差、呕吐、乏力等不适为首诊症状，也有体检、感染或拟行其他手术检查时发现。

儿童心耳起源房速的发作形式，多数表现为持续无休止性发作，少数表现为频发短阵或阵发持续性发作。心耳起源房速的患儿，心动过速性心肌病的发生率高达44.3%，远高于文献报道的儿童整体房速中28%的发生率[6]。心动过速性心肌病的发生与房速时心室率及持续时间相关，心室率越快，持续时间越长，心动过速性心肌病的发生率越高。

二、心电图特征

房速的起源点可以通过体表心电图各导联P波形态和极向进行初步定位[7]。心耳起源的房速有其独特的心电图特点：右心耳起源房速P波，V_1导联为负向呈“W”型，Ⅰ、Ⅱ、Ⅲ、aVF、aVL导联呈正向；左心耳起源房速P波，V_1导联为正向呈“M”型，Ⅱ、Ⅲ和aVF导联呈正向，Ⅰ和aVL导联呈负向[8-9]（图10-7-1）。

三、治疗

（1）药物治疗：儿童心耳起源房速抗心律失常药物疗效欠佳。李小梅团队报道70例心耳起源房速患儿中，抗心律失常药物治疗仅4.3%的患儿房速能转复并能维持窦性心律，70%的患儿部分有效，即房速能转复窦性心律但不能维持，或房速不能终止但心室率控制在适当的范围，25.7%的患儿药物治疗无效。

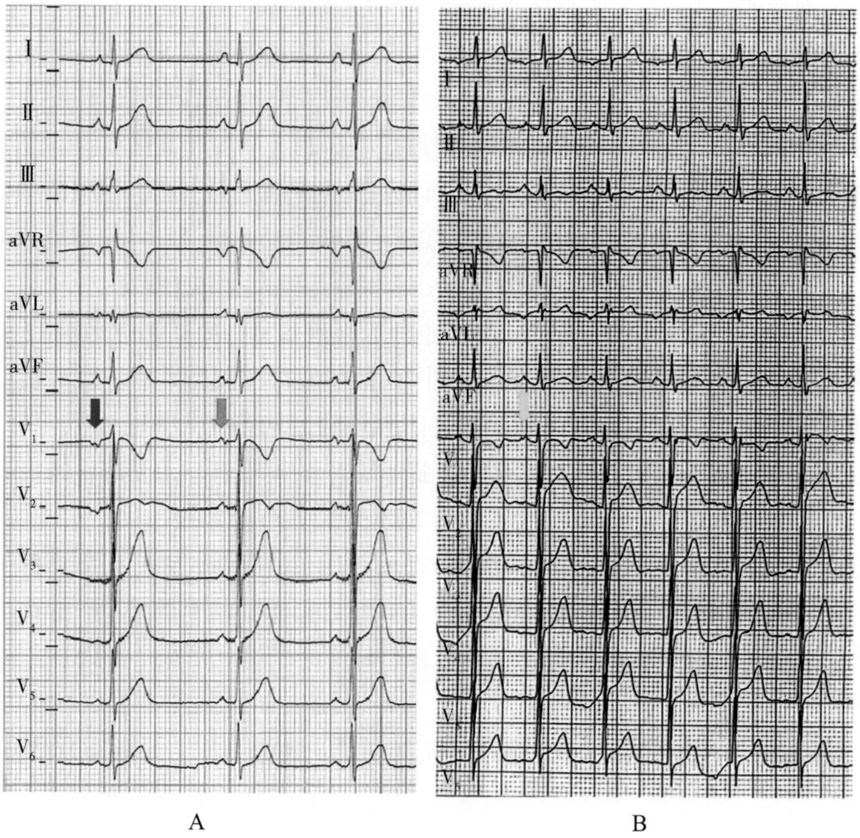

图 10-7-1　心耳起源房速的心电图特点

A. 右心耳起源房速的 P 波极向（红色箭头）：V_1 导联为负向呈“W”型，Ⅰ、Ⅱ、Ⅲ、aVF 导联为正向，aVR 导联为负向；绿色箭头为窦性心律；B. 左心耳起源房速的 P 波极向（黄色箭头）：V_1 导联正向呈“M”型，Ⅱ、Ⅲ和 aVF 导联为正向，Ⅰ和 aVL 导联为负向

（2）射频消融：儿童局灶性房速消融成功率为 84.7% ~ 90.0%[10-11]。其中心耳起源房速的射频消融成功率偏低，且复发率偏高。李小梅团队报道 70 例心耳起源房速的患儿射频消融即时成功率为 72.9%，复发率为 25.5%。射频消融成功率偏低的原因可能：①心耳内梳状肌丰富，受梳状肌的隔挡，消融导管很难到达房速起源的精准部位；②儿童心腔小，导管操作空间小，心耳壁薄，有穿孔的风险，导管操作力度受限，消融能量相对保守[12]；③部分心耳起源房速起源点位于梳状肌或心耳心外膜，消融能量无法透壁。

（3）心耳切除：射频消融失败或成功后复发者，外科手术切除可获得良好疗效[13-14]。值得注意的是，房速可以起源于心耳的不同部位，包括心耳尖部、体部及根部，心内电生理检查时精细标测心耳房速起源的部位，是心耳切除成功治愈心耳起源房速的基础[15]。

四、心耳瘤的特殊性

心耳瘤为非局部心包缺如的心耳瘤样扩张，非常罕见，称为先天性心耳瘤[16]。心耳瘤的病因可分为先天性和继发性。继发性可见于心房压升高而致心耳瘤样扩张，如继发于严重瓣膜狭窄或反流、手术所致损伤等。先天性心耳瘤的病因可能为心房梳状肌先天发育异常、受血流冲击和心内压力作用逐渐膨大而形成[17]。先天性心耳瘤最早可在胎儿期起病[18]，无家族倾向的报道。文献报道该病首诊年龄多在 20 ~ 40 岁，＜ 10 岁发现者约占 1/3，右心耳瘤在儿童非常罕见[13, 18]。

先天性心耳瘤可并发房速、心房扑动及心房纤颤等房性快速心律失常，其发生房性快速性心律失常的机制可能为右心耳瘤内异位的自律性增高或心房肌纤维和纤维化组织的混合重排，在组织结构上形成了折返环。由于其解剖结构异常，抗心律失常药物疗效欠佳，射频消融效果也受限。

（1）临床表现：先天性心耳瘤临床表现较隐匿，多因并发血栓、心耳瘤破裂而被发现，严重者危及生命，临床需引起重视[16, 19]，或因并发房速行心耳切除术中被发现。

（2）超声心动图检查的敏感性：2023 年李小梅等报道儿童右心耳起源房速 42 例，其中射频消融失败或复发的 22 例患儿行右心耳切除，术中发现 46% 存在右心耳瘤，且消融点位于心耳瘤部位。所有患儿均行右心耳及右心耳瘤切除，夹闭和切除后均转复为窦性心律[20]。所有患儿射频消融术前超声心动图均未提示心耳结构异常，提示临床依赖超声心动图的检查对右心耳瘤的检出率较低，与文献报道的超声心动图检测心耳瘤的敏感性仅为 12% 相一致[17]。因此，在儿童右心耳起源房速射频消融术中，即使超声心动图未提示心耳瘤的存在，对于射频消融失败的病例，也需警惕存在心耳瘤的可能，术中应避免过度消融或暴力操作，以免造成心脏穿孔、心脏压塞的严重并发症[20]。同时，对于心电图定位起源于右心耳房速的患儿，超声心动图检查时需多角度探查是否存在心耳结构异常，以减少漏诊。

（3）心耳瘤形态及发生部位：2023 年李小梅等报道房速起源于右心耳瘤儿童患者 10 例，均为射频消融失败或复发的病例，行右心耳切除术中可见右心耳瘤，形态各异，右心房壁菲薄，右心耳呈局限或弥漫瘤样扩张，壁菲薄（图 10-7-2）[20]。右心耳瘤发生部位见于右心耳尖部、体部、根部及 1 例累及心耳根部外侧心房壁。其左心耳起源房速切除术中尚未见心耳瘤结构。起源于心耳瘤的房速，经射频消融未成功者，心耳切除是非常安全有效的补充根治手段。

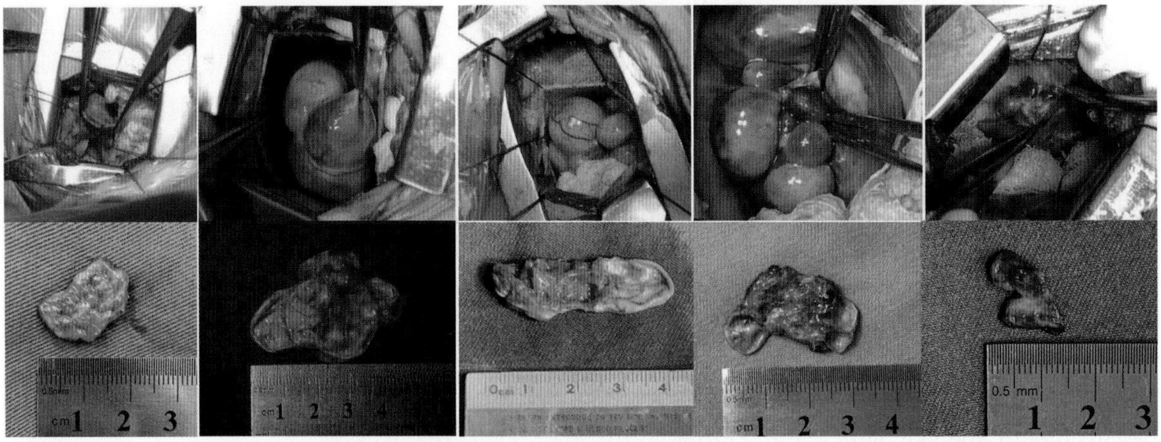

A　B　C　D　E

图 10-7-2　形态各异的右心耳瘤

A. 结构正常的右心耳；B ~ E. 形态各异的右心耳瘤

（张　仪　李小梅）

参考文献

[1] Poutiainen A, Koistinen M, Airaksinen K, et al. Prevalence and natural course of ectopic atrial tachycardia[J]. Eur Heart J, 1999, 20(9): 694-700.

[2] Roberts-Thomson KC, Kistler PM, Kalman JM. Atrial tachycardia: mechanisms, diagnosis, and management[J]. Curr Probl Cardiol, 2005, 30(10): 529-573.

[3] Lee G, Sanders P, Kalman JM. Catheter ablation of atrial arrhythmias: state of the art[J]. Lancet, 2012, 380(9852): 1509-1519.

[4] Toyohara K, Fukuhara H, Yoshimoto J, et al. Electrophysiologic studies and radiofrequency catheter ablation of ectopic atrial tachycardia in children[J]. Pediatr Cardiol, 2011, 32(1): 40-46.

[5] De Bakker J, Hauer R, Bakker P, et al. Abnormal automaticity as mechanism of atrial tachycardia in the human heart--electrophysiologic and histologic correlation: a case report[J]. J Cardiovasc Electrophysiol, 1994, 5(4): 335-344.

[6] Kang KT, Etheridge SP, Kantoch MJ, et al. Current management of focal atrial tachycardia in children: a multicenter experience[J]. Circ Arrhythm Electrophysiol, 2014, 7(4): 664-670.

[7] Kistler PM. The left atrial appendage: not just an innocent bystander[J]. J Cardiovasc Electrophysiol, 2007, 18(5): 465-466.

[8] Zhang T, Li XB, Wang YL, et al. Focal atrial tachycardia arising from the right atrial appendage: electrophysiologic and electrocardiographic characteristics and catheter ablation[J]. Int J Clin Pract, 2009, 63(3): 417-424.

[9] Yang Q, Ma J, Zhang S, et al. Focal atrial tachycardia originating from the distal portion of the left atrial appendage: characteristics and long-term outcomes of radiofrequency ablation[J]. Europace, 2012, 14(2): 254-260.

[10] 李小梅, 李奋, 曾少颖, 等. 全国儿童心内电生理检查及射频消融多中心资料分析 [J]. 中华心律失常学杂志, 2014, 18(1): 9-16.

[11] Kugler J, Danford D, Houston K, et al. Pediatric radiofrequency catheter ablation registry success, fluoroscopy time, and complication rate for supraventricular tachycardia: comparison of early and recent eras[J]. J Cardiovasc Electrophysiol, 2002, 13(4): 336-341.

[12] Kanaya T, Nishigaki K, Yoshida Y, et al. Ectopic atrial tachycardia originating from right atrial appendage aneurysms in children: three case reports[J]. HeartRhythm Case Rep, 2018, 4(1): 2-5.

[13] Mizui SMK, Kuroda Y. Ectopic atrial tachycardia due to aneurysm of the right atrial[J]. Cardiol Young, 2001, 11(2): 229-232.

[14] Zhang Y, Li XM, Jiang H, et al. Right atrial appendage aneurysm resection to cure aneurysm-related atrial tachyarrhythmia[J]. Pediatr Cardiol, 2019, 40(6): 1144-1150.

[15] 李小梅, 刘海菊, 吴清玉, 等. 射频消融联合心耳切除术治疗儿童心耳部位房性心动过速疗效探讨 [J]. 中华心律失常学杂志, 2013, 17(1): 31-35.

[16] Barberato SH BM, Avila BM, Perretto S, et al. Aneurysm of the right atrial appendage[J]. Arq Bras Cardiol, 2002, 78(2): 236-241.

[17] Aryal MR, Hakim FA, Giri S, et al. Right atrial appendage aneurysm: a systematic review[J]. Echocardiography, 2014, 31(4): 534-539.

[18] Ishii Y, Inamura N, Fau-Kayatani F, et al. Congenital aneurysm of the right atrial appendage in a fetus[J]. Pediatr Cardiol, 2012, 33(7): 1227-1229.

[19] Sondhi P, Wardhan H, Pandit N, et al. A rare case of asymptomatic giant right atrial appendage aneurysm[J]. J Am Coll Cardiol, 2013, 61(1): 104.

[20] 张仪, 李小梅, 江河, 等. 儿童右心耳起源局灶性房性心动过速 42 例分析 [J]. 中华儿科杂志, 2023, 61(8): 714-718.

第 8 节　心房扑动及切口折返性房性心动过速

一、概述

心房扑动的机制以三尖瓣峡部依赖的典型心房扑动最多见，典型心房扑动消融成功率＞ 95%，复发率＜ 5%[1-3]。先天性心脏病术后出现的心房扑动（包括房内折返性心动过速）与先天性心脏病的类型和复杂程度、手术次数、血流动力学状态及术后时间等因素有关。绝对大部分先天性心脏病患儿，心房扑动均为三尖瓣峡部（the cavo-tricuspid isthmus，CTI）依赖，也可见到心房切口依赖。先天性心脏病术后的患儿，由于先天结构异常及手术有差异，导致折返环出现较大变异。

二、心脏结构正常的典型心房扑动消融方法

（1）标测方法：在持续心房扑动下，使用消融导管或高精密度标测导管在三维电解剖标测系统指导下行心房建模及激动标测。若标测显示激动经三尖瓣峡部围绕右心房内的大折返环，提示为三尖瓣峡部依赖型典型心房扑动（图 10-8-1）。

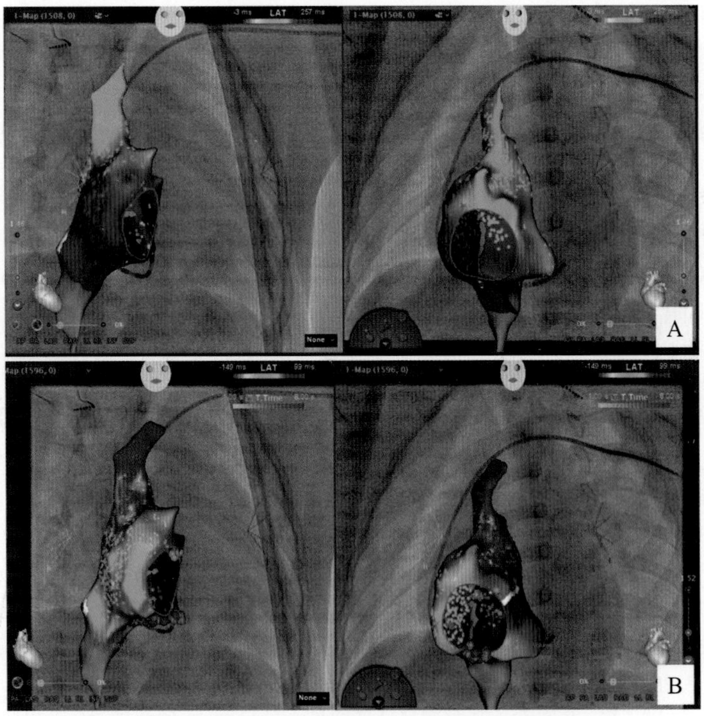

图 10-8-1　儿童三尖瓣峡部依赖心房扑动激动标测图

A. 心房建模及激动标测显示激动经三尖瓣峡部围绕右心房内的大折返环（红紫颜色相接），提示为三尖瓣峡部依赖型典型心房扑动；B. 红色点为消融点，自三尖瓣环口下缘至下腔静脉口行三尖瓣峡部线性消融

（2）消融方法：建议选择冷盐水灌注消融导管，预设流量 17 mL/min，温度 43℃，功率 30 ~ 35 W 自三尖瓣环口下缘至下腔静脉口行三尖瓣峡部线性消融（图 10-8-1）。每个消融点消融时间 20 ~ 30 s，直至局部电位幅度明显减小或出现双峰分裂电位。如果有消融损伤指数，也可参考消融损伤指数预测消融损伤深度。

（3）消融终点：消融线两侧达双向阻滞（通常为激动通过三尖瓣峡部的时间较术前延长＞50%，或传导时间＞ 100 ms）（图 10-8-2）。

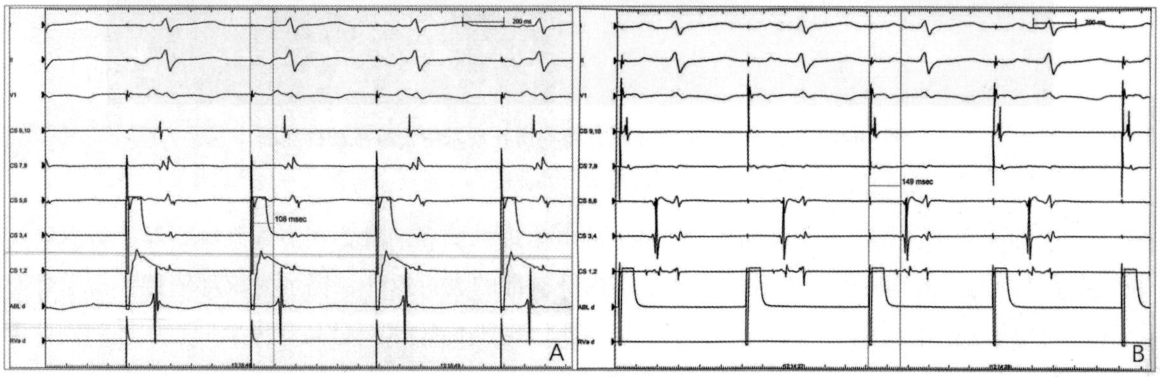

图 10-8-2　心房扑动消融后消融线两侧达双向阻滞图

A. 冠状窦口内起搏，低右房起搏信号至 A 波最早激动点时长 108 ms；B. 低右房起搏，冠状窦口内起搏信号至 A 波最早激动点时长 140 ms，达到双向阻滞

（4）消融风险：消融过程中注意防止损伤房室结或峡部心房壁薄弱部位穿孔。

典型心房扑动的射频消融手术成功率较高，但是一些解剖变异会影响消融疗效甚至导致并发症，如较厚的欧式嵴（the eustachian ridge）、较深的凹陷（pouch）及粗大的梳状肌（pectinate muscles）。因此借助可调弯鞘管、心腔内超声导管（intracardiac echocardiography，ICE）等新器械可提高手术疗效及安全性。

三、先天性心脏病术后房内折返性心动过速消融方法

（1）概述：非典型心房扑动在儿童多见于先天性心脏病术后，常见为心房内折返性心动过速（intra-atrial reentry tachycardia，IART），即由折返机制引起的房性心动过速，常与手术切口、瘢痕或板障相关（图 10-8-3）。经导管消融是治疗先天性心脏病术后房内折返性心动过速最有效的治疗方法。近年来，三维标测技术的发展、灌注消融电极和大头消融电极（large-tip ablation catheters）的应用使导管消融房内折返性心动过速的即时成功率达 90%，但复发率仍较高，尤以 Fontan 术患者多见，可能与其存在多折返环、心房大且厚有关。先天性心脏病患者导管消融后“复发”的房性心律失常多为新出现的心律失常，提示心律失常“复发”可能更多源于心房纤维化加重，而非原先导管消融本身的失败。某些类型的先天性心脏病患者导管消融难度较大，特别是在单心室行 Fontan 术后。此类患者右心房通常明显扩大，导管稳定贴靠困难，存在大面积低电压及碎裂电位区域，消融难以达到透壁损伤，且房速折返部位复杂多变，手术难度大，手术成功率相对较低。

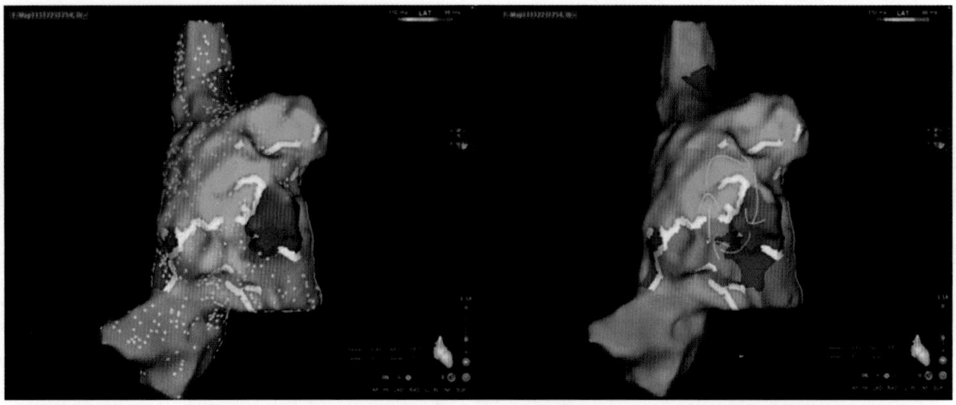

图 10-8-3　先天性心脏病术后儿童心房扑动术中三维激动标测图

应用高精密度标测显示心房扑动围绕右心房侧壁切口瘢痕（白色阻滞线）折返

（2）标测方法：先天性心脏病术后 IART 的电生理标测和消融：在三维系统指导下行右心房建壳及激动标测，激动顺序显示激动围绕心房内经峡部的大折返环，提示为峡部依赖大折返性心房扑动。先天性心脏病术后常规行右心房电压标测（图 10-8-4C），自高右房至低右房标测到低电压或心房 A 波双电位区定义为手术切口瘢痕区（图 10-8-4D），激动顺序显示激动沿手术切口瘢痕区折返，提示为切口折返性心房扑动。

（3）消融方法：采用冷盐水消融导管，自三尖瓣环口小 A 大 V 处至下腔静脉口行峡部线性消融，冷盐水灌注导管采用流量 17 mL/min，43 ℃，35 W 消融，电生理检测达双向阻滞定义为消融终点。如为心房切口依赖的心房扑动，在完成三尖瓣峡部线性消融后再沿瘢痕低电压区底部至三尖瓣环或下腔静脉完成线性消融（图 10-8-4A、B），经检测消融线两侧达双向阻滞为消融终点。瘢痕区消融可适当提高消融能量以使损伤透过瘢痕区达到彻底阻滞。

Mustard/Senning 术后的患者，为达肺静脉 - 三尖瓣环峡部阻滞，需要经主动脉逆行或行板障穿刺到达“新左房”（即肺静脉左房），从三尖瓣环至肺静脉行线性消融。Fontan 术后常见于右房侧壁（心房切口）处，右房 - 肺动脉连接处，萎缩的三尖瓣环处形成折返。完全腔肺吻合术后 IART 以环绕房室瓣环折返较为常见。

先天性心脏病术后心房扑动的发生机制可为经三尖瓣峡部依赖心房内大折返或手术切口折返，两者可独立存在或均参与形成折返。对先天性心脏病术后心房扑动的消融策略，不论两者机制是否均参与了形成折返，应对三尖瓣峡部线性消融同时对瘢痕低电压区底部至三尖瓣环线性消融（如果瘢痕低电压区底部与下腔静脉开口存在关键峡部），并对瘢痕区域内标测到的高幅电位补点消融（图 10-8-5 ~ 图 10-8-7），可减少复发。

图 10-8-8 为 13 岁 Ebstein 畸形的患儿。患儿于 3 岁时行三尖瓣下移畸形矫治术，10 岁时行三尖瓣生物瓣置换术，瓣膜置换术 3 年后发生持续性心房扑动而行射频消融术，术中电生理检查为多重心房切口瘢痕依赖的心房折返性心房扑动（图 10-8-8）。中经星型标测电极 （PentaRay）右房建模并行激动标测及电压标测，分别于右房后壁及右房侧壁标测到横向及纵向手术瘢痕低电压区（图 10-8-8C），激动顺序显示为瘢痕依赖性心房扑动。首先行右房后壁低电压区底端至下腔静脉线性消融（图 10-8-8D），心房扑动未终止。重新建模行激动标测及电压标测，激动顺序显示与之前不同发生改变，为右房侧壁瘢痕依赖性心房扑动（图 10-8-8E），再行右房侧壁瘢痕底端至右

房后壁横向瘢痕部位的线性消融（图 10-8-8F），于拟行消融线顶部低电压区内局部标测到大 A 波电位，于此处放电 3s 心房扑动终止转复为窦律（图 10-8-8G），继续完成线性消融。

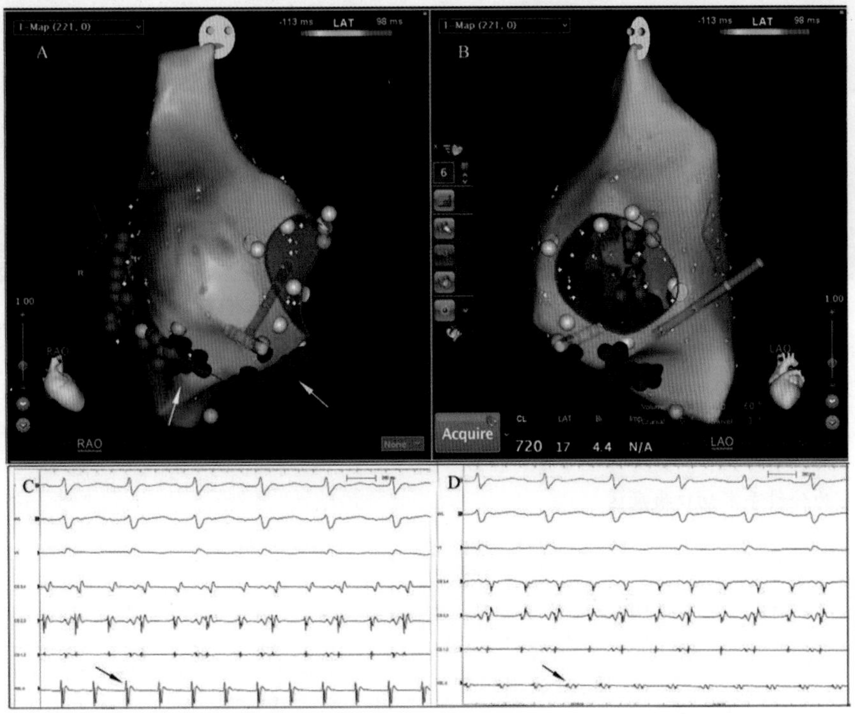

图 10-8-4　先天性心脏病术后心房扑动射频消融三维标测图及心内电图

A. 右前斜位显示右房结构，红点显示消融路径，灰点为外科手术切口瘢痕区，黄箭头所示为三尖瓣峡部消融线，白箭头所示为外科手术切口瘢痕区下缘到下腔静脉口的消融线；B. 左前斜位显示右房结构，灰点为切口瘢痕区，红点显示消融路径；C. 心内电图显示心房扑动 2∶1 下传，黑箭头所示为正常心房组织的电位（正常 A 波）；D. 心内电图显示心房扑动 2∶1 下传，黑箭头所示为右房切口瘢痕区电位（A 波双电位及低电压）

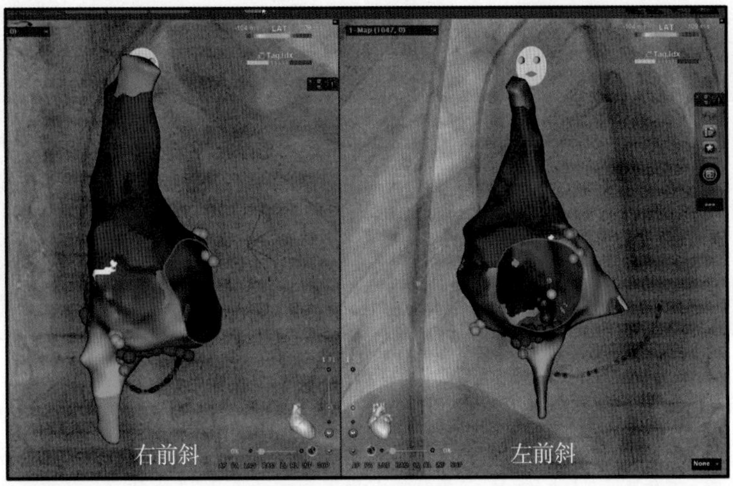

图 10-8-5　法洛四联症术后心房扑动射频消融 CARTO-Univu 标测消融图

图示右心房建模及激动标测，显示为三尖瓣峡部依赖的心房内大折返心房扑动。术中行三尖瓣峡部线性消融，并对瘢痕区域内标测到的高幅电位补点消融。三尖瓣峡部线性消融红点显示消融路径，灰点为外科手术切口瘢痕区

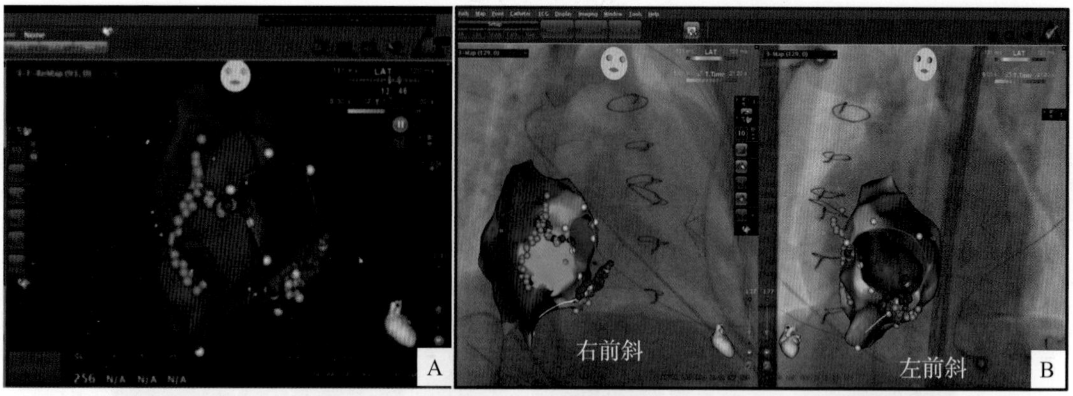

图 10-8-6　Ebstein 畸形，Glenn 术后心房扑动射频消融 CARTO-Univu 标测消融图

A. 示右心房建模并行激动标测，为三尖瓣峡部依赖和瘢痕共同参加的"8"字大折返心房扑动；B. CARTO-Univu 模式下以功率模式 43℃，30 W，17 mL/ min 行三尖瓣峡部线性消融，消融过程中心房扑动 A 波周长延长至 318 ms，心房扑动未终止。于右心房游离壁低电压区向三尖瓣环行线性消融，消融过程中心房扑动终止，转复为窦性心律。在右房侧后壁手术切口瘢痕区（低电压碎裂电位），行补点消融。蓝点为外科手术切口瘢痕区

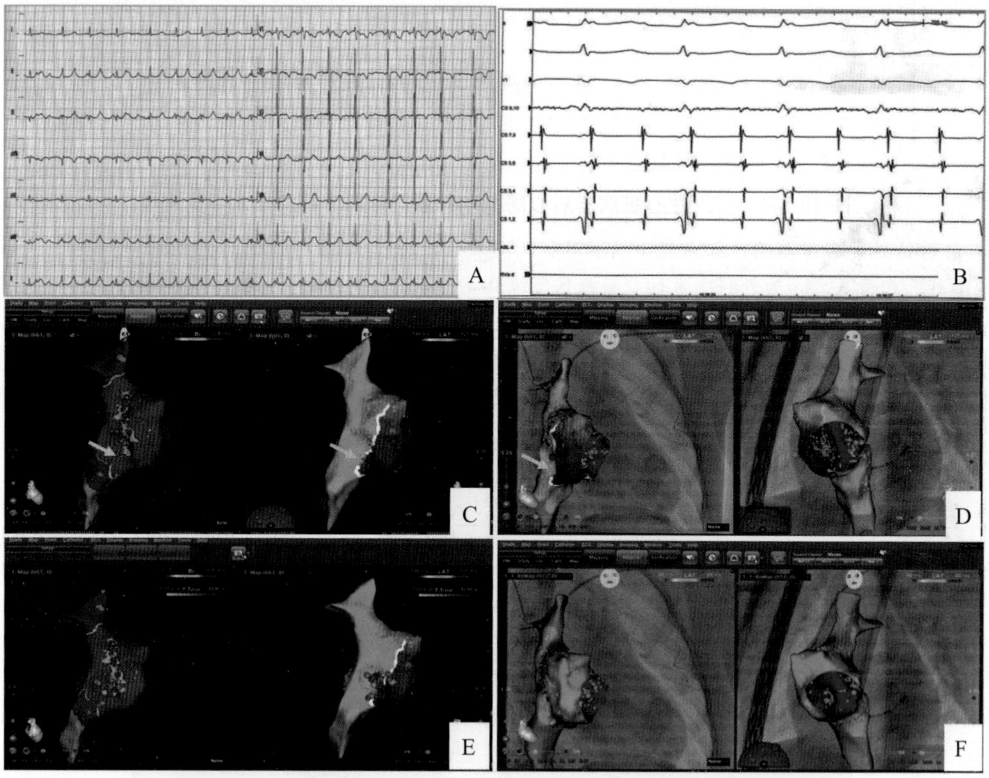

图 10-8-7　心内膜垫缺损术后瘢痕依赖性心房扑动标测消融图

7 岁女孩，完全性心内膜垫缺损矫治术后心房扑动，外院行射频消融手术，术中为三尖瓣峡部依赖大折返心房扑动，行三尖瓣峡部线性消融。术后再发心房扑动，于清华大学第一附属医院再行射频消融治疗。A. 心房扑动心电图，示房室 2∶1 下传；B. 心房扑动心内电图示房室 2∶1 下传；C. 心动过速时右心房建模，行激动及电压标测，均显示右房前侧壁瘢痕下 1/3 段瘢痕阻滞线不连续（箭头所指处）；D. 示激动围绕瘢痕折返，激动通过瘢痕下 1/3 处缓慢传导形成折返传导关键峡部；E. 于瘢痕关键峡部行线性消融（红色粉色点为消融点），消融过程心房扑动终止，转复为窦性心律；F. 心动过速终止后再行激动标测，显示激动起源于窦房结

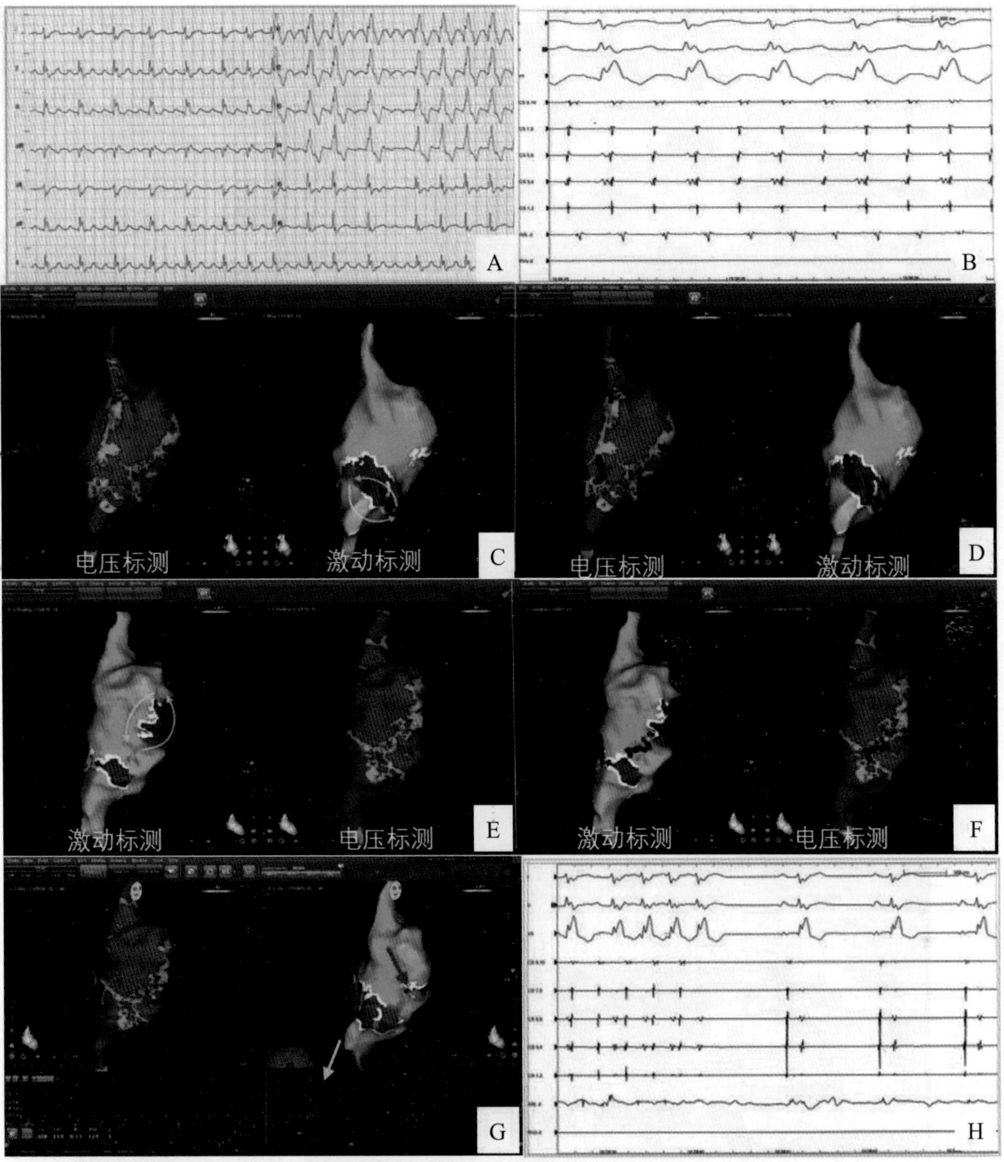

图 10-8-8 Ebstein 畸形术后多重心房切口瘢痕依赖的心房折返性心房扑动

A. 心房扑动体表心电图；B. 心房扑动心内电图，显示房室 2∶1 下传；C. 右房建模并行激动标测及电压标测，分别于右房后壁及右房侧壁标测到横向及纵向手术瘢痕低电压区，激动顺序显示为瘢痕依赖性心房扑动，灰色箭头示折返路径；D. 首先行右房后壁低电压区底端至下腔静脉线性消融，心房扑动未终止，红色点为消融点；E. 重新建模行激动标测及电压标测，激动顺序显示与之前不同发生改变，为右房侧壁瘢痕依赖性心房扑动，灰色箭头示折返路径；F. 再行右房侧壁瘢痕底端至右房后壁横向瘢痕部位的线性消融，红色点为消融点；G. 于拟行消融线顶部低电压区内局部标测到大 A 波电位，于此处放电 3s 心房扑动终止转复为窦律，继续完成线性消融。红色箭头示成功消融转复为窦性心律靶点，黄色箭头示心房扑动转复为窦性心律同期心内电图；H. 心房扑动转复为窦性心律的放电效应心内电图

对于术前房扑终止、术中未能诱发出来，或者手术标测过程房扑终止者，可于窦律下行激动标测及电压标测阻滞线，发现关键峡部，进行消融（图 10-8-9）。

（4）消融终点：心动过速终止且不再被诱发，消融径线双向传导阻滞。

（5）消融风险：避免房室传导阻滞、心脏压塞、肺静脉狭窄、血栓及栓塞的发生。

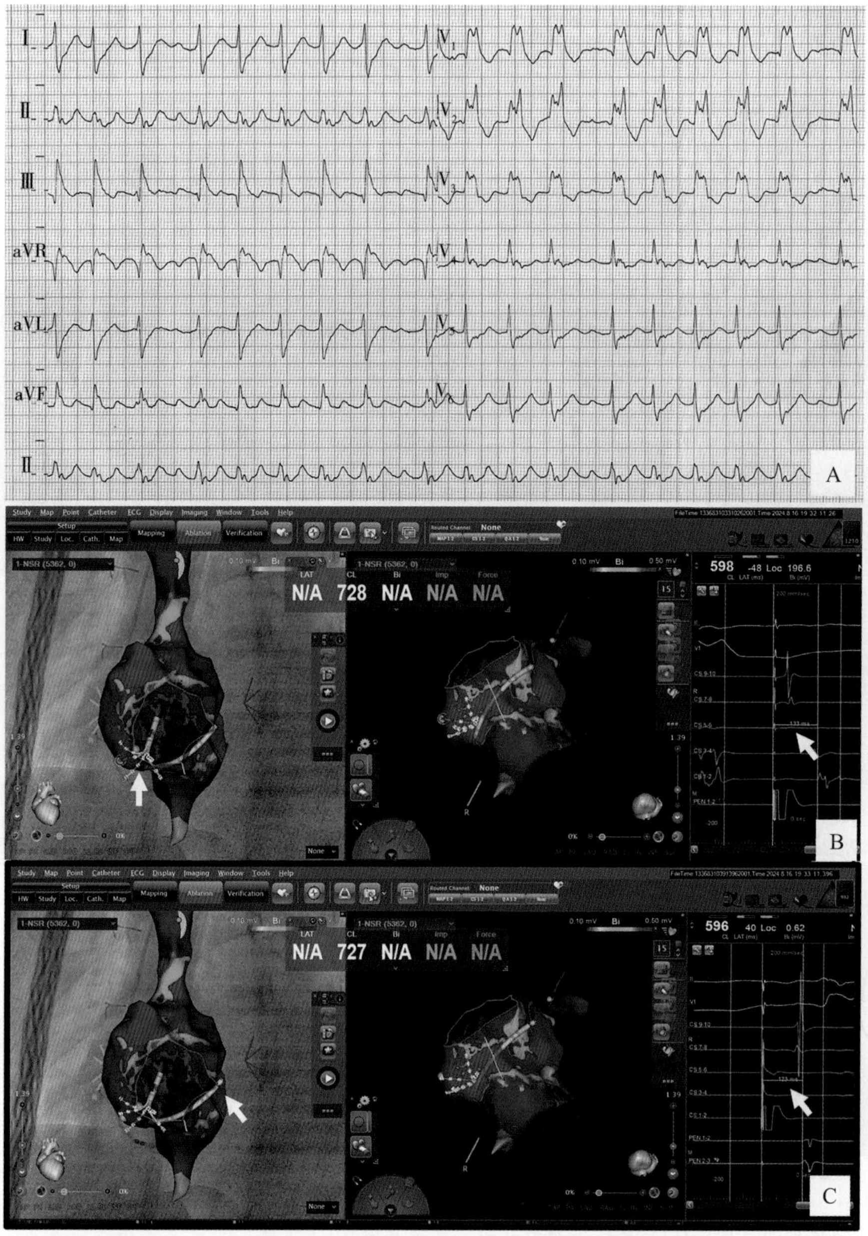

图 10-8-9　室间隔缺损术后心房切口瘢痕依赖的心房折返性房扑

患儿8月龄时行室间隔缺损修补术。术后8年发生心房扑动，行心脏电生理检查+射频消融术，术中证实为三尖瓣峡部依赖的心房扑动，射频消融成功。消融术后5年（14岁）再发心房扑动，再行心脏电生理检查+射频消融术，患儿麻醉后房扑自行终止，于窦律下以星型标测电极（PentaRay）行右房建模、激动标测及电压标测：A. 心房扑动体表心电图；B. 三尖瓣峡部阻滞线完整，起搏右房游离壁，测量到冠状窦口传导时间为133 ms；C. 起搏冠状窦口，测量到右房游离壁低位传导时间为123 ms。证实三尖瓣峡部已达到双向阻滞；D. 窦律下激动标测，显示右房侧后壁上部有阻滞线，窦性心律激动沿右房侧后壁低位与下腔静脉之间传导，形成右房侧后壁瘢痕依赖的关键峡部（左图箭头所指），沿右房侧后壁阻滞线下缘至下腔静脉口行线性消融（右图箭头所指）；E. 完成线性消融后窦律下再行激动标测，显示为右后侧壁阻滞线完整延长至下腔静脉口（左图箭头所指），与消融路径一致，验证消融完成阻滞

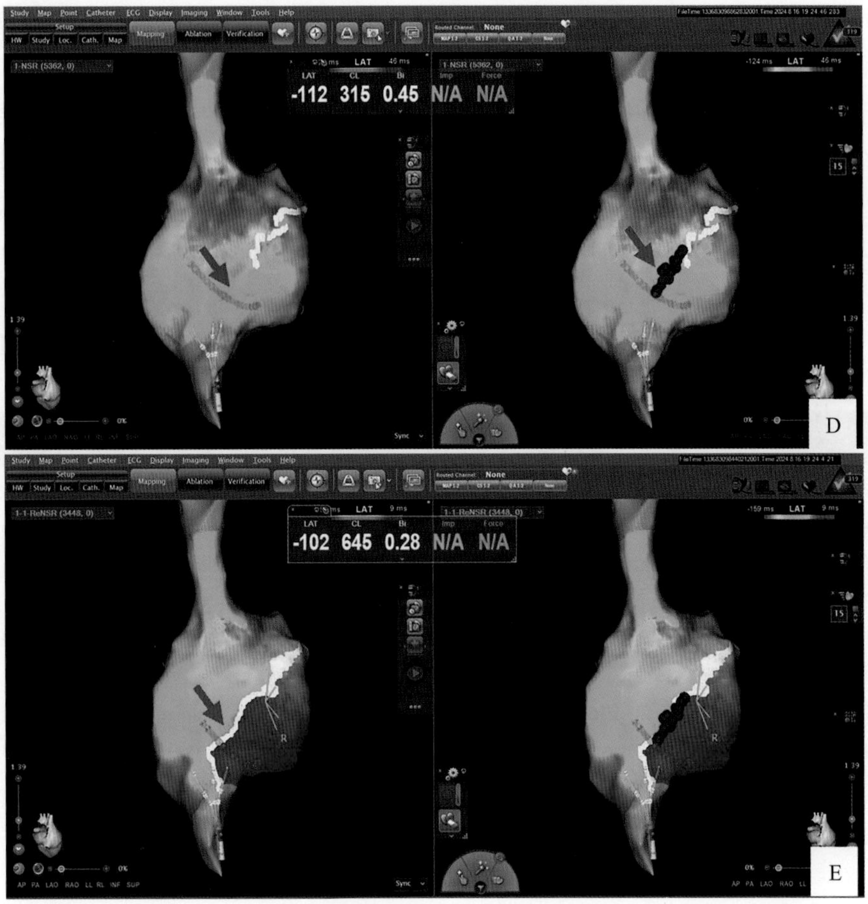

图 10-8-9 （续）

四、儿童心房扑动的特点

（1）电生理机制：儿童心房扑动的发生机制可为经三尖瓣峡部依赖心房内大折返或手术切口折返。李小梅团队[4]对 49 例儿童心房扑动成功消融资料分析结果显示，在心脏结构正常儿童的心房扑动 100% 为三尖瓣峡部依赖的大折返心房扑动。而在先天性心脏病术后的心房扑动患儿，45% 为独立三尖瓣峡部依赖的大折返心房扑动，18% 为独立切口瘢痕依赖的切口折返性房性心动过速，另有 36% 为两者共同参与形成折返。如前所述，不论两者机制是否均参与了形成折返，术中均应对三尖瓣峡部线性消融同时对瘢痕相关区域进行消融，以减少术后复发。

（2）儿童心房扑动与病态窦房结综合征（简称病窦）的相关性：窦房结功能障碍持续性心动过缓是心房扑动的相关和诱发因素。在心脏结构正常及先天性心脏病术后的患儿，均有部分病例合并于病窦。如果为阵发性心房扑动，射频消融术前即可明确诊断为病窦，而持续性心房扑动多为射频消融术后所诊断。

①避免存在病窦的消融风险：持续性心房扑动可掩盖窦房结功能而难以评价是否存在病窦，一旦阻断心房扑动可能发生窦性停搏。因此，在心房扑动射频消融过程中应备心房 / 心室起搏，心房扑动终止时一旦发生窦性停搏或严重窦性心动过缓即给予起搏。

②心房扑动合并病窦的发生率：因心房扑动存在并发病窦的可能性，术前谈话应向家长交代并备案，术后根据病窦的严重程度酌情植入起搏器。

目前关于儿童心房扑动合并病窦的相关报道极少。李小梅团队[4]对49例儿童心房扑动成功消融资料分析结果显示，在心脏结构正常心房扑动的患儿中28%合并病窦，而在先天性心脏病术后的心房扑动患儿中，50%合并病窦。心房扑动合并病窦的患儿中72%术后接受了植入永久起搏器的治疗，植入起搏器时间为射频消融术后3 d ~ 1个月，其中1例为术后1.4年植入。

（李小梅　江　河）

参考文献

[1] 李小梅. 小儿心律失常学[M]. 北京：科学出版社, 2004: 111-113.
[2] Willems S, Weiss C, Ventura R, et al. Catheter ablation of atrial flutter guided by electroanatomic mapping (CARTO): a randomized comparison to the conventional approach[J]. J Cardiovasc Electrophysiol, 2000, 11(11): 1223-1230.
[3] Notaristefano F, Zingarini G, Cavallini C, et al. Typical atrial flutter mapping and ablation[J]. Card Electrophysiol Clin, 2022, 14(3): 459-469.
[4] Jiang H, Li XM, Zhang Y, et al. Electrophysiological characteristics and outcomes of radiofrequency catheter ablation of atrial flutter in children with or without congenital heart disease[J]. Pediatr Cardiol, 2020, 41(7): 1509-1514.

第9节　特发性室性心律失常

一、概述

特发性室性心律失常（ventricular arrhythmias，VAs）包括室性期前收缩（简称室早）（PVC）和（或）室性心动过速（简称室速）（VT），是儿童VAs的最常见类型[1]。特发性VAs多数预后良好[2]，但其长期存在影响儿童的生活质量，部分频发PVC或室性心动过速度可导致心律失常性心肌病。抗心律失常药物只是姑息的方法，射频消融是儿童特发性VAs有效的根治手段，其疗效主要取决于VAs起源位置等因素。儿童VAs常见的起源部位分别为心室流出道（包括右室流出道和左室流出道）、左室的左后分支、左后乳头肌、左前分支、左前乳头肌、三尖瓣环及右室调节束。依据VAs起源部位不同，射频消融成功率70% ~ 92%[3, 4]。国内单中心研究显示不同部位VAs的消融成功率以流出道及三尖瓣环VAs较高，其次为左后分支，而左室乳头肌、左前分支、其他部位及多源性VAs成功率低于平均水平[3]。

拟行射频消融前根据患儿12导联体表心电图VAs形态学特征初步预测VAs起源部位很重要。VAs不同起源部位的心电图特征详见第二章第3节心电图对室性心律失常的定位诊断等章节。

二、特发性 VAs 消融方法

1. 诱发方法

麻醉对 VAs 的抑制作用：由于术中大部分儿童不能合作，需全身麻醉；麻醉药物对心肌兴奋性的抑制增加了 VAs 的诱发难度。本中心对于室性心律失常儿童术中采用吸入麻醉及术中镇痛，以减少丙泊酚静脉麻醉药物对心肌的影响。当 VAs 被麻醉抑制，可应用异丙肾上腺素等 β 受体激动剂或 / 和心室刺激，增加室性心律失常诱发率。

术中如无自发室性早搏或室性心动过速，需要诱发以行标测。通常可采用心室 S_1S_1 刺激，起始刺激周长短于自身心率周长 50 ~ 100 ms，逐渐递减。如果 S_1S_1 刺激不能诱发，给予 S_1S_2 及 $S_1S_2S_3$ 程序刺激。如果仍然不能诱发，静脉输注异丙肾上腺素提高心率 10% ~ 20% 以上后重复上述刺激程序。

2. 标测方法

采用三维电解剖标测系统构建心脏三维模型，根据体表心电图初步定位 VAs 起源部位（图 10-9-1）[3]，采用激动顺序标测方法（图 10-9-2），在局部精细标测 VAs 最早起源点。对于稀发的 PVC，采用起搏标测方法，要求靶点处≥ 11/12 导联起搏图形与体表心电图自发的 VAs 形态完全符合（图 10-9-3）。

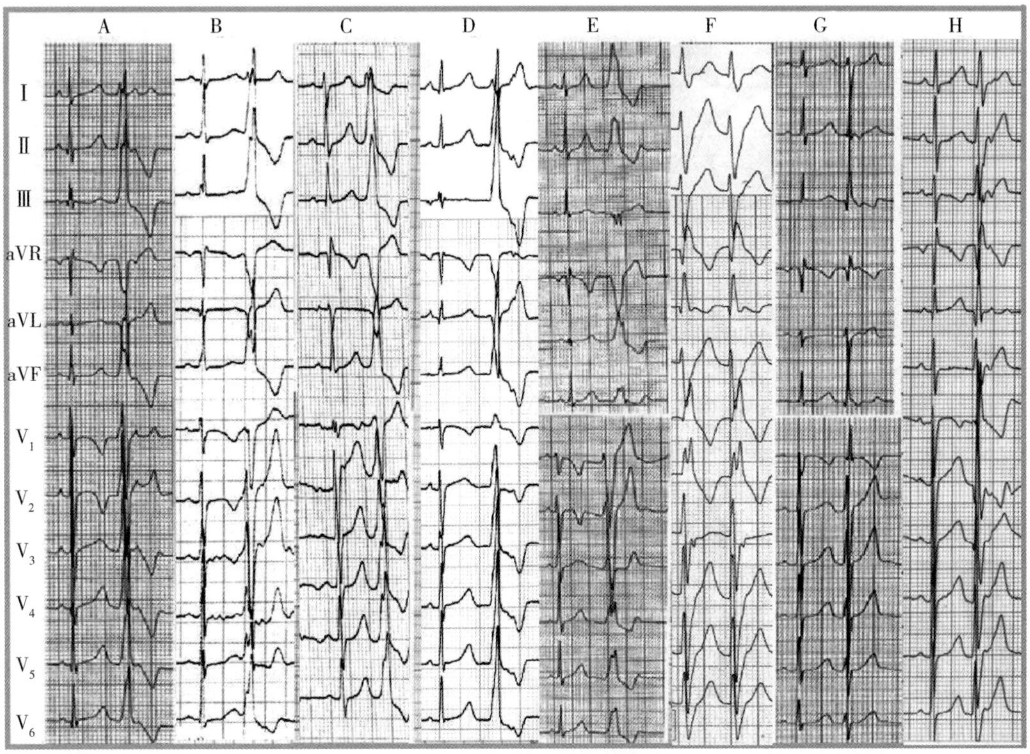

图 10-9-1　不同起源部位室性心律失常心电图

A. 右室流出道间隔起源；B. 右室流出道游离壁起源；C. 右冠窦起源；D. 左冠窦起源；E. 三尖瓣环起源；F. 左后乳头肌起源；G. 左前分支起源；H. 左后分支起源

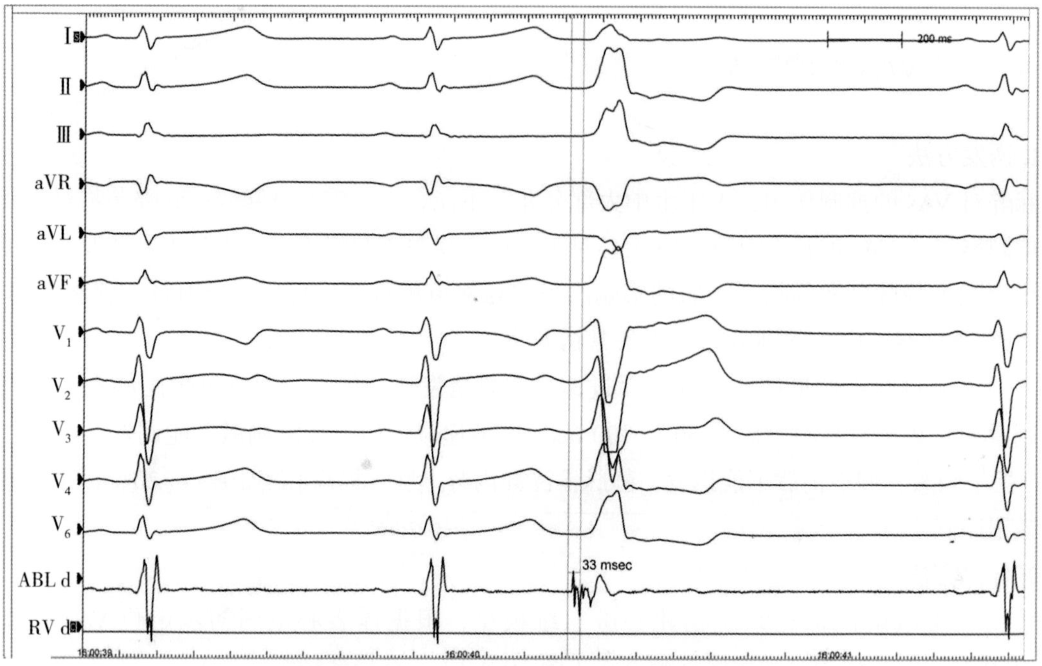

图 10-9-2 室性早搏（PVC）激动顺序标测

心室流出道起源 PVC 激动顺序标测，标测到 PVC 时 V 波最早起源点较体表心电图 QRS 最早起始提前 33 ms

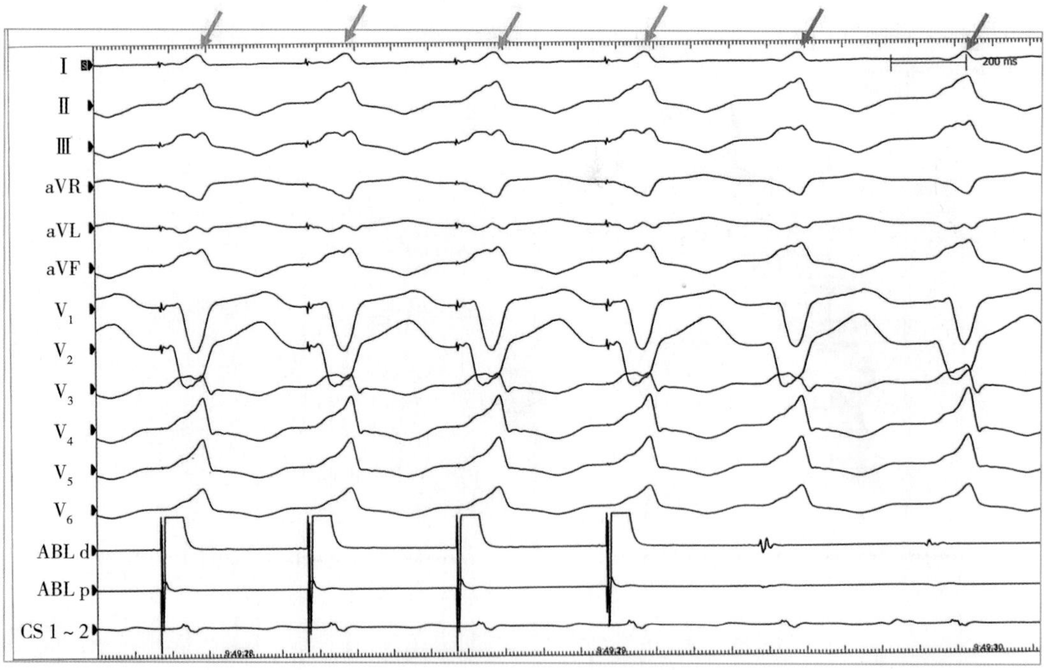

图 10-9-3 室性心律失常（VAs）起搏标测

心室流出道起源 VAs 起搏标测，标测到靶点处 12 导联起搏图形（蓝色箭头所指）与体表心电图自发的 VAs 图形（橙色箭头所指）完全相同

3. 消融方法

选择冷盐水灌注射频消融导管，采用温控模式，温度 43 ℃，功率 25 ～ 40 W（冷盐水灌注流速 17 mL/min），温度和功率随消融部位及消融效果进行调整，试放电 5 ～ 10 s 有效，PVC 或室速消失，继续巩固放电 60 ～ 90 s，并微调导管于靶点附近巩固放电。

如果拟于主动脉窦内消融，消融前需行主动脉根部造影以明确靶点与冠状动脉开口距离，若>5 mm 方可消融（图 10-9-4、图 10-9-5）。对于三尖瓣环起源 VAs 术中需要借助 8Fr 多功能鞘管增加导管稳定性，并实现消融导管头端倒钩操作进行标测消融（图 10-9-6）。

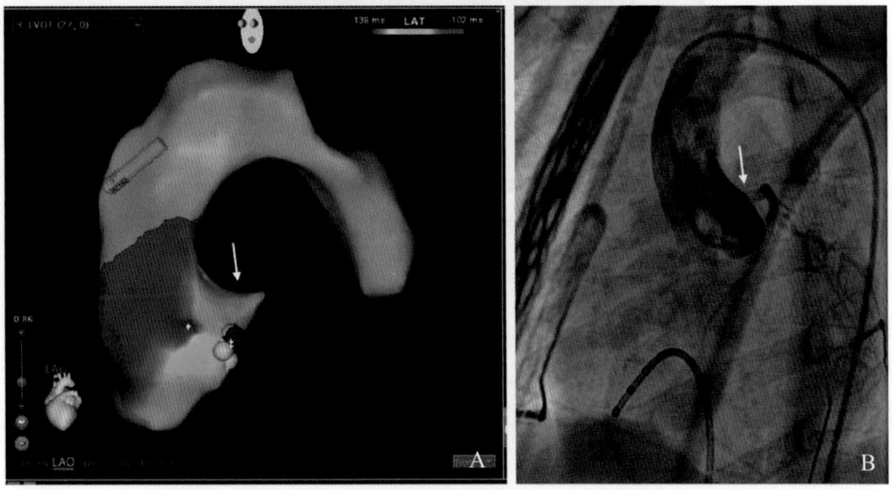

图 10-9-4　三维标测方法指导室性心律失常射频消融

A. 构建的左室流出道（主动脉窦）模型，图中红色点为放电消融时描记的靶点；B. 消融前主动脉根部造影，影像与三维模型基本吻合，造影显示左主干开口位置（箭头所指）

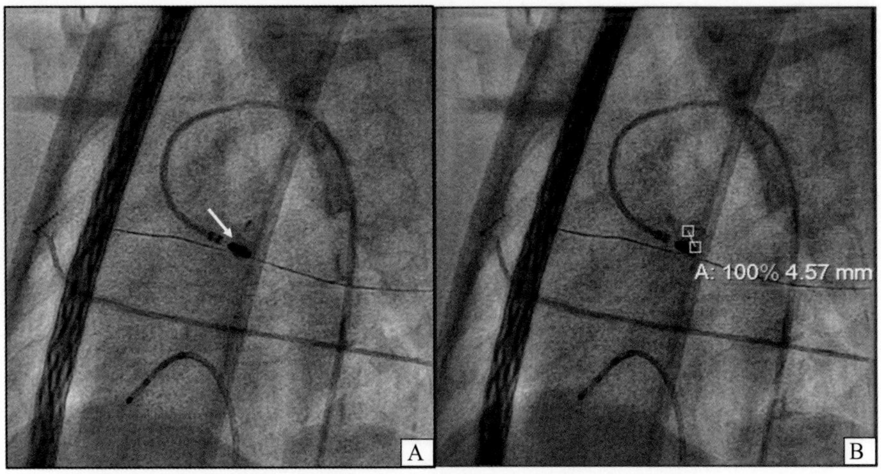

图 10-9-5　经冷盐水灌注射频消融导管推注造影剂显示冠脉开口位置

A. 消融前于靶点部位经消融导管推注造影剂显示左主干开口位置（箭头所指）；B. 测量消融导管顶端距离左主干开口处距离为 4.57 mm

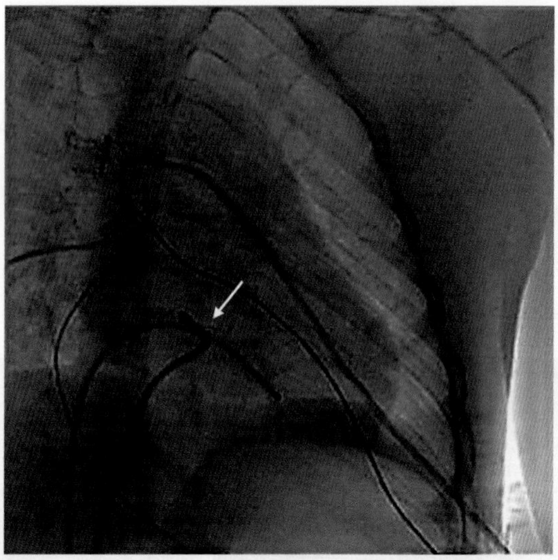

图 10-9-6　三尖瓣环起源室性心律失常（VAs）消融导管倒勾影像

右前斜位显示起源于三尖瓣环的 VAs，消融导管倒勾至三尖瓣下（箭头所指）

4. 消融终点

术毕观察 30 min，未见自发 VAs，在心室起搏 / 程序刺激及给予静脉滴注异丙肾上腺素基础上再行心室起搏 / 程序刺激未能诱发原 VAs。

5. 消融风险

①低位流出道消融时，应注意避免损伤希氏束。左室流出道标测消融时，应行主动脉根部造影了解靶点与冠状动脉开口的距离，避免损伤冠状动脉。②希氏束或左束支损伤。

三、流出道起源 VAs 射频消融特点

流出道起源 VAs 射频消融成功率较高，可＞90%[3, 5-7]。获得较高的成功率源于以下几点：

1. 技术进步

采用三维电解剖标测系统结合冷盐水灌注消融导管治疗，可明显提高该部位的消融成功率[6,8]。

2. 解剖认知深入也是成功的重要因素

心室流出道具有较复杂的解剖关系（图 10-9-7），包括右室流出道、肺动脉瓣上结构和左室流出道（主动脉窦）。部分经右室流出道未获成功消融者，可经肺动脉瓣上及主动脉窦内等部位消融成功，提高了成功率[5, 9]。

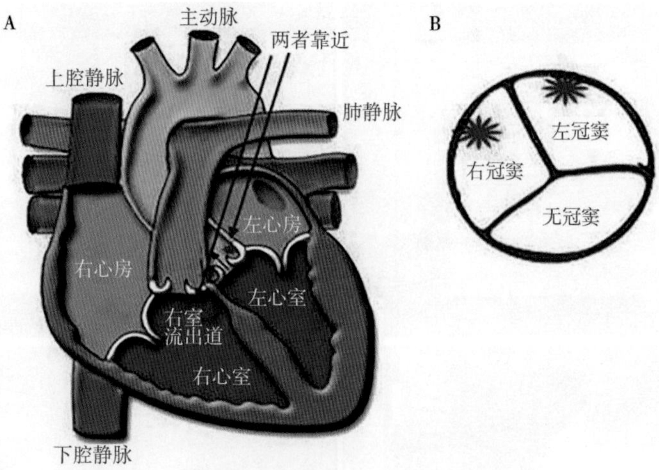

图 10-9-7　心室流出道的解剖关系

3. 术前了解流出道不同部位 VAs 的心电图特征

对于预判风险及消融快速定位有重要的帮助[3, 10]。根据心电图胸前导联移行区域判断 PVC 起源于右室流出道或左室流出道有一定的帮助。移行位于 V_3 导联之前的多为左室流出道起源。但是，儿童心脏存在个体差异，且右室流出道后间隔与左室流出道右冠窦呈前后位，均可表现为 V_3 导联移行，根据胸前导联移行区域定位不易鉴别。如果为 V_1 或 V_2 导联移行，强烈提示左室流出道左冠窦起源的 VAs，则可以直接经左室流出道左冠窦标测消融。对于心电图定位不易鉴别的右室流出道后间隔或左室流出道右冠窦的 VAs，心电图特征仅作为参考。部分病例术中需实施双侧标测对比选择消融部位或双侧消融（图 10-9-8、图 10-9-9），可以增加消融成功率，降低复发率。

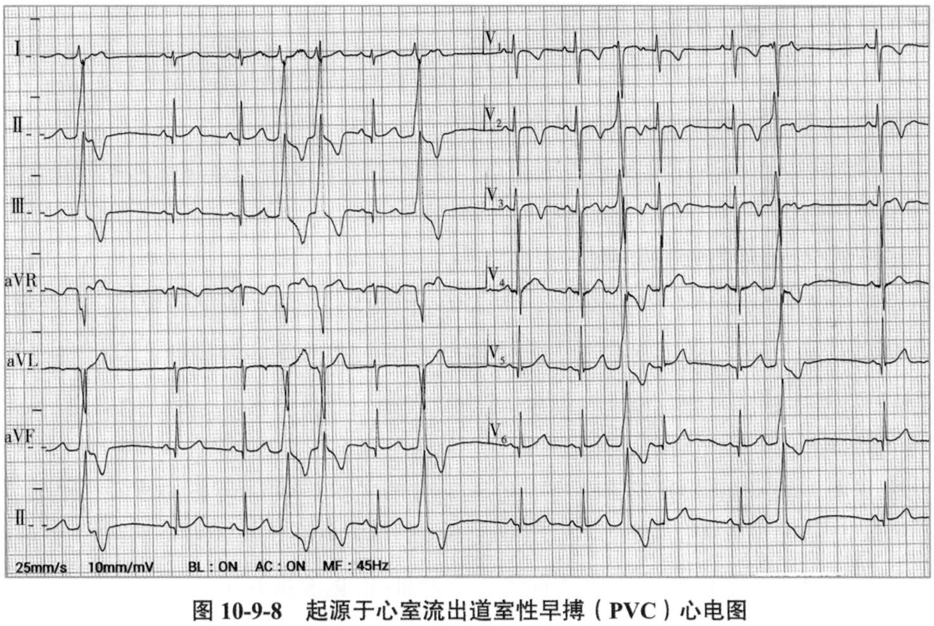

图 10-9-8　起源于心室流出道室性早搏（PVC）心电图

PVC 胸前 V_4 导联移行，V_3 导联 R/S=1

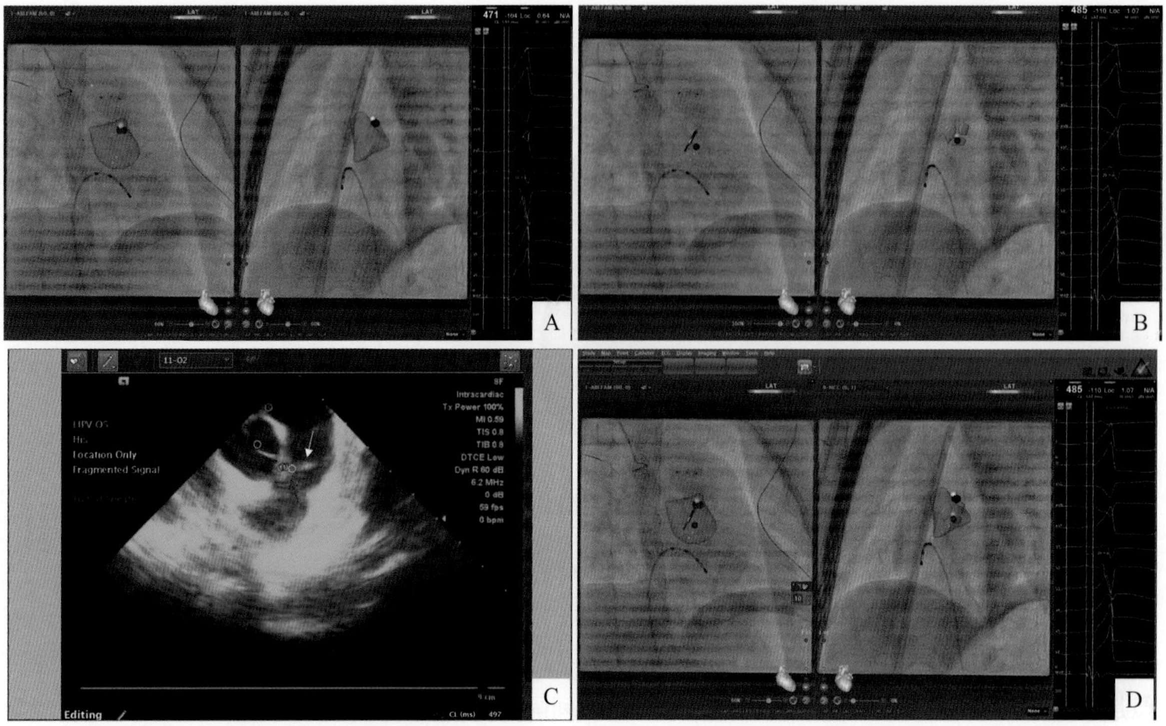

图 10-9-9　流出道起源室性早搏（PVC）心腔内超声指导下标测消融

与上图为同一例患儿，心腔内超声指导下行射频消融。A. 于左侧主动脉根部标测 PVC V 波最早起源点较体表心电图 QRS 起始点提前 20 ms；B. 于右室流出道肺动脉瓣下标测 PVC V 波最早起源点较体表心电图 QRS 起始点提前 29 ms，红点为成功消融靶点，蓝色图形为心腔内超声下显示并描画的肺动脉瓣；C. 心腔内超声影像，白色箭头所指为肺动脉瓣，红色箭头所指小圆圈为消融点；D. 左右双侧标测消融叠加图形

4. 起源于流出道 VAs 经肺动脉瓣上消融

对起源于流出道 VAs 的射频消融，近年来陆续在成人患者中报道了肺动脉窦起源的 VAs 心电图特征、消融方式等，发现通过体表心电图定位于右室流出道的 VAs 患者，部分可在肺动脉窦内消融成功[11]。国内曾少颖团队在儿童患者中报道了肺动脉窦起源的 VAs 患儿的射频消融方法等[12]，年长儿消融时可酌情参考。

（1）肺动脉窦的解剖与病理生理特点

肺动脉窦位于主动脉窦的左前方的位置，肺动脉左窦位置最低，前窦位置最高；右窦位置靠右，高度位于前窦和左窦之间（图 10-9-10）。尸体解剖发现人类右室到肺动脉心室肌性延伸的检出率为 17% ~ 74%[13-14]。

（2）心电图特点

肺动脉窦起源 VAs 体表心电图呈左束支传导阻滞形态，下壁导联 R 波直立，aVR、aVL 导联呈 QS 型，心电图特点与右室流出道起源的 VAs 相似。肺动脉右窦起源者Ⅰ导联呈 R 或 qR 型；肺动脉前窦起源者呈 QS 或 R 型；肺动脉右窦起源者Ⅲ/Ⅱ R 波振幅平均比值＜ 1，aVL/aVR Q 波振幅平均比值＜ 1；肺动脉左窦起源者下壁导联 R 波振幅更高，aVL/aVR Q 波振幅比值＞ 1[2]。肺动脉右窦起源的 VAs，Ⅰ导联 R 波振幅更高、下壁导联 R 波振幅较低、Ⅲ/Ⅱ R 波振幅比值小、下壁导联 R 波有切迹的比例更高、QRS 波更宽（图 10-9-11）。

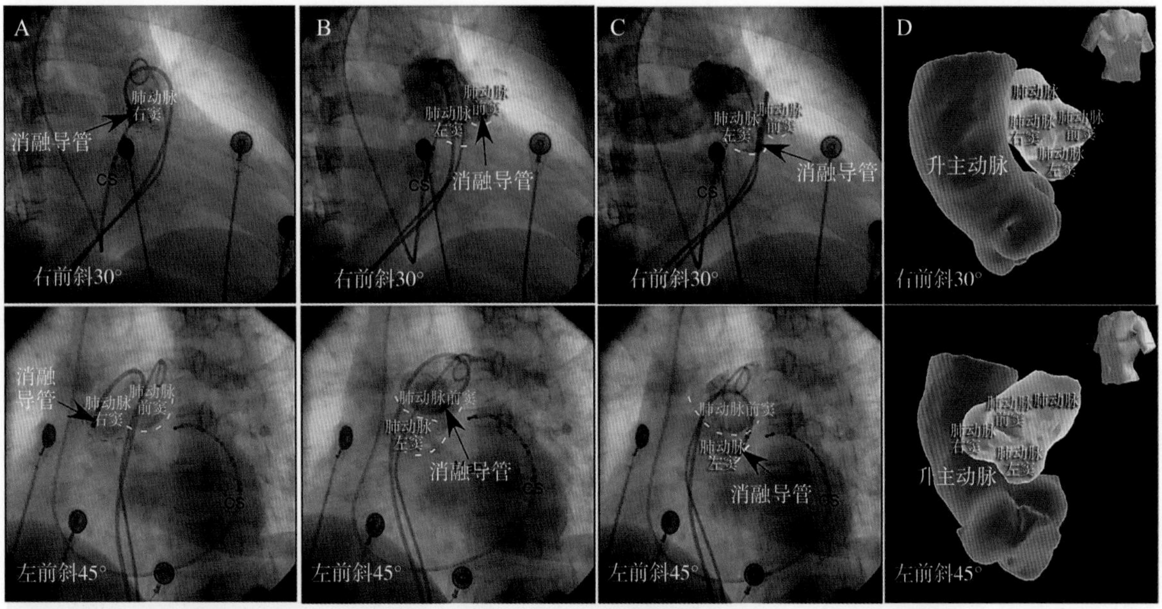

图 10-9-10　肺动脉窦的解剖结构[11]

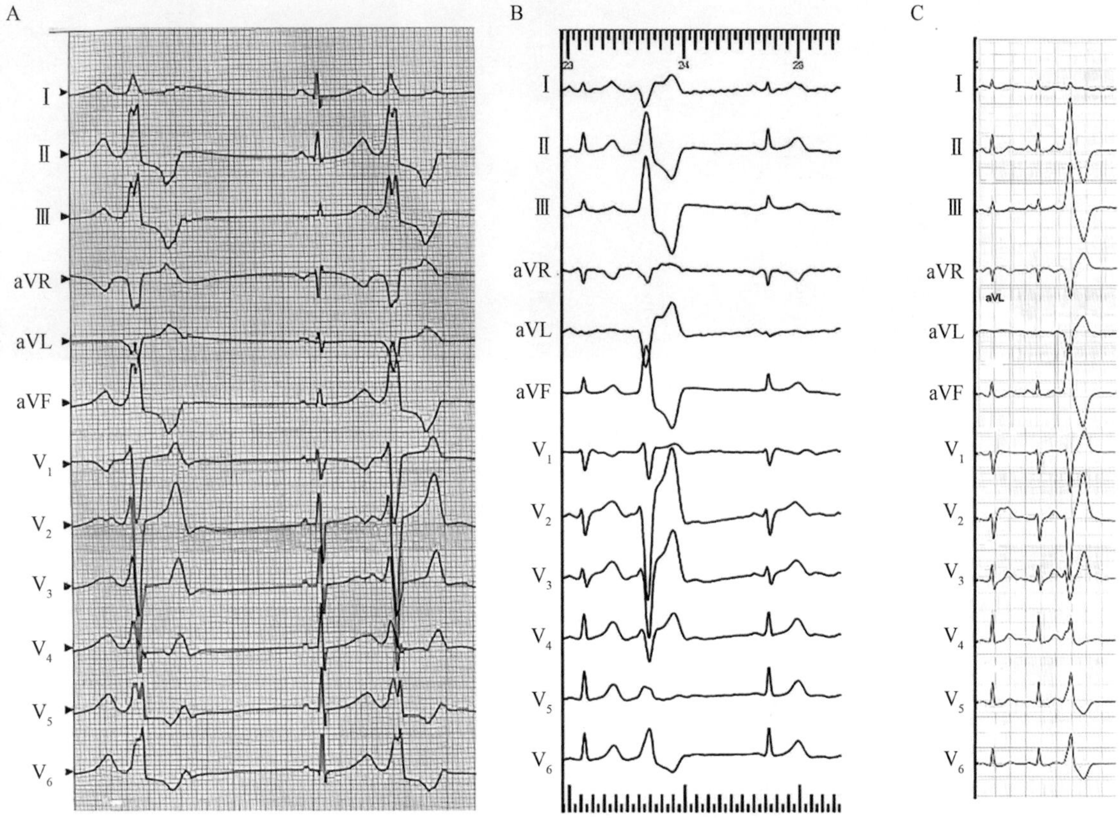

图 10-9-11　肺动脉窦起源的儿童室性早搏（PVC）体表心电图

A. 肺动脉右窦起源 PVC 心电图；B. 肺动脉前窦起源 PVC 心电图；C. 肺动脉左窦起源 PVC 心电图

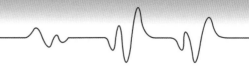

（3）射频消融的导管操作方法

①根据体表心电图考虑 VAs 起源于肺动脉窦，穿刺右股静脉，右股静脉鞘管交换 8.5 F SL1 长鞘，采用 7.5 F 冷盐水灌注消融导管（Biosense Webster），并根据患儿的年龄、体质量选择不同弯型的消融导管。消融导管经 SL1 长鞘，通过三尖瓣环送至右肺动脉，长鞘顺时针旋转送至右心室流出道，消融导管顺时针旋转回撤并到达左窦，逆时针旋转轻微调整位置后到达前窦、右窦；导管可采用倒“U”形（图 10-9-12A ~ D）或倒“P”形（图 10-9-12E）的方法到位；对于低体质量儿（18 kg 左右），导管采用往上旋转的方法。②消融导管经 SL1 长鞘通过三尖瓣环送至肺动脉瓣上，后长鞘顺时针旋转送至右心室流出道近肺动脉瓣下。长鞘和消融导管同轴后轻轻勾起，轻柔调整消融导管位置，使其到达右、前、左窦的位置。由于不同年龄儿童的心腔及血管大小不同，导管倒“U”形或倒“P”形的方法操作差异大，术中需动作轻柔，以免损伤瓣膜或导致心脏穿孔；术中及术后建议采用经胸超声心电图监测，对降低手术风险尤为重要。

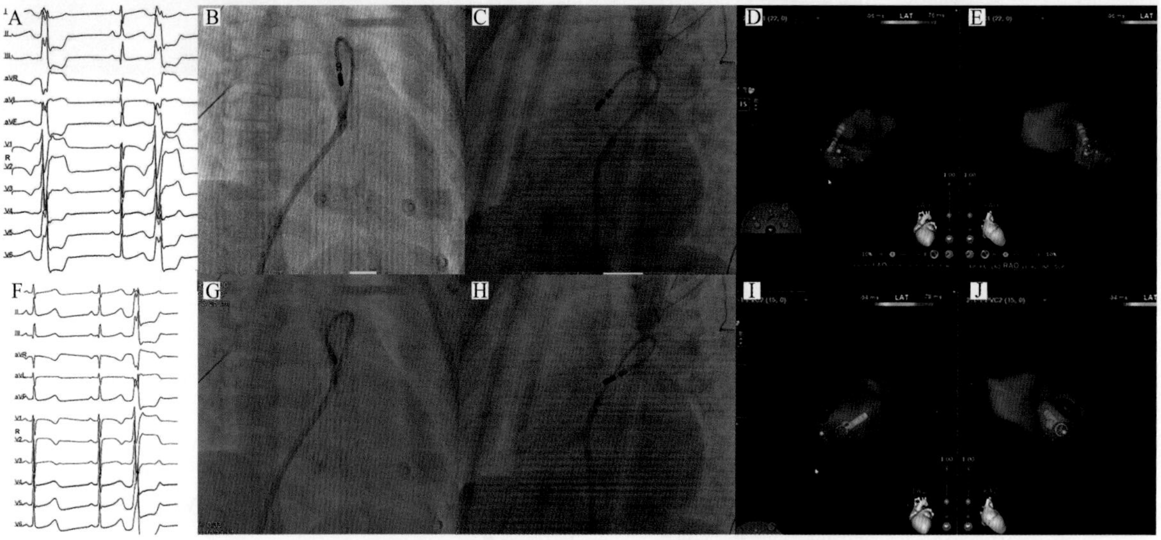

图 10-9-12　室性早搏（PVC）经肺动脉右窦标测消融

该患儿有 2 种形态 PVC：A ~ E. 第一种起源于肺动脉右窦窦底；（C，D）显示左前斜（LAO）45° ，（B，E）显示右前斜（RAO）30° ；F ~ J. 另一种 PVC 起源于肺动脉右窦后壁，（H，I）显示左前斜（LAO）45° ，（G，J）显示右前斜（RAO）30° 。图 D、E、I 和 J 的红点为成功消融靶点

（4）消融功率

设置功率 25 W ~ 30 W，冷盐水流速 17 mL/min。

四、三尖瓣环起源的 VAs

心电图 QRS 波形呈左束支阻滞样图形。室早 / 室速可起源于三尖瓣环不同部位，其胸前导联移行区不同，间隔部起源可于 V_3 导联移行，越偏游离壁起源，移行越晚。室早 QRS 波形多宽大有顿挫，依据起源于三尖瓣环不同部位下壁 Ⅱ、Ⅲ、aVF 导联极向不同（图 10-9-13）。对于三尖瓣环起源的 VAs 消融术中可借助 8Fr 多功能鞘管，结合消融导管头端倒钩方法消融方法增加导管贴靠靶点的稳固性。靶点图图形为小 A 大 V 波，提示大头导管位于三尖瓣环心室侧（图 10-9-14）。

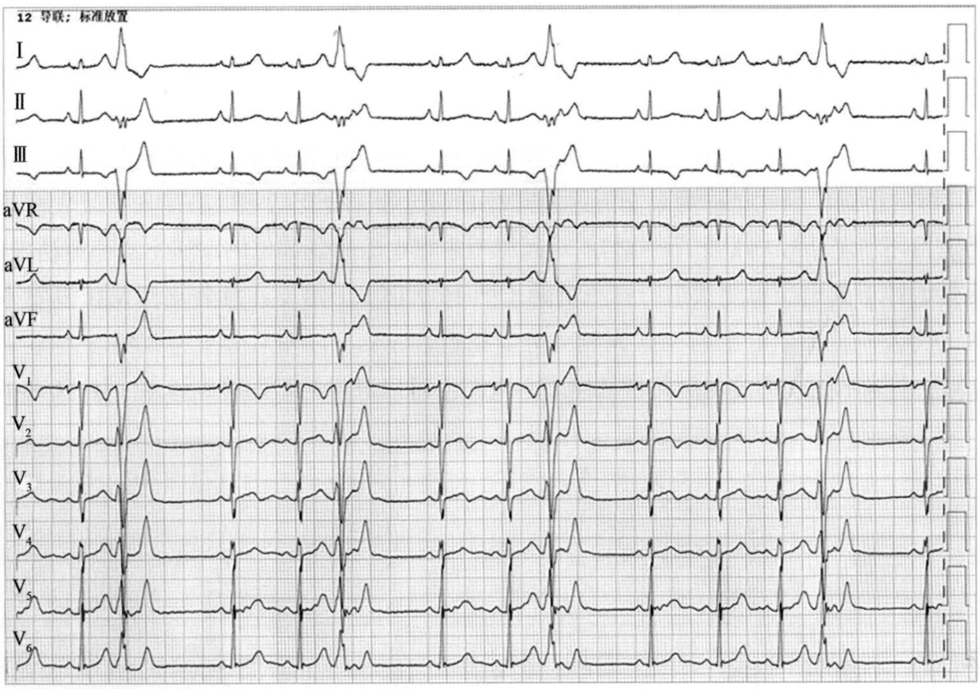

图 10-9-13　起源于三尖瓣环的室性早搏心电图

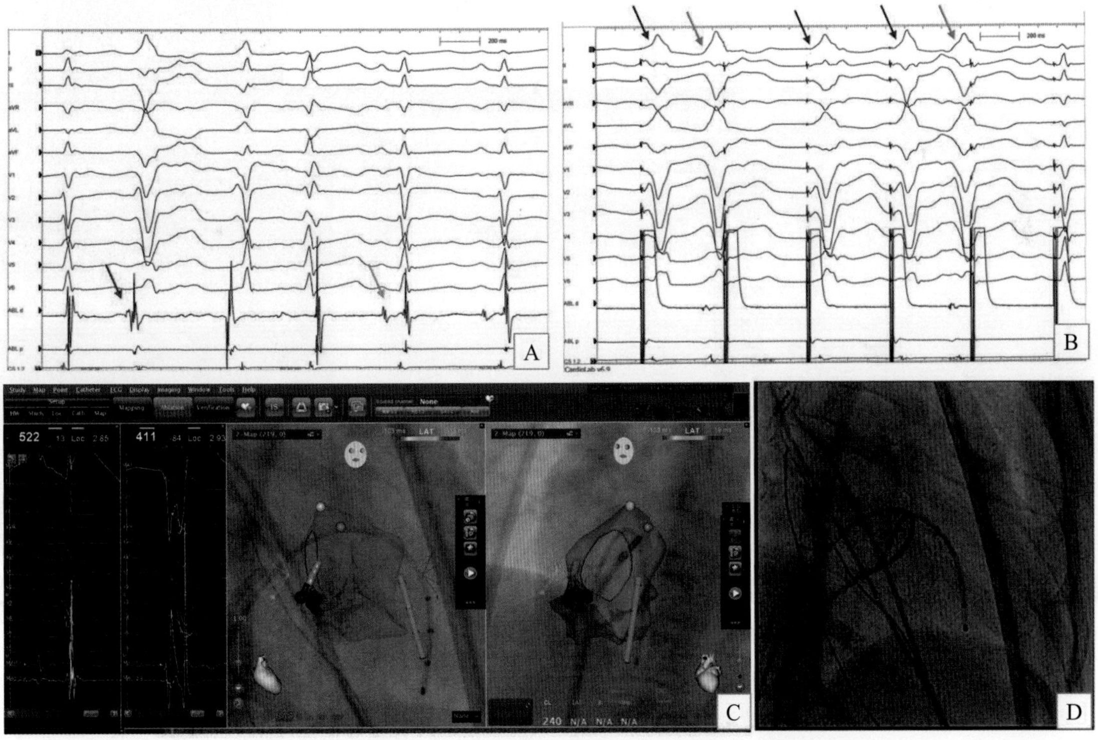

图 10-9-14　起源于三尖瓣环的室早电生理标测及消融图像

为上一心电图同一患儿的射频消融资料：A. 激动顺序标测，红箭头所指为成功消融靶点图，V 波较体表心电图 QRS 波起始点提前 23 ms。蓝箭头所指为窦性心律时为小 A 大 V 波，提示消融靶点位于瓣下；B. 起搏标测，起搏（紫色箭头所指）与自发室早（棕色箭头所指）12/12 导联图形完全相同；C. Carto-Univu 三维图，于三尖瓣环瓣下 8 点部位成功消融；D. 消融导管倒勾成功消融右前斜位影像图

五、左后分支起源的 VAs

左后分支的 VAs 发作形式以左室中后间隔的室性心动过速最常见，其机制主要是左束支分支 Purkenje 纤维的折返，因此也称为束支折返性室性心动过速。分支型室性心律失常复发率较高，主要是因为诱发不稳定，无法判断消融终点。对起源于左室中后间隔部位的室速不易稳定诱发的病例，可采用窦性心律下 P 电位标测法进行标测消融（图 10-9-15）。需要注意分支型 VAs 复发率较高的另一原因为将左室乳头肌起源的 VAs 误判为分支折返性 VAs，以左后分支型 VAs 于左室中后间隔 P 电位标测法消融不能获得成功。两者从体表心电图上可以进行初步的鉴别诊断（图 10-9-16）。

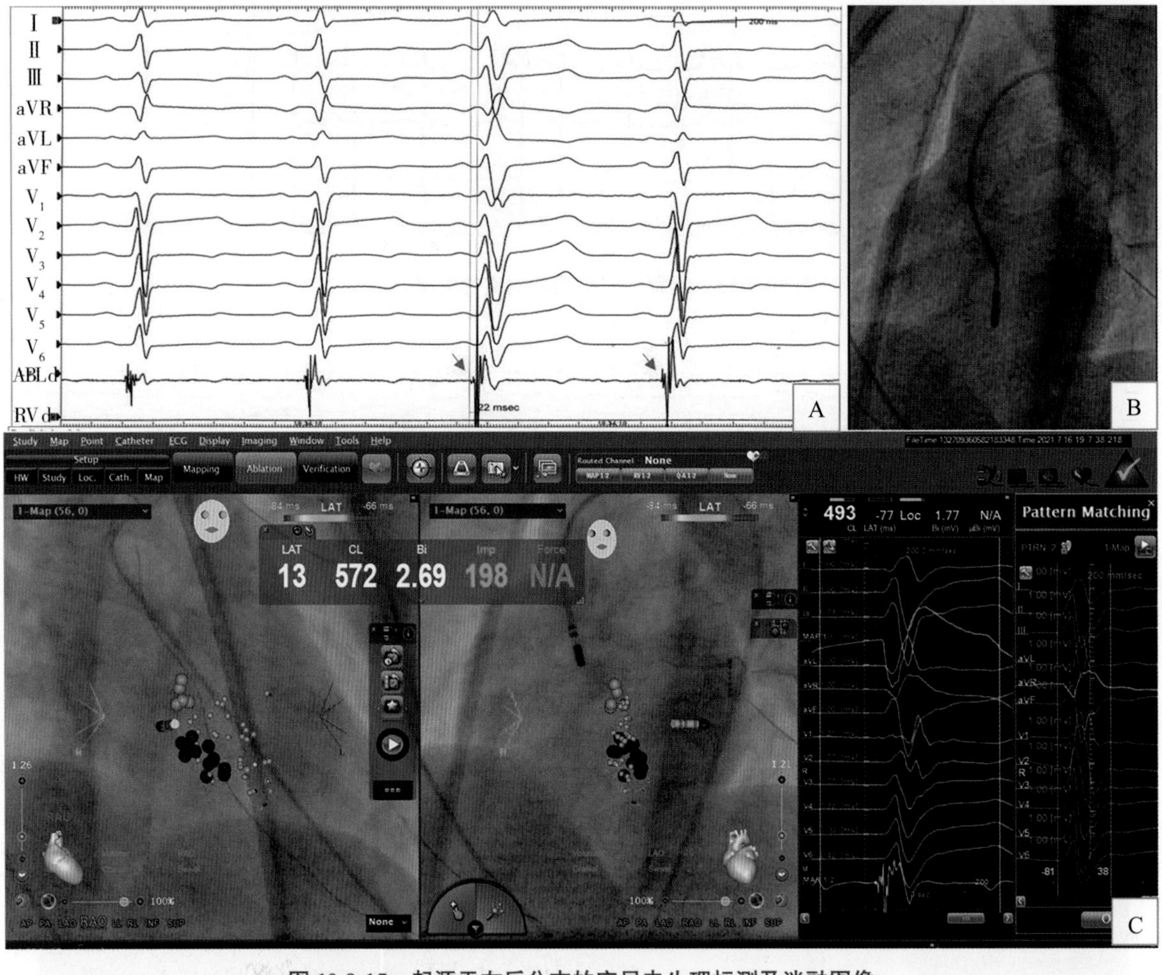

图 10-9-15　起源于左后分支的室早电生理标测及消融图像

A. 激动顺序标测成功消融靶点图，V 波较体表心电图 QRS 波起始点提前 22 ms。蓝箭头所指为室早及窦性心律时 V 波前 P 电位；B. 成功消融左前斜位导管影像图；C. 于左后分支成功消融 Carto-Univu 三维图。橙色点示标测到 His 电位部位，蓝色点示标测到 P 电位部位，红色点为消融点

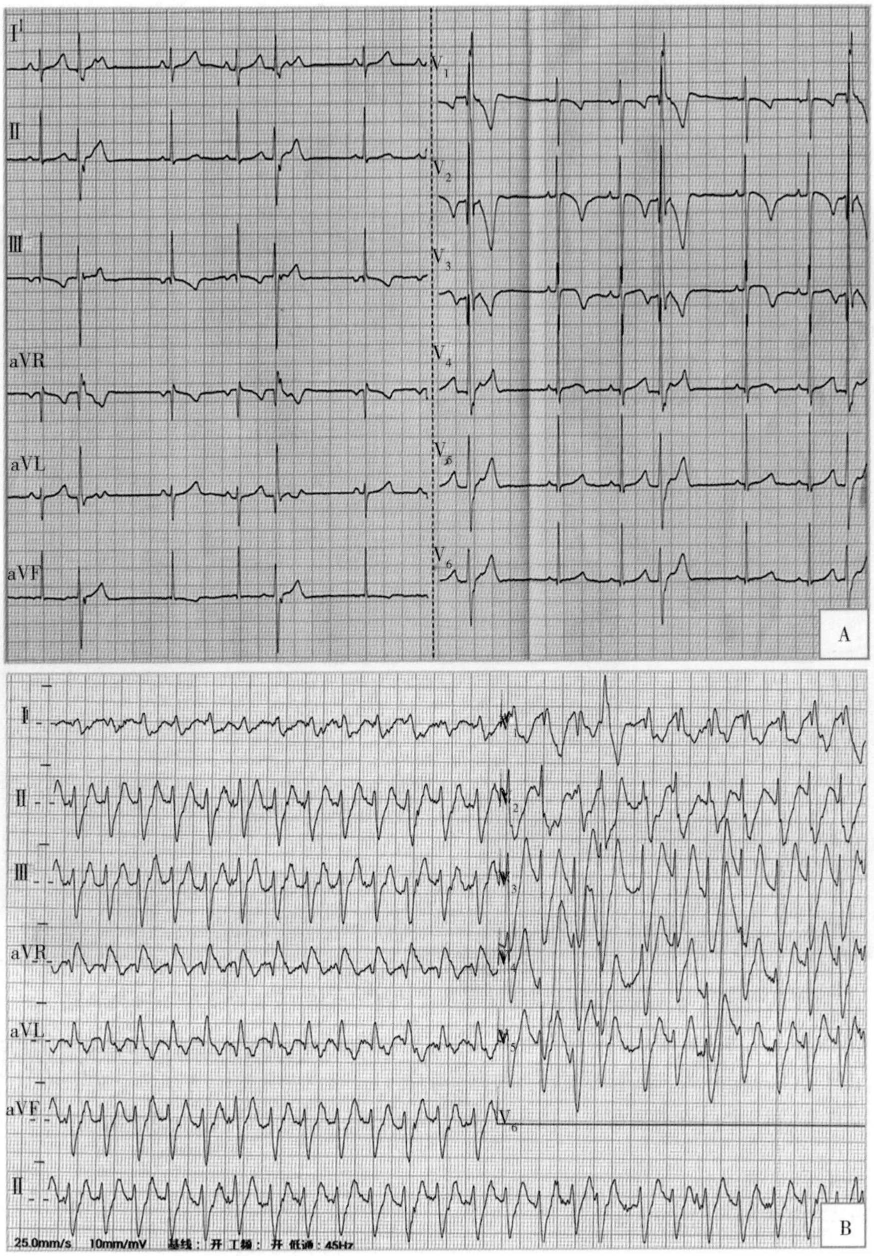

图 10-9-16　起源于左后分支及左后乳头肌室早 / 室速心电图鉴别

A. 起源于左后分支室早心电图，为窄 QRS 波室早，右束支传导阻滞图形，下壁导联倒置（电轴左偏）；
B. 起源于左后乳头肌的室速心电图，QRS 波宽于分支型的室早 / 室速，下壁导联 QRS 波末端上升缓慢

六、乳头肌起源的 VAs

儿童左室后乳头肌 VAs 消融效果欠佳，复发率偏高，消融难点主要在于：① X 线影像下乳头肌难以精确解剖定位；②乳头肌牵拉运动致使导管不易稳定贴靠；③部分起源位置较深，消融能量难以达到损伤深度。研究表明使用超声导管对乳头肌 VAs 消融有一定帮助，可降低复发率[16]。

心腔内超声导管（ICE）指导标测消融：8Fr 超声导管已在儿童中开始应用，尽管缺乏大规模研

究，但有限的经验显示对儿童乳头肌 VAs，包括左室乳头肌、右室调节束等消融可以获益。消融过程心腔内超声可显示相应的心脏结构，如乳头肌（图 10-9-17）、右室调节束（图 10-9-20）和肺动脉瓣（图 10-9-9）等，消融导管位置与相应结构的相关性及贴靠的紧密度，可用于指导标测消融，以提高射频消融的成功率。

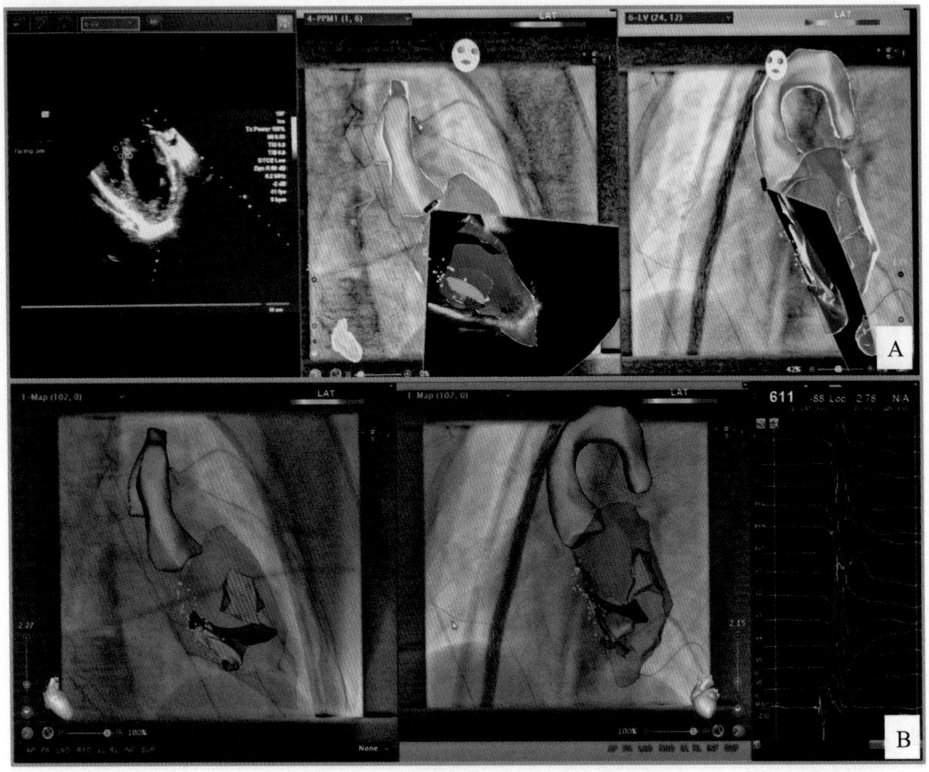

图 10-9-17　左后乳头肌起源室性早搏（PVC）心腔内超声指导下标测消融

A. 心腔内超声显示并描画出左后乳头肌所在部位；B. CARTO-Univu 图像显示消融靶点位于左后乳头肌根部（浅蓝色为左后乳头肌，红色及深蓝色点为消融点），心内靶点图示消融导管 PVC V 波最早起源点较体表心电图 QRS 起始点明显提前

七、右室调节束起源的 VAs

调节束是右心室内特殊的肌束结构，横跨右心室腔、连接其间隔侧和游离壁的条索样肌束，其内有右束支走行（图 10-9-18）。调节束起源的室早 / 室速呈左束支阻滞样图形，电轴左偏，下壁导联Ⅱ、Ⅲ、aVF 导联振幅较低，主波极向依据起源于调节束的不同部位而不同（图 10-9-19）。此区域的靶点图可记录到远端的右束支电位，消融可能出现右束支阻滞。因为调节束在心腔内为悬空，消融导管的稳定贴靠是消融成功的重要因素，心腔内超声导管的应用可构建调解束并指导消融时贴靠（图 10-9-20），有助于提高消融成功率。

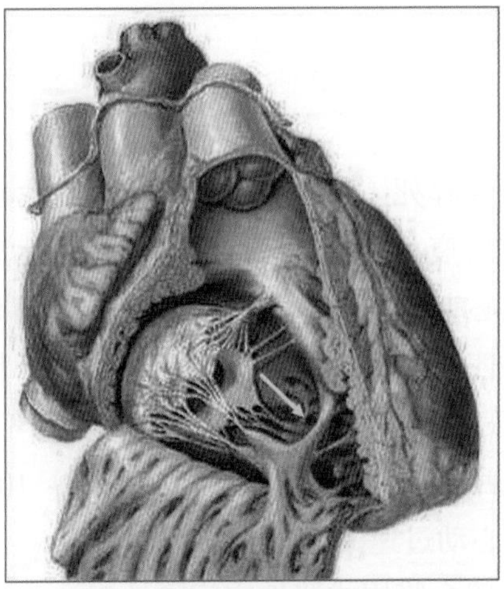

图 10-9-18　右心室结构示意图（黄色箭头所指为右室调节束）

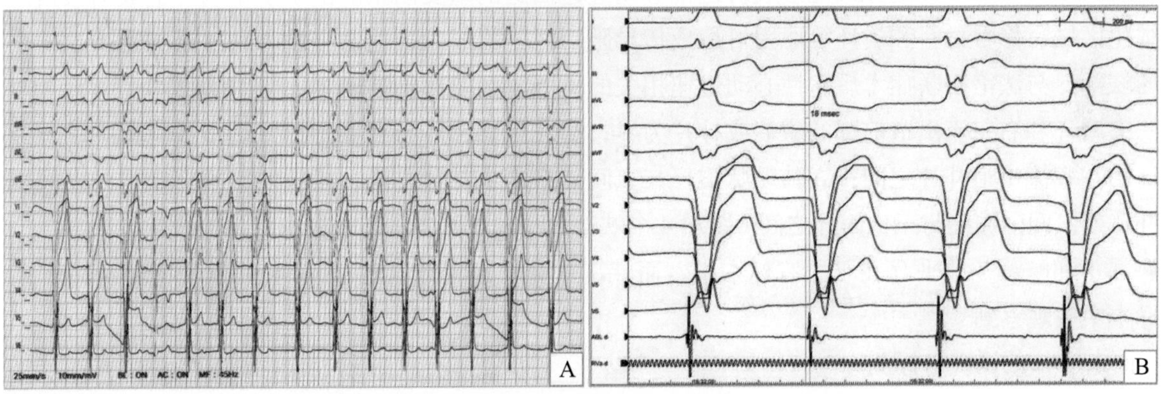

图 10-9-19　右室调节束起源室速心电图及心内标测图

A. 右室调节束起源室速心电图；B. 激动顺序标测成功消融靶点图，V 波较体表心电图 QRS 波起始点提前 18 ms

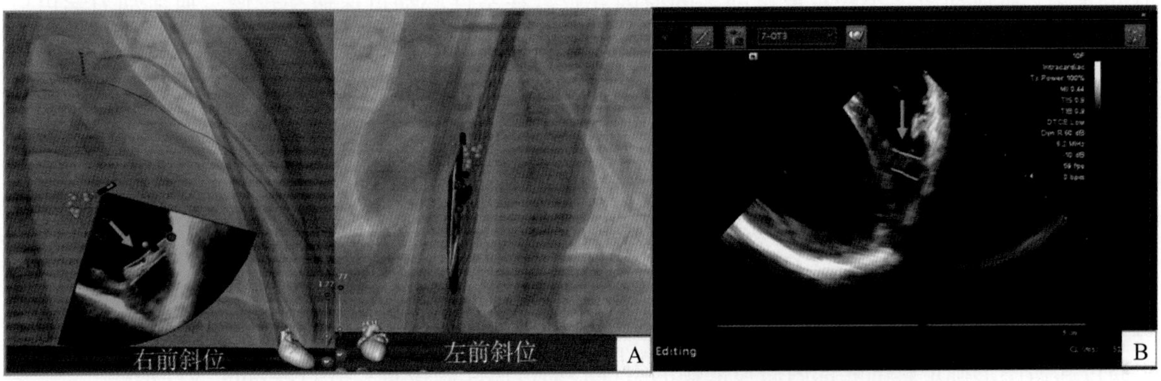

图 10-9-20　右室调节束起源室性心律失常心腔内超声指导下标测消融

心腔内超声清晰显示右室调节束所在部位（绿色箭头所指），CARTO-Univu 图像显示消融靶点位于右室调节束（红色及深蓝色点为消融点，橙色点为标记到希氏束电位部位）

八、法洛四联症术后 VAs

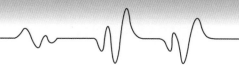

与先天性心脏病相关的心源性猝死（SCD）大部分是由室性心律失常引起的，常为与室间隔缺损手术切口和补片造成的心室瘢痕相关的持续性单形性折返性室性心动过速，或是与瘢痕无关的单形或多形性室性心动过速或心室纤颤。VAs 和 SCD 的风险随时间迁延而增加，特别是存在左心梗阻和法洛四联症患者。法洛四联症术后 VAs 的发生率要高于其他类型的先天性心脏病。法洛四联症患者矫治术后由于 VAs 发生 SCD 的风险，术后 10 年为 1.2% ~ 1.8%，20 年为 2.5%，25 年和 30 年增加至 4% 和 6%，术后 25 年每 10 年的风险在 6% ~ 10%[17]。

1. 法洛四联症根治术后室性心动过速关键折返环路的峡部

法洛四联症根治术包括补片闭合膜周或肌性室间隔缺损，并解除漏斗部或瓣膜导致的右室流出道梗阻。畸形和修复方式是形成折返性心动过速回路的重要因素。由于手术切开造成的致密纤维化区域、修补材料和瓣环等原因可形成传导阻滞区，可成为折返性室性心动过速关键折返环路的峡部。与法洛四联症术后室性心动过速相关的 4 个解剖峡部已被确定（图 10-9-21）[17]：①以三尖瓣环和右室流出道前部的瘢痕或补片为界；②在肺动脉环与右室游离壁切口或保留肺动脉瓣环的右室流出道补片之间；③肺动脉瓣环与室间隔瘢痕或补片之间；④肌性室间隔缺损的室间隔补片或室间隔瘢痕与三尖瓣环之间（图示 4 个峡部）。在 2 项法洛四联症术后尸检研究结果显示，峡部 1 和峡部 3 几乎存在于所有标本中，而峡部 2 和峡部 4 分别在 25% ~ 42% 和 6% ~ 13% 的标本中被观察到[18-19]。

2. VAs 的诱发与标测

如果心室程序刺激可诱发出持续性室性心动过速，且患儿能够耐受，则可采用与房性心动过速中描述的相同的规则进行标测。有研究显示导管消融急性期未成功的 50% 由术中室性心动过速不可诱发、血流动力学不稳定或解剖学的原因导致。在室性心动过速速率较慢，血流动力学可以耐受时，可采用常规的标测技术，如在室性心动过速持续期间进行激动标测和拖带标测，对难以耐受的室性心动过速进行起搏标测，可以确定触发室性心动过速的关键折返峡部，对连接相邻解剖边界的“关键峡部”行线性消融。通过射频消融或冷冻消融切断峡部后的传导阻滞取得有效的长期效果[17]。对于无法诱发或血液动力学无法耐受的心动过速，可行单纯位置标测识别瘢痕、先天性电传导屏障、慢传导和不均一传导区及正常心肌判断关键折返环路的峡部。系统方法对于血流动力学不耐受室性心动过速的治疗取得良好的长期效果：①获取自发室性心动过速的 12 导联心电图；②术中诱发临床室性心动过速；③窦性心律下以双极电压和激动顺序标测关键峡部；④通过起搏图形确定解剖峡部内瘢痕依赖的室性心动过速起源位置；⑤行峡部的线性消融[17]。

采用三维电解剖导航系统所获得的更多数据信息能在无须诱发或患儿耐受室性心动过速的情况下指导导管消融。在先天性心脏病术后室性心动过速中，射频消融可作为血流动力学稳定及心室功能良好的单形性室性心动过速的一项治疗选择（图 10-9-22、图 10-9-23）。

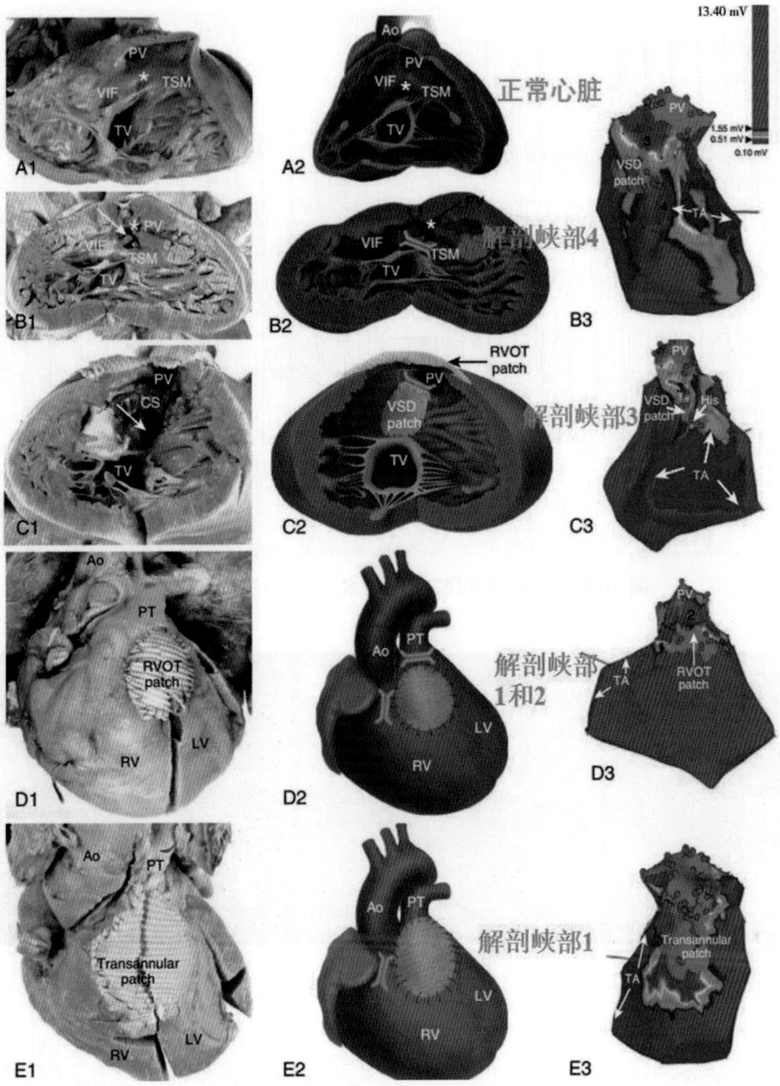

图 10-9-21 法洛四联症峡部

A. 正常心脏的解剖标本（A1）和图示（A2），右心室视图。心脏与室间隔平行切割并展开，以便查看右心室（RV）。三尖瓣（TV）和肺动脉瓣（PV）的纤维组织由心室 - 漏斗褶叠（VIF）和中隔边缘乳头肌（TSM）的肌肉组织组成的心尖脊（CS）分隔开。出口隔缘（星号）也是连续体的一部分，但在正常心脏中无法识别为单独的结构。B. 未手术治疗的法洛四联症心脏的解剖标本（B1）和图示（B2），与 A 部分相同的视图。出口隔缘（星号）在这种情况下较小且纤维化，向前方偏移，从而使 PV 口变窄。通过室间隔缺损（箭头）可以看到右位主动脉，它具有肌性边缘（解剖峡部 4 的基质）。（B3）经电解 - 解剖电压图（三维映射系统，CARTOXP，Biosense Webster）显示接受过手术治疗的法洛四联症患者的左后侧修改视图。电压按颜色条编码；灰色表示不可兴奋的组织。显示了解剖峡部 4。C. 接受手术治疗的法洛四联症心脏的解剖标本（C1）和图示（C2），与 A 和 B 部分相同的视图。在 C2 中描绘的室间隔缺损（VSD）贴片已在 C1 中向右折叠，以暴露 VSD（C1 中的箭头）。请注意肥厚的 CS，在该处进行了漏斗切除术（C1）。显示接受手术治疗的法洛四联症患者的经修改前视图（相同的颜色编码），并显示解剖峡部 3。D. 接受手术治疗的法洛四联症心脏的解剖标本（D1）和图示（D2），具有右心室流出道（RVOT）贴片，前视图。显示接受手术治疗的法洛四联症患者的经修改前视图（相同的颜色编码），并显示解剖峡部 1 和 2。E. 接受手术治疗的法洛四联症心脏的解剖标本（E1）和图示（E2），具有横向贴片，前视图。显示接受手术治疗的法洛四联症患者的经修改前视图（相同的颜色编码），并显示解剖峡部 1。Ao：主动脉；PT：肺动脉干；PV：肺动脉瓣；TA：三尖瓣环

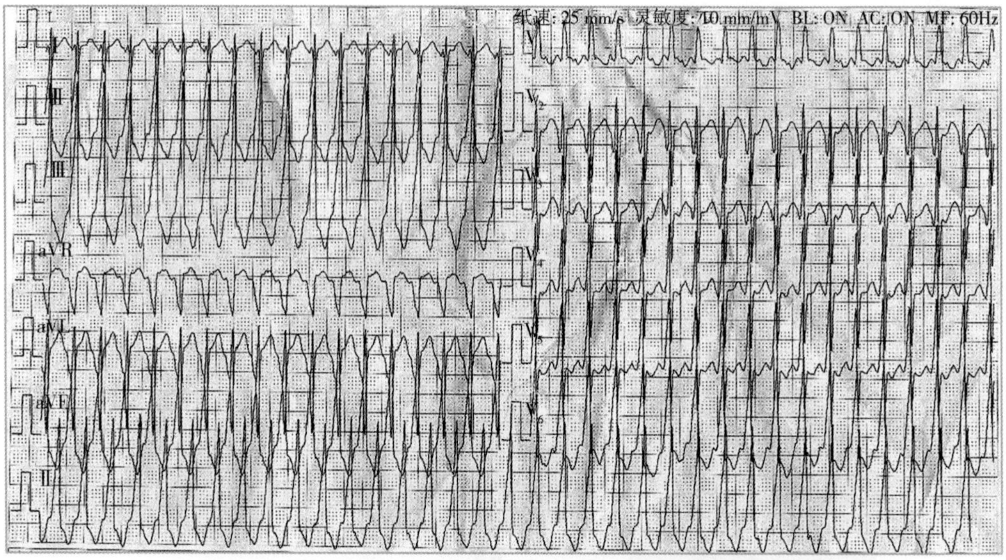

图 10-9-22 法洛四联症矫治术后室性心动过速心电图

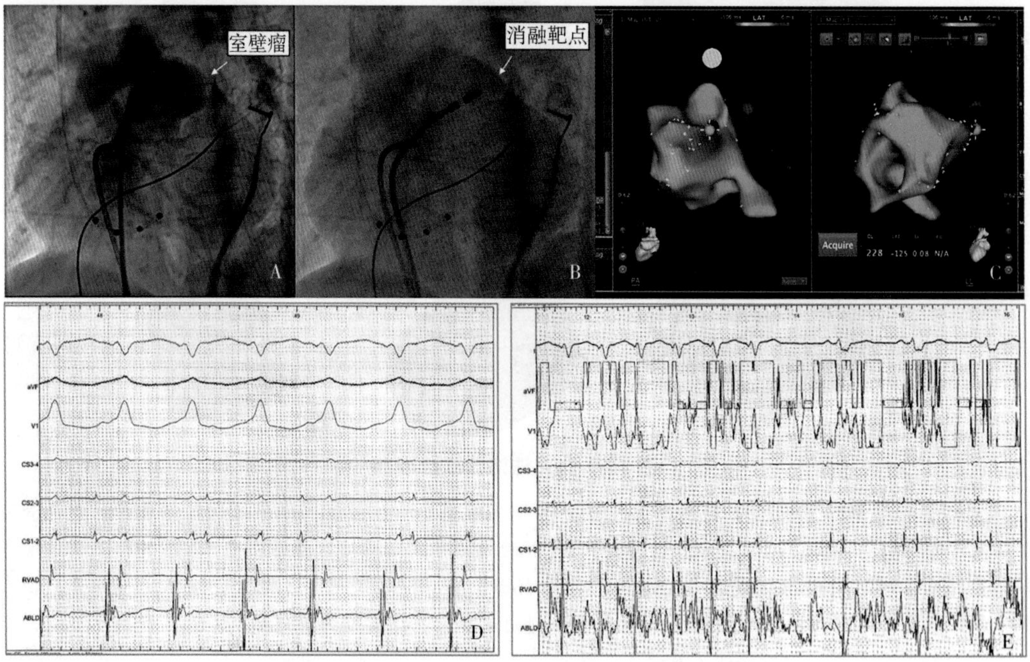

图 10-9-23 法洛四联症矫治术后室性心动过速

7 岁 8 个月男孩，法洛四联症于生后 10 个月行法洛四联症根治术（右室流出道疏通 +VSD 修补术）+PDA 结扎术，7 岁 6 月时发作室性心动过速，7 岁 8 月时 CARTO 指导下行心内电生理检查，证实为室性心动过速。A. X 线影像显示右室流出道呈瘤样膨出，行选择性右室流出道造影，提示右室流出道室壁瘤；B. 于右室流出道室壁瘤内壁室速成功消融靶点 X 线影像；C. CARTO 三维电解剖标测系统行右室流出道建模，提示室性心动过速最早起源点位于右室流出道室壁瘤内壁；D. 最早起源点 V 波较体表心电图室性心动过速 V 波起始处提前 22 ms，且 V 波碎裂，于该部位以流速 17 mL/min、能量 30 W 放电消融；E. 放电 10 s 后室性心动过速终止，转复为窦性心律

（李小梅　江　河　曾少颖）

参考文献

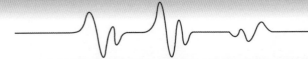

[1] Fukuhara J, Sumitomo N, Nakamura T, et al. Electrophysiological characteristics of idiopathic ventricular tachycardia in children[J]. Circulation, 2011, 75(3): 672-676.
[2] Song MK, Baek JS, Kwon BS, et al. Clinical spectrum and prognostic factors of pediatric ventricular tachycardia[J]. Circulation, 2010, 74(9): 1951-1958.
[3] 江河, 李小梅, 张仪, 等. 单中心近 5 年小儿特发性室性心律失常 328 例射频消融分析 [J]. 中华实用儿科临床杂志, 2021, 36(19) : 18-21.
[4] Aliot EM, Stevenson WG, Almendral-Garrote JM, et al. EHRA/HRS Expert Consensus on Catheter Ablation of Ventricular Arrhythmias: Developed in a partnership with the European Heart Rhythm Association (EHRA), a Registered Branch of the European Society of Cardiology (ESC), and the Heart Rhythm Society (HRS);in collaboration with the American College of Cardiology (ACC) and the American Heart Association (AHA) [J]. Heart Rhythm, 2009, 6(6): 886-933.
[5] Li XM, Jiang H, Li YH, et al. Effectiveness of radiofrequency catheter ablation of outflow tract ventricular arrhythmias in children and adolescents[J]. Pediatr Cardiol, 2016, 37(8): 1475-1481.
[6] 李小梅, 李奋, 曾少颖, 等. 全国儿童心内电生理检查及射频消融多中心资料分析 [J]. 中华心律失常学杂志, 2014, 18(1): 9-16.
[7] Von Bergen NH, Bansal S, Gingerich J, et al. Nonfluoroscopic and radiation-limited ablation of ventricular arrhythmias in children and young adults: a case series[J]. Pediatr Cardiol, 2011, 32(6): 743-747.
[8] Dukkipati SR, Choudry S, Koruth JS, et al. Catheter ablation of ventricular tachycardia in structurally normal hearts: indications, strategies, and outcomes—part I[J]. J Am Coll Cardiol, 2017, 70(23): 2909-2923.
[9] Zhang JJ, Tang C, Zhang YH, et al. Pulmonary sinus cusp mapping and ablation: a new concept and approach for idiopathic right ventricular outflow tract arrhythmias[J]. Heart Rhythm, 2018, 15(1): 38-45.
[10] Della RD, Gianni C, Mohanty S, et al. Localization of ventricular arrhythmias for catheter ablation: the role of surface electrocardiogram[J]. Card Electrophysiol Clin, 2018, 10(2): 333-354.
[11] Liao Z, Zhan X, Wu S, et al. Idiopathic ventricular arrhythmias originating from the pulmonary sinus cusp[J]. J Am Coll Cardiol, 2015, 66(23): 2633-2644.
[12] 刘甜, 梁东坡, 洪钿, 等. 儿童肺动脉窦起源的室性心律失常射频消融治疗及随访 [J]. 中华实用儿科临床杂志, 2022, 37(6): 439-442.
[13] Gami AS, Noheria A, Lachman N, et al. Anatomical correlates relevant to ablation above the semilunar valves for the cardiac electrophysiologist: a study of 603 hearts[J]. J Interv Card Electrophysiol, 2011, 30(1): 5-15.
[14] Hasdemir C, Aktas S, Govsa F, et al. Demonstration of ventricular myocardial extensions into the pulmonary artery and aorta beyond the ventriculo-arterial junction[J]. Pacing Clin Electrophysiol, 2007, 30(4): 534-539.
[15] Liu CF, Cheung JW, Thomas G, et al. Ubiquitous myocardial extensions into the pulmonary artery demonstrated by integrated intracardiac echocardiography and electroanatomic mapping: changing the paradigm of idiopathic right ventricular outflow tract arrhythmias[J]. Circ Arrhythm Electrophysiol, 2014, 7(4): 691-700.
[16] Case CL. Radiofrequency catheter ablation of arrhythmias in infants and small children[J]. Progress Pediatr Cardiol, 2000, 11(1): 77-82.
[17] Jalife J, Stevenson WG. Cardiac electrophysiology: from cell to bedside [M]. 8th ed. Philadelphia: Elsevier, 2020.
[18] Moore JP, Seki A, Shannon KM, et al. Characterization of anatomic ventricular tachycardia isthmus pathology after surgical repair of tetralogy of Fallot[J]. Circ Arrhyth Electrophysiol, 2013, 6: 905-911.
[19] Kapel GFL, Laranjo S, Blom NA, et al. Impact of surgery on presence and dimensions of anatomical isthmuses in tetralogy of Fallot[J]. Heart, 2018, 104: 1200-1207.

第 10 节　三维心腔内超声在室性心律失常导管消融中的应用

X 线可以实时显示心脏二维解剖，是传统导管消融手术的影像学手段。三维标测系统尤其心腔内超声（intracardiac echocardiography，ICE）可重建心脏三维解剖、实时导航、指导电极放置，一定程度上取代了传统 X 线的作用。近 10 年来，安贞医院心律失常中心建立了以 ICE 为主要特色的极低射线和零射线心律失常导管消融术式，称为 WiFo 术式（without fluoroscopy）。该术式使患者和术者免受射线辐射，摆脱防护装备的束缚，减轻职业相关损伤。本章将以 ICE 为主要内容，介绍其在室性心律失常导管消融术中的应用。

一、知识要点

（一）ICE 技术原理

经胸超声通过超声束从心脏外面测量和了解心脏解剖，而 ICE 可经股静脉途径直达心腔内部，以“第一人称”视角显示心脏解剖。前者如同在房子的外面看房屋的截面，后者如同在房子内部看房屋四壁。相比经胸超声，ICE 可以避免骨性伪影及肺部气体声影的影响，提供更加直接的心脏影像。

超声束通过导管远端一侧的压电转换器发出，切面方向与导管长轴垂直。可将超声扇面理解为人的眼睛，初始扇面如同目光“纵视”前方。ICE 导管可以实现 4 个维度的操作：前向打弯（简称“前弯”，即“低头”操作），后向打弯（简称“背弯”，即“仰头”操作），左、右侧弯如同头转向左、右侧方。扇面所能显示的解剖范围取决于超声探测深度及探头和目标的距离，后者如同手电筒照墙面：越靠近墙面照亮的范围越小（所谓“灯下黑”），离开墙面照亮的范围越大。

（二）ICE 重建方法

股静脉穿刺后，ICE 导管可依次经股静脉、下腔静脉送至右心房。零射线下送入 ICE 时，如果导管前送无阻力，ICE 扇面显示解剖内容随导管前进而变化，提示远端通过性顺畅，可继续零射线下送入。当前送导管出现阻力，可适当调整导管头端弯型，使其与管腔长轴平行后继续前送（图 10-10-1）。进入腹腔后 ICE 导管远端可在三维电解剖标测系统中显示，如超声导管长轴与下腔静脉垂直提示误入肝静脉或其他静脉分支。部分患者存在解剖变异，如股静脉狭窄、迂曲，奇静脉异位引流，在前送困难时可行导丝探查或血管造影。

主扇面（home view）是 ICE 导管操作的基本扇面，后续操作均以主扇面出发调整。该扇面时，ICE 导管显示右心室长轴，包括右心室流入道、流出道、三尖瓣环及主动脉根部（图 10-10-2）。正常情况下，心脏各部位解剖关系固定，由主扇面出发，顺钟向及逆钟向旋转导管时便于术者识别后续解剖结构。ICE 的心腔重建选择窦性心律下的最大舒张末期：在心电门控下，心房重建时选择 T 波；心室重建时选择 QRS 波峰值。下面就不同心脏结构的重建方法进行介绍。

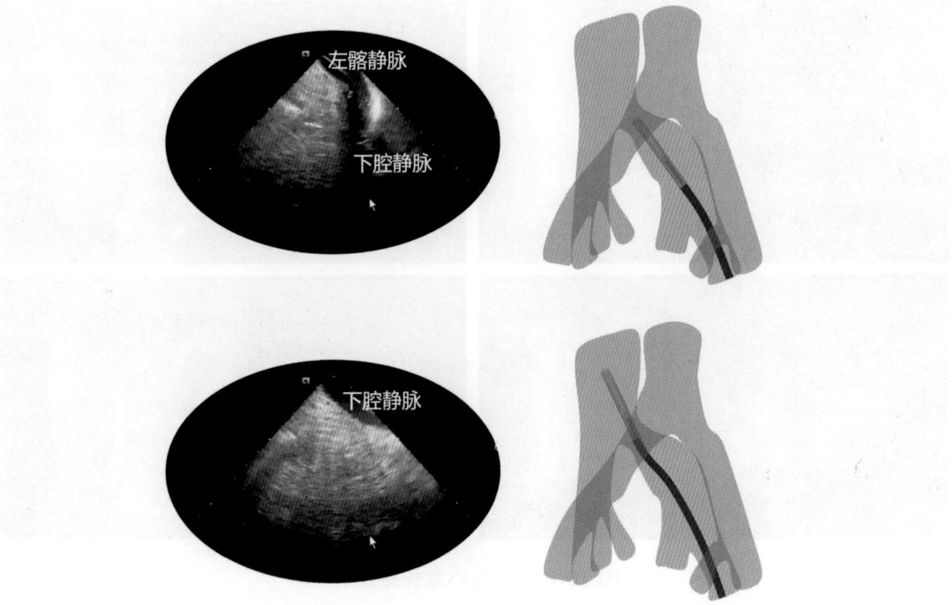

图 10-10-1　经左侧股静脉前送 ICE 导管通过髂总静脉分叉

图示为 ICE 经过左侧股静脉送入时遇阻力，此时髂总静脉分叉下汇入下腔静脉处静脉向左上斜行，此时需要适当前弯，使超声导管与髂总静脉长轴垂直方可通过此处进入下腔静脉

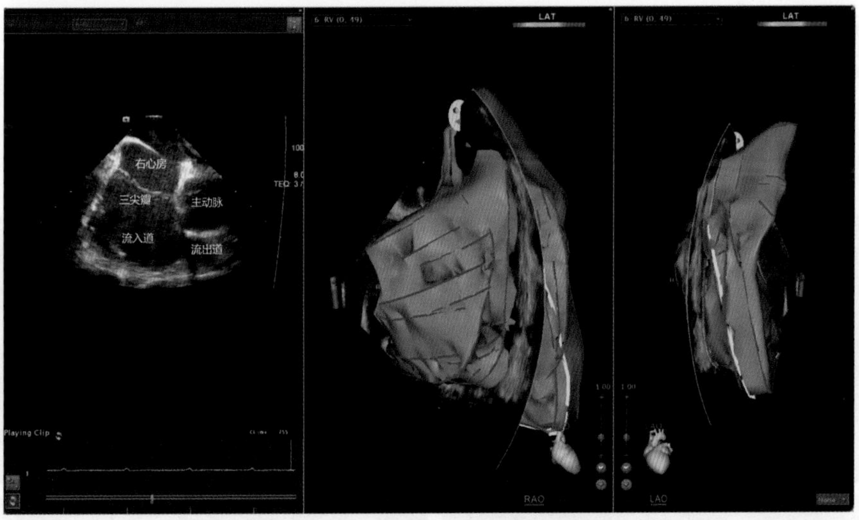

图 10-10-2　ICE 腔内重建时的主扇面

经典主扇面时，ICE 面对右心室长轴，显示内容包括三尖瓣环、主动脉根部，右心室流入道、流出道。后续结构的超声重建均以主扇面为基础调整

1. 右心室

主扇面即为右心室的长轴切面，顺钟向旋转指向间隔侧，逆钟向旋转指向游离壁侧。以主扇面为基础由间隔侧向游离壁逆向旋转即可完成右心室的长轴重建（图 10-10-3）。重建时 ICE 导管应放置在三尖瓣环纵轴中点水平，并对三尖瓣环进行标记，一般以瓣叶连接点（hinge point）作为房室分界的解剖标志。右心室流入道与流出道轴向不同，流出道向左上螺旋上升，当更多流出道显示时，超声扇面下半部分已转至心室间隔（图 10-10-3A、B）。

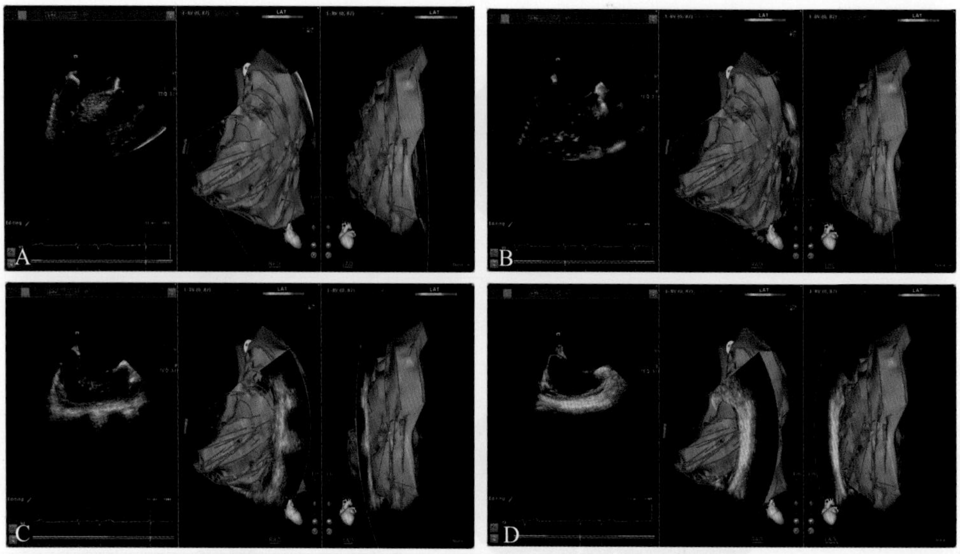

图 10-10-3 右心室长轴重建

A ~ D 依次展示从间隔侧至游离壁的右心室长轴重建，偏间隔侧（A、B）可见螺旋上升的流出道及下方的室间隔，偏游离壁主要展示为右心室流入道心腔及三尖瓣环（C、D）

完成长轴重建后右心室轮廓已基本建立，但游离壁和心尖结构仍有欠缺。由于 ICE 导管性能及右心室固有解剖的关系，无法展示右心室短轴扇面。为进一步重建，需将导管向前打弯送入右心室内，扇面分别指向游离壁及心尖，行"半短轴"重建（图 10-10-4、图 10-10-5）。

（1）三尖瓣环：右心室长轴切面可对三尖瓣环进行简要的观察（图 10-10-3C、D），其余方位需要借助右心室"半短轴"切面完成（图 10-10-4）。在重建三尖瓣环游离壁侧时，还可同时观察到房室沟内走行的右冠状动脉及瓣下的反折结构，甚至跨过三尖瓣环的右心耳。

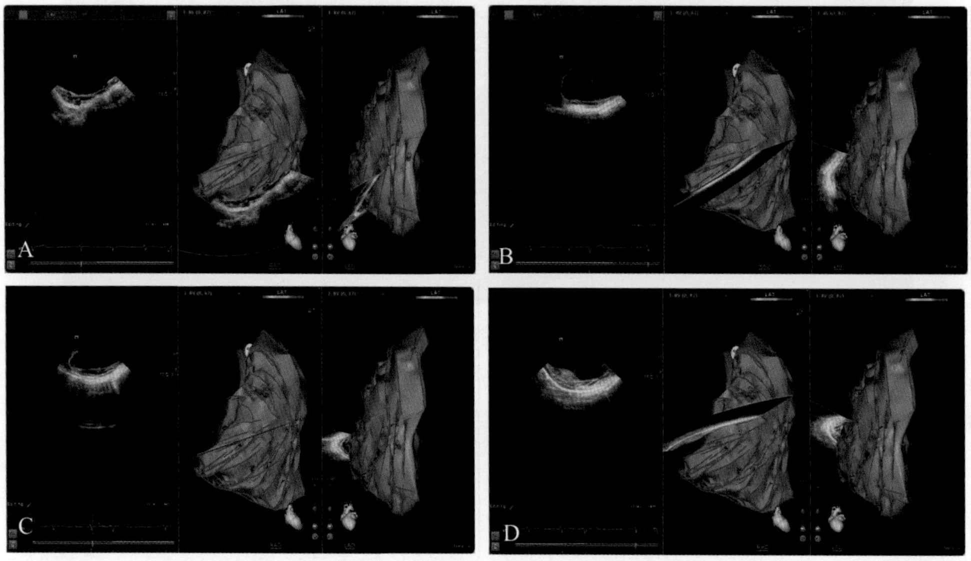

图 10-10-4 右心室游离壁半短轴重建

A ~ D 依次展示从后侧壁至前侧壁的右心室半短轴重建，重建时可同时标记游离壁的三尖瓣环（紫点）

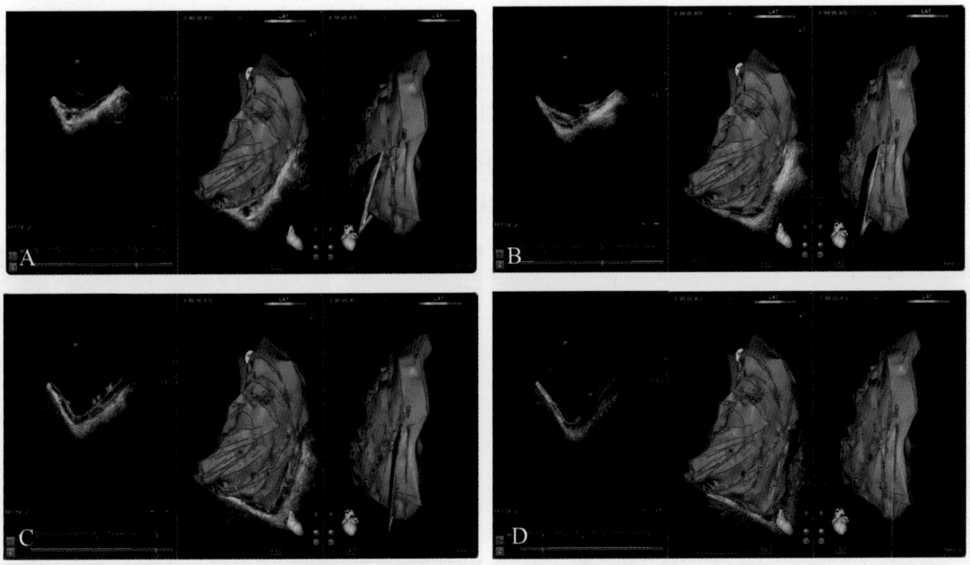

图 10-10-5　右心室心尖部半短轴重建

A ~ D 依次展示从后侧壁至心尖部的右心室半短轴重建，重建时可同时描画前组乳头肌（A）和节制束（B ~ D）

（2）流出道与室上嵴：与三尖瓣环类似，右心室长轴切面也可看到部分流出道区域（图 10-10-3A、B）。如果流出道位置较高，可以适当向头侧前送导管以包括更多流出道。流出道为螺旋形向左、向上延伸走行，为进一步显示可将 ICE 导管放置于右心室，使超声束平行于右心室流出道长轴（图 10-10-6）。在重建时还可同时显示肺动脉瓣（图 10-10-6A、B），为流出道室性心律失常的标测和消融提供帮助。室上嵴是流入道与流出道的分界，为肌性隆起结构，在背弯进入右心室内部后通过调整其侧弯扇面显示（图 10-10-6B、C、D）。

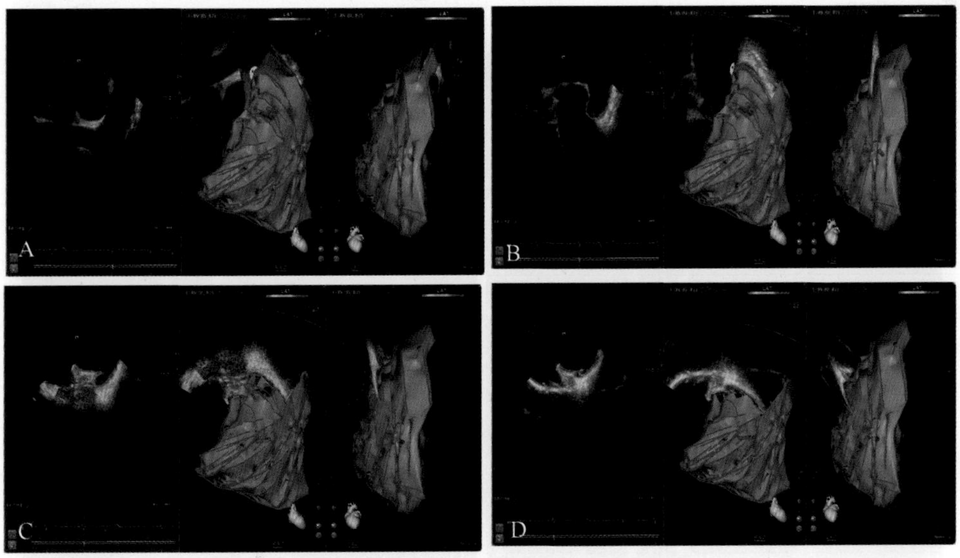

图 10-10-6　右心室流出道半短轴重建

A ~ D 依次展示从后侧壁至心尖部的右心室半短轴重建，可见流出道相对流入道呈向左、向上螺旋形延伸形态

（3）节制束及乳头肌：节制束是连接右心室间隔侧和游离壁侧的条索状肌束，游离壁插入点附近同时与前组乳头肌相连。ICE 导管在右心房内的右心室长轴切面（图 10-10-3）因距离较远难以观察到节制束（儿童可以），需要将 ICE 导管前弯“低头”置于室上嵴高度左右调整扇面可实现节制束和前组乳头肌的重建（图 10-10-7）。右心室后组及隔侧乳头肌较为细小，有时难以通过超声观察。在标测和消融节制束时，主要以节制束的长轴切面作为指导扇面。

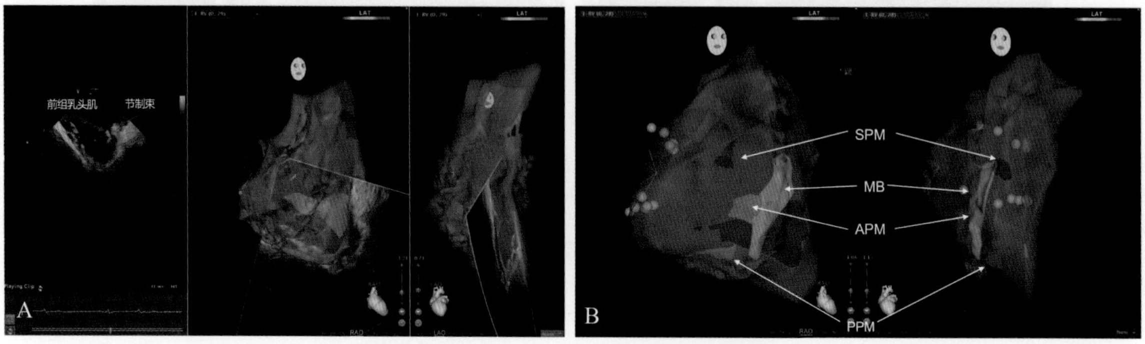

图 10-10-7　右心室节制束与乳头肌的重建

A. 显示 ICE 导管位于室上嵴长轴切面观察节制束根部和相连的前组乳头肌附着点；B. 重建后的节制束及乳头肌结构。MB：节制束；SPM：隔侧乳头肌；APM：前组乳头肌；PPM：后组乳头肌

2. 左心室

左心室重建时 ICE 导管始终置于右心室内，因此在重建左心室前应先按照上述方法重建右心室解剖，避免导管触壁产生机械损伤。左心室重建先短轴后长轴，短轴切面需将 ICE 导管前弯置于右心室室上嵴处，逆钟向旋转导管从心底部扫至心尖部（图 10-10-8）。短轴初步重建左心室解剖后，可以根据已有左心室解剖调整扇面尽可能与左心室长轴平行。左心室的长轴切面需要 ICE 导管背弯进入右心室内，调整左、右侧弯重建（图 10-10-9）。长短轴扇面相结合，可较为准确地对左心室进行重建。

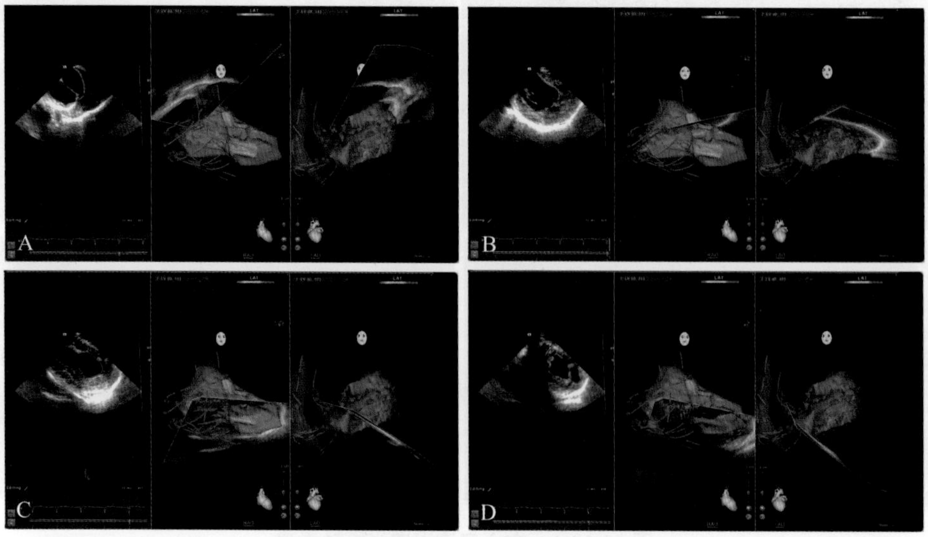

图 10-10-8　左心室的短轴重建

A ~ D 依次展示从左室穹隆部至心尖部的左心室短轴重建，重建后左心室轮廓已基本建立，易于调整后续导管轴向观察左心室长轴

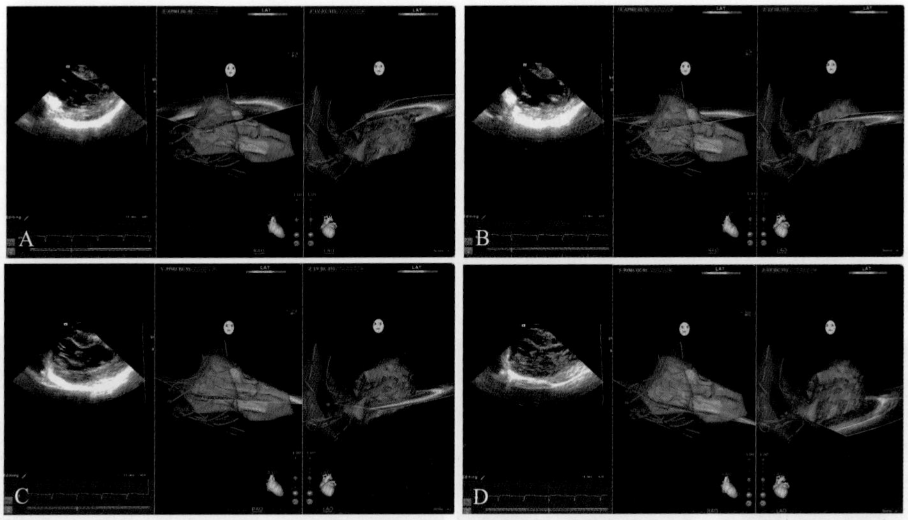

图 10-10-9　左心室的长轴重建

A ~ D 依次展示从左室穹隆部至心尖部的左心室长轴重建，重建时可清晰地观察到前组（A、B）和后组（C、D）乳头肌

3. 左心室相关结构

（1）二尖瓣环的重建：二尖瓣环主要通过左心室长轴切面完成重建（图 10-10-9A、B），重建时导管不要进入右室过深（过三尖瓣环少许），必要时逆钟向调整导管使其离开间隔面观察的范围会更大。

（2）左心室乳头肌的重建：乳头肌根据走行分为前外侧（前组）和后内侧（后组）两组。左心室长短轴均可观察到乳头肌，在同一扇面前组和后组乳头肌有时难以区分，建议依次从上至下或从下至上进行重建。如从上（心室穹隆部）至下（心底部）观察，依次出现的是前组乳头肌的腱索侧、中段及根部（图 10-10-9A、B），继续向下调整扇面时前外侧乳头肌消失，然后又依次出现的是后组乳头肌的腱索侧、中段及根部（图 10-10-9C、D）。乳头肌的走行与左心室的长轴并不完全平行，为更好地显示乳头肌的全长，ICE 导管长轴应尽量调整至与乳头肌的走行平行，有助于确定乳头肌的尖部、体部和根部（图 10-10-10）。

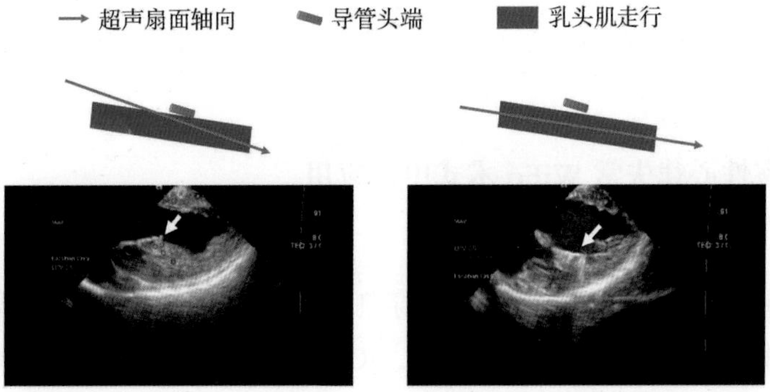

A　　B

图 10-10-10　不同轴向下导管头端位置

上图为示意图，下图为实时 ICE 扇面。如下左图所示，当 ICE 扇面未与乳头肌长轴平行时，导管头端（白色箭头）似乎贴靠在乳头肌腱索侧（A）；但调整 ICE 扇面与之平行后发现，导管头端（白色箭头）实际位于乳头肌中段靠近基底侧（B）

4. 左心房

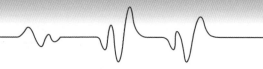

确定主扇面后顺钟向旋转，在主动脉窦后方即可依次看到左心房的瓣环侧、左心耳开口（往往与二尖瓣环在同一扇面展现）、左肺静脉（“兔耳征”）、左房后壁和食道（“双轨征”）及右肺静脉（“3”字征或“葫芦征”）（图10-10-11）。当ICE导管过于贴近房间隔时，左心房前壁展示不清。在短轴重建旋转至右肺静脉看到“3”字征后背弯至希氏束水平，适当逆钟向旋转导管离开间隔面，即展示为左心房的长轴切面，此时通过左右侧弯上下调整扇面可对二尖瓣峡部、左心耳及左心房前壁进行重建。

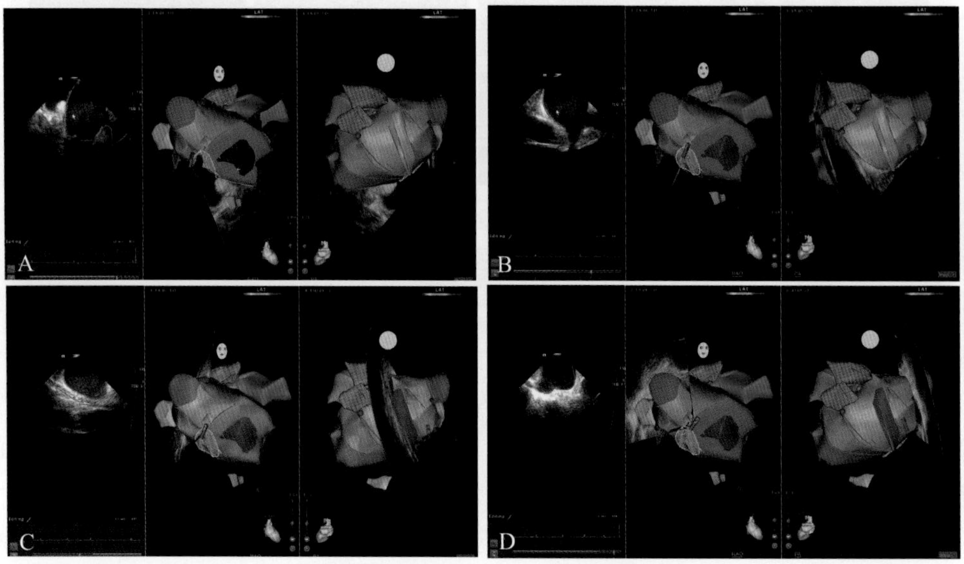

图10-10-11　左心房的短轴重建

A～D依次展示从二尖瓣至右肺静脉的左心房短轴重建，主动脉后方依次可观察到二尖瓣环和左心耳开口（A）、左上肺静脉和左心耳构成的“兔耳征”（B）、左心房后壁及其后方的食道“双轨征”（C）及右侧上下肺静脉构成的“葫芦征”（D）

5. 右心房

右心房一般较少经ICE导管进行重建。在右心室长轴切面，可同时观察到三尖瓣峡部及部分右心房游离壁，适当将导管送高至右心耳开口部，旋转导管一圈即可完成右心房的长轴重建。将ICE导管背弯至希氏束水平，在可观察到右肺静脉的位置进一步调整侧弯，可对右心耳、上腔静脉等结构进行重建。

（三）ICE在室性心律失常WiFo术式中的应用

1. 房间隔穿刺

部分左室起源室性心律失常需行经房间隔穿刺途径以获得稳定的心室导管贴靠。不同手术类型房间隔穿刺的具体要求不同，相比X线透视，ICE在指导房间隔精细化穿刺方面更具价值。尤其对于心脏解剖变异者，如房间隔膨出瘤、房间隔封堵器术后、永存左上腔等指导意义更大。通常情况下，在同时显示左上肺静脉和卵圆窝的扇面方向即是合适的穿刺角度。但也要结合左房大小选择穿刺点，笔者推荐在穿刺前先将左心房进行完整重建，根据整体解剖个体化穿刺，易化后续操作。

零射线房间隔穿刺是完成 WiFo 术式的重要基础之一。以下为安贞医院心律失常中心的方法（图 10-10-12）：①在左心房重建完成后首先将 ICE 扇面指向右肺静脉，背弯和右侧弯使扇面指向上、指向后，超声束与上腔静脉长轴平行。将 J 型长导丝在超声扇面辅助下送至上腔静脉（图 10-10-12A）；固定导丝缓慢送入长鞘至上腔静脉内，此时可见金属强回声导丝影被稍弱的鞘管回声影取代；撤出导丝，回抽排气及推注盐水证实，将穿刺针送入长鞘内部。②同步下拉长鞘及穿刺针，调整 ICE 扇面始终追踪长鞘末端，直至长鞘掉落入卵圆窝内。进一步调整 ICE 扇面至拟定穿刺方向，根据扇面位置调整长鞘与穿刺针的角度，互相追踪。③当在拟穿刺角度观察到“帐篷征”时，提示长鞘与穿刺针紧贴卵圆窝（图 10-10-12B）；出针后向左房内注射生理盐水，通过微泡影证实穿刺针进入左房（图 10-10-12C）；此时调整扇面寻找针尖位置，避免穿刺针伸入过深，固定穿刺针前送长鞘；此时可在超声扇面观察到第 2 次“帐篷征”，如帐篷征消失提示长鞘已进入左心房内部。④退出穿刺针和内鞘，超声扇面可进一步观察到跨越卵圆窝的长鞘“双轨征”（图 10-10-12D）。至此，完成房间隔穿刺。

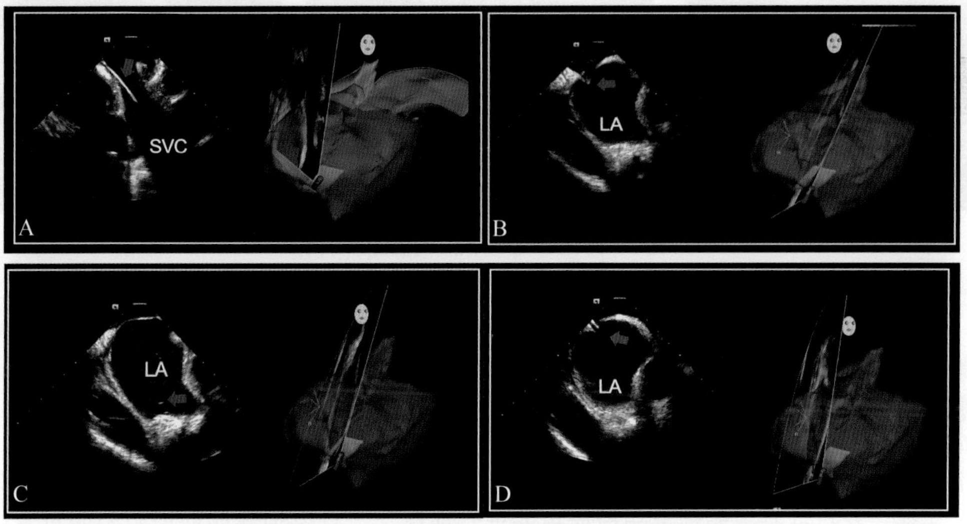

图 10-10-12　ICE 指导下零射线房间隔穿刺过程

A. 在观察到右肺静脉时 ICE 导管向上、向后打弯，使超声扇面与上腔静脉长轴平行，易于观察导丝和鞘管的前送（红色箭头）；B. 跟踪下拉针鞘直至落入卵圆窝，根据选定的穿刺扇面角度调整针鞘方向，当针鞘紧贴卵圆窝时可见明显的“帐篷征”（红色箭头）；C. 出针后推注盐水左房内可见明显微泡影证实穿刺进入左房，进一步调整 ICE 扇面追踪穿刺针（红色箭头），避免穿刺过深；D. 推送长鞘进入左房内，可见跨越卵圆窝的“双轨征”（红色箭头）。SVC：上腔静脉；LA：左心房

2. 并发症的预防、监测及识别

心脏压塞是导管消融术最常见的严重并发症。ICE 对于心包积液的检出具有良好敏感性。与心外膜脂肪不同，心包积液表现为无回声暗区，深度随心脏舒缩变化，而心外膜脂肪则表现为低回声区，其间可见线性中高回声，不随心脏舒缩变化。对于操作相关的机械性穿孔，由于患者呈仰卧位，积液多出现在心脏低垂部分，也就是左心室的下侧壁（图 10-10-13A、B、C）。随着积液量增加，在左、右心室的心尖部也可观察到心包积液。部分患者由于心功能不全，术前可伴有心包积液，为漏出液。但这类积液多集中于房室沟和房顶部，除非大量心包积液，否则于左心室下侧壁少见（图 10-10-13D）。因此，消融前应留取左心室下侧壁的基线心包情况，术中将扇面固

定在该位置持续监护，术后对比观察积液量变化（图 10-10-13E、F）。部分患者在多次电复律或行广泛消融后，也可出现少量心包积液，但极少造成心脏压塞，ICE 有助于对这种情况进行诊断和鉴别。

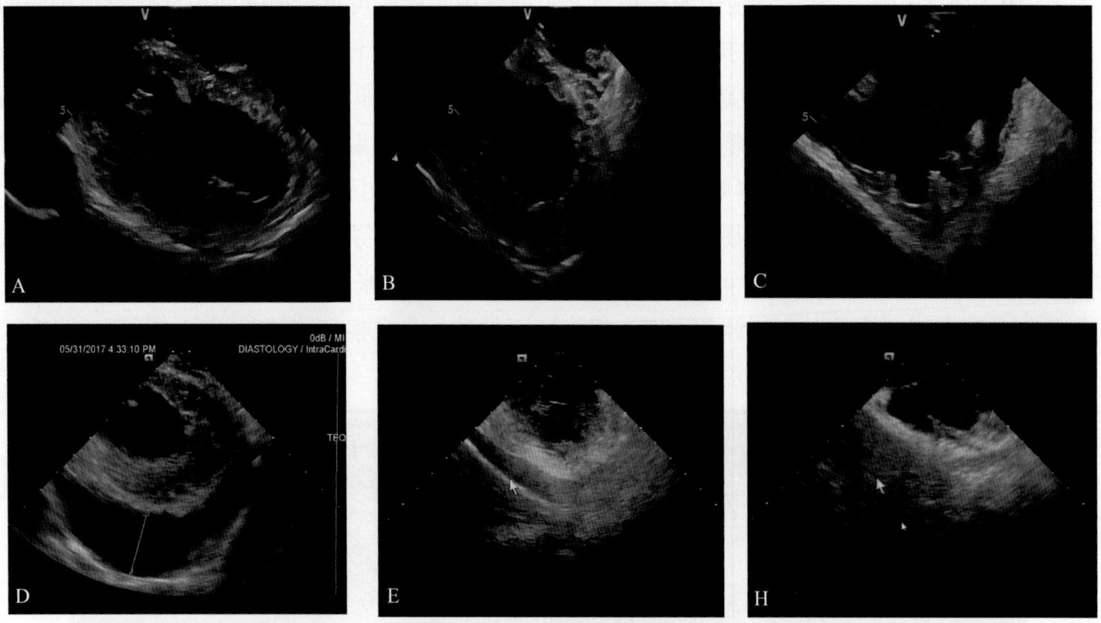

图 10-10-13　心包积液的监测及识别

A ~ C 分别展示左心室下侧壁、右心室心尖部及右心室侧壁的心包监测扇面，积液多最早出现在上述部位，建议在术中持续追踪；D. 术前发现大量心包积液，积液深 25 mm，术毕对比积液无明显变化；E. 展示消融术中在左心室下侧壁发现的心包积液，并伴有心脏压塞表现；F. 示术中行心包穿刺引流后下侧壁积液消失

在消融时，心内膜下温度极速升高可导致爆破损伤，具有心脏破裂风险，有时这种爆破声音很小甚至无声。ICE 可对消融靶点的损伤程度进行评估，一旦发现消融部位组织明显高回声或微气泡产生等局部过热表现，应立即停止放电，防止进一步损伤（图 10-10-14）。

基于上述特点，ICE 指导下的 WiFo 术式相比传统术式，在安全性方面更具优势。

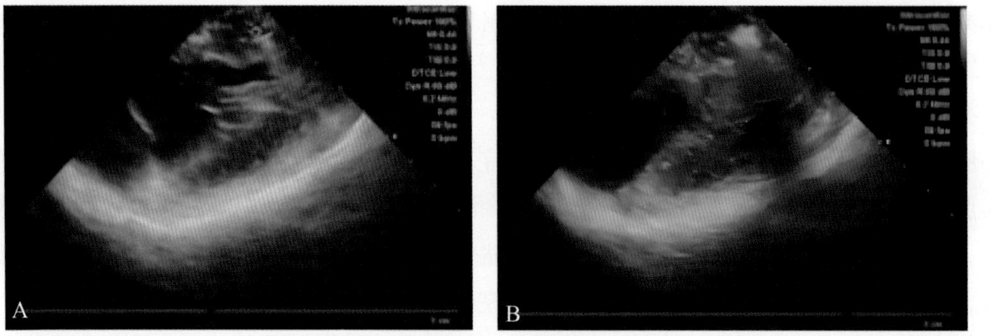

图 10-10-14　在 ICE 直视下心内膜下爆破伤发生过程

A ~ D 顺序显示了室间隔内爆破伤的发生过程，在室间隔消融时导管下方回声逐渐增强，出现爆破伤瞬间心肌中层强回声影像伴有低回声信号，停止放电后继续观察可见强回声影内部出现无回声空腔样结构

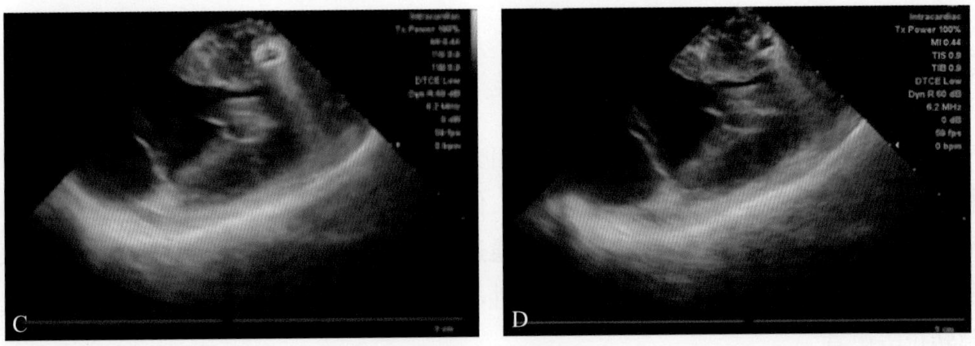

图 10-10-14 （续）

3. 心腔重建与到位导航

在良好的三维重建基础上，提供导管到位的实时导航并实现精准消融是 WiFo 术式的核心。ICE 在局部精细标测、到位及消融方面可提供实时参考，在一定程度上提高了导管消融成功率。相关电生理机制研究也将 ICE 作为重要的研究手段，作为确定靶点的“金标准”。下面就不同室性心律失常举例进行具体介绍。

（1）乳头肌及节制束起源心律失常：精确的解剖重建是成功消融这类心律失常的重要前提，调节 ICE 导管至长轴可观察导管头端是否贴靠，同时通过对间隔面的标测，排除相邻结构（束支系统 / 肌肉起源）起源的心律失常。笔者在临床实践中发现，相比三维标测系统，ICE 指导下的导管操作更为可靠。有时尽管接触压力较低，但 ICE 提示可靠贴靠仍可获得消融成功。

（2）左后分支室性心动过速：左心室希浦系统沿室间隔面走行。既往认为室间隔为平面样结构，但在 ICE 扇面下可见室间隔中段向左室腔内凸起（图 10-10-15A），因此当标测左后分支中远段时，该肌性凸起结构将造成导管的假性贴靠，尽管压力较高，但导管末端实为悬空（图 10-10-15B、C）。通过 ICE，可明确真实地贴靠情况。

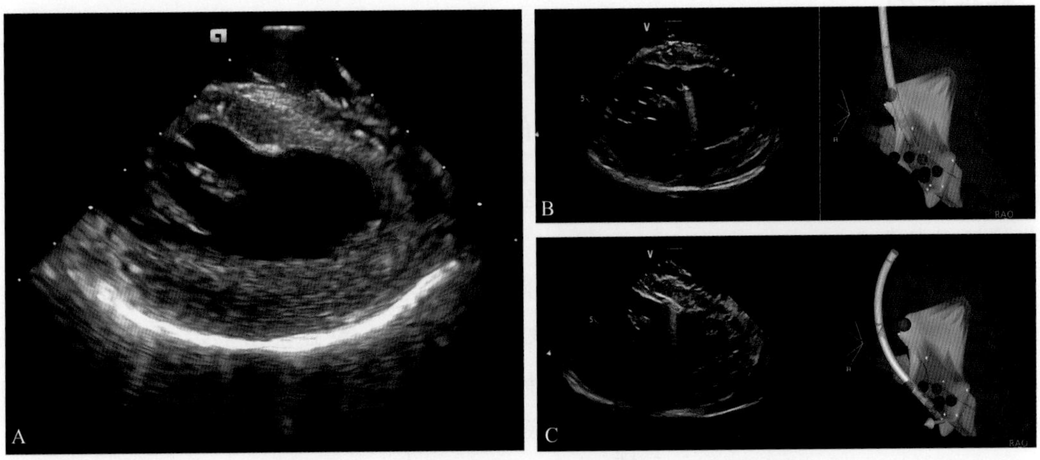

图 10-10-15 ICE 指导下左后分支室性心动过速消融

A. 室间隔中段可见明显肌性隆起；B. 贴靠时，尽管导管末端压力尚可，但在 ICE 扇面下为假性贴靠，难以获得消融成功；C. 当跨过肌性隆起后，导管方可真正贴靠至室间隔

二、实用技术与经验

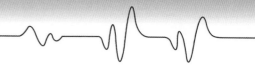

ICE 重建心腔内结构的基本原理在于通过相交的两个扇面对目标结构进行观察和描画，尽管通常会将这两个角度称为“长轴”和“短轴”，但实际上这两种观察角度难以相互垂直。在对某一轴向完成重建后，在三维电解剖标测系统下通过调整 ICE 导管弯型改变观察角度，即可完成目标结构的重建。这一原则同样适用于伴有先天性心脏畸形的患者，如镜面右位心、右旋心、矫正型大动脉转位等患者。

部分左室前组乳头肌及左室后间隔等起源室性心律失常，经常规逆行主动脉途径可能难以获得稳定导管贴靠，该部分患者可尝试经房间隔穿刺途径。ICE 指导下的零射线房间隔穿刺是超声扇面与穿刺针鞘相互对照调整的过程，笔者认为其主要难点在于针鞘下拉和穿刺过程全程中的实时追踪。尽管 ICE 扇面始终指向上腔静脉，但具体操作时导管需要进行细微调整。在送导丝时，ICE 扇面对准上腔静脉长轴，送入长鞘后准备下拉时，向左侧弯微调扇面，使扇面同时可见上腔静脉和右心房肌性连接处，即传统 X 线下第 1 次跳跃部位。继续下拉后，再次向左侧弯微调扇面，直至部分可视卵圆窝。也就是说，针鞘下拉过程的 ICE 追踪实际上是指向上腔静脉扇面的反向操作。为避免上鞘和下拉时针鞘与 ICE 导管碰撞，应充分背弯，远离房间隔穿刺部位。在穿刺前，“帐篷征”提示穿刺针鞘已紧贴卵圆窝，实际上“帐篷征”是卵圆窝凸向左心房内的圆弧样改变，故而可在较大范围内观察到该征象。但只有在“帐篷”顶端，即针鞘末端才是真正的穿刺部位。因此如果忽略针鞘末端位置，而仅凭卵圆窝进行穿刺，具体穿刺部位可能与预设角度有所不同。在穿刺成功过鞘时，应避免出针过多，明确穿刺针末端在心房内游离。如果外鞘难以通过卵圆窝，也可直接换为消融导管，通过穿刺缝隙进入左心房，进一步引导外鞘通过。

三、教学病例

（一）左室前组乳头肌起源室性期前收缩的标测消融

【摘要】左室前组乳头肌室性期前收缩的起源点需由 ICE 左室长轴扇面引导下的激动标测判断，起搏标测不准确。

【病情介绍】患者男性，15 岁，主因“间断心悸 2 年余”入院。动态心电图示频发室性期前收缩 3.5 万次 /24 h，超声心动图示左室舒张末内径 59 mm，射血分数 52%。遂行导管消融术。CARTOSOUND 引导下于室性期前收缩下激动标测见二尖瓣环和左室间隔面左前分支上均晚，前组乳头肌间隔侧头基底部早于游离壁侧头基底部，遂确认室性期前收缩于间隔侧头起源。继而于间隔侧头细致标测见中段最早，较体表 QRS 波起点提前 21 ms，该处放电室性期前收缩消失（图 10-10-16）。随访 1 年室性期前收缩 150 次 /24 h，超声心动图示左室舒张末内径 55 mm，射血分数 57%。

【病例特点与诊治要点和难点】左室前组乳头肌名为“前组”，实际上位于左室侧壁，而未必特别靠前。因而其下壁导联未必均为直立，尤其是Ⅱ异常为低平或倒置，甚至有电轴指向正上方即Ⅱ、Ⅲ、aVF均为负向者，而V_5、V_6导联多有S波。而左前分支起源者Ⅱ导多为qR形，V_5、V_6则多为Rs形。就标测而言，乳头肌两个头与室壁之间只有其基底部一个出口，故而每个头上各点起搏形态类似。虽然两头之间及各头与室壁之间可有纤维肌束连接，但在多数起搏间期或室性期前收缩的联律间期下未必具有电传导功能。因此，乳头肌的室性期前收缩起源点需由激动标测判断，起搏标测不准确。

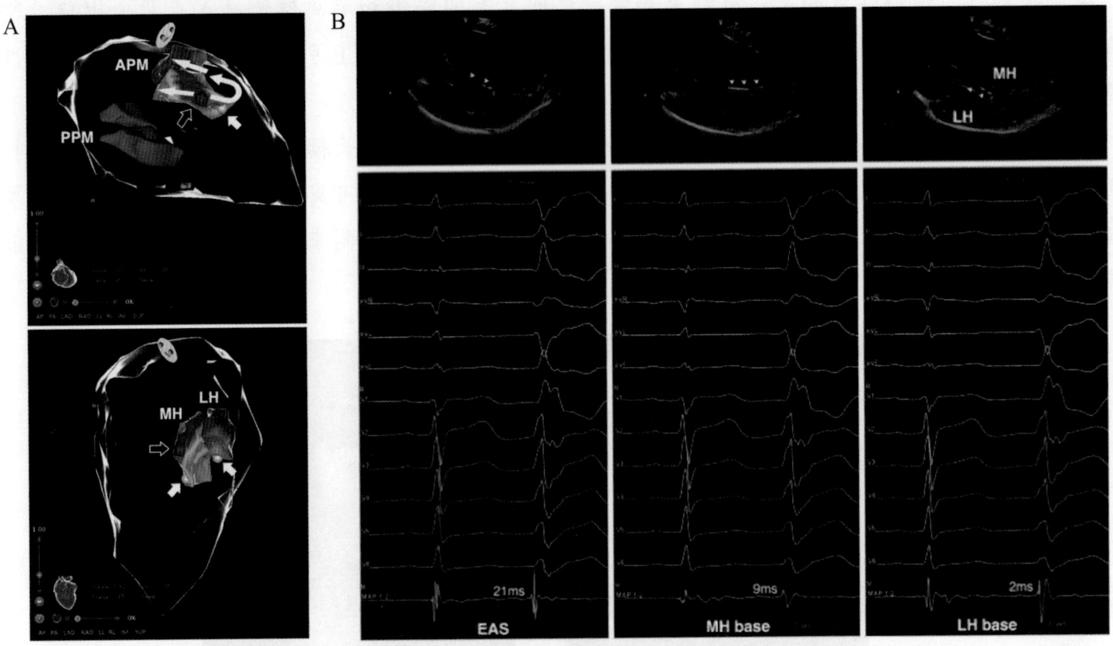

图 10-10-16　左室前组乳头肌的标测与消融

APM：前组乳头肌；PPM：后组乳头肌；MH：间隔侧头；LH：侧壁侧头；EAS：最早激动部位；MH base：MH基底部；LH base：LH基底部

【心得体会】左室前组乳头肌起源室性期前收缩是导管消融较为困难的一组病例，因乳头肌为凸出左室腔内的动态结构，导管不易稳定贴靠，且传统影像导航方式如X线和三维电解剖左室建模无法准确、可重复地定位。因此，ICE引导在此类病例的标测消融中非常重要，尤其是游离壁侧头和间隔侧头的对应位置在三维解剖上易于混淆，误导激动标测，故取点时需于ICE左室长轴扇面上判明位置。

（二）节制束起源室性期前收缩的标测消融

【摘要】节制束室性期前收缩的起源点需由ICE右室短轴扇面引导下的激动标测判断，起搏标测不完全准确。

【病情介绍】患者女性，14岁，主因“间断心悸1年余”入院。患者症状明显，严重影响生活，动态心电图示频发室性期前收缩2.8万次/24 h。遂行导管消融术。CARTOSOUND引导下重建右室、前组乳头肌及节制束解剖壳（图10-10-17A）。将ICE导管送入右室，以短轴面对向节制束并旋转，以分别标测其间隔侧、体部、前组乳头肌-节制束结合部及前组乳头肌并进行比较，见前组乳头肌-节制束结合部激动最早，该处可见P电位，提前体表QRS波起点约23 ms。于该处放电室性期前收缩消失。术后患者心悸明显好转，随访1年室性期前收缩100次/24 h。

【病例特点与诊治要点和难点】节制束横跨于右室游离壁侧与间隔侧之间，右束支从间隔侧进入其中连至游离壁，因而窦性心律下节制束游离壁侧插入点激动往往早于心尖、室性期前收缩时节制束靶点常能记录到 P 电位，于该处放电可致右束支传导阻滞。同时，节制束连接右室游离壁侧与间隔侧这一解剖特征在电学上使起源于节制束的室性期前收缩 QRS 波窄、类本位曲折时间短，但因其前向传导指向右室游离壁，故也体现出电轴指向左上、胸导移行晚（V_5、V_6 低于窦性心律）等特性。值得注意的是，节制束和室壁之间只有间隔侧和游离壁侧插入点两个出口，所以节制束上各处起搏形态大致相同（图 10-10-17C），故只能依靠 ICE 引导下的激动标测判断室性期前收缩起源点，而起搏标测分辨率低。

【心得体会】在进行节制束标测和消融时，ICE 扇面应与导管长轴一致，即大致垂直于节制束。因此，节制束在该扇面上表现为其短轴面。如果导管所在扇面只可见节制束则位于体部，如果还可见前组乳头肌且与节制束呈 V 字形关系，则为前组乳头肌 - 节制束结合部，节制束室性期前收缩起源点以该部位最为常见。

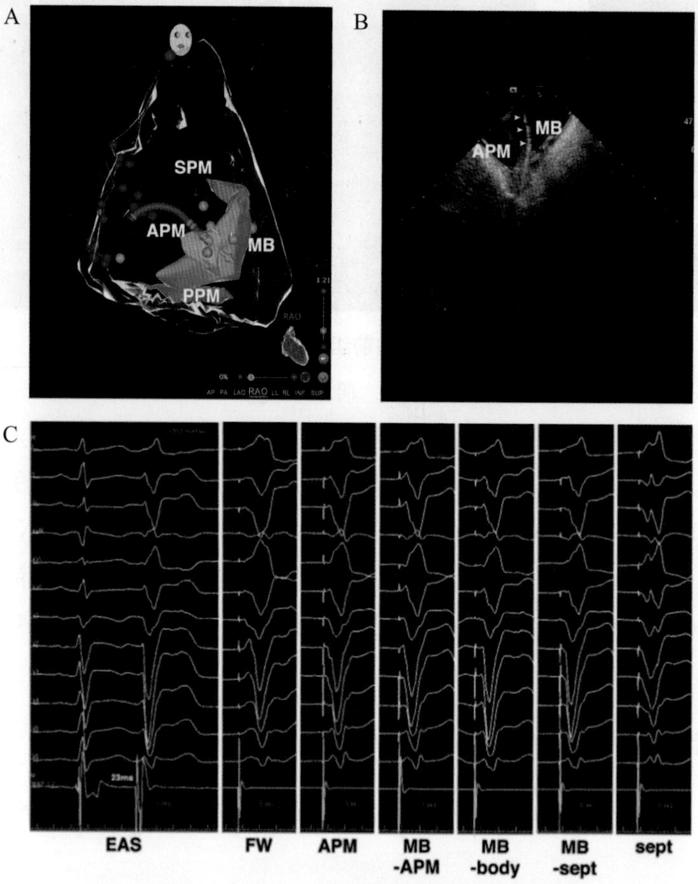

图 10-10-17　节制束起源室性期前收缩的标测与消融

SPM：上后乳头肌；APM：前组乳头肌；MB：节制束；PPM：后组乳头肌；EAS：最早激动点；FW：右室游离壁；MB-APM：MB 与 APM 交界处；MB-body：MB 体部；MB-sept：MB 与 sept 交界处；sept：右室间隔部

（龙德勇　杨　杰）

参考文献

[1] Baran J, Stec S, Pilichowska-Paszkiet E, et al. Intracardiac echocardiography for detection of thrombus in the left atrial appendage: comparison with transesophageal echocardiography in patients undergoing ablation for atrial fibrillation: the action-ice i study[J]. Circ Arrhythm Electrophysiol, 2013, 6(6): 1074-1081.

[2] Ikegami Y, Tanimoto K, Inagawa K, et al. Identification of left atrial appendage thrombi in patients with persistent and long-standing persistent atrial fibrillation using intra-cardiac echocardiography and cardiac computed tomography[J]. Circ J, 2017, 82(1): 46-52.

[3] Ren JF, Marchlinski FE, Supple GE, et al. Intracardiac echocardiographic diagnosis of thrombus formation in the left atrial appendage: a complementary role to transesophageal echocardiography[J]. Echocardiography, 2013, 30(1): 72-80.

[4] Anter E, Silverstein J, Tschabrunn CM, et al. Comparison of intracardiac echocardiography and transesophageal echocardiography for imaging of the right and left atrial appendages[J]. Heart Rhythm, 2014, 11(11): 1890-1897.

[5] Ruisi CP, Brysiewicz N, Asnes JD, et al. Use of intracardiac echocardiography during atrial fibrillation ablation[J]. Pacing Clini Electrophysiol, 2013, 36(6): 781-788.

[6] Saliba W, Thomas J. Intracardiac echocardiography during catheter ablation of atrial fibrillation[J]. Europace, 2008, 10 Suppl 3: iii42-47.

[7] Jiang CX, Long DY, Li MM, et al. Evidence of 2 conduction exits of the moderator band: findings from activation and pace mapping study[J]. Heart Rhythm, 2020, 17(11): 1856-1863.

第 11 节 婴幼儿导管消融

虽然射频消融术已成为儿童快速性心律失常的一线治疗方法，但因婴幼儿血管细、心腔容积小、多旁道比例高等因素，导致导管消融的难度及复杂程度高于年长儿，对其是否选择射频消融术存在争议[1]。早期文献认为，低龄及低体重是射频消融并发症的独立危险因素[2-3]。婴幼儿心动过速常呈持续无休止性，持续时间长易并发心功能减低，药物选择有限且效果不佳。随着射频消融技术的成熟，越来越多的低龄、低体重患儿接受了射频消融术。近晚期文献结果提示婴幼儿射频消融效果与年长儿相比，成功率和并发症均无明显差异[4-7]。因此，对于心动过速发作频繁的婴幼儿，抗心律失常药物疗效不佳或心动过速导致阿斯综合征、心功能不全等危及生命时，以上资料支持有经验的电生理医师选择射频消融术。但婴幼儿射频消融术具有其特殊性，应在有经验的儿童心脏电生理中心进行。

一、婴幼儿血管入路、导管选择及消融功率

1. 电极导管的选择及放置方法

（1）常规穿刺左锁骨下静脉或颈内静脉及双侧股静脉，置入 5Fr 4 极或 10 极标测电极分别放置于右心室、希氏束及冠状静脉窦。

（2）对于婴幼儿显性预激综合征，根据体表心电图预判为右侧旁路者，可经左股静脉置入 1 根 5F 10 极标测导管（远端位于心室，近端位于心房）分别记录 V 波、H 波及 A 波，免于穿刺左

锁骨下静脉或颈内静脉及放置冠状窦电极，减少静脉入路及血管穿刺并发症。经右股静脉置入 7Fr 消融导管进行标测消融。如果为左侧旁路，消融导管可通过未闭的卵圆孔或采用房间隔穿刺途径达到二尖瓣环标测消融。

2. 消融能量

依据不同消融部位较年长儿酌情降低 5 ～ 10 W。房室结折返性心动过速（AVNRT）消融功率预设在 15 ～ 25 W。

二、婴幼儿射频消融效果

国内儿童消融的多中心研究显示，患儿中≤ 3 岁组消融成功率 93.8%、复发率 5.5%，与 3 ～ 7 岁年龄组和＞ 7 岁年龄组相比无明显差异[8]。李小梅团队对射频消融术治疗婴幼儿快速性心律失常 125 例分析结果[7]显示，接受手术的平均年龄（22.4 ± 9.9）个月，平均体重（13.39 ± 2.9）kg，其中最小年龄为 2 个月，体重 4.7 kg。消融成功率 94.6%、复发率 6.7%，无严重并发症及死亡病例。以上结果显示，射频消融术可相对安全有效地应用于药物抵抗的快速性心律失常婴幼儿的治疗，但对于婴幼儿选择射频消融术仍需谨慎：①房室折返性心动过速（AVNRT）中接受射频消融婴幼儿的选取主要以显性预激综合征右侧旁路为主，可避免逆行途径对主动脉的损伤；②对婴幼儿希氏束旁旁道或 AVNRT，消融往往趋于保守甚或放弃消融，避免损伤房室结；③对手术医师的经验及技能要求较高，术者固定，积累经验丰富及操作细致是防止并发症的重要因素。

近期文献报道与年长儿相比，婴幼儿消融并发症并无明显差异。婴幼儿血管细，穿刺血管发生血管痉挛及血栓形成的风险相对高于年长儿，可发生狭窄或闭塞，术中应充分抗凝，术后注意密切观察。在血管内径细小的限制下，要规划选择血管通路，尽量选择管径相对细小的导管，减少使用导管的数量。

三、婴幼儿 AVNRT

婴幼儿室上性心动过速接受射频消融的类型主要为 AVNRT。在婴幼儿期 AVNRT 发病率很低，多数儿童＞ 8 岁才开始出现心动过速。国内单中心研究提示婴幼儿心动过速以 AVNRT 最为常见（75.2%），而 AVNRT 少见（5.6%）[9]。婴儿期可发病，但发病率低，随着年龄增长发病率逐渐增高，6 ～ 10 岁儿童可达 30%，而在成人中 AVNRT 则＞ 50%[10]。AVNRT 发病具有明显年龄依赖性的可能原因为随年龄增长房室结解剖结构的重构。组织病理学研究显示，致密房室结的后部延伸开始发育时非常缓慢，出生至青少年时期致密房室结逐渐发育延长增粗，纤维脂肪组织增多分隔房室结移行区细胞，造成传导差异性等，促成 AVNRT 的发生。在儿童时期之前 AVNRT 相对罕见，可能与这种变化有关。射频消融中术者必须时刻注意婴幼儿及儿童的 Koch 三角体积是小的，如果房室结慢径与快径距离很近，消融能量可以传导到房室结快径的区域，导致房室传导阻滞的风险较大。因此对于 AVNRT 的低龄患儿选择射频消融需谨慎。AVNRT 射频消融过程中，谨慎选择靶点部位，密切观察心律 / 心率的变化并采用短时多次放电以减少房室结损伤。

李小梅团队报道的射频消融术治疗婴幼儿快速性心律失常 125 例分析[7]，其中 5 例患儿为 AVNRT，射频消融均获成功，无并发症发生。为保证手术成功率，减少并发症发生，本中心 AVNRT 手术操作中，在谨慎选择靶点部位及放电消融时密切观察心律 / 心率的变化基础上，采用短时多次放电可减少房室结损伤。然而，婴幼儿的房室结体积相对较小，射频消融导致完全性房室传导阻滞的概率较高，文献报道＜ 5 岁 AVNRT 患儿的导管消融房室传导阻滞发生率约为 18%[11]，因此对于低龄患儿 AVNRT 治疗策略本中心趋于保守，首先口服抗心律失常药物控制发病次数，建议待年龄增长，房室结发育相对成熟后，再酌情选择射频消融治疗。

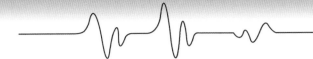

四、婴幼儿多旁道

多旁道是导致导管消融失败或术后复发的一个重要影响因素。文献报道成人多旁道的发生率 3% ~ 5%[12]，儿童多旁道发生率 10%[13]，婴幼儿高达 14.9%[7]，这可能与婴幼儿期沿房室瓣环纤维组织的长入尚不完全有关。研究表明婴幼儿多房室旁道发生率较高，使射频消融术难度增加，手术时间延长，同时可能会影响手术成功率及复发率。有文献报道儿童多旁道射频消融复发率高于单旁道[13]。

五、婴幼儿预激性心肌病的射频消融

心室预激在婴儿期即可损伤心功能导致预激性心肌病，且婴儿期即可出现严重的心功能损伤。抑制旁道前传的抗心律失常药物包括胺碘酮、氟卡尼或普罗帕酮治疗婴儿预激性心肌病效果尚不明确。当药物治疗无效或不能耐受时，导管消融治疗可以彻底改善预后。李小梅团队报道了射频消融治疗婴儿心室预激性心肌病效果探讨[14]，10 例婴儿预激性心肌病，接受射频消融年龄（6.78 ± 3.14）个月（2.7 ~ 11 个月），体重（8.05 ± 1.84）kg（5.5 ~ 9.96 kg），LVEF（33.1 ± 10.58）%（17% ~ 45%）。射频消融即时成功率 100%，1 例复发，再次行射频消融成功。LVDd 及 LVEF 于术后 3 ~ 24 个月恢复正常。所有患儿无手术相关的并发症。术中 X 线曝光时间为 0.5 ~ 1.9 min，曝光量 0.51 ~ 1.33 mGy。研究结果显示射频消融治疗婴儿预激性心肌病是相对安全、有效的，射频消融成功阻断旁道后心功能损伤可逆转至正常。术前心功能损伤越重，成功消融后心功能恢复时间可能越长，一经确诊应尽早有效治疗。

（江　河　李小梅）

参考文献

[1] Case CL. Radiofrequency catheter ablation of arrhythmias in infants and small children[J]. Prog Pediatr Cardiol, 2000, 11(1): 77-82.

[2] Friedman RA, Walsh EP, Silka MJ, et al. NASPE expert consensus conference: Radiofrequency catheter ablation in children with and without congenital heart disease. Report of the writing committee. North American Society ofPacing and Electrophysiology[J]. Pacing Clin Electrophysiol, 2002, 25(6): 1000-1017.

[3] Kugler JD, Danford DA, Houston KA, et al. Pediatric radiofrequency catheter ablation registry success, fluoroscopy time, and complication rate for supraventricular tachycardia: comparison of early and recent eras[J]. J

Cardiovasc Electrophysiol, 2002, 13(4): 336-341.
[4] Blaufox AD, Felix GL, Saul JP, et al. Radiofrequency catheter ablation in infants < /=18 months old: when is it done and how do theyfare?: short-term data from the pediatric ablation registry[J]. Circulation, 2001, 104(23): 2803-2808.
[5] Aiyagari R, Saarel EV, Etheridge SP, et al. Radiofrequency ablation for supraventricular tachycardia in children < or =15 kg is safe and effective[J]. Pediatr Cardiol, 2005, 26(5): 622-626.
[6] An HS, Choi EY, Kwon BS, et al. Radiofrequency catheter ablation for supraventricular tachycardia: a comparison study of children aged 0-4 and 5-9 years[J]. Pacing Clin Electrophysiol, 2013, 36(12): 1488-1494.
[7] Jiang H, Li XM, Li YH, et al. Efficacy and safety of radiofrequency catheter ablation of tachyarrhythmias in 123 children under 3 years of age[J]. Pacing Clin Electrophysiol, 2016, 39(8): 792-796.
[8] 李小梅，李奋，曾少颖，等．全国儿童心内电生理检查及射频消融多中心资料分析 [J]. 中华心律失常学杂志，2014, 18(1): 9-16.
[9] 江河，李小梅，李延辉，等．射频消融手术治疗婴幼儿快速性心律失常 123 例 [J]. 中华实用儿科临床杂志，2015(13): 988-991.
[10] Nicholas H, Bergen V, Law IH. AV nodal reentrant tachycardia in children: current approaches to management[J]. Prog Pediatr Cardiol, 2013, 35: 25-32.
[11] Malloy L, Law IH, Von Bergen NH. Voltage mapping for slow-pathway visualization and ablation of atrioventricular nodal reentry tachycardia in pediatric and young adult patients[J]. Pediatr Cardiol, 2014, 35(1): 103-107.
[12] Adão L, Araújo C, Sá AP, et al. Importance of accessory pathway location in the efficacy and safety of radiofrequency ablation[J]. Rev Port Cardiol, 2011, 30(1): 35-46.
[13] Zachariah JP, Walsh EP, Triedman JK, et al. Multiple accessory pathways in the young: the impact of structural heart disease[J]. Am Heart J, 2013, 165(1): 87-92.
[14] Zhang Y, Jiang H, Cui J, et al. Ablation of ventricular preexcitation to cure preexcitation-induced dilated cardiomyopathy in infants: diagnosis and outcome[J]. Circ Arrhythm Electrophysiol, 2023: e011569.

第 12 节　麻醉管理

近年来，小儿心律失常导管消融技术得到突破性发展并不断被推广，该技术对于小儿心律失常患者的重要性与必要性已经在临床工作中得到广泛肯定。随着更高的手术要求，麻醉医生在围手术期的参与也成为有效实施导管技术的重要保障。小儿心律失常导管手术在导管室内进行，手术操作具有一定程度的疼痛刺激，并且需要在相对较长的手术时间内维持患儿呼吸循环的稳定状态。导管消融术对麻醉医师提出了较高的专业要求：一方面需要具备丰富的小儿麻醉经验，另一方面需要扎实的心脏解剖和电生理等方面的知识基础。此外，作为手术室外介入手术麻醉，麻醉医师还应充分考虑手术室外麻醉的特殊要求。麻醉医师必须深刻理解这些问题，才能为手术保驾护航，为患儿提供安全舒适的围手术期体验，特别是在紧急时刻挽救患儿生命时。

一、人员和设备配置条件

应由至少 1 名主治医师资格以上且有＞ 1 年小儿麻醉经验的麻醉科医师负责，并安排 1 名以上的医护人员配合协助[1]。

应在导管室内配置不低于常规手术室内的麻醉设备：①麻醉机及供氧装置；②监护仪（可监测脉搏血氧饱和度、心电图、血压、呼气末二氧化碳，有条件者应监测呼气末麻醉气体浓度及麻醉深度）；③气管插管设备（气管导管、喉罩、喉镜）；④除颤仪及配备急救药品和相关设备的急救车；⑤麻醉恢复室；⑥有与手术室人员快捷联络的通信设备。

二、麻醉前准备

麻醉前评估的要求和内容与普通小儿择期手术的麻醉前评估基本一致，主要从病史采集、体格检查和辅助检查 3 个方面来进行。应重点关注患儿心脏功能的评估，必要时需要与心内科医师进行术前讨论。麻醉医师应向患儿家属告知麻醉方式、麻醉目的、可能存在的风险以及麻醉前后的注意事项，并签署麻醉同意书。

麻醉准备工作应从复查患儿的病史和体格检查结果开始。应特别注意近期的药物使用情况，如一些抗凝剂或抗心律失常药物可导致 QT 间期时间延长。如果患儿经常服用利尿剂和地高辛，那么还应测定电解质，并及时纠正钠、钾水平异常。对于平时处于窦性节律的患儿，如阵发性室性心动过速或室上性心动过速等，应将当前的心电图与发作期间的心电图进行对比观察，并尽可能与心内科医师一起讨论心律失常的可能来源。如果患者已安装植入式心律转复除颤器，其记录的数据可以提供可靠的发作时心电图，有助于与术中的心电图进行比较。在辅助检查中，超声心动图对评估患儿心脏功能具有重要的价值，特别是对于曾经接受过心脏外科手术的患儿尤为重要，可以反映心脏血流动力学病理特点、心功能及瓣膜功能，并排除心内血栓。对于部分复杂先天性心脏病患儿，还有必要分析术前磁共振成像（MRI）。

需要特别注意的是，被诊断为心律失常的患儿可以表现为各种不同的临床症状，这取决于他们的心率及潜在心肌病的严重程度。过低的心室率可能引起心悸、晕厥或心绞痛，而快速、持续的心室率又可以导致血流动力学不稳定及心力衰竭。对于血流动力学不稳定的患儿，麻醉医师应特别关注他们术前在病房的用药，如持续输入血管加压药、正性肌力药及抑制心律失常的药物，（如胺碘酮、利多卡因或普鲁卡因等）。在室性心动过速风暴患者（24 h > 3 次室性心动过速发作），适度镇静并置入主动脉内球囊反搏（IABP）常用于降低肾上腺素能刺激，改善血流动力学稳定。

三、麻醉方式的选择

麻醉的选择必须结合手术需求、患儿病情、医师技术及设备条件，进行综合判断和选择。目前通常选择的方法有局部麻醉复合非插管静脉强化麻醉，或需要采用喉罩或气管插管控制性通气的全身麻醉方法。也可以在全身麻醉基础上，同时采用复合区域阻滞或局部麻醉的方法，以提供较好的镇痛效果，减少全身麻醉药物的使用。此外，高位胸段硬膜外麻醉也可以被采用，并被报道有利于降低心律失常造成的心肌负担[2]。需要指出的是，无论采取哪一种麻醉方式，都应格外注重全程监测患儿皮肤颜色 / 唇色、通气情况，监测患儿生命体征。常用监测包括心电图、心率、血压、脉搏血氧饱和度、呼气末二氧化碳等。有条件的情况下应行麻醉深度监测、呼气末麻醉气体浓度监测。患儿循环功能差的，应进行有创血流动力学监测和血气分析。

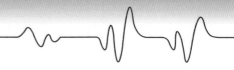

局部麻醉复合镇静麻醉的优点包括避免使用抑制血流动力学稳定的全身麻醉药物，减少对于心律失常诱发性的干扰。与普通外科手术不同，导管手术的医师需要在术中保持异常心律的诱发，一旦受到干扰，则很难保证导管手术的精准性，甚至造成手术失败。因此对于那些尚且能配合手术的患儿，部分医师比较倾向于选择局部麻醉复合镇静强化麻醉。

但是对于一些复杂的、手术时间较长的导管手术，特别是对那些节律不稳定、心肺储备能力较差或困难气道的患者，就应采用喉罩或气管插管控制性通气的全身麻醉方法，这也能为患儿提供更佳的安全性和舒适性。全身麻醉的另一个优点是，如果一些手术需要选择心脏间隔穿刺，可以通过控制患者的通气，减少空气栓塞等风险的发生[3]。此外，即使是相对短小的导管手术，强烈的疼痛刺激和进入手术室的焦虑都会令患儿产生噩梦般的身心体验，在患儿成长过程中形成巨大的心理阴影并难以消除。因此应重视向未成年患者提供足够的术中镇静，并且在具备条件时优先选择全身麻醉[4]。在全身麻醉的实施中，静脉全身麻醉与吸入全身麻醉都可以应用于小儿心脏导管手术，两者总体而言在麻醉效果和安全性方面差异不大，但吸入全身麻醉在诱导方面略具优势[5]。

四、常用麻醉药物及其对心脏电生理的影响

基于小儿心脏导管手术的特殊性，选择适当的麻醉药物，应既可以避免抑制血流动力学的稳定性，又不容易干扰对心律失常的诱发性。在一些对镇静药物极其敏感的心律失常患者中，如流出道室性心动过速[6]，应尽量减少麻醉药物的用量。七氟醚和异氟醚可是最常选择的吸入麻醉药，但应注意，该药物会延长动作电位持续时间，延迟心房和心室复极，减少快速心律失常的诱发[7-8]。芬太尼在局部麻醉复合静脉强化麻醉或全身麻醉中均有应用，有可能会增加迷走神经张力，延长窦房结复极。在局部麻醉复合镇静麻醉中，镇静往往采取咪达唑仑和短效阿片类药物联合应用的方法，如泵注瑞芬太尼联合间断注射咪达唑仑[9]。

以室性心动过速为例，一些非自发性心律失常的患儿往往需要在导管室内，通过静脉注射异丙肾上腺素来诱发心律失常的发生。许多麻醉药可能影响心脏传导并干扰心律失常的诱发性。在这些患儿中，应尽量减少吸入性麻醉药的用量[7]。丙泊酚和依托咪酯经常用于导管手术的全身麻醉中；右美托咪定则由于其明显抑制神经节的电生理功能，往往被禁止在室性心动过速导管手术中使用[10]，但有报道认为在室上性心动过速手术中，右美托咪定对患儿心脏电生理并无显著影响[11]。氯胺酮是小儿麻醉的经典常用药物，但是被认为会干扰心律失常的诱发性。艾司氯胺酮是其氯胺酮的旋光异构体，有效剂量仅为氯胺酮的1/2，既可以用于非插管镇静麻醉，又可以作为全身麻醉的诱导药物，对呼吸和循环抑制均较轻微，且精神症状较轻。艾司氯胺酮显示出在心脏导管手术麻醉中的应用前景，但是该药物对于小儿快速性心律失常的诱发性影响研究尚不充分。

如果手术医师反复诱导心律失常失败，麻醉医师可以选择的处理方法：①更换麻醉药物；②使用局部麻醉复合静脉麻醉；③使用其他标记技术引导进行消融。

五、全身麻醉的实施

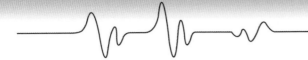

当采用全身麻醉时，可以根据手术时间选择建立气道的方法。一般气管插管全身麻醉常用于操作时间长（> 2 h）的手术；使用喉罩的全身麻醉则适用于手术时间< 2 h 的短小手术。

所有患儿应提前建立静脉通路，并固定好静脉导管。吸入诱导和静脉诱导均可酌情采用。吸入诱导一般采用 6% 七氟烷 +6 L/min 氧气；静脉诱导可以注射丙泊酚 2 ~ 3 mg/kg，待患儿入睡后追加阿片类药物和神经肌肉阻滞药（如舒芬太尼 0.3 μg/kg 和顺式阿曲库铵 0.2 mg/kg），待达到插管条件后选择插入喉罩或经鼻 / 经口置入气管导管。术中采用 2% ~ 3% 七氟烷吸入和（或）丙泊酚 50 ~ 200 μg/（kg · min）静脉输注维持。

六、常见问题及处理

解决心脏导管手术的常见并发症是麻醉医师在围手术期规避手术风险的首要问题。以室性心动过速为例，其消融术并发症引起的死亡率达 1% ~ 3%，严重不良事件（如心脏穿孔、脑卒中或心肌梗死、需要永久性起搏器的严重传导阻滞）的风险为 3%，大出血风险为 5%[12]。其他严重并发症还包括心脑压塞、大动脉或冠状动脉口损伤等[13-14]。因此在实施心脏导管手术时，麻醉医师应事先设计抢救预案，做好术中监测，并且提前备好抢救用品和药物，做好应对围手术期发生的突发情况，挽救患儿生命的准备。

导管手术中麻醉并发症的发生率与患儿年龄成反比，在低龄患儿（< 1 岁）及 ASA 分级为≥Ⅲ级的患儿中，发生并发症尤其是严重并发症的概率更高。常见并发症主要包括喉痉挛、支气管痉挛、心律失常、低血压、躁动、呕吐误吸等，大多与麻醉药物残留、气道不通畅、气道或手术部位刺激过强等因素有关。术毕应待患儿自主呼吸和保护性反射恢复良好，方可拔出气管导管或喉罩。小儿全身麻醉易并发喉痉挛，因此大多采用保证自主通气良好的条件下，尽可能在深麻醉下拔管，可以降低其发生率。拔管后严格把握出室指征，并保证安全转送病房，有条件应设立麻醉恢复室。

喉痉挛和支气管痉挛是常见的呼吸系统并发症。当麻醉较浅时，患儿易出现气道痉挛。当术中气道压突然升高时，应立即检查管路通畅性，加深麻醉，并及时给予神经肌肉阻滞剂。手术结束拔管后易出现喉痉挛，推荐待患儿呼吸恢复后在较深麻醉状态下拔管，可以预防喉痉挛的发生。

常见的循环系统并发症主要包括心律失常和低血压。心律失常是心导管置入后最常见的并发症，极易发展成心室颤动、心搏骤停，应立即采取人工起搏心律，用利多卡因或阿托品、异丙肾上腺素等药物治疗。幼儿血压受心率影响较大，因此心动过缓的患儿极易发生低血压。受麻醉药物影响，低血压发生和严重程度也相应增加。麻醉中应调整容量、避免缺氧、控制麻醉深度，及时输液输血，及时应用血管活性药，根据病因纠正低血压。

躁动是小儿麻醉后苏醒期常见的并发症，发生率约为 8.6%，尤其常见于单纯吸入麻醉的患儿。术后躁动一旦出现，应加深麻醉，同时控制气道，必要时低剂量的芬太尼（1 ~ 2.5 μg/kg）静脉注射有助于减轻躁动的程度和持续时间。建议采用联合局部麻醉药、非甾体抗炎药及阿片类镇痛药的多模式镇痛来管理术后疼痛。

气管插管有引起气道损伤的可能，建议常规拔管后行雾化（布地奈德 + 肾上腺素），防止出现声音嘶哑、延迟的喉头水肿等。在喉罩使用过程中，需注意预防因喉罩漏气导致胃胀气所诱发的呕吐。

七、术后恢复室内的镇静和管理

心脏导管消融术后，应尽量将患儿转送至麻醉恢复室或心脏重症监护病房，并进行严密的生命体征监测，尽早发现新发心律失常、心脏压塞和腹股沟或腹膜出血等并发症。

对于需要压迫止血的患儿，需要特别注意其术后镇静。当患儿接受了动脉穿刺后，需要在麻醉恢复室内进行血管压迫止血，一般需要半个小时左右。对于那些年幼的患儿，往往对术后动脉压迫止血不能忍受。因此应考虑给予这些幼儿静脉药物镇静，如丙泊酚、氯胺酮等。一般而言，此时患儿已经在导管室内拔除气管导管或喉罩，因此更加需要注意在镇静中的血流动力学稳定和气道管理。

麻醉医师还应严密观察液体超负荷或心力衰竭的迹象。在导管消融术中，通过消融导管可以注入大量的晶体液，而具体的输入量往往被手术医师和麻醉医师所忽视。对于未插导尿管的患儿，应检查膀胱充盈情况，必要时导尿。值得再次强调的是，患儿应在术后进入麻醉恢复室或心脏重症监护病房，待患儿完全清醒并且确认生命体征平稳再返回病房。如果患儿在术中发生严重血流动力学紊乱，应保留气管插管并机械通气，持续镇静，待生命体征稳定再行气管拔管。

（关　圆）

参考文献

[1] Landrigan-Ossar M, Setiawan CT. Pediatric anesthesia outside the operating room: safety and systems [J]. Anesthesiol Clin, 2020, 38(3): 577-586.

[2] Bourke T, Vaseghi M, Michowitz Y, et al. Neuraxial modulation for refractory ventricular arrhythmias: value of thoracic epidural anesthesia and surgical left cardiac sympathetic denervation [J]. Circulation, 2010, 121(21): 2255-2262.

[3] Anton JM, Tolpin DA, Collard CD, et al. Anesthetic management in radiofrequency catheter ablation of ventricular tachycardia [J]. Tex Heart Inst J, 2016, 43(6): 496-502.

[4] Lam JE, Lin EP, Alexy R, et al. Anesthesia and the pediatric cardiac catheterization suite: a review [J]. Paediatr Anaesth, 2015, 25(2): 127-134.

[5] Kast B, Balmer C, Gass M, et al. Inducibility of atrioventricular nodal reentrant tachycardia and ectopic atrial tachycardia in children under general anesthesia [J]. Pacing Clini Electrophysiol, 2022, 45(9): 1009-1014.

[6] Fujii K, Iranami H, Nakamura Y, et al. Fentanyl added to propofol anesthesia elongates sinus node recovery time in pediatric patients with paroxysmal supraventricular tachycardia [J]. Anesth Analg, 2009, 108(2): 456-460.

[7] Caldwell JC, Fong C, Muhyaldeen SA. Should sevoflurane be used in the electrophysiology assessment of accessory pathways? [J]. Europace, 2010, 12(9): 1332-1335.

[8] Richardson AJ, Pierce JMT. Anesthesia and electrophysiological disorders [M]. 2012.

[9] Mandel JE, Hutchinson MD, Marchlinski FE. Remifentanil-midazolam sedation provides hemodynamic stability

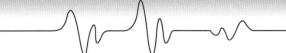

and comfort during epicardial ablation of ventricular tachycardia [J]. J Cardiovasc Electrophysiol, 2011, 22(4): 464-466.
[10] Hammer GB, Drover DR, Cao H, et al. The effects of dexmedetomidine on cardiac electrophysiology in children [J]. Anesth Analg, 2008, 106(1): 79-83, table of contents.
[11] Tirotta CF, Nguyen T, Fishberger S, et al. Dexmedetomidine use in patients undergoing electrophysiological study for supraventricular tachyarrhythmias [J]. Paediatr Anaesth, 2017, 27(1): 45-51.
[12] Macintyre CJ, Sapp JL. Catheter ablation for ventricular tachycardia in structural heart disease [J]. Can J Cardiol, 2014, 30(2): 244-246.
[13] Goel R, Srivathsan K, Mookadam M. Supraventricular and ventricular arrhythmias [J]. Prim Care, 2013, 40(1): 43-71.
[14] Tokuda M, Kojodjojo P, Epstein LM, et al. Outcomes of cardiac perforation complicating catheter ablation of ventricular arrhythmias [J]. Circ Arrhythm Electrophysiol, 2011, 4(5): 660-666.

第十一章 Chapter 11

先天性心脏病与心律失常

第 1 节 先天性心脏病传导系统的特殊性

正常的心脏传导系统，尤其是房室传导系统，需要一致的心房心室转位方向，房室间隔相互对位平齐及心室流入道结构完整。先天性心脏病患者合并心律失常，与其基础的心脏结构畸形造成房室结及传导束解剖位置和发育的异常相关。部分先天性心脏结构畸形的患儿，如房室连接不一致、房室间隔缺损、单心室等，其房室结及房室传导束的位置会与正常人群相异；而圆锥动脉干畸形或远离房室通道区域的间隔缺损房室结及希氏束的位置与正常人群则基本相同或变化甚微。

一、心房正位合并心室左襻（纠正型转位）

此类心脏畸形因房室连接情况复杂多变，使传导系统发生的解剖变异很大。根据 Anderson RH 团队在 20 世纪 70 年代的研究发现，一般来说，此类心脏畸形的患者，房室结往往在 Koch 三角以外，位于右房前部且略靠游离壁的位置[1-2]。希氏束由房室结头部发出，向上沿内侧延伸至右侧二尖瓣和肺动脉之间的纤维连续性部位。如果合并室间隔缺损，希氏束将沿着缺损的上沿走行插入心室。在胚胎早期，传导系统由前后两个“结样”结构发育而成[3]，正常结构的心脏多数是后部的“结样”结构发育成为房室结，而纠正型转位的患者房室结则可能是由前面的“结样”结构发育而成的。值得一提的是，纠正型转位的患者希氏束不仅位置有变化（图 11-1-1、图 11-1-2），其传导能力也弱于正常的希氏束。在这一区域进行导管消融及外科手术需要谨慎，避免造成房室传导阻滞。

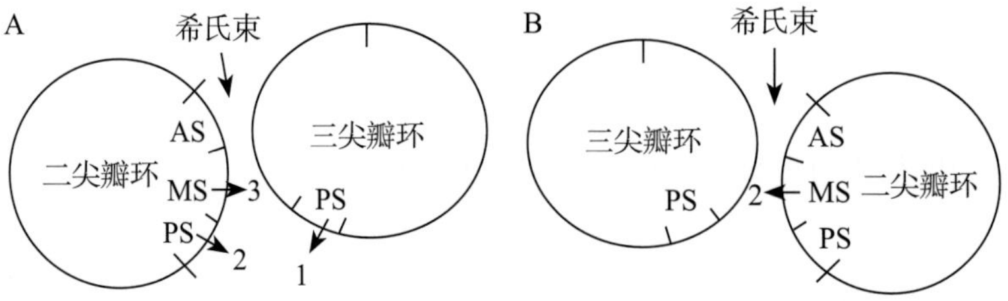

图 11-1-1 大动脉转位合并房室结内折返性心动过速消融成功的慢径位点

A. 左前斜 45°，显示 6 例 {S，L，L} 患者的成功消融部位，5 例位于二尖瓣环，1 例在三尖瓣环；B. 右前斜 30°，显示 2 例 {I，D，D} 患者的消融部位于二尖瓣环间隔部。AS：前间隔；MS：中间隔；PS：后间隔

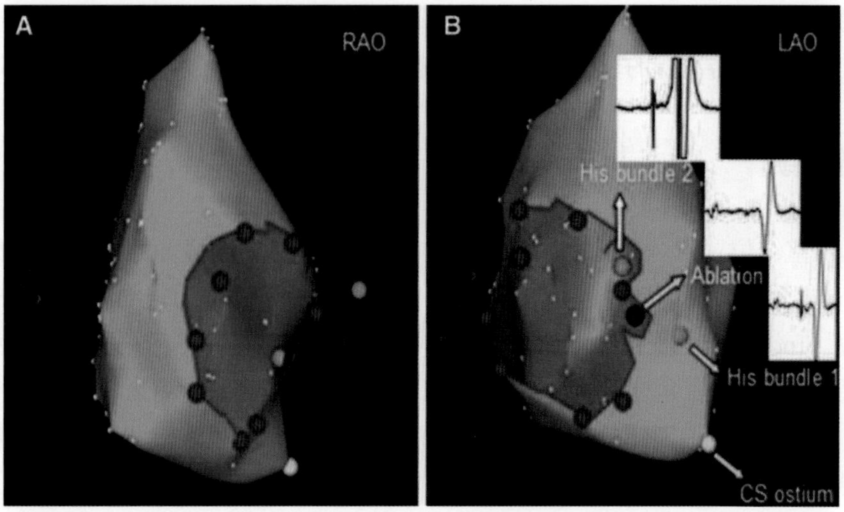

图 11-1-2　大动脉转位患者（{S，L，L} 型）慢径消融 / 改良电生理解剖示意图

A. 右前斜位；B. 左前斜位，冠状窦口（CS ostium）位于底部，位于后方的希氏束（His bundle 1）和前方的希氏束（His bundle 2）如图所示

（Lian Z, Chang Y, Ma J, et al. Atrioventriallar node ree trant tachycardia in patients with congnitalloy corrected transposition of the great artieries and results of radiofrequencg catheter ablation[J]. Circ Arrhythm Electrophysiol, 2012, 5(6): 1143-1448. ）

二、心房反位合并心室右襻

心室右襻在间隔方向、心室位置及房室传导系统位置等各方面并非与心室左襻呈镜像变化，两者传导系统的分布及走行的区别很大。在一些病例中，我们可发现一个位置靠前的房室结，但这一靠前的房室结与希氏束通常无直接连接[5]。真正具有功能的房室结通常位于左侧的 Koch 三角内，由此发出的希氏束按正常解剖位置插入心室间隔。在合并室间隔缺损的情况下，希氏束将沿着缺损的底部边缘进入心室。电生理检查中，在左侧房室瓣环（二尖瓣环）前中间隔位置可以记录到希氏束电位[6]。

三、原发孔型房间隔缺损及完全型房室间隔缺损

房室间隔缺损会使房室结向后移位，在房间隔后缘和室间隔后缘相接的位置。当心脏向右前斜转位时，房室结位于冠状窦口前方 Koch 三角的底部，希氏束由室间隔下缘进入右室[4, 7-8]。和心室左襻相似，房室间隔缺损的希氏束纤细易断，在电生理检查中标测希氏束有一定难度，通常在房室间隔底部偏左的位置可以标测到满意的希氏束电位。

四、右室双出口合并双房室结及传导束吊带

在临床电生理检查中，人们发现右室双出口心室转位会合并一种少见的房室结及传导系统的变异：双房室结及传导束吊带[9]。事实上，不仅是右室双出口心室转位，在房室连接不一致及房

室连接错位的先天性心脏畸形里都可能找到双房室结证据[10]。靠前的房室结和心室左襻类似，位于在右房前部且略靠游离壁的位置；靠后的房室结，位于正常间隔位置或间隔底部。

五、三尖瓣闭锁

单心室的房室结位置相对来说比较复杂，房室结和希氏束的位置根据主要心室及心室旋转方向的不同而不同[5]。三尖瓣闭锁是最常见的单心室类型。三尖瓣闭锁的心脏 Koch 三角仍由冠状窦口为底边，Todaro 腱为长边，但位置靠前的短边为闭锁的三尖瓣环。多个研究发现，三尖瓣闭锁的房室结位于 Koch 三角近冠状窦口处；希氏束发出后迅速穿间隔至左侧，走行形成左束支（图 11-1-3）。所以在三尖瓣闭锁单心室的患者病例中，右房内很难标到希氏束，多是在左室间隔部才能标测到希氏束。

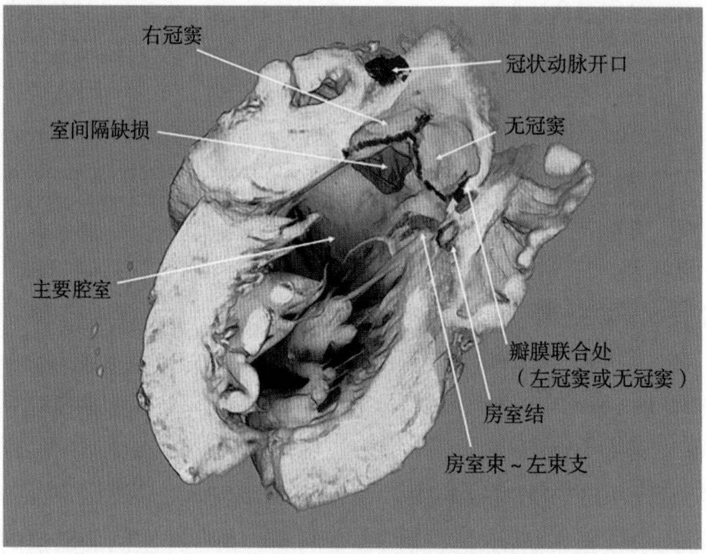

图 11-1-3　三尖瓣闭锁心脏的传导轴和解剖标志

（Wada Y, Matsuhisa H, Oshima Y, et al. Identification of the atrioventricular conduction axis and its positional relationship with anatomical landmarks of a heart with tricuspid atresia[J]. JTCVA open, 2021, 8: 557-560.）

六、三尖瓣下移畸形

三尖瓣下移畸形是最常见的合并房室旁道的先天性心脏畸形。此类心脏畸形由于三尖瓣的隔瓣及后瓣的下移，加上极度扩张的右房使 Koch 三角发生变形（图 11-1-4）。需要明确的是真正组成 Koch 三角的是房室沟、冠状窦口和 Tedaro 腱，后两者在三尖瓣下移畸形里是可靠的解剖标志。房室结仍位于 Koch 三角的顶部，希氏束电位在常规的右室间隔部可标测到。

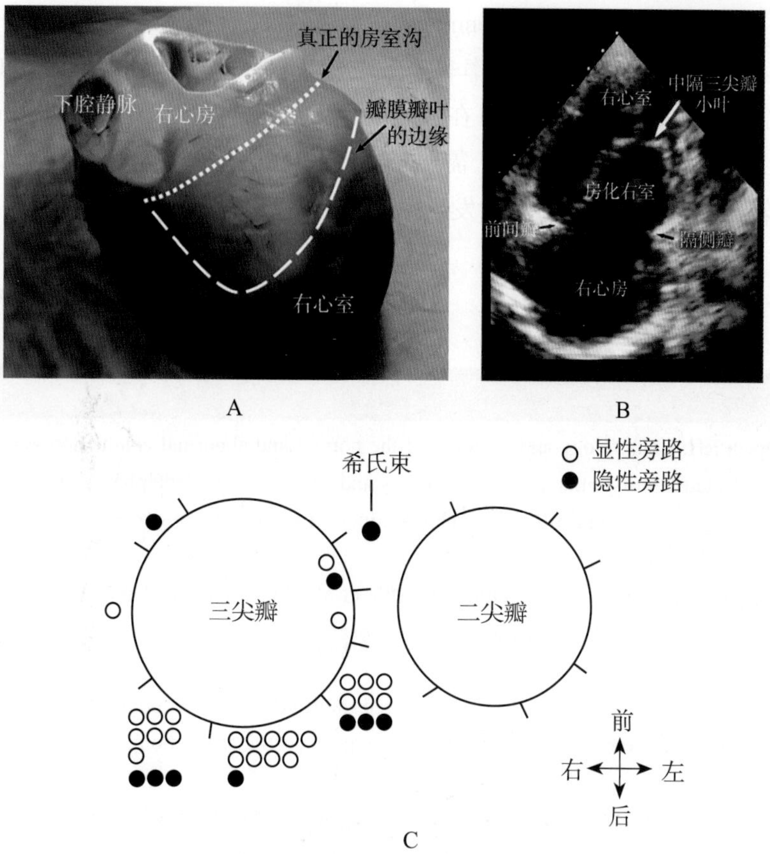

图 11-1-4 三尖瓣下移畸形

A. 三尖瓣下移畸形的心脏离体标本，点白线表示真性三尖瓣房室沟，短横白线表示下移的三尖瓣叶，两条白线之间展示三尖瓣房室沟和下移的三尖瓣叶间的距离，房室旁道位于真性房室沟内；B. 一例三尖瓣下移畸形的患者经胸心脏超声心尖切面提示，下移的三尖瓣隔瓣瓣叶在收缩晚期与三尖瓣环距离 4 cm，右室心腔非常小，而房化右室很大；C. 三尖瓣下移畸形的患者多为右侧旁道，多分布在三尖瓣环下部 4：00 ~ 8：00 钟位置，可以为一条，多条旁道也较常见

（Cappato R, Schluter M, Weiss C, et al. Radiofrequency current catheter ablation of accessory atrioventricular pathways in Ebstein′s anomaly [J]. Circulation, 1996, 94(3): 376-383. ）

七、膜周部室间隔缺损及法洛四联症

膜周部室间隔缺损的房室结位置基本正常，与正常结构心脏相比，希氏束可能较长，走行于室间隔缺损的底部后缘。法洛四联症患者的室间隔缺损为对位不良型室间隔缺损，希氏束会向室间隔左面偏移，在室间隔缺损修补术后及法洛四联症根治术后，希氏束电位会较术前出现不同程度的低振幅、低频率变化。了解该类心脏畸形的传导束变异，对预防外科修补术相关的房室传导阻滞很重要[1, 5]。

八、大动脉转位

单纯的大动脉转位不影响房室传导系统。在 20 世纪 70—80 年代此类先天性心脏病患者多接受心房调转术[12]。在接受 Mustard 和 Senning 术后，多数患者的窦房结受到破坏，使 Mustard 和 Senning 术后的房内折返性心动过速发生率非常高。对单纯的大动脉转位患者，如果在电生理检查及射频消融术中需要标测希氏束电位，可在常规位置标测到希氏束电位。对于 Mustard 和 Senning 术后的患者，如果需要标测希氏束电位，需要经主动脉逆行至左室间隔。近年来，动脉调转术广泛开展，大动脉转位患者房性心动过速的发生率下降[13]。

（李 奋 吴近近）

参考文献

[1] Ho SY, Andersen RH. Embryology and anatomy of the normal and abnormal conduction system. In: Gillette PC, Garson A, eds. Pediatric arrhythmia: electrophysiology and pacing[M]. Philadelphia: WB Saunders, 1990: 2-27.

[2] Andersen RH, Becker AE, Arnold R, et al. The conducting tissues in congentially corrected transposition[J]. Circulation, 1974, 50: 911-923.

[3] Blom NA, Gittenberger-de Groot AC, DeRuiter MC, et al. Development of the cardiac conduction tissue in human embryos using HNK-1 antigen expression: possible relevance for understranding of abnormal atrial automaticity[J]. Circulation, 1999, 99: 800-806.

[4] Lian Z, Chang Y, Ma J, et al. Atrioventriallar node ree trant tachycardia in patients with congnitalloy corrected transposition of the great artieries and results of radiofrequencg catheter ablation[J]. Circ Arrhythm Electrophysiol, 2012, 5(6): 1143-1448.

[5] Davies MJ, Anderson RH, Becker AE. The conduction system of the heart[M]. London: Butterworth-Heineman, 1983.

[6] Levine JC, Walsh EP, Saul JP. Radiofrequency ablation of accessory pathways associated with congenital heart disease including heterotaxy syndrome[J]. Am J Cardiol, 1993, 72: 689-693.

[7] Dick M, Krongrad E, Antar RE, et al. Intraoperative recording of the HIS bundle electrogram in man: the assessment of its precision[J]. Circulation, 1976, 53: 224-229.

[8] Thiene G, Wenick ACG, Frescura C, et al. Surgical anatomy and pathology of the conduction tissues in atrioventricular defects[J]. J Thorac Cardiovasc Surg, 1981, 82: 928-937.

[9] Monckeberg JG. Zur entwicklungsgeschichte des atrioventrikularsystem. In: Ziegler E, Schmitt MB eds. Verhanglungen der Deutschen Pathologischen Geesellschaft (XVI)[M]. Jena: Gustav Fischer, 1913: 228-249.

[10] Symons JC, Shinebourne EA, Joseph MC, et al. Criss-cross heart with congenitally corrected transposition: report of a case with d-transposed aorta and ventricular preexcitation[J]. Eur Cardiol, 1977, 5: 493-505.

[11] Castaneda AR, Jonas RA, Mayer JE, et al. D-transpostion of the great arteries. In: Cardiac surgery of the neonate and infant[M]. Philadelphia: WB Saunders, 1994: 409-438.

[12] Rhodes LA, Wernovsky G, Keane JF, et al . Arrhythmias and intracardiac conduction after the arterial switch operation[J]. J Thorac Cardiovasc Surg, 1995, 109: 303-310.

第 2 节 先天性心脏病术前心律失常

理论上，心脏结构正常的人群中可能出现的心律失常都可能出现在先天性心脏病患者中。未经手术的先天性心脏病可能发生的心律失常包括局灶性房性心动过速、交接性心动过速、房室结折返性心动过速、房室折返性心动过速等。根据第 1 节的内容，需要根据不同的心脏结构畸形，不同的心动过速机制，必要时在可能的区域标测希氏束电位，予以安全有效的消融。

一、房室折返性心动过速

先天性心脏病患者的房室折返性心动过速通常与旁道有关，由于相关的心房和室间隔异常，未经手术治疗的先天性心脏病患者合并心律失常中，最常见的是三尖瓣下移畸形（Ebstein 畸形）合并预激综合征[1]。这些旁道为折返性心动过速提供了基质，折返性心动速可以是顺向性的（使用房室结前传，经旁道逆传）或反向性的。由于解剖畸形和多条旁道的可能，先天性心脏病患者的旁道消融具有挑战性。

20% ~ 30% Ebstein 畸形患儿存在房室旁道[2]，远高于心脏结构正常的人群。Anderson 推断，Ebstein 畸形中三尖瓣后瓣及隔瓣的下移使右房及右室未能完全分离，造成三尖瓣周围的某些特殊传导组织形成房室旁道。约 50% 的 Ebstein 畸形常表现为多根旁道及慢传导旁道（如 Mahaim 旁道等）[3]。由于此类患者或多或少存在血流动力学异常，多数患者心动过速发作不仅有明显的心悸症状，还会合并头晕、黑朦等血流动力学异常表现。抗心律失常药物疗效并不满意，尤其是急性发作时多数抗心律失常药物因其负性肌力作用使其应用有相对或绝对禁忌证。外科术后的心动过速发作，可考虑使用腺苷复律，静脉使用胺碘酮可维持窦性心律。Ebstein 畸形外科矫治术后有可能造成三尖瓣环的折叠使房室旁道靶点到位困难，2016 年美国儿童和先天性心脏病电生理协会联合美国心律学会专家共识[4]及 2017 年中国儿童心律失常导管消融专家共识[5]中都认为推荐外科纠治术前常规心内电生理检查和射频消融术。Ebstein 畸形房室旁道的标测及消融标测较困难，早期消融成功率在 75% ~ 89%[3]，复发率较高，在 7% ~ 30%[3, 6]。常规的标测手段中，最重要的是明确房室沟所在，可以借助右侧冠状动脉造影或右冠电极等方法来判断（图 11-2-1）。根据 Ebstein 畸形的程度，房化右室的范围变化较大，心房期前收缩可以帮助区分心房波和心室波（图 11-2-2）。Ebstein 畸形的房室旁道可以是显性的，也可为隐匿性的。多沿着三尖瓣环分布，可位于间隔部、后壁及游离壁（图 11-2-3）。

近年来，心腔内超声（ICE）的应用可明确右冠状动脉的位置，明确房化右室的范围，有效协助判断消融大头是否位于房室沟位置（图 11-2-4、图 11-2-5），提高了 Ebstein 旁道消融的成功率[7-8]。

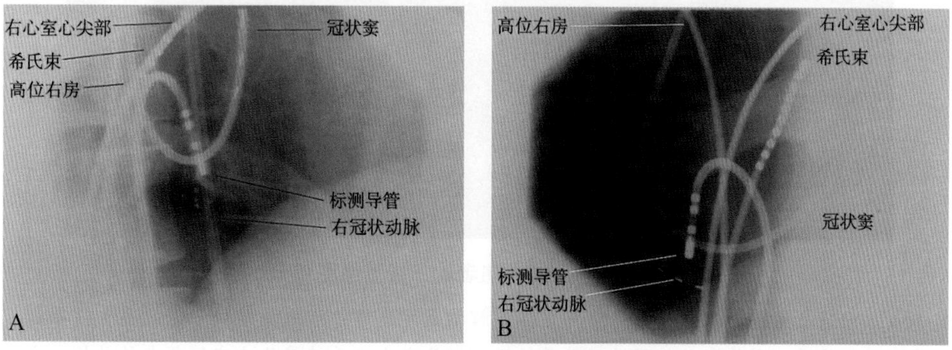

图 11-2-1　在传统标测中左侧透视图

A. 30° 右前斜视图；B. 30° 左前斜视图。以细的电极置入右冠状动脉中，显示右冠状动脉（RCA）位置，提示该位置为真性房室沟位置，可指导 Ebstein 畸形患者的旁道消融靶点

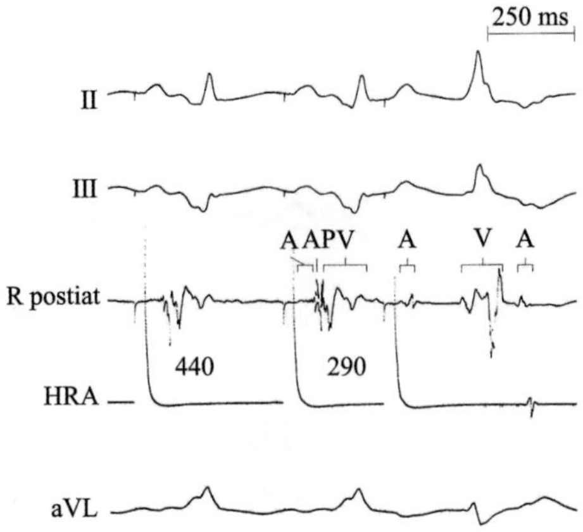

图 11-2-2 心房期前收缩协助鉴别心房波心室波

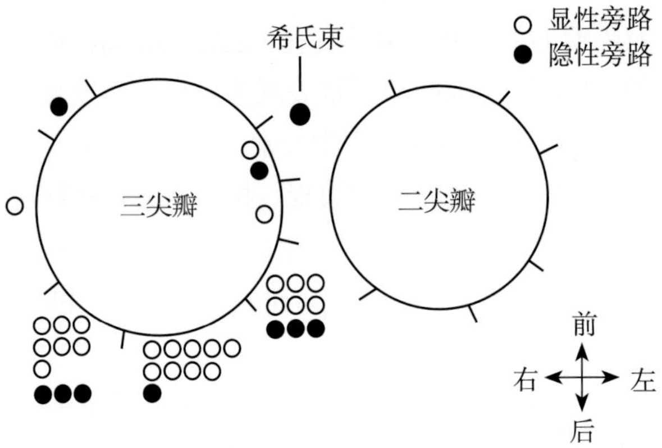

图 11-2-3 从左前斜 30° 投影三尖瓣和二尖瓣环的示意图

可见 Ebstein 畸形的房室旁道可以是显性的，也可为隐匿性的。多沿着三尖瓣环分布，可位于间隔部、后壁及游离壁

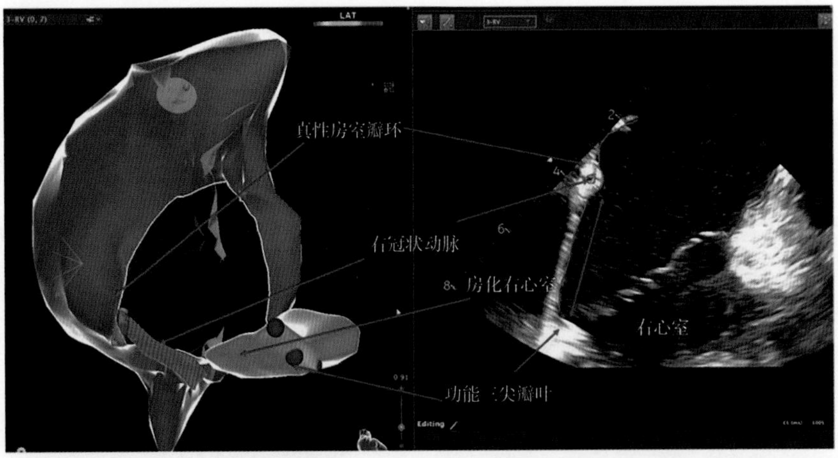

图 11-2-4 Ebstein 畸形患者的三维重建图和 ICE 图

可见超声心动图通过右冠状动脉的走行，并在三维解剖系统上重建右冠状动脉，以此在三维解剖图上确定真性房室瓣环位置，引导消融。同时 ICE 系统还可部分或全部重建房化右室等复杂的结构，减少射线使用并协助成功消融

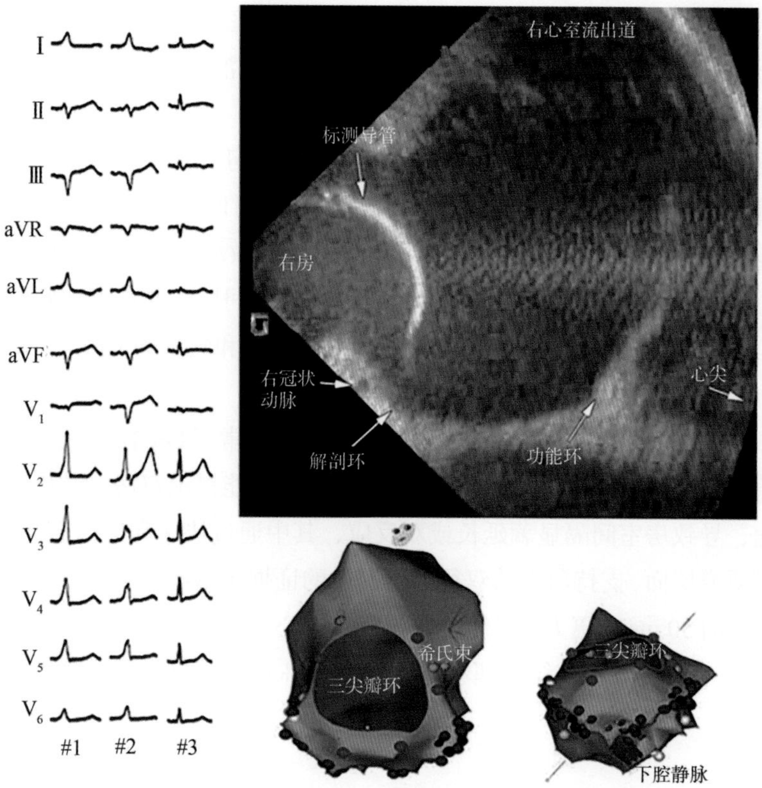

图 11-2-5　ICE 引导下 Ebstein 畸形患者的多旁道导管消融

使用 ICE 可通过右冠状动脉的走行来确定三尖瓣环的真实位置。窦性心律下最早的心室激动（ECG#1）被位于三尖瓣环的后外侧部分。在该部位放电后，体表心电图形态（ECG#2）发生了微小变化，最早的心室激动偏向间隔移位。第 2 次在三尖瓣环的后间隔放电，消融后可见体表心电图预激波消失（ECG#3）

近年来，ICE 在 Ebstein 畸形患者室上性心动过速消融中取得了很好的效果[7-8]。使用 ICE 可通过右冠状动脉的走行来确定三尖瓣环的真实位置，可同时反映三维电生理标测系统中，在 ICE 协助下，尽管三尖瓣环区域解剖结构复杂，可能存在多旁道等可能，但通过显示右冠状动脉走行，能轻松识别真正的三尖瓣环，引导成功消融。

二、先天性心脏病合并房室结折返性心动过速

房室结折返性心动过速在患有先天性心脏病的人群中发病率与正常结构的成年患者相似，占临床室上性心动过速病例＜ 8%[9-10]。在某些情况下，对先天性心脏病患者行心内电生理检查，房室结折返性心动过速可能作为一种除临床心律失常以外的机制出现。但由于先天性心脏解剖和生理变化，对房室结折返性心动过速消融提出了独特的挑战。房室结折返性心动过速的典型双通路生理包括传导时间短的快通路和传导时间长的慢通路，导致折返性心动过速。消融靶向慢速通路，但先天性心脏病患者的解剖变异，如房室结和希氏束的移位，会使手术复杂化。透视标志和导管位置可能会改变[11]，进入慢通道区域可能需要创新的方法。尽管存在这些挑战，但消融治疗房室结折返性心动过速的成功率很高。技术和结果因具体的先天解剖结构而异。在心房和心室对位正常的情况下，消融通常在传统位置成功。然而，对于大动脉移位或心房、心室对位异常的患者，

可能需要调整消融部位，同时须考虑解剖结构的改变。房室结损伤的风险和潜在的血液动力学后果需要仔细考虑该人群的消融，在某些情况下更倾向于药物治疗及综合医疗管理。

1. 病理生理

房室结折返性心动过速的基础涉及两种功能不同的心房 - 房室结传导路径：一种是传导时间较短、有效不应期（ERP）较长的快径；另一种是以传导时间较长、ERP 较短为特征的慢径。典型的房室结折返性心动过速由慢 - 快折返环路构成，心房激动通过慢径前行，由快径逆行，导致短暂的心室、心房（VAs）间期，在心电图上表现为短 RP 间期。非典型房室结折返性心动过速包括快 - 慢和慢 - 慢回路，可在心电图上呈现较长的 VAs 间期和延长的 RP。

2. 诊断

在诊断上，典型的房室结折返性心动过速心电图表现为常规 QRS 心动过速形态，RP 间期较短，通常逆行 P 波隐藏在 QRS 波群内。某些心电图观察结果可能提示双房室结生理，如心房过早收缩后出现心动过速，导致房室间隔显著延长或双反应，其中通过快速和慢速通路同时传导。

在电生理学研究层面，支持房室结双径路生理学的证据包括心房程序刺激的心房希氏束跳跃，定义为 AH 间期增加 50 ms 或更大。尽管在结构正常的心脏和房室结折返性心动过速的成年人中，高达 85% 的人可以表现出双房室结生理学，但只有 38% 的先天性心脏病患者出现房室结双径路的典型电生理表现。

3. 治疗

导管消融是治疗房室结折返性心动过速安全有效的方法。然而，由于某些先天性心脏病中真性房室结和希氏束可能从其典型解剖位置移位，心房增大和冠状窦异常也会导致射线透视标志和导管位置改变，对于作为常规消融靶点的慢径定位带来了挑战。一部分患者因合并心房内分流或心室内分流，消融导致的房室结损伤若引起高度以上房室传导阻滞可能对有潜在血液动力学问题的患者产生重大影响。尽管存在这些挑战，但先天性心脏病合并房室结折返性心动过速的导管消融仍有较高的成功率。不同病变的技术和结果各不相同，成功的慢径改良 / 消融部位最常见于冠状窦口前 Koch 三角内的传统区域。

在单心室解剖中，房室结折返性心动过速的消融特别复杂，文献较少。特殊传导组织的解剖位置因心室形态、心室襻位置、房室连接情况或有无心脏转位而异。建议对有症状的单心室房室结折返性心动过速患者首选药物治疗，若不能耐受药物治疗可考虑进行经导管消融。

三、双房室结折返性心动过速

双房室结折返性心动过速是一种罕见而复杂的心律失常，发生在先天性心脏病患者中，尤其是那些复杂心脏异常的患者，如房室连接不协调、房室间隔缺损或内脏反位综合征[12]。这种情况的特点是存在两个不同的紧凑 AV 节点：希氏束和左右束支分支，这导致了诊断和管理方面的独特挑战。

1. 病理生理学

组织学和电生理学研究已经证实在某些先天性心脏病变中存在双 AV 结主体，这为折返性心动过速创造了潜在的基础。经典的 Mönckeberg 吊带理论涉及房室结前束支和后束支远端之间的连接纤维，构成双房室结室上性心动过速表现所必需的折返回路[13]。

2. 诊断

双房室结室上性心动过速多见于复杂先天性心脏病患者中。在窦性心律的心电图上，存在具有不同轴的两种不同的非预激 QRS 形态，可以表明存在双房室结。在心动过速期间，心电图可能显示稳定的 QRS 形态，腺苷给药可能会终止心动过速，并在终止前显示 PR 和 RP 间期延长。

支持双房室结室上性心动过速的电生理诊断包括[12]：① 在解剖学上不同的部位记录的两个离散的希氏束电图。② 两种不同的 QRS 形态取决于心房去极化的部位，每种形态都与两个希氏束信号中的一个相关（图 11-2-6）。

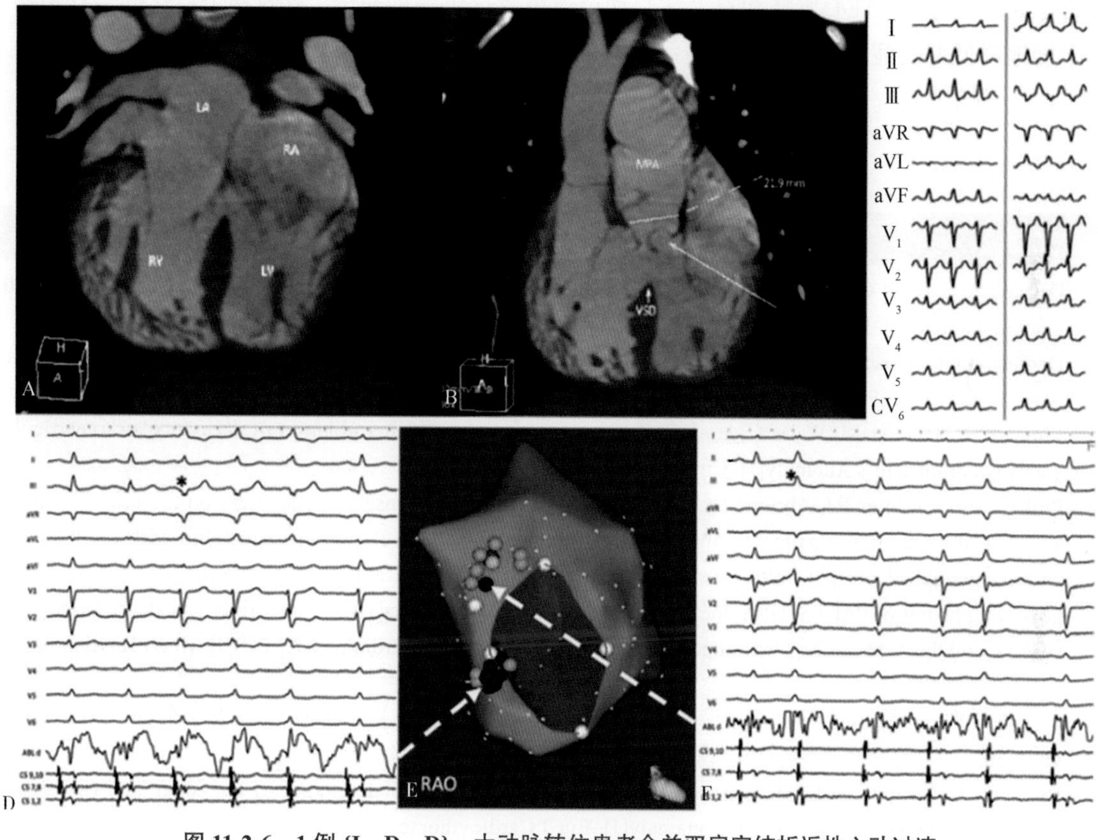

图 11-2-6　1 例 {I，D，D} – 大动脉转位患者合并双房室结折返性心动过速

术中诱发出窄 QRS 波心动过速。三维标测系统中双房室结标记为两个不同位置的黄点

有证据表明，AV 传导减弱，HV 间期或 QRS 形态没有变化，表明一旦达到主要房室结的有效不应期（ERP），优先通过其中一个房室结传导。

3. 治疗

双房室结室上性心动过速的管理涉及旨在破坏再入回路的靶向消融策略。Epstein 等记录了涉及双房室结病例的成功消融治疗，消融靶点多定位于形成逆传的房室结[12]。

消融包括在心房起搏节律期间，在记录的靶结希氏束电图的部位或心动过速期间最早心房激活的部位放电。消融成功的标志是目标部位的交界加速和突然转变为交替的房室传导模式，消融终点逆行传导分离和不能诱发心动过速。由于独特的解剖和电生理复杂性，双房室结室上性心动过速在先天性心脏病治疗中提出了重大挑战。全面了解心脏解剖结构，术中细致标测和消融，对

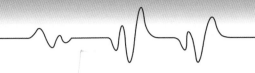

于有效治疗这种罕见的心律失常至关重要。

四、总结

先天性心脏病患者的室上性心动过速消融，特别是房室结折返性心动过速和房室折返性心动过速，需要对改变的心脏解剖和生理学有细微的了解。虽然消融术的原则与非先天性心脏病患者的原则保持一致，但必须调整手术方法和技术，以应对潜在先天性缺陷和手术修复后遗症带来的独特挑战。通过仔细选择患者、详细的术前计划及使用先进的标测和成像技术，可以实现高成功率。最终目标是为先天性心脏病和室上性心动过速患者提供一种安全、有效和个性化的治疗策略，最大限度地降低并发症的风险，提高生活质量。

（李　奋　吴近近）

参考文献

[1] Delhaas T, Sarvaas GJ, Rijlaarsdam ME, et al. A multicenter long-term study on arrhythmias in children with Ebstein anomaly[J]. Pediatr Caridiol, 2010, 31: 229-233.

[2] Danielson GK, Driscoll DJ, Mair DD, et al. Operative treatment of Ebstein's anomaly[J]. J Thorac Cardiovasc Surg, 1992, 104: 1195-1202.

[3] Cappato R, Schlüter M, Weiss C, et al. Radiofrequency current catheter ablation of accessory atrioventricular pathways in Ebstein's Anomaly[J]. Circulation, 1996, 94: 376-383.

[4] Philip Saul J, Kanter RJ, Abrams D, et al. PACES / HRS expert consensus statement on the use of catheter ablation in children and patients with congenital heart disease: Developed in partnership with the Pediatric and Congenital Electrophysiology Society (PACES) and the Heart Rhythm Society (HRS). Endorsed by the governing bodies of PACES, HRS, the American Academy of Pediatrics (AAP), the American Heart Association (AHA), and the Association for European Pediatric and Congenital Cardiology(AEPC)[J]. Heart Rhythm, 2016, 13(6): e251-e289.

[5] 李小梅，李奋，曾少颖，等. 中国儿童心律失常导管消融专家共识 [J]. 中华心律失常学杂志，2017, 21(6): 462-470.

[6] Bockeria L, Golukhova E, Dadasheva M, et al. Advantages and disadvantages of one-stage and two-stages urgery for arrhythmias and Ebstein's anamaly[J]. Eur J Cardiovthorac Surg, 2005, 28: 536-640.

[7] Tapias C, Enriquez A, Santangeli P, et al. Intracardiac echocardiography as an adjunctive tool for accessory pathway ablation in Ebstein anomaly[J]. J Interv Card Electrophysiol, 2022, 65(1): 201-207.

[8] Vukmirović M, Peichl P, Krautzer J. Catheter ablation of multiple accessory pathways in Ebstein anomaly guided by intracardiac echocardiography[J]. Europace, 2016, 18(3): 339.

[9] Chetaille P, Walsh EP, Triedman JK. Outcomes of radiofrequency catheter ablation of atrioventricular reciprocating tachycardia in patients with congenital heart disease[J]. Heart Rhythm, 2004, 1(2): 168-173.

[10] Koyak Z, Kroon B, de Groot JR, et al. Efficacy of antiarrhythmic drugs in adults with congenital heart disease and supraventricular tachycardias[J]. Am J Cardiol, 2013, 112(9): 1461-1467.

[11] Upadhyay S, Marie Valente A, Triedman JK, et al. Catheter ablation for atrioventricular nodal reentrant tachycardia in patients with congenital heart disease[J]. Heart Rhythm, 2016, 13(6): 1228-1237.

[12] Epstein MR, Saul JP, Weindling SN, et al. Atrioventricular reciprocating tachycardia involving twin atrioventricular nodes in patients with complex congenital heart disease[J]. J Cardiovasc Electrophysiol, 2001, 12(6): 671-679.

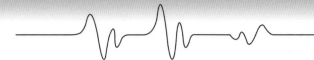

[13] Mullin M, Van Praagh R, Walsh E. Development and anatomy of the cardiac conducting system. In: Walsh EP, Saul J P, Triedman JK, editors. Cardiac arrhythmias in children and young adults with congenital heart disease[M]. Philadelphia: Lippincott Williams & Wilkins, 2001: 3-22.

第 3 节　先天性心脏病术后窦房结功能障碍

窦房结功能障碍（sinus node dysfunction，SND）在先天性心脏病术后患者中成为一个日益被重视的问题，在部分无结构性心脏病的儿童中也有 SND 的报道。SND 表现为严重的窦性心动过缓、窦性停搏或窦性静止、交界性逸搏心律、心动过缓与快速性房性心律失常交替发生（慢快综合征），可引起心悸、疲劳、胸痛、头晕和晕厥，但多数患者，特别是心脏结构正常的患儿多无症状。

一、病因

（1）先天性心脏病及心脏外科手术是儿童 SND 的最主要病因，如上腔静脉型房间隔缺损修补、完全型房室间隔缺损、Fontan 术（尤其是完全腔肺连接术后）、完全性大动脉转位 Mustard/Senning 术。手术干预和 SND 发展之间的相关性因不同手术经验和手术技术的演变而更加复杂。外科手术造成 SND 的机制并不单一，潜在的机制是复杂的，包括先天性异常、手术创伤和随后的纤维变性重塑。儿童先天性心脏病外科手术后的 SND 与外科手术方式有关，大范围的心房手术是引起 SND 的最常见原因，如大动脉转位的 Mustard 或 Senning 术及后期的 Fontan 术。窦房结或其营养血管的直接损伤，以及广泛的心房瘢痕形成可能是外科术后并发 SND 的机制。对接受心房内板障构建手术（Senning 或 Mustard 术）的大动脉转位患者进行中远期随访，发现随着随访时间的延长，SND 的发生率增加[1-3]。Mustard 或 Senning 术后往往存在电生理检查结果异常，但这些并不能确定在随访中哪些患者会发展为 SND。一项对 60 例 Mustard 术存活患者的研究发现，术中主动脉阻断时间延长和术后短暂 SND 是晚期发展成 SND 的危险因素[4]。为了保护窦房结及其动脉血供，可尝试通过右心耳插管到上腔静脉，并在界沟前方切开右心房壁。近年来，Switch 术已经发展成为大动脉转位的首选术式。该手术具有许多血流动力学优势，也不需要广泛的心房水平切口，因此房性心律失常和 SND 很少被视为该手术的后遗症。Fontan 术常作为心脏解剖结构异常但无法行双心室修复患者的最终姑息治疗。Fontan 术中需要做心房切口和多处缝合，仍可能导致窦房结或其血供受损。Fontan 术后患者的右心房扩张和肥厚，引起右房压增高，可能会影响窦房结功能[5]。Fontan 术后电生理检查发现窦房结功能异常、心房不应期延长、房内传导延迟、术中诱发房性心律失常的发生率较高[6]。在长期随访中，并发 SND 患者心房扑动的发生率显著增加[7]。Manning 等[8]最近报道，接受分期 Fontan 术的患者 SND 发生率较高。他们推测，前期的双向 Glenn 术加上后期的 Fontan 术使窦房结区域两次暴露于手术切口，从而增加了窦房结或其血供直接损伤引起功能障碍的风险。虽然由于手术精度的提高和对心脏传导系统解剖结构的了解，术后立即发生 SND 相对罕见，但 SND 的迟发仍然是一个令人担忧的问题。如完全型房室间隔缺损外科修补术后的 SND，往往发生于外科术后数年。这种延迟的表现表明，除了直接手术创伤之外的因素，如遗传易感性、心房拉伸和纤维化，在先天性心脏病患者的 SND 发病机制中起重要作用。SND 还常见于心脏移植术后的患者，据报道其发生率高达 64%[9]。心脏移植术后早期出现窦房结功能异常的可能病因包括急性交感神经失支配、外科创伤、供体心脏缺血和免疫因素，多数患者的窦房结功能在随访期间改善[10]。

（2）先天性窦房结功能异常。术后早期 SND 的易感性可归因于窦房结出口部位的固有改变和心房内广泛的传导障碍。这些通过心外膜标测识别的术前电生理特性显示一种预先存在的心律失常基质，本身存在的先天性窦房结功能异常或传导异常可能使先天性心脏病患者在术后特别容易发生 SND。

（3）心房结构重塑及电生理重塑。慢性心房拉伸是由先天性心脏病相关的术前血液动力学压力引起的，可导致心房结构和电生理变化。这些变化可能在手术矫正后持续或演变，从而成为 SND 的基础。快速性房性心律失常可能导致窦房结功能重塑（窦房结细胞离子通道的表达和功能的重构），从而引起 SND，因此外科手术相关的房性心动过速如果持续时间足够长，也可先从功能上抑制窦房结活动，造成继发性的 SND。部分心房扑动、房性心动过速病例在导管消融后，窦房结功能也随之明显改善。

（4）纤维化重塑：窦房结区域及心房纤维化过程，无论是作为手术干预的直接结果，还是作为心房愈合反应的一部分，都可能导致窦房结周围或其路径内的瘢痕。这种纤维化重塑会破坏正常的电激动，导致 SND。

（5）先天性心脏病合并离子通道和结构蛋白的基因缺陷也被证实与 SND 的发生相关，包括 *SCN5A*、*KCNQ1*、*GJA5*、*ANK2*、*EMD* 基因，常表现为窦性心动过缓、窦性停搏、窦房传导阻滞或几种心律失常并存。

（6）部分药物通过对窦房结细胞的直接药理作用或通过神经调节效应改变窦房结的功能。抑制窦房结的药物包括地高辛、β 受体阻滞剂、钙通道阻滞剂（维拉帕米、地尔硫䓬）、Ⅰa、Ⅰc 和Ⅲ类抗心律失常药。

二、分型

1. 窦性停搏或窦性静止

“窦性停搏”和“窦性静止”这两个概念可互相替代，是指窦房结发放电冲动失败，窦房结起源部位的心房肌缺乏电活动。如何根据窦性停搏的时间来区分窦性停搏和窦性静止，目前没有明确的规定，主要依据窦性心律失常的严重程度和基础心率来进行区分。长达 3 s 的无症状窦性停搏相对常见，没有明确的不良预后影响；窦性停搏时间＞ 3 s 需要进一步临床评估，明确有无相关临床症状或其他 SND 的证据。

2. 窦房传导阻滞

窦房传导阻滞是指正常产生的窦性冲动传导无法传导到心房或传导延迟。发生传导阻滞或延迟的部位往往在窦房结内。但在正常情况下，窦房结内的传导也非常缓慢。与房室传导阻滞分型类似，窦房传导阻滞根据严重程度也分为一度、二度和三度。

3. 慢快综合征

SND 患者中常能见到心动过缓相关的快速性房性心律失常，即慢快综合征。成人患者往往表现为窦性心动过缓合并阵发性心房纤颤，而在儿科患者中心房扑动最常见[7]。此类患者快速性房性心律失常的突然自行终止会引起长时间的窦性停搏（图 11-3-1），往往需要起搏治疗。该类患者可能由于心动过缓或心动过速的发作而出现临床症状。此外，应用抗心律失常药物治疗快速性房性心律失常的同时可加重心动过缓。

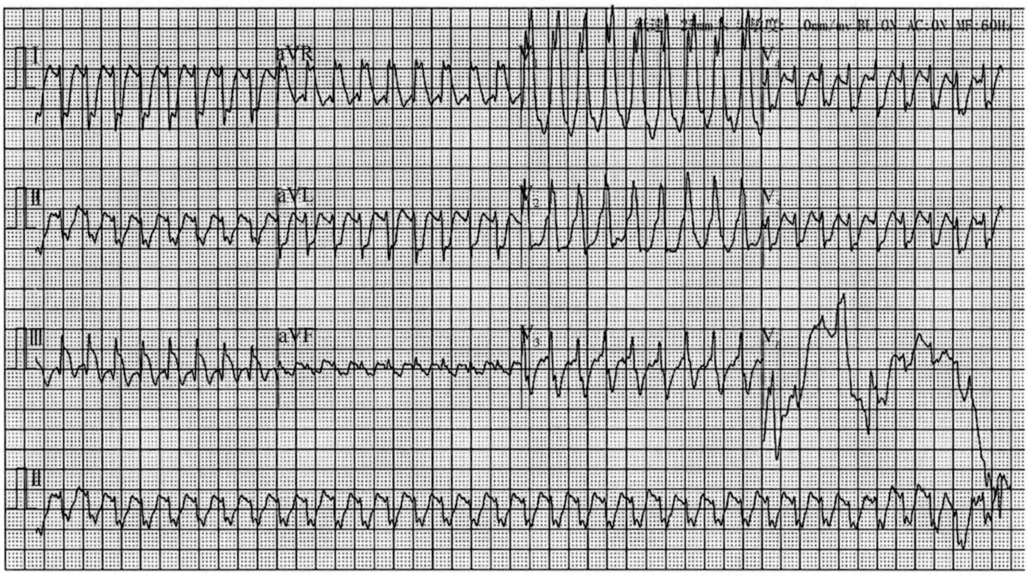

A

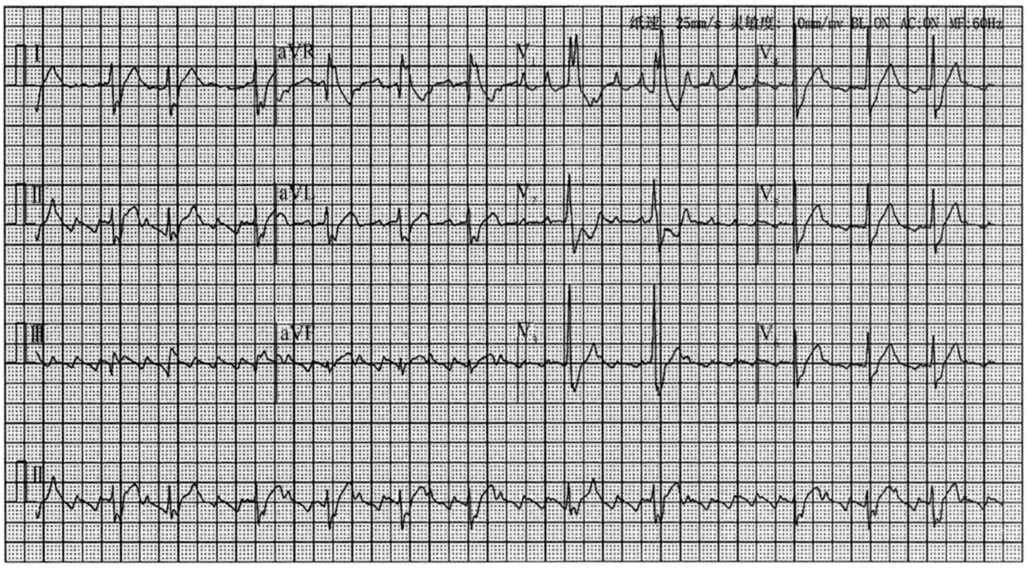

B

图 11-3-1　1 例房间隔缺损及室间隔缺损修补术后的 4 岁男性患儿

A、B. 体表心电图示心房扑动；C. 电生理检查可见心房扑动持续发作，不等比下传至心室；D. 消融终止心房扑动后出现窦性停搏＞3 s；E. 窦性停搏后心室起搏，均为起搏心律

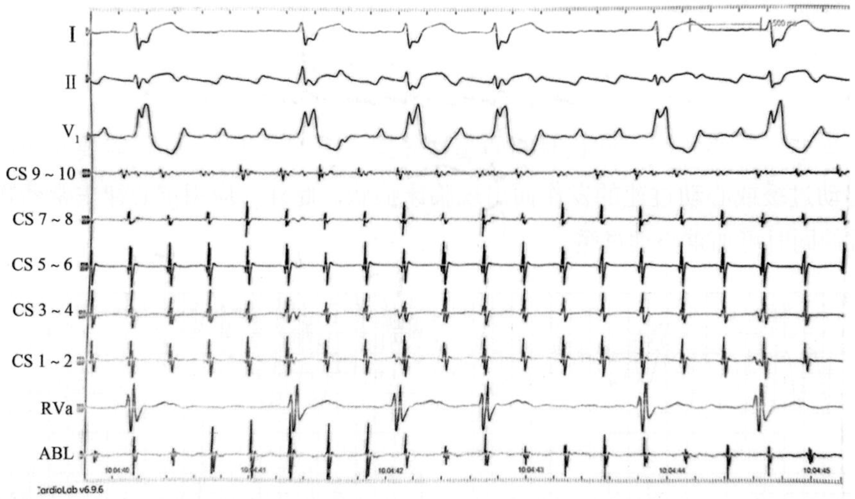
I
II
V1
CS 9 ~ 10
CS 7 ~ 8
CS 5 ~ 6
CS 3 ~ 4
CS 1 ~ 2
RVa
ABL
500 ms
CardioLab v6.9.6

C

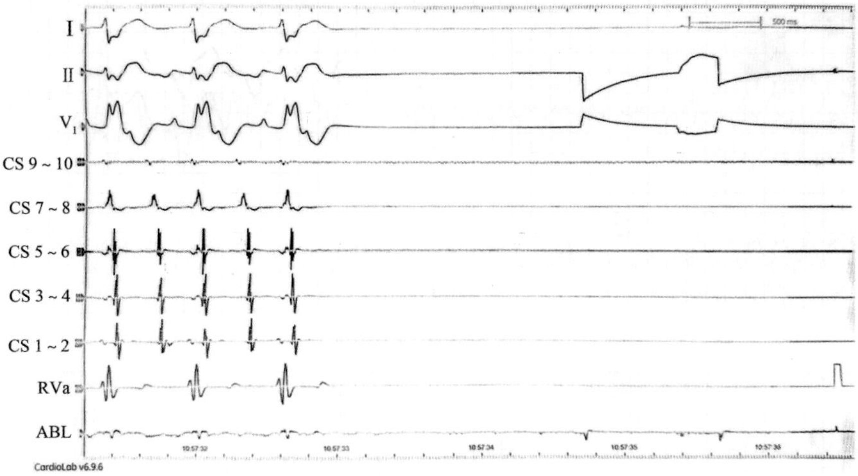
I
II
V1
CS 9 ~ 10
CS 7 ~ 8
CS 5 ~ 6
CS 3 ~ 4
CS 1 ~ 2
RVa
ABL
500 ms
CardioLab v6.9.6

D

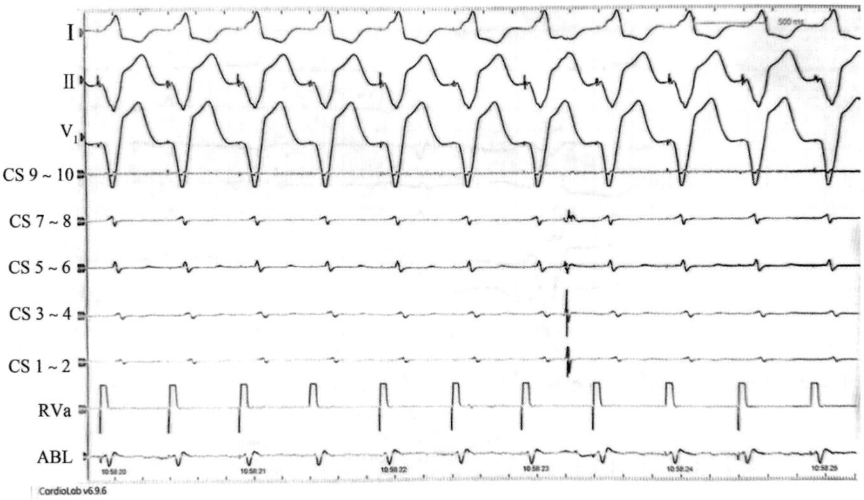
I
II
V1
CS 9 ~ 10
CS 7 ~ 8
CS 5 ~ 6
CS 3 ~ 4
CS 1 ~ 2
RVa
ABL
500 ms
CardioLab v6.9.6

E

图 11-3-1 （续）

三、窦房结的解剖

窦房结呈梭形、半月形或马蹄铁形，位于上腔静脉和右心耳交界处的前外侧，沿界嵴向尾侧延伸。窦房结较浅表，位于心外膜下的界沟内。窦房结起始于上腔静脉（SVC）和右心房连接处的界沟心外膜处，沿着界嵴向左下走行，止于下腔静脉（IVC）的心内膜下（图 11-3-2）。在新生儿和婴儿中，窦房结区域可能更加向下腔静脉处延伸。成人窦房结的长度 10 ~ 20 mm，宽度和厚度分别为 2 mm、3 mm。电生理检查可通过窦性心律下的高密度标测最早心房激动处对窦房结进行较为精确三维标测定位（图 11-3-3）。

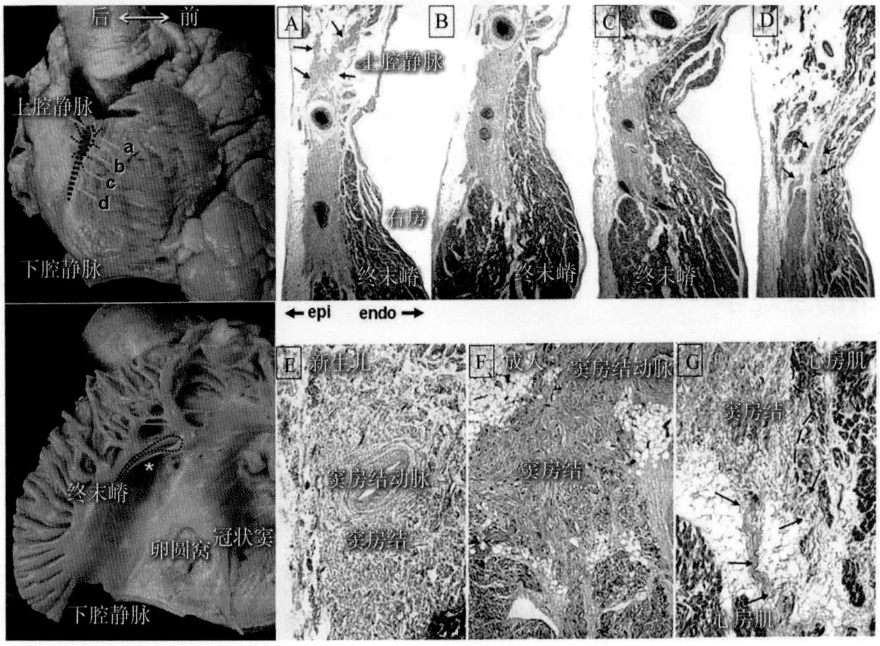

图 11-3-2　窦房结的大体解剖及病理

两幅心脏大体标本图分别为窦房结（虚线所示）附近的右房心外膜面（上图）和心内膜面（下图）。上图的短虚线表示窦房结延伸入心房肌内，蓝线表示不同水平的组织切面；下图的星号代表上腔静脉（SCV）开口。A~D 显示经过窦房结和终末嵴（TC）的横切面，各图的左边为心外膜（epi），右边为心内膜（endo）。Masson 染色显示窦房结区为红绿交互，普通心房肌为暗红色。A. 显示窦房结头端的细胞（箭头所示）延伸入 SCV 的心肌袖中；B、C. 显示窦房结体部和尾部变细穿入 TC 中；D. 显示窦房结远端分成了若干窦房结细胞岛（箭头所示）；E、F. 高倍镜下显示成人窦房结细胞周围存在较多的纤维组织（绿色区域）；G. 放大显示边缘区窦房结细胞（箭头所示）延伸入普通心房肌细胞并形成明显的分界（虚线所示）

窦房结的供血存在个体差异，导致其在术中易被损伤。其主要供血来自 1 条大的中央动脉，即窦房结动脉。窦房结动脉的血供约 60% 来源于右冠状动脉（RCA），40% 来自左回旋支（LCX）。窦房结动脉管径较大，其大小与窦房结不成比例，这一点在生理上很重要，因为窦房结动脉的灌注压影响窦性节律。动脉充盈时窦性心律减慢，相反，灌注减少时窦性心律加快。当窦房结动脉起源于 RCA 时，它在右心耳下方的右心房前壁的后方和上方走行至上腔静脉底部。当窦房结动脉起源于 LCX 时，它经过左心房壁，不同程度地穿过房间隔，并上行至上腔静脉底部（图 11-3-3）。

复杂先天性心脏病患者的窦房结解剖结构及其血供可能变化较大，特别是那些存在心房异构或心房转位的患者，如无脾或多脾的患者[11]。

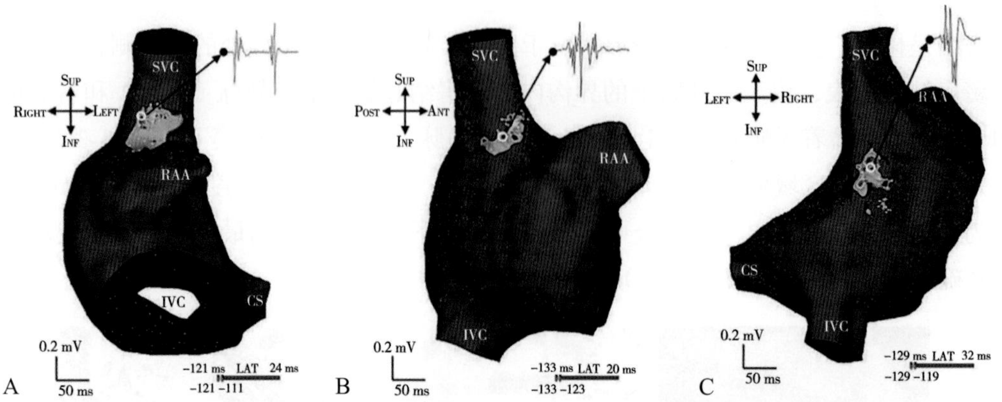

图 11-3-3　窦性心律激活前 10 ms 的心房激动标测图

A. 窦房结激动最早突破点位于上腔静脉；B. 窦房结激动最早突破点位于上腔静脉与右心房连接处；C. 窦房结激动最早突破点位于右房体部

四、窦房结的生理学

窦房结实际上是一个区域，其边界难以界定，主要由具有自动除极功能的起搏细胞（被称为P 细胞，这种细胞在电镜下看比较苍白）所构成的细胞巢组成，除了这些主要的 P 细胞外，巢内其他细胞具有较慢的除极速率。

窦房结由自主去极化细胞组成，在舒张期表现为逐渐缓慢去极化，在舒张晚期（第 4 期）持续去极化。窦房结细胞的去极化主要是由于向内的钙电流（T 型和 L 型）和很少的钠电流，其他离子电流（If 和 Ih）也被证明有助于窦房结除极[12-14]。窦房结细胞的动作电位持续时间比心室细胞短，未见平台期。窦房结去极化导致兴奋优先向界嵴扩散，然后激活邻近的心房心肌细胞。

五、窦房结的自主神经调节

窦房结的活动由交感和副交感神经系统调节。

窦房结对自主神经张力变化的反应性可以使用阿托品和异丙肾上腺素进行评估。正常人对阿托品或异丙肾上腺素的反应通常表现为窦性心律增加＞ 25%。多数有症状的 SND 患者对阿托品和异丙肾上腺素反应迟钝。

六、窦房结功能的评估

窦房结的功能评估包括无创评估及有创评估。无创评估的方法主要包括标准的 12 导联心电图、24 h 动态心电图和埋藏式心电事件记录仪等。

运动试验可用于评估窦房结对交感神经兴奋、迷走张力下降的反应（变时反应）。阿托品试验也是临床上比较常用的窦房结功能评估方法。

当无创检查不能确定诊断时，需应用侵入性电生理检查评估窦房结功能。SND 的病理生理机制包括窦房结的自律性、窦房传导和窦房不应性的紊乱和功能障碍。用于评估窦房结自律性的电生理检查方法为心房超速起搏后测量窦房结恢复时间。窦房传导时间可以通过心房期前收缩刺激、短时间缓慢心房起搏和直接记录窦房结电图来评估[15]。

七、SND 的治疗

预防和治疗术后 SND 需要多学科管理，包括长期随访监测、遗传相关的发病机制研究，以及新的治疗方向探索。未来的研究应旨在阐明心房重构在 SND 发展中的遗传基础和作用，个性化制订患者的术后随访计划及管理策略。

当 SND 患者出现严重的心动过缓导致显著的血流动力学障碍、意识丧失时，需要紧急治疗。静脉注射阿托品或异丙肾上腺素通常是有效的，必要时需临时起搏。先天性心脏病术后围手术期出现伴血流动力学障碍的 SND 需临时起搏治疗。

SND 的长期治疗适用于有窦性心动过缓伴有相关症状的儿童，包括晕厥、接近晕厥、充血性心力衰竭或极易疲劳。慢快综合征的患者可从治疗中获益，特别是当使用抗心律失常药物加重心动过缓时。没有证据表明需要对无症状的“严重”SND 患者进行预防性治疗，即使是那些患有结构性先天性心脏病的患者。

长期药物治疗 SND 效果有限，且往往伴有明显的副作用。阿托品及其衍生物可引起副交感神经激动相关的副作用，包括口干、尿潴留和视力障碍。肾上腺素能受体激动剂，如舌下异丙肾上腺素、口服扎莫特罗，在少数特定的患者中取得了不同程度的成功，但可能加重心动过缓相关的心动过速。

静脉注射茶碱可显著缩短窦性心律周长、窦房传导时间和窦房结恢复时间。一项对 10 例有症状的、反复发作心律失常的 SND 患者长期口服茶碱治疗的研究显示，其中 6 例症状得到改善，但恶心和心悸常见[16]。据报道，茶碱在心脏移植后 SND 的治疗中是有效的，可减少起搏器的植入[17]。

永久性起搏器植入已被证明是一种可靠、安全、有效的治疗儿童症状性 SND 的方法。抗心动过缓起搏可以显著改善这类患者的临床状况。这些患者中多数为孤立性的窦房结病变，因此单腔心房起搏可显著获益，而不需要双腔起搏。单腔心室起搏虽然能提供心率支持、改善症状，但不能提供房室同步，且与房性心律失常、充血性心力衰竭和血栓栓塞的发生率增加相关。在慢快综合征型 SND 患者中，使用抗心动过速起搏，甚至仅抗心动过缓起搏治疗能预防或终止心房扑动发作。

（李 奋 殷 杰 产文秀）

参考文献

[1] Duster MC, Bink-Boelkens MT, Wampler D, et al. Long-term follow-up of dysrhythmias following the Mustard procedure[J]. Am Heart J, 1985, 109: 1323-1326.

[2] Hayes CJ, Gersony WM. Arrhythmias after the Mustard operation for transposition of the great arteries: a long-term study[J]. J Am Coll Cardiol, 1986, 7: 133-137.

[3] Flinn CJ, Wolff GS, Dick M, et al. Cardiac rhythm after the Mustard operation for complete transposition of the

great arteries[J]. N Engl J Med, 1984, 310: 1635-1638.
[4] Drago F, Turchetta A, Calzolari A, et al. Early identification of patients at risk for sinus node dysfunction after Mustard operation[J]. Int J Cardiol, 1992, 35: 27-32.
[5] Boyden PA, Hoffman BF. The effects on atrial electrophysiology and structure of surgically induced right atrial enlargement in dogs[J]. Circ Res, 1981, 49: 1319-1331.
[6] Kürer CC, Tanner CS, Vetter VL. Electrophysiologic findings after Fontan repair of functional single ventricle[J]. J Am Coll Cardiol, 1991, 17: 174-181.
[7] Fishberger SB, Wernovsky G, Gentles TL, et al. Factors that influence the development of atrial flutter after the Fontan operation[J]. J Thorac Cardiovasc Surg, 1997, 113: 80-86.
[8] Manning PB, Mayer JE, Wernovsky G, et al. Staged operation to Fontan increases the incidence of sinoatrial node dysfunction[J]. J Thorac Cardiovasc Surg, 1996, 111: 833-849.
[9] Jacquet L, Ziady G, Stein K, et al. Cardiac rhythm disturbances early after orthotopic heart transplantation: prevalence and clinical importance of the observed abnormalities[J]. J Am Coll Cardiol, 1990, 16: 832-837.
[10] Scott CD, Dark JH, McComb JM. Sinus node function after cardiac transplantation[J]. J Am Coll Cardiol, 1994, 24: 1334-1341.
[11] Brown HF. Electrophysiology of the sinoatrial node[J]. Physiol Rev, 1982, 62: 505-530.
[12] Clark RB, Giles WR, Imaizumi Y. Properties of the transient outward current in rabbit atrial cells[J]. J Physiol, 1988, 405: 147-168.
[13] DiFrancesco D, Ferroni A, Mazzanti M, et al. Properties of the hyperpolarizing-activated current (if) in cells isolated from the rabbit sino-atrial node[J]. J Physiol, 1986, 377: 61-88.
[14] Hagiwara N, Irisawa H, Kameyama M. contribution of two types of Calcium currents to the pacemaker potential of rabbit sinoatrial node cells[J]. J Physiol, 1989, 409: 121-141.
[15] Karagueuzian HS, Jordan JL, Sugi K, et al. Appropriate diagnostic studies for sinus node dysfunction[J]. Pacing Clin Electrophysiol, 1985, 8: 242-254.
[16] Benditt DG, Benson DW, Kreitt J, et al. Electrophysiologic effects of theophylline in young patients with recurrent symptomatic bradyarrhythmias[J]. Am J Cardiol, 1983, 52: 1223-1229.
[17] Redmond JM, Zehr KJ, Gillinov MA, et al. Use of theophylline for treatment of prolonged sinus node dysfunction in human orthotopic heart transplantation[J]. J Heart Lung Transplant, 1993, 12: 133-139.

第 4 节　先天性心脏病术后快速性心律失常

先天性心脏病术后心动过速

随着近年来先天性心脏病的诊断及治疗手段的进步，在心脏介入或外科纠治手术后，多数先天性心脏病患儿可存活至成年，并可进一步寻求生活质量的提高。心律失常是心脏姑息性外科术及根治术后的一项重要的远期并发症，多数在外科术后 10 年左右发生。对成年的先天性心脏病患者来说，心律失常是其急诊住院的首要原因。

术后远期心律失常的发生与长期的心腔内压力 / 体积负荷增高、缺氧及外科切口或缝线相关。除了折返机制外，自律性增高也是先天性心脏病术后心律失常的重要机制之一。先天性心脏病患儿发生心动过速时通常有明显的临床症状，部分患者可有气促、头晕、黑朦等心功能不全的血流动力学改变表现，甚至出现心源性休克及心脏猝死。

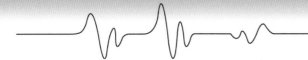

先天性心脏病患者由于基础心脏结构多变，外科纠治术式各异，因此先天性心脏病术后的心律失常治疗（包括药物治疗、手术治疗，甚至是器械植入）应是个体化治疗。药物治疗效果有限，首先，从预防心律失常方面，需要患者长期使用药物，考虑到胺碘酮等药物长期使用有影响生长发育及肺纤维化等副作用，儿童使用这类药物需长期随访及监测。其次，在药物复律方面，因大部分抗心律失常药物具有负性肌力作用，急性发作期应用会进一步加重血流动力学紊乱，应用也需相当谨慎。导管消融是此类患者的有效治疗手段。三维标测技术在临床的广泛使用，使这一技术的成功率提高，消融术相关的并发症发生率明显降低。

先天性心脏病患者在经导管消融治疗术前需要做好充分的术前准备，考虑好可能的心动过速折返环路及设计可行的消融线。

总的来说，先天性心脏病患者术后若发生致心功能不全的心动过速或反复发生的心动过速是导管消融最主要的并发症。术后获得性心律失常主要包括房内折返性心动过速[1-2]和法洛四联症术后并发室性心动过速[3]。相关的导管消融指征推荐见表 11-4-1。

表 11-4-1 先天性心脏病患者术后若发生致心功能不全的心动过速的导管消融指征

分级		指征
Ⅱ a	1	即将进行的外科根治术或姑息术可能造成血管或心腔入路受限时需要在术前进行心律失常导管消融术
	2	持续性或频繁发作的房内折返性心动过速
Ⅱ b	1	多次发作的房内折返性心动过速，需要药物治疗
	2	治疗无效的反复发作的房内折返性心动过速可行房室结消融并安装人工永久起搏器
	3	血流动力学稳定的适合导管消融的室性心动过速

先天性心脏病患者的导管消融术多数在镇静或全身麻醉下进行。如果患者循环能耐受，应尽量诱发心动过速进行标测。此类患者的血管通路通常有变异或受限，难以进行标准的电极导管放置。对于 Mustard 和 Senning 术后的患者可通过主动脉 - 右室 - 三尖瓣环达到肺静脉心房进行标测及消融。若患者有开放的房间隔缺损，则可经过房间隔缺损到达左心房，若无开放的房间隔缺损或卵圆孔，可在射线下（图 11-4-1）或经心腔内超声（图 11-4-2）进行房间隔穿刺或管道穿刺[4-5]。

在标测过程中，应根据不同的先天性心脏畸形，尽可能确定窦房结、房室结、希氏束、束支等重要电生理解剖结构。冠状静脉窦是最重要的解剖标志之一，如果可以放置冠状静脉窦标测电极，对电生理检查将非常有帮助；若冠状静脉窦电极不能放置，应尽量放置一根稳定的心房电极及一根心室电极。

先天性心脏病患者的导管消融术中，应有血压监测及氧合监测。在有残余分流的情况下，应予以充分抗凝，使全血凝固时间维持在 250 ~ 300 s。在必要时，左右心导管检查可在导管消融前后进行。先天性心脏病患者导管消融术后，应在围手术期 24 h 内予以心电监护、抗凝、心电图复查。

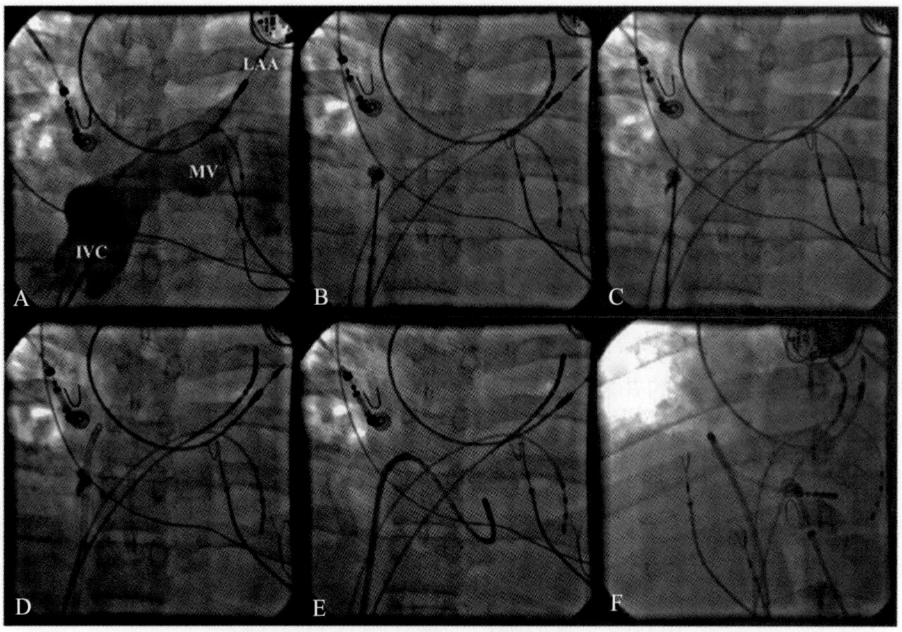

图 11-4-1　大动脉转位患者 Senning 或 Mastard 术后板障穿刺[4]

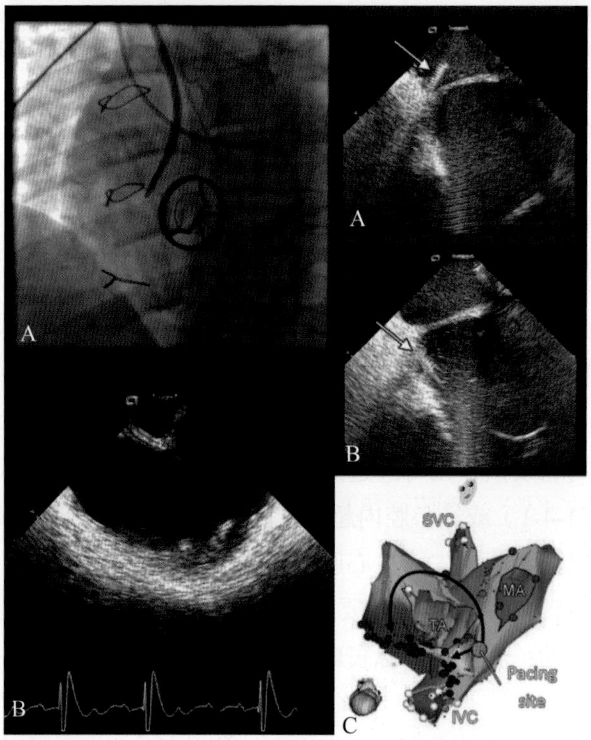

图 11-4-2　心腔内超声引导下完成 Senning 及 Mustard 术后患者的板障穿刺[5]

1. 房内折返性心动过速

心房内的大折返是先天性心脏病术后患者最常见的房性心动过速机制，是最主要的复杂先天性心脏病术后的远期并发症之一。由于相当一部分心脏外科手术有相对大面积的补片和缝线，造成心房局部组织的增厚和心房的扩张，房性心动过速发生率较高[6-8]。完全性大动脉转位患者在

Mustard 或 Senning 术后的发生率达 30%[1]，Fontan 术后晚期发生率为 50%[2]。术后心房内大折返环主要有环三尖瓣折返的三尖瓣峡部依赖的心房扑动[9]、环心房壁瘢痕或缝线折返的切口折返性房性心动过速[10]、非环绕三尖瓣环或瘢痕的其他折返性房性心动过速[11]。

绝大多数房内折返性心动过速的临床症状是非特异性的，或仅有轻微的心功能不全的症状。典型心房扑动的折返环定义为下腔 - 三尖瓣环峡部依赖且环三尖瓣环折返，房内折返性心动过速与之相比，可能涉及包括缝线和瘢痕在内的多个折返路径，常在心电图上表现为更宽大的 P 波或无明显的 P 波。房内折返性心动过速周长与典型心房扑动相比更长（280 ~ 450 ms）。如果使用了抗心律失常药物，房内折返性心动过速周长可能更长，并且 1：1 下传至心室，使心电图的 P 波更加难以辨认（图 11-4-3）。

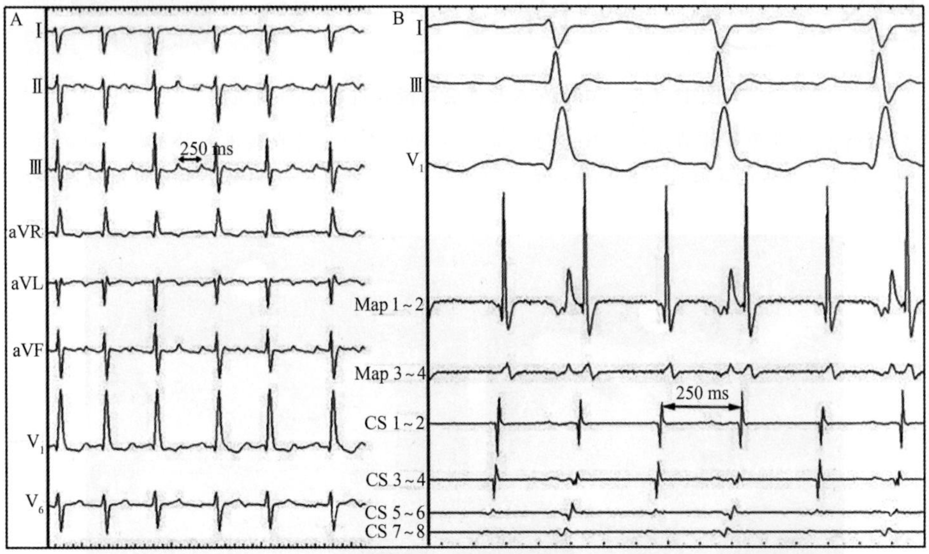

图 11-4-3　1 例大动脉转位 Senning 术后的房内折返性心动过速患者的体表心电图

Senning 或 Mustard 术后的患者为实现肺静脉 - 三尖瓣环峡部阻滞需经主动脉逆行或行板障穿刺到达“新左心房”（即肺静脉心房），从三尖瓣环至肺静脉行线性消融（图 11-4-4）[11]。Fontan 术后常见于右心房游离壁（心房切口），右心房 - 肺动脉连接处及萎缩的三尖瓣环处形成

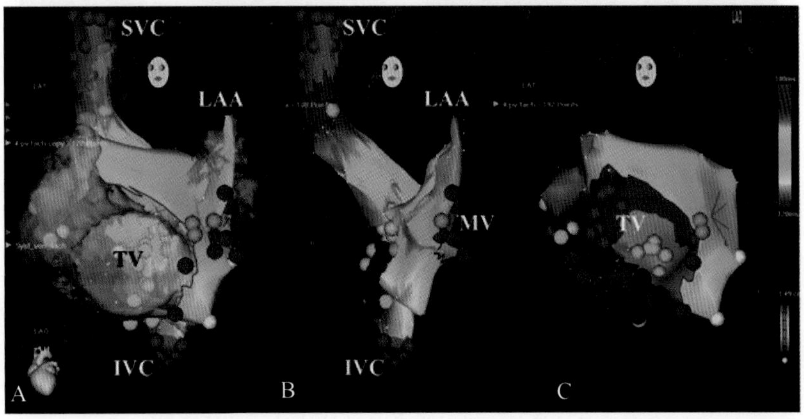

图 11-4-4　大动脉转位患者 Senning 或 Mustard 术后房内折返性心动过速

多为环三尖瓣折返性心动过速，往往消融路径需要在肺静脉心房中，在肺静脉 - 三尖瓣环间行线性消融[11]

折返（图 11-4-5）[6-7]。完全腔肺吻合术后房内折返性心动过速的发生率降低，多以围绕房室瓣环折返及右房切口折返常见[8-10]，也能见到局灶性心动过速及局部折返性心动过速（图 11-4-6）[18]。

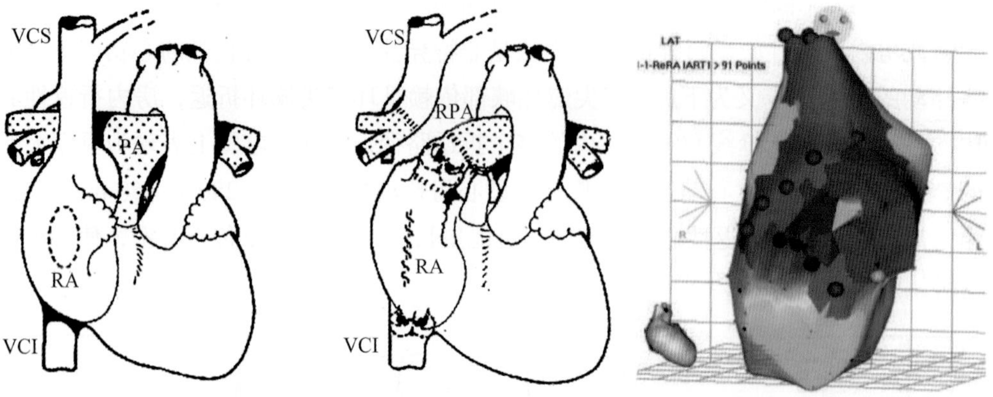

图 11-4-5　Fontan 术及术后可能存在右房折返机制

经典的 Fontan 术将右房与肺动脉相连接，使回心血流不经过右室而直接进入肺循环。在右房里存在 3 处可能形成心房内折返的瘢痕或解剖屏障：右房切口，发育不良的三尖瓣环，右房及肺动脉连接区[18]

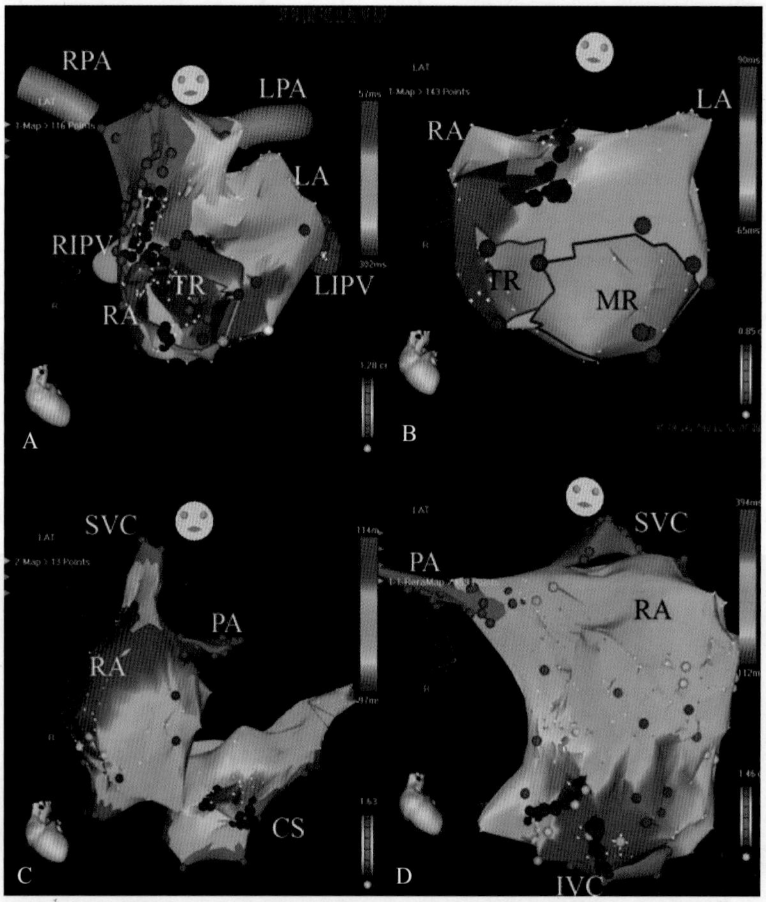

图 11-4-6　Fontan 术后存在多种心律失常发生机制

包括局灶性房性心动过速及折返性房性心动过速[18]

2. 法洛四联症外科纠正术后室性心律失常

法洛四联症是一种典型的复杂先天性心脏病，包含 4 个主要的心脏异常：右室流出道狭窄、室间隔缺损、右心室肥厚和主动脉骑跨。这些缺陷共同导致血液绕过肺循环，从而减少向全身供氧，引起患者出现发绀、呼吸困难等症状。法洛四联症的治疗通常需要通过外科手术进行根治性修复，以改善心脏功能和患者的生活质量。

外科根治术通常包括闭合室间隔缺损、解除肺动脉狭窄，并在必要时对右心室肥厚进行修复。这些手术旨在恢复正常的心脏血流动力学，减少右心室负担，并改善肺部血液循环。尽管手术通常能显著改善患者的症状和预后，但它也可能引入新的问题，其中最为严重的并发症之一就是室性心动过速[12-14]。

术后室性心动过速的发生与多种因素有关，包括术后心脏解剖结构的改变、心脏导电系统的损伤及右心室负荷的长期增加。这些因素可能导致心脏电生理的不稳定，从而增加室性心动过速的风险。室性心动过速不仅会降低心脏泵血效率，还可能导致严重的心律失常甚至猝死[13]。

法洛四联症的外科根治术中，在闭合室间隔缺损和解除肺动脉狭窄时，外科手术相关瘢痕组织会成为心电活动的非正常传导路径。具体而言，瘢痕组织的电阻抗高于正常心肌组织，导致电信号在通过这些区域时速度减慢或被阻断，从而形成所谓的折返环路，引发室性心动过速[15]。

此外，术后瘢痕还可能影响心脏的结构完整性和机械功能，进一步增加室性心动过速的风险。如瘢痕区域的心肌可能无法正常收缩，导致心室功能障碍，增加心室内的机械应力和电生理不稳定性，为室性心动过速的发生创造了有利条件。了解法洛四联症患者术后室性心动过速的特点和风险因素对于优化患者的长期管理和提高生活质量至关重要[16]。

室性心动过速的发生率在术后不同时间段内有所不同，通常在术后早期较低，但随着时间推移，由于瘢痕组织的成熟和其他长期影响，发生率会逐渐增加。此外，随着患者寿命的延长和监测技术的改进，术后室性心动过速的检出率也有所提高。根据不同的研究，法洛四联症患者术后发生室性心动过速的比例从几个百分点到超过 30%，这一波动范围体现了患者群体的异质性、手术技术的差异及随访时间的长短。

法洛四联症术后室性心动过速发生的风险因素[17]。

（1）手术类型和技术：不同的外科修复技术可能会影响室性心动过速发生的风险。如使用心脏直视手术与经皮介入手术相比，可能会导致更多的心脏组织损伤和瘢痕形成，从而增加室性心动过速的风险。

（2）术后瘢痕：如前所述，手术引起的瘢痕是法洛四联症患者术后发生室性心动过速的一个主要风险因素。瘢痕的位置、大小和形态都可能影响室性心动过速的发生。

（3）右心室负荷和功能：术后患者的右心室负荷和功能恢复情况也是重要的风险因素。长期的右心室负荷过重可能导致右心室扩大、心肌纤维化和电生理不稳定性，从而增加室性心动过速的风险。

（4）残留心脏异常：即使经过外科修复，某些患者可能仍存在残留的心脏结构异常，如轻微的肺动脉狭窄或室间隔缺损，这些残留缺陷可能导致血流动力学的长期改变，增加室性心动过速的风险。

（5）遗传和个体易感性：个体遗传背景和易感性也可能影响室性心动过速的发生风险。某些遗传变异可能会导致心脏更容易出现电生理异常，即使在相同的外科修复情况下，也会增加室性心动过速的风险。对于法洛四联症术后患者，定期和全面的心脏功能评估对于早期诊断室性心动过速至关重要。

对于法洛四联症术后出现的室性心动过速，治疗目标是恢复正常心律、预防复发和改善生活质量。治疗方法主要包括药物治疗和导管消融治疗，以及在某些情况下使用植入式心脏除颤器。

药物治疗是管理法洛四联症术后室性心动过速的一个重要组成部分，特别是对于那些不适合或不愿意接受导管消融治疗的患者。药物治疗的目标是控制心律失常，减少室性心动过速的发作频率和严重程度，从而改善患者的症状和生活质量。

常用药物包括 β 受体阻滞剂，Ⅰ类（如普罗帕酮）和Ⅲ类（如胺碘酮和索他洛尔）抗心律失常药物。这些药物通过直接作用于心脏的电生理特性，减缓心室肌的去极化速度，从而延长复极化期，抑制异常心律的发生。

法洛四联症修复术后室性心动过速的导管消融具有独特的挑战，因为这些病例通常具有复杂的解剖结构和不可掩盖的室性心动过速。Zeppenfeld 等[15]对该患者群体中使用的电生理基质和消融策略提供了深入的见解。修复后的法洛四联症心脏表现出明显的解剖峡部，其边界是各种解剖屏障，如瓣膜、不可恢复的瘢痕组织或手术补片，为折返性室性心动过速回路提供基底，是折返性室性心动过速回路的关键途径。法洛四联症术后多数患者的室性心律失常是单形室性心动过速，通常为右心室内的解剖峡部相关的大折返心律失常，这些峡部是消融的关键目标，这几处重要的峡部包括[15]① 三尖瓣环 - 右室流出道切口峡部；② 肺动脉瓣环 - 右室流出道切口峡部；③ 三尖瓣环 - 室间隔补片峡部；④ 肺动脉瓣环 - 室间隔补片峡部。其中三尖瓣环 - 右室流出道补片峡部是最常见的峡部，几乎见于所有的法洛四联症术后患者（图 11-4-7）[15]。在窦性心律期间，这些峡部通常使用先进的电解剖标测技术进行描绘，从而能精确识别指示瘢痕或纤维化组织的低电压区域（图 11-4-8）[15]。

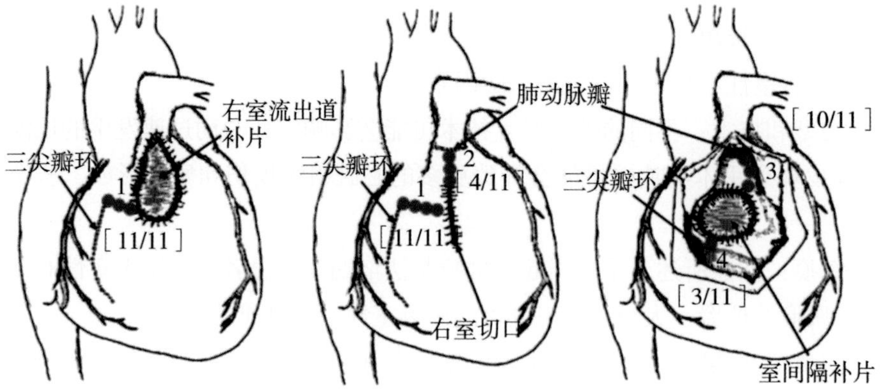

图 11-4-7　法洛四联症外科修补术后可能存在的右心室峡部

1. 三尖瓣环 - 右室流出道切口峡部；2. 肺动脉瓣环 - 右室流出道切口峡部；3. 三尖瓣环 - 室间隔补片峡部；4. 肺动脉瓣环 - 室间隔补片峡部

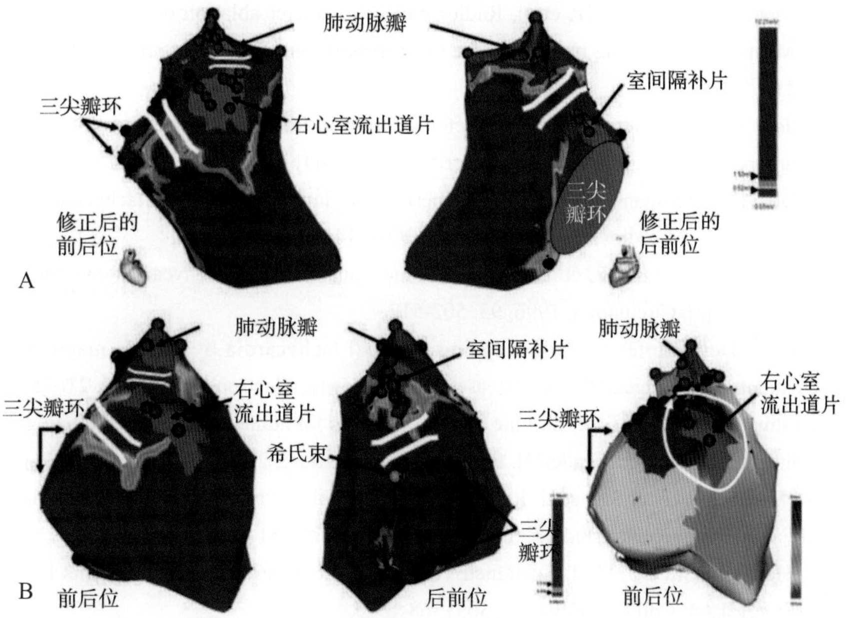

图 11-4-8　法洛四联症外科修补术后右心室的三维重建电压图

可以见到以三尖瓣环、肺动脉瓣环等生理瓣膜及手术瘢痕和补片构成的解剖峡部

法洛四联症患者的基质标测揭示了有助于形成折返回路的致密纤维化区域或手术补片。这项研究强调了识别这些解剖峡部的重要性，因为它们是有效消融的目标部位，尤其是右心室的电压图在显示异常心肌和确定这些关键峡部的边界方面起着至关重要的作用。

经导管心脏消融在治疗法洛四联症修补术后室性心动过速治疗中有重要的地位，尤其是其在处理外科术后瘢痕相关的折返心律失常效果非常显著。三维标测系统可以在电生理标测中重建法洛四联症术后患者复杂的解剖结构，显示外科补片所在的位置及外科手术相关的低电压区域，从而揭示心律失常的关键解剖峡部及折返环，并可设计最安全、最高效的消融路径或靶点[18]。

（李　奋　吴近近）

参考文献

[1] Vetter VL, Tanner CS. Electrophysiologic consequeces of the arterial switch repair of d-transiposition of the great arteries[J]. J Am Coll Cardiol, 1988, 12(1); 229-237.

[2] Kuerer CC, Tanner CS, Vetter VL. Electrophysiologic findings after Fontan repair of functional single ventricle[J]. J Am Coll Cardiol, 1991, 17(1): 171-181.

[3] Chandar JS, Wolff GS, Jr GA, et al. Ventricular arrhythmias in postoperatiove tetralogy of Fallot[J]. Am J Cardiol, 1990, 65(9): 655-661.

[4] Khairy P, Van Hare GFV. Catheter ablation in transposition of the great arteries with Mustard or Senning baffles[J]. Heart Rhythm, 2009, 6(2): 283-289.

[5] Peichl P, Kautzner J, Gebauer R. Ablation of atrial tachycardias after correction of complex congenital heart diseases: utility of intracardiac echocardiography[J]. Europace, 2009, 11(1): 48-53.

[6] Collins KK, Love BA, Walsh EP, et al. Location of acutely successful radiofrequency consider oblation in patients with congenital heart disease and intraatrial reentry tachycardia[J]. Circulation, 1999, 100: I-803.

[7] Kanter RJ, Papagiannis J, Carboni MP, et al. Radiofrequency catheter ablation of supraventricular tachycardia substrates after Mustard and Senning operations for the transposition of the great arteries[J]. J Am Coll Cardiol, 2000, 35: 428-441.

[8] Baker BM, Lindsay BD, Bromberg B, et al. Catheter ablation of intraatrial reentry tachycardia resulting from previous atrial surgery: locating and transecting the critical isthmus[J]. J Am Coll Cardiol, 1996, 93: 502-512.

[9] Mandapati R, Walsh EP, Triedman JK. Pericaval and periannular intraatrial reentrant tachycardias in patients with congenital heart disease[J]. J Cardiovasc Electrophysiol, 2003, 14(2): 119-125.

[10] Kalman JK, Van Hare GF, Olgin JE, et al. Ablation of incisional reentrant tachycardia complication surgery for congenital heart disease[J]. Circulation, 1996, 93: 502-512.

[11] Wu J, Pflaumer A, Deisenhofer I, et al. Mapping of atrial tachycardia by remote magnetic navigation in postoperative patients with congenital heart disease[J]. J Cardiovasc Electrophysiol, 2010, 21: 751-759.

[12] Hickey EJ, Veldtman G, Bradley TJ, et al. Late risk of outcomes for adults with repaired tetralogy of Fallot from an inception cohort spanning four decades[J]. Eur J Cardiothorac Surg, 2009, 35: 156-164.

[13] Gatzoulis MA, Balaji S, Webber SA, et al. Risk factors for arrhythmia and sudden cardiac death late after repair of tetralogy of Fallot: a multicentre study[J]. Lancet, 2000, 356: 975-981.

[14] Harrison DA, Harris L, Siu SC, et al. Sustained ventricular tachycardia in adult patients late after repair of tetralogy of Fallot[J]. J Am Coll Cardiol, 1997, 30: 1368-1373.

[15] Zeppenfeld K, Schalij MJ, Bartelings MM, et al. Catheter ablation of ventricular tachycardia after repair of congenital heart disease electroanatomic identification of the critical right ventricular isthmus[J]. Circulation, 2007, 116: 2241-2252.

[16] Miyazaki A, Sakaguchi H, Ohuchi H. Efficacy of hemodynamic-based management of tachyarrhythmia after repair of tetralogy of Fallot[J]. Circ J, 2012, 76: 2855-2862.

[17] Kakarla J, Nathan C, Denham BM, et al. Risk stratification for sudden cardiac death in repaired tetralogy of Fallot[J]. CJC Pediatr Congenit Heart Dis, 2023, 2(6 part A): 414-425.

[18] Walsh EP, Cecchin F. Arrhythmias in adult patients with congenital heart disease[J]. Circulation, 2007, 115: 534-545.

Chapter 12 第十二章

心血管植入性电子器械植入技术与应用

第1节　临时心脏起搏技术

临时起搏器指非永久性起搏导管和脉冲发生器放置于体外，达到治疗或诊断目的后即可拆除[1]。根据临时心脏起搏的缓急程度，可分为紧急临时心脏起搏和择期临时心脏起搏，前者主要应用于因突发心动过缓所致血流动力学不稳定，如急性心肌炎、洋地黄中毒等，要求在最短时间内恢复正常心率保证重要器官供血，因此需要心脏起搏迅速工作。择期临时心脏起搏主要是预防性或保护性起搏，时间上比较从容[2]。

一、指征

常用的指征如下：

（1）急性三度或高度房室传导阻滞，新发的三分支传导阻滞（右束支传导阻滞伴电轴左偏，双分支传导阻滞或交替束支传导阻滞）伴血流动力学障碍。

（2）有症状的病态窦房结综合征或停搏。

（3）有症状的心房纤颤伴心动过缓或长 RR 间歇。

（4）利用临时起搏器做心室调搏，可以终止折返机制的心动过速。也可用于治疗慢频率依赖的 QT 延长引起的尖端扭转型室性心动过速。

（5）永久起搏器障碍或常规更换起搏器时对起搏器依赖患者，装永久性起搏器前，先予临时心脏起搏。

（6）预防性起搏：心导管检查、开胸心脏手术之后，应用抗心律失常药物转复快速性心律失常（如心房扑动、室性心动过速等）防止出现窦性心动过缓或房室传导阻滞。

二、方法

临时心脏起搏可采用不同的电刺激途径，包括经静脉起搏、经皮起搏、经胸起搏、经食管起搏和外科术后心外膜起搏等。经食道起搏，只能起搏心房，有二度以上房室传导阻滞者不适用。

经胸起搏，患儿难以耐受，只能短时间使用，儿科很少应用。心外膜起搏用于心脏外科手术中。经静脉临时心脏起搏是临床上最常用的方法。通常使用的起搏形式是心室按需起搏，即 VVI 型起搏。

安装起搏器前应尽量纠正可能存在的循环衰竭及电解质紊乱。如果心室率过缓可静脉注射阿托品 0.02 ～ 0.025 mg/kg，无效时可静脉输入异丙肾上腺素 0.02 ～ 0.05 ug/（kg · min）。过大剂量可使患儿烦躁、血压下降、诱发室性心动过速及心室纤颤。镇静镇痛后，消毒皮肤，皮下注射 0.5% 利多卡因局部麻醉，穿刺颈内静脉、锁骨下静脉或股静脉，但对于植入永久起搏器的儿童应尽量避免锁骨下静脉途径，以免上腔静脉入路受损或感染。插入 5F ～ 6F 双极起搏导管，在 X 线透视下将导管送至右心尖，进一步轻轻推送导管，使导管在心腔内形成一定张力，电极紧贴心肌。测定起搏阈值、感知和电压等。参数满意后，调整适当输出参数：起搏电压是起搏阈值的 2 ～ 3 倍；感知电压为心腔内 QRS 波电压的 50% 左右，常为 2 ～ 5 mV；根据年龄及病情决定起搏频率，年龄小、循环衰竭重者频率应较高，常用起搏频率 70 ～ 120 次 /min。将起搏电极导管用缝线固定在穿刺点附近皮肤上，用无菌贴膜覆盖，将体外多余的起搏导管盘成圈状，以无菌弹力绷带固定。体外临时起搏器可置于患儿腋部、腰部或大腿部，也可悬挂于床旁，避免因患儿移动而牵拉起搏导管。

在没有 X 线透视的条件下，也可用二维超声心动图导引，使用漂浮起搏导管经右颈内静脉或左锁骨下静脉将导管送至右心室中部，这种方法耗费时间，难于得到理想的起搏位置，儿科很少使用。对于新生儿，由于外周血管细，经上述静脉途径植入临时起搏器较为困难，也可经出生后尚未闭合的脐静脉植入起搏电极进行临时起搏[3]。

心脏外科手术时，如果损伤或可能损伤了窦房结或房室传导束，可在右心室表面用缝线固定两根特制的起搏电极，与电极相连的导线穿过胸壁至体表与起搏器相连。

应用临时起搏器做超速心室起搏可以终止折返机制的室性心动过速。起搏间期较室性心动过速的 RR 间期短 30 ～ 50 ms，连续起搏 5 ～ 10 s 突然停止起搏可以终止室性心动过速；如无效可以缩短起搏间期或延长起搏时间。需要注意的是，长时间快速心室起搏可以造成循环衰竭及心室纤颤，应做好电除颤及循环衰竭急救的准备。

对于某些 QT 间期延长引起的尖端扭转型室性心动过速，特别是慢心率依赖性室性心动过速，给予频率较快的心室起搏，可以避免室性心动过速反复发作，给进一步治疗争取时间。常用起搏频率是婴儿 150 次 /min、儿童 120 次 /min，根据效果加以调节。

三、临时起搏器的术后注意事项

术后要注意控制活动，取平卧位或左侧卧位，尽量减少穿刺部位活动，避免电极脱位。同时可预防性使用抗生素，观察穿刺局部有无渗出或红肿热痛等表现，每天更换无菌贴膜，加强局部护理减少感染发生。根据病情及时调节起搏频率，观察心电监护，调节起搏电压及感知电压，保证起搏有效，避免竞争心律。每日记录 12 导心电图，了解病情变化及判断是否有电极移位，必要时行胸部 X 线检查以确定电极的位置。若发生脱位，及时调整电极位置保证再次起搏成功，但要避免导线张力过高而发生心肌穿孔。随窦房结起搏功能和房室束传导功能的恢复，逐步减少起搏频率，最后使起搏器处于待命状态。密切观察心电监护、动态心电图，只有确定可以停止起搏时才能拔出起搏导管。如果临时起搏＞2周上述功能仍未充分恢复，应考虑永久起搏。

急性病毒性心肌炎引起的三度房室传导阻滞、交界性心动过速及室性心动过速，心脏手术造成的交界性心动过速，常可在治疗后数日至数周后消失[4]。

（江 河）

参考文献

[1] 李小梅 . 小儿心律失常学 [M]. 北京 : 科学出版社 , 2004.
[2] 华伟 . 临床实用心脏起搏技术 [M]. 北京 : 人民卫生出版社 , 2011.
[3] 李小梅 , 江河 , 张东亚 , 等 . 经脐静脉临时起搏及心外膜永久起搏器治疗新生儿先天性完全性房室传导阻滞一例 [J]. 中华儿科杂志 , 2017, 55(2): 3.
[4] 张巧芳 , 范崇济 , 李秀英 . 心脏临时起搏治疗小儿心律失常 [J]. 中华儿科杂志 , 1998(10): 589-590.

第 2 节 儿童永久心脏起搏治疗

自 20 世纪中期，心脏起搏技术开始应用于缓慢性心律失常患者，使其寿命明显提高。在过去几十年间，起搏技术发展迅速。起搏脉冲发生器变小，起搏电极明显变细。尽管没有适合儿童的起搏装置存在，但是以上技术的发展，使起搏装置在儿童中的应用变得更容易，越来越多的缓慢性心律失常患儿接受永久心脏起搏治疗。植入式心脏起搏器与节律管理装置可用于治疗小儿多种心律失常。近年来这个领域已获得长足进展，原因是起搏技术的改进及装置的小型化，更重要的是人们对心律失常的认识进一步提高。

近十余年来，我国植入心脏起搏器治疗先天性或获得性房室传导阻滞，已逐渐为儿科医生及患儿家长所接受。除了对于心脏传导异常患儿进行永久起搏治疗外，技术的不断发展包括双心室起搏（BiV）及埋藏式心脏复律除颤器（ICD）的体积最小化等也扩大了儿科心律管理装置的应用范围。患儿对于心脏起搏装置植入的需求不断增加，但是，我国儿科领域起搏及除颤治疗进展远落后于我国成人领域及国外儿科领域。美国一份统计资料[1]选用 1997 年、2000 年、2003 年及 2006 年的美国全国儿童住院数据库（Kids’ Inpatient Database，KID）数据，资料提取自 2500 所医院，患儿植入起搏装置 5788 例，占美国总人口的 0.34/10 万，植入装置总数量增长 30%，起搏器植入数量呈水平趋势，ICD 及双心室起搏装置的植入逐渐增多，心肌病及遗传性心律失常正在越来越多地成为 ICD 植入的主要疾病。而我国儿科领域植入永久起搏器数量每年约 100 余台，4 年植入量约占我国总人口的 0.035/10 万，远低于美国儿童植入数量，主要为起搏器植入，ICD 及心室起搏再同步化治疗刚起步。我国儿科领域起搏治疗落后的可能影响因素为社会观念的落后、接受度低、医疗体制的不同、儿科领域起搏治疗整体水平的落后和起搏除颤装置成人化。

儿童并不是简单的成人缩小版，在起搏适应证、起搏电极植入路径、起搏系统的选择、植入技术和程控策略等方面都具有特殊性，以下进行详细介绍。

一、起搏系统与起搏心电图

（1）起搏系统由两个组成部分构成：起搏电极导线和脉冲发生器（即起搏器）。起搏电极的分类方法有数种：根据植入部位可分为心外膜与心内膜起搏电极导线；根据起搏电极极性可分为单极和双极导线；根据固定方式分为主动固定电极导线和被动固定电极导线。脉冲发生器俗称起搏器，外壳多由钛合金铸成，钛合金与组织相容性好，植入体内基本不会发生异物反应，不受液体腐蚀，密封严密，导电性能良好。脉冲发生器内含复杂的集成电子控制线路，除提供基本的脉冲电刺激外，还具有复杂的计时周期、自动转换起搏模式、存储信息、诊断和遥测程控等功能。脉冲发生器主要利用电化学能源技术供能，目前锂碘电池已成为起搏器唯一实用的能源。脉冲发生器大致为 4 类：①单腔起搏器；②双腔起搏器；③三腔起搏器（CRT）；④ ICD，包括将 ICD 和 CRT 合为一体的 CRT-D。

（2）起搏器编码及其含义：起搏器类型增多，功能日趋多样化、复杂化。为了统一对心脏起搏器（脉冲发生器）性能的识别，制定了起搏器的编码系统，1974 年通过并正式使用，称为 ICHD 编码（三位编码），1987 年 NASPE 和 BPEG 通过了五位编码系统，即目前通用的 NBG 代码。实际上编码的前四位更为常用和重要。起搏器编码使临床上可以用很简单的代码来描述起搏器的功能，有利于对起搏心电图作出正确诊断（表 12-2-1）。

表 12-2-1　NBG 起搏器代码

数字	位置 1	位置 2	位置 3	位置 4	位置 5
类型	起搏心腔	感知心腔	感知后反应	程控特性 / 频率应答	抗心动过速功能
代表字母	O：无 A：心房 V：心室 D：双腔（A+V）	O：无 A：心房 V：心室 D：双腔（A+V）	O：无 I：抑制 T：触发 D：双重（I+T）	O：无 P：单一程控 M：多项程控 C：遥控 R：频率应答	O：无 P：抗心动过速起搏 S：电转复 D：P+S

起搏器编码与工作方式，如 DDD：心房、心室均能感知和起搏，起搏器会随着患者自主心率的增减、房室传导速度的快慢及程控参数的不同，而出现不同的工作方式，代表不同的功能，对患者的生理状况发挥不同的影响。DDDR：在以上类型的基础上增加频率自适应功能，适合窦房结功能障碍患者。起搏器的工作方式很多，但临床常用的起搏模式主要有 VVI/VVIR、AAI/AAIR、DDD/DDDR 等。

（3）不同起搏模式的起搏心电图。

不同起搏模式的起搏心电图具体见图 12-2-1 ～图 12-2-5。

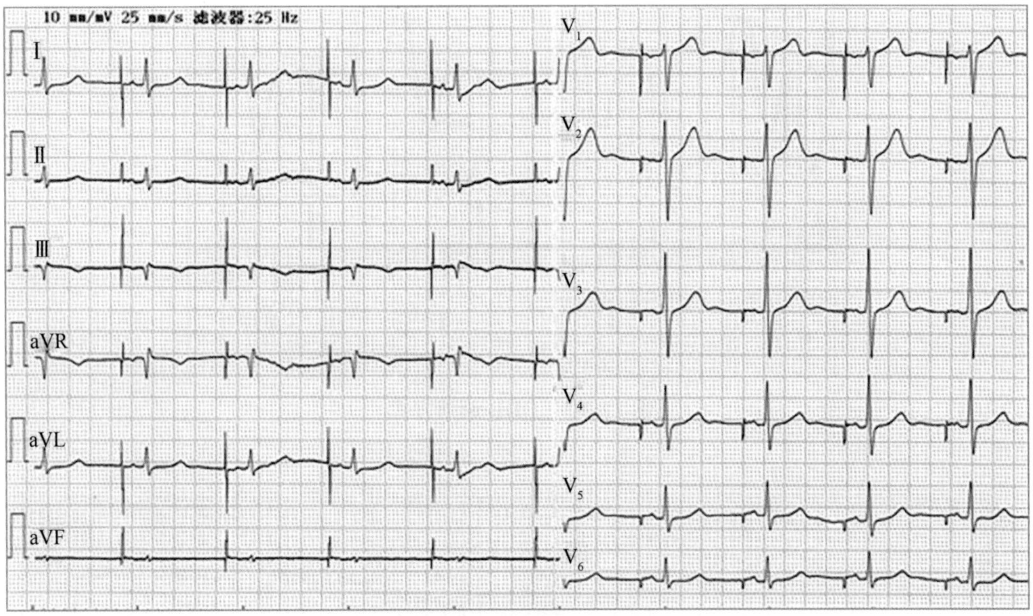

图 12-2-1　AAI 起搏方式

每个心房刺激脉冲后均可见心房 P 波，在下壁导联 P 波较小。心房起搏功能良好。由于自身心房率低于起搏频率（60 次 /min），所以看不出心房感知。根据这张心电图可以判断起搏功能正常，但不能判断心房感知功能是否正常

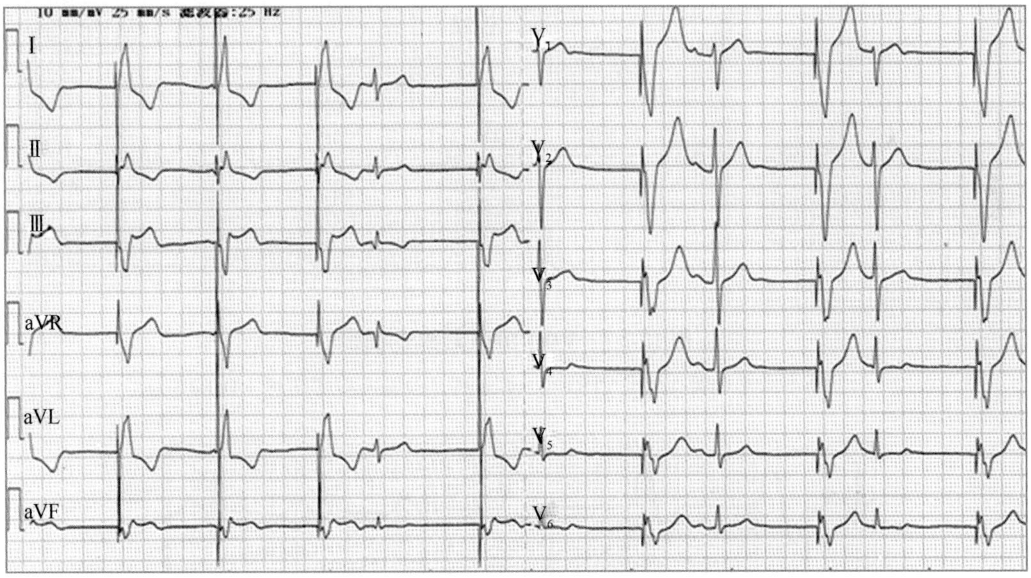

图 12-2-2　VVI 起搏方式

每个心室刺激脉冲后均可见宽大的 QRS 波，起搏频率 60 次 /min，起搏间期 1.0 s。当有自身逸搏心律，其后 1.0 s 内无起搏信号，说明感知功能良好。其后 1.0 s 时仍无心室自身心律出现，起搏器即发放心室刺激脉冲，起搏功能良好

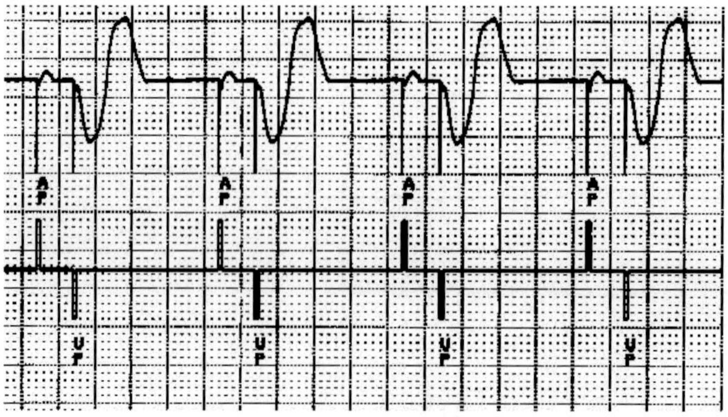

图 12-2-3　DDD 起搏方式

心房、心室起搏和感知心律

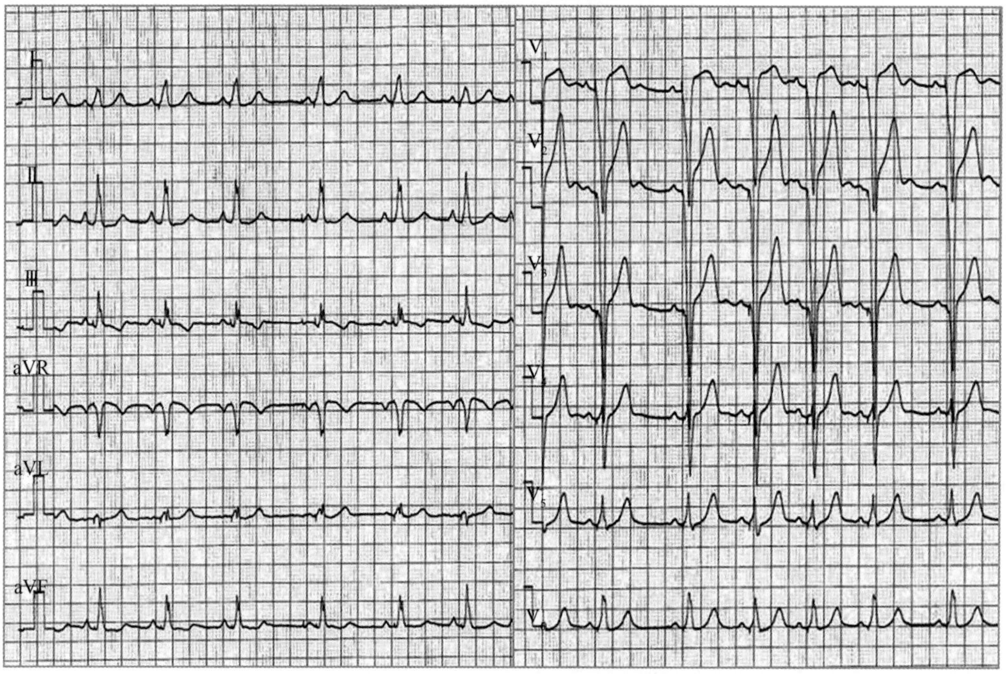

图 12-2-4　VDD/DDD 起搏心电图

心房感知心室起搏心律（VDD），第 4 搏为心房及心室起搏（DDD）

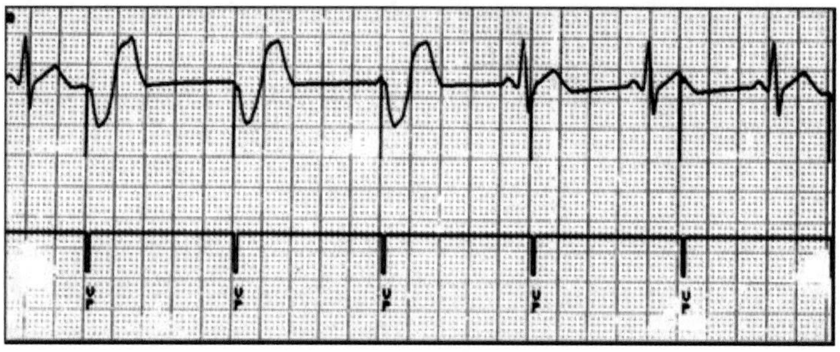

图 12-2-5　VOO 的工作方式

只有心室起搏（VP），没有心室感知，第 1、2 和第 3 个心室起搏信号均引起了心室的除极，第 4、5 个起搏信号落在了心室不应期，未引起心室除极。VOO 的工作方式有可能引起竞争心律

二、儿童起搏器植入适应证

儿科患者起搏器植入最常见的适应证为先天性完全性房室传导阻滞或获得性完全性房室传导阻滞：如心肌炎，先天性心脏病外科术、介入封堵术和射频消融等手术并发症。2013年欧洲心律学会、欧洲儿科与先天性心脏病协会心律失常工作组联合发表了《儿童心律失常药物与非药物治疗共识》，提出了儿童房室传导阻滞起搏治疗适应证[2]。2021年PACES《儿童心血管植入性电子器械专家共识》[3]更新并进一步规范了儿科患者心血管植入性电子器械（CIED）植入指征和管理。为进一步在我国规范和推广儿科患者心血管植入性电子器械的应用，中国生物医学工程学会心律分会于2023年制订并发布了《中国儿童心血管植入性电子器械专家共识》[4]。

1. 窦房结功能障碍（sinus node dysfunction，SND）

2021年PACES专家共识特别指出，对于特发性孤立性窦性心动过缓的患儿，当不伴有因脑或全身脏器灌注不足的相关临床症状者，不以最低心率及最长的停搏时间作为推荐永久起搏器植入的适应证[3]。目前尚无明确的证据支持无临床症状的孤立性特发性SND患者能从起搏器治疗中获益。应充分考虑心动过缓相关临床症状、年龄、心率之间的关系，来判断需要植入心脏永久起搏器的时机。

对于有症状的SND患儿，一般建议选择心房起搏治疗。但是在决定植入起搏器前还需充分评估是否存在房室结功能障碍及发生房室传导阻滞的风险，部分患儿存在窦房结和房室结的双结病变，或因致病基因（如SCN5A）所致的SND或进行性传导系统障碍（PCCD）患儿需要植入心脏起搏器时，可选择心室起搏治疗，待年龄稍长需要更换起搏器时，升级为双腔起搏器更为安全。总之需要个体化考量，在做治疗决策时需综合评估而定（表12-2-2）。

表12-2-2 SND起搏器植入适应证

推荐级别	推荐	证据级别
Ⅰ	SND患者出现与年龄不匹配的心动过缓症状	B-NR
Ⅱa	1. 合并先天性心脏病的SND儿童出现心动过缓症状或出现血流动力学障碍，清醒状态心室率< 40次/min或心脏停搏> 3 s 2.SND患儿合并房性快速性心律失常，经用射频消融等方法治疗无效，抗心律失常药物治疗不能耐受	C-EO
Ⅱb	合并先天性心脏病的SND儿童无心动过缓症状，清醒状态时心室率< 40次/min或心脏停搏> 3 s	C-EO
Ⅲ	不适用于有症状但可逆的SND患者	C-EO

2. 先天性完全性房室传导阻滞（CCAVB）

CCAVB患儿面临活动耐力下降、晕厥、心功能不全及死亡的风险。对于CCAVB的新生儿和婴儿，除平均心率可以为起搏器植入决策提供客观依据外，在抉择起搏治疗时机时还需综合考虑其他相关因素，如出生体重、心功能、并发症等。如果未接受起搏治疗，CCAVB患儿< 1岁死亡率达20%[5]，< 20岁死亡率达45%[6]，起搏治疗可以降低此类症状和风险的发生[7]。CCAVB起搏器植入适应证见表12-2-3。

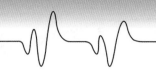

表 12-2-3　CCAVB 起搏器植入适应证

推荐级别	推荐	证据级别
Ⅰ	1. 有心动过缓症状的 CCAVB 患者	B-NR
	2. < 3 个月婴儿，平均心室率< 55 次 /min，> 3 个月婴儿，平均心室率< 50 次 /min，心室率长间歇或合并变时心功能不全，或合并先天性心脏病时，平均心室率< 70 次 /min	C-LD B-NR
	3.CCAVB 出现宽 QRS 逸搏节律、复杂心室逸搏或心功能不全	B-NR
Ⅱ a	1. > 1 岁无症状的 CCAVB，平均心室率≤ 50 次 /min 或心室率长间歇	B-NR
	2. CCAVB 患儿，左心室扩张（Z ≥ 3），有明显的二尖瓣关闭不全或收缩功能障碍	C-LD
Ⅱ b	基于风险 / 获益比的个体化考虑，对于心室率可接受、窄 QRS 波逸搏且心室功能正常的无症状 CCAVB 青少年，也可植入永久性起搏器	C-LD

3. 非手术原因房室传导阻滞

年长儿非手术原因的房室传导阻滞可能为先天性、炎症、浸润性疾病或为特发性。基于对临床症状和风险 / 收益比等方面的考虑，对于心室率可接受、窄 QRS 波形态且心功能正常的青少年特发性高度房室传导阻滞，起搏器植入指征同 CCAVB，可考虑植入永久性起搏器（表 12-2-4）。

表 12-2-4　非手术原因房室传导阻滞起搏器植入适应证

推荐级别	推荐	证据级别
Ⅰ	1. 高二度房室传导阻滞或三度房室传导阻滞（持续或间歇性）患者存在症状性心动过缓、心室功能障碍、低心输出量或与之相关的晕厥症状 2. 有症状的、非可逆性的特发性进展性的二度或三度房室传导阻滞	C-LD
Ⅱ a	非可逆因素，运动后出现高二度或三度房室传导阻滞者	C-LD
Ⅱ b	间歇性高二度或三度房室传导阻滞（非可逆性）且伴有其他原因无法解释的轻微症状患者	C-LD
Ⅲ	1. 无症状的一度房室传导阻滞或二度房室传导阻滞Ⅰ型 2. 可逆原因导致急性房室传导阻滞而恢复正常者	C-LD

4. 术后房室传导阻滞

先天性心脏病外科术后房室传导阻滞发生率为 3% ~ 8%，有 1% ~ 3% 的患者因术后发生持续性的房室传导阻滞不能恢复需要植入起搏器[8]。先天性心脏病外科术后出现持续性房室传导阻滞且未接受起搏治疗者预后较差。先天性心脏病外科术后出现暂时性房室传导阻滞在后期恢复中，> 85% 的患者于术后 7 d 房室传导恢复正常，> 95% 的患者术后 10 d 房室传导恢复正常。术后出现房室传导阻滞后恢复正常房室传导者多数预后较好，但有部分患者日后会再次出现晚发的完全性房室传导阻滞，其再发时间可能为术后数月甚至数十年。少数研究表明一些外科术后出现短暂的高二度或三度房室传导阻滞的患者，术前心电图没有双束支传导阻滞表现，术后心电图表现为双束支传导阻滞，日后存在晚发性房室传导阻滞或心源性猝死的风险，一旦发生晕厥或近乎晕厥须尽快植入起搏器[4]。

2008 年 ACC/AHA 在《先天性心脏病管理指南》[9]中指出，先天性心脏病术后二度或三度房室传导阻滞，至少观察 7 d 未恢复者为永久性心脏起搏器植入Ⅰ类适应证，传导阻滞恢复但仍遗留双分支传导阻滞者为Ⅱb类。室间隔缺损介入治疗后并发完全性房室传导阻滞，3周未恢复者应植入心脏起搏器。术后随访期间发生的房室传导阻滞自行恢复的可能性小，需要植入心脏起搏器。外科术后未植入起搏器的房室传导阻滞1年死亡率可达50%。因此，即使有适当的交界性心律也应植入心脏起搏器。

《2008年ACC/AHA/HRS心脏节律异常装置治疗指南》[10]对儿童、青少年及成人先天性心脏患者起搏器植入指征作出解释：基于对自然病史的逐步揭示及起搏器技术、诊断技术的发展，对于CCAVB的永久起搏治疗指征正在逐步完善。对于无症状的儿童或青少年CCAVB，应详细评价其平均心率、是否存在心脏停跳、是否合并结构性心脏病、QT间期及运动耐力。一些研究发现植入起搏器可提高无症状性CCAVB患者远期生存率，并能预防晕厥的发生。对于这类患者植入起搏器后需要定期评价心室收缩功能，起搏器所致心室不同步导致的心功能不全可在起搏器植入后数年或数十年发生，发生率尚不清楚（表12-2-5）。

表12-2-5 术后房室传导阻滞起搏器植入适应证

推荐级别	推荐	证据级别
Ⅰ	1. 心脏术后持续≥7d没有恢复的高二度或三度房室传导阻滞	B-NR
	2. 迟发性高二度或三度房室阻滞，尤其是既往有术后短暂房室传导阻滞病史	C-LD
Ⅱb	术后短暂三度房室传导阻滞，恢复后遗留双束支传导阻滞。双分支阻滞伴一度房室传导阻滞或一过性完全性房室传导阻滞	C-EO

5. 神经介导的心源性晕厥

神经-心脏系统介导的晕厥多为自限性疾病，通常不需要植入起搏器。但反复发作的晕厥可严重影响患者的生活质量。晕厥可带来外伤，特别是心脏抑制的反射性晕厥患者上述问题更为明显。对于保守治疗效果不佳的患者，植入起搏器有助于治疗严重的心动过缓或心脏停搏。起搏治疗需结合临床实际情况，应明确晕厥为心动过缓或心脏停搏相关事件（表12-2-6）。直立倾斜试验及植入式心电监测记录仪（ICM）有助于明确心律失常事件与晕厥的关系[4]。

优化起搏器设置，单腔起搏器的滞后功能和双腔起搏器的频率骤降功能在血管迷走反射的持续心动过缓时给予相对快的起搏心率，可增加心输出量。

表12-2-6 神经介导的心源性晕厥起搏器植入适应证

推荐级别	推荐	证据级别
Ⅱa	严重反复的屏气发作，心电图监测记录到心脏抑制反应，伴有晕厥、缺氧后抽搐和其他心动过缓相关的严重症状	B-NR
Ⅱb	1. 药物治疗失败、反复发作的症状性神经介导的心源性晕厥，记录到自发性心动过缓或心脏停搏	C-LD
	2. 伴有严重症状性发作性心动过缓，经抗癫痫药物治疗后未能改善的癫痫患者	
Ⅲ	1. 仅于直立倾斜试验诱发的神经介导的心脏抑制型心源性晕厥	C-EO
	2. 以低血压为主要或重要症状的神经介导性晕厥	

6. 遗传性心律失常

关于起搏器应用于各种遗传性心律失常作为辅助治疗，尚无明确定论。目前多数研究基于长QT间期综合征（LQTS）患者。在某些高危LQTS患者中，永久性起搏器植入有助于减少与心动过缓或心脏停搏依赖的室性心律失常的负荷（称为短 - 长 - 短现象）。有研究显示 QT 间期延长导致功能性房室 2∶1 传导阻滞的婴儿，植入起搏器联合其他治疗临床获益明显，且无猝死病例出现。有报道在部分猝死高危的 LQTS 患者，心房起搏频率的设置高于自身窦性心率，可缩短 QT 间期并降低反复晕厥事件的发生率。当遗传性心律失常患者存在 SND 和（或）房室传导阻滞时，或应用抗心律失常药物治疗后出现 SND 和（或）房室传导阻滞时，可考虑植入起搏器。对于继发于遗传性心律失常或 Lamin 基因突变所致心肌病出现心房静止的患者，心房失夺获发生率高，不建议单腔心房起搏（表 12-2-7）[4]。

表 12-2-7　遗传性心律失常起搏器植入适应证

推荐级别	推荐	证据级别
Ⅰ	有临床意义的长间歇依赖性室性心动过速的遗传性心律失常患者，推荐永久起搏器的植入或考虑选择 ICD 植入	C-LD
Ⅱb	1. 永久性起搏器植入可作为长 QT 间期综合征伴功能性 2∶1 房室传导阻滞患者的辅助治 2. 长 QT 间期综合征或其他遗传性心律失常患者伴有症状的心动过缓，永久性起搏器植入可作为辅助治疗	C-LD
Ⅲ	心房静止的患者由于心房失夺获率高，不建议单腔心房起搏	C-LD

三、儿童起搏器植入路径和系统选择

心脏起搏电极可经心内膜途径和心外膜途径植入。儿童起搏最大的技术挑战难题之一是需要终身起搏。起搏器的多次更换及电极数量的增加需要维持静脉血管的通畅。在新生儿、婴儿及低龄儿童中，多数中心选择植入心外膜电极。在这些患者中植入心外膜电极还是心内膜电极取决于心脏中心和术者的经验，因为心内膜电极植入往往能达到更好的长期效果，在大年龄儿童和青少年中，心内膜电极植入是标准的程序。存在心内分流的患儿植入心内膜起搏电极可增加体循环栓塞的风险，因此如果有可能，在植入心内膜电极前或植入心内膜电极的同时解除心内分流，否则可考虑植入心外膜电极。如果合并先天性心脏病的患者没有静脉途径进入心脏，尤其是单心室患者，需要植入心外膜电极。在儿童起搏中，最有争议的问题之一是在低龄的婴幼儿植入心内膜电极。鉴于植入心内膜电极远期的血管并发症及拔除电极的风险，尽管有很多研究表明在婴幼儿植入心内膜电极技术上是可行的，但并没有被普遍认可。

心内膜起搏电极植入位置研究显示长期右心室心尖部起搏可恶化左室功能，导致不可逆的心室功能障碍。越来越多的研究表明，传统的右心室心尖部起搏（图 12-2-6）改变了心脏激动顺序，使左心室较右心室激动延迟，室间隔与左心室后壁呈反常运动，整个心脏丧失整体协调性，对血流动力学和心功能产生多方面的不良影响，长期起搏可造成左心室电 - 机械失同步，损害左室功能，引起左室结构重塑，增加心力衰竭风险。研究表明，右心室心尖部起搏导致起搏器综合征的发生率为 6% ~ 13.4%[11-13]。在需要几十年起搏的儿科患者中，如何避免这些长期副作用的重要性是不言而喻的，选择最优的起搏部位就是最大程度地减少心室电机械失同步的发生。目前最多被关注和采用的部位有右室流出道、右室间隔部、希氏束部位、左束支区域起搏和心外膜左室起搏。希氏束部位起搏能产生接近正常生理的电传导顺序，从而避免心功能损害的发生，可产生良好的临床效果。但是在儿童患者，希氏束部位起搏难度较大，希氏束部位起搏常难以实现。近年来已逐渐开展了左束支区域起搏，结果证明可安全有效地应用于儿科患者，能获得较窄的起搏 QRS 波时限及维持稳定的较低起搏阈值[14-15]。在有经验的电生理医生植入心内膜起搏电极，目前首选位置为左束支区域。2023 年中国生物医学工程学会心律分会发表的《中国儿童心血管植入性电子器械专家共识》[4]推荐的心内膜心室起搏电极位置为希浦系统区域（表 12-2-8）。

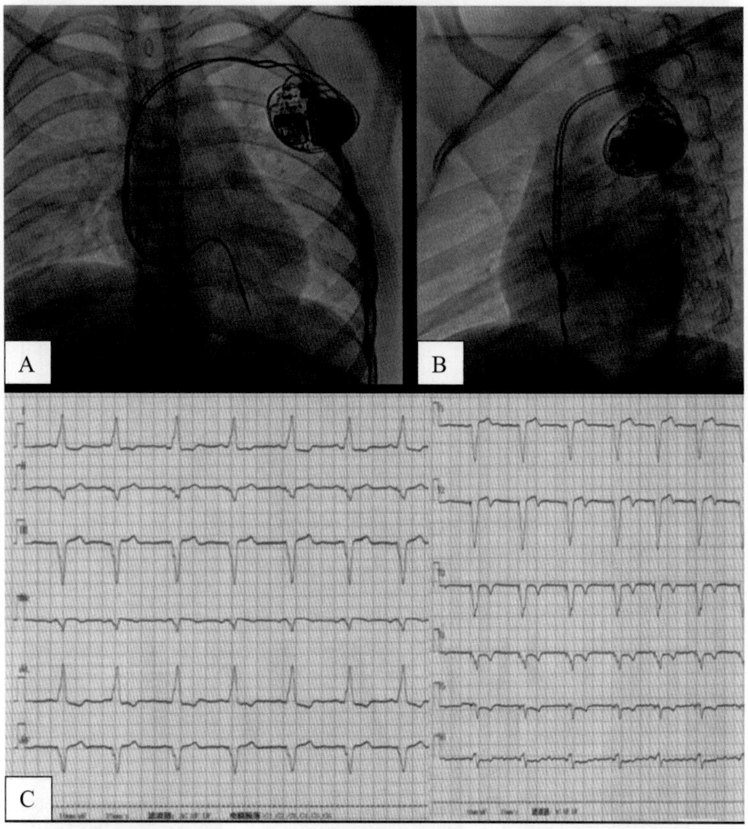

图 12-2-6　右室心尖部起搏

右房右室心尖部双腔起搏器 X 线片及心电图：A. 后前位；B. 左前斜 45°；C. 体表心电图（QRS 200 ms）

表 12-2-8　儿童患者起搏器植入路径、起搏方式和心室起搏电极位置推荐表

体重（kg）	途径	起搏模式	心室电极导线位置
＜ 10	心外膜 心内膜—特定情况下	VVIR VVIR	LV 心尖部 / 游离壁 RV 中间隔 / 希蒲系统区域
10 ~ 20	心外膜 心内膜	VVIR VVIR 或 DDD（R）—特定的血流动力学要求	LV 心尖部 / 游离壁 RV 中间隔 / 希蒲系统区域
＞ 20	心内膜 心外膜—特定情况下	DDD（R） VVIR 或 DDD（R）	RV 中间隔 / 希蒲系统区 LV 心尖部或游离壁—取决于外科手术植入的简易程度

近年问世的 SelectSecure3830 电极和与之配套的 SelectSite 鞘管更加适合于儿童，其存在以下特性和优势：①起搏电极细（4F），选择心内膜路径植入起搏器年龄减小，可降低远期锁骨下静脉狭窄和闭塞的发生率；②输送鞘弯度设计使电极易达到右室流出道中间隔部位、非选择性希氏束部位或左束支起搏（图 12-2-7、图 12-2-8）；③电极柔软易预留儿童生长所需弯度；④由于上

述特性因此可缩短手术时间和减少 X 线曝光量；⑤为主动固定电极易拔除及无内腔设计，电极寿命可能延长。

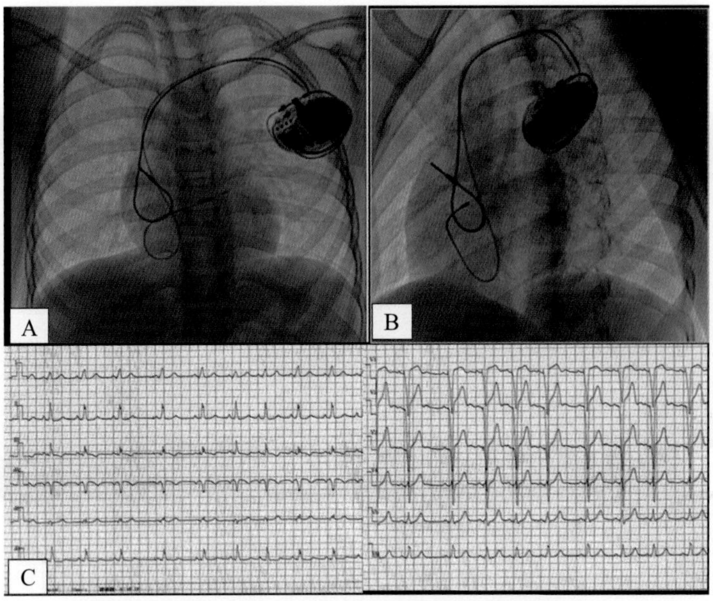

图 12-2-7　右室流出道后间隔起搏

右房右室流出道后间隔部双腔起搏器 X 线片及心电图：A. 后前位；B. 左前斜 45°；C. 体表心电图（QRS 120 ms）

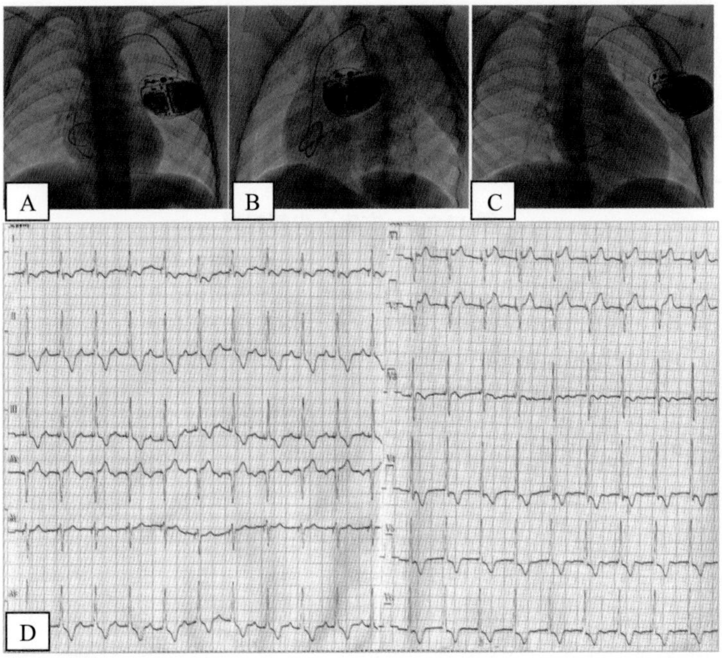

图 12-2-8　非选择性希氏束起搏

心内膜 VVIR 起搏器（非选择性希氏束起搏）X 线片及心电图：A. 后前位；B. 左前斜 45°；C. 右前斜 30°；D. 体表心电图（QRS 80 ms）

植入心内膜电极应在右房内预留一定的长度以备孩子生长发育所需（图 12-2-7）。但是电极不能预留太长，以防多余的电极黏附于三尖瓣环或右房壁或多余的电极圈下垂进入右心室。电极进入血管的起始部位要用缝线把它固定住以进行保护。可吸收缝线能避免电极在生长发育过程中因固定过多而导致电极断裂或绝缘层破坏，也可使电极在回抽时更易移动。

起搏系统的选择在目前的起搏器系统最主要的特点是具有自动阈值检测和相应的输出功率调整。这些功能对于起搏器依赖的患儿可增加起搏的安全性及通过降低输出电压在边缘范围而延长起搏器电池寿命。在患有完全性房室传导阻滞的小年龄儿童中，双腔起搏器房室同步收缩较单腔起搏器房室不同步收缩的优势并不明显或根本不存在优势。因此，在这些患儿中植入单腔 VVIR 模式的起搏器是合理的，待他们在第 1 次或第 2 次更换起搏器时再升级为双腔起搏器。在合并先天性心脏病和（或）体循环心室功能障碍的儿童中首次植入起搏器时应考虑植入双腔起搏器。

四、起搏器植入技术

经静脉植入心内膜起搏器的技术要点是静脉入路、导线电极固定、参数测试和制作囊袋包埋起搏器。

（1）静脉选择：国内常用的静脉入路为锁骨下静脉或腋静脉（图 12-2-9）。

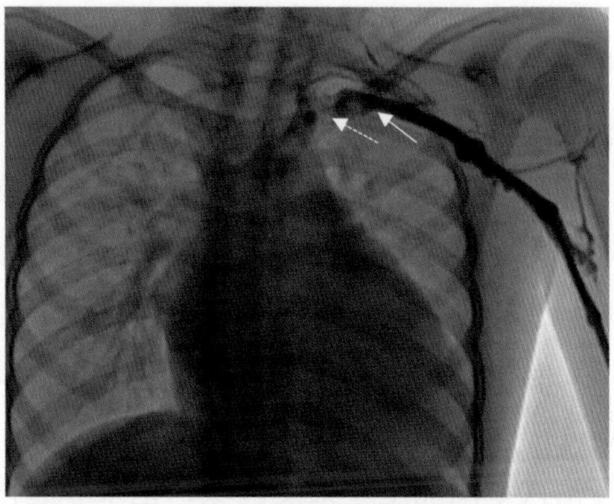

图 12-2-9 左侧腋静脉及锁骨下静脉造影图

经左侧外周静脉造影显示左侧腋静脉及锁骨下静脉走行。白色实线箭头所指为腋静脉内侧段（腋静脉穿刺的最佳点）；白色虚线箭头所指为锁骨下静脉穿刺点

（2）心室电极植入位置的选择：传统的起搏部位为右室心尖部，电极易于到位，起搏阈值低，起搏参数稳定可靠，电极脱位率低。但是由于右心室心尖部起搏改变了心室激动顺序，造成左右心室之间电 - 机械活动的不同步和左室内收缩不同步，长期右心室心尖部起搏可导致左室收缩和舒张功能障碍。随着主动固定电极的出现，可将起搏电极植入固定于希浦系统部位，左右室不同步现象明显减轻，对左室血流动力学影响较小，临床应用逐渐增多。

（3）电极导线头端的固定方法：电极导线分为被动固定和主动固定电极。被动电极导线只能固定在肌小梁丰富的部位，如右心耳、右心室心尖部和流入道等，有一定的电极导线脱位率，但很少引起心肌穿孔，目前被动电极导线已很少使用。主动电极导线可损伤心肌，因此不能立即获得满意的起搏和感知参数，需等待 5 ~ 10 min 自动改善。

心房电极：选用型号为 5076 主动固定电极（长度为 52 cm）。心室电极：选用更适合儿童的 4F 无管腔主动固定电极 SelectSecure 3830 起搏导线。根据患儿身高及体重选用型号为 3830 主动固定电极（长度为 59 cm 或 69 cm），儿童适合选用型号为 C315-S4 的可撕开电极输送鞘管辅助用于心室电极植入（图 12-2-10）。

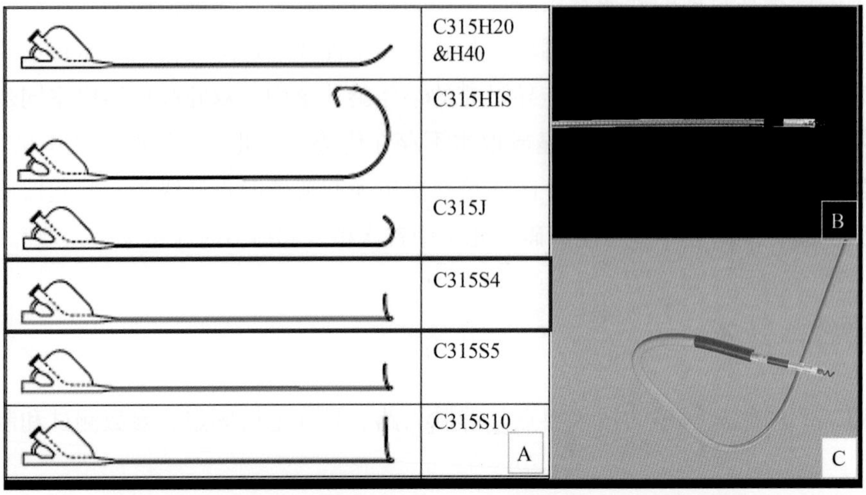

图 12-2-10　4F 无管腔主动固定电极 SelectSecure 3830 起搏导线

A. C315 不同型号弯度的可撕开电极输送鞘管，S4 的弯度更适合儿童；B. 3830 主动固定电极；C. 3830 心室起搏电极经输送鞘送入鞘管头端

心室起搏电极左束支区域植入方法：全身麻醉后行左上肢静脉造影以观察左腋静脉、左锁骨下静脉管腔内径及血管走行。采用 Seldinger 方法穿刺左腋静脉，穿刺成功后送入直径为 0.035 cm 超滑泥鳅导丝前端至下腔静脉处固定。沿穿刺点于左锁骨下 1 cm 处做长度约 4cm 横切口，制备起搏器囊袋。沿导丝送入 C315-S4 电极输送鞘，在 X 线右前斜 30° 角度透视下将输送鞘头端送至右室间隔靠近左束支区域，撤出导丝和输送鞘内芯，于左前斜 40° 角度透视下微调输送鞘管使其保持垂直角度并使其头端贴靠室间隔右室面，经输送鞘送入型号为 3830 的心室起搏电极至鞘管头端，顺时针旋拧起搏电极，使电极植入室间隔至左束支区域，记录非起搏状态下的左束支电位，起搏测试观察体表心电图形态变化。通过上述步骤判断是否成功夺获左束支（图 12-2-11），并测试起搏参数（损伤电流、电极阈值、感知及阻抗）。在 X 线左前斜 40° 透视下经鞘管尾端手推造影剂进行局部造影，可测量起搏电极植入室间隔深度（图 12-2-12）。起搏参数满意后切开并撤出电极输送鞘，心室电极于右房预留适宜弯度，缝合固定起搏电极，复测起搏参数，透视观察电极预留弯度无异常后连接起搏脉冲发生器并包埋固定于囊袋中，抗生素盐水冲洗后逐层缝合关闭囊袋。

经静脉的心房和心室电极导线，欲保持其稳定性，在电极导线进入血管的入口，用 8 号 2.0 非吸收缝线固定于皮下组织，用 8 号缝线将电极导线通过护套缝于胸部皮下组织，操作时避免用手术器械夹电极导线或缝线直接结扎电极导线。

（4）阈值测试：阈值测试是植入起搏器的一个重要步骤，包括起搏阈值和感知阈值。测试的内容包括电压、电流、心肌阻抗、P 波和 R 波振幅，达到表 12-2-9 的要求。

（5）起搏器囊袋制作：起搏器均埋于左侧或右侧胸前，于锁骨下第 1 肋间做 4 ~ 5 cm 的横切口，分离皮下组织至胸大肌筋膜，用中指、食指钝性剥离周围组织，再做 1 个与脉冲发生器大小相适应的囊袋，充分止血后植入脉冲发生器，导线与脉冲发生器连接，剩余之导线盘旋后置于起搏器下方。

术前应停用一切活血药和抗凝制剂，以免囊袋内渗血形成血肿，继发感染。

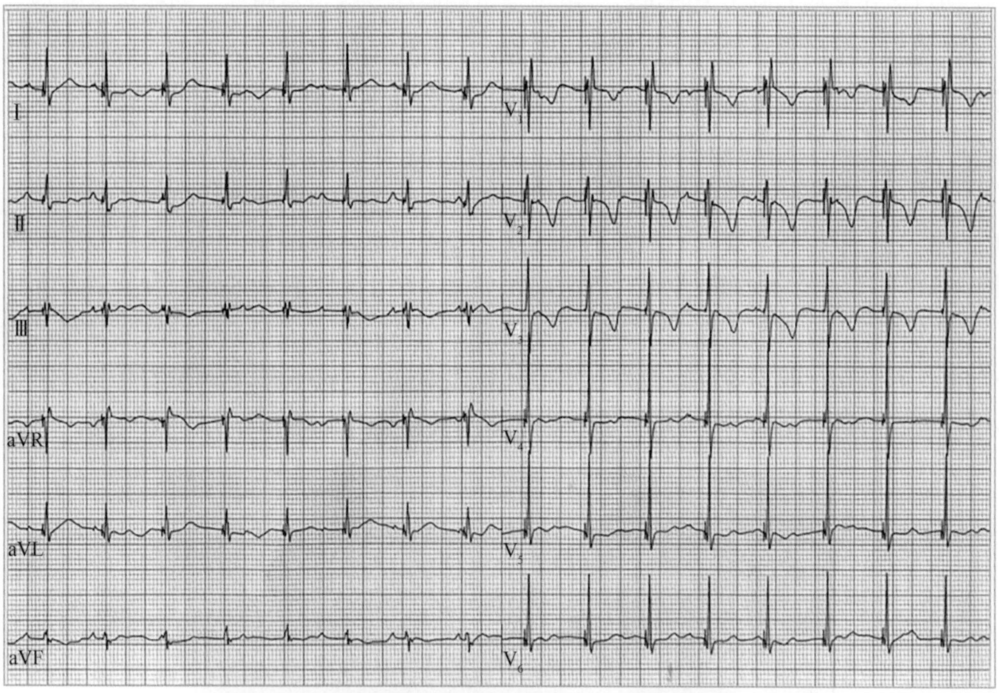

图 12-2-11　左束支起搏心电图

V_1 导联起搏钉后呈 rSR 右束支传导阻滞图形，电轴左偏。QRS 波时限 90 ms

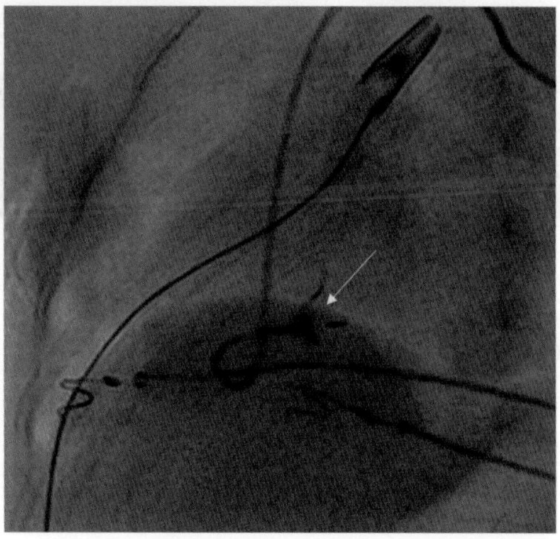

图 12-2-12　造影显示心室起搏电极植入室间隔

X 线左前斜 40° 透视下经鞘管尾端手推造影剂进行局部造影，可观察电极植入室间隔的深度。箭头所指为间隔右室面

表 12-2-9　植入起搏器阈值测试要求

部位	电压（V）	电流（mA）	阻抗（Ω）	P/R 波振幅（mV）	脉宽（ms）
心房	< 1.5	< 2.5	300 ~ 1000	> 2.0	0.4
心室	< 1.0	< 2.0	300 ~ 1000	> 5.0	0.4

（6）心外膜起搏电极植入位置：心外膜起搏器植入可通过剑突下切口、部分胸骨切开、左前外侧胸廓切口或在其他心脏手术时进行。电极通过胸腔建立隧道至腹部，制作皮下囊袋。在需要接受心外膜起搏治疗的完全性房室传导阻滞儿童中，传统的起搏部位为右室心外膜，但越来越多的研究表明，传统的右心室起搏改变了心脏激动顺序，长期起搏可造成左心室电 - 机械失同步，损害左室功能，造成左室结构重塑，增加心力衰竭风险。最近的研究关注热点为左室起搏对心功能的保护作用。动物实验和术后早期的儿童研究显示，左室心尖部起搏比右室起搏产生更好的血流动力学。已有少量临床研究表明，经胸植入左室心外膜永久起搏器，可改善双心室间及左室内收缩同步性，保护左室内收缩同步性，改善临床症状，防止和逆转起搏器综合征的发生。我科曾接收了 2 例先天性心脏病术后完全性房室传导阻滞，在外院植入了右室心外膜起搏器，随访期间发生心功能严重损伤，我们予以置换为左室心外膜起搏器后，心功能均逐渐恢复正常。在接受心外膜路径植入起搏器的儿童，左室心外膜作为常规及首选位置（图 12-2-13）[4]。

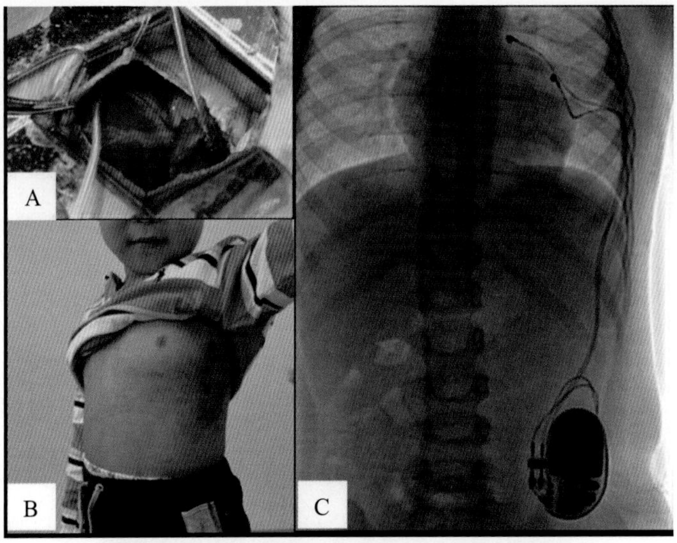

图 12-2-13　经胸植入左室心外膜永久起搏器

A. 心外膜起搏电极分别固定于左心耳及左室侧壁心外膜表面光滑无血管部位；B. 胸部只需 1 个手术切口，创伤小，不影响美观；C. X 线影像片：左房左室心外膜双腔起搏器

五、儿童起搏器植入并发症

经血管路径植入心内膜起搏器的早期并发症包括电极移位、囊袋血肿或出血、气胸、心脏穿孔、心脏压塞、装置相关感染、静脉血栓。在儿童中植入心内膜起搏器，穿刺的静脉可发生闭塞或狭窄，由于其侧支循环的形成，即使发生血管闭塞也不会出现明显的症状。但是，今后若进行起搏器升级或电极更换，则会面临血管路径的问题。如前所述，选择 SelectSecure3830 电极可减少远期锁骨下静脉狭窄和闭塞并发症的发生。

心外膜起搏器植入和心脏外科手术一样，可能出现一些并发症，如出血和心包切开术后综合征。虽然目前应用的为类固醇洗脱的心外膜电极，但电极的阈值增高、急性传导阻滞及电极断裂仍时有发生，由此导致起搏器功能障碍。

在所有起搏器植入的儿童中，最主要的并发症是起搏系统感染，发生率在 1% ~ 8%。起搏器放置于胸大肌下发生起搏系统感染的机会小于置于皮下。但是，起搏器置于胸大肌下，由于囊袋组织的增生粘连，为今后更换起搏器和电极增加了难度。

六、儿童起搏频率的设置

与成人不同，儿童不同年龄段的心率范围存在明显区别。目前关于儿童起搏频率设置的文献报道极少，并无统一标准。需结合不同年龄阶段患儿日常活动需求及疾病特点合理设定起搏频率范围。目前的起搏器所具备的频率应答功能较好地保障了儿童应对日常活动变化所需，以符合患儿的生理特点及运动需要。长期过高的心室起搏频率，存在诱发心力衰竭的风险。有报道 1 例早产儿因 CCAVB 于生后 4 d 经心外膜途径植入单腔起搏器，起搏频率设置为 VVI 110 次 /min，术后 5 个月出现明显心功能不全，经下调起搏频率至 80 次 /min 后心功能恢复[16]。1 例新生儿因先天性心脏病术后完全性房室传导阻滞植入心外膜双腔起搏器，起搏频率设置为 DDD 100 ~ 210 次 /min，术后 2 个月出现心功能不全，逐渐下调起搏频率至 70 ~ 160 次 /min 后心功能恢复正常[17]。另报道 2 例 3 岁先天性心脏病患儿，因外科手术后并发高度房室传导阻滞而植入心外膜起搏器，起搏模式设置分别为 VVIR 100 ~ 140 次 /min 及 DDD 110 ~ 180 次 /min，分别为植入起搏器后 2、5 个月发生心功能不全（LVEF 分别为 45% 和 35%）。经过下调心室起搏频率，心功能均在 1 个月内恢复正常[18]。由此可见，持续过快的心室起搏频率不利于维持正常心功能，需根据患儿年龄及活动量等因素合理设定起搏频率范围。建议对不同年龄 VVIR 起搏频率设置：＜ 2 岁　80 ~ 140 次 /min，2 ~ 7 岁　70 ~ 140 次 /min，7 ~ 10 岁　70 ~ 130 次 /min，≥ 10 岁　60 ~ 130 次 /min[18]，并开启低于白天的适当的夜间睡眠起搏频率。在随访过程中还应做动态心电图，根据实际全天起搏心率及随年龄增长调整起搏参数。

值得注意的是，年幼低龄儿窦性频率较快，过早植入双腔起搏器 DDD 模式导致的心室高频率起搏会造成心室功能下降，治疗策略为调整 VVIR 起搏模式而延缓双腔起搏。在低龄儿应选择单腔心室起搏直到患儿成长为青少年或有明确的临床适应证[5]。

七、心脏再同步化治疗在儿童患者中的应用

在过去的几十年，心脏再同步化对左室电 - 机械失同步性的心力衰竭有一定的治疗作用。CRT 可恢复左室收缩能力，逆转心肌重塑，改善生活质量和降低心力衰竭相关的病残率和死亡率。在儿童患者相关的研究报道较少，缺乏相关指南或专家共识。

儿童基础心脏病不同于成人，因此不能简单套用成人 CRT 的指征，应加强对儿童电 - 机械非同步性评估的研究。儿童 CRT 治疗目前仍应遵循个体化原则。另外，要注意儿童 CRT 病例中有 45% ~ 78% 因为右室起搏所致的电 - 机械失同步而发生心力衰竭，多中心研究显示对这部分患者升级为双心室起搏 CRT 可以抑制左室重构和改善心功能。下面就这部分特殊人群具体说明：永久心脏起搏器的植入提高了缓慢性心律失常患者的心率，改善了临床症状和预后，但由于电 - 机械活动异常可能出现起搏器综合征。起搏器综合征主要指右室起搏所致的心室失同步，右室先于左

室激动及收缩，双心室间及左室内收缩不同步，可导致心脏扩大、心室重塑、心功能下降及二尖瓣反流，临床可出现低血压、心房纤颤、心功能不全甚至死亡。对完全性房室传导阻滞儿童右室起搏，10 年内起搏器综合征的发生率 6.0% ~ 13.4%，先天性心脏病手术所致的完全性房室传导阻滞患儿行右室起搏，起搏器综合征的发生率高达 21%。由于实际的起搏器综合征发生率不详，更长期的随访起搏器综合征的发生率可能会更高。

无论心外膜途径还是心内膜途径，右室心尖和游离壁均最易到达，电极稳定参数可靠，既往临床应用最多，也是文献报道发生起搏器综合征的部位。因此，植入心脏永久起搏器尽可能避免右室心尖或游离壁起搏。

如何预防右室起搏所致的电 - 机械失同步，避免起搏器综合征的发生，对于儿童期甚至新生儿期植入起搏器且需要终身起搏的患儿至关重要。临床医生探寻各种方法以降低起搏器综合征的发生，包括降低右室起搏比例或选择右室其他起搏位点，如右室流出道间隔部或希氏束起搏（HBP）等。右室流出道间隔部起搏是否优于右室心尖部起搏临床尚未定论。HBP 是当前临床研究的热点，直接起搏希蒲系统，更符合生理，可维护心脏电机械同步性，改善心功能。选择性 HBP 起搏阈值偏高，现有的 HBP 电极递送鞘管弯度不适合儿童，无法准确到位，使选择性 HBP 在儿童中的应用受限。随着技术进步及经验积累，尝试在适龄儿童进行非选择性 HBP 或左束支区域起搏，可选择弯度更小的 Selective Site 鞘管（S4）配合 SelectSecure3830 电极进行选择性 HBP 或左束支区域起搏（图 12-2-10 ~ 图 12-2-12），QRS 时限接近正常，保持心脏电 - 机械同步性，对起搏器依赖的患儿保全心功能应该有优势。目前适龄儿童进行非选择性 HBP 或左束支区域起搏只有单中心小样本的临床观察，缺乏多中心随机对照试验或大规模临床注册研究，因此长期疗效尚待评估。

对于起搏器综合征患者，文献报道主要通过升级为双心室起搏即心脏再同步化治疗（CRT）的方法解决，但低龄儿童由于血管太细或心脏解剖结构异常，经静脉途径植入 CRT 电极于左心室不太可能，且具有很大的技术困难。儿童和青少年冠状窦电极植入也缺乏相关研究数据，包括长期血栓形成和电极拔除的并发症等问题，因此，目前成人的 CRT 技术在儿童及青少年中应用受限。

临床研究发现，左室单位点起搏也可起到 CRT 的作用。在成人心力衰竭患者中研究显示，左室单位点起搏可以和双心室起搏同等程度地改善左心室功能。部分患者左室单位点起搏在改善左心室功能方面优于传统 CRT，因为它可以更有效地实现心室收缩同步化。对于经右室心尖部起搏而导致心功能损伤发生起搏器综合征的患儿，更换为左室心外膜永久起搏器后，心功能得以改善且逆转为正常[19]。

对于完全性左束支传导阻滞所致的心功能不全患儿，由于其存在心室间和左室内收缩的不同步，也可以通过植入左房左室心外膜永久双腔起搏器达到改善心脏同步性的目的。对心脏结构正常的完全性左束支传导阻滞和 VSD 封堵术后出现完全性左束支传导阻滞导致心功能不全的患儿，植入左房左室心外膜永久双腔起搏器，术后随访心脏结构和功能均恢复正常（LVDd 由术前的 53 mm 缩小至 40 mm，LVEF 由术前的 0.29 L 至 0.59 L）[20]。

左室心外膜起搏植入技术简单，效果良好，可避开先天性心脏病矫治术切口处粘连部位，不受年龄限制，且费用低，在低龄儿童中应用较 HBP 及 CRT 有明显优势。

（李小梅）

参考文献

[1] Czosek RJ, Meganathan K, Anderson JB, et al. Cardiac rhythm devices in the pediatric population: Utilization and complications[J]. Heart Rhythm, 2012, 9 (2): 200-208.

[2] Brugada J, Blom N, Sarquella-Brugada G, et al. Pharmacological and non-pharmacological therapy for arrhythmias in the pediatric population: EHRA and AEPC-Arrhythmia Working Group joint consensus statement[J]. Europace, 2013, 15(9): 1337-1382.

[3] Shah MJ, Silka MJ, Silva JNA, et al. 2021 PACES Expert Consensus Statement on the Indications and Management of Cardiovascular Implantable Electronic Devices in Pediatric Patients[J]. Heart Rhythm, 2021;18(11): 1888-1924.

[4] 李小梅，丁燕生，马长生，等．中国儿童心血管植入性电子器械专家共识（中国生物医学工程学会心律分会）[J]. 中国心脏起搏与心电生理杂志，2023, 37(1): 1-11.

[5] Chandler SF, Fynn-Thompson F, Mah DY. Role of cardiac pacing in congenital complete heart block[J]. Expert Rev Cardiovasc Ther, 2017, 15(11): 853-861.

[6] Jaeggi E, Hamilton R, Silverman E, et al. Outcome of children with fetal, neonatal or childhood diagnosis of isolated congenital atrioventricular block. A single institution's experience of 30 years[J]. J Am Coll Cardiol, 2002, 39(1): 130-137.

[7] Balmer C, Fasnacht M, Rahn M, et al. Long-term follow up of children with congenital complete atrioventricular block and the impact of pacemaker therapy[J]. Europace, 2002, 4(4): 345-349.

[8] Liberman L, Pass RH, Hordof AJ, et al. Incidence and characteristics of heart block after heart surgery in pediatric patients: a multicenter study[J]. J Thorac Cardiovasc Surg, 2016, 152: 197-202.

[9] Warnes CA, Williams RG, Bashore TM, et al. ACC/AHA 2008 Guidelines for the Management of Adults with Congenital Heart Disease: a report of the American College of Cardiology/American Heart Association Task Force on Practice Guidelines (writing committee to develop guidelines on the management of adults with congenital heart disease)[J]. Circulation, 2008, 118(23): e714-e833.

[10] Epstein AE, DiMarco JP, Ellenbogen KA, et al. ACC/AHA/HRS 2008 Guidelines for Device-Based Therapy of Cardiac Rhythm Abnormalities[J]. Heart Rhythm, 2008, 5(6): e1- e62.

[11] Moak JP, Hasbani K, Ramwell C, et al. Dilated cardiomyopathy following right ventricular pacing for AV block in young patients: resolution after upgrading to biventricularpacing systems[J]. J Cardiovasc Electrophysiol, 2006, 17(10): 1068-1071.

[12] Kim JJ, Friedman RA, Eidem BW, et al. Ventricular function and long-term pacing in children with congenital complete atrioventricular block[J]. J Cardiovasc Electrophysiol, 2007, 18(4): 373-377.

[13] Gebauer RA, Tomek V, Salameh A, et al. Predictors of left ventricular remodelling and failure in right ventricular pacing in the young[J]. Eur Heart J, 2009, 30(9): 1097-1104.

[14] 戴辰程，戴文龙，郭保静．儿童左束支区域起搏六例临床观察 [J]. 中华儿科杂志，2020(2): 107-108.

[15] 李璟昊，李小梅，江河，等．婴幼儿左束支区域起搏 10 例探讨 [J]. 中华儿科杂志，2022, 60(8): 810-814.

[16] Garg S, Balaji S. Pacing induced ventricular dysfunction in a child: improvement with reduction in paced rate[J]. Pediatr Cardiol, 2017, 38(6): 1309-1310.

[17] Rathgeber SL, Sanatani GE, Sanatani S. Reversible cardiac dysfunction associated with physiologic high-rate dual-chamber pacing in an infant with acquired complete atrioventricularheart block[J]. Heart Rhythm Case Rep, 2020, 6(2): 102-105.

[18] 李璟昊，李小梅，江河，等．不适当的心室起搏频率致儿童起搏器术后心功能受损二例 [J]. 中国心脏起搏与心电生理杂志，2022, 36(3): 277-280.

[19] 刘海菊，李小梅，靳永强，等．儿童经胸植入左心室心外膜起搏器逆转右心室起搏器综合征病例分析 [J]. 中华心律失常学杂志，2019, 23(2): 148-153.

[20] Li X, Li J, Jin Y, et al. Left ventricular pacing in the treatment of pediatric cardiac dysfunction caused by idiopathic complete left bundle branch block[J]. Pacing Clin Electrophysiol, 2023, 46(6): 445-453.

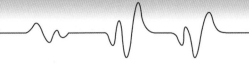

第3节　儿童左束支区域起搏特殊性

一、儿童左束支区域起搏的意义

起搏器植入是儿童及青少年缓慢性心律失常的一种重要治疗方法。受经验及技术所限，早期将右心室心尖部作为起搏电极植入的首选部位。研究表明长期右室心尖部起搏可发生心功能不全，即起搏综合征，其发生率为5.9% ~ 19.1%[1-2]。在需要几十年起搏的儿科患者中，如何避免这些长期副作用的重要性是不言而喻的，选择最优的起搏部位可以最大限度地减少心室电 - 机械失同步的发生。目前心内膜起搏最多被关注和采用的部位有右室流出道、右室间隔部和希氏束部位，以及近年来越来越受关注的左束支区域起搏。

近年来随着起搏技术的发展，希浦系统起搏被认为是最接近生理的起搏模式，左束支区域起搏因其术后电极参数稳定且术后患者心功能保持良好，可减少或逆转起搏综合征发生。

目前起搏器手术植入器械成人化，尚无专门为儿童设计的植入器械。不同于成人，儿童具有未成熟的心脏解剖特点。此外，不同年龄段儿童体格差异较大，临床中需要个体化考量。近年来美敦力公司生产的3830型号主动固定电极和C315-S4电极输送鞘使儿童选择性位点起搏成为可能，但在实际应用中仍面临技术挑战。Jimenez等报道了8例儿童及青少年（年龄8 ~ 15岁），利用3830电极及C315输送鞘为其中6例成功行HBP、2例行左束支起搏，术后随访电极参数稳定且无手术并发症发生[3]。国内也曾报道6例9 ~ 14岁青少年成功实施左束支区域起搏，短期随访效果良好[4]。小样本数据证明可安全有效地应用于儿童患者，获得较窄的QRS波时限及保持良好的起搏阈值。李小梅团队关于左束支区域起搏在低龄儿童可行性及有效性研究[5]，报道了22例年龄≤7岁［平均年龄（3.2±2.1）岁，范围0.7 ~ 7.0岁］心动过缓患儿成功行左束支区域起搏，其中63.6%的病例术中成功记录到左束支电位，术后心电图QRS波时限为（100.9±9.1）ms，心室电极起搏阈值（0.58±0.13）V。报道接受左束支区域起搏最小年龄为出生10个月（体重8.2 kg）室间隔缺损并发三度房室传导阻滞的患儿[6]。结果显示左束支区域起搏可安全有效地应用于低龄儿童，手术成功率较高，可获得满意的起搏电极参数和心脏同步性，有利于维持儿童术后正常的心功能和起搏治疗效果。

二、儿童左束支区域起搏技术

通常采用美敦力公司型号为3830主动固定电极（长度59 cm），儿童更适合选用型号为C315-S4的可撕开电极输送鞘管用于心室电极植入实施左束支区域起搏。

（1）植入方法：常规经左锁骨下静脉或腋静脉途径，穿刺成功后送入0.35in泥鳅导丝跨过三尖瓣环至肺动脉，再沿导丝送入C315鞘管；在右前斜位30°透视下将鞘管头端送至右室间隔近左束支区域（影像学分区见后），撤除导丝和鞘管内芯；左前斜位30°下经输送鞘造影观察鞘管头端与室间隔位置关系，微调鞘管垂直顶住室间隔右室面，肝素盐水冲鞘后，经鞘管送入3830电极至鞘管头端，顺时针旋拧起搏电极，将电极自室间隔右室面逐渐旋送至室间隔左室面心内膜下；

实施左束支区域起搏成功后左前斜位45°透视下再次经鞘管造影，测量起搏电极植入室间隔深度（图12-3-1）。电极稳定后15 min，常规测试起搏阈值、阻抗和感知，参数满意后，切开撤出鞘管，在右心房内电极预留适宜弯度，缝合固定起搏电极，复测上述参数，无异常后连接起搏脉冲发生器，包埋固定于囊袋中，抗生素盐水冲洗后逐层缝合关闭囊袋。

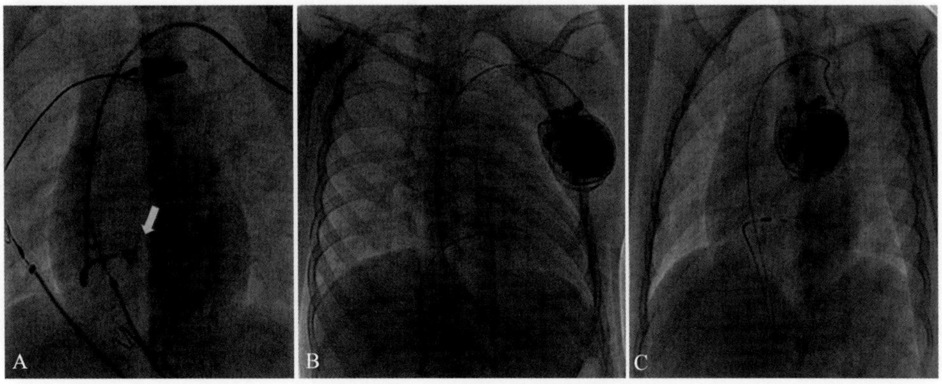

图12-3-1　左束支起搏影像资料

A. 沿输送鞘送入心室起搏电极至右室间隔目标区域，左前斜位旋拧电极至室间隔左室心内膜下，输送鞘内手推造影剂（箭头所示）观察电极植入间隔深度及角度位置；B. 右前斜30°影像，心室电极于下腔静脉留置适当弯度以适应患儿生长需要；C. 左前斜45°影像

（2）成功判定标准（图12-3-2、图12-3-3）：①起搏电极位于左束支区域，非起搏状态下记录到左束支电位；②起搏心电图V_1导联呈右束支传导阻滞形态；③通过低电压至高电压起搏输出（1 ~ 10 V）进行测试以观察体表心电图形态变化；④术中通过高、低电压输出测量左心室激活时间（LVAT）突然缩短或保持最短恒定值。

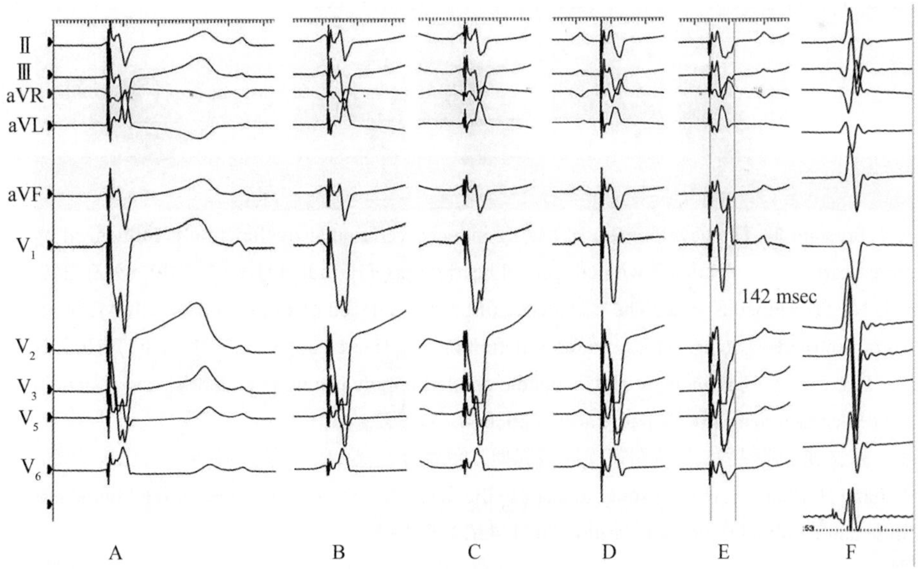

图12-3-2　术中旋送起搏电极过程中体表心电图形态变化

A. 所示心室起搏状态下心电图V_1导联最初呈“QS”型，QRS波底部可见“顿挫”；B ~ D. 所示心电图V_1导联QRS波底部“顿挫”形态发生变化并逐渐上移，直至D时V_1导联QRS波末端出现幅度较低的r波；E. 所示V_1导联QRS波末端r波幅度较前明显增高，最终QRS波呈现“M”型，此时心电图呈右束支传导阻滞形态；F. 最底部导联通道记录到束支电位

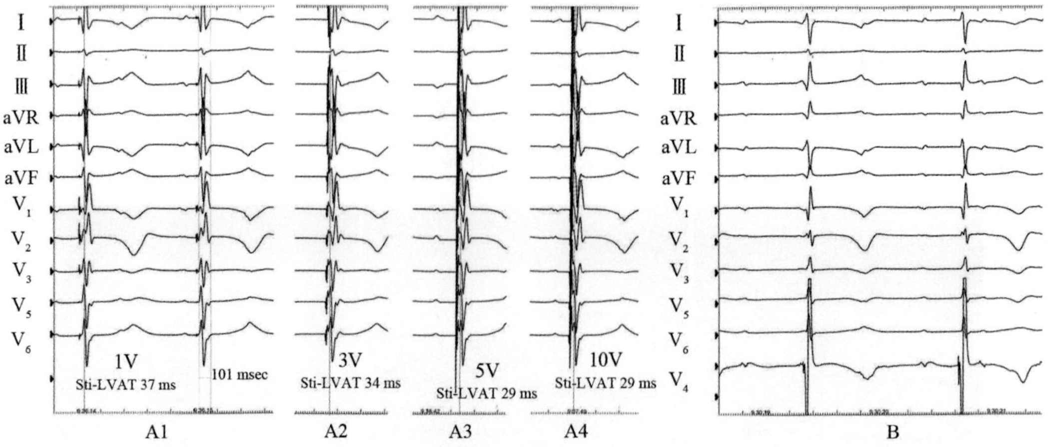

图 12-3-3　术中腔内图

A1. 心室电极拧送至目标区域后单极 1 V 起搏，V_1 导联呈"qR 型"，起搏 QRS 波时限 101 ms，测量心电图起搏信号至 V_6 导联 R 间距（即 Sti-LVAT）37 ms；A2. 单极 3 V 起搏，V_1 导联 R 波幅度增高，测量 Sti-LVAT 34 ms；A3. 单极 5 V 起搏，起搏信号至 QRS 波激动时间进一步缩短，测量 Sti-LVAT 29 ms；A4. 单极 10 V 起搏测量 Sti-LVAT 29 ms 并保持恒定；B. 希氏束通道（图中 V_4 导联所在记录通道）明确记录到左束支电位

（3）儿童左束支区域起搏电极植入的影响因素：

①低龄患儿室间隔较薄，旋拧电极过深或过浅均可能导致左束支夺获失败。

②为适应儿童生长发育需求，电极需预留合适弯度，撤鞘及电极预留弯度的操作可能发生电极微脱位，最终导致左束支区域起搏失败。

③对于先天性心脏病外科术后，尤其是存在室间隔补片的患者，补片部位、手术瘢痕及局部心肌纤维化均可影响电极植入及术中无法获得满意电极参数。

（江　河　李璟昊）

参考文献

[1] Balaji S, Sreeram N. The development of pacing induced ventricular dysfunction is influenced by the underlying structural heart defect in children with congenital heart disease[J]. Indian Heart J, 2017, 69(2): 240-243.

[2] Kaye G, Ng JY, Ahmed S, et al. The prevalence of pacing-induced cardiomyopathy (PICM) in patients with long term right ventricular pacing - is it a matter of definition?[J]. Heart Lung Circ, 2019, 28(7): 1027-1033.

[3] Jimenez E, Zaban N, Sharma N, et al. His bundle and left bundle pacing in pediatrics and congenital heart disease: a single center experience[J]. Pediatr Cardiol, 2020, 41(7): 1425-1431.

[4] 戴辰程，戴文龙，郭保静．儿童左束支区域起搏六例临床观察 [J]. 中华儿科杂志，2020(2): 107-108.

[5] Li JM, Jiang H, Zhang Y, et al. A study to analyse the feasibility and effectiveness of left bundle branch area pacing used in young children[J]. Pediatr Cardiol, 2024, 45(3): 681-689.

[6] 李璟昊，江河，李小梅．婴儿左束支区域起搏 1 例 [J]. 中华心律失常学杂志，2022, 26(6): 578-580.

第 4 节 埋藏式心脏复律除颤器的临床应用

埋藏式心脏复律除颤器（implantable cardiovision defibrillator，ICD）是预防心源性猝死（SCD）的重要手段之一，在成人患者中已广泛应用。近年来儿童遗传性心律失常及心肌病所致 SCD 越来越受到重视，也成为儿科 ICD 植入的主要疾病。儿童猝死发生率为每年 1.3/10 万 ~ 8.5/10 万，ICD 的植入可降低儿童 SCD 发生率[1]。随着技术的发展，ICD 体积的不断缩小也扩大了其在儿科领域的应用。但是我国儿科领域心脏植入电子装置远落后于我国成人领域及国外儿科领域。

虽然 ICD 成人指南已被类推至儿童患者。但儿童患者，因个体差异大，体格大小及心脏解剖不同，电极植入更具挑战性，并发症的发生率更高，ICD 程序设置更为复杂，因此儿童 ICD 植入具有其自身特点。

一、儿童 ICD 植入适应证

儿童 ICD 应用缺乏随机试验，均为小样本观察研究。目前最大的观察研究是北美 4 个中心，12 年有 443 例患者植入 ICD[2]。国内儿童 ICD 植入例数较少，均为个案报道。2023 年中国生物医学工程学会心律分会发布了《中国儿童心血管植入性电子器械专家共识》[3]，提出了儿童 ICD 植入适应证（表 12-4-1）。

表 12-4-1 儿童 ICD 植入适应证

推荐级别	推荐	证据级别
Ⅰ	1. 排除具有可逆原因的室性心动过速、心室纤颤引起的心脏骤停（SCA）幸存者（包括心脏结构正常、先天性心脏病、心肌病和遗传性心律失常：LQTS、CPVT、BrS 等），并且经评估植入 ICD 较药物治疗和（或）去心脏交感神经更能显著降低 SCA 风险 2. 严重左室功能不全的心肌病患者持续发作室性心动过速并伴有症状	B
Ⅱ	1. 药物和（或）导管消融不能充分控制的持续性室性心动过速患者 2. 应用大剂量 ß 受体阻滞剂后仍反复发作晕厥的 LQTS 和 CPVT 患者 3. 患有遗传性心律失常或心肌病具有 SCA 危险因素或具有 SCA 致病性基因突变及 SCA 家族史，ICD 治疗可用于 SCD 的一级预防	C
Ⅲ	1. 由 ICD 电风暴的风险所致的持续性室性快速心律失常患者 2. 药物和（或）导管消融可有效治疗的室性心律失常患者 3. 预期生存期＜ 1 年的患者，即符合上述建议中的 ICD 植入标准	C

遗传性心律失常在儿童期发病率最高的为先天性 LQTS 和 CPVT。

对于先天性 LQTS 患儿基于危险分层可用于指导植入 ICD 的适应证[4]。表型危险因素和基因型特征：①晕厥起始年龄＜ 10 岁；② SCA 病史或晕厥反复发作[4]；③ QTc ≥ 550 ms（任何基因型）、QTc ≥ 500 ms（LQT1 基因型）；④ LQT2 基因型（女性）和 LQT3 基因型（男性）[5]；⑤婴儿期即发生心动过缓、功能性 2 : 1 房室传导阻滞、SCA 或 SCD[6]。

CPVT 的 SCA 或 SCD 发生率为 3% ~ 13%[7]。高危因素：①既往心脏骤停病史；②多个基因变异；③确诊时年龄较小[7]。经最佳的药物治疗运动试验仍发生持续复杂的室性心律失常预后较差[8]。难治性患者在最大耐受量的 β 受体阻滞剂基础上加用氟卡尼可抑制高达 85% 的室性心律失常[9]。无氟卡尼时可普罗帕酮替代。联合药物治疗和（或）去心脏交感神经治疗后仍有 SCA 先兆的 CPVT 患者应植入 ICD。

二、ICD 的工作原理

ICD 是由脉冲发生器和导线电极两部分组成的。脉冲发生器的主要结构包括电池、起搏与感知线路和电容器，其体积的大小主要取决于电容器和电池。与起搏器一样，电池的功能是供给电能，起搏线路发放治疗脉冲，感知线路监测心电活动，发现和诊断快速和缓慢性心律失常。电容器的功能是充电和放电，是电击除颤和复律所必需的。ICD 之所以能预防 SCD 是因为它能自动诊断和治疗快速性室性心律失常，即室性心动过速和心室纤颤。

（一）快速性心律失常的识别

基本识别标准包括快速性心律失常心率（rate）及其持续时间（duration）两项指标，另外设有辅助识别标准用以鉴别诊断。ICD 用以诊断从正常心律发生的快速性心律失常的识别标准为初始识别标准，用以确认治疗未成功后快速性心律失常继续存在的标准为再识别标准。上述基本识别标准是初始识别和再识别都必须采用的，而辅助识别标准只用于室性心动过速的初始识别。

1. 基本识别标准

①心率：即室性心动过速或心室纤颤的频率阈值。以次 /min 或相应的周长表示。②持续时间：即快速性心律失常满足诊断室性心动过速或心室纤颤条件时所需达到的最短持续时间，以 s 或心动周期的个数表示。

2. 辅助诊断标准

心室纤颤的诊断只有心率及持续时间的标准，而室性心动过速的诊断除了上述的基本标准外，还有辅助标准供选用，以便与窦性心动过速、室上性心动过速、心房扑动及心房纤颤相鉴别。常用者有心动过速的突发性（onset）和稳定性（stability），有的 ICD 设有 QRS 宽度或形态标准。

（二）快速性心律失常的治疗

早期的 ICD 只有高能电击除颤功能，目前临床应用的 ICD 都具有抗心动过速起搏与电击两种治疗快速性心律失常的方式。

1. 电击

电击除颤是治疗心室纤颤的唯一方法，而电击复律只是室性心动过速时可供选择的治疗方法之一。复律和除颤的能量是可以单独设置的。不同型号 ICD 最大电击能量不同，可以设计不同能量阶梯，在一套治疗程序中可连续电击 4 ～ 6 次。

2. 抗心动过速起搏

除电击复律外，室性心动过速的治疗方法还有抗心动过速起搏（ATP），这种方法比电击复律更常用，其优点是耗电甚微，对绝大多数室性心动过速有效，可以避免电击复律所产生的疼痛。因此，室性心动过速的治疗一般首选抗心动过速起搏，无效时进行低能电击复律，再无效时进行高能电击复律的阶梯治疗方法。

抗心动过速起搏有 2 种基本方式，即短阵快速起搏（burst pacing）及周长递减起搏（ramp pacing）。根据需要抗心动过速起搏治疗程序可以设定多个，每个程序内可以选用 2 种起搏方式之一或两者合用，还可以在其中加入扫描功能。

（三）抗心动过缓起搏

ICD 的抗心动过缓起搏功能用于电击复律 / 除颤后的支持起搏或同时有心动过缓需要起搏治疗的患者。抗心动过缓起搏与抗心动过速起搏的脉宽，输出电压和不应期是单独程控的，两者之间互不干扰，但感知灵敏度是与心动过速的诊断程序共用的，不能单独程控，一般使用 0.3 mV。起搏耗电，影响 ICD 寿命，起搏频度越大，寿命越短。

三、儿童 ICD 植入并发症

ICD 植入的并发症和心脏起搏器植入相似。ICD 脉冲发生器体积更大，增加了局部并发症（包括感染）的风险。目前 ICD 电极的仅比起搏电极稍粗一些，电极植入途径和位置及长期的稳定性基本同起搏器电极。植入心外膜电极可产生心包切开术后综合征和随生长发生的电极片移位。早期的特殊并发症还包括在心力衰竭患者中进行心室除颤阈值测定时出现电 - 机械分离，需要紧急心肺复苏。

（1）电极故障：儿童比成人活动多，因此儿童电极故障率比成人高。电极断裂和绝缘层破坏可造成不适当放电和当心室扑动发生时 ICD 不能正常工作。研究表明 10 年随访期成人电极断裂和绝缘层破坏的发生率为 20%，而在儿童中 2 年随访期发生率为 7% ~ 30%。另外，儿童中远期随访除颤阈值增高的发生率较高，当需要调整更高输出功率时往往程控无效。

（2）不适当放电：在多数的研究报道中，不适当放电发生率仅比适当放电发生率略低，一级预防时 17% ~ 23%，二级预防时高达 30%[2, 10-14]。导致不适当放电的原因有窦性心动过速、室上性心动过速、T 波过感知和电极故障。其中儿童活动时过快的心率是导致不适当放电的最常见原因。为避免这种现象发生，可采取如下措施：在植入 ICD 前了解患儿活动时正常的最快心率；使用 β 受体阻滞剂降低最快心率；适当提升心率识别区间来避免窦性心动过速时触发电击。不适当放电的其他原因包括房性心动过速和心房扑动，而房性心动过速和心房扑动可通过双腔 ICD 装置的心房起搏治疗或通过射频消融治疗。尽管通过双腔 ICD 装置试图减少不适当放电，然而有研究表明发生不适当放电的概率在单腔 ICD 中为 13%，而双腔 ICD 可高达 24%[13]。目前还不能明确，这种差别仅是偶然还是在单腔 ICD 时更关注使用 β 受体阻滞剂和调高心率识别区间程控设置，而在双腔 ICD 中更依赖于根据鉴别算法。T 波过感知时需要降低心室感知灵敏度，同时还要避免低感知，这在肥厚型心肌病和左室致密化不全时更应注意。如果因电极障碍引起电极过感知并诱发放电，往往需要更换电极。

（3）电风暴：电风暴是一种少见但后果严重的并发症。某种情况下不适当放电可引起疼痛和交感神经兴奋，进一步导致室性心律失常发生，随之再发生电击。这种情况将会持续反复发生直至自行终止或应用抗心律失常药物终止，但可因抗心律失常药物的应用导致 ICD 治疗无效或发生

电 - 机械分离而导致死亡[2]。在 LQTS 和 CPVT 患儿中尤其要注意电风暴的发生，无临床症状的短暂室性心律失常时不适当放电可诱发电风暴，延长 ICD 诊断时间可减少电风暴发生。

四、儿童 ICD 的植入技术问题

随着技术的不断改进，即使低龄儿童也可实现经心内膜途径植入 ICD，但存在一定的并发症风险。低龄儿童应选择植入单腔 ICD 及经腋静脉穿刺植入除颤电极以减少穿刺静脉狭窄或闭塞发生，需在右心房内预留电极导线弯度供儿童生长发育所需（图 12-4-1）。国外低龄低体重婴幼儿首选心外膜除颤电极导线（国内尚不具有心外膜除颤电极导线）。目前国内报道经心内膜途径植入 ICD 的最小年龄为 5 岁，体重 18 kg[15]。存在心内分流的先天性心脏病患者，如果经静脉途径植入心内膜 ICD 电极导线需要长期抗凝，但仍存在血栓栓塞的风险。

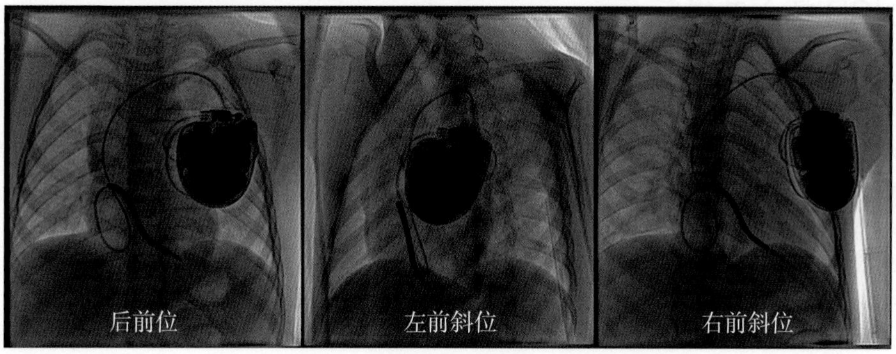

图 12-4-1　5 岁患儿植入单腔 ICD 影像

经皮下植入电极的ICD装置目前已可用，脉冲发生器置于左前胸部皮下，电极置于胸骨旁皮下，可提供除颤功能，并能支持复律后窦性停搏的起搏功能。这种系统目前仅能用于成人和体重＞40 kg 的儿童[16]。如果患者需长期起搏则需联合使用传统的起搏器。随着装置的持续小型化和无须经静脉或经胸植入电极，ICD 植入的适应证扩大，在不远的将来随机对照研究有可能实现。

五、儿童 ICD 术后心理和生活方式的问题

儿童 ICD 术后面临一些心理问题，如由心脏停搏导致的大脑功能障碍，因 ICD 植入导致生活方式的改变，接受药物治疗及 ICD 可能出现的放电。但大部分儿童较少受到影响，因此不是所有的孩子都需要心理问题干预[17]。部分儿童和青少年可能面临一些心理问题，主要是由于心理压力大及可能出现的电击，特别是 CPVT 患儿，对电风暴的恐惧可触发电风暴，需要给予心理干预。

植入 ICD 的患者一般可进行非竞技性和非接触式运动，LQTS 患者植入 ICD 后是否可进行竞技性运动存在争议[18]。

六、儿童和先天性心脏病患儿植入 ICD 的总结

综上，ICD 对 SCA 生还儿童的二级预防是有益的。但儿童 ICD 植入技术更具挑战性。由于儿

童心率较快及活动量大，ICD 植入的并发症较多，要特别注意参数设置、长期药物治疗及随访监测。成人 ICD 植入一级预防的适应证不能类推至儿童，可作为个体植入 ICD 时的参考。

（江　河　李小梅）

参考文献

[1] Liberthson RR. Sudden death from cardiac causes in children and young adults[J]. N Engl J Med, 1996, 334: 1039-1044.

[2] Berul CI, Van Hare GF, Kertesz NJ, et al. Results of a multicenter retrospective implantable cardioverter-defibrillator registry of pediatric and congenital heart disease patients[J]. J Am Coll Cardiol, 2008, 51: 1685-1691.

[3] 李小梅，丁燕生，马长生，等. 中国儿童心血管植入性电子器械专家共识（中国生物医学工程学会心律分会）[J]. 中国心脏起搏与心电生理杂志，2023, 37(1): 1-11.

[4] Mazzanti A, Maragna R, Vacanti, et al. Interplay between genetic substrate, QTc duration, and arrhythmia risk in patients with long QT syndrome[J]. J Am Coll Cardiol, 2018, 71: 1663-1671.

[5] Wedekind H, Burde D, Zumhagen S, et al. QT interval prolongation and risk for cardiac events in genotyped LQTS-index children[J]. Eur J Pediatr, 2009, 168: 1107-1115.

[6] Moore JP, Gallotti RG, Shannon KM, et al. Genotype predicts outcomes in fetuses and neonates with severe congenital long QT syndrome[J]. JACC Clin Electrophysiol, 2020, 6: 1561-1570.

[7] Priori S, Napolitano C, Memmi M, et al. Clinical and molecular characterization of patients with catecholaminergic polymorphic ventricular tachycardia[J]. Circulation, 2002, 106: 69-74.

[8] Hayashi M, Denjoy I, Extramiana F, et al. Incidence and risk factors of arrhythmic events in catecholaminergic polymorphic ventricular tachycardia[J]. Circulation, 2009, 119: 2426-2434.

[9] Kannankeril PJ, Moore JP, Cerrone M, et al. Efficacy of flecainide in the treatment of catecholaminergic polymorphic ventricular tachycardia: a randomized clinical trial[J]. JAMA Cardiol, 2017, 2: 759-766.

[10] Heersche JH, Blom N, van de Heuvel F, et al. Implantable cardioverter defibrillator therapy for prevention of sudden cardiac death in children in the Netherlands[J]. Pacing Clin Electrophysiol, 2010, 33: 179-185.

[11] Hamilton RM, Dorian P, Gow RM, et al. Five-year experience with implantable defibrillators in children[J]. Am J Cardiol, 1996, 77: 524-526.

[12] Chatrath R, Porter CB, Ackerman MJ. Role of transvenous implantable cardioverter-defibrillators in preventing sudden cardiac death in children, adolescents, and young adults[J]. Mayo Clin Proc, 2002, 77: 226-231.

[13] Lawrence D, Von Bergen N, Law IH, et al. Inappropriate ICD discharges in single-chamber versus dual-chamber devices in the pediatric and young adult population[J]. J Cardiovasc Electrophysiol, 2009, 20: 287-290.

[14] Çeliker A, Olgun H, Karagoz T, et al. Midterm experience with implantable cardioverter-defibrillators in children and young adults[J]. Europace, 2010, 12: 1732-1738.

[15] 李小梅，江河，张仪，等. 植入式心电事件监测器与埋藏式心脏转复除颤器联合诊治低龄儿童先天性长 QT 综合征一例 [J]. 中国心脏起搏与心电生理杂志，2018, 32(3): 307-309.

[16] Griksaitis MJ, Rosengarten JA, Gnanapragasam JP, et al. Implantable cardioverter defibrillator therapy in paediatric practice: a single-centre UK experience with focus on subcutaneous defibrillation[J]. Europace, 2013, 15: 523-530.

[17] DeMaso DR, Lauretti A, Spieth L, et al. Psychosocial factors and quality of life in children and adolescents with implantable cardioverter-defibrillators[J]. Am J Cardiol, 2004, 93: 582-587.

[18] Lampert R, Cannom D, Olshansky B. Safety of sports participation in patients with implantable cardioverter defibrillators: a survey of heart rhythm society members[J]. J Cardiovasc Electrophysiol, 2006, 17: 11-15.

第 5 节　植入式心脏节律记录器的临床应用

儿童及青少年晕厥症状较为常见[1]，其中心源性晕厥占 2% ~ 3%，发生率不高，但危险程度最大[2]，85% 的儿童和青少年猝死为心源性晕厥所致[3]。因此对于原因不明的晕厥，应首先明确诊断或排除心源性晕厥。心律失常是心源性晕厥最常见病因之一，确诊较为棘手，原因在于：①晕厥发作的不可预知和偶然性，常规心电图或动态心电图监测期间可能无晕厥发作；②晕厥发作的短暂性，难以记录到发作时的心电图。因此，对于高度怀疑晕厥或近乎晕厥等症状与心律失常相关，或反复发作不明原因晕厥的患儿，应考虑长期心电监测。

植入式心电事件监测器（insertable cardiac monitoring，ICM）是经皮下植入的设备，可进行长期心律监测和记录患者的症状事件，症状事件发生时患者触发录制或根据预设标准自动存储实现心律跟踪，有助于早期诊断。一项欧洲多中心研究对不明原因晕厥的 218 例患者植入 ICM，监测 2 ~ 3 年发生阳性事件 170 例（78%），其中心脏事件 128 例（75%）[4]。

一、晕厥患者评估、危险分层及儿童 ICM 植入适应证

（1）《2018 ESC 晕厥诊断和管理指南》[5] 对晕厥患者提出了评估和危险分层（图 12-5-1），以及心电监测和植入 ICM（ILR：可植入式循环记录仪）的适应证（表 12-5-1）。

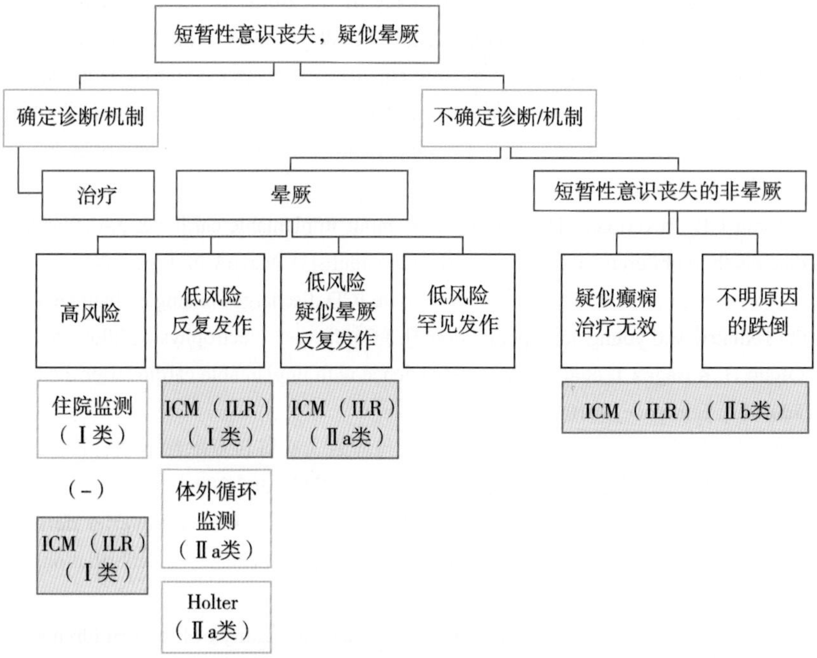

图 12-5-1　晕厥患者的评估及危险分层

表 12-5-1　心电监测适应证

推荐内容（适应证）	推荐等级	证据级别
高危患者可立即进行院内监测（床旁或遥测）	Ⅰ	C
对于频发晕厥或近乎晕厥（每周发作≥ 1 次）患者应进行动态心电图监测	Ⅱ a	B
对于症状间隔≤ 4 周的患者，应在指标事件发生后尽早使用体外循环记录仪	Ⅱ b	B
ILR 适用于不明原因晕厥、缺乏高危标准且预计在该设备电池寿命内可反复发生晕厥患者的早期评估阶段	Ⅰ	A
ILR 适用于具有高危标准的晕厥患者，这些患者在经过综合评估后并未明确病因或指向某种确定治疗方案，且没有主要的 ICD 或起搏器植入的常规适应证	Ⅰ	A
对于疑似或确定晕厥反复发作或发作时症状严重的患者，应考虑植入 ILR	Ⅱ a	B
ILR 可用于怀疑癫痫但针对性治疗无效的患者	Ⅱ b	B
不明原因跌倒的患者可考虑植入 ILR	Ⅱ b	B

ILR：可植入式循环记录仪；ICD：埋藏式心脏复律除颤器

（2）儿童 ICM 植入适应证见表 12-5-2[6]。所有患者在植入 ICM 前均需进行无创性心电监测。

表 12-5-2　儿童 ICM 植入适应证

等级	推荐	证据水平
Ⅰ	具有高风险的晕厥患者，综合评估无法明确病因及制订特定治疗方案，且无明确的起搏器或 ICD 植入指征	B
Ⅱ a	1. 不明原因的反复晕厥发作，非 SCD 高风险患者 2. 疑似心律失常所致的非频发性晕厥（间隔期 30 d），无创性检查未明确病因的患者 3. 伴有恶性心律失常的结构性心脏病或离子通道病患者，植入 ICM 便于管理	B
Ⅱ b	1. 频发或严重晕厥发作，疑似反射性晕厥的患者 2. 对抗惊厥药物无效、经临床仔细评估筛选的疑似癫痫患者 3. 严重但非频发心悸，经多种监测设备未明确病因的患者	C

二、ICM 植入技术

通过无菌手术植入在左胸前区皮下。术前通过程控仪遥测包装内的 ICM，输入完善患者信息，进行预程控。植入最佳位置：ICM 位置与第 4 肋骨间隙的胸骨呈 45° 角，ICM 上端定位在距离胸骨左缘 2 cm，在第 4 肋间隙上与胸骨缘平行（图 12-5-2、图 12-5-3）。术前可借助曲别针等在透视下模拟定位，用记号笔在皮肤上标记相应位置。术中常规消毒、铺巾，局部麻醉后用随装置提供的工具切开皮肤，再将植入工具主体带大槽的一侧朝上，将植入工具经切口插入皮下，左右旋转扩开切口，形成大小合适的囊袋，然后翻转植入工具主体并使工具主体抵住切口，将柱塞插入植入工具主体并完全推入，将大槽中的 ICM 植入囊袋内，固定到位（距切口大约 10 mm 处），然后移除植入工具（图 12-5-3、图 12-5-4）。缝合前程控参数并确认 ICM 感知性能（测试 R 波感知参数应＞ 0.3 mV）。缝合切口。无菌纱布覆盖包扎。

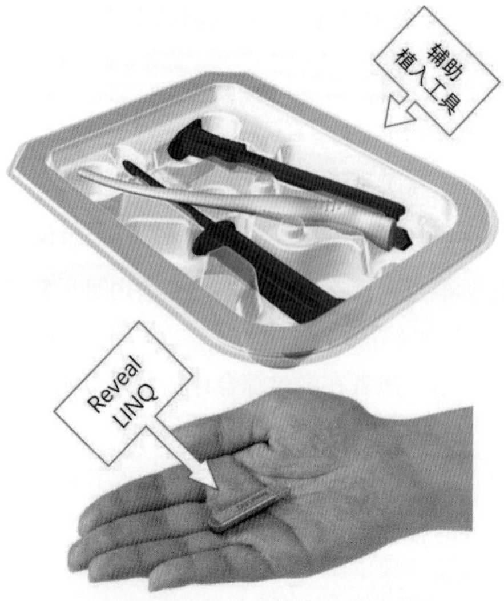

图 12-5-2　ICM（Reveal LINQ）及辅助植入用具

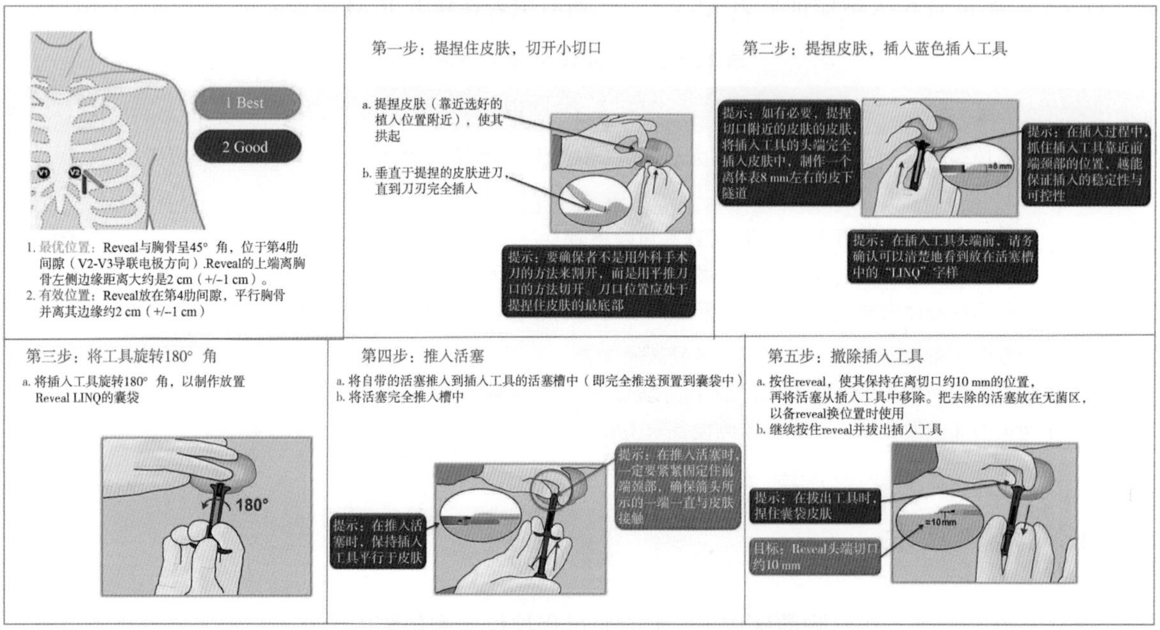

图 12-5-3　ICM（Reveal LINQ）植入方法

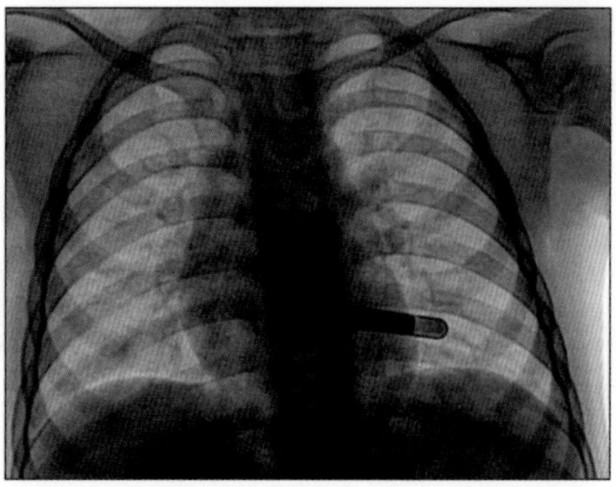

图 12-5-4　ICM（Reveal LINQ）植入后影像

三、儿童 ICM 应用概况

1997 年 ICM 开始应用于临床，结果证实 ICM 的植入可确定症状事件与心律失常的关联性[7]。ICM 在儿童领域的研究较少。Rossano 等评估了 21 例（年龄 6 ~ 24 岁）植入 ICM（Reveal Plus）病例，诊断率为 67%，显示症状事件与心律失常具有很好的相关性[8]。Frangini 等报道了 27 例植入 ICM（Reveal LINQ or Reveal Plus）的儿童患者，诊断率为 95%[9]。Al Dhahri 等报道了 21 例植入 ICM（Reveal LINQ < 6 岁的小儿病例，其诊断率为 47%[10]。这些研究提示 ICM 在儿童晕厥中有较好的诊断价值。国内儿童 ICM 研究也显示 ICM（Reveal LINQ）应用最小年龄为 5 岁，无并发症发生,ICM 可安全有效应用于儿童领域,其对儿童和青少年心源性晕厥的确诊率达 60%[11]。

儿童及青少年的遗传性心律失常综合征，如 LQTS、Brugada 综合征和 CPVT 等是儿童及青少年心源性晕厥或猝死的重要原因[12]，但心源性晕厥并不一定与恶性室性心律失常相关。近 20 年来，遗传性心律失常综合征的机制研究有了很大进展，但仍然存在不能确诊及治疗棘手局面。由于基因检测的广泛应用，越来越多尚未报道过的基因突变被发现，这些突变是否具有临床致病意义还不清楚，特别是对临床表现又不典型的病例，确诊常存在困难。对于这部分病例，依据 ICM 捕捉有临床意义的心律失常对诊断及治疗往往具有决定性作用。Kubala 等报道了 11 例怀疑室性心律失常的 Brugada 综合征患者，植入 ICM 结果显示为窦性心动过缓或房室传导阻滞导致的晕厥，并不是室性心律失常所致[13]。国内儿童 ICM 研究中也发现了类似情况：CPVT 患儿晕厥发生时并没有记录到恶性室性心律失常，而发生室性心动过速时患儿并没有晕厥，明确了其晕厥与心律失常无相关性，这使患儿免受费用昂贵且风险高的植入 ICD 治疗[11]。由于 ICM 能很好显示症状 / 事件与心律失常的相关性，通过 ICM 的监测数据可以获知遗传性心律失常综合征患者晕厥的真实原因，提升治疗针对性及精准性，避免过度诊疗[3-4]。

ICM 不仅对晕厥诊断具有重要作用，对指导心律失常治疗的临床决策也具有重要价值，如治疗方案选择临床观察、药物治疗、起搏治疗或植入 ICD[12]。早期文献称 ICM 由于没有治疗作用，不建议用于恶性心律失常病例[9]。但近期有研究将 ICM 应用于 LQTS 患者的恶性心律失常的早期识别[14]。国内李小梅团队报道了 LQT1 型 4 岁男童，尽管已服用足量普萘洛尔，但剧烈运动仍能诱发晕厥，晕厥时 ICM 记录到多形性室性心动过速，获得了晕厥的直接证据。由于儿童运动量较大，基础心率水平高于成人，容易造成 ICD 不适当放电。研究表明儿童 ICD 不适当放电率约为 20%。本例患儿通过 ICM 获得了正常窦性心律范围和室性心动过速的频率，从而较精准地设置 ICD 的室性心动过速识别区间，既保障了室性心动过速发作时可有效放电，又避免了因误识别窦性心动过速而不适当放电的风险。另外，ICM 记录到该患儿室性心动过速终止后有 1.5、3.8 s 的窦性停搏，因此 ICD 设置了除颤后的低频起搏，弥补了继发心脏停搏的风险，提高了治疗安全性。ICD 植入后 1.5 年随访程控 ICD 时发现该患儿发作了 1 次室性心动过速，ICM 记录到室性心动过速共持续 7 s，ICD 放电成功除颤，患儿没有任何异常表现。这得益于 ICM 提供的室性心动过速精准参数（图 12-5-5）[15]。

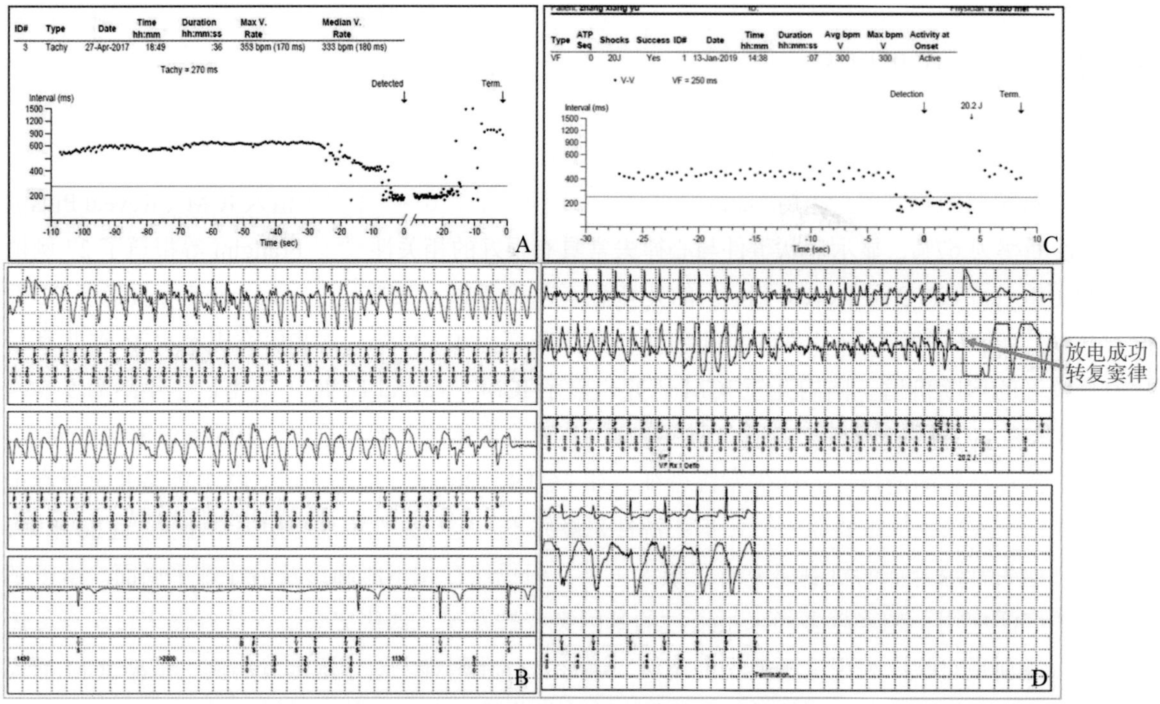

图 12-5-5　患儿 Reveal LINQ 记录到心脏事件

A. 晕厥发作前及发作时心率趋势图；B. 晕厥发作时多形性室性心动过速及窦性停搏；C. 植入 ICD 后随访程控时发现该患儿发作了 1 次室性心动过速，ICM 记录到室性心动过速发作前及发作时心率趋势图；D. 室性心动过速共持续 7 s，ICD 放电成功除颤，转复为窦性心律

研究结果提示 ICM 可安全有效应用于儿童领域，对儿童和青少年心源性晕厥的诊断及优化心源性晕厥临床治疗方案具有较大的临床意义。

（江　河　李小梅）

参考文献

[1] 卢慧玲，何婷. 儿童心源性晕厥的评估和诊断 [J]. 中华实用儿科临床杂志，2018, 33(1): 9-12.

[2] Soteriades ES, Evans JC, Larson MG, et al. Incidence and prognosis of syncope [J]. N Engl J Med, 2002, 347(12): 878-885.

[3] Cheung CC, Krahn AD. Loop recorders for syncope evaluation: what is the evidence?[J]. Expert Rev Med Devices, 2016, 13(11): 1021-1027.

[4] Edvardsson N, Frykman V, van Mechelen R, et al. Use of an implantable loop recorder to increase the diagnostic yield in unexplained syncope: results from the PICTURE registry [J]. Europace, 2010, 13(2): 262-269.

[5] Brignole M, Moya A, de Langeet FJ. et al. 2018 ESC Guidelines for the diagnosis and management of syncope[J]. Eur Heartm J, 2018, 39(21): 1883-1948.

[6] 中国生物医学工程学会心律分会. 中国儿童心血管植入性电子器械专家共识 [J]. 中国心脏起搏与心电生理杂志，2023, 37(1): 1-11.

[7] Waktare JE, Malik M. Holter, loop recorder, and event counter capabilities of implanted devices [J]. Pacing Clin Electrophysiol, 1997, 20(10): 2658-2669.

[8] Rossano J, Bloemers B, Sreeram N, et al. Efficacy of implantable loop recorders in establishing symptom-rhythm

correlation in young patients with syncope and palpitations [J]. Pediatrics, 2003, 112(3): 228-233.
[9] Frangini PA, Cecchin F, Jordao L, et al. How revealing are insertable loop recorders in pediatrics ?[J]. Pacing Clin Electrophysiol, 2008, 31(3): 338-343.
[10] Al Dhahri KN, Potts JE, Chiu CC, et al. Are implantable loop recorders useful in detecting arrhythmias in children with unexplained syncope?[J]. Pacing Clin Electrophysiol, 2009, 32(11): 1422-1427.
[11] 江河 , 李小梅 , 戈海延 , 等 . 植入式心电监测设备在儿童及青少年晕厥诊疗中的应用 [J]. 中华实用儿科临床杂志 , 2019, 34(17): 1348-1351.
[12] Avari Silva JN, Bromberg BI, Emge FK, et al. Implantable loop recorder monitoring for refining management of children with inherited arrhythmia syndromes[J]. J Am Heart Assoc, 2016, 5(6): 003632.
[13] Kubala M, Aissou L, Traulle S, et al. Use of implantable loop recorders in patients with Brugada syndrome and suspected risk of ventricular arrhythmia [J]. Europace, 2012, 14(6): 898-902.
[14] Placidi S, Drago F, Milioni M, et al. Miniaturized implantable loop recorder in small patients: an effective approach to the evaluation of subjects at risk of sudden death [J]. Pacing Clin Electrophysiol, 2016, 39(7): 669-674.
[15] 李小梅 , 江河 , 张仪 , 等 . 植入式心电事件监测器与埋藏式心脏转复除颤器联合诊治低龄儿童先天性长 QT 综合征一例 [J]. 中国心脏起搏与心电生理杂志 , 2018, 32(3): 307-309.

第十三章 Chapter 13

其他

第 1 节　心源性晕厥与猝死

一、心源性晕厥和猝死的定义和流行病学特征

晕厥（syncope）指突然发生的、短暂（数十秒，＜5 min）的意识丧失和失张力状态，能自行恢复，且无神经定位体征的一组临床表现，是由各种原因导致全部或大部分大脑皮质或脑干无灌注或严重低灌注引起的。晕厥是儿童常见的急症，国内资料显示 20% ~ 30% 的 5 ~ 18 岁儿童至少经历过 1 次晕厥。儿童晕厥常见病因包括自主神经介导性晕厥和心源性晕厥，另有少部分患儿经各种检查后仍病因不明。其中，自主神经介导性晕厥是儿童晕厥中最常见的基础疾病，占 70% ~ 80%。心源性晕厥是儿童晕厥的第 2 位病因，占 2% ~ 20%，病因复杂，但因为儿童心源性晕厥的猝死率高，发作常没有先兆，有些患者首发症状是心源性猝死（sudden cardiac death，SCD），而反复发作特别是合并抽搐类似癫痫等疾病，漏诊率和误诊率较高，一旦发生猝死，复苏成功率低，社会接受度差，临床应予高度重视。心源性晕厥是由心脏器质性病变或严重心律失常等主要因素引起的晕厥，其发病机制为发作时心脏有效射血量减少或停止，心输出量不足，进而引起脑灌注不足，导致一过性意识丧失。由于心源性晕厥临床起病危急，合并猝死风险高、预后较差，需尽快、积极、精准进行救治。原因不明的晕厥在首次晕厥后，特别是 6 个月内仍有较高病死率可能，部分就是心源性晕厥，只是暂时没有达到心源性晕厥的诊断标准。所以在临床实际工作中，对晕厥患者应仔细排查心脏性病因，及时发现心源性晕厥的诊断线索，不应轻易把所有的晕厥当成预后相对良好的血管迷走性晕厥处理。

猝死是指自然发生、出乎意料地突然死亡。世界卫生组织规定，发病后 6 h 内死亡者为猝死，多数学者主张将猝死时间限定在发病 1 h 内。心脏原因引起的猝死称为 SCD。心搏骤停（sudden cardiac arrest，SCA）指心脏电和机械活动突然停止，患者无反应，无正常呼吸，无循环体征，如果能得到快速、适当的医疗护理，加上长期的管理，患者有可能长期存活。SCA 可发展为 SCD，但两者的概念不同。SCD 造成的死亡约占所有心脏疾病死亡数量的一半。发生率随年龄增长而显著增加，婴儿和儿童的发病率非常低（1/10 万人年），即便如此，SCD 仍然是儿童青少年猝死的

第 2 位病因，约占 39%。无论在任何年龄段，男性 SCD 发病率均高于女性。不同年龄段 SCD 的病因不同。在儿童和青少年中，SCD 的常见病因为儿童器质性心脏病，包括各种心肌病、心肌炎和先天性心脏病等；其次是冠状动脉异常，特别是冠状动脉异常起源；原发性心电异常相关心律失常猝死率高，常无器质性心脏病基础，应予以注意[1]。总之，引起儿童心源性晕厥的疾病种类很多，包括心脏本身和全身性疾病的心脏表现，对于因晕厥就诊的患儿，应及时甄别心源性晕厥，积极查找病因，给予针对性的诊疗方案，对预防儿童和青少年猝死具有重要意义。本章节将结合 2022 年 ESC《室性心律失常管理和心脏性猝死预防指南》（以下简称“指南”）对儿童心源性晕厥较为常见的病因、诊断和治疗方面的新进展进行阐述[2]。

二、儿童心源性晕厥和猝死的常见病因、诊断和治疗

（一）器质性心脏病

各种原因导致心输出量不足以满足脑代谢需求，均可引起晕厥。结构性心脏疾病引起的晕厥需行超声心动图检查。在儿童中，晕厥病因常见包括主动脉瓣狭窄、主动脉缩窄、冠状动脉异常、法洛四联症和大动脉转位等。许多先天性心脏病，尤其是那些有手术瘢痕的心脏病还可引发心律失常，残留的心脏结构异常也可引发心源性晕厥。青春期更常见的疾病是原发性肺动脉高压和肥厚型或扩张型心肌病。与 SCD 关系最密切的心脏器质性疾病包括肥厚型心肌病、主动脉瓣狭窄与冠状动脉异常。对于继发于结构性心脏病的晕厥，治疗的目标不仅是防止晕厥复发，而且要纠正潜在的心脏疾病来降低心脏性死亡的风险[3]。

1. 肥厚型心肌病

肥厚型心肌病（hypertrophic cardiomyopathy，HCM）是儿童期发生的第二大常见心肌病，占儿童期心肌病的 42%，其特征是左室壁厚度增加，不能用异常的心脏负荷增高（如高血压或瓣膜疾病等）来解释。HCM 估计年发病率为 0.24 / 10 万人 ~ 0.47 / 10 万人，患病率为 2.7 / 10 万人。早期报告认为儿童期发病的 HCM 预后非常差，最近基于人群和登记的研究报告表明患病者年死亡率在 1% ~ 2.5%[4]。HCM 的病因在儿科人群中具有异质性，包括先天性代谢异常、神经肌肉疾病和畸形综合征。然而，大多数儿童期明显的特发性 HCM 是由心脏肌节蛋白基因突变引起的，支持在一级亲属中进行心脏筛查，同时对先证者进行基因检测。代谢性或其他综合征性 HCM 患者通常出现在婴儿期或儿童早期，而神经肌肉疾病患者更常在青春期得到诊断[5]。婴儿期以后儿童最常见的死亡原因是 SCD，SCD 多数与突发恶性室性心律失常有关，与心肌缺血、左心室流出道梗死或室上性心律失常等有关。心律失常事件的风险分层是 HCM 患儿管理的基石之一。专门针对 HCM 儿童（1 ~ 16 岁）的 HCM 风险 - 儿童评分包括原因不明的晕厥、最大左室壁厚度、大左房直径、低左心室流出道（LVOT）梯度和非持续性室性心动过速。原因不明的晕厥是 SCD 和适当的 ICD 放电的独立预测因子。对于血液动力学不耐受的合并室性心动过速的 HCM 患者，推荐使用 ICD 植入。对于伴有血流动力学耐受的持续性单形性室性心动过速的 HCM 患者，应考虑植入 ICD。对于＜ 16 岁 HCM 患儿，估计 5 年 SCD 风险≥ 6%（基于 HCM 风险 - 儿童评分），应考虑植入 ICD。目前尚无 HCM 的随机对照试验或队列研究支持药物治疗具有预防 SCD 的重要

作用，对于伴有症状性心房颤动的 HCM 患者，应考虑使用抗心律失常药物（β 受体阻滞剂、胺碘酮、索他洛尔和钠通道阻滞剂）。对于 HCM 和复发性、症状性单形性室性心动过速或因单形性室性心动过速而发生 ICD 放电的患者，可考虑进行导管消融，这些患者常对抗心律失常药物无效、禁忌或不能耐受。

2. 扩张型心肌病

扩张型心肌病（dilated cardiomyopathy，DCM）的特点是左室扩张和心肌收缩功能异常，不能用冠状动脉异常或心脏负荷异常进行解释。较早的研究报告称，人群发生率 1/2700，年发病率为 0.57 例 / 10 万。DCM 成人的注册数据表明，患者病死率 1 年为 20% ~ 25%，5 年约为 50%。儿童期 DCM 预后较差，5 年心脏移植或心力衰竭相关死亡发生率为 40%。然而，与成人相比，儿童 SCD 发病率要低得多，根据来自美国和澳大利亚的两个大型儿科心肌病注册中心的报告，SCD 在 5 年内发生率为 2.4% ~ 3%。DCM 的病因包括遗传性和获得性两大类。遗传易感性也可与外部因素相互作用，如围产期、酒精或化疗相关的心肌病。表型特别是遗传病因，可以随着时间的推移而改变和（或）在疾病表现时可能达不到诊断标准，应考虑诊断性检查包括基因检测和心脏磁共振成像（CMR），以确定病因为导向的风险分层和治疗相关的潜在原因。DCM 致病性基因突变的检出率为 25% ~ 55%，最常见为常染色体显性遗传，最常见突变类型是 *titin* 基因（TTN）的截短突变，其次是 *LMNA*、肉瘤和桥粒突变等。*LMNA*、*PLN*、*RBM20* 和 *FLNC* 等基因突变与恶性室性心律失常和 SCD 的高风险相关。不明原因的晕厥需要进一步评估，心脏电生理检查可能诱发心律失常的发生。对于 DCM 患者，需要对 SCD 的一级预防进行优化的药物治疗（optimal medical treatment，OMT）。出现症状性心力衰竭（NYHA Ⅱ ~ Ⅲ级）且 OMT ≥ 3 个月后 LVEF ≤ 35% 的 DCM 患者应考虑植入 ICD。

3. 致心律失常性右室心肌病

致心律失常性右室心肌病（arrhythmogenic right ventricular cardiomyopathy，ARVC）是一种以心肌被纤维脂肪组织替代为特征的遗传性心肌疾病，主要累及右心室。人群患病率为 1/5000 ~ 1/10000，先证者中男性较常见。首次出现心室纤颤 /SCD 的患者通常较年轻（中位年龄 23 岁）。对于可疑 ARVC 的患者，建议采用 CMR 及进行遗传咨询。ARVC 是由桥粒基因的致病性突变引起的，非桥粒基因的致病性突变较少见。先证者基因检测发现相关致病基因突变阳性率高达 73%，是诊断的主要标准。年轻患者检测到复合 / 双基因的突变占 4% ~ 16%，提示室性心律失常风险增高。限制患者高强度运动是降低 ARVC 患者室性心律失常和疾病进展的重要预防手段。室性心律失常和 SCD 与运动有关，大剂量异丙肾上腺素输注在 90% 的 ARVC 患者中可诱发阵发性室性心动过速，表明交感神经刺激对 ARVC 患者心律失常的发生起促进作用。但 β 受体阻滞剂预防自发性室性心律失常的效果尚不清楚，有限资料表明阿替洛尔潜在有益。对 ARVC 伴有非持续性或持续性室性心律失常患者，指南推荐 β 受体阻滞剂治疗。在多数确诊 ARVC 患者中，心律失常性晕厥是再发心脏事件的重要预测因子（总危险度 3.67，95% 置信区间 2.75 ~ 4.9），应考虑进行 ICD 植入。

4. 主动脉瓣狭窄

主动脉瓣狭窄使从左心室到主动脉的血流受阻，导致左心室后负荷增加、代偿性左心室肥厚、顺应性降低和舒张功能受损。先天性主动脉瓣狭窄在＜ 65 岁人群中相对少见，老年人主动脉瓣狭窄（> 70 岁）最常见的原因是主动脉瓣进行性、退行性变和钙化病变。年轻人的主动脉瓣狭窄，二叶瓣是最常见的先天性心脏异常，即出生时主动脉瓣只有两瓣（二叶主动脉瓣），而不是正常的三叶瓣，患病率为 0.2% ~ 0.8%，也是导致主动脉瓣膜过早病变的常见原因[6]。风湿性心脏病在中低收入国家仍是年轻人主动脉狭窄的重要原因，在发达国家较少见。患者的症状通常发生在重症患者，不具有特异性，包括缺血性胸痛（发生率高达 63%）、劳力性呼吸困难（53% ~ 77%）、乏力（8%）、晕厥前兆或晕厥（2%）[7]。也可出现急性左心衰竭症状。特征性杂音是在胸骨右上缘听到喷射性收缩期杂音，通常放射至颈动脉，伴有第二心音低钝和颈动脉搏动减小。中度至重度主动脉瓣狭窄的患者大多存在收缩期杂音（强度有差别），无杂音常可排除重度主动脉瓣狭窄（阴性预测值为 92%）[7]。经胸超声心动图是诊断的最主要手段。药物治疗效果不佳。对不引起症状的轻度或中度主动脉瓣狭窄，无需治疗，应定期检查主动脉瓣狭窄程度。主动脉瓣严重狭窄或狭窄引起症状时，需外科瓣膜置换膜置换术。指南建议对有严重症状性主动脉瓣狭窄的患者或重度主动脉瓣狭窄患者，无论是否有症状，超声心动图显示左心室失代偿（射血分数< 50%）的患者，推荐进行瓣膜置换术。术后药物治疗包括 RAAS 阻断剂和抗血小板或抗凝治疗。

5. 先天性冠状动脉异常

先天性冠状动脉异常（coronary artery anomalies，CAA）包括多种先天性冠状动脉异常，特征是心外膜冠状动脉的起源或走行异常，总体患病率为 1% ~ 2%[8]。在 CAA 起源中，左或右 CAA 起源于对侧冠状动脉（Valsalva）窦，与 SCD 的风险增加有关，特别是< 35 岁的青少年患者剧烈运动期间或运动之后发生晕厥或猝死。左 CAA 起源比右 CAA 起源少见，但猝死率更高。当左或右冠状动脉起源于对侧冠状动脉窦时，细而长的主干冠状动脉可能经过主肺动脉之间的缝隙供应对侧心肌血流，当这段冠状动脉受压时，引起该冠状动脉供血区域严重缺血而诱发心室纤颤，造成晕厥及猝死。其他与 SCD 相关的因素包括冠状动脉或主动脉与肺动脉之间的动脉瘘、冠状动脉裂隙状开口、开口过高、呈锐角开口、冠状动脉走行于心肌壁内及其心肌壁内段较长。超声心动图观察冠状动脉开口可识别儿童和青少年的 CAA。其他各种诊断技术也可确定冠状动脉的解剖结构及其高危特征。冠状动脉 CTA 是诊断 CAA 的金标准，CMR 是替代检测手段。手术治疗前，特别对无症状患者，应在冠状动脉 CTA 对高危解剖性冠状动脉异常的评估和对运动相关心肌缺血程度的评估。CAA 起源合并 SCA、疑似室性心律失常所致晕厥或在排除其他原因引起的心绞痛患者，应手术治疗校正 CAA。无症状的冠状动脉起源异常、合并心肌缺血或左冠状动脉起源异常且解剖结构存在高危因素的患者，应考虑手术治疗。

6. 先天性心脏病

先天性心脏病(congenital heart disease，CHD)儿童可以通过手术修复和药物治疗改善长期预后，> 90% 的患者可活到成年，因此成人患病率增高。随着围手术期死亡率和早期心力衰竭发生率下降，SCD 是成人 CHD 修复后患者死亡的主要原因（25%）[9]。手术切口、心肌瘢痕和残留或新的解剖异常等是室性心律失常产生的基础。CHD 患者发生持续性室性心律失常和 SCD 的危险分层策略还不完备。对左室扩大和双室扩大患者，LVEF ≤ 35% 可以考虑选择 ICD 植入进行 SCD 的一级预防。原因不明晕厥、心悸或晕厥前兆并存在严重心律失常和非持续性室性心动过速患者，应考虑心脏电生理检查。无症状的法洛四联症（TOF），如果存在心律失常相关的心电学异常，电生理检查可指导 SCD 危险分层。对存在持续室性心律失常或 SCA 后存活的 CHD 患者，应进行心脏影像（特别是 CMR）和血流动力学评估及包括必要的诱发试验来综合评估 SCD 的风险。对已经存在或新出现的解剖异常需进行纠正，有些检查手段（如 MRI）受手术的影响，可以在术前进行。对 TOF 患者，术前评估和干预对外科肺瓣膜置换术有重要性。有些 CHD，如大动脉转位心房折流瓣修复、Fontan 术和 Ebstein 畸形患者，应考虑对室上性快速性心律失常，如房内折返性心动过速或房室折返性心动过速的评估和治疗。如心律失常不能通过纠正可逆因素治疗，推荐 ICD 植入进行 SCD 的二级预防。TOF 合并反复持续单形室性心动过速，推荐导管消融。

7. 心肌炎

心肌炎可引起心肌电生理特性的改变和心律失常，病因复杂，病毒感染较为常见。心肌炎的临床表现个体差异很大，许多儿童可无症状或仅有轻微的流感样症状。然而，心肌炎在儿童的发病率和死亡率较高，充血性心力衰竭和循环衰竭较常见，其中 7% ~ 27% 需要机械支持，4% ~ 18% 进展到需要心脏移植，7% ~ 17% 患儿死亡。急性心肌炎可伴有持续性室性心律失常，持续性快速心律失常发生率为 11.5%，室性心律失常最常见，占 79.5%。快速心律失常时死亡率增加 2.3 倍。心肌炎的临床诊断较为困难，临床根据组织学、免疫学和免疫组化，以及聚合酶链反应（PCR）检测病毒基因组，通过心肌活检明确诊断。急性心肌炎的处理依据患儿的临床表现、心肌活检和病毒 PCR 和组织学结果。疑似心肌炎或伴有轻度心力衰竭时，建议避免运动及使用 β 受体阻滞剂和 ACE 抑制剂。心律失常的治疗参考其他疾病心律失常的治疗原则。有症状的室性心律失常可给予胺碘酮和（或）β 受体阻滞剂。合并室性心律失常或房室传导阻滞的患者必须入院并持续心电监测。有危及生命表现，如暴发性心肌炎、持续室性心律失常或完全房室传导阻滞，应在监护中心进行治疗，需要具备进行心导管手术、心内膜心肌活检、使用机械循环支持设备和管理复杂的室性心律失常的能力。心肌炎多数可自行消退，不遗留后遗症，不复发，也可转变为慢性心肌炎或 DCM。慢性心肌炎合并室性心律失常的管理与 DCM 类似，包括应用抗心律失常药物，有猝死风险者植入 ICD。

（二）心律失常性晕厥和猝死

心律失常发生时可因心输出量的突然下降导致脑灌注不足和晕厥。心动过速时心脏舒张期缩短使心室无足够充盈时间，心动过缓时如果每搏输出量不能对较低的心率做出补偿，则可引起每分输出量减少，严重的心输出量减少不足以维持大脑清醒状态，会导致心源性晕厥。如果心律失常不能及时纠正，就可能引起 SCA，甚至 SCD。

1. 窦房结功能障碍

窦房结功能障碍（sinus node dysfunction，SND）是由于窦房结及其周围组织器质性病变，导致窦房结起搏功能和（或）窦房传导障碍而产生的缓慢性心律失常，可表现为窦性心动过缓、窦性停搏、窦房传导阻滞和慢快综合征等。特发性 SND 在儿童期较少见，病毒性心肌炎及手术损伤是引发 SND 最常见的病因，心肌缺血、长 QT 间期综合征（LQTS）、浸润性心肌疾病也可导致 SND。中枢系统感染导致颅内压增高可引起新生儿窦性心动过缓和窦房传导阻滞，其他因素如缺氧、迷走神经张力增高、代谢紊乱、电解质紊乱、低体温、使用药物（如Ⅱ和Ⅲ类抗心律失常药物、钙通道阻滞剂、地高辛等）等也可引起 SND[10]。SND 早期可无症状，随着疾病进展症状逐渐加重，严重者可导致晕厥甚至猝死。有临床症状的患儿需去除可能的诱发因素、积极治疗原发病之后，

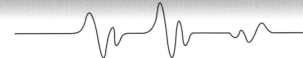

部分患儿的窦房结功能可恢复，对不可逆的永久性症状性 SND 患者，植入起搏器是有效的治疗方法。阿托品或异丙肾上腺素可作为起搏治疗前短期应用以提高心率。对心外膜脂肪垫进行射频消融，改良心脏自主神经功能的方法用于治疗功能性缓慢性心律失常，可能有效地减轻 SND 引起的临床症状。

2. 房室传导阻滞

房室传导阻滞（atrioventricular conduction block，AVB）根据严重程度分为三度：一度 AVB 是传导时间延长，全部心房冲动均可下传。二度 AVB 是部分心房激动不能下传至心室，出现间歇性心室激动脱漏，根据心室激动脱漏的特点又可分为文氏型（Ⅰ型）和莫氏型（Ⅱ型）。三度 AVB 是心房激动完全不能下传心室。先天性 AVB 可能与遗传、发育缺陷、宫内感染和母体产生的抗 SSA 和抗 SSB 抗体通过胎盘影响胎儿心脏传导系统有关[11]。后天获得性 AVB 多有器质性心脏病基础，也可能由功能性因素引起，医源性因素也是较常见的原因。小儿 AVB 的病因以急性心肌炎最常见，其中以病毒性心肌炎多见，细菌感染、风湿性心肌炎等少见。其他见于各种导致的心肌缺氧和缺血。药物引起传导阻滞以循环系统用药最常见，其次是作用于自主神经系统的药物。先天性心脏病或介入术后发生的 AVB 有增多趋势。症状严重程度与阻滞的严重程度有关：一度 AVB 通常无症状；二度 AVB 可有心悸症状；三度 AVB 可出现晕厥，出现阿斯综合征时心室停搏一般＞ 15 s。新发的 AVB 应积极寻找并去除病因，多数患者在积极治疗后传导改善。对心脏手术，应严格掌握适应证和禁忌证，减少或避免传导阻滞的发生。

3. LQTS

先天性 LQTS 是一种家族遗传性心脏离子通道病，发病率约为 1/2500[12]。主要表现为编码心脏离子通道的基因突变引起的心肌复极异常，在心电图 QT 间期延长基础上出现早后除极诱发的尖端扭转型室性心动过速（torsade de pointes，TdP），从而导致晕厥，可自行恢复窦性心律或恶化为心室纤颤导致患者猝死。迄今已发现 20 余种与 LQTS 相关的致病基因突变，包括编码钾通道、钠通道、钙通道等及其相关调节蛋白的基因。最常见的类型为是 LQT1、LQT2 和 LQT3，共占＞ 90% 基因确诊的病例[13]，中国人群中以 LQT2 最常见，在大的医学中心，其他类型的 LQT 也可见到。未经治疗的 LQT3 患者 10 年死亡率可达 20% ~ 50%，特别是 LQT3 和 LQT8 等类型猝死率较高。LQTS 的症状常由运动、游泳、情绪激动和精神刺激等触发（如 LQT1）、惊吓或噪声等（LQT2），也可在休息和睡眠时发作（部分 LQT2 和 LQT3）。QTc 正常和延长的诊断标准：多以Ⅱ和 V_5 导联测量，QTc 的正常上限为男性 440 ms，女性 450 ms；QTc 延长的标准为男≥ 470 ms，女≥ 480 ms。心电图 QTc 受心率影响，LQT1 在心率快时延长明显，LQT2 和 LQT3 则多在心率慢时延长较明显，但 QTc 延长的幅度受雌激素水平和延长 QT 间期的药物或低钾等多种因素的影响。先天性 LQTS 患者，无论有无症状均应给予相应治疗。首先避免诱发因素，如 LQT1 患者应避免竞技性运动；LQT2 患者应避免声音刺激等。TdP 发作前常有 QTc 的明显延长、T 波电交替或心电图 RR 间期的短 - 长 - 短现象。LQTS 的诊断需结合患者心电图、临床病史、家族史进行综合判断，具备以下 1 种或多种情况可以诊断 LQTS：①无引起 QT 间期延长的继发因素，Schwartz 评分≥ 3.5 分；②存在至少 1 种明确的致病基因突变；③无引起 QT 间期延长的继发因素，12 导联心电图记录到 QTc ≥ 480 ms。以下情况也可以考虑诊断：不明原因晕厥且 12 导联心电图 QTc 为 480 ~ 499 ms，尽管无引起 QT 间期延长的继发因素、未发现致病性基因突变[13]。治疗的基本措施包括避免发作的诱因和可能延长 QT 间期的药物，如抗生素中的大环内酯类和喹诺酮类、Ⅰa 类和Ⅲ类抗心律失常药、部分抗抑郁药和平滑肌动力药、抗肿瘤药物等；关键药物包括 β 受体阻滞剂，特别是非选择性的普萘洛尔和纳多洛尔，可预防心律失常发作并在有些类型降低猝死率，对 LQT3 可能疗效较差，可抑制晚钠电流的药物包括Ⅰb 类药物美西律在大多数 LQT3 具有基因特异性治疗作用，可缩短 QTc 间期疗效较好[14-15]。在其他 LQT 类型中，如 β 受体阻滞剂治疗后 QTc 仍明显延长也可试用美西律并评估疗效。药物治疗后仍有心律失常或 SCA 发作者，可行左心交感神经切除术（LCSD）并推荐植入 ICD。

4. Brugada 综合征

Brugada 综合征（Brugada syndrome，BrS）是由编码心肌细胞离子通道的相关基因突变引起的遗传性心脏离子通道病，主要特征为心电图右胸（V_1 ~ V_2）导联在常规位置或抬高位置（第 3 和第 2 肋间相应位置）J 点抬高≥ 2 mm，伴 ST 段穹隆样抬高（称为 1 型改变），可能发生多形性室性心动过速，可能恶化为心室纤颤，引起晕厥，甚至 SCD，一般无明显结构性心脏病证据。J 波综合征诊断的上海标准> 3.5 分可诊断 BrS，属常染色体显性遗传，突变基因与心肌细胞钠、钾、钙离子通道功能异常相关，导致心肌细胞的除极和（或）复极的异常，引起二相折返及心律失常的发生。迄今为止已报告约 20 种相关基因突变位点，其中以 *SCN5A* 基因突变最为常见，但总基因检出率为 20% ~ 30%。BrS 患者心律失常与心率减慢、心搏长间歇或与迷走神经张力增高相关，因此常见夜间或凌晨发作甚至猝死，雄激素水平增高如男性在 20 ~ 40 岁较常见；体温或环境温度升高、使用可抑制钠通道的药物（包括心脏用药和心脏外如神经科用药等）时心电图改变及心律失常发作加重。心电图是确定 BrS 诊断的最重要手段，自发性 1 型改变可直接诊断，如果为 2 型（马鞍形 ST 短抬高）或 3 型（J 点抬高< 2 mm）则需要行高肋间（第 2 和 3 肋间）右胸导联，必要时长程心电图（如 Holter）或钠通道激发试验等协助诊断。需要指出的是，通过钠通道阻滞剂和发热等诱发出的 1 型 Brugada 波因为心律失常危险性低，不能直接诊断为 BrS，需要患者有心律失常发作或家族病史才可以诊断；对可疑患者可按上海诊断标准进行评分，≥ 3.5 分可以诊断，2 ~ 3 分为可疑诊断，< 2 分无诊断意义。诊断 BrS 之后需进行仔细的危险分层，根据分层制订治疗方案。ICD 是唯一可有效预防 BrS 患者 SCD 的治疗方式，所有发生过晕厥或 SCA 的患者应植入 ICD 进行二级预防。避免使用可抑制钠通道的药物，特别是Ⅰc 类等。I_{to} 电流在右室流出道心外膜面心肌细胞幅度较大，是 BrS 合并 2 相折返和多形室性心动过速发生的主要机制，奎尼丁可阻滞 I_{to} 预防患者的多形性室性心动过速发作。异丙肾上腺素、西洛他唑可增强 L 型钙通道的钙内流，分别用于 BrS 合并电风暴和不能获得奎尼丁时的药物选择，但临床疗效需要更多证实[16]。对不能植入 ICD 或 ICD 植入后反复适当放电患者，奎尼丁和射频消融右室流出道可作为Ⅰ级推荐。无症状 BrS 不建议常规导管消融[17]。

5. 儿茶酚胺敏感性室性心动过速

儿茶酚胺敏感性室性心动过速（catecholaminergic polymorphic ventricular tachycardia，CPVT）是由编码肌浆网钙调控蛋白的基因突变引起肾上腺素能儿茶酚胺刺激诱发双向性室性心动过速或多形性室性心动过速，可恶化为心室纤颤，导致以晕厥或猝死为特征的遗传性心律失常综合征。基因突变最常见是兰尼碱受体（*RyR2*）基因突变，少见集钙蛋白（*CASQ*）、*CALM1*、*TRDN* 和 *TRD* 突变。CPVT 的心律失常发作及临床表现多发于儿童和青春期，约 35% 的患者出现在< 10 岁，

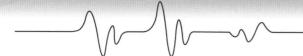

最大发病年龄 40 岁，未治疗者< 50 岁晕厥发生率达 80%，死亡率达 30% ~ 50%，是无结构性心脏病年轻患者不明原因 SCD 的主要原因。未发作心律失常时心电图可完全正常，心脏结构正常，易造成误诊漏诊，尤其是幼儿或儿童期。对疑似患者，平板运动试验、长程心电图如 Holter 记录到与运动或交感兴奋相关和随心率增快而出现的多形性室性期前收缩（特别双向性室性期前收缩）、双向性室性心动过速、多形性室性心动过速等心电图表现；还可记录到窦性心动过缓等缓慢性心律失常和房性等其他多种类型的快速性心律失常。运动激发试验的阳性率 60% ~ 90%，重复性好，常有心律失常发作的运动量阈值，与运动量相关的双向性室性期前收缩和（或）室性心动过速是诊断的"金标准"。肾上腺素或异丙肾上腺素激发试验诱发率低（敏感度 30% ~ 40%），但特异性高，有诱发严重心律失常的风险。基因检测推荐 *RyR2* 和 *CASQ2* 筛查[18]。治疗的基础措施是患者的教育，减少精神压力，避免或限制竞技性运动和剧烈活动及精神紧张。β 受体拮抗剂是治疗的基石，可采用可耐受最大剂量；根据症状或运动试验中诱发心律失常的阈值心率进行联合氟卡尼或普罗帕酮治疗，可提高疗效，LCSD 有效减少发作[19]。SCD 风险高或药物难治性室性心律失常患者，应推荐植入 ICD，目前没有 ICD 可减少 SCD 的充分证据。

6. 短 QT 间期综合征

短 QT 间期综合征（short QT syndrome，SQTS）是以心电图 QT 间期缩短为特征，可合并室性心动过速 / 心室纤颤和 SCD，但心脏结构正常的一种遗传性心脏离子通道病。遗传性 SQTS 至今才报道 200 余例，> 40% 患者在< 40 岁首次发作 SCD。首发症状出现早，可见于儿童期，是婴幼儿 SCD（婴儿猝死综合症）的原因之一。除 QTc 缩短外，心电图常见明显的早复极改变及 U 波（尤其是 V_2 ~ V_4 导联），可合并心房纤颤。QT 间期短导致有效不应期缩短，胸导联 T 波对称性高尖。属常染色体显性遗传，有遗传异质性，编码钾通道和钙通道的 6 个突变基因与 SQTS 相关，包括 *KCNH2*、*KCNQ1* 和 *KCNJ2* 等。早期识别 SQTS 患者及评估 SCD 风险，ICD 可有效防治 SCD，有明确的 SCD 家族史且 SCA 存活者有 QTc 缩短证据时，推荐植入 ICD。年龄过小的儿童，在 ICD 植入前，可给予抗心律失常药物治疗。奎尼丁延长 QTc 并减少危及生命的心律失常事件发生，且不良反应发生率相对较低，但没有证据表明药物治疗可降低 SCD 的风险。室性心动过速 / 心室纤颤电风暴时，静脉异丙肾上腺素有效[20]。

7. 早复极综合征

早复极心电图（early repolarization pattern，ERP）为下壁和侧壁导联出现 J 波伴或不伴 ST 段抬高，当合并多形性室性心动过速、心室纤颤和 SCD 发作时称为早复极综合征（early repolarization syndrome，ERS），J 波综合征诊断的上海标准达到 5 分即可诊断。ERS 与 BrS 统称为 J 波综合征。ERP 在年轻男性和儿童中更常见，与雄激素水平高有关，运动量大特别是职业运动员，ERP 发生率更高，恶性 ERP 的发生率 8% ~ 44%[21]。心电图改变在心率减慢、心搏长间歇或迷走神经张力增高时更明显，可合并血管迷走性晕厥。ERP 患者 18.5% 有晕厥发作，是室性心动过速 / 心室纤颤复发的独立危险因子，突发恶性心律失常是首发表现。ERP 和 ERS 的诊断高度依赖心电图，心率减慢时明显，长程心电图，包括 Holter 检测有重要性。ICD 植入是 SCD 生还者二级预防的 Ⅰ 类指征；有晕厥发作史的患者家族成员，如心电图上有至少 2 个下壁或侧壁导联 ST 段抬高≥ 1 mm 也可考虑植入 ICD；高危心电图表现（高 J 波振幅，水平型或下斜型 ST 段抬高）、明确的猝死家族史无症状患者，无论有无致病基因突变，也可考虑植入 ICD。复极化假说认为 I_{to} 介导的

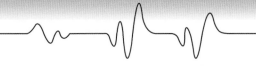

1 相 AP 切迹是其致病机制，奎尼丁非选择性地抑制 I_{to} 和 I_{Kr} 电流，治疗 ERS 有效。已植入 ICD 的患者，长期口服奎尼丁可抑制室性心动过速 / 心室纤颤（Ⅱ a类指征）[22]。ERS 患者发生电风暴时，推荐静脉滴注异丙肾上腺素（Ⅱ a 推荐）。西洛他唑对部分患者可能有效。

8. 预激综合征

预激综合征又称 Wolff-Parkinson-White 综合征（WPW 综合征），是指起源于窦房结或心房的激动在经正常的房室传导系统下传激动心室的同时，又通过房室之间的异常通道（旁道）提前激动一部分或全部心室，从而改变心室激动的顺序，引起一系列心电图改变的综合征，包括心电图 PR 间期缩短（< 0.12 s）、QRS 波起始部出现 δ 波和 QRS 波增宽。患者可伴发室上性快速性心律失常，是小儿室上性心动过速最常见的病因。婴儿期 WPW 综合征患者合并的心动过速常被漏诊，4 ~ 6 岁发生率增高，21 ~ 40 岁达高峰。临床表现与心率快慢等多重因素有关，差异较大，轻者无症状，严重的发作特别合并心房颤动时可引起休克或诱发心室纤颤而导致晕厥和猝死，长程持续的心动过速也可导致心功能不全。治疗方法分为药物治疗和非药物治疗。发作时可采用非药物（兴奋迷走神经）和（或）药物治疗（常用腺苷、普罗帕酮或维拉帕米，静脉给予）终止心动过速。心动过速发作频繁、发作时心室率快、持续时间较长或症状严重者，首选射频消融以消除旁道，手术相对安全、成功率高且并发症低。

三、儿童心源性晕厥和 SCD 的临床评估

（一）病史和体格检查

病史采集应重点询问提示心源性晕厥的“危险信号”。① 心律失常性晕厥的特征：无迷走神经兴奋相关的前驱症状，任何体位均可发作（与直立体位无关），诱因常为剧烈运动、情绪激动或噪声刺激等，也可睡眠或休息时发作，常无先兆症状或有心悸、胸痛等特征性症状，发作时意识突然丧失，表现为突然摔倒、面色苍白或发绀，呼吸停止，发作持续时间较短，多数患者发作次数相对较少且病史较短。② 家族史：一级亲属不明原因早发猝死史，LQTS 和 CPVT 患者可有溺水、运动或车祸等意外死亡家族史。其他应注意的可提示遗传性心律失常的病史包括癫痫家族史（LQTS 和 CPVT 常被误诊为癫痫）、婴儿猝死综合征、耳聋、亲属中有< 50 岁心力衰竭史或起搏器植入病史。③用药史：抗心律失常药物和其他可能导致 QT 间期延长，引发心律失常发作的药物。听诊发现心率和节律的改变，心前区隆起或触及震颤，响亮杂音及新发的杂音，多见于器质性心脏病。还需注意致心律失常相关性疾病的其他体征，如二尖瓣脱垂（MVP）的收缩中晚期喀喇音，HCM 患者行 Valsalva 动作时的流出道来源的收缩期杂音等。特殊的皮肤特征也可能提示心源性晕厥，如红斑狼疮、结节性红斑、Fabry 病中的血管角化瘤、黄色瘤和 ARVC 中的掌跖角化病等。

（二）实验室检查

所有怀疑心源性晕厥患者均应检测血电解质（特别是钾和钙等）水平，脑钠肽（BNP）或 N 末端脑钠肽前体（NT-proBNP）水平升高与 SCD 风险增加和 ICD 放电等相关，可用于 SCD 风险评估。

（三）心电监测

1. 常规 12 导联心电图

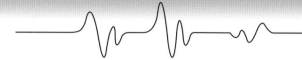

常规心电图是诊断心律失常最简单、实用、可靠的方法。所有晕厥患者均应行心电图检查，可发现室性期前收缩、PR 间期、QRS 波群的形态及时限、J 波、ε 波、QT 间期、QT 离散度、ST 段和 T 波异常等多种诊断信息，对明确晕厥原因有重要性。器质性或遗传性心脏病患者的室性心律失常，包括频发、多形室性期前收缩和室性心动过速可能是 SCD 发生的危险因素。

QRS 时限延长继发于束支传导阻滞、异常传导（WPW 综合征或起搏心律）、左室肥厚及其他传导系统疾病。在器质性心脏病患者，QRS 波增快和传导异常与预后相关。

QT 间期延长和 QT 离散度增大与 LQTS 和 TdP 发生有关，增加心源性晕厥患者猝死风险。SCD 与 QT 间期延长呈正相关，QTc ＞ 500 ms 可导致致死性的心律失常。LQTS 患者，特别是 2 型 LQTS 患者，常有 U 波，T 波低平，测量 QT 间期时需人工测量，自动测量准确度不足。测量窦性心律时 3 个连续 QRST 波群，Ⅱ或 V_5 导联 QT 间期最长，利用 Bazetts 公式（$QTc=QT/\sqrt{60/HR}$）确定 QT 间期。

T 波的电交替发生率不高，预测 TdP 的价值大。QT 离散度（QTD）是最长 QT 和最短 QT 间期的差值，正常值为 40 ～ 60 ms，差值增大到＞ 100 ms 或＞正常值 1 倍是致命性心律失常危险信号，对危险分层的价值需要确定。

2. 运动试验

运动试验用于高度疑诊冠心病、合并室性心律失常、症状与运动可能有关的疾病（如 LQTS、CPVT）的诊断、危险评价及指导治疗。心肌病患者运动中或运动后频发室性期前收缩与高危严重心血管事件相关。运动试验对 CPVT 的诊断和治疗评价尤为重要，可确定运动时心律失常发生的阈值心率。长程心电监测或植入式记录器可辅助诊断运动相关的心律失常。LQT1 型患者运动试验恢复 4 min 后仍可记录到 QTc 延长。

3. 动态心电图

动态心电图（Holter）可连续记录心电图 24 h 甚至 72 h 或更长时间，确定心律失常的发生及其发作频率和记录期间心律失常的负荷，心律失常与临床症状的关系，评估对治疗的反应性。高度怀疑室性心律失常或有 SCA 风险者，可住院行 Holter 监测。Holter 可发现间歇性 QTc 延长的 LQTS 和夜间睡眠中的心电图改变。

4. 植入式循环记录仪

植入式心电监护仪（implantable loop recorder，ILR）在长达数年的时间内进行心脏节律监测，对不明原因晕厥特别是偶发晕厥，心律失常事件发生频率较低，探测发作时的心律失常，包括严重的快速性和缓慢性心律失常，确定临床表现与心律失常之间的明确关系。

（四）自主神经功能检测

自主神经功能检测包括直立试验和直立倾斜试验，可确定儿童晕厥病因中发病率最高的自主神经介导性晕厥。部分 LQTS 等疾病可同时合并血管迷走性晕厥，后者预后较好，确定晕厥发作的血管迷走反射性因素对防治晕厥发作有其重要性。

（五）心脏影像学检查

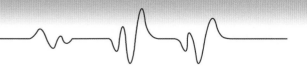

超声心动图、心脏 CT、心脏 MRI、核素心肌灌注显像检查（SPECT）等，SCD 高风险的心脏或血管结构异常，如心肌病、有心肌病或 SCD 家族史的患者，评估整体和局部心肌功能和瓣膜的结构和功能等。超声心动图最常用，LVEF 降低是 SCD 和心血管总体死亡率增高的独立预测因素。

心脏 CT 和心脏 MRI 可定量检测 LVEF、左室质量和容积、瓣膜结构和冠状动脉解剖改变（包括冠状动脉起源），评估心脏结构异常。心脏 MRI 钆延迟增强定量评估纤维化程度、心肌瘢痕和浸润过程对预测预后有一定价值，高质量评估左心室和右心室大小及功能，在 ARVC 和 HCM 等心肌疾病的鉴别诊断中有重要作用。

SPECT 用于疑诊冠心病或心肌缺血的室性心律失常患者。不能通过常规心电图或运动试验来确定心肌缺血与室性心律失常的关系时，结合药物激发试验可增高诊断价值。

（六）激发试验

疑诊 BrS，特别是常规或抬高肋间心电图记录到 2 型或 3 型 Brugada 心电图时，需要考虑钠通道阻滞剂激发试验，如阿义马林或普罗帕酮试验，可确定是否出现药物性 1 型心电图改变，钠通道阻滞剂诱发出的 1 型 Brugada 波需要结合其他临床表现、家族史或基因检测等才能明确 BrS 的诊断。腺苷试验可发现隐匿或间歇性预激。疑诊 CPVT 不能进行运动负荷试验者，肾上腺素激发试验可辅助诊断。心室纤颤患者在无阻塞性冠状动脉疾病或心肌病，为确定冠状动脉痉挛，可行冠状动脉内递增剂量的乙酰胆碱 / 麦角新碱试验。

（七）心脏电生理检查（programmed electrical stimulation，PES）

PES 是有创检查且费用较高，儿童晕厥的适应证包括① 存在可引起心动过速的心脏疾病；②动态心电图或常规心电图记录到宽 QRS 波的持续性或非持续性心动过速；③射频消融可治疗的持续性或非持续性 SVT（包括心房扑动）；④ WPW 综合征；⑤原因不明晕厥需明确室性心动过速的存在；⑥ AVB 或窦房结功能不全儿童，在起搏器治疗之前，排除其他心脏传导异常。对极少数在全面心脏检查、神经系统和心理状况检查后仍不能确定病因的非典型性神经介导性晕厥，且治疗无效患者，需 PES。PES 的诊断率受基础心脏疾病严重程度、自发性室性心动过速、药物治疗、刺激方案和刺激部位的影响。不明原因晕厥患者，如存在结构性心脏病和 LVEF 轻度降低或保留，PES 诱导的单形持续性室性心动过速有助于确定病因和预测未来的心脏事件，指导射频消融治疗。PES 对遗传性心律失常综合征的预后评估价值有限。

（八）基因检测

遗传性心律失常综合征的诊断多数基于临床特征、心电图改变和家族史，基因检测发现的致病突变可作为 LQTS 的诊断依据，其他类型遗传性心律失常则起辅助诊断作用。遗传性心律失常综合征多数属于常染色体显性遗传，隐性遗传较少见，因此对患者或猝死者的家族成员，特别是一级及相关家属的临床及基因型进行级联筛查，对发现可能的患者有重要意义，可指导潜在患者 SCD 的预防和治疗。由于基因检测在不同类型存在假阴性和假阳性，基因型和表型之间也存在不一致性，对检测结果的解释需要结合临床表型并由专业人员进行判定。先证者存在的致病性基因突变可用于指导筛查处于临床前期的家族成员，基因突变阳性者应根据危险分层进行相应的生活方式建议，进行治疗或持续监测。推荐对年轻患者（< 40 岁）、无结构性心脏病、不明原因 SCA 或复发性劳力性晕厥，进行基因检测。不建议对临床诊断不明确的普通人群进行基因检测。

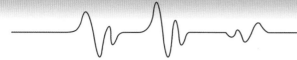

四、结语

儿童心源性晕厥和 SCD 危害性大，对临床首诊晕厥的患者应给予高度重视。积极查找病因非常重要，根据临床诊断及危险分层进行相应的治疗和预防，可能改善患者及其家族成员的预后，降低 SCD 发生率。应用新技术和新方法，特别是影像学技术的充分应用，可明确诊断一些先天性器质性心脏病，根据指南采用适当的药物、介入或手术治疗。心律失常性晕厥，特别是遗传性心律失常综合征，由于常无心脏结构异常，难以获得发作时心电图，诊断较为困难，误诊漏诊率高，应仔细评估患者的病史及家族史，进行多次不同时间或长程心电监测和专业的遗传咨询，并根据病因推荐基因检测。SCD 的高危患者，应做好生活方式改变，避免晕厥发作的诱因，给予对症的药物或手术治疗，进行 SCD 的一级和二级预防。对于有恶性心律失常发作或猝死生还的高危患者，或先前药物治疗和导管消融等手术治疗效果不良者，可考虑进行 ICD 植入预防 SCD，并结合药物或介入治疗减少心律失常发作。

（陈 英 林燕芸 张 安 吴 林）

参考文献

[1] 何培欣，吴林，蒋捷. 青少年心脏性猝死的病因、预防与治疗 [J]. 中华心血管病杂志，2018(8): 665-667.

[2] Zeppenfeld K, Tfelt-Hansen J, de Riva M, et al. 2022 ESC Guidelines for the management of patients with ventricular arrhythmias and the prevention of sudden cardiac death[J]. Eur Heart J, 2022, 43(40): 3997-4126.

[3] Brignole M, Moya A, de Lange FJ, et al. 2018 ESC Guidelines for the diagnosis and management of syncope[J]. Eur Heart J, 2018, 39(21): 1883-1948.

[4] Norrish G, Ding T, Field E, et al. A validation study of the European Society of Cardiology guidelines for risk stratification of sudden cardiac death in childhood hypertrophic cardiomyopathy[J]. Europace, 2019, 21(10): 1559-1565.

[5] Moak JP, Kaski JP. Hypertrophic cardiomyopathy in children[J]. Heart, 2012, 98(14): 1044-1054.

[6] Baman JR, Sekhon S, Flaherty JD. What is aortic stenosis?[J]. JAMA, 2022, 327(10): 1003.

[7] Hurrell H, Redwood M, Patterson T, et al. Aortic stenosis[J]. BMJ, 2023, 380: e070511.

[8] Gentile F, Castiglione V, De Caterina R. Coronary artery anomalies[J]. Circulation, 2021, 144(12): 983-996.

[9] Khairy P, Silka M J, Moore JP, et al. Sudden cardiac death in congenital heart disease[J]. Eur Heart J, 2022, 43(22): 2103-2115.

[10] Semelka M, Gera J, Usman S. Sick sinus syndrome: a review[J]. Am Fam Physician, 2013, 87(10): 691-696.

[11] Ambrosi A, Sonesson SE, Wahren-Herlenius M. Molecular mechanisms of congenital heart block[J]. Exp Cell Res, 2014, 325(1): 2-9.

[12] Schwartz PJ, Stramba-Badiale M, Crotti L, et al. Prevalence of the congenital long-QT syndrome[J]. Circulation, 2009, 120(18): 1761-1767.

[13] Giudicessi JR, Wilde AAM, Ackerman MJ. The genetic architecture of long QT syndrome: a critical

reappraisal[J]. Trends Cardiovasc Med, 2018, 28(7): 453-464.

[14] Yu S, Li G, Huang CLH, et al. Late sodium current associated cardiac electrophysiological and mechanical dysfunction[J]. Pflugers Arch, 2018, 470(3): 461-469.

[15] 张庆，李刚，吴林 . 原发性长 QT 综合征 3 型药物治疗的研究进展 [J]. 中华心血管病杂志，2018, 46(5): 411-414.

[16] 中华心血管病杂志编辑委员会心律失常循证工作组 . 遗传性原发性心律失常综合征诊断与治疗中国专家共识 [J]. 中华心血管病杂志，2015(1): 5-21.

[17] Al-Khatib SM, Stevenson WG, Ackerman MJ, et al. 2017 AHA/ACC/HRS Guideline for management of patients with ventricular arrhythmias and the prevention of sudden cardiac death: executive summary: a report of the American College of Cardiology/American Heart Association Task Force on clinical practice guidelines and the Heart Rhythm Society[J]. Circulation, 2018, 138(13): e210-e271.

[18] 曹克将，陈柯萍，陈明龙，等 . 2020 室性心律失常中国专家共识 (2016 共识升级版)[J]. 中国心脏起搏与心电生理杂志，2020, 34(3): 189-253.

[19] De Ferrari GM, Dusi V, Spazzolini C, et al. Clinical management of catecholaminergic polymorphic ventricular tachycardia: the role of left cardiac sympathetic denervation[J]. Circulation, 2015, 131(25): 2185-2193.

[20] Priori SG, Blomström-Lundqvist C, Mazzanti A, et al. 2015 ESC Guidelines for the management of patients with ventricular arrhythmias and the prevention of sudden cardiac death: The Task Force for the management of patients with ventricular arrhythmias and the prevention of sudden cardiac death of the European Society of Cardiology (ESC). Endorsed by: Association for European Paediatric and Congenital Cardiology (AEPC)[J]. Eur Heart J, 2015, 36(41): 2793-2867.

[21] Noseworthy PA, Tikkanen JT, Porthan K, et al. The early repolarization pattern in the general population: clinical correlates and heritability[J]. J Am Coll Cardiol, 2011, 57(22): 2284-2289.

[22] Antzelevitch C, Yan GX, Ackerman MJ, et al. J-Wave syndromes expert consensus conference report: emerging concepts and gaps in knowledge[J]. Heart Rhythm, 2016, 13(10): e295-e324.

第 2 节　遗传性心肌病伴发的恶性心律失常

心肌病是一组异质性心肌疾病，以心肌机械和（或）心电异常为表现，常表现为心室不适当肥厚或扩张，其病因复杂，常以遗传因素为主。随着分子遗传学飞速发展，这组疾病的遗传学病因和分子发病机制得到更多阐明，其定义和分类也不断更新。2008 年欧洲心脏病学会（European Society of Cardiology，ESC）则将心肌病定义为非冠状动脉疾病、高血压、瓣膜病和先天性心脏缺陷导致的心肌结构和功能异常[1]。ESC 摒弃传统的原发性、继发性心肌病分类，在形态学和功能学层面上，将心肌病分为肥厚型心肌病（HCM）、扩张型心肌病（DCM）、致心律失常性心肌病、限制型心肌病、未分类型心肌病；每一类型根据是否存在已知基因突变 / 缺陷，再根据病因细分为遗传性心肌病和非遗传性心肌病，此分类既兼顾了心肌病的遗传病因，又兼顾了临床表型。离子通道病因缺乏形态学改变未被纳入遗传性心肌病分类。

心律失常是遗传性心肌病的一种重要甚至可能是唯一的临床表现，其可能是遗传性心肌病自身致病性突变 / 缺陷导致心肌细胞电学基质异常，也可能是终末阶段严重的心力衰竭或病理生理紊乱的结果。恶性心律失常包括心房纤颤、室性心动过速、心室纤颤、病态窦房结综合征、进行性传导阻滞等在遗传性心肌病患者中很常见，也是心源性猝死的重要原因。大量分子生物学研究示同一致病基因可表现为遗传性心律失常，也可表现为遗传性心肌病，提示遗传性心律失常和遗传性心肌病存在交集，两者可能基于共同的遗传性病因，表达差异可能导致表型不同（图 13-2-1）。当代的研究热点之一即是确定表型 - 基因型的相互关系，阐明遗传性心肌病中心律失常的发病机制，预测猝死风险，进而建立一套从分子到临床的治疗策略。我们在这一节中从遗传性心肌病形态表型，伴发心律失常类型和致病基因 3 个层面进行讨论。

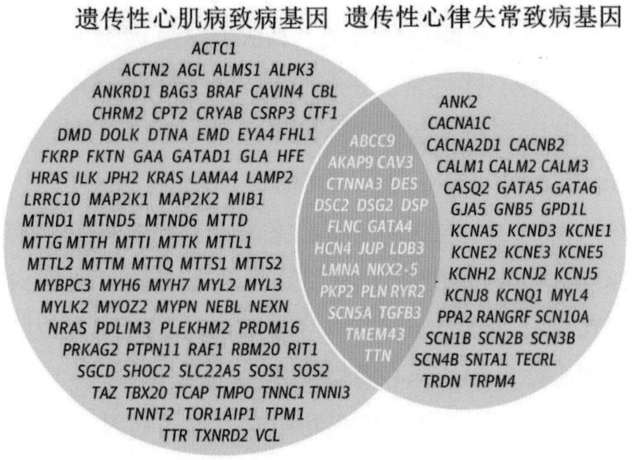

图 13-2-1 遗传性心肌病和遗传性心律失常的常见致病基因及交集

一、常见的遗传性心肌病

根据形态学和功能学表型，遗传性心肌病分为肥厚型心肌病、扩张型心肌病、致心律失常性心肌病、限制型心肌病，以及未分类型心肌病[2]。

1. 肥厚型心肌病（hypertrophic cardiomyopathy，HCM）

HCM 是一种常见的具有高度遗传异质性的心血管疾病，以不能解释的心室肥厚为特征，最常见表型为左室肥厚，心室腔缩小伴舒张功能异常，约 1/3 患者存在左室流出道梗阻。该病在成人与青少年中的发病率约为 0.2%，儿童发病率为 0.029%；HCM 发生心源性猝死概率为 2% ~ 5%，是儿童和青少年心源性猝死的最主要原因，最常见的恶性心律失常为心室纤颤；近 25% 患者存在非持续性室性心动过速，是发生心源性猝死的次要危险因素；持续性室性心动过速或心尖型 HCM 患者，猝死风险更高。对于既往心搏骤停、持续性室性心律失常或怀疑源于心律失常的近期晕厥的高危患者，需要评估猝死危险因素，植入 ICD 预防心源性猝死。

遗传性 HCM 包括肌小节蛋白病、糖原贮积病、溶酶体贮积病、脂肪酸代谢异常、线粒体病、与 HCM 相关的畸形综合征、神经肌肉病等。60% ~ 70% 的 HCM 与肌小节蛋白基因突变相关，呈常染色体显性遗传，目前已经报道至少 29 种致病基因及 1500 多个突变。*MYH7* 和 *MYBPC3* 分别编码 β 肌球蛋白重链和肌球蛋白结合蛋白 C，在儿童 HCM 中检出率各约 40%，是最常见的致病基因；编码心肌肌钙蛋白 T 和肌钙蛋白 I 的 *TNNT2*、*TNNI3* 基因检出率分别为 5%。其他少见的致病基因包括 *TPM1*（编码 α- 原肌球蛋白）、*ACTC1*（编码 α- 肌动蛋白）、*MYL2*（编码肌球蛋白轻链）、*MYL3*（编码肌球蛋白轻链 3）和 *CSRP3*（编码肌肉 LIM 蛋白）。肌节蛋白基因变异主要影响心肌细胞，基因的外显率不一，基因表达的异质性强，基因型和表型关联性不一。

先天性代谢缺陷（糖原贮积病、溶酶体贮积病、脂肪酸代谢异常、线粒体病等）、畸形综合征（RAS/MAPK 综合征）、神经肌肉病等疾病也引起遗传性 HCM，主要致病基因包括 *PTPN11* 基因（Noonan 综合征）、*PRKAG2* 基因（PRKAG2 心脏综合征）、*GAA* 基因（Pompe 病）、*GLA* 基因（Fabry 病）、*LAMP2* 基因（Danon 病）、*TTR* 基因（家族性淀粉样变性）和线粒体基因组（线粒体心肌病）等。其中脂肪酸代谢异常如 *SLC22A5* 基因缺陷导致的原发性肉碱缺乏症常因心室纤颤而猝死，可能与 QT 间期缩短及代谢危象有关。*PRKAG2* 基因突变导致的 PRKAG2 心脏综合征以心肌肥厚伴心室预激、快速性心律失常、进行性传导系统病变为特点。此类疾病常累积全身多个系统，基因的外显性高，基因型和表型关联性强。

2. 扩张型心肌病（dilated cardiomyopathy，DCM）

DCM 是儿童心肌病中最常见的类型，以左心室或双心室扩张并伴有左心收缩功能不全为特点，一般左室射血分数＜ 45%，左室舒张末内径及收缩末内径 Z 值均＞ 2。DCM 成人发病率为 0.036% ～ 0.04%，儿童 0.026%，婴幼儿 0.038% ～ 0.046%。患者以心力衰竭为主要症状，早期通常症状不明显，晚期可出现心律失常甚至心源性猝死。

DCM 病因复杂多样，约 40% 的患儿可检测到相应的致病基因。遗传性 DCM 致病基因具有广泛的异质性，编码细胞骨架、核膜、离子通道、肌节蛋白等多种基因发生变异均可导致发病，以肌节蛋白及其结构相关蛋白的编码基因变异最常见，目前已报道 110 个核蛋白编码基因和 24 个线粒体 DNA 编码基因变异与其有关，具有不同的临床表型和外显率，多数以常染色体显性遗传方式遗传，部分为常染色体隐性遗传、X 连锁隐性遗传和线粒体遗传。编码肌联蛋白的 *TTN* 基因截短变异，是成人 DCM 最常见的致病基因，占 20%；编码核纤层蛋白 A/C 的 *LMNA* 基因突变导致的 DCM，有较强的基因型与表型关联性，占 5% ～ 10%，该病多伴有病态窦房结综合征、进行性传导系统障碍、心房纤颤和室性心律失常等各类心律失常，猝死风险较高，4 岁病死率为 12%，12 岁高达 30%。编码细胞骨架蛋白的基因（*DMD*、*SGCD* 等）变异可导致神经肌肉疾病和 DCM，这类患者的心功能不全可能会由于呼吸肌无力进一步加重。编码心脏钠离子通道的基因 *SCN5A* 变异也可表现为 DCM，这类患者发生房室传导阻滞、病态窦房结综合征和室性心律失常、长 QT 间期综合征等心律失常的风险很高，甚至可多种重叠表型共存。*MYH7*、*TNNT2*、*ACTC1* 致病突变也是 DCM 的重要原因，这表明遗传性 HCM 和 DCM 有部分共同的遗传基础。

某些罕见的代谢病也可导致 DCM，如有机酸血症（丙酸血症）、脂肪酸氧化代谢障碍（丙二酰辅酶 A 脱羧酶缺乏症）等。线粒体病也可伴发 DCM，如线粒体复合体Ⅰ缺陷及 Barth 综合征，这类遗传代谢病除心肌病变外，通常合并有全身其他系统表现。

3. 致心律失常性心肌病（arrhythmogenic cardiomyopathy，ACM）

ACM 是一种以心律失常为突出表现，同时存在心脏结构异常的遗传性心肌病。根据心室受累部位，分为右心室为主的致心律失常右室心肌病，左心室为主型称致心律失常左室心肌病和双心室型。ACM 多见于成人和青少年，发病率 0.078%。早期以室性心律失常为表现，晚期出现心源性猝死或心力衰竭。ACM 是年轻人心源性猝死的重要原因；致心律失常右室心肌病最为常见，以右室起源的心律失常及右室心肌脂肪浸润为特点，心电图可有以 Epsilon 波、右前胸导联为主的去极化或传导异常。

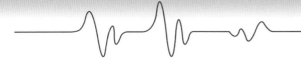

至少有 15 种致病基因被确定与 ACM 有关。心肌闰盘是维持心肌细胞之间电 - 机械联系及信号转导通畅的重要结构，主要通过桥粒等多种功能蛋白协同作用。组成闰盘的功能蛋白基因变异，桥粒功能障碍是ACM主要致病机制。编码桥粒斑菲素蛋白2的*PKP2*基因突变是最常见的致病基因，占 74%，其次为编码桥粒核心糖蛋白 2 的 *DSG2* 基因（6%）、编码桥粒斑蛋白的 *DSP*（4%）、编码桥粒糖蛋白 2 的 *DSC2*（2%），编码盘状球蛋白的 *JUP* 基因突变和编码跨膜蛋白 43 的 *TMEM43* 基因变异较为罕见。儿童 ACM 往往缺乏典型临床表现，基因检测有助于该病的早期诊断。

4. 限制型心肌病（restrictive cardiomyopathy，RCM）

RCM 是一类因心肌僵硬度升高致心脏舒张功能严重受损的心肌病；以心房扩大、心室舒张末容积正常或缩小伴心室充盈受限为特征，患者的收缩功能大多正常或仅轻度受损。约 2/3 RCM 患者室壁厚度正常，1/3 患者室壁增厚。RCM非常罕见，仅占儿童心肌病的4.5%，儿童患病率0.0003%。

儿童 RCM 患者恶性心律失常发生率较高，Rivenes 对 18 例儿童 RCM 进行了 31 年随访，28% 患者因心室纤颤发生猝死，其中心电图有缺血改变，近期发生晕厥或胸痛为心源性猝死高危因素。

RCM 病因复杂多样，除遗传性 RCM 外，一些浸润型和贮积型代谢病也可导致继发性 RCM。成人患者中遗传性 RCM 占 30%，继发性 RCM 占 70%，最常见的病因是心肌淀粉样变性、心脏结节病及 Fabry 病。儿童患者中遗传性 RCM 占 58%，目前已报道 13 种致病基因变异，以肌小节蛋白及其结构相关蛋白的编码基因变异为主，最常见为 *MYH7*（占 19%）、*TNNI3*（12%）、*TNNT2*（9%）、*MYL2*（5%），通常呈染色体显性遗传。非肌小节蛋白编码基因的变异也可致病，如编码心肌和骨骼肌主要中间丝蛋白的 *DES* 基因变异可表现为 RCM，也可合并传导系统异常；影响肌小节内钙稳态的基因变异也可导致 RCM。遗传性 RCM 和 HCM 之间存在很多共同致病基因，两者可能同源于共同的遗传病因，殊于不同的表达。

5. 左室心肌致密化不全（left ventricular noncompaction cardiomyopathy，LVNC）

LVNC 属于未分类型心肌病，以心室内存在粗大的肌小梁和深陷隐窝为主要病理特征的一类心肌病。在形态表型上，LVNC 可为唯一表型，但也可合并 DCM 表型，或合并肥厚型或混合型心肌病表型。30% ~ 50% 的 LVNC 与遗传有关，其中 70% 为常染色体显性遗传，最常见的是肌小节蛋白及其结构相关蛋白的编码基因变异，如 *MYH7*、*MYBPC3*、*TNNT2* 等基因变异；30% 为 X 连锁或线粒体遗传。Barth 综合征是由 *TAZ* 基因变异所致的 X 连锁隐性遗传病，可引起 LVNC，同时可合并骨骼肌病、中性粒细胞减少等，在婴儿期可出现严重的心功能不全或恶性心律失常。

二、伴发的恶性心律失常

心律失常与遗传性心肌病在发生及发展有重要的相互联系，一方面，心肌病能导致心律失常，心律失常加重心肌重构；另一方面，遗传性心肌病和遗传性心律失常有共同的遗传基质，致病变异可表型为遗传性心律失常和（或）遗传性心肌病。心律失常表型与基因型有一定的关系，如 *LMNA*、*SCN5A* 和 *FLNC* 基因变异与进行性心脏传导障碍有关；*TTN*、肌小节蛋白基因变异与心房纤颤有关，少数变异与室性心律失常有关；*PKP2* 和 *DSP* 等桥粒蛋白基因变异与室性心律失常有关（图 13-2-2）[3]；但此类疾病的遗传异质性也比较普遍，同一基因突变可以在不同家族成员中出现不同的心律失常类型，同一患者可出现两种或多种类型的心律失常。

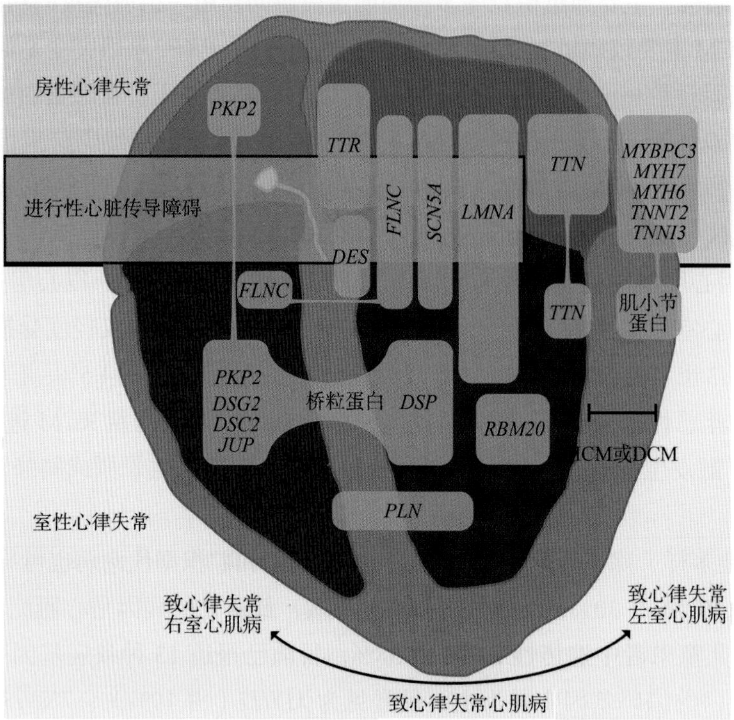

图 13-2-2　常见致病基因与心律失常表型的关系图

（Lukas Laws J, Lancaster MC, Ben shoemaker M, et al. Arrhythmias as presentation of genetic cardiomy opathy [J]. Circ Res, 2022, 130(11): 1698-1722.）

1. 心室预激与预激相关的心律失常

心室预激在一般人群中的发病率为 1‰ ~ 3‰，在儿童中为 2‰。心室预激是旁路（跨越房室瓣环残留的非特异性心肌纤维肌束）提前激动心室肌引起的心电异常传导现象。预激相关的心律失常是一种常见的心律失常，旁路既可以作为心动过速发生中的必需部分，如顺传型 / 逆传型房室折返性心动过速，又可以作为心动过速发病机制中的一个辅助角色（旁观预激），如预激合并心房纤颤、预激合并房室结折返性心动过速。

HCM 患者心室预激发病率为 8%，大于一般人群发病率的 10 倍，其中肌小节蛋白病 HCM 心室预激发病率为 4.5% ~ 5%；糖原累积病、溶酶体贮积病 HCM 患者中，心室预激发病率大于一般人群发病率的 50 倍，如溶酶体贮积病中心室预激比例高达 47%，其中 PRKAG2 心脏综合征、LAMP2 介导的 Danon 病最为典型。

由于 HCM 患者对心动过速的耐受能力差，少数患者可能因预激相关的心律失常发生猝死。其中最危险的恶性心律失常是心室预激合并心房纤颤，如果旁路前传不定期短，快速性心房纤颤通过旁道传导导致快速心室反应而猝死。

电生理检查显示，HCM 患者中导致心室预激的旁道有两类：①经典的连接心房和心室的房室旁道（kent 束）；②少见的起于希氏束或左右束支，止于希氏束旁的间隔部心室肌束室旁道。一般束室旁道仅有前传能力，无逆向传导能力，不参与介导折返性心动过速，相对预后良好。而超短不应期的房室旁道或多旁道是 HCM 发生预激相关恶性心律失常的高危因素。Przybylski 等[4]

报道了波士顿儿童医院在22年随访的345例儿童和青少年HCM患者，研究显示，345例HCM患者心室预激28例（8%），有22例患者进行了电生理检查，发现旁道类型为房室旁道（23条）和束室旁道（16条）。其中8例（36%）为束室旁道，5例（23%）为超短不应期的高危旁道，8例（36%）为多房室旁道，10例（45%）为房室旁道伴束室旁道。其中高危风险的旁道（超短不应期旁道和多房室旁道）占32%，低风险的房室旁道和无风险的束室旁道占73%。6例患者有心房纤颤发作，1例患者心房纤颤时预激搏动之间最短的RR间期< 250 ms（图13-2-3）。

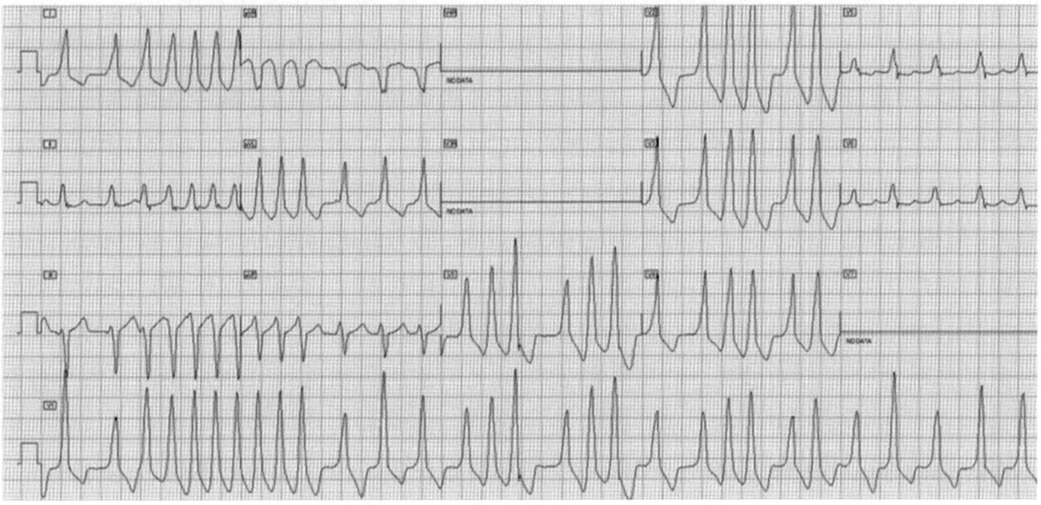

图13-2-3 HCM患者预激综合征伴心房纤颤

预激综合征伴心房纤颤导致快速心室反应，最短预激RR间期为210 ms

（Przybylski R, Saravu Vijayashankar S. Hypertrophic cardiomyopathy and ventricular preexcitation in the young: cause and accessory pathway characteristics[J]. Circ Arrhythm Electrophysiol, 2023, 16(11): e012191.）

对合并心室预激的HCM患者治疗需要谨慎，首先需要排除束室旁道，尽管ATP试验在束室旁道及房室旁道的鉴别中有一定价值，但Przybylski等经验表明这组患者45%为房室旁道合并束室旁道，只有详细的心脏电生理检查才能明确旁道性质。对于心室预激合并心房纤颤的HCM患者，可以测量心房纤颤中预激搏动之间最短的RR间期和经程序刺激测旁道的有效不应期，如果心房纤颤时最短预激搏动之间RR间期≤ 250 ms时，发生快速心室反应风险大，为射频消融术的Ⅱa类适应证。文中共有14例患者进行了射频消融术，其中即刻成功率92.9%（13/14），复发率23%（3/13），1例患者在消融中间隔旁道时发生完全性房室传导阻滞，提示制订消融策略时需要考虑旁道位置等危险因素；此外这类患者可能存在隐匿的房室结功能异常，消融前需谨慎评估。

DCM患者也可合并心室预激，旁道类型多为房室旁道或束室旁道，但需要与心室预激性DCM相鉴别。心室预激性DCM是由心室预激造成左心室心肌电-机械兴奋异常而引发心室重构、心功能降低所致，本质上是右侧显性旁道前传导致心室收缩不同步的继发性心肌病，射频消融可改善心肌运动不同步，预后良好。

2. 心房纤颤

心房纤颤是成年人最常见的心律失常之一，约占人口的0.4%，在儿童非常少见。心房纤颤在遗传性心肌病成人患者中比较普遍，在HCM中发病率为20% ~ 30%，在LNVC发生率为1% ~ 29%，在ACM发病率为11% ~ 30%，在遗传性DCM中发病率为33%，合并严重心力衰竭时发病率可增至 40% ~ 50%。纤颤可能是遗传性心肌病原发性基因缺陷导致特异性心电异常，也可能与心房肌纤维化和电重构等有关。纤颤引起心室率过快及心脏节律不规则，损害心肌细胞正常的兴奋 - 收缩偶联，加重心房纤维化和氧化应激损害，导致临床症状恶化，显著增加死亡率。

纤颤与遗传性心肌病的基因型有一定关联，在 DCM 中，*TTN* 截短变异和 *LMNA* 变异为纤颤的危险因素；HCM 中 *MYH7* 和 *ACE* 基因变异为高危因素，RCM 中 *DES*、*FLNC* 基因变异为高危因素[5]。尽管大部分心房纤颤患者为非遗传性疾病，但 Yoneda 等[6]对 1293 例早发性心房纤颤患者的基因筛查中发现＜ 30 岁发病的早发心房纤颤者，16.7% 存在致病基因变异；＜ 60 岁发病的早发心房纤颤者，10.1% 存在致病基因变异，提示纤颤可能是遗传性心肌病的早期表现。

HCM 患者中对纤颤耐受性非常差，梗阻型 HCM 患者可因心输出量减少而出现低血压、晕厥前期或晕厥；合并心房纤颤比不合并心房纤颤的 HCM 患者死亡率增高 4 倍、脑卒中风险增加 8 倍。在 DCM、ACM 和 RCM 患者中，纤颤也与心力衰竭恶化、功能下降、血栓栓塞风险增加和死亡率增加有关。值得注意的一点，对于合并纤颤的 DCM 患者，需与纤颤导致的心动过速型心肌病相鉴别。

纤颤的治疗主要集中在两个方面：节律和（或）室律控制，预防血栓栓塞；经导管射频消融治疗是心房纤颤节律控制的一线治疗，优于单纯的药物治疗。这一方面是因为部分心肌病患者在心房纤颤发作前常合并心动过缓，心房纤颤发作时无论是用药物进行节律控制还是室率控制都有顾虑；另一方面部分患者在合并心房纤颤时往往血流动力学和心功能会急剧恶化，也使药物复律受限，而导管消融可快速解除症状，又能减少药物的副作用。因此，导管消融成为合并症状性心房纤颤和不耐受药物者的一个选择。对于左房巨大（左心房内径＞ 50 mm）、长时程心房纤颤、LVEF ＜ 50%、NYHA 心功能分级Ⅲ / Ⅳ级，节律控制和室率控制都难以实现的成人患者，直接消融房室结后植入心脏起搏器是一种治疗选择。

3. 进行性心脏传导障碍（progressive cardiac conduction defect，PCCD）

PCCD 是有遗传倾向的一组心脏传导系统疾病，传导系统发生的退行性纤维化或硬化的改变呈进行性加重，常从束支传导阻滞逐渐发展为高度或三度房室传导阻滞，传导阻滞严重时发生晕厥或猝死的概率较高。一部分患者主要累及心脏，呈常染色体显性遗传，可合并遗传性心肌病；另一部分患者为累及多系统的遗传代谢病（如神经肌肉病、线粒体病等），呈性连锁遗传或线粒体遗传。

目前已经报道 22 个致病基因变异与 PCCD 有关。最经典的是 *LMNA* 基因变异导致的 DCM，常伴 PCCD、纤颤及室性心律失常；疾病常引起室间隔心肌广泛纤维化，损伤心脏传导系统，38% ~ 78% 患者有不同程度的房室传导阻滞，最终进展为完全性房室传导阻滞。在病程早期，尽管未出现心脏扩张，部分患者已发生严重房室传导阻滞需植入起搏器；病程晚期，几乎所有患者均表现为 DCM，1/3 患者发展至完全性房室传导阻滞，此阶段发生室性心律失常和心源性猝死的风险极高。*SCN5A* 的功能丧失型突变也是 PCCD 的重要病因，钠通道功能降低，心肌细胞除极时 Na^+ 内流减少，0 相除极的速度与峰值降低、传导减慢，从而导致心脏传导系统的希浦系统、心室内和心房内产生不同程度的阻滞。*SCN5A* 患者可同时出现 DCM、PCCD、室性心律失常等重叠表型。其他基因如 *FLNC* 和 *DES* 致病变异也可出现 PCCD 合并心肌病。

某些神经肌肉病，如家族性进行性肌营养不良和 Emeri-Dreifuss 肌肉萎缩症患者常有心肌病，部分患者可出现完全性房室传导阻滞。转甲状腺素蛋白型心肌淀粉样变是一种病情进展较快、预后较差的遗传性浸润性心肌病，转甲状腺蛋白在心肌异常沉积导致 HCM 表型，10% 发生高度房室传导阻滞。

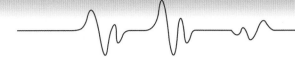

伴 PCCD 的心肌病患者治疗非常困难，如果患者同时合并心房纤颤或室性心律失常，由于抗心律失常药物对心脏及传导系统都有抑制作用，应用不当可加重传导阻滞，应用时最好有严密的心电监测，必要时应用起搏器保驾。当患者发展为高度或三度房室传导阻滞时，或房室传导阻滞时的阻滞部位低，心室逸搏节律点位于阻滞部位远端部位，容易发生晕厥及猝死，需要考虑起搏治疗。对于此类患者如果有室性心律失常或心源性猝死等高危因素，或 LVEF ＜ 35%，首先推荐 ICD 植入而不是起搏器植入。

4. 病态窦房结综合征和心房静止

病态窦房结综合征是由窦房结及其邻近组织病变引起窦房结起搏功能或窦房传导功能障碍，引起多种心律失常和临床症状的一组综合征。发病率为 0.8/1000 人・年，遗传性病态窦房结综合征是由遗传因素引起的，常见的致病基因变异为 *SCN5A*、*ANK2*、*HCN4*、*MYH6*、*GNB2* 等，部分患者可合并心肌病，预后较差。

心房静止是指心房电活动和机械活动丧失。体表心电图的突出特点是心动过缓、交界区逸搏心律、无 P 波。虽然临床上非常少见，但患者常表现为脑卒中、晕厥甚至猝死。Howard 等[7]回顾性了 20 例心房静止儿童患儿的临床数据，76% 患者存在 *SCN5A* 变异，提示 NaV1.5 功能丧失可能是心房静止的病因。

SCN5A 基因突变可引起钠通道功能障碍，导致电压门控通道改变或 INa^+ 通道密度下降，引起窦房结外周与心房肌偶联障碍，增加窦房结超极化抑制窦房结冲动发放。该类型患者更易合并心房扑动（12.5%）、房室传导阻滞（43.8%）和室内传导阻滞（37.5%）；也常合并 Brugada 综合征、长 QT 间期综合征 3 型、家族性房室传导阻滞和家族性 DCM 等。研究发现该类患者器械治疗时心脏夺获功能较差、阈值较高，故此类患者器械治疗前需充分考虑该问题。

HCN4 是窦房结 HCN 的主要亚型，*HCN4* 基因突变可导致对 cAMP 反应的受体缺乏，无法感受交感神经调节；同时电压门控通道改变，I_f电流下降；研究发现该类型患者中 43.8% 合并心房纤颤，50% 合并 LVNC，部分以心脏骤停为首发症状，故合并存在以上情况者猝死风险较高。

5. 室性心律失常

遗传性心肌病常出现室性期前收缩、非持续性室性心动过速、持续性单形态室性心动过速和多形性室性心动过速、心室纤颤等各种室性心律失常，与心肌纤维化、电重构、神经体液调节机制激活、心肌能量储备消耗、心肌相对缺血、药物和电解质紊乱的促心律失常作用等综合因素有关。发病机制涉及心肌自律性异常，触发活动或折返；心肌病患者往往存在心肌纤维化，可导致心肌细胞之间的偶联减少，扭曲传导途径，造成传导缓慢和阻滞，促发折返性室性心律失常。

室性心律失常与心肌病的表型、心脏功能及基因型有一定的关系。各类型心肌病的室性心律失常各有特点，其中持续性单形态室性心动过速和多形性室性心动过速、心室纤颤常可导致心源性猝死。HCM 患者常合并室性期前收缩、非持续性室性心动过速，也易发生多形性室性心动过速及心室纤颤。约 25%HCM 缓和发生非持续性室性心动过速，HCM 患者发生单形性室性心动过速少见，多与合并室壁瘤相关，2% ～ 5% HCM 患者因室性心律失常发生心源性猝死。

DCM 患者室性心律失常有两大原因，一类如 *LMNA*、*DSP* 和 *FLNC* 等基因突变导致的心肌病，这类心肌病存在多发的心肌纤维化区域，为折返的形成提供基础，纤维化的程度和部位决定心律失常的性质；如 LMNA 心肌病主要出现室间隔纤维化，易出现房室传导阻滞和束支折返性室性心动过速。另一类为离子通道功能异常，如 SCN5A 心肌病患者因钠通道功能异常，细胞内钠钙稳态失衡，可出现室性心律失常、PCCD 等多种重叠表型。此外，不编码离子通道的基因变异可会导致离子通道功能受损，与细胞内钙稳态有关的功能蛋白（2 型兰尼碱受体、锚蛋白 2、L 型钙通道、三联蛋白和集钙蛋白 2）异常也可影响细胞内钙处理，导致触发活动，如 *PKP2* 突变的 ACM 患者，在心肌病变很少的情况下也可发生室性心律失常。

ACM 患者往往以室性心律失常为主要甚至是唯一的表现。ACM 室性心动过速与脂肪浸润替代正常心肌有关；早期心脏形态改变可能不明显，但常出现右室起源的室性期前收缩、非持续性室性心动过速、持续性单形态室性心动过速，需与右室起源的特发性室性心律失常鉴别。心脏 MRI 中心肌钆延迟增强可识别心肌的脂肪浸润和纤维化，有助于早期诊断及鉴别。

（1）多源希浦系统室性期前收缩综合征（multifocal ectopic purkinje-related premature contractions，MEPPC）

法国学者 Laurent 于 2012 年报道的一种新的心脏钠离子通道病[8]；以 *SCN5A* 基因突变所致，患者有希浦系统起源的多源性室性期前收缩或短阵室性心动过速，可伴有 DCM，有心律失常和猝死家族史。病因为 *SCN5A* 变异导致钠通道功能的增益，引起浦肯野纤维细胞的复极不全，自律性增加，并促进室性期前收缩发生（图 13-2-4）。目前 MEPPC 均以家系发病形式发生，外显率高，MEPPC 需与儿茶酚胺敏感性多形性室性心动过速及短联律间期的尖端扭转型室性心动过速等鉴别。钠通道阻滞剂是 MEPPC 治疗的首选。有报道应用钠通道阻滞剂奎尼丁或氟卡尼治疗有效，能显著降低室性期前收缩负荷[9]。

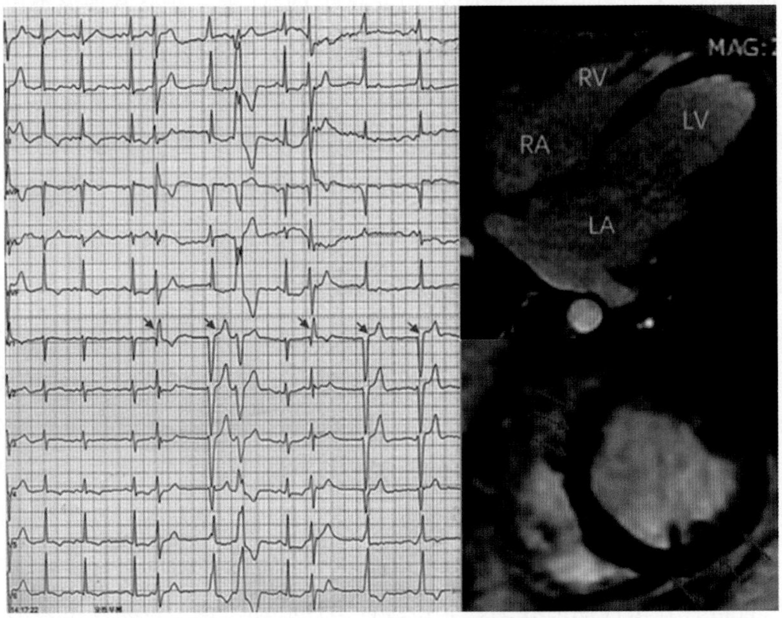

图 13-2-4　*SCN5A*（p.R222Q）突变引起的 MEPPC

体表心电图示浦肯野纤维远端起源的频发多源室性期前收缩；心脏 MRI 可见左房、左室扩张，左心室间隔及后侧壁钆延迟强化

（杨佳雪，马宁，陈桂云，等 . *SCN5A* 基因突变致多源浦肯野纤维相关室性早搏综合征 1 例 [J]. 中华心血管病杂志，2022, 50(9): 923-925.）

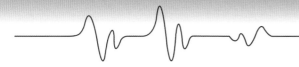

（2）持续性单形性室性心动过速

持续性单形性室性心动过速在 DCM 患者中相对少见，发生率< 5%。电生理检查提示，> 90% 为瘢痕折返性室性心动过速，10% 为涉及浦肯野系统的束支折返性室性心动过速或局灶性室性心动过速。Ebert 等报道了 98 例持续性单形性室性心动过速行导管消融治疗 DCM 患者，发现 38% 患者为遗传性 DCM，以 *LMNA* 和 *TTN* 为主，其次为 *PLN*、*SCN5A*、*RBM20* 和 *DSP* 基因；与非遗传性 DCM 组相比，遗传性 DCM 组复发率较高，预后更差，随访时间 28 个月，遗传性 DCM 组 81% 室性心动过速复发，51% 患者死亡或需要心脏移植[10]。

持续性单形性室性心动过速在 HCM 患者较为少见，但可发生于室间隔中部梗阻及合并心尖部室壁瘤患者，复发率约 56%，并可发生室性心动过速电风暴。

持续性单形性室性心动过速为 ACM 的重要特点，占 90%，室性心动过速通常起源于右室心外膜脂肪 - 纤维浸润区，是室性心动过速瘢痕折返的基质。室性心动过速多呈完全性左束支传导阻滞图形，常伴有额面电轴向上偏移（图 13-2-5）。

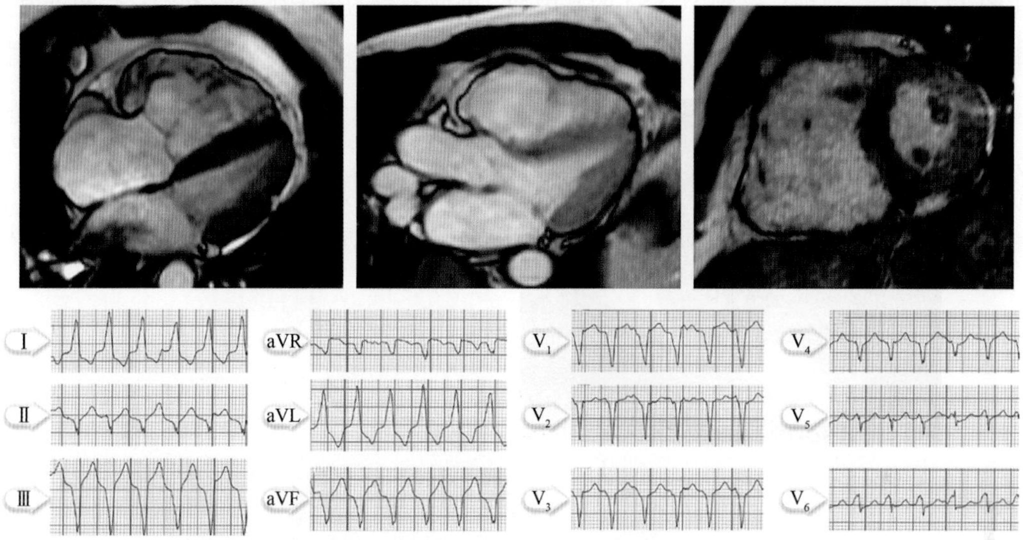

图 13-2-5　致心律失常右室心肌病伴单形性室性心动过速

室性心动过速呈完全性左束支传导阻滞图形，伴额面电轴上偏，提示室性心动过速起源右室心尖

（3）多形性室性心动过速 / 心室纤颤

多形性室性心动过速 / 心室纤颤主要发生于 ACM 及 HCM。与心肌细胞的不正常钙处置及离子通道功能失衡、瘢痕折返，浦肯野系统的快速活动等有关。此外 QT 间期延长也可以引起多形性室性心动过速或尖端扭转型室性心动快速，如利尿引起的低钾血症、心动过缓和药物导致的获得性长 QT 间期综合征。在 HCM 中，多形性室性心动过速 / 心室纤颤也可能是因为心肌缺血引起的，特别是距离运动时，心肌需氧量过多、冠状动脉血管供血不足，可诱发心源性猝死。

三、致病基因

1. *SCN5A*

SCN5A 基因编码心肌钠离子通道的成孔离子传导的 α 亚基 NaV1.5，此为电压门控通道，主

要控制钠离子内向电流，调控动作电位 0 阶段去极化，也参与钠通道的失活，平衡晚期钠电流。*SCN5A* 基因突变会破坏 NaV1.5 的门控特性，引起致各式的遗传性疾病，如长 QT 间期综合征 3 型、Brugada 综合征、PCCD、病态窦房结综合征、心房静止、MEPPC、婴儿猝死综合征及 DCM。据研究表明 *SCN5A* 功能缺失的突变，会导致 *SCN5A* 更低的表达水平或产生 NaV1.5 蛋白的缺陷，形成无功能通道或通道的快速失活，减弱钠通道的快速失活过程，以 Brugada 综合征为代表。而功能获得性突变会引发通道功能减慢或加快，和“晚期钠电流”增加，从而使动作电位时程延长，以长 QT 间期综合征 3 型为典型代表。

但 *SCN5A* 突变的表达非常复杂，除影响离子通道外，可能还影响细胞结构，目前已经报道 47 个 *SCN5A* 突变导致 DCM，占 DCM 的 1.7%。在特殊情况下，同一突变可同时引起功能增加和功能失活，引起≥ 2 个的表型同时存在，即 *SCN5A* 重叠综合征。本中心报道 1 例 8 岁患者同时表现有持续性单形性室性心动过速，LQT3、PCCD、病态窦房结综合征及 LNVM 的表型重叠，经过基因筛查，为 *SCN5A* 基因突变（p.Ala1357Val），尽管植入 ICD，仍因恶性心律失常发生心源性猝死（图 13-2-6）。目前，这种 *SCN5A* 的基因型 - 表型关系的分子生物学和治疗信息非常有限，其发生机制尚不完全清楚。

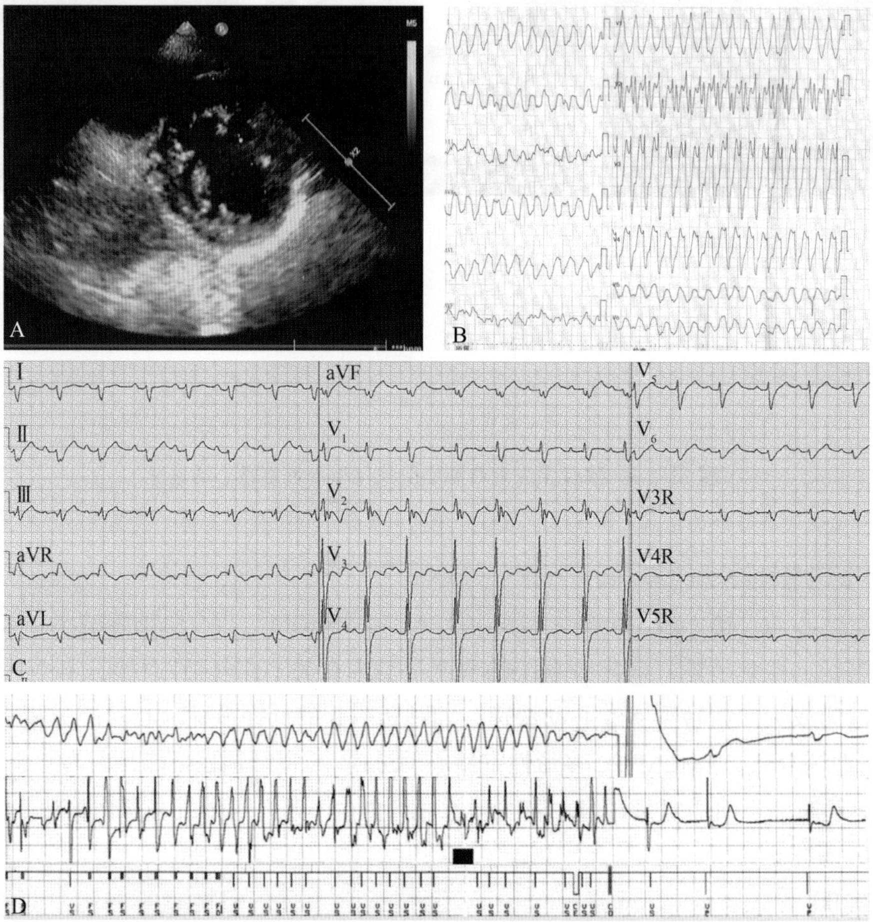

图 13-2-6 *SCN5A*（p.Ala1357Val）基因突变引起的重叠综合征

A. 超声心动图示 LVNC；B. 单形性室性心动过速；C. 窦性心律时呈一度房室传导阻滞、不定性室内阻滞伴 QT 间期延长；D. 睡眠突发心室纤颤而猝死，ICD 除颤后出现无脉起搏

2. *LMNA*

LMNA 基因编码核纤层蛋白 A/C，是一种广泛表达于核膜上的蛋白质组分，在维持核膜完整性，提供染色体锚着位点，调节细胞分化及核周期性解体和重组装过程中发挥重要作用。*LMNA* 与 20% 的基因组相互作用，通过甲基化、募集抑制性等形式影响数千个基因的表达，目前已报道 791 个 *LMNA* 基因致病变异，一部分表型为肌肉病，如 Emery-Dreifuss 肌肉萎缩症、肢带型肌营养不良 1B 型及 LMNA 相关先天性肌营养不良，一部分表型为 LMNA 心肌病，部分为重叠表型[11]。

LMNA 心肌病是一种以心律失常为特征的心肌病，93% 患者有心律失常，包括 PCCD、心房扑动 / 心房纤颤、病态窦房结综合征 / 慢快综合征、室性心动过速或心室纤颤等。心律失常往往早期表现，DCM 可在发生传导系统疾病和心律失常后的任何时间发病，但通常出现在传导系统病变后不久。一项涉及 299 例 LMNA 心肌病患者 Meta 分析显示，恶性心律失常导致的猝死远比因心力衰竭死亡更为普遍。4 岁病死率为 12%，12 岁高达 30%，只有 31% 的患者能活到 45 岁。

3. *TNNI3*

TNNI3 基因位于 19q13.42 区，包含 8 个外显子，编码 210 个氨基酸。*TNNI3* 基因变异可产生异常的肌钙蛋白 I，导致心肌纤维对 Ca^{2+} 敏感性增加，造成心肌收缩调节障碍，从而引起心肌病。*TNNI3* 是中国人群 HCM 的主要致病基因之一，占 2% ~ 7%，目前已有 163 种致病变异报道，大部分呈常染色体显性遗传，外显率约为 50%。其临床表型异质性大，HCM 占 75%、RCM 占 12%、DCM 占 11%，即使在同一家族内，心肌病的表型也可能存在显著差异，可能与肌动蛋白与原肌球蛋白结合的钙敏感性有关[12]。

某些特定基因型的 TNNI3 心肌病中恶性心律失常的发生率很高。*TNNI3* 基因 7 号外显子的 Lys183 缺失引起的 HCM 中，猝死率高达 28%；Hassan 报道了 5 个家族共 57 例 *TNNI3* p.Arg21Cys 的患者，大部分为 HCM，少数无明显心脏改变，53% 患者在中位年龄 22.5 岁时发生因恶性心律失常心源性猝死。本中心报告了 1 例 *TNNI3* 突变（p.Arg204Cys）引起的 RCM 病，患儿在 6 min 步行试验时诱发了尖端扭转型室性心动过速（图 13-2-7）。

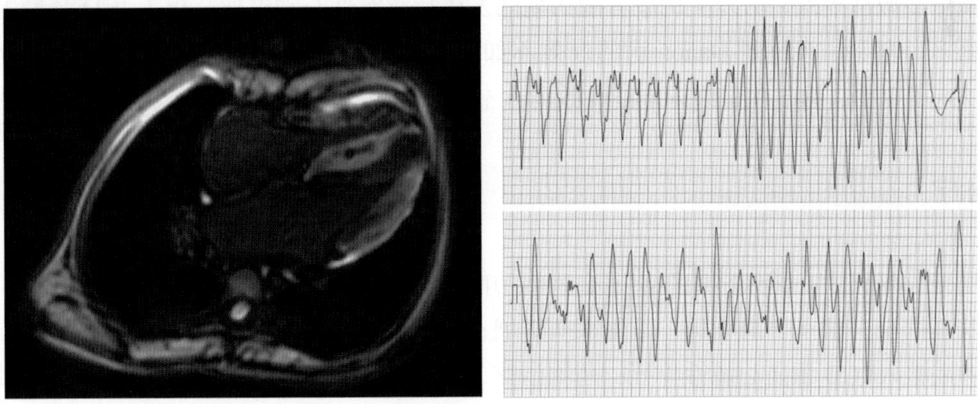

图 13-2-7　*TNNI3*（p.Arg204Cys）RCM 合并尖端扭转型室性心动过速

心脏 MRI 可见 RCM 伴心肌肥厚，室间隔可见明显钆延迟强化，提示纤维化；6 min 步行试验时心电记录到尖端扭转型室性心动过速

4. *PRKAG2*

PRKAG2 基因编码 5' 腺苷单磷酸活化蛋白激酶（AMPK）的 r-2 调节亚单位，其致病突变引起

一种罕见的常染色体显性遗传性 HCM，称为 PRKAG2 心脏综合征，占 HCM 的 1.2%。临床表现为进行性心肌肥厚、心室预激和心脏传导系统疾病，可出现致命室性心律失常和高度传导阻滞，导致猝死，常需在 40 ~ 50 岁前安装永久起搏器。目前至少报道了 108 种 *PRKAG2* 致病变异，因 AMPK 不恰当激活，改变了肌细胞对葡萄糖的摄取和代谢，导致糖原和支链淀粉的沉积，充满糖原的肌细胞自身体积增大、功能改变，并对纤维环造成破坏、干扰正常的房室分隔，导致心室预激和传导系统病变。

心室预激主要为束室旁道引起，这与 *PRKAG2* 基因可能参与心脏纤维环和传导系统的发育有关。在一项多中心队列研究中[13]，64 例 PRKAG2 心脏综合征患者有 1/3 存在心室预激，约 10% 发生猝死，＞ 30% 因完全性心脏传导阻滞而需要永久起搏器（平均年龄 37 岁），早发症状性心房纤颤 / 心房扑动很常见，还有＞ 20% 的患者出现晚期心力衰竭症状，常伴有收缩功能障碍，包括部分患者需接受心脏移植。有部分患者可因房室旁道出现心动过速，在导管消融时需要详细电生理检查明确是否为束室旁道。此外，患者有很高的概率发生不同程度的房室传导阻滞，因此注意谨慎消融。

5. *LAMP2*

LAMP2 基因编码溶酶体相关膜蛋白 -2，其突变可导致糖原累积病Ⅱ b（Danon 病），这是一种半显性 X 连锁的遗传性 HCM，占 HCM 的 0.7% ~ 2.7%。溶酶体相关膜蛋白 -2 是溶酶体膜的重要组成部分，介导自噬体和溶酶体之间的融合，是细胞自噬过程中的关键分子。突变导致细胞自噬障碍和糖原累积，可引起心肌收缩功能下降、传导障碍等异常。

Danon 病临床特征为 HCM、智力障碍和近端肌病，＞ 80% 患者存在心律失常。其中心室预激、房室传导阻滞最常见，可进一步发展为心房纤颤、室性心动过速、心室纤颤等，甚至导致心源性猝死。Boucek 等研究纳入了 36 个家庭的 82 例患者，68.2% 的男性和 26.7% 的女性心电图显示心室预激。心室预激大多为束室旁道，部分为房室旁道，也有经导管成功消融 Danon 病房室旁道个案报道。

心源性猝死主要由室性心律失常引起，是死亡的主要原因。西班牙对 27 例 Danon 病研究发现，有 3 例发生心源性猝死，另外 4 例患者随访期间发生持续室性心动过速。植入 ICD 是最主要的治疗手段之一，然而，ICD 对 Danon 病的疗效不如其他心脏病，Maron 等[14]的研究中 7 例 Danon 病患者植入了 ICD，但 5 例最终未能终止致死性室性心动过速，多数患者最终仍需心脏移植。

四、治疗

治疗决策取决于心律失常的性质、心肌病功能形态表型及基因型。早期识别心肌病和心律失常类型及基因型有助于早期干预，延迟疾病进展；终末期患者，心脏移植是唯一的治疗方法；高风险患者需植入 ICD 预防心源性猝死；药物治疗、射频消融和植入 ICD 是常见的治疗手段；但遗传性心肌病往往存在心功能不全、快速性心律失常、缓慢性心律失常共存情况，常需多种治疗手段联合应用。

对于高度房室传导阻滞或病态窦房结综合征患者，需结合基因型表型评估今后出现室性心律失常的可能性，一般首选 ICD 植入；此类患者因心肌病变，起搏或除颤阈值往往较高，增加了器械植入的困难性。对于药物控制欠佳的快速性心律失常，可考虑经导管射频消融减少或改善快速性心律失常，但快速性室性心律失常可能存在血流动力学不稳定，需心外膜消融等，消融难度大，复发率高，在儿童应用经验有限。目前随着分子生物学的进展，针对分子病因的特异性靶向治疗正成为热点。

1. ICD 植入

恶性心律失常是遗传性心肌病的常见死因之一，ICD 对此类患者心源性猝死的预防包括二级预防和一级预防。二级预防的适应证：① 曾出现危及生命的室性心律失常或心脏骤停生还儿童，无可逆性原因，无论基因型如何，预期生存率＞ 1 年，推荐植入 ICD 作为心源性猝死的二级预防（ⅠB）；② 存在遗传性心肌病、遗传性心律失常的高危儿童患者，推荐 ICD 植入联合药物治疗（ⅠB）。对于体重＜ 20 kg 的低年龄幼儿，可考虑植入新型心外膜 ICD[15]。

ICD 在儿童患者中的一级预防还存在争议。在 DCM 中，ICD 的一级预防主要基于成人经验：一般经过＞ 3 个月的优化药物治疗后仍有心力衰竭症状，LVEF ≤ 35% 且预计生存期＞ 1 年，状态良好的 DCM，推荐 ICD 植入（ⅠB）。然而对于 LVEF ＞ 35% 的 DCM，在等待评估 3 ～ 6 个月的优化药物治疗效果的窗口期，是否植入 ICD 可结合遗传特点和家族史决定。*LMNA*、*FLNC* 和 *PLN* 等基因突变与恶性心律失常和心源性猝死密切相关，对于此类高危致病变异，可酌情考虑早期植入 ICD 一级预防。心脏 MRI 中显示心肌钆延迟增强的广泛程度与恶性心律失常及心源性猝死风险密切相关；心源性猝死家族史也是主要的高危因素之一。在 HCM 中，ESC 指南推荐：重度左心室肥厚（最大左心室壁厚度≥ 30 mm 或 Z 值≥ 6 ）、不明原因晕厥、非持续性室性心动过速和猝死家族史应考虑为儿童心源性猝死的主要风险因素。同时具备 2 项因素的儿童患者应考虑 ICD 植入，仅有 1 项者仔细权衡利弊后可考虑 ICD 植入[15]。但值得注意的是，ICD 在遗传性心肌病中的效果不如缺血性心脏病和先天性心脏病，ICD 植入后仍可能出现猝死，术后发生电风暴的概率较大，除颤阈值及起搏阈值可能较高，体重＜ 20 kg 的患儿静脉系统 ICD 植入困难性大；除恶性心律失常外，遗传性心肌病患者的猝死风险很大程度上受年龄、心脏功能、心肌病发展自然病程和一般健康状况影响。因此在此类患者中 ICD 植入需充分权衡利弊和风险。

2. 经导管消融治疗

心房纤颤在遗传性心肌病成人患者中比较普遍，经导管消融（射频、冷冻或脉冲电场）治疗是成人患者心房纤颤节律控制的一线治疗，优于单纯的药物治疗；因为部分遗传性心肌病患者心房纤颤发作前常合并心动过缓，心房纤颤发作时无论是用药物进行节律控制还是室率控制都有顾虑；此外患者出现心房纤颤时往往血流动力学和心功能会急剧恶化，也使药物复律受限，而导管消融可快速解除症状，又能减少药物使用负荷。因此，导管消融成为合并症状性心房纤颤和不耐受抗心律失常药物者的一个选择（Ⅱ a，B）。但儿童和青少年患者中心房纤颤发生率仅为 0.007 5%，消融功率和时间尚不确切，肺静脉狭窄风险高，消融经验极为有限。El Assaad 等[16]多中心研究统计了 241 例＜ 21 岁的儿童和青少年心房纤颤患者，17 例进行了射频消融术，在 2 年的随访中期复发率高达 53%，儿童患者中仍以抗心律失常药物治疗为主。

遗传性心肌病室性心动过速的导管消融是电生理领域难度最大的手术之一。近年来已有多个研究显示，导管消融可减少室性心动过速的发作，减少 ICD 的放电，提高患者的生活质量，对于室性心动过速电风暴是一种救命的手段。随着对器质性室性心动过速的发生机制不断认识，基质消融、心外膜消融、无水酒精消融等技术的推广，导管消融已经成为一种重要的治疗选择。2017

年 AHA/ACC/HRS 关于室性心律失常处理及心脏性猝死预防指南指出[17]，导管消融的主要适应证为抗心律失常药物治疗无效或不能耐受时，可考虑导管消融治疗（Ⅱ a，B）；DCM 伴药物治疗无效的束支折返性室性心动过速患者，首选导管消融治疗（Ⅰ B）；对于 ARVC 合并频繁发作的症状性室性期前收缩或室性心动过速患者，若药物治疗无效，在有经验的中心应考虑导管消融以改善症状或预防电风暴发生（Ⅱ a，B）。消融策略、风险和结局与室性心律失常的机制和起源有关。DCM 中的束支折返性室性心动过速是一种特殊类型，若能准确诊断，其导管标测及消融均较简单，成功率高，可作为首选治疗。单形性室性心动过速通常有明确的起源点或基质，而多形性室性心动过速或心室纤颤的消融极具挑战性，仅限于能明确起源灶或基质的部分患者，术前延迟钆增强心脏磁共振成像有助于提前明确心肌瘢痕，术中需要面临心动过速不易诱发 / 不易维持、血流动力学不稳定及自发多形性室性心动过速等困难，部分患者因为血流动力不稳定需在 ECMO 或机械循环辅助下进行导管消融。室性心动过速的标测在三维电解剖标测系统下，通过基质标测、激动标测、起搏标测、拖带标测等多种方法确定室性心动过速的触发灶或折返的关键峡部，采用关键峡部消融或基质消融等综合消融策略。多数室性心律失常起源于心内膜下，可通过经右心室或经左心室（主动脉逆行 / 穿间隔）途径消融。但有 25% ~ 40% 的 DCM 和 30% ~ 40% 的 ARVC 患者需经剑突下穿刺心包行心外膜标测和消融。对部分起源于心肌中层的室性心动过速，即使联合心内外膜消融可能都无法获得成功，可通过寻找到支配病变区域的冠状动脉分支，采用 OTW 球囊进行无水酒精注射，以实现病变区域的坏死，去除室性心动过速发作的基质。

目前没有关于导管消融的前瞻性随机对照研究，多数为单中心的报道，显示即刻成功率在 51% ~ 73%，复发率为 23% ~ 77%。总体而言，与心肌梗死后患者相比，遗传性心肌病室性心动过速急性和长期消融成功率较低，室性心动过速消融并不能显著降低患者对 ICD 的需要。其原因可能为心肌病患者心外膜基质更为常见，且瘢痕随着疾病的进展可能扩大，产生新的折返。但对于室性心动过速电风暴，或药物及电复律无效的无休止性室性心动过速，导管消融成功率可达 72%，是一种救命的治疗措施。

3. 药物治疗

药物治疗是改善遗传性心肌病的心力衰竭，防治疾病进展，治疗心律失常的首选治疗。2023 年 AHA 儿童心肌病的治疗策略专家共识推荐针对儿童心肌病的治疗应个体化，治疗分三大层面：依照病理生理特点表型治疗，针对病因进行特异性精准治疗，根据患者临床环境和疾病阶段治疗[18]。在收缩功能降低的 DCM 患者，血管紧张素转换酶抑制剂 / 血管紧张素受体阻滞剂 / 血管紧张素受体脑啡肽酶抑制剂、盐皮质激素受体拮抗剂、β 受体阻滞剂和钠 - 葡萄糖共转运蛋白 2 抑制剂可降低心力衰竭和心源性猝死的死亡率。在收缩功能保留的 HCM 患者，β 受体阻滞剂、非二氢吡啶类钙离子通道阻断剂和丙吡胺等可以改善舒张功能，减缓左心室重构，也可通过其负性肌力和负性变时效应减轻流出道梗阻。抗心律失常药物是治疗恶性心律失常的基石，但除了 β 受体阻滞剂外，没有任何抗心律失常药物被证明能降低心肌病患者的全因死亡率。每种抗心律失常药物都可能引起不良事件，如延长 QT 间期并诱发尖端扭转型室性心动过速，负性心力作用可能恶化心力衰竭，负性心律作用加重心动过缓。部分患者缓慢性心律失常和快速性心律失常可交替出现，抗心律失常药物需要在起搏保护下谨慎应用。

随着对疾病机制的深入了解和精准医学的进步，目前已有越来越多的病因治疗药物得到应用。

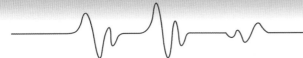

一种是重新利用现有药物适用于新的适应证，如使用钠通道阻滞剂氟卡尼特异性治疗 *SCN5A* 基因突变引起的 MEPPC，不但能减少室性心律失常，甚至可以逆转心肌病。针对 LMNA 心肌病，Sayed 的体外研究示洛伐他汀可以改善内皮损害和改善心功能。针对 HCM，雷诺嗪可从多种途径改善患者临床症状，减少心律失常的发生。另一种是开发出病因治疗的新型靶向药物。如心肌肌球蛋白变构抑制剂马伐卡坦，在肌小节水平上抑制肌球蛋白 - 肌动蛋白横桥的过度形成，能抑制心室肥大、心肌细胞紊乱和心肌纤维化，在全球和我国多个Ⅲ期临床试验中，证实了其能减少流出道梗阻，改善运动能力和症状，于 2022 年 4 月获 FDA 批准用于治疗有症状的Ⅱ ~ Ⅲ级左室流出道梗阻型 HCM 成人患者[19]。Pompe 病患者因 *GAA* 基因突变导致 α 葡萄糖苷酶缺乏引起心室肥厚，阿糖苷酶 α 的酶替代治疗能显著提高患者生存率，改善或完全逆转 HCM 和心室预激，目前 Pompe 病的第二代酶替代药物艾夫糖苷酶 α 已经于 2023 年 10 月在国内批准上市，基于重组腺相关病毒载体 GC301 的基因治疗已在Ⅲ期临床试验中。一项为期 48 周的Ⅱ期临床研究中，p38α 丝裂原活化蛋白激酶转导通路抑制剂 ARRY-371797 改善了 LMNA 心肌病的运动耐量。一项基于腺相关病毒载体的基因疗法 RP-A501 已经在Ⅱ期临床试验中，目前有 3 例 Danon 病接受了基因转染治疗。尽管目前的精准治疗临床应用有限，但已经在遗传性疾病治疗中展现了巨大潜力。

（刘　麟）

参考文献

[1] Elliott P, Andersson B, Arbustini E, et al. Classification of the cardiomyopathies: a position statement from the European Society Of Cardiology Working Group on Myocardial and Pericardial Diseases[J]. Eur Heart J, 2008, 29(2): 270-276.

[2] McKenna W, Maron J, Barry J, et al. Classification, epidemiology, and global burden of cardiomyopathies[J]. Circ Res, 2017, 121: 722-730.

[3] Lukas Laws J, Lancaster MC, Ben shoemaker M, et al. Arrhythmias as presentation of genetic cardiomyopathy [J]. Circ Res, 2022, 130(11): 1698-1722.

[4] Przybylski R, Saravu Vijayashankar S. Hypertrophic cardiomyopathy and ventricular preexcitation in the young: cause and accessory pathway characteristics[J]. Circ Arrhythm Electrophysiol, 2023, 16(11): e012191.

[5] Verdonschot JAJ, Hazebroek MR. Implications of genetic testing in dilated cardiomyopathy[J]. Circulation, 2020, 13: 476-487.

[6] Yoneda ZT, Anderson KC. Early-onset atrial fibrillation and the prevalence of rare variants in cardiomyopathy and arrhythmia genes[J]. JAMA Cardiol, 2021, 6(12): 1371-1379.

[7] Howard TS, Chiang DY. Atrial standstill in the pediatric population: a multi-institution collaboration[J]. JACC Clin Electrophysiol, 2022, 2022: S2405-500X(22)00733-2.

[8] Laurent G, Saal S, Amarouch MY, et al. Multifocal ectopic Purkinje-related premature contractions: a new SCN5A-related cardiac channelopathy[J]. J Am Coll Cardiol, 2012, 60: 144-156.

[9] 杨佳雪 , 马宁 , 陈桂云 , 等 . *SCN5A* 基因突变致多源浦肯野纤维相关室性早搏综合征 1 例 [J]. 中华心血管病杂志 , 2022, 50(9): 923-925.

[10] Ebert M, Wijnmaalen AP. Prevalence and prognostic impact of pathogenic variants in patients with dilated cardiomyopathy referred for ventricular tachycardia ablation[J]. JACC Clin Electrophysiol, 2020, 6: 1103-1114.

[11] Peretto G, Di Resta C, Perversi J, et al. Cardiac and neuromuscular features of patients with LMNA-related cardiomyopathy[J]. Ann intern med, 2019, 171: 458.

[12] Van den Wijngaard A, Volders P. Recurrent and founder mutations in the Netherlands: cardiac Troponin I (TNNI3) gene mutations as a cause of severe forms of hypertrophic and restrictive cardiomyopathy[J]. Neth Heart J, 2011, 19(7-8): 344-351.
[13] Lopez-Sainz A, Dominguez F, Lopes LR, et al. Clinical features and natural history of PRKAG2 variant cardiac glycogenosis[J]. J Am Coll Cardiol, 2020, 76: 186.
[14] Maron BJ, Roberts WC, Arad M, et al. Clinical outcome and phenotypic expression in LAMP2 cardiomyopathy [J]. JAMA, 2009, 301(12): 1253-1259.
[15] Priori SG, Blomström-Lundqvist C. 2015 ESC Guidelines for the management of patients with ventricular arrhythmias and the prevention of sudden cardiac death: the Task Force for the Management of Patients with Ventricular Arrhythmias and the Prevention of Sudden Cardiac Death of the European Society of Cardiology (ESC). Endorsed by: Association for European Paediatric and Congenital Cardiology (AEPC)[J]. Eur Heart J, 2015, 36(41): 2793-2867.
[16] El Assaad I, Hammond BH. Management and outcomes of atrial fibrillation in 241 healthy children and young adults: revisiting “lone” atrial fibrillation-A multi-institutional PACES collaborative study[J]. Heart Rhythm, 2021, 18(11): 1815-1822.
[17] Al-Khatib SM, Stevenson WG. 2017 AHA/ACC/HRS Guideline for Management of Patients With Ventricular Arrhythmias and the Prevention of Sudden Cardiac Death: a Report of the American College of Cardiology/American Heart Association Task Force on Clinical Practice Guidelines and the Heart Rhythm Society[J]. J Am Coll Cardiol, 2018, 72(14): e91-e220.
[18] Bogle C, Colan SD. American Heart Association Young Hearts Pediatric Heart Failure and Transplantation Committee of the Council on Lifelong Congenital Heart Disease and Heart Health in the Young (Young Hearts). Treatment Strategies for Cardiomyopathy in Children: A Scientific Statement From the American Heart Association[J]. Circulation, 2023, 148(2): 174-195.
[19] Olivotto I, Oreziak A. EXPLORER-HCM study investigators. Mavacamten for treatment of symptomatic obstructive hypertrophic cardiomyopathy (EXPLORER-HCM): a randomised, double-blind, placebo-controlled, phase 3 trial[J]. Lancet, 2020, 396(10253): 759-769.

第 3 节　血管迷走性晕厥

晕厥是指大脑一过性的供血减少或中断，进而导致意识丧失，伴有肌张力减低、自主体位不能维持而摔倒[1]。晕厥是儿童及青少年时期的常见急症，有 15% ~ 25% 的儿童及青少年曾经历至少 1 次晕厥。引起儿童晕厥的疾病谱主要包括自主神经介导性晕厥和心源性晕厥[2]，自主神经介导性晕厥是最常见的儿童晕厥基础病，而血管迷走性晕厥（vasovagal syncope，VVS）是其中最为常见的一种。北京大学第一医院杜军保教授课题组于 1997 年报道了我国首例儿童 VVS 病例[3]。目前国际上对 VVS 的命名尚未统一，有学者仍使用神经心源性晕厥（neurocardiogenic syncope）或神经介导性晕厥（neurally mediated syncope）等。

一、儿童 VVS 的流行病学特征

2014 年由北京大学第一医院牵头，统计分析了自 1999 年 8 月至 2013 年 4 月在北京、湖南、湖北及上海四地儿科晕厥门诊就诊或住院的1203例一过性意识丧失患儿，发现其中晕厥患儿比例达93.5%，另有6.5%为由癫痫、低血糖或心因性疾病引起的非晕厥性意识丧失。晕厥患儿中以VVS最为常见，共占34.1%。在VVS患儿中，血管抑制型是最常见的血流动力学分型，占57.2%，其次为混合型，而心脏抑制型最少见，仅占12.0%[4]。VVS在儿童中存在性别差异，多项报道均提示女孩患病率高于男孩，男女比例为1∶2～3。并且年长儿更易发生，一般年龄11～12岁[4-6]。

二、VVS的发病机制

VVS最常见也是最为经典的诱因是持久站立和快速体位变化，正常情况下在直立后由于重力作用使血液重新分布，300～800 mL血液会从胸腔的容量血管中流至下肢及盆腔，引起回心血量减少，进而心输出量下降，此时位于颈动脉窦和主动脉弓的压力感受器所感受到的传入冲动减少，经由中枢的整合作用使迷走神经兴奋性减弱，交感神经兴奋性增加，促进心输出量和外周血管阻力增加、血压增高，使人体能快速适应新的体位变化[7]。而VVS患儿的上述调节过程往往存在异常，最终引起大脑供血减少或中断，导致晕厥发生。目前VVS的确切发病机制尚不十分明确，研究认为可能涉及以下几个方面。

1. Bezold-Jarisch反射

在VVS患儿中，由于存在血容量不足、外周血管过度舒张等基础状态，使体位改变后静脉回心血量进一步降低，通过上述减压反射引起交感神经兴奋性过高，此时便会出现“心脏空排效应”。此外部分患者体内可能存在高儿茶酚胺状态也加剧心室的高度收缩。这种心室的高度收缩状态使室壁的机械感受器异常兴奋，再经由C纤维将冲动传至脑干的迷走神经中枢，引起迷走神经的兴奋性增强，并反射性抑制交感神经的兴奋性，最终导致血压下降、心率减慢、脑供血一过性减少或中断而发生晕厥[8-9]。此外，恐惧感或疼痛刺激也会引起VVS，可能是通过传入神经经由下丘脑高级中枢直接作用于延髓的心血管中枢，引起副交感神经张力增高及交感神经抑制。

2. 中心血容量相对不足

多项临床研究均提示VVS患者存在血容量下降。最早在成人患者中发现输注白蛋白可以防止晕厥出现，增加膳食中食盐摄入量及水摄入量也可改善患者直立不耐受症状[10-12]。Younoszai等[13]通过对58例VVS患儿进行口服液体干预（每日至少1920 mL液体），发现口服补液可使90%患儿的症状完全缓解。24 h尿钠水平可以反映机体容量状态，Hampton等发现24 h尿钠浓度与VVS患者症状严重程度呈正相关[14]。Cooper等研究发现，在24 h尿钠水平＜170 mmol的患者中，增加盐摄入可以改善患者的直立耐受性及压力感受器反射敏感性[15]。以上发现均提示该病的发病机制可能存在水盐摄入不足。

3. 血管过度舒张

血流介导的血管舒张反应（flow-mediated vasodilation，FMD）可以反映血管内皮细胞功能及血管舒张程度[16]。研究表明VVS患儿较正常儿童肱动脉FMD值更高[17]。一氧化氮（nitric oxide，NO）是内源性具有血管舒张作用的气体信号分子。有研究显示，患儿发生晕厥先兆时其血清NO含量显著升高，而在症状恢复后血清NO含量下降[18]。除NO外，硫化氢也具有血管舒张作用。

北京大学第一医院儿科杨锦艳等[19]研究发现 VVS 患儿红细胞硫化氢产率较健康儿童显著升高，并且升高程度与肱动脉 FMD 呈正相关。上述研究均提示局部血管张力异常可能参与了 VVS 的发生。

4. 神经体液因素

多项研究发现 VVS 患儿存在高儿茶酚胺状态。Sra 等[20]对 19 例 VVS 患者和 11 名健康对照者进行直立倾斜试验，分别在平卧位及阳性反应时刻采集静脉血并检测血清儿茶酚胺含量。结果发现 VVS 患者在阳性反应时刻血清肾上腺素含量比基础水平升高 5 倍，而对照组在直立倾斜试验前后无明显变化。此外，Benditt 等发现在直立倾斜试验初期尚未发生有意义的血流动力学改变时，VVS 患儿的血浆肾上腺素水平即出现了显著的增高[21]。上述结果提示，儿茶酚胺水平增加可能是 VVS 发生机制中的一项重要环节。

5. 自主神经功能失调

随着自主神经功能的评价方法不断发展，多项研究均提示儿童 VVS 患者存在自主神经功能调节异常[22]。Zygmunt 等发现 VVS 患儿的时域指标 rMSSD 和 pNN50 均显著低于健康儿童，并且在频域分析中表现出显著的高低频（LF）值和低高频（HF）值，提示 VVS 患儿存在交感 - 副交感神经张力失衡，表现为基础交感神经张力增强[23]。Evrengul 等研究表明，VVS 患儿在出现晕厥时伴有显著的 HF 值升高和 LF/HF 值降低，证实 VVS 患儿在出现晕厥发作时存在迷走神经张力的显著增强[24]。

三、VVS 的临床表现

VVS 多发生于学龄期及青春期儿童，往往存在比较明确的诱因，如持久站立和快速的体位改变。此外，在受到疼痛刺激、精神紧张及处于闷热环境时也可出现晕厥或晕厥先兆。晕厥先兆的主要表现包括头晕、黑矇、视物模糊、听音遥远、面色苍白、大汗、肢体松软等，部分患儿由于肠道缺血也会出现腹痛、呕吐表现。多数情况下 VVS 患儿的意识丧失间期不会伴有肢体抽搐、二便失禁、口唇青紫的表现，在少部分患儿中可出现抽搐、失禁的情况。VVS 患儿意识丧失持续时间短，数秒至数分钟即可恢复。

四、诊断及鉴别诊断

中华医学会儿科学分会心血管学组和《中华儿科杂志》编委会在 2009 年制定并颁布了儿童晕厥诊断指南[25]，并在 2016 年进行修订补充[26]。现将儿童 VVS 诊断标准总结如表 13-3-1。根据在直立倾斜试验中的血流动力学改变，可将 VVS 分为 3 型：出现血压下降不伴心率下降者为血管抑制型，心率骤降而不伴血压下降者为心脏抑制型，血压和心率均明显下降为混合型。

需要注意的是 VVS 的诊断需结合患儿的年龄、临床表现及直立倾斜试验结果进行综合评定。对于典型病例，根据临床表现，在除外器质性疾病后即可明确诊断。直立倾斜试验并非诊断的必要条件，其意义主要在于判断血流动力学分型。而对于非典型病例，如发病年龄小，无明确诱因，先兆不明显，晕厥同时伴有肢体抽搐或二便失禁，则需行直立倾斜试验来辅助诊断，并且要重点排查心源性晕厥等其他可能的病因。

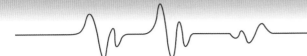

表 13-3-1 儿童 VVS 诊断标准

诊断指标	相关解释
1. 发病年龄以年长儿多见	
2. 常存在诱发因素	
3. 存在晕厥的表现	
4. 直立倾斜试验达到阳性诊断标准	当患儿在直立倾斜试验中出现晕厥或晕厥先兆时伴有以下情况之一：①血压下降，具体标准为收缩压≤ 80 mmHg 或舒张压≤ 50 mmHg，或平均血压下降≥ 25%；②心率下降，具体标准为 4 ~ 6 岁儿童心率< 75 次 /min，7 ~ 8 岁儿童心率< 65 次 /min，> 8 岁儿童心率< 60 次 /min；③出现窦性停搏或交界性逸搏心律；④一过性二度或二度以上房室传导阻滞及长达 3 s 的心脏停搏
5. 除外其他可能引起晕厥的疾病	

在鉴别诊断方面，VVS 主要需与心源性晕厥及精神性假性晕厥进行鉴别。心源性晕厥在儿童晕厥中虽然所占比例不高，但猝死风险极高，需重点识别并及时治疗。引起心源性晕厥的疾病主要有心律失常和心脏结构功能异常。发病年龄小、运动及情绪激动诱发，以短暂心悸为先兆或无先兆，伴抽搐或二便失禁，伴器质性心脏病，早发心脏病或猝死家族史、心电图异常都是提示心源性晕厥的关键线索。精神性假性晕厥存在类似意识丧失的临床表现，患儿往往有情绪障碍、焦虑、抑郁等心理问题。精神性假性晕厥发作多有不良生活事件诱因。与 VVS 多数在直立体位时发生不同，精神性假性晕厥在任何体位均可发生。此外精神性假性晕厥患儿意识丧失持续时间更长，发作更频繁，出现意识丧失时虽呼之不应，但不伴面色改变、大汗等自主神经功能紊乱症状。尽管晕厥频繁发生，但几乎不会引起外伤。

五、儿童 VVS 的治疗

目前针对 VVS 的治疗主要分为非药物治疗和药物治疗。非药物治疗又包括生活方式指导、增加水盐摄入及自主神经功能锻炼。

由于晕厥的反复发生，部分患儿的社交及生活会受到影响，严重者不能上学，长此以往可能衍生心理疾病。对于所有患儿而言认识疾病的本质，解除过重的心理负担是重中之重。在健康宣教时应充分告知患儿及家长 VVS 的本质是良性功能性疾病，在日常生活中要尽量避免诱因，如持久站立、快速体位变化、闷热环境等。即使已出现头晕等先兆表现，也不必过度紧张，可采取物理抗压动作促进静脉血回流，增加周围血管阻力。此外，在平时要建立良好的生活习惯，保证充足睡眠，鼓励增加水盐摄入。直立训练简便易行，作为一种非药物治疗手段，也更易于被患儿及家长接受。通过上述非药物治疗即可使部分患儿症状改善。

药物治疗主要针对晕厥发作较频繁，如半年内≥ 2 次或 1 年内≥ 3 次，或经生活方式指导仍有反复晕厥发作的患儿。此外，对于晕厥发作无明显诱因或不伴先兆症状的患儿治疗应更为积极，因为这部分患儿存在较高的外伤风险。在药物选择方面，基于前述 VVS 可能的发病机制，主要药物包括口服补液盐、α 肾上腺素能受体激动剂（盐酸米多君）及 β 肾上腺素能受体阻滞剂（美托洛尔）。其他药物还包括氟氢可的松、可乐定、溴吡斯的明。一些临床研究显示伊伐布雷定、屈昔多巴可能使部分患儿获益，但以上药物目前还在研究之中，尚未被推广。

VVS 的血流动力学变化较为复杂，不同患儿中各个发病机制所占的比例也不同，若不进行个体化分析，那么治疗效果必然不尽如人意。随着多年的研究深入，北京大学第一医院儿科杜军保团队目前已经探索出 VVS 患儿的个体化治疗方案，即基于 VVS 的发病机制，通过分析患儿的生理学指标和实验室指标对其治疗反应进行预测，从而选择最合适的治疗方式，提高疗效[27-28]（表 13-3-2）。相关的研究成果不仅被美国、欧洲及加拿大的晕厥指南所引用，也得到了国际专家的一致认可。未来仍需寻找更为简便、实用的方法来提高儿童晕厥的诊断及治疗水平。同时也需要我们对晕厥的发病机制进行更为深入的研究，以便更好地理解疾病的本质。

表 13-3-2　儿童 VVS 个体化治疗预测指标

治疗方式	预测指标	界值	敏感性	特异性	曲线下面积	检测方法
直立训练	压力感受器敏感性	＜ 8.9 ms/mmHg 提示治疗反应差	86.50%	80.00%	0.846	动态血压及心率监测
	加速指数	＜ 26.8 提示治疗反应好	85.00%	69.20	0.827	心电图
口服补液盐	身体质量指数	＜ 19.8 kg/m^2 提示治疗反应好	83.00%	73.00%	0.800	身高、体重
	24 h 尿钠	＜ 83 mmol/24 h 提示治疗反应好	87.00%	73.00%	0.842	24 h 尿
美托洛尔	24 h 尿去甲肾上腺素	＞ 34.84 μg/24 h 提示治疗反应好	70.00%	100%	0.900	24 h 尿
	直立倾斜试验阳性反应时刻前的心率变化	＞ 30 次 /min 提示治疗反应好	81.00%	80.00%	-	直立倾斜试验
	左室射血分数	＞ 70.5% 提示治疗反应好	81.30%	88.90%	0.900	心脏超声
	左室短轴缩短率	＞ 37.5% 提示治疗反应好	93.80%	66.70%	0.900	心脏超声
盐酸米多君	血流介导血管舒张	＞ 8.85% 提示治疗反应好	90.00	80.00%	0.900	血管超声

（徐文瑞　杜军保）

参考文献

[1] 2018 Chinese Pediatric Cardiology Society (CPCS) guideline for diagnosis and treatment of syncope in children and adolescents[J]. Sci Bull (Beijing), 2018, 63: 1558-1564.

[2] Chen L, Zhang Q, Ingrid S, et a1. Aetiology and clinical characteristics of syncope in Chinese children[J]. Acta Paediatr, 2007, 96: 1505-1510.

[3] 杜军保，李万镇．基础直立倾斜试验对儿童不明原因晕厥的诊断研究 [J]. 中华儿科杂志，1997, 35(6): 309-312.

[4] 杨锦艳，王成，田宏，等．儿童一过性意识丧失基础疾病谱分析 [J]. 国际儿科学杂志，2014, 41(2): 195-197, 201.

[5] Wieling W, Gan zeboom KS, Saul JP. Reflex syncope in children and adolescents[J]. Heart, 2004, 90: 1094-1100.
[6] Cui Y, Liao Y, Zhang Q, et al. Spectrum of underlying diseases in syncope and treatment of neurally-mediated syncope in children and adolescents over the past 30 years: a single center study[J]. Front Cardiovasc Med, 2022, 9: 1017505.
[7] Cooper VL, Hainsworth R. Carotid baroreceptor reflexes in humans during orthostatic stress[J]. Exp Physiol, 2001, 86(5): 677-681.
[8] Fenton AM, Hammil SC, Rea R, et al. Vasovagal syncope[J]. Ann Intern Med, 2000, 133: 714-725.
[9] Mosqued-Garcia R, Furlan R, Tank J, et al. The elusive pathophysiology of neurally mediated syncope[J]. Circulation, 2000, 102: 2898-2906.
[10] Bergenwald L, Freyschuss U, Sjostrand T. The mechanism of orthostatic and hemorrhagic fainting[J]. Scand J Clin Lab Invest, 1977, 37: 209-216.
[11] El-Sayed H, Hainsworth R. Salt supplement increases plasma volume and orthostatic tolerance in patients with unexplained syncope[J]. Heart, 1996, 75: 134-140.
[12] Scott WA, Pongiglione G, Bromberg BI, et al. Randomized comparison of atenolol and fludrocortisone acetate in the treatment of pediatric neurally mediated syncope[J]. Am J Cardiol, 1995, 76: 400-402.
[13] Younoszai AK, Franklin WH, Chan DP, et al. Oral fluid therapy: a promising treatment for vasodepressor syncope[J]. Arch Pediatr Adolesc Med, 1998, 152: 165-168.
[14] Hampton JL, Parry SW, Kenny RA, et al. Lower 24 hour urinary sodium concentrations are associated with more severe symptoms in subjects with vasovagal syncope[J]. Heart, 2004, 90: 687-688.
[15] Cooper VL, Hainsworth R. Effects of dietary salt on orthostatic tolerance, blood pressure and baroreceptor sensitivity in patients with syncope[J]. Clin Auton Res, 2002, 12: 236-241.
[16] Liao Y, Chen S, Liu X, et al. Flow-mediated vasodilation and endothelium function in children with postural orthostatic tachycardia syndrome[J]. Am J Cardiol, 2010, 106: 378-382.
[17] Zhang Q, Du J, Li Y. Endothelial function in children with vasovagal syncope via color Doppler flow imaging[J]. Chin J Pract Pediatr, 2005, 20: 482-484.
[18] 石赟，田宏，桂永浩，等 . 一氧化氮和内皮型一氧化氮合成酶与血管迷走性晕厥发病的关系 [J]. 中国当代儿科杂志，2008, 10(4): 478-480.
[19] Yang J, Li H, Ochs T, et al. Erythrocytic hydrogen sulfide production is increased in children with vasovagal syncope[J]. J Pediatr, 2015, 166: 965-969.
[20] Sra JS, Murthy V, Natale A, et al. Circulatory and catecholamine changes during head-up tilt testing in neurocardiogenic (vasovagal) syncope[J]. Am J Cardiol, 1994, 73: 33-37.
[21] Benditt DG, Ermis C, Padanilam B, et al. Catecholamine response during haemodynamically stable upright posture in individuals with and without tilt-table induced vasovagal syncope[J]. Europace, 2003, 5: 65-70.
[22] Tao C, Tang C, Chen S, et al. Autonomic nervous function in vasovagal syncope of children and adolescents[J]. Neurosci Bull, 2019, 35: 937-940.
[23] Zygmunt A, Stanczyk J. Heart rate variability in children with neurocardiogenic syncope[J]. Clin Auton Res, 2004, 14: 99-106.
[24] Evrengul H, Tavli V, Evrengul H, et al. Spectral and time-domain analyses of heart-rate variability during head-upright tilt-table testing in children with neurally mediated syncope[J]. Pediatr Cardiol, 2006, 27: 670-678.
[25] 中华医学会儿科学分会心血管学组，《中华儿科杂志》编辑委员会 . 儿童晕厥诊断指南 [J]. 中华儿科杂志，2009, 47(2): 99-101.
[26] 中华医学会儿科学分会心血管学组，《中华儿科杂志》编辑委员会，北京医学会儿科学分会心血管学组，等 . 儿童晕厥诊断指南 (2016 年修订版)[J]. 中华儿科杂志，2016, 54(4): 246-250.
[27] Xu WR, Du JB, Jin HF. Can pediatric vasovagal syncope be individually managed?[J]. World J Pediatr, 2022, 18: 4-6.
[28] 石琳 . 儿童血管迷走性晕厥的治疗进展 [J]. 中国小儿急救医学，2023, 30(12): 903-906.

第4节 儿童体外电复律及心肺复苏技术

一、体外电复律

电复律术是指用脉冲电流通过心脏消除心律失常，使之恢复窦性心律的方法[1]。电复律具有起效快和疗效显著的特点，特别是与抗心律失常药物联合应用，其效果更为满意。尤其在某种紧急严重快速心律失常的情况下（如心室纤颤），电复律具有其优越性。

（一）电复律的几个概念

（1）电复律的作用机制：当高能量的脉冲电流通过心脏时，强大的电能使大部分心脏同时被除极，使自律性最高的起搏点（窦房结）能再有机会控制心脏而达到复律。这种高能量的电复律能有效终止折返型的心律失常。但自律性增高的心律失常，在电复律成功后很容易复发。

（2）电复律分型：①根据电流不同分为交流或直流，直流电较交流电安全、易控制和便于同步。②根据发出脉冲是否与R波同步分为同步或非同步，同步电复律落在R波的下降支，这样电复律的脉冲不会落在易损期而避免心室纤颤。③根据电极的位置可分为胸内或胸外。目前多数采用胸外电律复术，胸内电复律术仅用于开胸手术时。

（二）电复律操作和注意事项

（1）适应证：①心室纤颤（可用非同步电击复律）；②室性心动过速；③持续室上性心动过速；④心房扑动；⑤心房纤颤；⑥室上性的心动过速（室上性心动过速、房性心动过速、心房扑动）快速的心室率伴室内差异性传导病情危急时；⑦心电图无法辨明的宽QRS波心动过速病情危急时。

（2）禁忌证：为了抢救生命的情况下，不存在绝对禁忌证：①心脏明显扩大，巨大左房有附壁血栓者；②严重电解质紊乱尤其低血钾者；③洋地黄中毒引起者；④完全性房室传导阻滞，有心肌炎症改变伴发的心房纤颤。

（3）电复律操作：①术前谈话 一定要取得家长的同意和理解。②纠正电解质和酸碱平衡。③给予适当镇静或麻醉。④电极板的放置：a. 大小要适合，但要注意太小的电极板会使经胸阻抗增高，导致电击失败，一般小儿可选用直径60 ~ 70 mm的电极板，新生儿可选用40 ~ 50 mm的电极板；b. 放置位置，左腋前线的心尖水平和右侧胸骨旁或左背部肩胛下区和胸骨左缘；c 电极板上均匀涂抹导电糊。电极间的皮肤保持干燥，避免短路。

（4）注意事项：①能量选择：小儿电复律的电能剂量可用1 ~ 2 J/kg，开始用低能量，如果1次电击无效，可在原剂量加倍重复电击。新生儿一般用5 ~ 10 J，婴儿用20 ~ 40 J，儿童用60 ~ 100 J。房性心动过速也可先用0.5 J/kg，室性心动过速用2 J/kg。如果为心室纤颤，因为是非同步电击，可逐渐加至10 J/kg。如果未转复律，可增加能量再次电击，反复数次，但一般≤4次。②抗凝剂的应用：电击转复心房纤颤时，有下列情况，应使用抗凝剂。有新的或反复栓塞者；巨大左或右心房；二尖瓣狭窄合并心房纤颤；可疑心房内有血栓。可选择华法林，电击前用 4 ~ 8 周，在紧急电击时，可使用肝素。术后继续抗凝治疗 4 周。③检查仪器，判断其同步性：R 波够高才能触发放电；避免 T 波的误触发（灵敏度太高）。④其他注意事项：保持静脉通畅，吸氧，放电时任何人不得接触患者及病床，除去与患者相接触的设备，以免被电击。持续监护血压，心电和呼吸。导电糊不要涂到电极板握手柄上或在电极板之间连成一片。

（5）并发症及处理：①心律失常：复律后出现窦房传导阻滞、房室传导阻滞等缓慢性心律失常可用阿托品或异丙肾上腺素；室性心动过速或心室纤颤：多为患者本身有心肌病变、酸碱电解质失衡或洋地黄中毒，应在去除病因的同时，再次电击；心房纤颤转为心房扑动或心房扑动转为心房纤颤，观察后仍未复律，可加大能量再次电击。②灼伤：严重时可有心肌损伤、皮肤损伤，避免高流量电击和电极板对皮肤的直接接触。③栓塞：溶栓或抗凝治疗及对症处理。④急性肺水肿：在复律后 1 ~ 3 h 有可能发生，应给予相应处理。

二、儿童心肺复苏术

（一）儿童心肺复苏术操作流程

儿童心肺复苏术操作流程包括确认心脏骤停、向周围人群呼救、胸外按压和早期除颤、开放气道、人工呼吸与供氧、电除颤和复律等[2]。

（1）检查反应及呼吸：轻拍患儿双肩，并大声说话：“喂！你怎么了？”对于婴儿，轻拍足底。如果患儿无反应，快速检查是否有呼吸。如果没有自主呼吸或呼吸不正常，须大声呼救，并启动紧急反应系统，获取自动体外除颤仪（AED）或手动除颤仪，并准备开始进行心肺复苏。

（2）启动紧急反应系统：院内复苏或多人在场时，应立即派人启动紧急反应系统并获取除颤仪或自动体外除颤器（AED）；院外单人复苏应首先进行 5 个回合心肺复苏后，再启动紧急反应系统。然而，目击心脏骤停时应首先启动紧急反应系统，并获取除颤仪，再回到患儿身边进行心肺复苏。

（3）评估脉搏：医疗人员可最多用 10 s 触摸脉搏（婴儿肱动脉，儿童颈动脉或股动脉），如果 10 s 内无法确认触摸到脉搏或脉搏明显缓慢（60 次 /min），需开始胸外按压。非医疗人员可不评估脉搏。

（4）胸外按压：儿童胸外按压时使用单手或双手按压法，掌根按压胸骨下 1/2（中指位于双乳头连线中点）；婴儿胸外按压时，单人使用双指按压法，位于乳头连线下，双人使用双手环抱法，拇指置于胸骨下 1/2 处。胸外按压时，按压速率至少为 100 次 /min，按压幅度至少为胸部前后径的 1/3（婴儿约为 4 cm，儿童约为 5 cm），用力按压和快速按压，减少胸外按压的中断，每次按压后胸部须回弹。

（5）打开气道及人工通气：不怀疑存在头部或颈部损伤的患儿，采用“仰头提颏”法打开气道。怀疑可能存在头部或颈部外伤的患儿，采用“推举下颌”法打开气道，“推举下颌”法无法有效打开气道时，仍可使用“仰头提颏”法。患儿无自主呼吸或呼吸不正常时，予 2 次人工呼吸。在院外，采用口对口或口与口鼻进行通气。医疗人员在院内进行人工呼吸可使用气囊面罩通气。避免过度通气，仅需要使胸廓抬起的最小潮气量即可。不推荐常规使用环状软骨压迫。

（二）按压与通气的协调

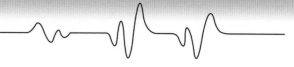

（1）未建立高级气道时，单人复苏按压通气比为 30∶2；双人复苏按压通气比为 15∶2。一般要求每 2 min 2 名施救者应交换职责，每次交换 5 s 完成。

（2）建立高级气道后（气管插管后），负责胸外按压的医疗人员以 100 次 /min 的频率进行不间断按压，负责通气者以每 6 ～ 8 s 给予 1 次人工呼吸的速度（8 ～ 10 次 /min）进行通气。2 名施救者不再进行按压与呼吸的配合。

（3）仅给予人工呼吸支持当患儿无自主呼吸或呼吸衰竭时，但存在大动脉搏动，且脉搏＞ 60 次 /min，无须给予胸外按压，可仅予呼吸支持，每 3 ～ 5 s 1 次人工呼吸通气（12 ～ 20 次 /min），每次呼吸时长持续 1 s，并观察胸廓是否随每次呼吸而升降。

（三）心跳骤停的处理

当患儿出现心跳骤停时，应立即进行心肺复苏，并连接监护仪或除颤仪。如果为不可电击心律（心跳停搏，无脉电活动），应尽快建立静脉或骨髓通路，给予肾上腺素，剂量：0.01 mg/kg（0.1 mL/kg，1∶10000）静脉注射或骨髓腔注射；或 0.1 mg/kg（0.1 mL/kg，1∶1000）气管内给药，3 ～ 5 min 后可重复，每 2 分钟评估心律。如果为可电击心律（心室纤颤，无脉室性心动过速），应尽快除颤，首剂 2 J/kg；2 min 后再评估心律，无效可加倍除颤剂量，≤ 10 J/kg。顽固性心室纤颤或室性心动过速可予胺碘酮或利多卡因，同时治疗可逆性病因。

三、儿童心肺复苏术操作流程与成人异同及进展

心肺复苏程序的改动

1. 心肺复苏程序更改

2010 年指南[3-5]所作的最大更改是将心肺复苏的程序从我们熟知的“A—B—C”更改为“C—A—B”。

儿童的心肺复苏从胸外按压 30 次（单人复苏）或 15 次按压（双人复苏）开始，而不是从人工呼吸开始。对于此变化，儿科复苏专家曾进行激烈的辩论。因为不同于成人，儿童心脏骤停多是呼吸相关性的心跳骤停，而不是心源性的。所以通气对于儿童复苏至关重要，一些动物实验也发现通气与按压相结合的复苏方法有助于提高复苏成功率。然而许多研究显示，儿童患者在发生呼吸心跳骤停时大多未能及时被旁观者进行心肺复苏，主要因为施救者不愿意进行口对口人工呼吸或需要寻找气囊面罩等延误胸外按压的时间，因此更改指南的意义旨在保证尽早胸外按压以提高儿童患者院外实施心肺复苏的成功率。更改指南的另一个主要原因是为了简化心肺复苏的学习。从理论上说，C—A—B 流程在单人复苏时只延迟 18 s 通气，在双人或多人复苏时延误的时间更短，能缩短从患儿发病至胸外按压开始的时间。

2. 启动紧急反应系统

儿童启动紧急反应系统的时机未见改动。儿童发生心脏骤停大多是由窒息造成的。双人复苏

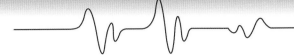

时应立即派人启动紧急反应系统并备好自动体外除颤仪；单人复苏时，应首先进行 5 个回合心肺复苏后，再去启动紧急反应系统。然而，对于目击的心脏骤停，医疗人员应高度怀疑其为心室纤颤造成的心脏骤停，此时应首先启动紧急反应系统，并获得自动体外除颤仪，再回到患者身边进行心肺复苏。

3. 评估是否需要心肺复苏

2010 年指南取消通过“看、听、感觉”来评价呼吸情况。如发现患儿无反应、无呼吸或呼吸不正常（仅有喘息），新版指南要求非医疗人员应立即开始胸外按压。对于医疗人员，2010 年指南也不再强调脉搏检查。医疗人员应在 10 s 内评估脉搏情况（对于婴儿，触摸肱动脉；对于儿童，触摸颈动脉或股动脉），如果 10 s 后仍无法确认触摸到脉搏，也应开始胸外按压。研究显示，即使是医疗人员，在急救状态下也常无法正确检测脉搏。若胸外按压不及时进行，患儿的死亡风险则明显增高，因此 2010 年指南强调即使是医疗人员也应为不确定脉搏的患者进行胸外按压。

4. 进一步强调高质量心肺复苏

（1）快速按压与用力按压：2010 年指南提出，按压频率是“至少 100 次 /min”，而不是 2005 年指南提出的“约 100 次 /min”。多数研究显示能否恢复自主循环及复苏后的神经系统功能与按压次数相关。研究显示不论是院外或院内复苏，即使是医疗人员，胸外按压也常过浅、过慢。过浅的按压无法使心脏搏出足够的血液，导致终末器官的灌注不足。2005 年指南建议儿童按压深度是胸廓的 1/3 ~ 1/2。X 线研究显示按压往往无法达到胸廓前后径的一半。新的研究提出了胸外按压深度的建议值为儿童约 5 cm，婴儿约 4 cm，约是胸廓前后径的 1/3。

（2）胸廓完全回弹及胸外按压的中断时间：与 2005 年指南比较，未进行修改，仍强调胸外按压后胸廓需完全回弹。2010 年指南强调，应尽可能减少按压中断频率和时间，因为这是高质量心肺复苏的关键。

（3）避免过度通气：2010 年指南与 2005 年相似，强调心肺复苏时应注意避免过度通气。人工呼吸可增加胸腔压力，减少回心血量，降低下一次胸部按压所产生的血流量。过度通气可能导致胃膨胀。因此，人工通气只要给予使胸廓抬起的最小潮气量即可。

（4）胸外按压方法：根据 2010 年指南，胸外按压方法未见重大改动。儿童进行胸外按压时，使用单手或双手按压法，即单手或双手掌根按压胸骨下 1/2（乳头连线中点）；对婴儿进行胸外按压时，单人使用双指按压法，双指位于乳线中点下；双人使用双手环抱法，拇指置于胸骨下 1/2 处。与双指按压法相比，双手环抱法能产生较高的动脉灌注压及一致的按压深度及力度，是双人复苏时首选的胸外按压方法。

（5）按压与通气的协调：在按压与通气协调方面，2010 年指南未进行更改。当患儿心跳骤停时，单人复苏应采用按压通气比 30∶2 进行心肺复苏，双人或多人复苏时儿童与婴儿采用 15∶2，应保持按压与通气的协调。当置入高级气道时，按压与通气不再进行协调，按压者以至少 100 次 /min 的速率进行按压，通气则以 8 ~ 10 次 /min（即每 6 ~ 8 s 给予 1 次呼吸）的速率进行。当患儿有明确的脉搏，但呼吸不充分时，以 12 ~ 20 次 /min 的速率给予通气即可。

（6）打开气道：2005 年指南提出，非医疗人员仅使用压额 - 抬颏法打开气道；医疗人员在怀疑脊柱损伤时，应考虑使用推举下颌法打开气道。研究显示，即使是医疗人员，对推举下颌法操作仍不熟练，且使用该方法打开气道有一定难度。2010 年指南再次强调，医疗人员在推举下颌法无法保证通气的情况下，仍要考虑用压额 - 抬颏法打开气道。

（7）自动体外除颤仪：2005 年指南[6]明确指出，对于 1 ~ 8 岁儿童使用自动体外除颤仪是安全且有效的，建议使用能量衰减型自动体外除颤仪，如果无法获得，可考虑使用标准型自动体外除颤仪。因缺乏足够证据，不推荐也不反对在＜ 1 岁婴儿使用自动体外除颤仪。2010 年指南确认了对婴儿使用除颤仪的安全性，建议对＜ 1 岁婴儿首选手动除颤仪，如果无法获得，可考虑使用能量衰竭型自动体外除颤仪，如果两者均无法获得，则使用标准型自动体外除颤仪。

（江　河）

参考文献

[1] 李小梅 . 小儿心律失常学 [M]. 北京 : 科学出版社 , 2004.

[2] 中华医学会儿科学分会急诊学组 , 中华医学会急诊分会儿科学组 , 中国医师协会重症医学医师分会儿科专家委员会 . 儿童心肺复苏指南 [J]. 中国小儿急救医学 , 2012, 19(2): 2.

[3] 林铁群 , 陆国平 , 凌岚岚 . 2010 年儿童心肺复苏及生命支持指南解读 [J]. 中国小儿急救医学 , 2011, 18(1): 21-23.

[4] 钱素云 , 高恒森 . 2010 年美国心脏协会儿童心肺复苏指南更新的解读 [J]. 中国小儿急救医学 , 2012, 19(1): 1-4.

[5] Morrison LJ, Kierzek G, Dickman DS. American Heart Association guidelines for cardiopulmonary resuscitation and emergency cardiovascular care circulation[J]. Circulation, 2010, 122: 5665-5675.

[6] Committee E. American Heart Association guidelines for cardiopulmonary resuscitation and emergency cardiovascular Care[J]. Circulation, 2005, 13, 112(24 Suppl): IV1-203.

Chapter 14 第十四章

典型病例个案报道

案例 1 射频消融成功治疗 2 月龄婴儿预激性心肌病 1 例

一、病例资料

患儿，女，主因“间断发作心动过速及心功能进行性下降 54 d”于 2021 年 4 月入住清华大学第一附属医院心脏小儿科。患儿系 3 胎第 3 产，孕龄 34+5 周因“胎动减少”剖宫产娩出，出生体重 2.8 kg，生后第 2 天心电监护显示突发心率快，心电图示阵发性室上性心动过速（室上速），心率 280 ～ 300 次 /min，当地医院间断予静脉泵入胺碘酮终止心动过速。改为口服胺碘酮［7 mg/（kg · d）］联合美托洛尔［0.8 mg/（kg · d）］23 d，无心动过速发作，窦性心律（窦律）心电图显示心室预激。超声心动图示心功能进行性下降，左室射血分数（left ventricular ejection fraction，LVEF）自 65% 逐渐下降至 46%。为求进一步诊治转来我院。父母非近亲结婚、家族史无异常。体格检查：心率 163 次 /min，心律齐，心音有力，未闻及杂音。

入院后心电监护及心电图显示窦律、持续心室预激波，根据心电图定位为右侧壁旁道（图 14-1-1A）。超声心动图示左心室扩大，左室舒张末期内径（left ventricular end diastolic dimension，LVEDD）26 mm，LVEF 46%，左心室室壁运动欠协调，室间隔为著，室间隔和左室后壁呈同向运动（图 14-1-1C）。二维斑点追踪显示左心室内收缩不同步，左心室长轴 17 个节段达峰时间标准差 52.90 ms（正常值＜ 40 ms）、达峰时间差 164 ms（正常值＜ 150 ms）（图 14-1-1C）。根据以上检查，该患儿可明确诊断为预激性心肌病，故予以普罗帕酮或胺碘酮阻断旁道前传。患儿先后 2 次试服用普罗帕酮后均继之发作室上速，同步电复律及静脉推注三磷酸腺苷二钠注射液无效，静脉泵入胺碘酮方可转复窦律。口服胺碘酮［由 7 mg/（kg · d）逐渐减量为维持量［3 mg/（kg · d）］共 2 周，期间无心动过速发作，但心室预激持续存在，超声心动图示心功能损伤逐渐加重，LVEDD 28 ～ 29 mm，LVEF 40% ～ 35%。故决定于生后 81 d（体重 5.5 kg）行射频导管消融术。术中 4 号无囊气管导管插管，应用氯胺酮 + 丙泊酚 + 罗库溴铵麻醉诱导，七氟烷 + 丙泊酚维持，微穿鞘管 Seldinger 法穿刺双侧股静脉，分别植入 5 F 及 7 F 鞘管各 1 根。沿 5 F 鞘管植入 10 极标测导管，远端位于右心室、近端位于右心房。经 7 F 鞘管送入 4 mm B 弯消融导管（NI75TCBH，美国强生公司），采用三维（Carto3-Univu，美国强生公司）标测，窦律心室预激时沿三尖瓣环进行精细标测，于右侧壁 9 点位置标测到前传 V 波最早，AV 融合，以温控模式 50 ℃、35 W 放电 3 s 预激波消失，消融有效，继续巩固消融 90 s。微调导管局部巩固放电 60 s×3 次。观察 1 h，窦律下未见预激波，心室起搏示心室激动沿房室结逆传，射频消融成功（图 14-1-2）。手术共计 150 min，X 线曝光时间 10 s，曝光量 0.1 mGy，无手术相关的近期并发症。术后心电监护及心电图未见预激波（图 14-1-1B），术后 7 d 复查超声心动图显示 LVEDD 26 mm，LVEF 50%，Ts-SD 43.21 ms、达峰时间差 134 ms（图 14-1-1D），提示心功能及心室同步性均明显改善，出院随访观察中。

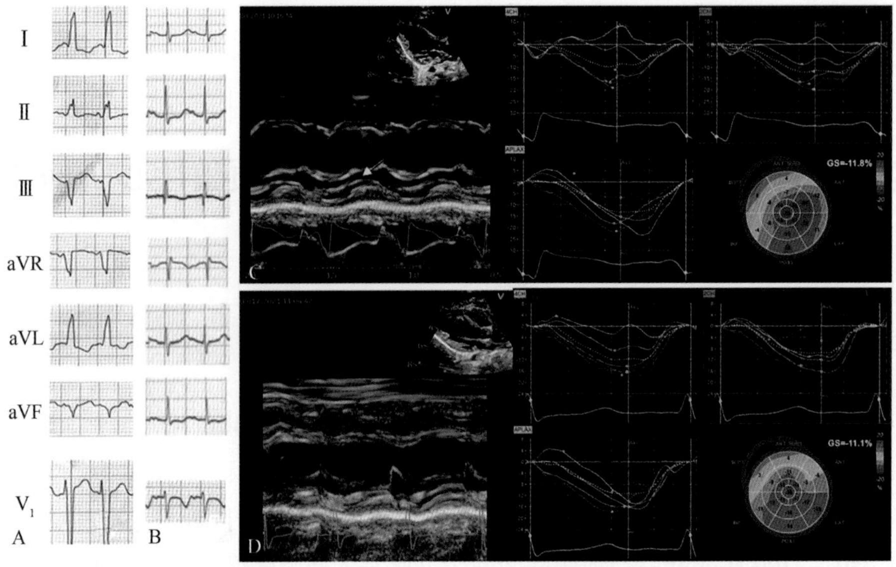

图 14-1-1　患儿导管消融术前术后心电图、超声心动图及二维斑点追踪图

A. 射频消融术前心电图显示心室预激，预激波 V_1 导联呈（+），R/S＜1，Ⅱ导联（+）、Ⅲ导联（±）、AVF 导联（-），提示右侧壁旁道。B. 射频消融术后心电图显示窦性心律，预激波消失。C. 左图为射频消融术前 M 型超声示左心室室壁运动欠协调，室间隔（红色箭头）与左室后壁（黄色箭头）呈同向运动；右图为射频消融术前心尖四腔、三腔及二腔心切面左心室长轴应变曲线显示左心室内收缩不同步，应变曲线牛眼图显示间隔基底段（蓝色）应变呈正值，与其余节段（粉红色）呈矛盾运动。D. 射频消融术后左心室内收缩不同步好转

二、讨论

预激性心肌病是由心室预激造成心室心肌电 - 机械兴奋异常而引发心室重构、心功能降低的一种疾病，以扩张型心肌病为主要表现。预激波自行退化消失，药物或导管消融阻断预激前传后，心脏扩大和心功能不全可以改善和逆转。关于发病率，目前尚无确切的流行病学资料，文献报道以青少年多见。发病机制可能与心室预激引起的左心室不同步和室间隔运动异常有关。

预激性心肌病患儿可通过口服胺碘酮、氟卡尼或普罗帕酮抑制旁道前传达到治疗的目的，但目前报道的例数较少，治疗效果不确切，尚需积累病例。抗心力衰竭药物治疗，虽然可改善临床症状，但对恢复左心室大小及 LVEF 并不理想。射频导管消融术可通过成功阻断旁道前传功能而彻底改善预后。然而由于儿童的体重小、血管细、心腔小等客观因素，多旁道比例高及希氏束旁旁道的消融风险，儿童导管消融难度要远大于成人。对于体重＜ 15 kg，药物治疗无效或不能耐受的预激性心

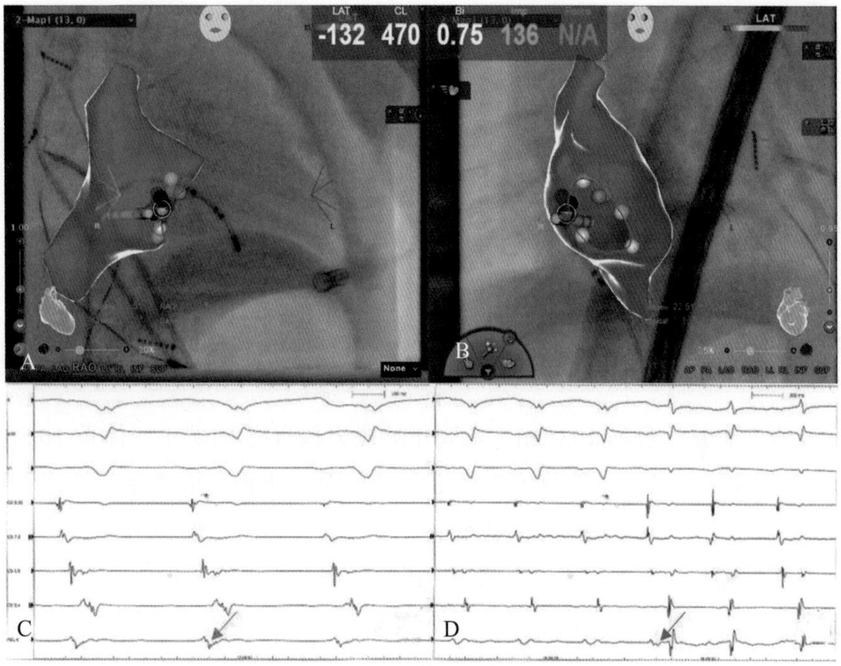

图 14-1-2　患儿射频消融术中影像图及心腔内电图

A. 右前斜位（RAO）；B. 左前斜位（LAO）；两个角度下显示消融靶点（红色），黄色点为希氏束（His）点，白色点为三尖瓣环点；C. 消融靶点处 AV 融合（红色箭头）；D. 放电过程中靶点处 AV 分开，预激波消失（蓝色箭头）

肌病患儿，导管消融的适应证明确。多数学者认为< 5 kg 的婴儿导管消融风险高，选择导管消融需谨慎，药物治疗无效或不能耐受时应在有经验的儿童心脏电生理中心进行射频消融治疗。

本病例特点：①心动过速性心肌病的鉴别。患儿入院前 23 d 内均无心动过速发作，但超声心动图提示心脏扩大及心功能进行性下降。入院后虽有短阵心动过速发作，但经胺碘酮及美托洛尔维持治疗 2 周，心动过速未再发作，心脏仍然继续扩大（LVEDD 由 26 mm 升至 29 mm）伴心功能进行性下降（LVEF 由 46% 降至 35%），心动过速不能解释其心脏扩大、心功能进行性下降。病例特点与心动过速性心肌病不符。②预激性心肌病的诊断。超声心动图及斑点追踪显示左心室内不同步及室间隔的同步化障碍，支持预激性心肌病的诊断。③射频消融指征。本例患儿服用抑制旁道前传的药物普罗帕酮及胺碘酮均效果不佳，联合抗心力衰竭药物治疗，虽无室上速发作，但心功能仍进行性下降，射频消融指征明确。④射频消融效果。成功射频消融后，心功能在短时间内恢复并左心室同步性好转，证实射频消融的有效性，并支持预激性心肌病诊断。⑤目前国内外文献报道诊断预激性心肌病的最小年龄为 3.5 个月，预激性心肌病射频消融的最小年龄为 4.5 个月。该病例通过射频消融术成功使患儿心功能逆转恢复，为婴幼儿预激性心肌病的诊疗提供借鉴。

作者：张　仪　江　河　崔　建 / 李小梅
单位：清华大学第一附属医院心脏小儿科

参考文献

张仪，江河，崔建，等．射频消融成功治疗 2 月龄婴儿预激性心肌病 1 例 [J]. 中华心律失常学杂志，2022, 26(2): 187-189.

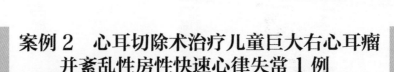

案例 2　心耳切除术治疗儿童巨大右心耳瘤并紊乱性房性快速心律失常 1 例

一、病例资料

患儿，男，4 岁 7 个月，身高 103 cm（＜同年龄段男孩身高 P10th），体重 16.8 kg，主因“查体发现心率快 4 年”入院。患儿 4 年前（生后 1 个月）因“吐奶、精神差”就诊于当地医院，听诊发现心率快，心率 200 次 /min，多次心电图示心房扑动、心房纤颤和房性心动过速交替，外院先后应用地高辛、普罗帕酮、倍他乐克、胺碘酮、普萘洛尔及索他洛尔口服，未能转复为窦性心律，Holter 提示全天总心搏 182880 次，心率最快 240 次 /min，心室率在 110 ~ 150 次 /min。2 年前院外超声心动图提示右心耳瘤（22 mm × 36 mm × 20 mm）。为求进一步诊治收入我科病房。

既往史：无特殊。个人史：第 1 胎第 2 产，双胎之小，足月，因“羊水少”剖宫产娩出，出生体重 2.75 kg。否认宫内感染及窒息缺氧的病史。家族史：有 1 个同胞哥哥，体健。父母及家族中无类似疾病史。

入院查体：心界不大，心率 110 次 /min，律齐，心音有力，各瓣膜听诊区未闻及杂音。

辅助检查：心电图示房性心动过速、心房扑动（图 14-2-1A、B）。Holter 示全天总心搏 177013 次（21.5 h），心率 72 ~ 238 次 /min，平均 123 次 /min，全天均为房性心律失常，心房扑动、心房纤颤与房性心动过速交替（图 14-2-1C）。超声心动图示左心室舒张末期内径（LVEDD）35 mm（正常值 34 ~ 37 mm），左室射血分数（LVEF）65%，右心耳明显扩张，内径 15 mm × 20 mm（图 14-2-2A）。

诊疗经过：患儿因间歇性心悸和紊乱性房性心律失常入院，紊乱性房性心律失常包括心房扑动、心房纤颤和房性心动过速。房性心动过速为该患儿主要的心律失常。心电图提示房性心动过速起源于右心耳：V_1 导联 P 波呈负向“w”型，Ⅰ、Ⅱ、Ⅲ、aVF 导联 P 波均为正向（图 14-2-1A）。由于该患儿各种抗心律失常药物治疗无效，因此完善相关辅助检查后，于全身麻醉下行右心耳切除术。术中见右心房的房壁菲薄，右心耳呈瘤样扩张，大小约 5 cm × 5 cm（图 14-2-2B、C）。用心耳钳夹闭右心耳并切除。术后患儿心电监护示心率在 140 ~ 160 次 /min，为房性心动过速（心电图 P 波形态定位为非右心耳来源，图 14-2-1D）。患儿最快心率为 200 次 /min，平均心率为 140 ~ 160 次 /min，心动过速发作时伴冷汗、面色苍白、低血压，予以索他洛尔联合普罗帕酮口服 3 d 后转为窦性心律，平均心率 70 ~ 130 次 /min。索他洛尔 50 mg Q12h［5.36 mg/（kg・d）］联合普罗帕酮 50 mg Q8h［8.93mg/（kg・d）］继续口服治疗 3 个月后停药，随访 10 个月均为窦性心律，Holter 显示全天总心搏 121363 次，最大心率 133 次 /min，平均 84 次 /min。

病理报告：心内膜局灶性增厚并纤维化，心肌间质广泛纤维化，心肌部分变薄（90 ~ 1000 μm），最薄处心肌仅占壁厚的 1/4，纤维化占 3/4，心耳腔扩大，部分心房壁纤维化。可见心肌细胞肥大，空泡样变性，小血管增多、扩张，小动脉迂曲。心外膜脂肪组织增多，偶见局灶性淋巴细胞浸润。由于有弹力纤维及胶原纤维增生导致内膜增厚（图 14-2-2D）。免疫组化示 H131806-D：Actin（+）；Desmin（+）；Myoglobin（+）。结论：病变符合心肌病，心肌收缩蛋白重度缺失。全外显子高通道基因测序（北京德易东方转化医学中心）：未发现意义明确的致病突变。

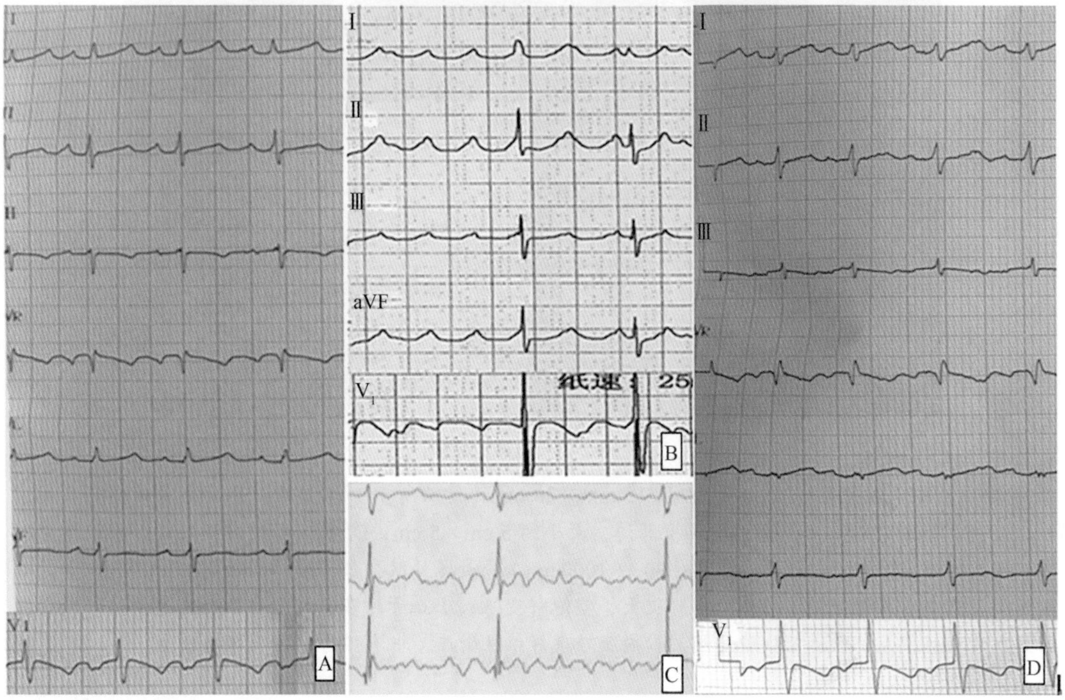

图 14-2-1　心电图

A. 心电图示房性心动过速，V_1 导联 P 波呈负向“W”型，Ⅰ、Ⅱ、Ⅲ、aVF 导联（+），提示房性心动过速起源于右心耳；B. 心电图示心房扑动，F 波频率 300 次 /min，呈 2∶1 ～ 4∶1 下传；C. Holter 可见不纯的心房扑动和心房纤颤；D. 外科术后的心电图显示房性心动过速 V_1 和Ⅲ导联 P 波负向，Ⅰ、Ⅱ、aVL、aVF 导联心动过速起源并非右心耳

二、讨论

非局部心包缺如的心耳扩张呈心耳瘤，称为先天性心耳瘤，是一种非常罕见的先天性畸形。既往有文献报道过孤立性右心耳瘤和左心耳瘤。关于左心耳瘤的报道最早见于 1922 年，右心耳瘤较左心耳瘤更为罕见，最早见于 2001 年。心耳瘤的病因可分为先天性和继发性。继发性心耳瘤可见于严重瓣膜狭窄或反流导致心房压升高，从而造成心耳瘤样扩张或手术损伤等。先天性心耳瘤的病因可能为心房梳状肌先天发育异常、受血流冲击和心房内压力和容量负荷增大导致。左心耳通常长 2 ～ 3 cm，文献报道以左心耳长度＞ 3 cm 作为心耳瘤诊断标准，＞ 5 cm 称为巨大心耳瘤。先天性心耳瘤最早可在胎儿期起病，无家族倾向的报道。先天性心耳瘤临床表现较隐匿，多因并发房性心律失常或左心耳瘤并发血栓而被发现。文献报道发现年龄多在 20 ～ 40 岁，＜ 10 岁发现者约占 1/3，右心耳瘤在儿童非常罕见。

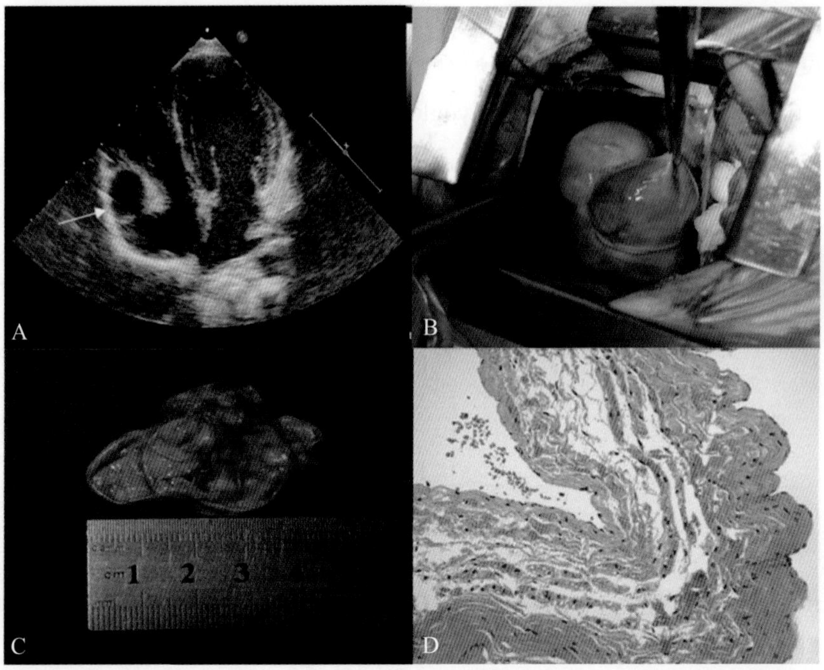

图 14-2-2　超声心动图

A. 超声心动图示右房耳明显扩张，内径 15 mm × 20 mm（箭头所示）；B. 右心耳切除术后超声表现，显示显著扩张的右心耳瘤；C. 右心耳壁菲薄，大小约 5 cm × 5 cm；D. 病理示心内膜灶状纤维性增厚，心肌间质广泛纤维化，心肌部分变薄（90 ~ 1000 μm），最薄处肌壁仅占壁厚的 1/4，纤维化占 3/4，心腔扩大，部分心房壁纤维化，部分心肌肥大，空泡样变性，小血管增多、扩张，小动脉迂曲，心外膜脂肪组织增多，偶见灶状淋巴细胞浸润，心内膜轻度纤维性增厚，中有弹力、胶原纤维增生

先天性心耳瘤并发房性心律失常的类型为房性心动过速、心房扑动及心房纤颤，其发生房性快速性心律失常的机制未完全明确，可能与右心耳瘤内异位的自律性增高或心房肌纤维和纤维化组织的混合重排，在组织结构上形成了折返环。由于其解剖结构异常，抗心律失常药物疗效欠佳。有报道左心耳瘤手术切除可治疗房性心动过速。对于右心耳瘤临床经验非常有限，其自然病程和可选择的治疗策略也不清楚，2001 年 Mizui 等报道 1 例右心耳瘤合并异位性房性心动过速的女婴，并发充血性心力衰竭，该患儿成功行射频消融术后 2 d 房性心动过速复发，外科成功切除右心耳瘤后转复为窦性心律。该作者认为射频消融不成功及复发的可能原因为引起房性心动过速的异常组织范围较大，很难将异位起源或折返的环路完全消融。当抗心律失常药物或导管消融无效时，外科切除手术可取得良好疗效。

本病例特点：①右心耳瘤合并紊乱性房性快速性心律失常，其房性心动过速起源于右心耳。②多种抗心律失常药物治疗无效。③紊乱性房性快速性心律失常射频消融效果受限，心耳瘤壁薄易穿孔导致射频消融风险大。考虑心律失常与畸形的右心耳密切相关，选择右心耳切除。术中所见右心房房壁菲薄，右心耳呈瘤样扩张，证实右心耳瘤诊断明确。病理所见右心耳瘤心肌广泛纤维化、变薄，脂肪组织增多，心肌收缩蛋白重度缺失，与文献报道一致。④右心耳瘤切除后，原有的紊乱性房性心律失常消失，但出现了其他部位起源的房性心动过速，口服索他洛尔及普罗帕酮 3 d 后即转为窦性心律，继续口服 3 个月后停药，随访 10 个月均为窦性心律，提示右心耳瘤切除有效。⑤全外显子高通道基因测序结果阴性。

右心耳瘤是罕见的先天性畸形，潜在的并发症包括心律失常、血栓形成及心耳瘤破裂。并发心律失常时，抗心律失常药物疗效差，手术切除可取得良好的效果。

作者：张　仪　李小梅　靳永强
单位：清华大学第一附属医院心脏小儿科

参考文献

Zhang Y, Li X, Jin Y. Successful resection of giant right atrial appendage aneurysm to cure chaotic atrial tachycardia in a child: case report [J]. Cardiol Young, 2018, 28(5): 747-750.

案例 3　经脐静脉临时起搏及心外膜永久起搏器治疗新生儿先天性完全性房室传导阻滞 1 例

一、病历资料

患儿，男，出生 1 h，主因“发现先天性完全性房室传导阻滞”于 2016 年 4 月 11 日入住清华大学第一附属医院心脏小儿科。母亲孕龄 25 周发现胎儿心率慢，超声检查提示胎儿房室传导阻滞，孕龄 35 周超声提示胎儿完全性房室传导阻滞（心房率 135 次 /min，心室率 44 次 /min），全心扩大，心胸比例约 70%，左室舒张末期内径 20 mm，射血分数 59%，心脏结构未见异常。胎儿生长发育尚正常，孕龄 36 周行剖宫产娩出，出生体重为 2.5 kg，1、5、10 min Apgar 评分分别为 9、9、10 分。为行“起搏治疗”收入我科。患儿为第 2 胎第 2 产，其姐姐（12 岁）体健，出生史及既往史无特殊，母亲（43 岁）和父亲（44 岁）既往体健，否认晕厥、猝死家族史，母亲自身抗体谱（ANA、SSA、SSB、dsDNA、ACA 等）化验检查阴性。

患儿出生后呼吸急促伴面色青紫，经皮血氧饱和度 50%，血压 51/16 mmHg，心率 40 次 /min，经皮血氧饱和度 68%，肺内可闻及中量水泡音。动脉血气分析：pH 7.261，PCO_2 43 mmHg，PO_2 45.1 mmHg；心电图提示完全性房室传导阻滞，心室逸搏心率 40 次 /min（图 14-3-1B）。临床诊断：先天性完全性房室传导阻滞，心力衰竭，代谢性酸中毒。气管插管后予机械通气治疗，静脉泵入异丙肾上腺素［3.5 ~ 5 μg/（kg · min）］提升心率无效，紧急行临时起搏治疗。于生后即刻经未闭合的脐静脉置入 5Fr 鞘管至下腔静脉，荷包缝合脐带。患儿置于暖箱内转运至心导管室，应用静吸复合全身麻醉［丙泊酚 2 mg/（kg · h）静脉泵入，七氟醚 1% 浓度吸入］，X 线下经鞘管送入 5Fr 漂浮起搏电极至右心室（图 14-3-2A），检测起搏阈值（1.2 V/0.4 ms），固定起搏电极，设置起搏心率 70 次 /min（图 14-3-1B），患儿一般情况改善。

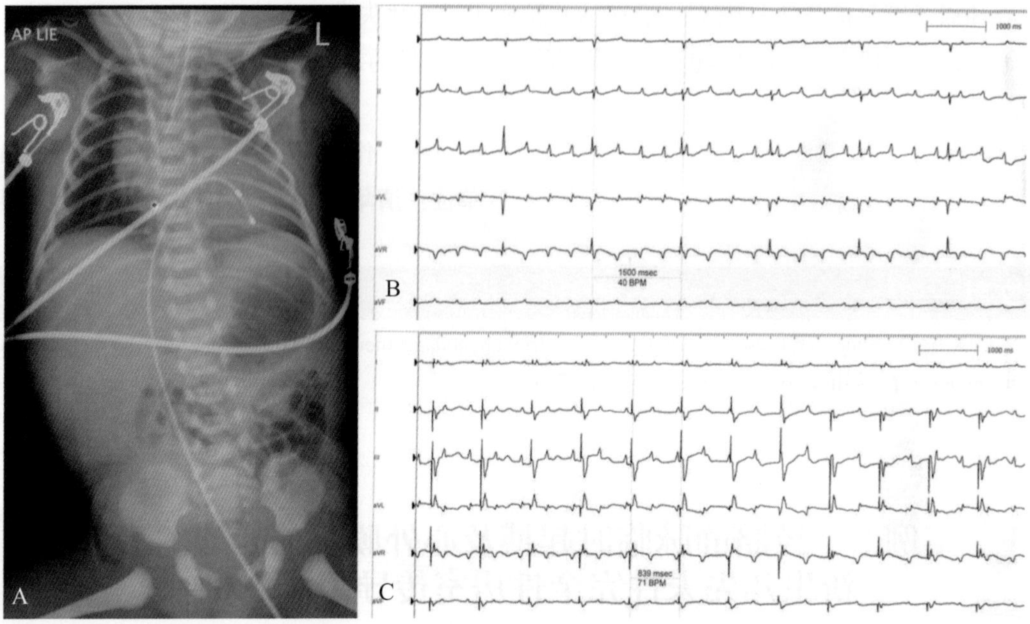

图 14-3-1　出生后 1 h X 线片和心电图

A. 出生后 1 h 经脐静脉植入右心室临时起搏电极 X 线片；B. 完全性房室传导阻滞心电图；C. 临时起搏术后心电图

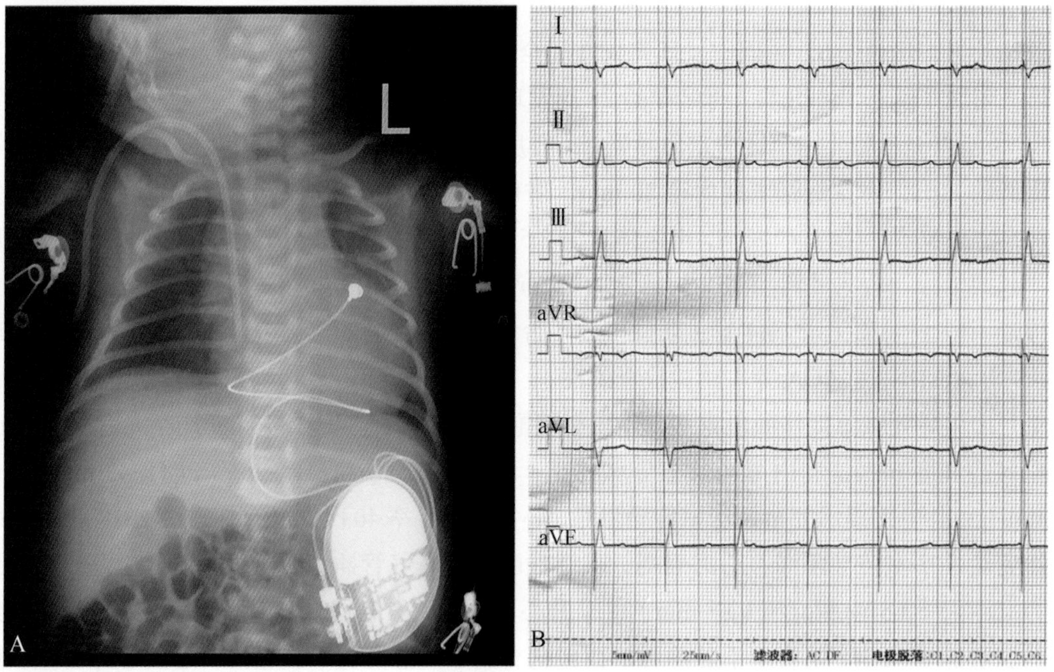

图 14-3-2　出生后 10 d X 线片和心电图

A. 出生后 10 d 植入左心室心外膜永久起搏装置 X 线片；B. 永久起搏术后心电图

1 d 后复查心脏超声显示左室舒张末期内径 18 mm，射血分数 50%。将起搏心率自 70 次 /min 逐渐提升至 110 次 /min。患儿 1 d 后出现高胆红素血症（总胆红素最高 203.1 μmol/L），经调整母乳喂养及光疗后，胆红素下降至正常水平。患儿于生后 10 d 接受经心外膜途径植入 VVIR 起搏器（脉冲发生器美敦力 SESR01，电极美敦力 4965-50cm）。正中小切口暴露心脏，心外膜电极头端缝合在中位心室间沟，该位置起搏阈值 1.6 V/0.4 ms，阻抗 640 Ω（患儿自身心率低，感知未检测），导线在心包腔内预留弯度后，连接脉冲发生器，放置于位于腹壁的囊袋内（图 14-3-2A），设置参数 VVIR（90 ~ 140 次 /min），输出 3.5 V/0.4 ms，感知灵敏度 2.8 mV。术毕撤出临时起搏电极及鞘管，缝合脐静脉残端。术后 15 d 复查心脏超声显示心脏大小及收缩功能正常（左室舒张末期内径 19 mm，射血分数 60%）。术后 20 d 患儿恢复好，如期出院。术后 4 个月门诊随访，生长发育良好（身高 58.3 cm，体重 6.29 kg），复查各项化验指标正常。起搏器程控提示起搏及感知功能良好（起搏阈值 1.0 V/0.4 ms，感知 7.8 ~ 11.4 mV，电极阻抗 549 Ω）。心脏超声显示心脏大小及收缩功能正常（左室舒张末期内径 26 mm，射血分数 60%）。

二、讨论

胎儿发生完全性房室传导阻滞的概率 1/15000 ~ 1/20000，如果不接受起搏治疗，总死亡率可达 8% ~ 16%。该病最常见于母亲合并结缔组织病，如干燥综合征、系统性红斑狼疮等。先天性心脏病可合并先天性房室传导阻滞，是由于导致先天性心脏病的突变基因影响到心脏传导系统的发育，从而出现不同程度的房室传导阻滞。部分先天性房室传导阻滞原因不明，为特发性，可能仍与基因突变等遗传因素相关，目前尚未被充分认识。特发性先天性房室传导阻滞常出现在孕龄 34 周之后，心室逸搏心率可在 70 次 /min 左右，多不影响发育。本例患儿父母体健，母亲已明确除外结缔组织病，且不合并结构性心脏病，为特发性先天性完全性房室传导阻滞。其临床特殊性：①胎儿出现房室传导阻滞时间较早，孕龄 25 周时即被发现；②心室逸搏心率较低，胎儿心室率 40 ~ 44 次 /min。由于房室传导阻滞发生时间早，心室率过慢，胎儿期即发生心脏扩大。

该患儿尽管存在房室传导阻滞，心室率过慢，全心代偿性扩大，但未出现生产发育落后等情况，可能与胎儿在宫内生长发育主要依赖母体的循环系统有关。出生后因依赖自身独立循环，较低的逸搏心率不能维持血流动力学稳定，并且对异丙肾上腺素等药物反应性不好，必须依赖紧急起搏治疗。对于先天性房室传导阻滞新生儿期接受起搏治疗尚缺少大规模的临床研究，仅有个案报道或小样本研究，分为以下两种方案：①临时起搏治疗后择期行永久起搏器植入术；②直接行永久起搏器植入术。两者优劣目前仍有争议。本例根据我科的经验和技术条件采取了第一种方案。

新生儿外周血管细小，经常规股静脉途径植入临时起搏电极，易合并穿刺失败、血管栓塞等血管并发症等风险。脐静脉导管管径较大，作为中心静脉通路可输注急救用药物、高渗营养液制品或用作换血治疗，并且脐静脉置管还能为远期治疗保留血管通路。我们利用这一特点，采用出生后即经未闭合的脐静脉置管成功送入临时起搏电极作为急救措施，为后期永久起搏治疗做准备。

2013 年 EHRA/AEPC 儿童心律失常药物与非药物治疗专家共识指出儿童完全性房室传导阻滞逸搏心率过低（＜ 55 次 /min）伴心功能不全，应接受起搏治疗；＜ 10 kg 的推荐经心外膜途径行永久起搏器植入术。该患儿符合儿童心外膜起搏治疗适应证。心外膜起搏电极位置一般在心尖部或左心室侧壁，对于起搏依赖患者长期起搏心律易造成心室机械活动不同步，部分人会出现起搏器综合征，因此如果有可能，应尽量在流出道间隔部位起搏。该患儿身长较小，剑突下正中小开口即可暴露肺动脉瓣下心室间隔位置。该部位起搏 QRS 波时限仅 80 ms，可避免患儿长期心室起搏发生起搏器综合征的风险。由于患儿体表面积过小，双腔起搏器体积偏大易导致囊袋皮肤张力过高，伤口愈合不良，增加感染机会，对于新生儿建议选用体积相对偏小、具有频率应答功能的单腔起搏器。

作者：李小梅　张东亚　李洪银　等
作者单位：清华大学第一附属医院心脏小儿科

参考文献

李小梅，江河，张东亚，等．经脐静脉临时起搏及心外膜永久起搏器治疗新生儿先天性完全性房室传导阻滞一例 [J]. 中华儿科杂志，2017, 55(2): 148-150.

案例 4　新生儿期起搏治疗免疫性先天性完全性房室传导阻滞 3 例

一、病历资料

病例 1：患儿，女，1 h 龄，因“胎心慢经剖宫产出生 1 h”于 2017 年 12 月入清华大学第一附属医院。患儿 1 h 前因胎心慢剖宫产娩出，出生体重 2270 g，出生时心室率 35 次 /min，1、5、10 min Apgar 评分均为 9 分。患儿系其母第 2 胎第 2 产，孕龄 22 周发现胎心慢，胎儿超声心动图提示为先天性完全性房室传导阻滞（congenital complete atrioventricular block，CCAVB），胎心率 35 ~ 38 次 /min。母亲无明显症状，查抗核抗体（antinuclear antibody，ANA）、抗 SSA 及 SSB 抗体均为阳性，确诊为干燥综合征（Sjögren syndrome，SS），予激素及羟氯喹口服，监测胎儿 CCAVB 无好转。多次胎儿超声心动图示心功能正常，37^{+4} 周孕龄时超声心动图示左室射血分数 54%，经剖宫产娩出。否认家族遗传病史。

入院检查：精神反应好，心率 35 次 /min，律齐，心音有力，各瓣膜听诊区未闻及杂音。原始反射可对称引出。生后心电图示完全性房室传导阻滞。

诊断和治疗：患儿宫内发现胎心慢、母亲确诊 SS，结合胎儿超声心动图及生后心电图结果，诊断免疫性 CCAVB（autoantibody -related CCAVB，ACCAVB）明确。生后泵入异丙肾上腺素不能有效提高心室率，出生即刻经未闭合的脐静脉置入 5F 鞘管至下腔静脉，荷包缝合脐带，X 影像下经鞘管送入 5F 漂浮起搏电极至右心室心尖部，测定起搏阈值，设置起搏心率 90 次 /min（图 14-4-1A），缝合固定临时起搏电极导线，局部无菌纱布覆盖包扎。生后 24 h 植入心外膜永久起搏器（起搏模式 VVIR，即心室起搏 + 心室感知 + 感知后抑制 + 具有频率应答功能），采用美国 Medtronic 公司生产的单腔永久心脏起搏器（Sensia SESR01）及类固醇洗脱心外膜激素电极（CapSure® Epi Model 4965-50cm，Medtronic）。患儿仰卧位，剑突下小切口，打开心包，将起搏电极用 5-0Prolene

线固定于近右心室流出道中后间隔部位，心包内电极预留弯度，经原切口向下分离左上腹皮肤及皮下组织，制作囊袋，将起搏器置于腹部皮下囊袋中（图 14-4-1B）。测定起搏阈值 0.75 V，感知 11.25 ~ 15.68 mV，阻抗 321 Ω。起搏设置为单极起搏，频率为 VVIR 80 ~ 140 次 /min。心室起搏心电图 QRS 时限 90 ms。

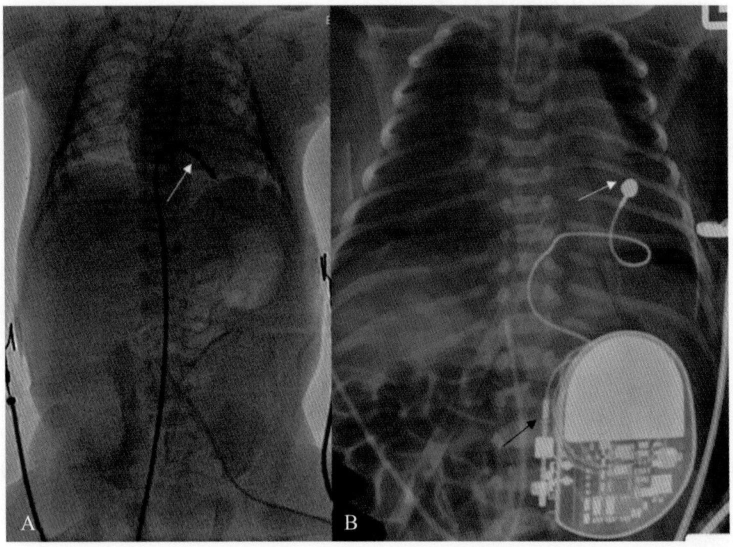

图 14-4-1 ACCAVB 患儿经脐静脉临时起搏及心外膜永久起搏的胸腹部 X 线片

A. 胸腹部 X 线片显示临时起搏电极经脐静脉 - 下腔静脉 - 右心房 - 右心室（箭头）；B. 胸腹部 X 线片显示剑突下小切口心外膜永久起搏器植入，电极位于近右心室流出道中后间隔部位（白色箭头），起搏器（黑色箭头）放置于腹部皮下囊袋中

随访：术后随访 2.5 年，生长发育良好，儿童神经心理行为检查量表评估在正常范围（96 分）。心室起搏比例 100%，心室电极阈值（1 V）、感知及阻抗均良好。定期监测心脏彩超示心脏大小及心功能均正常。胸 X 线片示心室电极位置良好，无张力，无断裂，预留弯度随生长发育减小。

病例 2：患儿，男，10min 龄，因“胎心慢剖宫产娩出 10 min”于 2020 年 4 月入清华大学第一附属医院。患儿 10 min 前因胎心慢剖宫产娩出，出生体重 2500 g，出生时心室率 42 次 /min。患儿系其母第 2 胎第 1 产，20 周孕龄发现胎心慢，胎儿超声心动图确诊为 CCAVB，胎心率 40 ~ 50 次 /min。母亲无明显症状，查 ANA、SSA、SSB 抗体均阳性，确诊为 SS，予母亲服用激素及羟氯喹，监测胎儿 CCAVB 无好转。孕龄 30 周超声心动图示全心增大，无胎儿水肿，孕龄 36^{+6} 周剖宫产娩出。母亲孕第 1 胎时因宫内确诊 CCAVB 于 16 周孕龄引产。

入院体格检查：心率 45 次 /min，律齐，心音有力，各瓣膜听诊区未闻及杂音。

诊断和治疗：患儿宫内发现胎心慢、母亲 SS 诊断明确，结合胎儿超声心动图结果，诊断为 ACCAVB。生后静脉异丙肾上腺素不能有效提高心室率，生后即刻转入手术室成功植入心外膜永久起搏器（VVIR），测试参数满意。随访 1 年，生长发育、心功能及起搏参数良好（阈值 0.75 ~ 1.00 V），儿童神经心理行为检查量表评估在正常范围（98 分）。

病例 3：患儿，男，1h 龄，因“胎心慢剖宫产娩出 1 h”于 2021 年 3 月入清华大学第一附属医院。患儿 1 h 前因“胎心基线变异差、宫内窘迫”于外院剖宫产娩出后，T-piece 复苏器辅助通气下转运来我院。出生体重 1590 g，出生时心室率 55 次 /min。患儿系其母第 1 胎第 1 产，孕龄 24 周产检时发现胎心率慢，胎儿超声心动图确诊为 CCAVB，胎心率 50 ～ 55 次 /min。母亲无明显症状，查 ANA、SSA、SSB 抗体均阳性，确诊为 SS，予激素、羟氯喹及丙种球蛋白治疗，CCAVB 无好转。多次胎儿超声心动图显示心功能正常。30^{+5} 周孕龄经剖宫产娩出。

入院体格检查：早产儿貌，呼吸 56 次 /min，呼吸不规则，吸气性凹陷，心音有力，律齐，各瓣膜听诊区未闻及杂音。早产儿孕龄评估为 31 分。

诊断和治疗：患儿诊断 ACCAVB。予异丙肾上腺素泵入，逐渐提高用量[3.5 ～ 5μg/(kg·min)]，心室率维持在 50 ～ 55 次 /min。患儿合并支气管肺发育不良，经气管插管呼吸机辅助通气、气管内注入肺表面活性物质、限液、激素等治疗，肺部功能逐渐改善，体重增长至 2500 g，于 44 d 龄（矫正孕龄 36^{+5} 周）植入心外膜永久起搏器，测试参数满意。随访 3 个月，生长发育、心功能及起搏参数良好（阈值 0.625 ～ 0.75 V），儿童神经心理行为检查量表评估在正常范围（92 分）。

二、讨论

胎儿 CCAVB 首次报道于 1920 年，随后的研究证实 CCAVB 的发生与孕母 SSA 抗体相关，并且滴度越高发生 CCAVB 的风险越大。文献报道 CCAVB 的发生率为 1/20000 ～ 1/15000，其中 60% ～ 90% 是免疫性。ACCAVB 的发生通常在孕龄 18 ～ 24 周，最早为 16 周孕龄，最晚为 29 周孕龄，但相关的自身抗体最早在 11 周孕龄就可以损伤心脏传导系统。抗 SSA 和 SSB 抗体阳性的女性初次妊娠胎儿 CCAVB 的发病率为 2% ～ 5%，再次妊娠发病率为 12% ～ 25%，第 3 胎发生 CCAVB 的风险更高。本研究中 3 例患儿母亲 SSA 和 SSB 抗体均为阳性，于孕龄 20 ～ 24 周诊断 CCAVB，发病孕龄与文献报道一致。本组病例 2 母亲孕第 1 胎因 CCAVB 而引产，第 2 胎仍为 CCAVB，显示 SSA 和 SSB 抗体阳性对胎儿房室结损伤的高风险性。文献报道母亲自身抗体阳性，一旦胎儿宫内发生 CCAVB，母亲应用地塞米松等药物并不能逆转传导阻滞或改善胎儿预后。本组 3 例患儿母亲均被确诊为 SS，经激素和羟氯喹治疗胎儿 CCAVB 无逆转，与文献报道一致。

ACCAVB 宫内和新生儿期死亡的风险因素为早产、孕早期发生房室传导阻滞（＜ 20 周孕龄）、心室逸搏心率过低（心室率≤ 55 次 / min），胎儿水肿或左心室功能受损。本组 3 例患儿均存在以上死亡相关的高危因素。病例 1、2 分别至孕龄 37^{+4} 和 36^{+6} 周时安全出生，提示在 ACCAVB 的患儿，宫内即使非常慢的逸搏心室率，全心代偿性扩大，仍能维持血流动力学的相对稳定至接近足月娩出，将有条件出生后行起搏治疗。正如文献所述，在严密监测下将择期分娩推迟到妊娠足月和选择有专业能力的医院分娩可以改善新生儿的整体状况和预后。

ACCAVB 病死亡率达 15% ～ 30%，约 64% 的患儿需要在＜ 1 岁行心脏起搏治疗，并且新生儿期起搏治疗可提高 ACCAVB 患儿的存活率，对于心脏结构正常的 CCAVB 新生儿起搏治疗的 I 类适应证为心室率＜ 55 次 /min 或出现严重的心力衰竭。本组 3 例患儿均符合新生儿期起搏治疗的 I 类适应证。

由于新生儿血管细、心腔小，无心内膜植入起搏器的条件，对其只能选择心外膜起搏。多数研究已证实及指南推荐左室心外膜起搏可有效保护心功能。但左室心外膜起搏需左侧开胸植入心外膜起搏电极及腹部囊袋切口放置起搏器，共两个切口。本组 3 例患儿均为新生儿，体积小，有条件经剑突下小切口成功暴露并将起搏电极植入至近右室流出道中后间隔位置，既保证了心室同步性，防止起搏器综合征的发生，又减少了创伤，电极放置与腹部起搏器囊袋为同一切口，同时缩短了起搏电极至起搏器囊袋的距离，降低起搏电极随生长断裂的风险，为新生儿心外膜电极放置部位的良好选择。本组 3 例患儿随访 3 个月 ~ 2.5 年，显示电极起搏阈值等参数稳定且良好，提示当前心外膜起搏电极工艺可以维持良好的远期起搏阈值，心功能保持正常提示该起搏部位可有效保护心功能。本组 3 例患儿于新生儿期经心外膜植入永久性心脏起搏器，经随访生长发育同正常同龄儿。

ACCAVB 的患儿宫内治疗效果欠佳，严密监测下接近足月娩出可降低早产相关的风险。新生儿期植入心外膜起搏器是可行且安全有效的，可提高该类患儿的生活率及生活质量。新生儿期通过剑突下切口将永久起搏电极固定于近右室流出道中后间隔部位是可行的，可减少创伤。

作者：张　仪　李小梅　靳永强　等
单位：清华大学第一附属医院心脏小儿科

参考文献

张仪，李小梅，靳永强，等. 新生儿期起搏治疗免疫性先天性完全性房室阻滞 3 例 [J]. 中华儿科杂志，2022, 60(2): 144-146.

案例 5　婴儿左束支区域起搏 1 例

一、病例资料

患儿，男，年龄 10 个月，体重 8.2 kg，因“室间隔缺损修补术后 4 个月，发现心率减慢 1 个月”来清华大学第一附属医院心脏中心小儿科就诊。患儿 4 个月前因室间隔缺损（室上嵴下型，大小 10 mm）于外院行修补术，术后超声心动图显示各房室腔大小及收缩功能正常，心电图示正常窦性心律。1 个月前于外院复查心电图：二度Ⅱ型房室传导阻滞，心室率 64 次 /min。外院给予其营养心肌、激素及丙球等药物治疗无效，G_1P_1，足月顺产，产后无窒息、缺氧病史，否认其他重大疾病史，否认家族遗传病史。入院查体：体温 36.1 ℃，呼吸 28 次 /min，脉率 46 次 /min，血压 75/40 mmHg（1 mmHg=0.133 kPa）；神清，精神反应好，双肺听诊未闻及干湿啰音，心律齐，心率 46 次 /min，心脏各瓣膜区未闻及杂音，腹软，肝脾肋下未触及，双下肢无水肿。化验包括血常规、肝肾功、心肌酶学等检查无异常。入院心电图：二度Ⅱ型房室传导阻滞，心室率 46 次 /min；24 h 动态心电图：总心搏 6.4 万次，平均心率 41 次 /min（心率范围 41 ~ 60 次 /min），全天多数时间为三度房室传导阻滞，间断可见二度Ⅱ型房室传导阻滞（24 h 动态心电图及心电图资料见图 14-5-1）；超声心动图：左室扩大，左室舒张末期内径 34 mm（Z 值 +4.1），舒张末期室间隔厚度 4 mm，左室射血分数 71.0%。胸 X 线片示双肺未见炎症病灶，心影增大，心胸比 0.67。入院

心率

时间	可用分钟数	QRS	最小	平均	最大	暂停
08	26	1200	45	46	59	0
09	60	2766	43	46	57	0
10	60	2537	41	42	46	0
11	60	2747	43	46	57	0
12	60	2755	44	46	57	0
13	60	2855	45	48	58	0
14	60	2806	45	47	58	0
15	60	2666	43	45	55	0
16	60	2800	44	47	58	0
17	60	2903	46	49	58	0
18	60	2906	45	49	60	0
19	60	2816	45	47	58	0
20	60	2921	45	49	57	0
21	60	2823	45	47	58	0
22	60	2795	44	47	48	0
23	60	2744	43	46	48	0
00	60	2715	43	46	54	0
01	60	2605	41	44	54	0
02	60	2559	41	43	52	0
03	60	2567	41	43	48	0
04	60	2517	41	42	47	0
05	60	2533	41	42	50	0
06	60	2531	41	42	51	0
07	60	2749	42	46	60	0
08	19	910	42	48	60	0
	1425	64726	41	46	60	0

A

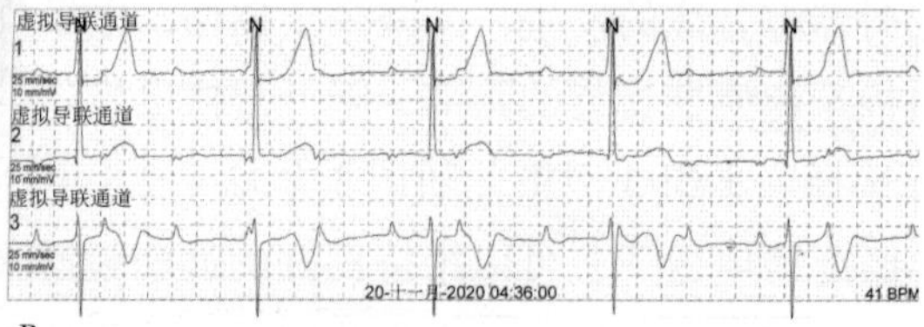

B

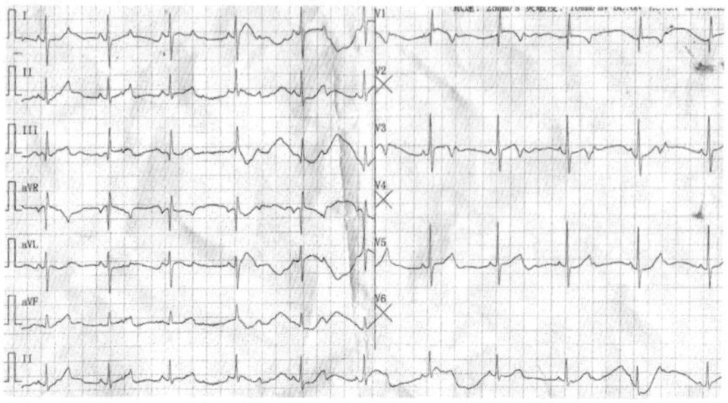

C

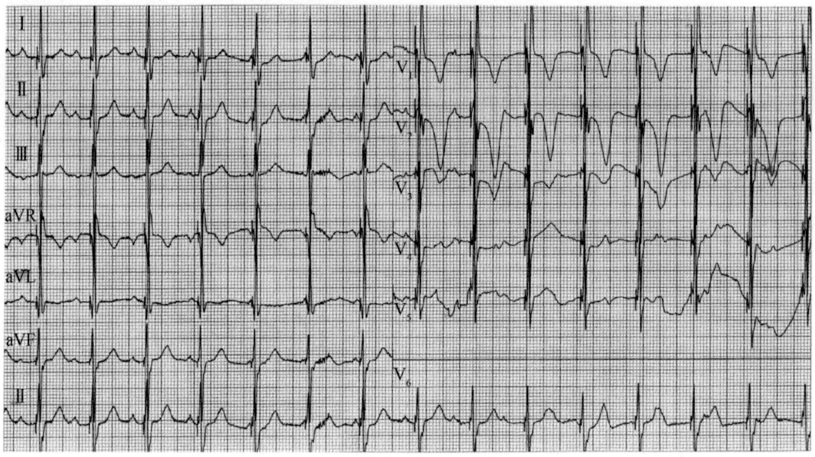

D

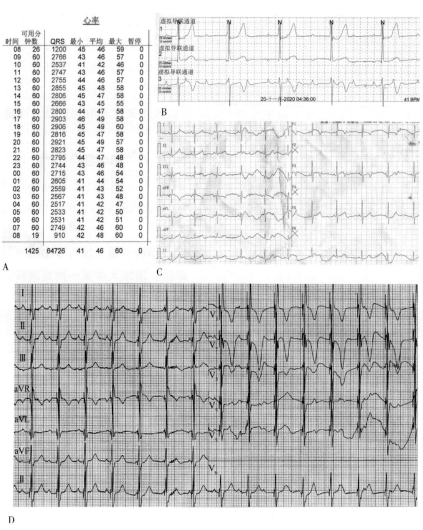

图 14-5-1　术前及术后心电图资料

A. 24 h 动态心电图示总心搏 6.4 万次，平均心率 41 次 /min（心率范围 41 ～ 60 次 /min）；B. 24 h 动态心电图示全天多数时间为三度房室传导阻滞，间断可见二度Ⅱ型房室传导阻滞；C. 心电图显示二度Ⅱ型房室传导阻滞（房室 2 ∶ 1 下传）；D. 术后起搏心电图，心室起搏心律，V_1 导联呈右束支阻滞形态，起搏 QRS 时限为 101 ms

诊断：二度Ⅱ型至三度房室传导阻滞；室间隔缺损修补术后。该患儿符合Ⅰ类心脏永久起搏器植入指征[1]。于入院第 10 天全身麻醉下行心内膜入路心脏永久起搏器（VVIR）植入。术中成功穿刺左侧腋静脉，于左锁骨下制作起搏器囊袋，沿导丝送入可撕开输送鞘（C315-S4，美国美敦力公司），沿鞘送入主动固定电极（3830，4F，美国美敦力公司）长度 59 cm 至右心室中间隔，旋拧电极由室间隔右心室面达左心室面（图 14-5-2），并记录到左束支电位，局部造影确定电极植入间隔深度，通过高低电压输出并测量左心室达峰时间判断左束支成功夺获（图 14-5-3），术中测试电极参数满意：阈值 0.6 V/0.4 ms，感知 18 mV，阻抗 580 Ω。切开鞘管后电极预留弯度固定，连接脉冲发生器（SESR01，美国美敦力公司）起搏心电图呈右束支阻滞形态，起搏 QRS 时限为 101 ms。术后第 3 天测试电极阈值 0.5 V/0.4 ms，感知＞ 15.68 mV，阻抗 518 Ω，心室起搏比例为 100%，程控为 VVIR 80 ～ 140 次 /min。患儿术后囊袋切口愈合良好，无手术相关并发症发生，于术后第 7

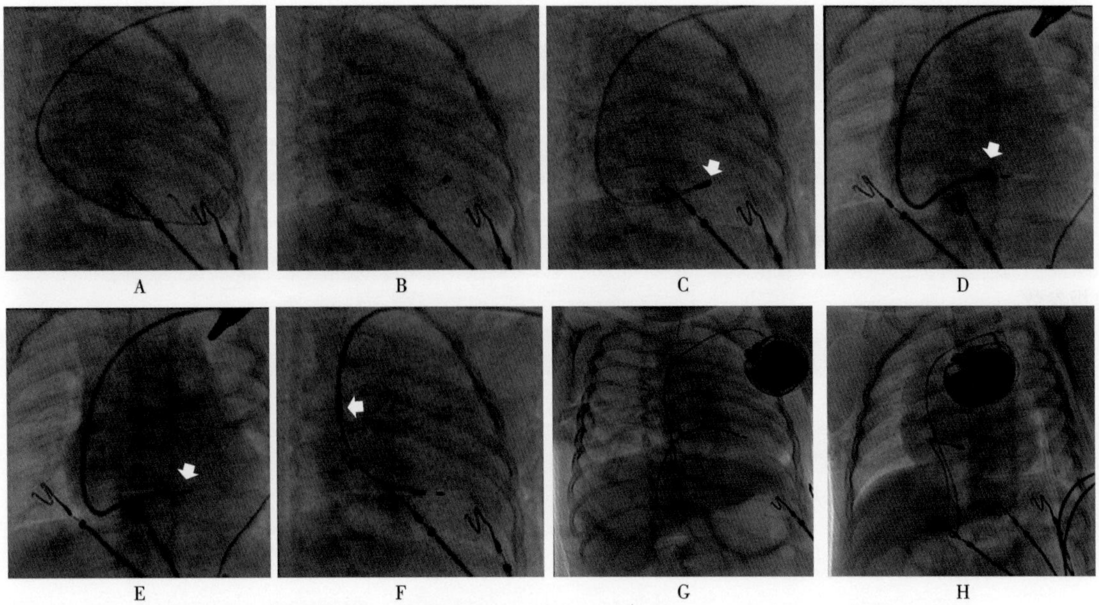

图 14-5-2　术中影像资料

A. 左腋静脉穿刺后送入 0.035 cm 泥鳅导丝至右心室，沿导丝送入 C314-S4 可撕开输送鞘；B. 结合 X 线右前斜 30° 及左前斜 30° 角度调整输送鞘位置；C. 沿输送鞘送入 3830 心室起搏电极至右心室间隔目标区域（箭头所示）；D. 输送鞘内手推 2 mL 造影剂局部造影（箭头所示）观察电极植入间隔深度及角度位置；E. 在造影指导下继续旋拧电极至室间隔左心室心内膜下（箭头所示），腔内图希氏束通道记录左束支电位，起搏心电图判断左束支夺获成功，测试电极参数（阈值、感知、阻抗）；F. 心室电极固定后轻柔撤出输送鞘；G. 术毕右前斜 30° 影像，心室电极于下腔静脉留置一定弯度以适应患儿生长需要；H. 术毕左前斜 40° 影像显示电极于脊柱垂直成角，位置良好

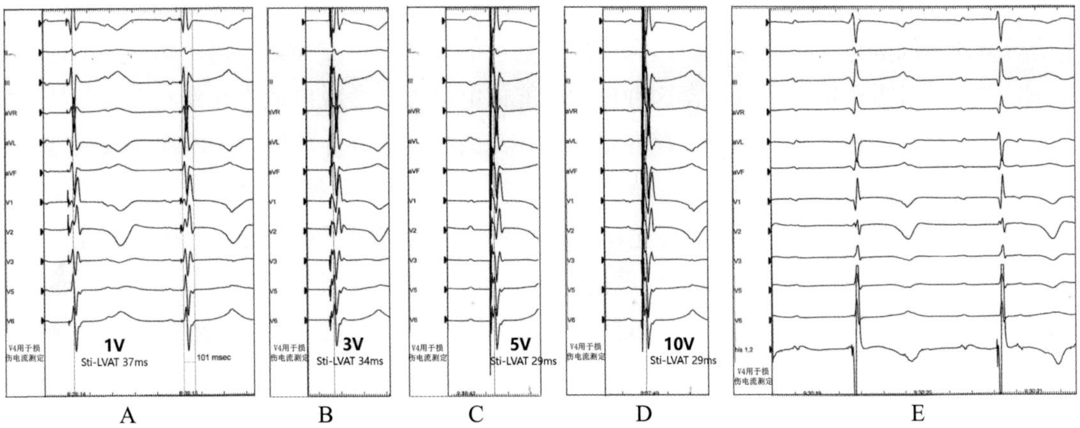

图 14-5-3　术中腔内图

A. 心室电极拧送至目标区域后单极 1V 起搏，V_1 导联呈“qR 型”，起搏 QRS 时限 101 ms，测量左室达峰时间标准差（Sti-LVAT）37 ms；B. 单极 3V 起搏，V_1 导联 R 波幅度增高，测量 Sti-LVAT 34 ms；C. 单极 5V 起搏，起搏信号至 QRS 时限激动时间进一步缩短，测量 Sti-LVAT 29 ms；D. 单极 10V 起搏测量 Sti-LVAT 29 ms 并保持恒定；E. 希氏束通道明确记录到左束支电位

天康复出院，出院前复查超声心动图示左室内径恢复正常，左室舒张末期内径 27 mm，左室射血分数 62.0%。患儿出院后于我院门诊规律随访至今半年，随访期间起搏器参数稳定，心功能及心脏同步性指标良好，相关复查结果详见表 14-5-1。

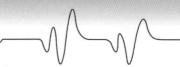

表 14-5-1　随访超声心动图心功能指标及电极参数

项目	术前 / 术中	术后 1 周	术后 3 个月	术后 6 个月
超声心功能指标				
LVEDD（mm）	34	27	28	30
Z 值	+4.1	+0.5	+0.2	+0.9
LVEF（%）	71.0	62.0	63.0	65.0
电极参数				
阈值（V）	0.6	1.0	0.7	1.0
感知（mV）	18	＞ 15.6	＞ 15.6	＞ 15.6
阻抗（Ω）	580	659	607	598

注：LVEDD 为左室舒张末期内径，LVEF 为左室射血分数；心室电极阈值均在双极、起搏输出脉宽设置 0.4 ms 条件下测量

二、讨论

心脏起搏器植入是治疗儿童缓慢型心律失常的重要治疗手段，近年来随着技术的进步，越来越多缓慢型心律失常儿童从中获益。然而目前现有的植入器械成人化，无专门为儿童设计的植入器械。儿童由于体格小、血管细、心腔小，心内膜途径起搏器植入术更具挑战。希蒲系统起搏目前是最接近生理的起搏模式。其中多项研究证实成人左束支区域起搏的有效性及安全性，能有效避免或逆转起搏综合征。目前儿童左束支区域起搏经验有限，仅限于个案报道或植入对象为青少年，缺乏低龄儿相关报道。低龄患儿手术操作难度更高，缺乏适合低龄、低体重婴儿的植入器械，并且低龄患儿室间隔较薄，旋拧电极过深或过浅均可能导致左束支夺获失败。此外为适应儿童生长发育需求，电极需预留合适弯度，这种操作可能使电极发生微脱位最终导致左束支起搏失败。对于先天性心脏病外科术后，尤其是存在室间隔补片的病例，补片部位、手术瘢痕及局部心肌纤维化均可影响电极植入，术中无法获得满意电极参数。本例患儿起搏器植入时年龄为 10 个月，体重仅 8.2 kg，采用更适合儿童的无管腔主动固定电极，成功实现了在低龄、低体重婴儿经心内膜路径植入永久起搏器，且尺寸极细的起搏电极有利于降低远期发生锁骨下静脉狭窄或闭塞的风险。同时采用 C315-S4 输送鞘可实现低龄、低体重婴儿左束支区域起搏。该患儿术前心脏超声测量其室间隔厚度为 4 mm（左心室长轴切面测量），术后心尖四腔心切面测量电极植入深度为 5 mm，心脏超声影像显示电极头端位于左心室心内膜面下，术后随访 6 个月心脏超声及胸 X 线片均显示电极位置及弯度保持良好，无电极移位等不良事件发生，且电极参数稳定。

研究证实左束支区域起搏相较于右心室其他部位起搏对于患者术后心功能及心脏同步性具有良好保护性优势。儿童起搏周期长，起搏频率高，部分患儿因长期心率较慢，术前已伴有心功能减低，是发生起搏综合征的高危人群。因此针对该类患儿生理性起搏至关重要。本例患儿左束支区域起搏心电图 QRS 时限较窄，心脏同步性指标表明患儿术后左心室内同步性保持良好，术后 1 周时左室舒张末期内径较术前明显缩小（34 mm *vs* 27 mm），术后随访 6 个月心功能维持正常。结果表明采用 3830 电极，可实现婴幼儿左束支区域起搏，手术安全，可改善及维持心功能正常。该技术

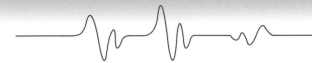

有待在儿童心动过缓病例中进一步推广。

作者：李璟昊　江　河　李小梅
单位：清华大学第一附属医院心脏小儿科

参考文献

李璟昊, 江河, 李小梅. 婴儿左束支区域起搏 1 例 [J]. 中华心律失常学杂志, 2022, 26(6): 578-580.

案例 6　儿童经胸植入左室心外膜起搏器逆转右室起搏器综合征病例分析

在需要接受心脏永久起搏治疗的 CAVB 患儿中，传统的起搏部位为右心室。越来越多的研究表明，长期右室起搏可造成起搏器综合征。已有少量临床研究表明，经胸植入左室心外膜永久起搏器，可改善双心室间及左室内收缩同步性，改善临床症状，降低起搏器综合征的发生风险。本文旨在探讨儿童经胸植入左室心外膜永久起搏器对右室起搏所致起搏器综合征的逆转作用。

一、病例资料

1. 研究对象

自 2011 年 3 月至 2013 年 7 月在清华大学第一附属医院心脏小儿科住院的患儿 3 例，男 2 例，女 1 例，其中 1 例为先天性完全性房室阻滞（CCAVB）合并先天性心脏病（房间隔缺损）；2 例为先天性心脏病（先心病）矫治术后 CAVB（室间隔缺损及右室双出口 + 室间隔缺损）。3 例均于外院植入右室永久起搏器，术后发生起搏器综合征，2 例为右室心外膜永久单腔起搏（右室游离壁），1 例为右室心内膜心尖部永久单腔起搏。其中 1 例患儿因右室心外膜单腔起搏发生起搏器综合征，升级为右房右室心外膜双腔起搏器，继续随访 10 月，心功能进一步恶化。3 例患儿均于我院更换为左室心外膜永久双腔起搏器，更换时平均年龄（5.92 ± 2.67）岁（4.25 ～ 9 岁），平均体重（17 ± 3.61）kg（14 ～ 21 kg）。

2. 研究方法

（1）右室起搏致起搏器综合征的诊断标准：经右室起搏后超声心动图显示左室扩大（LVEDD ＞同体表面积儿童正常值上限）、射血分数减低（LVEF ＜ 50%）。

（2）永久起搏器及起搏电极的选择：采用美国 Medtronic 公司生产的双腔永久心脏起搏器及心外膜起搏电极（型号：Medtronic 4965）。

（3）手术方法：患儿全身麻醉下经左侧第 4 肋间腋前线开胸，于心包膈神经前（避开膈神经）纵行切开心包，心外膜电极分别固定于左心耳（或保留原有右房心外膜电极）及左室侧壁心外膜表面光滑无血管部位，测定起搏参数包括心房 / 心室起搏电极阈值、阻抗和感知，测试参数满意后于左腹部季肋下制作与起搏器大小相当的囊袋，于左胸皮下制作隧道，起搏电极远端通过隧道送至起搏器囊袋处连接起搏器，并固定于囊袋中。

（4）起搏器参数设置：起搏模式设置：植入前将起搏方式程控为心房感知心室起搏模式，即 DDD 模式，感知的房室间期（Sensed AV delay）设定为 90 ms。

起搏心率设置：①< 7 岁：70 ~ 140 次 /min。②≥ 7 岁：60 ~ 130 次 /min。

（5）超声心动图检查：术前术后常规心脏彩超评估 LVEDd 及 LVEF。

3. 随访

分别于植入起搏器 3 个月、6 个月、1 年以及每年进行随访，随访时行心电图、动态心电图、起搏器编程、胸腹联合 X 线片、超声心动图评估 LVEDD 及 LVEF。

二、结果

1. 一般资料

3 例患儿发现心功能不全于右室起搏后（4.25 ± 2.63）年（1.75 ~ 7 年），更换左室心外膜起搏器时 LVEDD 52 ~ 71 mm，LVEF16% ~ 25%（表 14-6-1），其中 No.2 和 No.3 患儿外院随访资料不详，心功能不全起始时间不详。

表 14-6-1 临床资料（n=3）

病例	性别	右室起搏					左室起搏器更换前		
		右心室起搏器植入时		起搏器综合征发现时					
		年龄（岁）	起搏部位	年龄（岁）	LVEDD（mm）	LVEF	年龄（岁）	LVEDD（mm）	LVEF
1	M	0.67	心外膜游离壁	2.50	40%	42%	4.25	55	25%
2	M	0.50	心外膜游离壁	4.50	52%	18%	4.50	52	18%
3	F	1.75	心内膜心尖部	9.00	71%	16%	9.00	71	16%

2. 手术结果

3 例患儿手术均获成功，1 例植入右心房（原有导线）左室心外膜双腔起搏器，2 例为左房左室心外膜双腔起搏器。3 例患儿术中心房电极感知 1.4 ~ 2.8 mV；心室电极阈值（0.9 ± 0.36）V（0.5 ~ 1.2 V），心室导线阻抗（522 ± 178.8）Ω（320 ~ 660 Ω）。无囊袋感染、切口愈合不良等手术并发症发生。

3. 随访结果

（1）起搏电极参数：随访（5.5 ± 1.2）年（4.50 ~ 6.83 年），1 例左心房导线于术后故障，起搏模式更改为 VVIR，心室导线有效率为 100%。随访过程中另 2 例心房导线感知 1.4 ~ 2.8mV。3 例心室导线阈值 0.50 ~ 0.75 V，心室导线阻抗 232 ~ 650 Ω。

（2）心电图 QRS 波时限：3 例患儿更换左室起搏器前 QRS 波时限（196.67 ± 5.77）ms（190 ~ 200 ms），更换左室起搏器后缩短至（170.0 ± 17.32）ms（160 ~ 190 ms）（更换前 QRS 波时限对比更换后 QRS 波时限 P=0.094）（图 14-6-1、图 14-6-2）。

（3）心功能的变化：3 例患儿更换左室起搏器后心功能逐渐改善，更换左室起搏前 LVEDD52 ~ 71mm，LVEF0.16 ~ 0.25；左室起搏后 5 d ~ 3 个月心功能开始改善，LVEDD

52 ~ 61mm，LVEF 30% ~ 33%；左室起搏后 1 ~ 4.5 年心功能恢复正常（术前 LVEDD 对比术后 LVEDD，P=0.975；术前 LVEF 对比术后 LVEF，P=0.035）（图 14-6-3、图 14-6-4）。

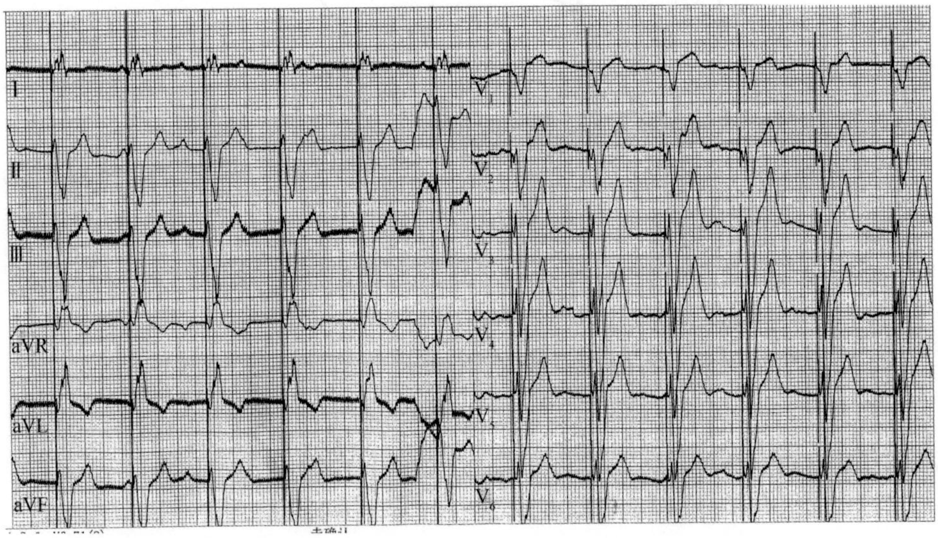

图 14-6-1　右心室单腔起搏心电图（QRS 波明显增宽，QRS 波时限为 190 ms）

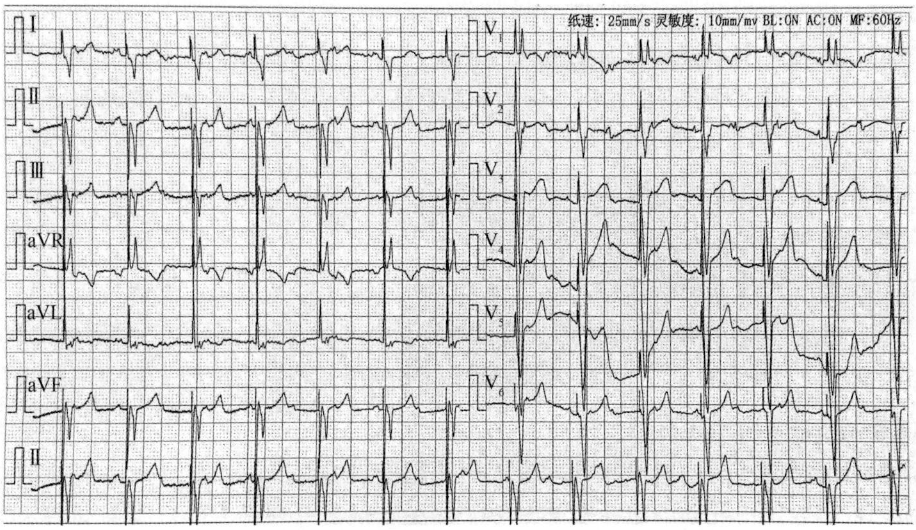

图 14-6-2　左心室单腔起搏心电图（QRS 波较窄，QRS 波时限 160 ms）

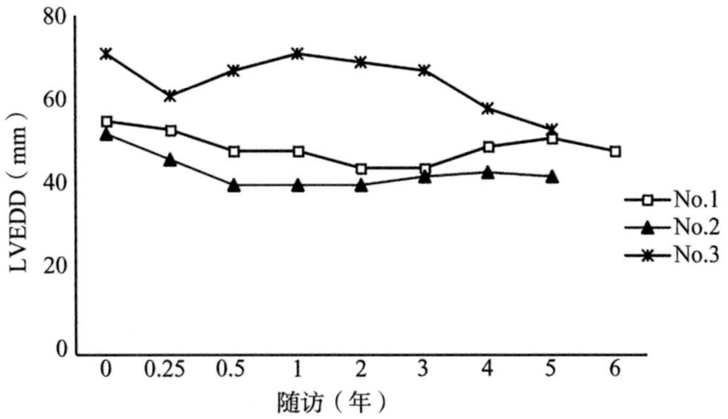

图 14-6-3　3 例患儿更换左室心外膜起搏器后左室舒末径变化趋势

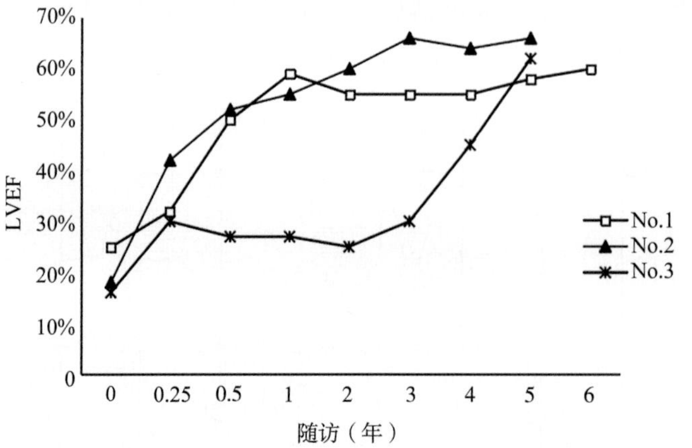

图 14-6-4　3 例患儿更换左室心外膜起搏器后左室射血分数变化趋势

三、讨论

永久心脏起搏器的植入提高了缓慢性心律失常患者的心率，改善了临床症状和预后，但由于电机械活动异常可能出现起搏器综合征。起搏器综合征主要指右室起搏所致的心室失同步，右室先于左室激动及收缩，双心室间以及左室内收缩不同步，可导致心脏扩大、心室重塑、心功能下降以及二尖瓣反流，临床可出现低血压、房颤、心功能不全甚至死亡。对 CCAVB 儿童右室起搏，10 年内起搏器综合征的发生率 6.0% ~ 13.4%，先心病手术所致的 CAVB 患儿行右室起搏，起搏器综合征的发生率高达 21%。由于实际的起搏器综合征发生率不详，更长期的随访起搏器综合征的发生率可能会更高。

无论心外膜途径还是心内膜途径，右室心尖和游离壁均最易到达，电极稳定参数可靠，既往临床应用最多，也是文献报道发生起搏器综合征的部位，本研究中 3 例发生起搏器综合征的患儿，2 例为右室游离壁，1 例为右室心尖部，起搏部位与文献报道相同。因此，植入心脏永久起搏器尽可能避免右室心尖或游离壁起搏。

如何预防右室起搏所致的电机械失同步，避免起搏器综合征的发生，对于儿童期甚至新生儿期植入起搏器且需要终生起搏的患儿至关重要。临床医生探寻各种方法以降低起搏器综合征的发生，包括降低右室起搏比例[9]或选择右室其他部位起搏：右室流出道间隔部或希氏束起搏（HBP）等。右室流出道间隔部起搏是否优于右室心尖部起搏临床尚未定论。HBP 是当前临床研究的热点，直接起搏希浦系统，更符合生理，可维护心脏电 - 机械同步性，改善心功能。HBP 起搏阈值偏高，现有的 HBP 电极弯度不适合儿童，无法准确到位，使得 HBP 在儿童中的应用受限。对于起搏器综合征患者，文献报道主要通过升级为双心室起搏即心脏再同步化治疗（CRT）的方法解决，但对于小年龄儿童来说，由于血管细、阈值高、经济负担重，CRT 在儿童中的应用亦受到限制。临床研究发现，左室单部位起搏亦可起到 CRT 的作用。在成人心力衰竭患者中研究显示，左室单部位起搏可以和双心室起搏同等程度地改善左心室功能。部分患者左室单部位起搏在改善左心室功能方面优于传统 CRT，因为它可以更有效地同步化心室收缩。本研究中心国内首次、国际上较早提出左室心外膜单部位起搏，左室心外膜起搏植入技术简单，效果良好，可避开先心病矫治术切口处粘连部位，不受年龄限制，且费用低，在儿童中应用较 HBP 及 CRT 有明显优势。本研究中的 3 例右室起搏患儿，术后 1.75 ~ 7 年发现起搏器综合征，经更换为左室起搏后，QRS 波时限缩短，心脏电同步性改善，有利于机械同步性改善，心功能逐渐恢复正常，说明左室起搏可逆转右室起搏所致的起搏器综合征，进一步验证了左室起搏在保护心功能方面的优势。

3 例患儿发现心功能不全于右室起搏后（4.25 ± 2.63）年（1.75 ~ 7 年），同文献报道的 11 个月 ~ 9 年一致。文献报道右室起搏所致起搏器综合征的患儿，更换左室起搏器时 LVEF 33% ~ 53%，更换后心功能于术后数天至 1 月明显改善或恢复至正常，长则术后 20 个月恢复正常。本研究中 3 例患儿更换左室起搏器时 LVEF 16% ~ 25%，更换后 1 ~ 4.5 年心功能恢复至正常，比文献报道的要长；本研究中 3 例患儿更换左室起搏器时 LVEF 分别为 25%、18%、16%，心功能恢复正常的时间分别为术后 1 年、2 年、4.5 年。提示心功能损伤越重，更换左室起搏后心功能恢复越慢。因此，对于右室起搏所致的起搏器综合征，一旦明确诊断，应尽早更换起搏部位。

本研究局限性在于病例数少，但因此病为少见病，结合已有文献，可以推测：右室游离壁或心尖部起搏可导致起搏器综合征的发生，左室心外膜起搏可逆转右室起搏所致的起搏器综合征。

作者：刘海菊　李小梅　靳永强　等

单位：清华大学第一附属医院心脏小儿科

参考文献

刘海菊，李小梅，靳永强，等．儿童经胸植入左心室心外膜起搏器逆转右心室起搏器综合征病例分析 [J]. 中华心律失常学杂志，2019, 23(2): 148-153.

案例 7　左心房左心室心外膜起搏成功治疗完全性左束支传导阻滞所致心律失常性心肌病 1 例

一、病例资料

患儿，女，4 岁，主因“发现心脏扩大、心功能下降 3 年余”就诊入院。患儿为足月剖宫产娩出，生后一般情况好，于 3 年前（生后 7 个月）因“感冒”就诊于当地医院，行心脏彩超检查发现心脏扩大，左室射血分数（LVEF）降低（具体不详），心电图示完全性左束支传导阻滞（CLBBB），诊断“心内膜弹力纤维增生症”，予地高辛、卡托普利、丙种球蛋白、甲泼尼龙、环磷酰胺等治疗，效果欠佳，多次复查心脏彩超示左室扩大、射血分数减低进行性加重［左室舒张末期内径（LVEDD）46 ~ 55 mm，LVEF40% ~ 28%］，为进一步诊治于 2014 年 12 月 22 日入住我院。

体格检查：神志清楚，精神反应可。身高 107 cm，体重 17.3 kg，血压 85/60 mmHg。肺腹神经系统检查无阳性体征，心率 93 次 /min，心音明显低钝，心界向左下扩大，心脏各瓣膜听诊区未及明显杂音。心电图：窦性心律，完全性左束支传导阻滞，QRS 波时限 160 ms（图 14-7-1）。超声心动图检查：左心扩大［左房内径（LAD）29 mm，LVEDD 53 mm］，左室收缩功能明显减低（LVEF 29%），室壁运动普遍减低并不协调，二尖瓣少量反流；二尖瓣及肺静脉血流频谱提示左室舒张功能受损；左室下后壁心内膜回声增强，最厚处约 4 mm。组织多普勒显示：心室间机械延迟时间（左右心室间收缩同步性指标）为 62 ms（＞40 ms 代表双心室间收缩不同步），左室收缩不同步指数（Ts-SD）为 50.25 ms（＞33 ms 代表左室内收缩不同步），二尖瓣舒张早期血流速度 / 二尖瓣环舒张早期运动速度（E/E′）为 17.7（＞15 代表左心室舒张功能障碍）。超声心动图提示：室壁运动普遍减低并不协调；左室心内膜弹力纤维增生；左室收缩功能明显减低，舒张功能受损；左心扩大，左室为著；二尖瓣少量反流（图 14-7-2）。

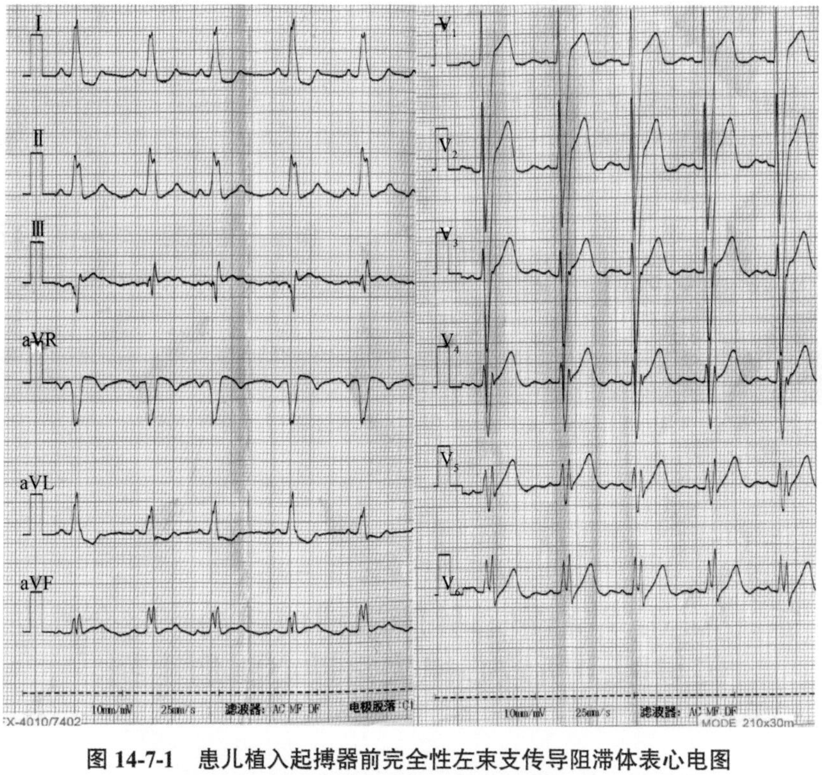

图 14-7-1　患儿植入起搏器前完全性左束支传导阻滞体表心电图

V_5 导联呈 M 型，QRS 波时限 160 ms

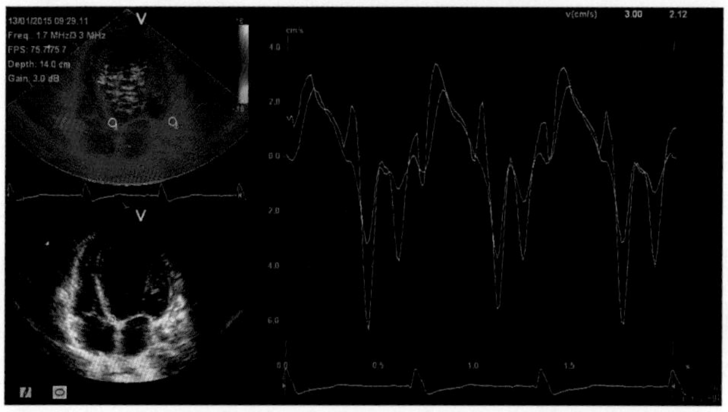

图 14-7-2　植入左房左室心外膜 DDD 起搏器前心脏超声组织多普勒

左室后间隔与侧壁基底段收缩达峰时间存在时间差，代表两个部位收缩同步性差入院后逐渐减停环磷酰胺，停药 2 周，于入院第 18 天（2015 年 1 月 8 日）全身麻醉常温非体外循环下植入左房左室心外膜双腔起搏器，手术经过：右侧 70° 卧位，胸部左前外侧切口切皮肤、皮下组织及肌层入胸腔，膈神经前纵行切开心包，分别将起搏电极置于左心耳和左心室表面，测量电极阈值（心室阈值 0.5 V）、感知、阻抗均满意，连接起搏器，设置起搏模式 DDD，起搏心率 60 ~ 150 次 /min，心室起搏电压 2.5 V，起搏的 AV 间期（PAV）100 ms，感知的 AV 间期（SAV）90 ms，搜索 AV^{+}（SearchAV^{+}）功能关闭。并将起搏器植入左上腹部肋弓下皮下囊袋中，抗生素冲洗消毒，将膈神经走行心包折叠，使之远离起搏电极，避免术后出现膈神经刺激。术后患儿心电监测显示主要为经房室结下传激动右心室心律，偶见左室起搏心律，遂程控起搏器，将 SAV 由 90 ms 下调至 70 ms，同时联合地高辛（50 μg，每 12 小时 1 次）和倍他乐克（10 mg，每 12 小时 1 次）口服，以延长房室结传导时间，降低经房室结下传激动右心室心律，提高左心室起搏比例＞97%，起搏心电图 QRS 波时限 120 ms（图 14-7-3），患儿住院 25 d 出院，出院前（植入起搏器术后 5 d）复查心脏彩超示 LVEDD 48 mm，LVEF 30% ~ 35%，心脏大小较入院时降低，LVEF 提高。

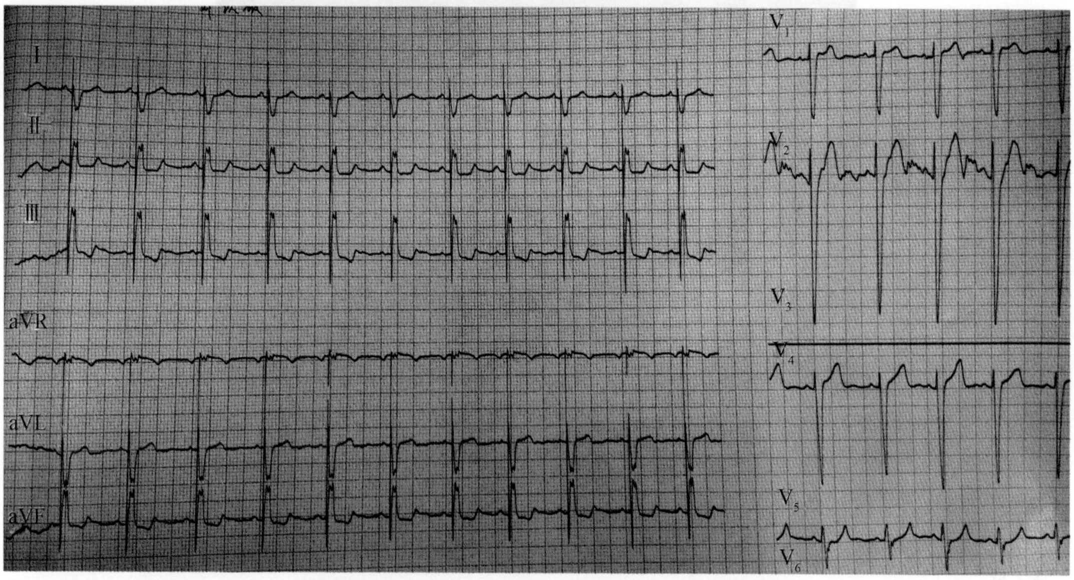

图 14-7-3　植入左房左室心外膜 DDD 起搏器后

左房感知左室起搏体表心电图 QRS 波时限 120 ms

出院后继续口服原量地高辛和倍他乐克，随访至今 1 年，随访的心脏超声结果见表 14-7-1，最后 1 次（术后 1 年）程控起搏器：左室起搏比例占 97.2%，心房电极感知 2 ~ 2.8 mV，心室电极阈值 0.75 V。复查超声心动图：左室扩大［LAD 23 mm（正常），LVEDD 40 mm（正常值 35 ~ 37 mm）］，左室收缩功能正常；左室后壁及后间隔心内膜增厚，最厚处约 3 mm；组织多普勒显示：心室间机械延迟时间为 50 ms，左室收缩不同步指数（Ts-SD）为 25 ms，二尖瓣舒张早期血流速度 / 二尖瓣环舒张早期运动速度（E/E′）为 10.7。超声心动图提示左室扩大，左室心内膜增厚；左室收缩功能正常（图 14-7-4）。

表 14-7-1 术前、术后心脏彩超检查结果及心脏同步性指标

时间	LAD(mm)	LVEDD(mm)	LVEF(%)	心室间机械延迟时间（ms）	Ts-SD(ms)	E/E′
术前 2 周	29	53	29	62	50.25	17.7
术后 5 d	26	50	33	61	51.31	9.9
术后 2 个月	24	47	29	51	40.29	9.6
术后 5 个月	26	44	42	45	48.59	12
术后 1 年	23	40	59	50	25	10.7

注：LAD：左房内径；LVEDD：左室舒张末期内径；LVEF：左室射血分数；Ts-SD：左室收缩不同步指数；E：二尖瓣舒张早期血流速度；E′：二尖瓣环舒张早期运动速度；E/E′：左室舒张功能指标

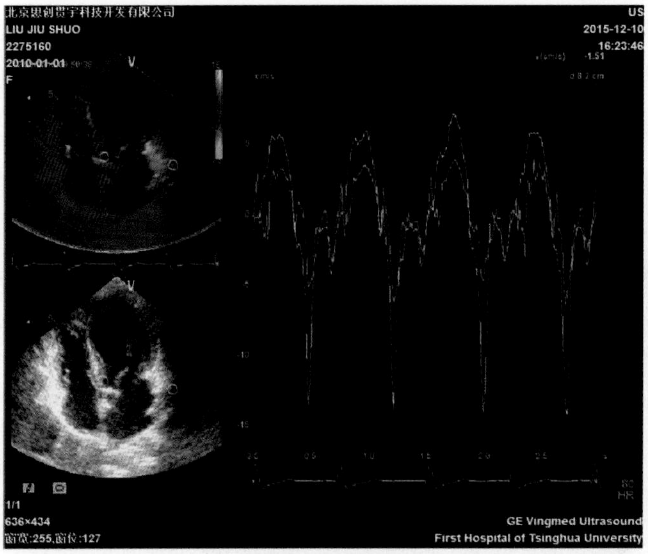

图 14-7-4 植入左房左室心外膜 DDD 起搏器后 1 年心脏超声组织多普勒

左室后间隔与侧壁基底段收缩达峰时间时间差不明显，代表两个部位收缩同步性好

二、讨论

CLBBB 临床并不罕见，在普通人群中发病率为 0.1% ~ 0.8%。常合并器质性心脏病，单独存在者少见，往往提示预后欠佳，新获得的 CLBBB 可使心脏病患者死亡率增加 10 倍，以 CLBBB 为首发表现的心脏病患者的猝死风险增加 10 倍。这种电的不同步常导致双心室间及左室内机械收缩不同步，即当 CLBBB 发生时，左右心室激动顺序发生改变，窦房结激动经右束支下传右心室，右心室先于左心室激动及收缩，造成左右心室之间收缩不同步；随后室间隔开始收缩，且出现矛盾运动；由于左心室除极不再通过传导速度快的左束支及浦肯野纤维，而是经心室肌缓慢传导，导致左心室除极过程明显延长，且左心室近室间隔部位收缩早于左心室游离壁，造成左心室内机械收缩不同步，从而引起心脏扩大、LVEF 降低、二尖瓣反流，即心律失常性心肌病。

对于 CLBBB 所致心律失常性心肌病，临床最有效的治疗方法是心脏同步化治疗（CRT），主要用于 QRS 波时限＞ 120 ms 且 LVEF ＜ 35% 的患者，CRT 主要通过双心室起搏同步左、右心室

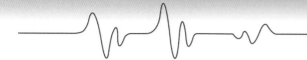

及左室各节段，恢复心室电激动同步性，从而提高心脏泵血功能，大量临床试验证实这种方法可有效改善患者心力衰竭症状，逆转心室重塑，并且显著降低患者的住院率和死亡率。但基于小儿血管细，心脏小的生理特点，CRT 的应用在儿童受到限制。

本例患儿明确诊断为 CLBBB，病史长，术前心脏彩超提示左室扩大、LVEF 明显降低，双心室间及左室内收缩明显不同步，左室舒张和收缩功能严重受损，为心律失常性心肌病，有明确 CRT 指征，即双心室起搏。鉴于本例患儿年龄小，体重轻，限制了植入 CRT 的可能性。本研究中心采用左心房左心室心外膜起搏的方法，替代传统的双心室起搏，致使左心室先于右心室收缩或同步收缩，达到治疗的目的，随访结果如下。①心电图：术后患儿体表心电图的 QRS 波宽度明显缩小，说明心脏电同步性改善；②超声心动图：LVEDD 明显缩小，LVEF 恢复正常；③组织多普勒：双心室间收缩同步性改善，左心室内收缩同步，左心室舒张功能恢复正常，说明患儿的机械同步性趋于正常。本例 CLBBB 所致心律失常性心肌病患儿，植入左房左室心外膜永久起搏器，心脏同步性良好，心脏功能逐渐恢复正常，提示可以替代双心室起搏。因左、右心房在电极感知方面无明显差异，本中心选择左心房左心室起搏模式而非右心房左心室起搏模式，缩短了手术时间，减轻了手术创伤。

心内膜弹力纤维增生症可能是导致 CLBBB 的原因，但是本例患儿经左心室起搏后心功能恢复正常，且心内膜增厚较术前减轻，证实其心功能不良是 CLBBB 所致，而非心内膜弹力纤维增生症。

对于 CLBBB 患者导致的心脏不同步，以左心室心外膜单部位起搏代替双心室起搏的进行心脏同步化的方法少有报道。有文献报道，对于心脏不同步的患者，有些不需要右心室起搏，单纯左心室起搏可产生良好的血流动力学效应。左心室单部位起搏血流动力学效应和双心室起搏类似甚至优于双心室起搏，左心室心外膜单部位起搏在保护心脏同步性方面具有明显的优势。

因此，对于 CLBBB 造成的心律失常性心肌病，若患儿年龄小、血管细或心脏解剖结构异常，导致经静脉途径植入 CRT 困难，或考虑传统 CRT 长期血栓形成的概率和电极移除的并发症问题，可以选择经胸植入心外膜左心房左心室双腔起搏器达到心脏再同步化的目的，且费用明显低于 CRT。如果左心室起搏不能夺获，可通过调整 SAV 时限，服用 β 受体阻滞剂或洋地黄制剂增加左心室起搏比例。

作者：刘海菊　李小梅　徐忠华　等
单位：清华大学第一附属医院心脏小儿科

参考文献

刘海菊，李小梅，徐忠华，等．左心房左心室心外膜起搏成功治疗完全性左束支阻滞致心律失常性心肌病一例 [J]. 中华心律失常学杂志，2016, 20(3): 254-256.

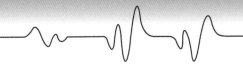

案例 8　不适当的心室起搏频率致儿童起搏器术后心功能受损 2 例

一、病例资料

病例 1：患儿，男，3 岁，体重 12.2 kg，因“心外膜起搏器术后 2.5 年，运动耐力减低 10 d”来诊。患儿生后 6 个月因先天性心脏病（室间隔缺损）外院行室间隔缺损修补术，术后因高度房室传导阻滞经心外膜途径植入单腔永久起搏器（外院植入，起搏位点：右室心尖部，起搏器型号 Medtronic SESR01）。起搏器植入术前心脏超声示心功能正常，一般状况良好，来诊 10 d 前患儿运动耐力明显减低。辅助检查：NT-proBNP 519 pg/mL。心电图：心室起搏心律，心率 113 次 /min，起搏 QRS 波时限 142 ms。心脏超声：左室内径增大，左室室壁运动减低，左室舒张末期内径（LVEDD）36 mm（Z 值 +3.3），左室射血分数（LVEF）45% ~ 50%。胸部 X 线：双肺纹理增粗，心胸比 0.59，起搏电极位置正常。起搏器程控参数（表 14-8-1）。诊断：起搏器综合征，心力衰竭、心功能Ⅲ级（NYHA 分级）。

表 14-8-1　2 例患儿入院时起搏器程控参数

项目	病例 1	病例 2
起搏模式	VVIR	*DDD（实际均为心室起搏）
起搏频率设置	100 ~ 140 次 /min	110 ~ 180 次 /min
心室起搏比例	100%	100%
阈值	0.75 V/0.4 ms	2.0 V/0.4 ms（A）；1.5 V/0.4 ms（V）
输出	2.0 V/0.4 ms	3.5 V/0.4 ms（A）；3.5 V/0.4 ms（V）
感知	8.0 ~ 11.2 mV	因自身心率慢未测出
阻抗	370 Ω	282 Ω（A）；344 Ω（V）
电池剩余寿命（平均）	4 年	9 年

注：（A）为心房电极，（V）为心室电极；* 注意病例 2 因外院手术时心房电极植入部位过于靠近心室，心电图显示心房电极及心室电极均起搏心室，故实际起搏模式并非 DDD

诊疗措施：降低起搏频率，由 100 ~ 140 次 /min 调整为 70 ~ 140 次 /min。予其口服卡托普利改善心室重塑。调整起搏参数 0.5 个月后完善 24 h 动态心电图检查：总心搏 120824 次，平均心率 88 次 /min（心率范围 70 ~ 135 次 /min）。心脏超声：心腔内径恢复正常，LVEDD 30 mm（Z 值 +0.3），LVEF 50%。调整起搏参数 1 个月后心脏超声：心腔内径及射血分数均恢复正常范围，LVEDD 33 mm（Z 值 +1.8），LVEF 60%（表 14-8-2）。心脏同步性评估如图 14-8-1 所示。

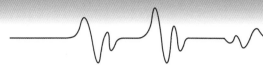

表 14-8-2　2 例患儿临床资料及随访数据

项目	病例 1	病例 2
PM 植入时年龄（岁）	0.5	2.6
起搏器综合征出现时年龄（岁）	3	3.6
PM 治疗时间（年）	2.5	1
CHD 类型	VSD	右室双出口
PM 植入指征	外科术后 CAVB	外科术后 CAVB
PM 植入途径	心外膜途径	心外膜途径
PM 植入类型	单腔	双腔
心室电极植入部位	RVA	RVA
起搏模式及起搏频率	VVIR 100 ~ 140 次 /min	DDD* 110 ~ 180 次 /min
LVEF（%）	45 ~ 50	35 ~ 40
LVEDD（mm），Z 值	36，+3.3	36，+2.9
起搏参数调整	VVIR 100 ~ 140 次 /min → 70 ~ 140 次 /min	DDD* 110 ~ 180 次 /min → VVIR 70 ~ 140 次 /min
随访 0.5 个月时		
起搏模式及起搏频率	VVIR 70 ~ 140 次 /min	VVIR 70 ~ 140 次 /min
LVEF（%）	50	45 ~ 50
LVEDD（mm），Z 值	30，+0.3	33，+1.4
随访 1 个月时		
起搏模式及起搏频率	VVIR 70 ~ 140 次 /min	VVIR 70 ~ 140 次 /min
LVEF（%）	60	55
LVEDD（mm），Z 值	33，+1.8	31，+0.4

注：* 病例 2 心房电极植入部位过于靠近心室，心电图表现为心房电极及心室电极均起搏心室，故实际并非 DDD 模式，而是心室起搏模式；PM=pacemaker; CHD=congenital heart disease; VSD=ventricular septal defect; CAVB=complete atrioventricular block; RVA=right ventricular apex; LVEF=left ventricular ejection fraction; LVEDD=left ventricular end-diastolic diameter

病例 2：患儿，男，3 岁 6 个月，体重 13.1 kg，因“心外膜起搏器植入术后 1 年，运动耐力减低 14d”入院。1 年前因先天性心脏病（右室双出口）外院行外科矫治术，术后因高度房室传导阻滞经心外膜途径植入双腔起搏器（外院植入，起搏位点：右房 + 右室心尖部，起搏器型号 Medtronic SEDRL1）。术后 1 周出现感染性心内膜炎（肺动脉瓣赘生物）接受抗感染治疗，3 个月前感染性心内膜炎治愈，复查心脏超声显示肺动脉重度反流，赘生物消失，LVEDD 及 LVEF 正常。来诊前 14 d 患儿运动耐力明显减低伴嗜睡，无发热。查体：触诊肝肋下 4 cm，质软，余查体无特殊。辅助检查：NT-proBNP 5119 pg/mL。心电图：心室起搏心律，心率 110 次 /min，测量起搏 QRS 波时限 200 ms（图 14-8-2A）。心脏超声：左、右心室内径增大，左室收缩功能减低，肺动脉瓣大量反流，LVEDD 36 mm（Z 值 +2.9），右室内径 42 mm（Z 值 +8.2），LVEF 35% ~ 40%。程控起搏器参数（表 14-8-1）。诊断：起搏器综合征，心力衰竭、心功能Ⅳ级（NYHA 分级）。

诊疗措施：入院后心电图显示心房、心室电极均为起搏的心室（图 14-8-2A），考虑既往外院所植入起搏器心房电极位置过于靠近心室所致。故调整起搏模式和参数由 DDD 110 ~ 180 次 /min

调整为 VVIR 70 ~ 140 次 /min，关闭心房电极起搏功能，改为单纯心室起搏（图 14-8-2B）。同时予其口服利尿剂、地高辛、卡托普利调整心功能。调整起搏参数 0.5 个月后，患儿临床症状明显好转。心电图示起搏 QRS 波时限 160 ms。心脏超声显示左室内径恢复正常，右室内径较前缩小，肺动脉瓣中度反流，LVEF 较前明显提升。调整起搏参数后 1 个月复查心脏超声，心功能已恢复正常：LVEDD 31 mm（Z 值 +0.4），LVEF 55%（表 14-8-2）。

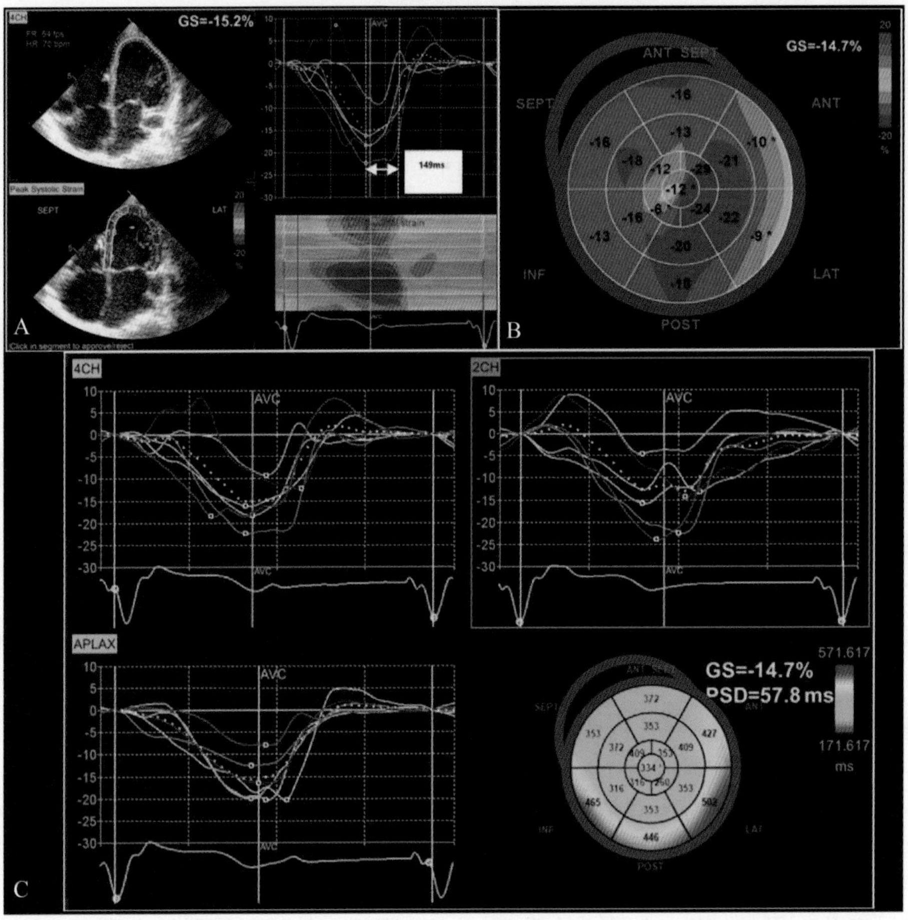

图 14-8-1　病例 1 应用二维超声斑点追踪技术进行左室同步性评估

A. 左室长轴心尖四腔心切面测量 6 个心肌节段收缩应变曲线，如白色箭头所示左室基底部室间隔侧心肌节段（黄线所示）同侧壁心肌节段（红线所示）之间应变达峰延迟时间为 149 ms（正常参考值＜ 130 ms）；B. 左室长轴整体应变峰值 GLS 为 -14.7%；C. 心尖四腔心、三腔心及两腔心切面共同评估左室整体心肌应变状态，测量左室长轴 18 个心肌节段应变曲线达峰时间标准差 Ts-SD 为 57.8 ms（正常参考值＜ 40 ms），提示左室内各节段心肌呈轻度失同步表现

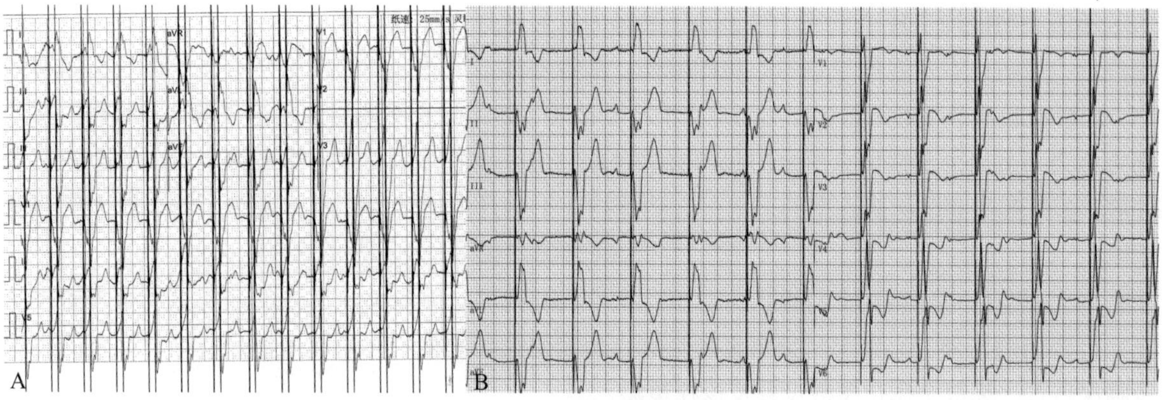

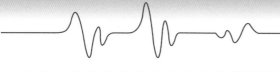

图 14-8-2 病例 2 起搏参数调整前后心电图对比

A. 调整前心电图：心室起搏心律（心房、心室电极均起搏于心室），心室率 119 次 /min，起搏 QRS 波时限 200 ms；B. 调整后 VVIR 模式心电图：心室起搏心律，心室率 72 次 /min，起搏 QRS 波时限 160 ms

二、讨论

本文 2 例患儿均为先天性心脏病外科术后房室传导阻滞，外院植入起搏器，心室电极植入部位均为心外膜右室心尖部，为传统的但不适当的心室起搏位点，同时均设置了过快的起搏频率，在术后长期随访过程中，随访医师未及时根据患儿临床状态调整起搏频率。随访者忽视了儿童患者的特殊性，不适当的起搏频率导致心功能受损。因此在儿童起搏器治疗过程中，术中起搏位点的合理选择及术后规范的随访管理同等重要。

与成人不同，不同年龄段儿童的心率范围存在明显差异。目前国内外关于儿童起搏频率设置的文献报道极少，尚无统一标准。长期过高的心室起搏频率，存在诱发心力衰竭的风险。有报道 1 例早产儿因先天性完全性房室传导阻滞于生后 4 d 经心外膜途径植入右室单腔起搏器，起搏频率设置为 VVI 110 次 /min，术后 5 个月出现明显心功能不全，随逐渐下调起搏频率至 80 次 /min 心功能恢复。另报道 1 例新生儿因先天性心脏病术后完全性房室传导阻滞植入心外膜双腔起搏器，起搏频率设置为 DDD 100 ~ 210 次 /min，术后 2 个月出现心功能不全，随逐渐下调起搏频率至 70 ~ 160 次 /min 心功能恢复正常。本文报道的 2 例患儿术后起搏频率设置过高，未随其年龄增长做适当调整。长期以过高起搏频率起搏右室，导致心功能不全（来诊时 LVEF 分别为 45% 和 35%），由此可见，持续过快的心室起搏频率易导致心功能受损，需根据患儿年龄及日常活动量等因素合理设定起搏频率范围。本中心依据经验对不同年龄 VVIR 起搏频率的设置：< 2 岁 80 ~ 140 次 /min，2 ~ 6 岁 70 ~ 140 次 /min，> 6 ~ < 10 岁 70 ~ 130 次 /min，≥ 10 岁 60 ~ 130 次 /min，并开启低于白天的适当夜间睡眠起搏频率。

本文 2 例患儿均在外院植入起搏器，起搏位点为右室心尖部，针对病例 1，采取二维超声斑点追踪技术评估其左室心肌呈现失同步表现（图 14-8-1）。研究显示长期右室心尖部起搏导致起搏器综合征的发生率为 6.0% ~ 13.4%，造成的原因为该部位起搏导致心脏失同步化。研究证实对于儿童，心外膜左室起搏较比右室起搏能更好地保障心脏收缩运动的同步性。刘海菊等报道的 3 例完全性房室传导阻滞患儿既往因右室心尖部起搏出现起搏器综合征后更换为心外膜左室起搏，术后随访心功能均逆转至正常。对于因年龄等因素需选择心外膜途径植入电极者，左室为最佳起搏位点，可防止右室起搏导致的心功能损伤。结合上述，笔者选择的措施是首先下调心室起搏频率，观察随起搏心率的调整，心功能是否能得到改善。如果除外不适当的起搏频率这一致病因素，则考虑为不适当的起搏位点所致的起搏器综合征，进一步需开胸更换心室起搏电极位置至左室心外膜。2 例患儿经过起搏心率的下调，心功能均在 1 个月内逆转为正常，避免了创伤较大的开胸手术。

本文报道的 2 例患儿资料提示，对于儿童植入起搏器，除需关注适当的起搏导线植入途径及起搏位置的选择外，心室起搏频率也是影响心功能的重要因素。儿童起搏治疗应结合儿童的生理及临床特点，采取个体化参数设置及诊疗策略。

作者：李璟昊　李小梅　江　河　等
单位：清华大学第一附属医院心脏小儿科

参考文献

李璟昊，李小梅，江河，等. 不适当的心室起搏频率致儿童起搏器术后心功能受损二例 [J]. 中国心脏起搏与心电生理杂志，2022, 36(3): 277-280.

案例 9　植入式心电事件监测器与埋藏式心脏复律除颤器联合诊治低龄儿童先天性长 QT 间期综合征 1 例

一、病例资料

患儿，男，5 岁，身高 110 cm，体重 18 kg，主因“近 1 年内反复晕厥 3 次”于 2016 年 6 月 13 日入住本院心脏小儿科。患儿为第 1 胎第 1 产，既往史及出生史无特殊。家族史：外祖母 37 岁猝死，母亲 31 岁猝死，父亲体健。患儿均为运动时发作晕厥，持续数十秒 ~ 1min 自行恢复，无后遗症状。未记录到晕厥时心电图。入院后多次查心电图 QT 间期延长（QTc=544-634 ms）（图 14-9-1）。动态心电图运动平板试验阴性。心脏彩超示心脏结构及心功能正常。行基因学检查 KCNQ1 杂合突变（c.940G > A）（图 14-9-2）。临床诊断：先天性长 QT 间期综合征 1 型（long QT syndrome, LQTS1）。予口服普萘洛尔治疗，剂量自 0.5 mg/（kg·d）逐渐增量至 2.5 mg/（kg·d），并于 2016 年 7 月 21 日植入心电事件监测器（Reveal LINQ，美敦力公司）（图 14-9-3A）以明确导致晕厥的原因，同时评估普萘洛尔临床疗效。植入 Reveal LINQ 后 10 个月运动时发生晕厥再次入院。Reveal LINQ 数据显示晕厥时为多形性室性心动过速（心率 333 次 /min，时长 36 s），室性心动过速终止后出现 1.5 s 和 3.8 s 的 2 次窦性停搏（图 14-9-4）。明确诊断：先天性 LQTS1；多形性室性心动过速；阿斯综合征。将普萘洛尔增量至 3 mg/（kg·d）口服，并于 2017 年 5

月 24 日经腋静脉途径植入埋藏式心脏复律除颤器（implantable cardioverter defibrillator，ICD）（图 14-9-3B）。术中行左上肢外周静脉造影显示腋静脉，其走行及粗细合适，遂通过穿刺腋静脉植入 8.6Fr 单线圈电极（6935M-62cm，美敦力公司）至右心室心尖部，电极预留弯度。由于患儿体型瘦小，皮下组织薄，拟将 ICD 脉冲发生器置入于左锁骨下胸小肌和胸大肌之间，选择呈流线型设计的单腔 ICD（EVERA S VR，美敦力公司）以更好地适应儿童。术中切开皮肤后发现皮下组织较厚，适合制作皮下囊袋，遂改变方案选择植入 ICD 于皮下囊袋。根据 Reveal LINQ 监测心脏事件的数据，设置 ICD 参数为 VF 区下限诊断频率为 240 次 /min，VF 概率计数区设 12/16，关闭 ATP 功能，直接设置 6 次 shock（除颤能量分别为 20、25、35 J × 4 次），同时打开 VVI 起搏模式，下限起搏频率为 50 次 /min。术后囊袋切口愈合良好如期出院。随访至今无晕厥再发及 ICD 充放电事件。

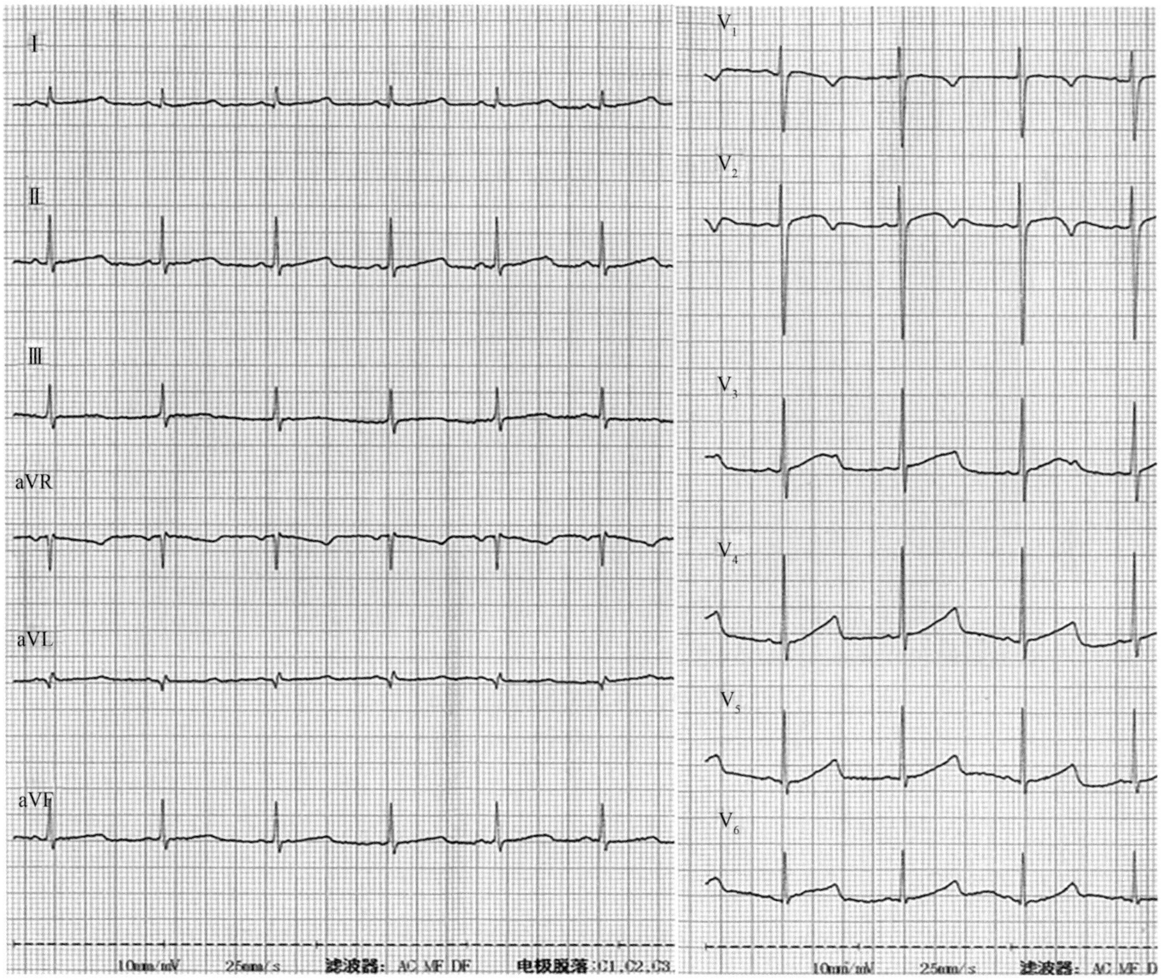

图 14-9-1　患儿窦性心律下心电图提示 LQTS1（QTc=551 ms）

姓名	基因	突变类型	核酸突变	氨基酸突变	突变影响
先证者	*KCNQ1*	杂合	c.940G>A（exon7）	p.G314S	该变异在数据库中有疾病相关性报道
先证者之父	*KCNQ1*		c.940G野生型		

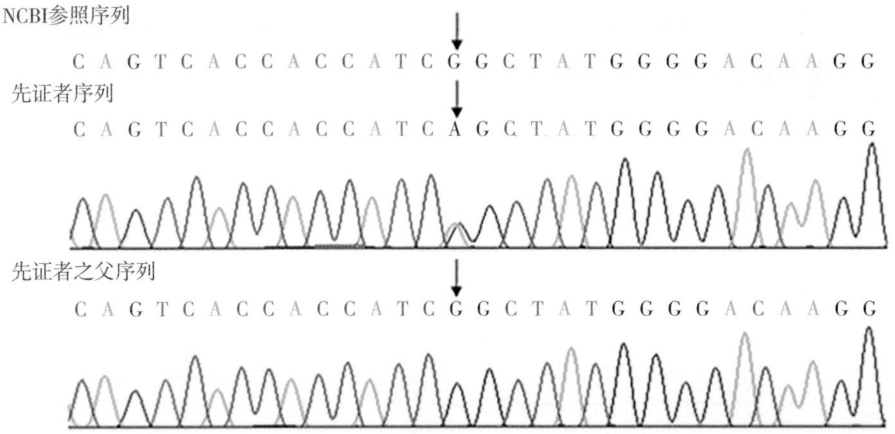

图 14-9-2　基因检测提示患儿 *KCNQ1* 基因突变（c.940G > A）

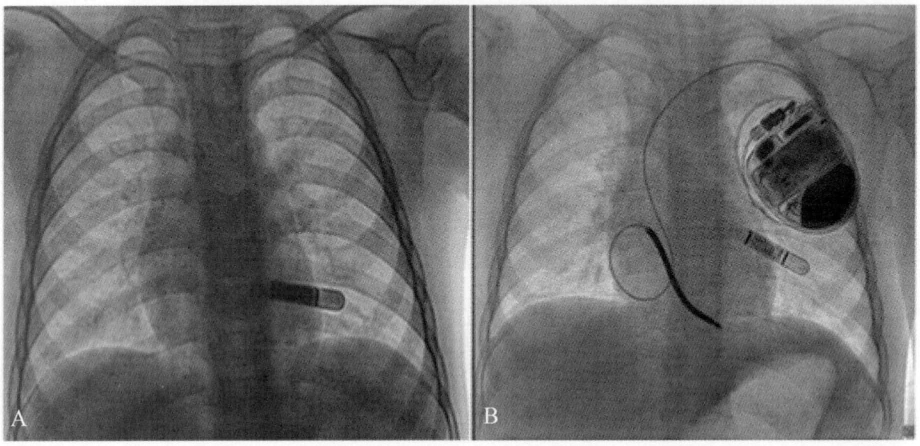

图 14-9-3　X 线影像图（正位）

A. 患儿植入 Reveal LINQ；B. 患儿植入 ICD

二、讨论

LQTS 是一类遗传性离子通道病，发病率约 1∶2000，主要在儿童期发病。β 受体阻滞剂是 LQTS 的治疗基石。如果药物疗效欠佳，可以植入 ICD 预防心源性猝死。儿科患者对于心脏植入电子装置的需求不断增加，离子通道病也越来越多地成为 ICD 植入的主要疾病。随着技术发展，ICD 体积不断缩小也扩大了在儿科的应用。但是我国儿科领域心脏植入电子装置远落后于我国成人领域及国外儿科领域。美国一项多中心研究显示儿科住院患者 1996 人（1999 年植入装置总数量增长 30%，其中起搏器植入呈水平趋势，ICD 植入的百分比呈上升趋势）。我国儿童近 4 年植入永久起搏器仅数百台，ICD 的植入仅有极少年长儿童个案报道，未见学龄前低龄儿童的报道。

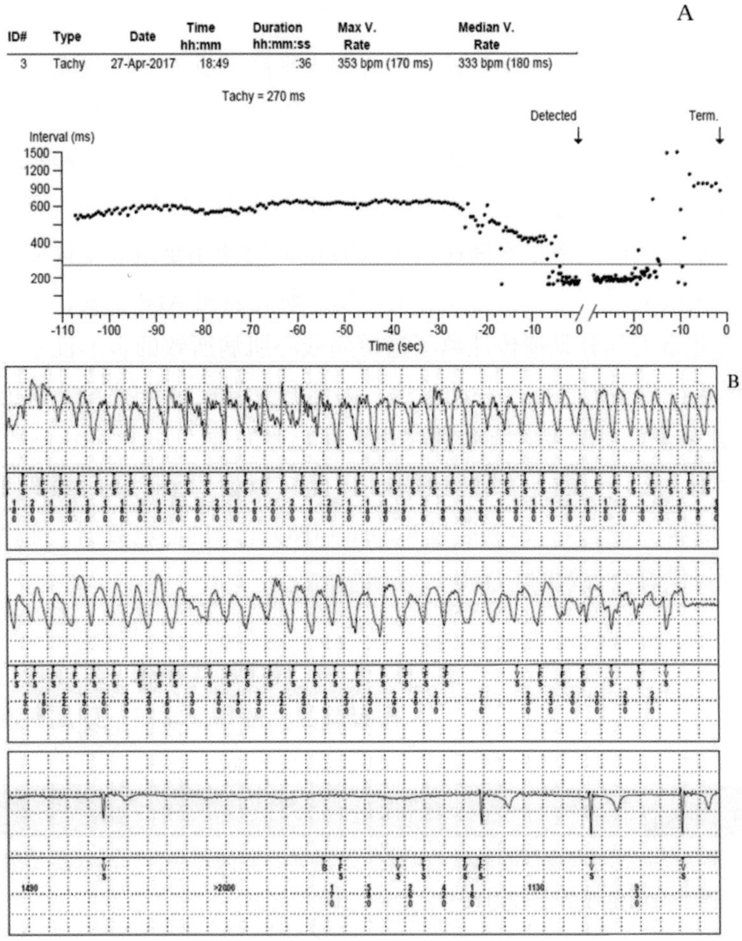

图 14-9-4　患儿晕厥时 Reveal LINQ 记录到心脏事件

A. 晕厥发作时心率趋势图；B. 晕厥发作时多形性室性心动过速及窦性停搏

本例儿童发病较早，有高危家族史及反复晕厥的临床症状，QTc 明显延长（＞ 500 ms），是心源性猝死的极高危人群，在服用普萘洛尔的基础上仍有晕厥发作，具有 ICD 植入的Ⅱa 适应证。通过 Reveal LINQ 监测进一步明确心脏事件导致晕厥的证据链，ICD 植入适应证级别提升至Ⅰ类，本例更能从 ICD 植入中获益。

然而，低龄低体重儿童植入 ICD 面临较多的困难。文献报道因患儿体表面积较小，植入器械成人化导致植入手术困难，增加导线故障、感染等并发症发生。低龄低体重儿童植入 ICD 面临的问题：①过细的血管与较粗的除颤电极不匹配，导致低体重小儿不具备植入 ICD 的条件。本例患儿 18 kg，选择单腔 ICD，通过外周静脉造影显示腋静脉走行，成功穿刺腋静脉植入单线圈除颤电极，减少了儿童狭窄的锁骨和肋骨间隙对电极的磨损风险。②常规植入 ICD 的囊袋部位为左锁骨下，但患儿体表面积小，相对于体积较大的 ICD 脉冲发生器，缺乏足够的区域。腋下位置路径较长，随孩子的生长发育导致电极断裂的风险较大。综合考虑选择胸大肌下相对安全。术中切开皮肤后发现皮下组织厚度适合制作皮下囊袋，遂改变方案选择植入 ICD 于皮下囊袋。脉冲发生器放置于胸大肌下发生囊袋感染的机会小于置于皮下。但是脉冲发生器置于胸大肌下由于囊袋组织的增生粘连，对今后更换脉冲发生器和电极增加了难度。本例选用流线型设计的相对小体积 ICD，避免了囊袋张力过大而诱发感染。

另外，由于儿童生命周期长，运动量较大，心率水平高于成人，易造成 ICD 误放电。研究表明儿童 ICD 植入后误放电率约为 20%，易造成儿童诸多身心问题。虽然儿童 ICD 参数设置没有充分的研究，但是提高识别频率及识别间期可以减少不适当放电。通过 Reveal LINQ 监测数据获得该患儿正常心率和室性心动过速心率，设置本例识别心率为 240 次 /min，可减少因误识别过快的正常窦性心率而增加误放电概率。本例在植入 ICD 的同时使用足量 β 受体阻滞剂可以减少因心脏事件而放电或第 1 次放电后疼痛引起的交感电风暴。研究表明 ATP 主要作用于单形性室性心动过速（折返性），而儿童大部分是遗传性离子通道病或心肌病所致的多形性室性心动过速，本例中 LINQ 记录到心脏事件为多形性室性心动过速，因此参数设置时关闭 ATP 功能改为识别后直接 shock，可能对该患儿来说能更为及时有效地终止恶性心律失常。另外，Reveal LINQ 记录多形性室性心动过速终止后有 1.5 s 和 3.8 s 的窦性停搏，因此 ICD 设置了除颤后的低频起搏，弥补了继发心脏停搏的风险，增加了安全性。本例通过 Reveal LINQ 记录的心电数据，优化 ICD 参数设置，较为精准地为该患儿提供安全有效的 LQTS 二级预防治疗。

作者：李小梅　江　河　张　仪　等

作者单位：清华大学第一附属医院心脏小儿科

参考文献

李小梅，江河，张仪，等．植入式心电事件监测器与埋藏式心脏转复除颤器联合诊治低龄儿童先天性长 QT 综合征一例 [J]. 中国心脏起搏与心电生理杂志，2018, 32(3): 307-309.

案例 10　限制型心肌病伴冠状动脉肌桥低龄儿童植入双腔埋藏式心脏复律除颤器 1 例

一、病例资料

患儿，男，5 岁，身高 116 cm，体重 19.4 kg，主因“近 1 年内反复晕厥 8 次”于 2020 年 5 月 31 日住院。患儿为第 1 胎第 1 产，既往史及出生史无特殊。否认晕厥及家族性遗传性疾病史。患儿均为情绪激动或运动时发作晕厥，晕厥前均有胸痛症状，意识丧失 1 ~ 3min 自行恢复，无后遗症状，未记录到晕厥时心电图。静息心电图：P 波增宽伴有切迹，Ⅰ、Ⅱ、aVF、V_4 ~ V_6 导联 ST 段压低，T 波低平（图 14-10-1）。心脏超声：双心房增大，左房内径 32 mm，右房内径 36 mm；左室内径正常，左室舒张末期内径 39 mm；左室肥厚，左室间隔舒张末期厚度 8 mm，左室后壁舒张末期厚度 7 mm；左心舒张功能轻度减低，二尖瓣 E/A=0.7，E/E′=15.0，左心 Tei 指数 0.53；左室收缩功能正常，LVEF 65%，LVFS 35%；右心舒张功能轻度减低，三尖瓣 E/A=0.7，E/E′=7.0，右心 Tei 指数 0.5，三尖瓣环位移活动度（TAPSE）14 mm。基因学检测：*TNNT2* 存在杂合突变（突变信息：c.254T > A chr l-201334748 p.V85E），致病等级为2级（疑似致病突变），家系验证为阴性。心脏 MRI 检查：双心房明显扩大（左房收缩末期内径 37 mm，右房收缩末期内径 38 mm），左室舒张末期内径 40 mm（处于同龄儿童正常范围），左室心肌壁增厚（轻度），LVEF 40.1%，心输出量 2.0 L/min，各心肌节段未见延迟强化，左室壁运动减低、左室舒张功能减低。

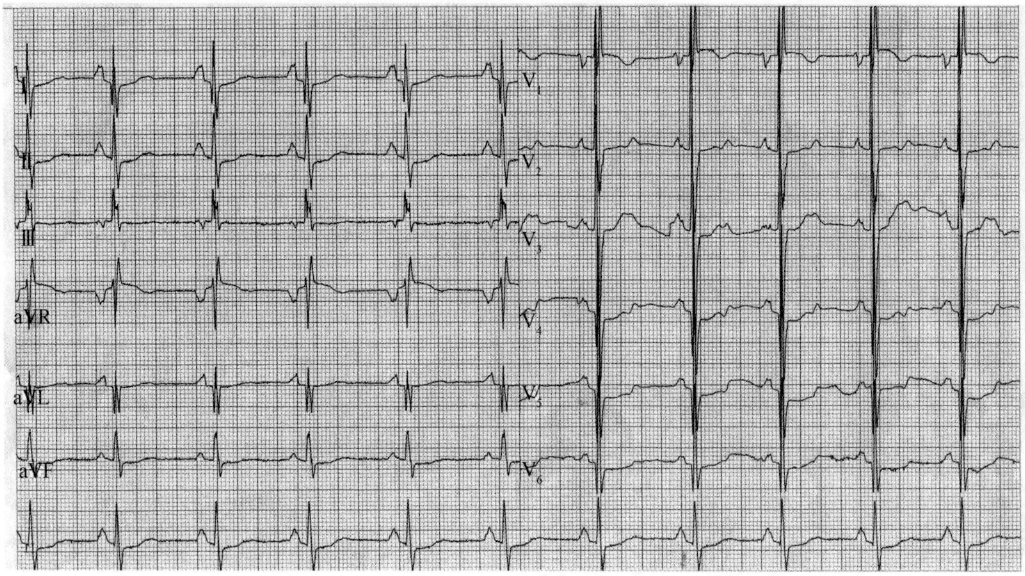

图 14-10-1　入院后心电图

P 波增宽伴有切迹，Ⅰ、Ⅱ、aVF、V_4 ~ V_6 导联 ST 段压低，T 波低平

该患儿入院第 2 天晨起排便时发作胸痛伴晕厥，心电监护显示窦性心动过速伴多导联（下壁及广泛前壁导联）ST 段压低随即出现多形性室性心动过速（简称室速），经心外按压及 20 J 双相电除颤复律抢救成功。室速时心室率 214 ~ 300 次 /min，室速共持续 106 s，室速终止后出现一过窦性心动过缓（心率 45 次 /min），伴窦性停搏（最长 RR 间期 4.3 s）（图 14-10-2）。入院第 3 天患儿在排便过程中出现一过性窦性停搏（最长 RR 间期 2.48 s）。考虑胸痛发作时心电图 ST 段存在缺血动态变化，行冠状动脉（简称冠脉）造影检查显示：前降支近段心肌桥，收缩期受压程度为 90%。结合患儿病史及辅助检查结果，诊断：①多形性室速、窦性停搏、窦性心动过缓；②限制型心肌病；③冠脉前降支心肌桥。于入院后第 15 天体外循环下行外科冠脉肌桥松解术（图 14-10-3A、B），术中切开右房成功植入双极起搏电极至右心耳心内膜（图 14-10-3C），荷包缝合心房固定电极，测试心房电极参数：双极模式感知 10 mV，阈值 1.4 V/0.4 ms，阻抗 840 Ω，参数满意，于左锁骨下区域制备皮下囊袋，将电极经皮下隧道送入左锁骨下区囊袋内包埋备用（图 14-10-4A）。心房组织病理活检结果：心内膜弹力纤维增厚伴小血管增生、淤血，细胞萎缩、肥大、变性，经弹力 VG 染色证实符合心肌病所致病变，支持心肌病诊断。肌桥松解术后患儿恢复好，术后 13 d 行双腔埋藏式心脏复律除颤器 ICD 植入术，经腋静脉途径植入 8.6Fr 单线圈除颤电极（6935M-62 cm，美敦力公司）至右室心尖部，测试心室及心房电极参数：心室电极感知 10 mV，阈值 1.0 V/0.4 ms，阻抗 640 Ω；测试预留心房电极：感知 5 mV，阈值 0.7 V/0.4 ms，阻抗 500 Ω；参数满意，缝合固定电极，将双腔 ICD（Evera S DR DDBC3D4，美敦力公司），连接右心房起搏电极及心室起搏除颤电极（图 14-10-4B），逐层缝合囊袋。术后囊袋切口愈合良好。术后 2 周复

查心脏超声：双心房内径较术前稍有缩小，左房内径 23 mm，右房内径 29 mm，左室舒张末期内径 37 mm；心脏舒张功能轻度异常，测量二尖瓣 E/A=0.5，E/E′=7.6；左心收缩功能正常，LVEF 64%，LVFS 34%。

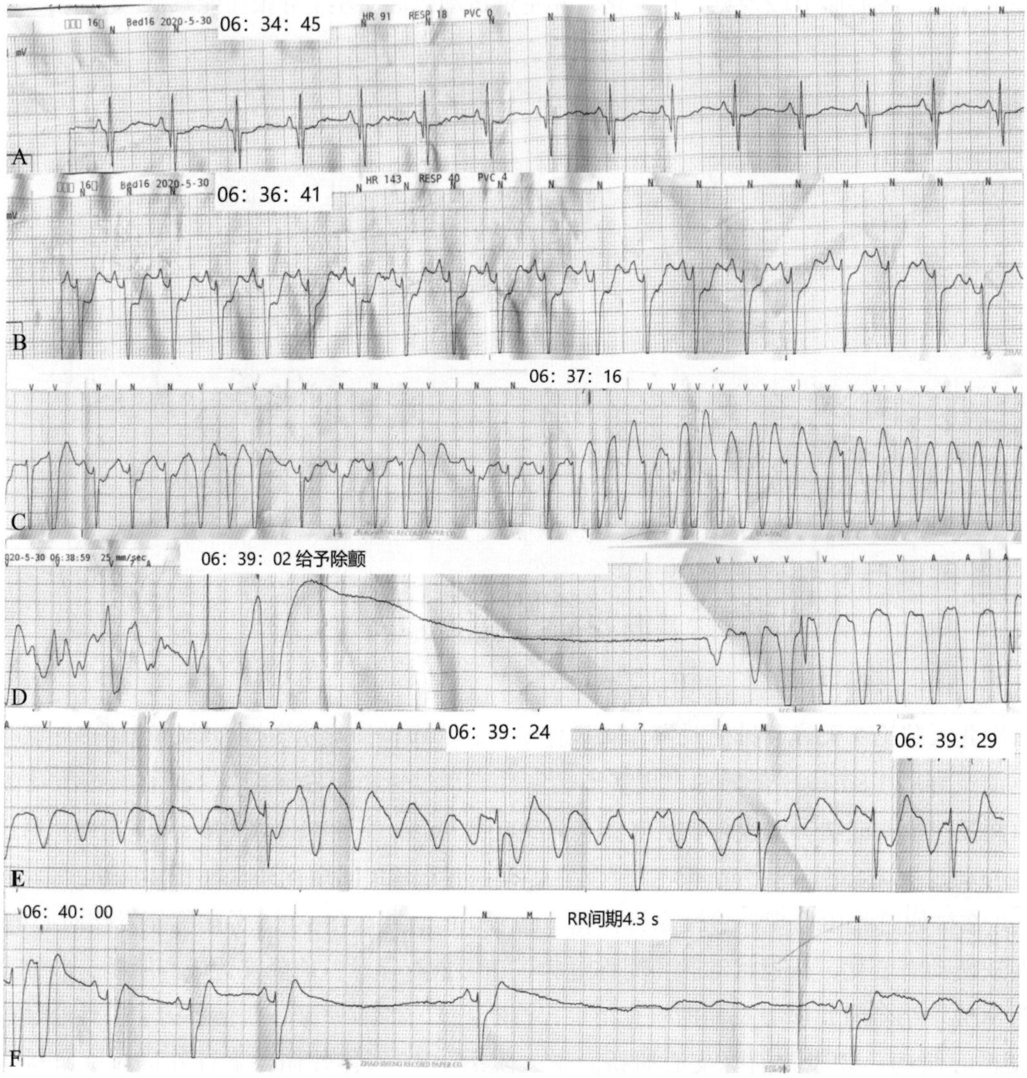

图 14-10-2　晕厥发作时心电监护记录图

A. 室速发作前正常心电图窦性心律，心率 91 次 /min；B. 排便过程中心率逐渐增快，为窦性心动过速伴 ST 段明显下移，心率 143 次 /min；C. 窦性心动过速转变为室速，室速时心室率 214 ~ 300 次 /min，持续 106 s；D. 20 J 双相电除颤，给予心脏按压，恢复窦性心律；E. 复律后出现窦性心动过缓，心室率 45 次 /min；F. 窦性停搏，RR 间期 4.3 s

出院 3 个月门诊随访，患儿无胸痛不适症状，无晕厥再发，程控 ICD 无心脏事件发生，测试电极参数稳定。复查心脏超声：双心房增大，左房内径 32 mm，右房内径 41 mm；左室内径正常，左室舒张末期内径 38 mm；左心舒张功能轻度减低，二尖瓣 E/A=0.4，E/E′=5.0；左室收缩功能正常，LVEF 60%，LVFS 30%；右心舒张功能轻度减低，三尖瓣 E/A=1.4，E/E′=12.0。24 h 动态心电图：全天总心搏 8.5 万次，平均心率 60 次 /min（心率范围 45 ~ 75 次 /min），为窦性心律，未见 ST-T 改变。继续定期随访。

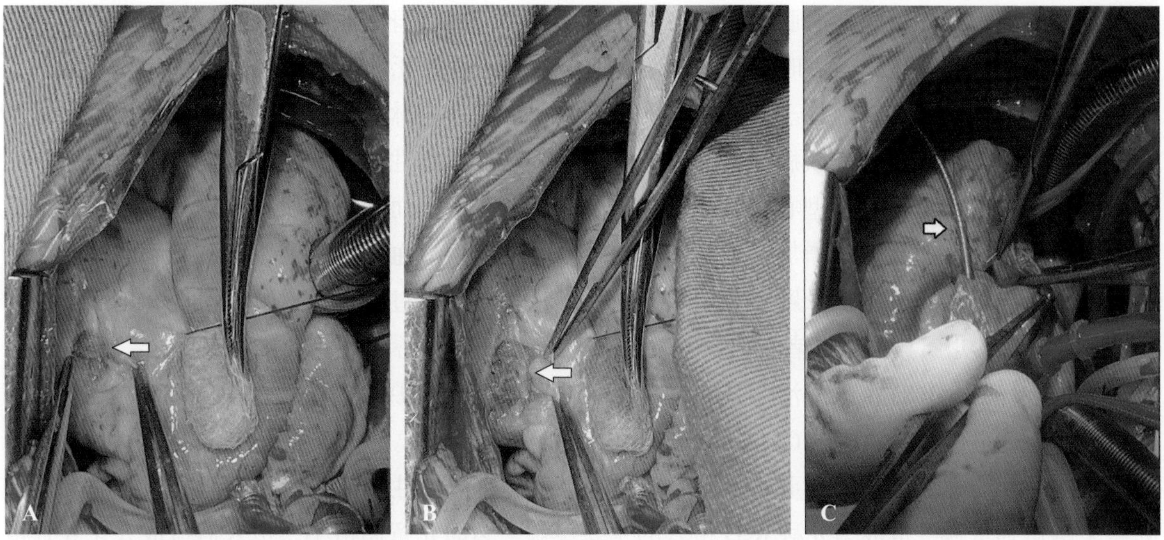

图 14-10-3　冠脉肌桥松解术及外科途径心房电极植入术

A. 建立体外循环后暴露左冠前降支心肌桥病变部位，探查肌桥长度约 2 cm，深 0.5 cm，收缩期受压明显（⇦所示）；B. 手术剥离心肌桥周围组织，充分游离前降支（⇦所示）；C. 肌桥松解后将 ICD 心房双极主动电极（⇨所示）固定于右心耳尖部，荷包缝合固定

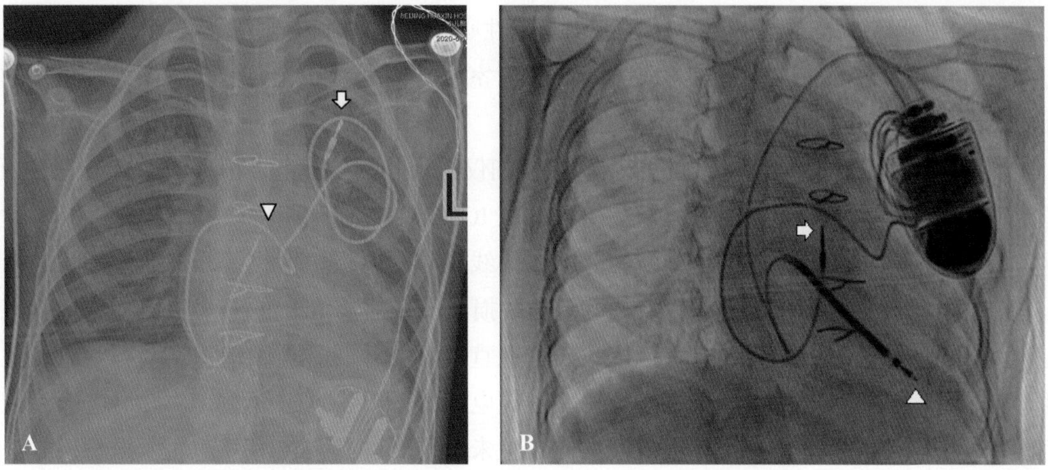

图 14-10-4　内外科杂交方法 ICD 植入 X 线影像图

A. 外科术植入心房双极主动固定电极，头端位于右心耳尖部（▽所示），经皮下隧道穿出送入囊袋处（⇩所示）；B. 介入术中右前斜 30° 影像，经腋静脉途径植入心室除颤电极固定于右室心尖部（△所示），将外科预植入的心房电极（⇨所示）及心室电极连接双腔 ICD 埋藏于左锁骨下区皮下囊袋

二、讨论

本例患儿心脏超声及心脏 MRI 表现为双心房增大并以心脏舒张功能障碍为特点，左室内径及左心收缩功能正常，结合基因学检测结果 *TNNT2* 存杂合突变（致病等级为 2 级，疑似致病突变），明确诊断限制型心肌病，术后心房病理活检结果为诊断提供了更为有利的证据支持。患儿住院期间复查心脏超声双房内径稍有减小，考虑与利尿、限制入量等治疗措施相关，超声始终提示心脏

舒张功能受损，出院后随访心脏超声双房仍异常增大，与其自身心肌病相关且很难逆转。该患儿起病年龄早，反复晕厥，晕厥时提示多形性室速，是心源性猝死的高危人群，具有 ICD 植入的Ⅰ类适应证。该病例的特殊性在于晕厥发作前伴有胸痛症状，冠脉造影证实存在收缩期压缩程度严重的冠脉肌桥，在限制型心肌病基础上，肌桥进一步增加了恶性心律失常的诱发风险。心肌病合并冠脉肌桥一般多见于肥厚型心肌病，限制型心肌病较少见，而且本例肌桥压缩程度严重，造成患儿心率增快时心肌耗氧量增加，患儿不耐受，心电图提示缺血改变，在原有心肌病的基础上更易诱发室速，可以解释本例晕厥前总是伴胸痛症状。如果仅通过外科手术解除肌桥压迫而不植入 ICD，由于该患儿属猝死生还者，自身存在原发性心肌病，属心源性猝死的高危人群，因此最终采取肌桥松解联合 ICD 植入的治疗策略。本例还提示原发性心肌病儿童应重视是否合并冠脉异常，可酌情行运动负荷试验、冠脉 CT 或冠脉造影检查排除冠脉异常。

ICD 是预防心源性猝死的重要手段之一。近年来儿童遗传性心律失常及心肌病所致心源性猝死越来越得到重视，也成为儿科 ICD 植入的主要疾病。然而儿童体格小，植入器械成人化导致植入手术困难，增加了导线故障、感染等并发症风险。我国儿科 ICD 植入仅限于一些青少年个案低龄儿童植入双腔 ICD 面临较多的困难，报道极少。

本例要选择植入双腔 ICD，在于该患儿存在窦性心动过缓及窦性停搏，另外由于儿童运动量较大，基础心率水平高于成人，易造成 ICD 误放电。研究表明儿童 ICD 误放电率约为 20%，易造成儿童诸多身心问题。本例患儿发作室速前均有窦性心动过速，两者频率识别区间不太容易设定。因此选用双腔 ICD，增加房室关系识别提高 ICD 对室速的鉴别诊断能力，减少误识别过快的窦性心动过速而误放电的风险。

该患儿年龄小，根据术前造影判断其腋静脉粗细仅适合心室除颤电极植入，无法同时植入心房、心室 2 根电极，因此本例通过内外科途径植入双腔 ICD。在行冠脉肌桥松解术同时以外科途径植入心房心内膜双极电极，再通过穿刺腋静脉植入单线圈除颤电极，解决了儿童血管细小的入路条件限制，也降低了儿童狭窄锁骨下间隙对电极的磨损风险。然而 ICD 的心房电极为心内膜双极感知电极，不同于传统的心外膜单极电极植入。本例直视下切开右心耳侧壁将主动固定电极头端螺旋固定于右心耳尖部，再荷包缝合右心耳切口固定电极体部，手术过程顺利，心房电极参数及稳定性均满意，与心内膜途径植入心房电极类似，且未出现血肿及脱位等并发症，提示该方法在低龄儿童具有可行性。另外，常规植入 ICD 的囊袋部位为左锁骨下区域，但患儿体表面积小，如果 ICD 脉冲发生器过大，将缺乏足够空间，因此本例选用流线型设计的相对小体积 ICD，避免囊袋张力过大而增加感染风险。综上，本例提示采用内外科联合方法植入双腔 ICD 在低龄儿童安全可行。

作者：李小梅　江　河　靳永强　等

作者单位：清华大学第一附属医院心脏小儿科

参考文献

李小梅，江河，靳永强，等．限制型心肌病伴冠状动脉肌桥低龄儿童植入双腔埋藏式心脏转复除颤器一例 [J]. 中国心脏起搏与心电生理杂志，2021, 35(5): 493-495.

案例 11　*SCN5A* 基因突变致进行性心脏传导障碍和 Brugada 综合征 1 家系 2 种表型报道

一、病例资料

患儿，男，5 岁。因“反复发作心动过速 2 个月”于 2015 年 6 月入住清华大学第一附属医院心脏小儿科。患儿 2 个月内心动过速反复发作 2 次，发作时伴腹痛、胸闷、头晕，发作时心电图示宽 QRS 波心动过速，QRS 波匀齐，心室率 223 次 /min。每次持续约半小时，静脉推注普罗帕酮可转复为窦性心律，窦性心律心电图示完全性右束支传导阻滞。曾于外院行心内电生理检查示房性心动过速，窦房结功能障碍。既往 1 岁时曾行室间隔缺损修补术。出生史及既往史无特殊。患儿为第 1 胎第 1 产，父（33 岁）、母（32 岁）均健康，否认晕厥、猝死家族史。入院体格检查：体温 36.3 ℃，脉搏 85 次 /min，呼吸 24 次 /min，血压 105/78 mmHg（1 mmHg=0.133 kPa）。发育中等，神志清楚，口唇红润，呼吸平稳，呼吸音清。右侧胸壁可见手术切口瘢痕，心前区无隆起，震颤未触及，心界不大，律齐，心音有力，未闻及心脏杂音及心包摩擦音。腹部及神经系统未见异常。辅助检查：电解质、心肌酶、心脏超声正常。心电图示：心率 60 次 /min，窦性心律，一度房室传导阻滞（PR 间期 0.24 s），完全性右束支传导阻滞（图 14-11-1）。动态心电图示 24 h 总心脏搏动 98067 次，心率 39 ~ 126 次 /min，平均 71 次 /min，窦性心律，窦性心动过缓。频发窦性停搏，全天停搏 80 次，最长 RR 间期 2.34 s。临床诊断：心律失常，窦房结功能障碍，房性心动过速，完全性右束支传导阻滞，一度房室传导阻滞；室间隔缺损修补术后。2015 年 6 月 19 日全身麻醉下行心内膜永久单腔起搏器植入术，起搏模式为 VVI，心率 60 次 /min，并予索他洛尔口服抗心律失常治疗，随访 3 个月无不适。

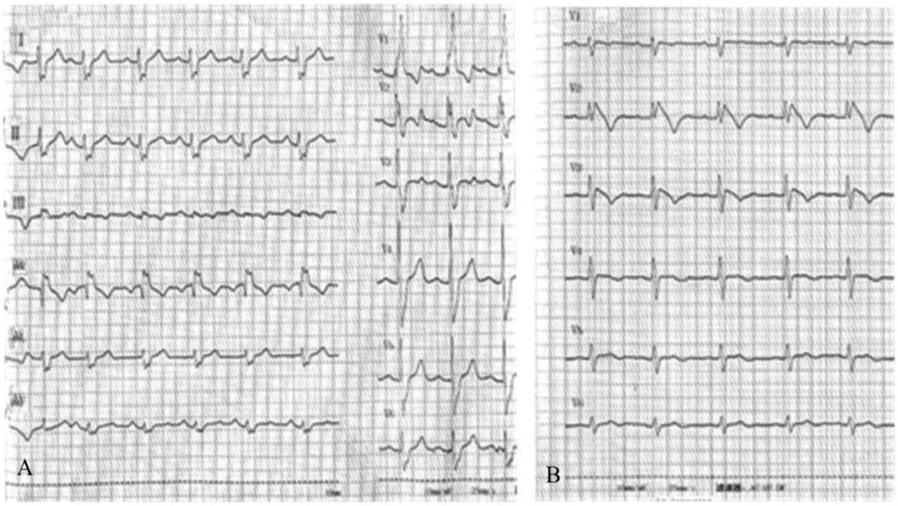

图 14-11-1　心电图

A. 示先证者性心律下心电图，一度房室传导阻滞，完全性右束支传导阻滞；B. 示先证者父亲心电图呈典型 1 型 Brugada 改变患儿父亲心电图呈 1 型 Brugada 波改变，V_2 ~ V_3 导联“穹隆型”ST 段抬高，表现为 ST 段下斜型抬高≥ 2 mm，伴随 T 波倒置，ST 段与 T 波之间无等电位线分离，不伴右束支传导阻滞（图 14-11-1）。患儿母亲心电图未见异常。

基因突变位点检测（北京德易东方转化医学研究中心）：患儿在 *SCN5A* 基因第 2 外显子上发现 1 个框移突变（移码突变），Y68F，即 chr3:38674596-38674597，c.203 至 c.202: 插入 1 个腺嘌呤（A），导致其所编码蛋白的氨基酸序列发生明显改变。患儿父亲 *SCN5A* 有与先证者一致的杂和基因突变，患儿母亲基因测序未见异常（图 14-11-2）。

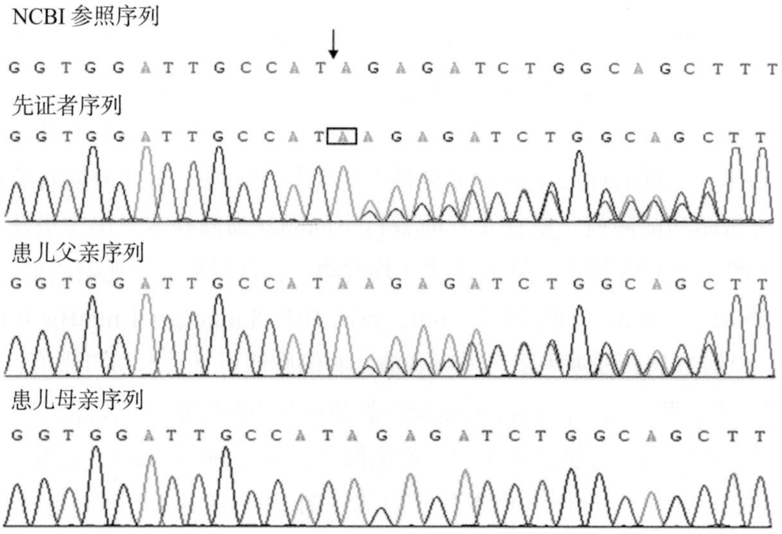

图 14-11-2　正常与突变 DNA 序列比较图

箭头所指处为基因开始突变处，患儿及其父亲均于 c.203 至 c.202 处插入 1 个腺嘌呤（A），此后密码子发生框移翻译

二、讨论

编码电压门控钠离子通道的 *SCN5A* 基因主要在心脏表达，其在心脏冲动的产生和传导过程中发挥关键作用。*SCN5A* 基因突变可导致各种心脏节律异常和传导障碍，如先天性长 QT 间期综合征 3 型（LQT3），Brugada 综合征，进行性心脏传导障碍（progressive cardiac conduction defect, PCCD）。随着对这类疾病认识的提高，研究发现 *SCN5A* 基因突变在 1 个家系可致多种表型重叠存在。1999 年 Bezzina 等发现 1 个家系 *SCN5A* 基因突变 A1795indD 导致 LQT3 和 Brugada 综合征 2 种临床表型。2001 年 Kyndt 等报道了 *SCN5A* 基因 1 个新突变 G1406R，导致法国 1 个家系同时出现 PCCD 和 Brugada 综合征 2 种临床表型。2006 年 Probst 等对 78 例 *SCN5A* 基因突变携带者研究发现，36% 携带者表现典型的 Brugada 心电图改变，76% 携带者表现不同程度的心室内传导障碍。

本例患儿及其父亲均有典型的心电图改变，基因检测发现两者 *SCN5A* 基因上存在一致的移码突变，患儿母亲心电图正常，基因验证为阴性，符合常染色体显性遗传规律。患儿发病年龄早，心电图表现一度房室传导阻滞，完全性右束支传导阻滞及病态窦房结综合征所致慢 - 快综合征，合并室间隔缺损；其传导组织弥漫受累，不能被室间隔缺损修补术损伤所解释，符合 PCCD

心电图特征。患儿父亲33岁，心电图呈典型1型Brugada改变，从未出现任何临床不适症状。患儿与父亲虽然携带同样的*SCN5A*突变基因，却呈现出不同的临床表型和疾病严重程度。本例*SCN5A*基因突变位点Y68F，与在线人类孟德尔遗传数据库（0nline Mendelian Inheritance in Man，OMIM）中收录的与遗传性心律失常和离子通道病相关的*SCN5A*基因突变比对，确定为新突变点。本突变位点位于第2外显子，导致*SCN5A*基因编码的2016个氨基酸中，第68个氨基酸由酪氨酸变为苯丙氨酸，其后的氨基酸也可发生明显改变，理论上这种移码突变有可能导致后续蛋白结构显著变化和功能丧失，其突变mRNA无义降解，推测该突变为符合钠通道基因loss-of-function突变导致Brugada综合征和PCCD。本例患儿同时并发室间隔缺损，与*SCN5A*基因突变的关系尚不清楚。离子通道病导致心脏电生理特性异常，通常不伴有心脏结构异常。也有关于*SCN5A*基因突变致PCCD，同时合并室间隔缺损或Ebstein畸形的报道，但具体关系未能阐明，值得进一步研究。

在临床工作中，对先天性心脏病患儿注重术前及术后心电图检查，对临床不能常规解释的心律失常疾病要警惕离子通道病可能，同时注重对患者家系的心电图检查。

作者：李小梅　戈海延　江　河　等
作者单位：清华大学第一附属医院心脏小儿科

参考文献

李小梅，戈海延，江河，等．SCN5A基因突变致进行性心脏传导障碍和Brugada综合征一家系两种表型[J]. 中华儿科杂志，2016, 54(6): 461-462.

案例12　*KCND3*突变致儿童心脑离子通道病1例

一、引言

早期复极现象（ERP）在普通人群中比较常见，被认为是一种良性的心电图现象，预后良好。当患者除了具有心电图上的ERP外，还伴有晕厥等症状或有症状的心律失常时，被确定为早期复极化综合征（ERS），心源性猝死（SCD）的风险显著增加。然而，据我们所知，ERS相关的心脑离子通道病变更是极为罕见。虽然最初的症状是癫痫或智力障碍，但可能有SCD的风险。在这里，我们报告了1例11岁的女孩，患儿由*KCND3*突变引起的ERS、心房纤颤（AF）、癫痫和智力障碍，并描述了患者的治疗和随访。

二、病例资料

患儿，女，11岁，身高148 cm（P 50th ~ 75th），体重45.3 kg（P 75th ~ 90th），主因“发作性意识丧失9年”入院。患儿9年前（2岁）因高热时发作意识丧失诊断为高热惊厥，7年前

（4 岁）患儿开始出现无热惊厥。当地医院查脑电图示两侧颞区棘波、中央区棘波、棘慢波、多棘慢波、尖波、尖慢波发放，以左颞区为著。头颅 MRI 未见异常，诊断为癫痫，予丙戊酸钠抗癫痫治疗至今。期间无惊厥发作。6 个月前复查的脑电图显示大脑各区域有尖波和慢波，尤其是前头部导联（图 14-12-1A）。患儿于 5 年前（6 岁）诊断为智力运动发育落后（韦氏量表＜ 75 分），就读于特殊学校。同年体检心电图发现 ERP（图 14-12-2A），Holter 示阵发性 AF、房性期前收缩，短阵房性心动过速（AT）。心脏彩超正常，未予干预治疗。2 年前（9 岁）患儿因"1d 内阿斯综合征发作 8 次"就诊，心电监护示心室纤颤（VF），诊断为 ERS，给予美托洛尔 25 mg bid 口服。

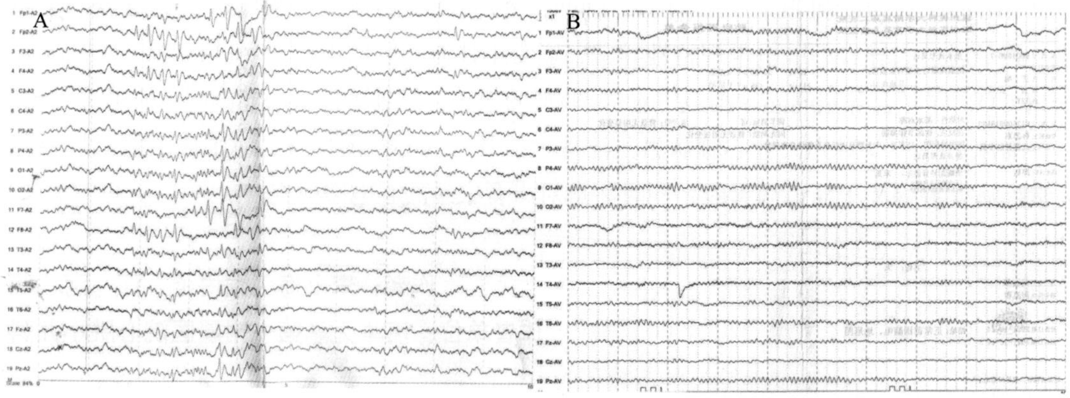

图 14-12-1　患儿脑电图

A. 在大脑各区域均可检测到尖波和慢波，尤其在前头部导联中更为明显；B. 随访期间脑电图正常

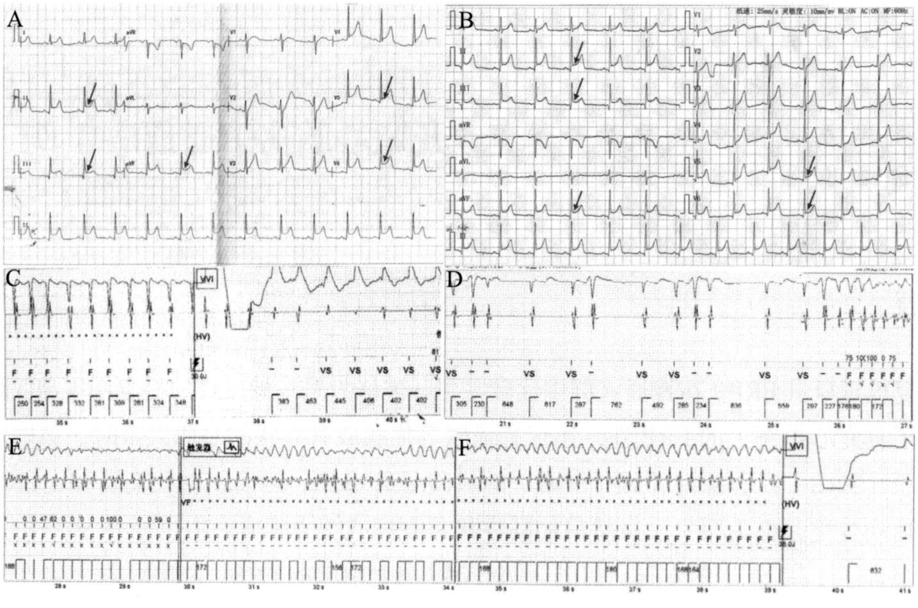

图 14-12-2　患儿心电图和 ICD 图

A. 心电图示早复极现象，下壁导联（Ⅱ，Ⅲ，aVF）和侧壁导联（V_5，V_6）J 点升高；B. 口服奎尼丁后 J 点升高略有下降；C.ICD 图显示房性心律失常伴电击和 ICD 除颤后进行心室起搏；D ～ F. ICD 图显示心室纤颤发生，ICD 放电成功终止心室纤颤

1 年前（10 岁）患儿睡眠中哭醒，表现为反复的阿斯综合征发作，予心肺复苏和电除颤抢救成功，并在外院植入心律转复除颤器（ICD，CD1231-40Q，St. Jude Medical and lead，7122Q/65，St. Jude

Medical）。此外，予以抗心律失常药物治疗，先后给予普萘洛尔 10 mg tid → 15、15、10 mg；美托洛尔 25 mg bid → 50 mg tid；美托洛尔 50 mg tid 联合维拉帕米 40 mg tid 口服，效果均不佳。多次心电图及 Holter 记录到阵发性 AT、阵发性 AF，PVC 呈 RonT。ICD 记录到多次 AT（心室率 254 ～ 288 次 /min）时误放电（患儿无晕厥发作，图 14-12-2C）。入院前 3 个月，患儿 8 d 内阿斯综合征发作 10 次，ICD 程控显示为 VF，ICD 除颤成功（图 14-12-2D ～图 14-12-2E），为求进一步诊治收入我院。

否认家族遗传病、晕厥或猝死病史。全外显子组测序显示 KCND3 chr 1-112524433 和 G306S（c.916G ＞ A）（图 14-12-3，北京麦基诺医学实验室）。Sanger 序列被证实是一种新发突变。根据 ACMG 指南，该变异证明 PS2、PM2、PM5［G306A 已报道，PP3（生物信息学蛋白功能预测软件包括 SIFT、polyphen2 和 REVEL：有害）］和 PP4 为致病突变。

诊疗经过：患儿入院后减停美托洛尔及维拉帕米。心电监护及心电图示窦性心律，可见频发的短阵 AT，偶见 AF，可见频发室性期前收缩，呈 RonT。患儿 ERS 诊断明确，有明确的 ICD 植入指征。由于存在房性和室性心律失常，患者 ICD 出现不适当放电并引发电风暴，需要抗心律失常药物干预治疗。该患儿致病基因明确、ERS 诊断明确，口服普萘洛尔、美托洛尔、维拉帕米均无效，因此选择奎尼丁 50 mg bid 口服抗心律失常，逐渐加量至 66.7 mg bid。服用奎尼丁后多次行心电图检查未见 PVC，未见 QT 间期延长。观察 10 d 偶有短阵的 AT 和阵发性 AF，心室率在 110 ～ 130 次 /min，持续数分钟～ 1 h，多于生气情绪激动后发生；遂加用小剂量美托洛尔 12.5 mg bid 口服，服用后未见室性期前收缩，未见房性心律失常，Holter 提示窦性心律，全天总心搏 117185 次。随访 12 个月无晕厥发作，无 ICD 放电，3 次 Holter 检测未见无房性及室性心律失常。心电图显示 J 波幅度略有下降（图 14-12-2B）。患儿无癫痫发作，脑电图正常（图 14-12-1B），在小儿神经科医生的指导下，丙戊酸钠的剂量逐渐减少。抗心律失常药物治疗及效果评价见表 14-12-1。

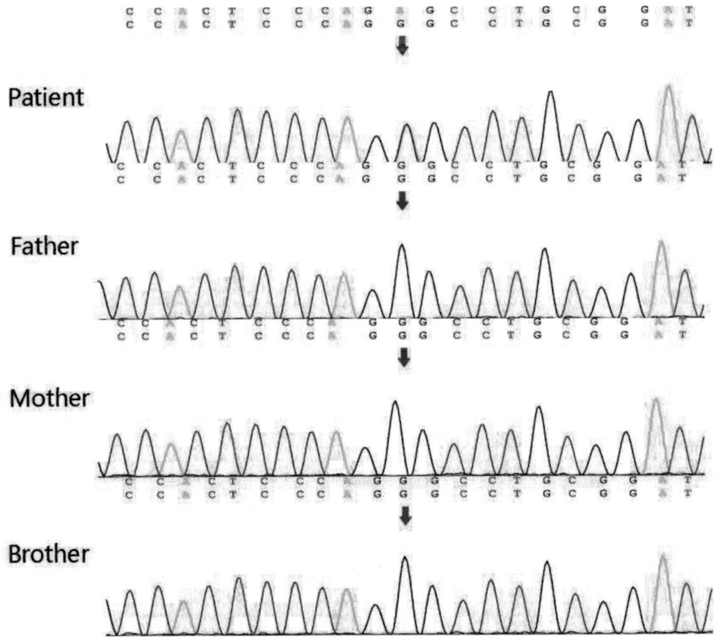

图 14-12-3　患儿 *KCND3* 基因测序结果及父母、弟弟验证

患儿 *KCND3* chr1-112524433 G306S（c.916G ＞ A），其父母、弟弟均无此突变

表 14-12-1　抗心律失常药物治疗过程及疗效评估

	年龄	药物	剂量	AT or AF（次 /min）		VF	晕厥	ICD	不适当放电
外院治疗	9 岁 4 个月 ~ 10 岁	美托洛尔	50 mg/d	+	210	+	+	植入	
	10 岁 1 个月	普萘洛尔	30 ~ 40 mg/d	+	173 ~ 222	~	~	+	+
	10 岁 2 ~ 10 个月	美托洛尔	50 mg/d	+	170 ~ 240	+	+	+	/
	10 岁 11 个月 ~ 11 岁 3 个月	美托洛尔	75 ~ 150 mg/d	+	173 ~ 204	~	~	+	+
	11 岁 4 ~ 6 个月	美托洛尔 + 维拉帕米	150 mg/d+120 mg/d	+	130 ~ 193	+	+	+	/
我院治疗	11 岁 6 个月 ~ 12 岁	奎尼丁	100 ~ 132 mg/d	+	110 ~ 130	~	~	~	/
		奎尼丁 + 美托洛尔	132 mg/d+25 mg/d	~	~	~	~	~	/

注：AT：房性心动过速；AF：心房纤颤；VF：心室纤颤；ICD：埋葬式心脏复律除颤器；+：有；/：无

三、讨论

KCND3 编码 Kv4.3 蛋白，该蛋白是快速瞬态外向钾（Ito）通道的一个亚基，在心脏和大脑组织中均有表达。临床表现包括心脏表型（ERS、AF）和大脑表型（癫痫、智力障碍），合称为心脑离子通道病。*KCND3* 突变引起的钾离子通道功能增加可导致 Brugada 综合征、早发性 AF 和 ERS，而 *KCND3* 突变引起的钾离子通道功能缺失可导致脊髓小脑性共济失调。最近，报道了 4 例 *KCND3* G306A 或 *V392I* 突变（均＞ 12 岁），表现为 Kv4.3 的混合电生理表型，包括心脏和大脑表型。心脏表型的发病机制可通过快速瞬时外向钾电流增加来解释。对本患儿的基因分析发现，*KCND3* G306S 突变与文献报道的 *KCND3* G306A 突变相似。这两种突变都影响 306 位的氨基酸，均为跨膜区域，临床表型类似，推测也为本突变引起的心脑离子通道病。

ERP 被认为是一种预后良好的良性心电图现象。然而，近期多项研究显示 ERP 显著增加 SCD、心源性死亡和全因死亡的风险。关于儿童中 ERP 的流行病学特点尚无明确报道，ERS 在儿童中非常罕见。下侧壁合并前壁 ERP 是结局不良的关键预测因素。本病例最初症状是癫痫发作，心电图提示为下壁导联及侧壁导联 ERP，与文献报道的 ERP 不良预后的预测因素一致。该患儿既往有多次 VF、猝死生还病史，SCD 风险极高。临床医生应警惕癫痫、智力障碍和 ERP 患者的心脑离子通道病及心源性晕厥和 SCD 的风险。

据报道，≥ 40% 有 SCD 或 VF 病史的 ERS 患者在随访期间仍有 VF 发作，因此，对于心电图上有 ERP 并发生心脏骤停或持续性室性心律失常的患者，推荐植入 ICD。研究表明，在特发性 VF 和 ICD 植入的患者中，AF 引起的不适当放电很常见（40%）。本患儿是心脏骤停的幸存者，有明确的 ICD 植入指征，除了 ERS 外，还合并房性心律失常（阵发性 AF 和 AT）。由于房性心律失常的快心室率导致 ICD 的不适当放电，因此建议使用抗心律失常药物来控制房性心律失常。既往研究显示 ERS 伴 VF 电风暴时，异丙肾上腺素能有效抑制 VF，长期使用奎尼丁则可有效预防室性心律失常的复发，其他抗心律失常药物在预防室性心律失常再发的效果非常有限。在本病例中，室性心律失常在奎尼丁治疗后消失，其机制可能是奎尼丁能使突变体 Kv4.3 的增益功能改变正常化。该病例为基因突变引起的离子通道疾病，出现室性心律失常，有晕厥和 SCD 的风险。口服奎尼丁对室性心律失常是安全有效的，但通常需要长期或终身服药。应强调的是，在心动过缓期间，Kv4.3 电流增加，因为更多的 Kv4.3 通道可从失活中恢复，因此心动过缓可能加重症状。本例患者在不引起心动过缓的情况下，加服小剂量口服美托洛尔控制房性心律失常，这些抗心律失常药物并未增加室性心律失常的风险，尚需继续关注心动过缓和室性心律失常的情况。

四、结论

有癫痫和智力障碍的患者，如果其心电图显示为 ERP 和 AF，应怀疑心脑离子通道病。奎尼丁治疗儿童 ERS 安全有效。

作者：张　仪　江　河　李小梅

作者单位：清华大学第一附属医院心脏小儿科

参考文献

Zhang Y, Jiang H, Li XM. Cardiocerebral channelopathy caused by KCND3 mutation in a child: a case report [J]. Front Pediatr, 2022, 10: 1019122.

案例 13　普萘洛尔触发婴儿先天性长 QT 综合征 2 型室速电风暴 1 例

一、病例资料

患儿，男，2 月龄，因“发现心率慢 2 月，反复室性心动过速（室速）发作 14 d 伴发绀、精神反应差 1 d”于 2023 年 8 月 14 日入住清华大学第一附属医院心脏小儿科。患儿于胎龄 33 周时胎心监护示“胎心率慢”剖宫产娩出，出生体重 2090g，Apgar 评分 10 分，生后心率 85 次 /min 左右，心电图为二度房室传导阻滞（AVB），当地医院未干预治疗。入院前 14d 复诊查动态心电图总心搏 12 万次，频发二度Ⅱ型 AVB（房室 2∶1 下传），可见 40 阵多形性室速，当地医院诊为“心肌炎”住院治疗，予普萘洛尔 3 mg tid（2.4 mg/kg·d）、丙种球蛋白及营养心肌药物等治疗，用药后室速频发，为尖端扭转型室速（Tdp），遂将普萘洛尔加量至 5 mg tid（4 mg/kg·d），异丙肾上腺素持续泵入。当地医院住院治疗 14 d 无效且病情加重，患儿频发 Tdp、心室颤动，心率 260 ~ 310 次 /min，窦性心律时为一度 - 二度Ⅱ型 AVB，间歇性左束支传导阻滞（LBBB）及右束支传导阻滞（RBBB）交替，QTc 585 ms ~ 611 ms，伴面色青紫、四肢湿冷、气促。急诊 120 自山东转运至我科，转运途中按时服用普萘洛尔，予异丙肾上腺素泵入。途中频发 Tdp，室速时予以心外按压。

患儿系第 1 胎第 1 产，父（25 岁）、母（23 岁）均体健，否认胺碘酮、阿奇霉素、红霉素等用药史，否认晕厥、猝死家族史，听力筛查通过，自身抗体阴性。患儿父母心电图正常，QTc 正常。

患儿到达我科时呈室速电风暴，每间隔数分钟发作 Tdp（图 14-13-1A），心外按压可终止。血压测不出。烦躁，面色及口唇青紫，四肢湿冷，周身皮肤发花。窦性心律心电图为一度 AVB 伴 LBBB（心率 109 次 /min），QTc 654 ms（图 14-13-1B）。急查 CK-MB 14.86（正常高限 5）ng/mL、TnT 0.062（正常高限 0.014）ng/mL、NT-proBNP 22288（正常高限 100）ng/l，Lac 6.5 mmol/L，电解质正常。床旁超声心动图（窦性心律时）：心脏结构及功能未见异常，卵圆孔未闭。

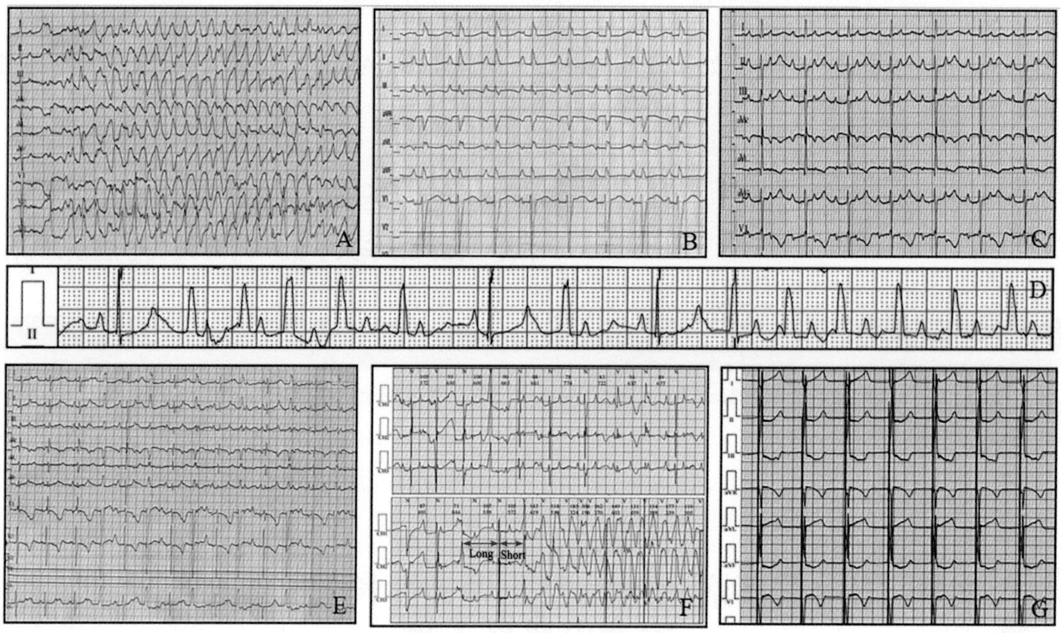

图 14-13-1　该患儿心电图

A：尖端扭转型室性心动过速，心室率 250 次 /min；B：窦律时一度房室传导阻滞伴完全性左束支传导阻滞，QTc 654 ms；C：二度 II 型房室传导阻滞，心室率 91 次 /min，QTc 550ms；D：二度 I 型房室传导阻滞，呈 Ashman 现象：每个周期开始时 QRS 形态正常，其后出现左束支传导阻滞；E：二度房室传导阻滞伴右束支及左束支传导阻滞交替（QTc 556ms）；F：二度 I 型及 II 型房室传导阻滞伴不同部位及程度室内阻滞，心室率 89 次 /min，QTc 630-680ms，并发尖端扭转型室性心动过速（发作前可见长 - 短周期），心室率 240 ~ 300 次 /min；G：心室起搏心律，心率 70 次 /min

入科时体格检查：体重 4.7 kg，身高 55 cm，体温 36.2℃，脉搏 102 次 /min，呼吸 40 次 /min，心前区无隆起，律不齐，心音尚有力，未闻及心脏杂音及心包摩擦音，肝脏触诊欠满意。

诊疗经过：患儿心电监护示每间隔 2 ~ 5 min 即发作 Tdp，心率 230 ~ 300 次 / min，每次持续 5 ~ 40 s，间断心外按压和（或）7J 双相非同步直流电复律，窦性心律时为二度 AVB，心动过缓。结合患儿心电图 QT 间期明显延长，合并 AVB 及 Tdp，临床诊断为先天性长 QT 综合征，分型有待基因检测结果。鉴于院外异丙肾上腺素及普萘洛尔治疗无效且有加重趋势，入院后停泵院外带入的异丙肾上腺素，停服普萘洛尔，给予利多卡因 5 mg 静脉注射后，20 ug/kg·min 维持泵入，并予泵入硫酸镁。Tdp 发作逐渐减少，入院 2 小时后室速完全终止并未再发生，为窦性心律，QTc 延长

（556 ms），一度至二度Ⅱ型 AVB、间歇性 LBBB 及 RBBB（图 14-13-1C、D、E），心室率 70 ~ 90 次 /min。复查 CK-MB 5.64 ng/mL、NT-proBNP 4923 ng/l，均较入院时明显下降。入院第 2 d 行心外膜心室单腔永久起搏器（SESR01，美敦力公司）植入术（图 14-13-2），起搏模式设置为 VVI，起搏频率 80 次 /min。入院第 3 d 停泵利多卡因，予以口服美西律 20 mg q8h（12.8 mg/kg・d），至入院第 8 d 病情平稳，无室速发作，心电监护显示持续窦性心律，二度 AVB 减少，二度 AVB 时为心室起搏心律。多次复查心电图 QTc 536 ms ~ 584 ms，较入院前明显缩短。

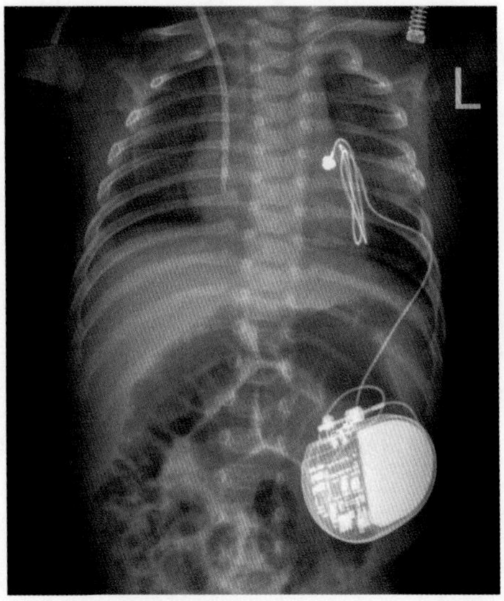

图 14-13-2　该患儿植入心外膜单腔永久起搏器的 X 线影像图（后前位）

心室电极固定于左室游离壁心外膜，起搏器置于腹部左侧皮下

入院第 8 d 患儿全外显子二代高通量基因测序结果回报（福君基因公司）：*KCNH2* 基因杂合错义突变（c.1478A > G，p.Tyr493Cys），导致编码蛋白的第 493 位氨基酸由酪氨酸突变为半胱氨酸，致病等级为致病性；其父母基因测序未见异常（图 14-13-3），患儿为新发突变；明确诊断为先天性长 QT 间期综合征 2 型（LQT2 型）。依据 2022 年 ESC 发布的室性心律失常患者管理及心源性猝死预防的指南，普萘洛尔为 LQT2 型的Ⅰ类适应证，予以加服普萘洛尔 1 mg tid（0.6 mg/kg・d）及潘南金。口服 2 d 后心电监护及同期动态心电图间断可见室性期前收缩（室早）、房室传导阻滞及束支阻滞加重、频发 Tdp（图 14-13-1F），监测 QTc 620 ms ~ 682 ms，每阵持续 4 s ~ 15 s，伴口唇青紫、略烦躁，考虑电风暴再发，完善电解质检测正常，结合患儿外院口服普萘洛尔无效且室速呈加重趋势，来我院后利多卡因序贯美西律有效控制了室速，停服普萘洛尔 8 d 无室速发作，本次室速电风暴再发与再次服用普萘洛尔密切相关，即刻停服普萘洛尔，9 小时后 Tdp 终止未再发作，未见室早。继续服用美西律，心电监护观察 1 月，患儿一般状态良好，无室速发作，AVB 及 LBBB、RBBB 明显减少，QTc 535 ms ~ 585 ms，24 h 总心搏 15.8 万次（较入院前明显提高），嘱院外随诊，继续口服美西律治疗。

现随访 11 个月，患儿无晕厥发作，精神及纳奶好，体重增长至 8.3 kg。程控起搏器感知及起搏功能正常，动态心电图为窦性心律，24 小时总心搏 14.4 ~ 15.2 万次，无室早、室速，束支传导阻滞偶见，发生传导阻滞时可见心室起搏心律（图 14-13-1G），QTc 476 ms ~ 575 ms（图 14-13-4）。

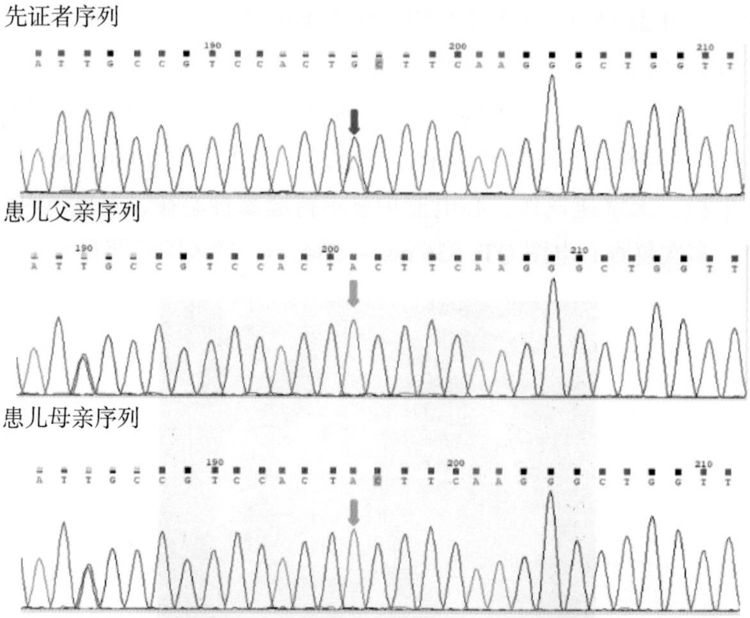

图 14-13-3　先天性长 QT 综合征 2 型伴房室、束支传导阻滞及恶性室性心律失常患儿及其父母基因测序

患儿 *KCNH2* 基因杂合错义突变（c.1478A ＞ G），其父母该位点未突变（箭头所示为基因突变位点）

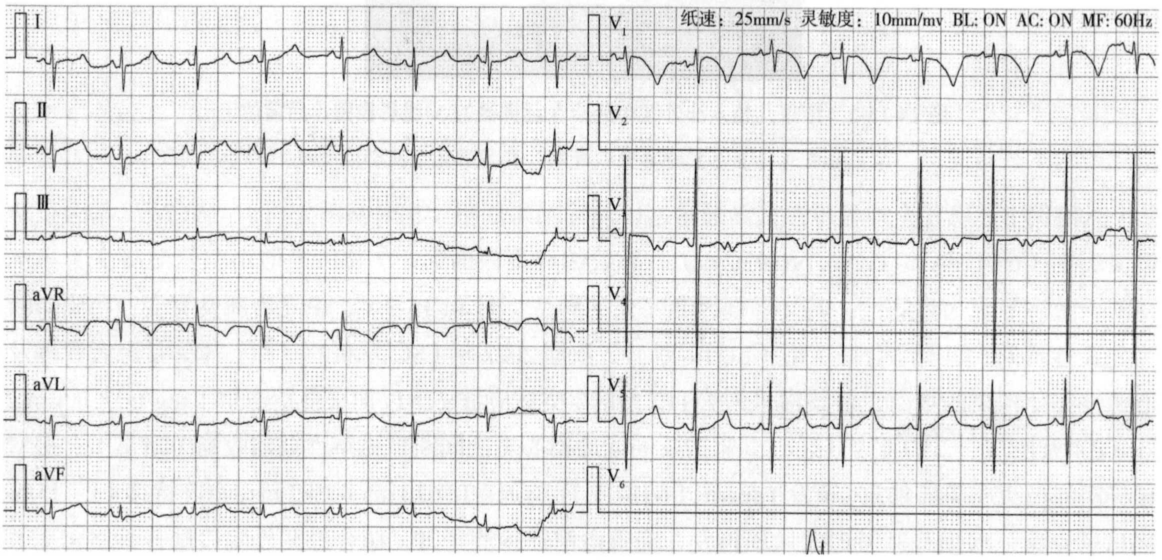

图 14-13-4　该患儿随访过程心电图

窦性心律，心率 94 次 /min，QTc 476 ms

二、讨论

LQTS 是由于编码心脏离子通道的基因突变致其功能异常进而引起心肌细胞复极障碍的一组遗传性心律失常，以心电图 QT 间期延长、反复 Tdp、VF 发作及晕厥、心脏骤停等临床表现为特征，是心脏结构正常的儿童心源性猝死的一大重要原因。

本例LQT2型患儿系2月龄男婴，宫内即起病，促发严重且复杂的心律失常，心电图表现为一度、莫氏Ⅰ型、二度Ⅱ型AVB及RBBB与LBBB交替，反复Tdp发作呈电风暴，伴严重血流动力学不稳定，来诊时生命垂危。LQTS合并二度Ⅱ型AVB较为少见，而伴有房室文氏下传及因Ashman现象引起的束支传导阻滞则更为罕见。LQTS合并二度Ⅱ型AVB患儿多于胎儿期及新生儿期发病，25%于生后24小时内可发生Tdp，早期文献报道6月龄内死亡率可高达50%，因此早期识别尤为重要。其主要发病机制为*KCNH2*及*SCN5A*基因突变所致相关钾、钠通道功能障碍，本例患儿为*KCNH2*基因新发突变所致。

本例患儿先后两次服用普萘洛尔未能有效控制Tdp且使其加重并形成电风暴，这在临床极为罕见。LQTS患者通常由于交感神经兴奋诱发QT间期延长及Tdp发作，β受体阻滞剂可有效抑制交感神经活动，部分亦可缩短QT间期，因此是治疗LQT2的Ⅰ类适应证。但在LQT2应用者中仍有41%的患者反复出现致命性心脏事件，而其中10%为心脏骤停及心源性猝死；尽管β受体阻滞剂对LQT2部分患者无效，但鲜有报道其可诱发或加重LQT2患者恶性心律失常的发生，目前仅见1篇个案报道。2018年Chunlin Yin等报道1例26岁初诊LQT2患者产后12天反复Tdp发作伴晕厥，QUc间期647 ms，血钾3.6 mmol/L，予利多卡因2 mg/min持续泵入并补充钾镁后Tdp终止，诊断为LQT2型，予口服普萘洛尔30 mg/d后 心率由70次/min下降至59次/min，QTc间期逐渐延长至610 ms，出现Tdp反复发作，考虑为口服普萘洛尔后心率降低使QT间期更加延长进而促发Tdp，遂停服普萘洛尔，加服美西律200 mg/d并逐渐增量至450 mg/d，患者未再发生室早及Tdp，QTc缩短至550 ms。目前β受体阻滞剂诱发Tdp发作的机制尚不明确，有待进一步研究。本例可能原因：该患儿存在房室文氏下传及束支阻滞，应用普萘洛尔后加重此现象，短时内频繁QRS波交替，提示心电活动极不稳定，频发的二度房室传导阻滞最后1跳心搏QRS波脱落后形成长-短周期，QT间期更加延长，进而诱发Tdp发作。

美西律为钠通道阻滞剂，被推荐用于LQT3型，可缩短其QTc间期，但应用于LQT2患者的研究有限，缺乏大样本数据的支撑仍处于不断探索积累阶段。目前有报道美西律也可缩短LQT2患者的QTc间期，因减少心室肌跨壁离散度从而降低恶性心律失常发生的风险，同时由于QTc间期缩短可使功能性二度AVB发生率降低或消失。本例患儿入院后予静推及维持泵入利多卡因后可有效终止电风暴，提示钠通道阻滞剂对此患者有效，遂序贯美西律口服，随访至今11个月监测QTc由654 ms缩短至＜600 ms，未再发作Tdp，且AVB、束支阻滞逐渐减少，24小时总心搏明显提高，提示治疗效果满意。

LQTS合并二度Ⅱ型AVB治疗棘手，随着对疾病的认识、治疗方案的不断提升，该类患者可免于死亡。对于反复Tdp发作者推荐植入埋藏式心脏转复除颤器（ICD）。但ICD治疗并不适合本例患儿：①小婴儿、体重低，无ICD植入条件；②ICD不适合用于Tdp呈电风暴状态的紧急治疗。永久心脏起搏已被证明在该类高危患者治疗中可获益。本例患儿入院前二度Ⅱ型AVB持续时段长，24 h总心搏12万次明显低于正常同龄儿。缓慢的心室率可进一步延长心室复极，加重Tdp发作。植入心外膜起搏器并设置低限起搏频率（70次/min）保驾后，随访期间动态心电图结果显示在发生二度房室传导阻滞期间有效的心室起搏，既保证了维持心率在正常范围，也减少了发生恶性室速的风险。

本例LQT2小婴儿合并恶性复杂心律失常，利多卡因有效控制Tdp电风暴，继之长期口服美西律，植入起搏器保驾，达到较为理想的治疗效果。同时本病例提示 β 受体阻滞剂并非适合所有 LQT2 患者，甚至有可能加重病情；美西律也并非仅对 LQT3 患者呈现较好疗效。临床工作中不能墨守成规，对于每位患者均应实时监测病情变化，随时调整治疗方案，做到个体化精准治疗，可有效提高治疗效果，挽救患者生命。

作者：李梅婷　张　仪　李小梅
作者单位：清华大学第一附属医院心脏小儿科

参考文献

李梅婷，张仪，李小梅．普萘洛尔触发婴儿先天性长 QT 综合征 2 型室性心动过速电风暴 1 例 [J]. 中华儿科杂志，2024, 62(12): 1210-1213. DOI: 10.3760/cma.j.cn112140-20241018-00731.

案例 14　CRT-D 治疗儿童完全性左束支传导阻滞并恶性室性心律失常 1 例

一、病例资料

患儿，女，11 岁，身高 151 cm，体重 44.2 kg。主因“发现完全性左束支传导阻滞（Complete left bundle branch block, CLBBB）及心功能不全 11 年，2 个月内晕厥 2 次”入院。患儿 2 个月时（11 年前）诊断为“CLBBB、心功能不全”，长期口服强心、利尿等抗心衰药物治疗无效。入院前 2 个月，患儿常规复查动态心电图（简称“Holter”）期间无明显诱因发生晕厥，表现为意识丧失，伴抽搐和小便失禁，同期 Holter 记录到尖端扭转型室性心动过速（Torsade de Pointes, TdP）、心室颤动（简称“室颤”），其由室性早搏（简称“室早”）RonT 触发（图 14-14-1 A），予电除颤后转复为窦性心律（简称“窦律”），之后予以服用胺碘酮联合倍他乐克。入院前 2 小时，患儿再次发生晕厥，心电图示 TdP，予以电除颤转复窦律并急诊转入我科。患儿既往史及个人史无特殊，否认家族成员类似疾病史。

体格检查：听诊心率 95 次 /min，律齐，心音低钝，未闻及心脏杂音。腹软不胀，肝脏肋下 1 cm，质软，四肢无水肿。

辅助检查：Holter 示窦律，CLBBB，全天可见单发室早 1847 次，成对室早 3 对，短阵室速 1 阵，部分室早呈 RonT。全天总心搏 107456 次，心率 48 ~ 116 次 /min，平均 77 次 /min。心电图示窦律，CLBBB，QRS 波时限 140ms（图 14-14-1B）；超声心动图示 LVEF 44%，LVDd 65mm（39.4 ~ 49.8）；超声斑点追踪成像示 GS −12.9%，PSD 57.7 ms，左室整体心肌功能偏低，左室收缩欠同步（图 14-14-2A1）。

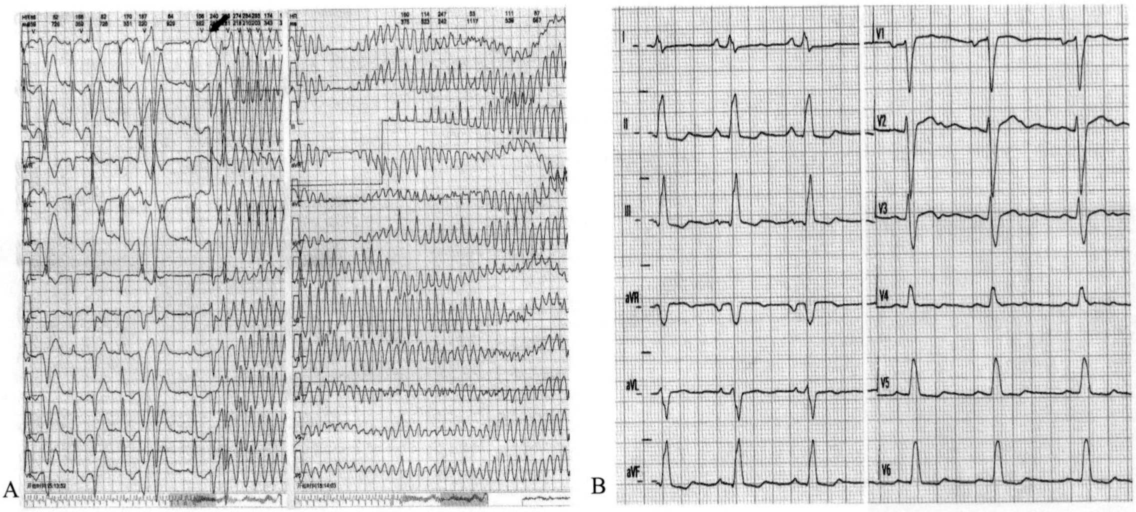

图 14-14-1 术前心电图资料

A. 为患儿晕厥同期 Holter 记录到由 RonT 室早触发的尖端扭转型室性心动过速（TdP），黑色箭头所指为短联律间期 RonT 室早；B. 为患儿术前窦律时体表心电图，呈完全性左束支传导阻滞（CLBBB）形态，V1 导联 QRS 波呈“QS”型，V6 导联 QRS 波呈宽大、有切迹的“R”型，QRS 波时限 140ms

入院诊断：恶性室性心律失常：TdP、室颤、室早（RonT）；心源性晕厥；CLBBB，心律失常性心肌病。

诊疗经过：入院后予以强心、利尿以及营养心肌等治疗，根据患儿病史、心电图、Holter 及超声心动图等综合评估，其扩张性心肌病为 CLBBB 所致，需心脏再同步化治疗（Cardiac resynchronization therapy，CRT）。心源性晕厥为 TdP 引起，应植入心脏自动转复除颤器（Implantable Cardioverter Defibrillator，ICD）治疗。综合考虑决定予以植入心脏再同步化治疗 - 除颤器（Cardiac resynchronization therapy defibrillator，CRT-D）。

于入院第 14 天在全麻下行 CRT-D（美敦力 DTMB2D4）植入术。术中造影指导下穿刺左腋静脉，经左腋静脉留置长导丝 3 根。制备好囊袋后沿预留导丝分别置入 9F 可撕开鞘至右房，将除颤电极（6935M）经鞘管送入并固定于右室心尖部，测试参数：阈值 0.7V/0.4 ms，阻抗 700 ohms，感知 15 mV；经 C315 His 鞘将 3830 电极固定于右室中后间隔左束支区域，获得 V1 导联呈右束支阻滞图形（图 14-14-2B），左前斜位下通过鞘管造影显示电极头端进入室间隔的深度为 9.1 mm，测量左室达峰时间（stim-LVAT）75 ms，并且在改变输出时保持最短且恒定为 75 ms, 测试参数：阈值 1.5V/0.4 ms，阻抗 630 ohms，感知 7.9 mV。再将另一根 3830 电极经 C315 S4 可撕开鞘送至右房侧后壁固定，测试参数：阈值 1.0V/0.4 ms，阻抗 806 ohms，感知 1.2 mV（图 14-14-2C）。术后依据心电图 PR 间期及起搏 QRS 波时限调整 PAV/SAV 间期为 100 ms/100 ms，可达到心房感知左室有效起搏与右室同步收缩的最佳效果。根据患儿既往 Holter 记录的室性心律失常数据设置除颤电极参数：VF 250 ms（240 bpm）12/16（9/12）35J × 6；VT OFF。术后复查超声斑点追踪成像示 GS-13.0%，PSD 35.3 ms（图 14-14-2A2）。术后予以口服强心、利尿、倍他乐克和诺欣妥等抗心衰药物治疗。

术后随访：患儿术后定期随访，术后 8 个月复查心功能较前改善，LVEF 从 44% 提高至 53%，LVDd 从 65 mm 缩小至 60 mm；程控 CRT-D 示心室起搏比例 99.4 ~ 99.5%；心室（3830）

电极：阈值 0.5 ~ 0.75 V/0.4 ms，阻抗均为 304 ohms；心房电极：阈值 0.5 ~ 0.75 V/0.4 ms，感知 0.4 ~ 1.1 mV，阻抗 513 ~ 551 ohms；除颤电极：阈值均为 0.5V/0.4 ms，感知 13.0 ~ 14.5 mV，除颤线圈阻抗 51 ~ 58 ohms。患儿于 CRT-D 术后 8 月发生晕厥，同期 CRT-D 记录到 1 次 VF 事件，持续 13 s，35J 电除颤后转复为窦律，见图 14-14-2 D。

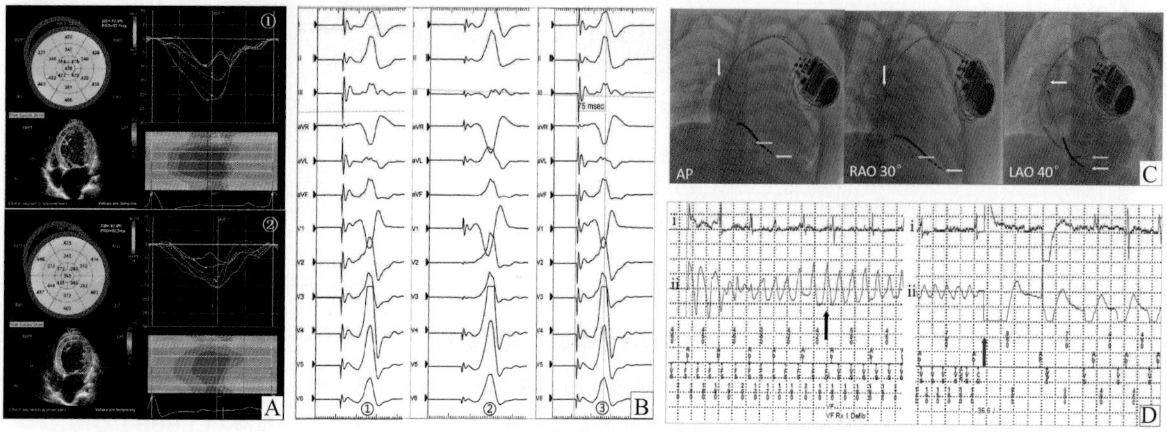

图 14-14-2　CRT-D 植入术后影像学、心电图改变及程控资料

A. 为 CRT-D 植入前后心脏同步性运动变化情况，A1 为术前左室心尖四腔心切面不同节段心肌的应变及同步性参数，GS=–12.9%，PSD=57.7 ms，A2 为术后两周左室心尖四腔心切面不同节段心肌的应变及同步性参数，GS=–13.0%，PSD=35.3 ms；B. 为术中 LBBP 心电图，B1 为单极起搏心电图，B2 为双极起搏心电图，B3 为单极起搏心室测量 stim-LVAT 75ms；C. 为植入 CRT-D 的正位（AP 位）、右前斜 30°（RAO 30° ）以及左前斜 40° （LAO 30° ）X 线影像，“白色箭头”代表“心房电极”，“绿色箭头”代表“心室电极”，“黄色箭头”代表“除颤电极”；D. 为程控记录到 CRT-D 识别室颤（VF）并成功予电除颤，黑色箭头表示 ICD 识别并诊断为室颤（VF），开始充电；红色箭头除颤成功

二、讨论

本例患儿为 CLBBB 合并心功能不全及 TdP 导致心源性晕厥，具有 CRT-D 装置植入指征。但选择治疗方案存在以下问题：①因 CLBBB 心脏失同步导致的心功能不全，在成人主要通过升级为双心室起搏即 CRT 改善心功能。但是，儿童患者由于血管纤细，难以作为 CRT 三根电极同时植入的血管入路；②儿童患者由于心腔小、血管细，经冠状静脉窦途径植入 CRT 左室电极具有很大的技术困难。儿童和青少年冠状窦电极植入也缺乏相关研究数据，包括长期血栓形成的发生率和电极拔除风险等问题，因此，目前成人的 CRT 技术在儿童及青少年中应用受限；③本患儿存在 TdP、室颤导致晕厥，随时面临猝死风险，植入 ICD 为Ⅰ类适应证，以降低死亡风险。但是需要在 CRT 治疗同时再增加植入一根较粗的心室除颤电极，不适合儿童患者。

本例患儿采用 LBBAP 替代经冠状静脉窦途径起搏左室以达到 CRT 治疗，术后随访心功能逐渐逆转得到改善。结果证实通过 LBBAP 可实现再同步化治疗目的，其在儿童患者具有以下优势：① LBBAP 采用的 3830 电极直径仅为 1.33 mm，减少了对血管的损伤；②避免了经冠状静脉窦途径实现左心室起搏。因此增加了 CRT 在儿童患者的可行性。

本例患儿既需要植入 CRT 实现心脏再同步化治疗，又需要同时植入 ICD 除颤电极，这更增加了手术的难度。最终选择通过植入 CRT-D 采用 LBBAP 实现再同步化治疗并具 ICD 功能。本病例特点：①本例患儿术前经左上肢静脉造影显示腋静脉走行无异常，但由于血管直径相对细小，综合考虑患儿体格及生长发育等特点，最终选择 4F 3830 电极通过 LBBAP 实现再同步化治疗效果；②除颤电极植入位点的选择，本例患儿除颤电极植入于右室心内膜心尖部，同成人指南推荐植入部位；③考虑到儿童患者生长发育的特点，本例患儿三根电极植入后均在心房内预留适当的弯度供今后生长发育；④术后根据患者的心电图 PR 间期及不同 SAV 间期起搏的 QRS 波形态及时限，设定最佳 SAV 参数从而达到心房感知后左室有效起搏与右室同步收缩的最佳效果。关于术后 CRT-D 参数的设置，根据既往记录到的 TdP、室颤发作时的心室率及 QRS 波形态将识别时间缩至最短，以达到快速识别并予充电、放电。本例患儿随访期间发生一次晕厥并成功电除颤，显示除颤设置参数良好。术后随访 CRT-D 示电极各项参数均稳定，无手术相关并发症，心脏彩超示心功能较前改善。

本病例首次报道并证实了儿童经 LBBAP 的 CRT-D 在治疗因心室收缩不同步导致的心功能不全并且伴有恶性室性心律失常患儿的安全性及有效性，为此类患儿的 CRT 联合 ICD 植入治疗提供一定临床经验。

作者：陈丹蕾　张　仪　李小梅

作者单位：清华大学第一附属医院心脏小儿科

参考文献

陈丹蕾，张仪，李小梅 . 心脏再同步治疗除颤器治疗儿童完全性左束支传导阻滞并恶性心律失常 1 例 [J]. 中华心律失常学杂志 , 2024, 28(6). DOI:10.3760/cma.j.cn113859-20040520-00053.